CB018518

COMPLICAÇÕES NEUROLÓGICAS
das Doenças
Sistêmicas

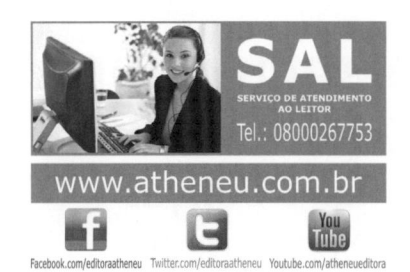

COMPLICAÇÕES NEUROLÓGICAS
das Doenças Sistêmicas

EDITORES

José Luiz Pedroso

Professor afiliado do Departamento de Neurologia e Neurocirurgia da Universidade Federal de São Paulo – Escola Paulista de Medicina (Unifesp-EPM). Vice-coordenador do Setor de Neurologia Geral e Ataxias da Unifesp-EPM. Responsável pela Interconsulta da Neurologia do Hospital São Paulo – Unifesp-EPM. Preceptor do Programa de Residência Médica de Neurologia da Unifesp-EPM.

Orlando Graziani Povoas Barsottini

Professor livre-docente no Departamento de Neurologia e Neurocirurgia da Universidade Federal de São Paulo – Escola Paulista de Medicina (Unifesp-EPM). Chefe dos Setores de Neurologia Geral e Ataxias da Disciplina de Neurologia Clínica do Departamento de Neurologia e Neurocirurgia da Unifesp-EPM. Coordenador geral da Residência Médica de Neurologia Clínica do Departamento de Neurologia e Neurocirurgia da Unifesp-EPM.

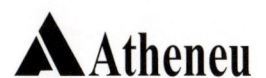

EDITORA ATHENEU

São Paulo —   *Rua Jesuíno Pascoal, 30*
                 Tel.: (11) 2858-8750
                 Fax: (11) 2858-8766
                 E-mail: atheneu@atheneu.com.br

Rio de Janeiro — *Rua Bambina, 74*
                 Tel.: (21) 3094-1295
                 Fax: (21) 3094-1284
                 E-mail: atheneu@atheneu.com.br

Belo Horizonte — Rua Domingos Vieira, 319 – conj. 1.104

Produção Editorial: Et Cetera Editora/Kleber Kohn
Capa: Equipe Atheneu

Dados Internacionais de Catalogação na Publicação (CIP)
(Câmara Brasileira do Livro, SP, Brasil)

Complicações neurológicas das doenças sistêmicas / editores José Luiz Pedroso,
Orlando Graziani Povoas Barsottini. – São Paulo : Atheneu Editora, 2016.

Vários colaboradores.
Bibliografia
ISBN 978-85-388-0699-8

1. Cardiologia 2. Complicações neurológicas 3. Cuidados intensivos em
neurologia 4. Monitorização ambulatorial da pressão arterial 5. Neurologia 6.
Sistema nervoso – Doenças 7. Sistema nervoso – Doenças – Diagnóstico I. Pedroso,
José Luiz. II. Barsottini, Orlando Graziani Povoas.

	CDD-616.8047
16-02245	NLM-WL 300

Índice para catálogo sistemático:
1. Doenças neurológicas : Neurologia : Medicina
616.8047

ORLANDO BARSOTTINI

"Aos meus queridos e amados Raphael, Susan, Ruth e Alexandre.
Aos pacientes, que tanto nos ensinam.
À vida!"

JOSÉ LUIZ PEDROSO

"Para minhas obras mais sublimes, Enrico e Antonella...
E para minha eterna Suellen, que foi o meu caminho."

COLABORADORES

Acary Souza Bulle Oliveira

Mestre e doutor pela Universidade Federal de São Paulo – Escola Paulista de Medicina (Unifesp-EPM). Professor afiliado da Disciplina de Neurologia do Departamento de Neurologia e Neurocirurgia da Unifesp-EPM.

Ademir Aragão Moura

Neurologista formado pela Universidade Federal de São Paulo – Escola Paulista de Medicina (Unifesp-EPM).

Adrialdo José Santos

Neurologista pela Universidade Federal de São Paulo – Escola Paulista de Medicina (Unifesp-EPM). Chefe do Setor de Neuro-oncologia da Disciplina de Neurocirurgia da Unifesp-EPM.

Aécio Flávio Teixeira de Góis

Coordenador do Pronto-socorro de Clínica Médica do Hospital São Paulo – Universidade Federal de São Paulo – Escola Paulista de Medicina (Unifesp-EPM). Professor adjunto da Disciplina de Medicina de Urgência e Medicina Baseada em Evidências da Unifesp-EPM.

Alberto Rolim Muro Martinez

Neurologista, neurofisiologista e pós-graduando na Faculdade de Ciências Médicas da Universidade Estadual de Campinas (FCM-Unicamp).

Anamarli Nucci

Professora-associada, livre-docente no Departamento de Neurologia da Faculdade de Ciências Médicas da Universidade Estadual de Campinas (FCM-Unicamp).

Bruna Nadiely Victor da Silva

Neurologista e residente de Neurofisiologia do Hospital das Clínicas da Faculdade de Ciências Médicas da Universidade Estadual de Campinas (FCM-Unicamp).

Carlos Roberto Martins Junior

Médico do Serviço de Neurologia do Hospital das Clínicas da Faculdade de Ciências Média da Universidade Estadual de Campinas (FCM-Unicamp).

Diego Coêlho Cavalcanti

Médico formado em Neurologia e Neurofisiologia Clínica pela Universidade Estadual de Campinas (Unicamp). Neurologista do Pronto-Socorro do Hospital Regional da Unimed de Fortaleza (CE).

Ellen de Souza Siqueira

Especialista em Pediatria pelo Hospital Materno-infantil de Brasília (HMIB). Especialista em Neurologia Infantil pela Universidade Federal de São Paulo – Escola Paulista de Medicina (Unifesp-EPM). Mestre em Neurologia e Neurociências pela Unifesp-EPM.

Eva Carolina Andrade Rocha

Médica neurologista formada pela Escola Paulista de Medicina/Universidade Federal de São Paulo (EPM/Unifesp). Especialista em Neurologia Vascular e Neurossonologia pela EPM/Unifesp.

Fábio Fieni Toso

Neurologista. Residência em Neurologia pela Universidade Federal de São Paulo – Escola Paulista de Medicina (Unifesp-EPM). Especialista em Neurologia pela Academia Brasileira de Neurologia (ABN).

Felipe Favorette Campanharo

Mestre em Ciências pela Universidade Federal de São Paulo – Escola Paulista de Medicina (Unifesp-EPM). Residência em Ginecologia e Obstetrícia pela Unifesp-EPM. Residência em Clínica Médica pela Unifesp-EPM. Membro da Comissão Urgências Obstétricas da Federação Brasileira das Associações de Ginecologia e Obstetrícia (Febrasgo).

Felipe Maia de Toledo Piza

Especialista em Clínica Médica pela Sociedade Brasileira de Clínica Médica (SBCM). Especialista em Infectologia pela Sociedade Brasileira de Infectologia (SBI). Especialista em Medicina Intensiva pela Associação de Medicina Intensiva Brasileira (AMIB). Médico assistente na Unidade de Terapia Intensiva do Hospital Israelita Albert Einstein.

Fernando Faglioni Ribas

Médico pela Universidade Federal do Paraná (UFPR). Residência em Clínica Médica pela Universidade Federal de São Paulo – Escola Paulista de Medicina (Unifesp-EPM).

Flávia Godoy Amed

Médica pela Faculdade de Medicina do ABC (FMABC). Residência médica pela Irmandade da Santa Casa de Misericórdia de São Paulo. Título de especialista em Ginecologia e Obstetrícia pela Federação Brasileira das Associações de Ginecologia e Obstetrícia (Febrasgo). Ano opcional em Obstetrícia de Alta Complexidade pela Universidade Federal de São Paulo – Escola Paulista de Medicina (Unifesp-EPM). Pós-graduanda em Medicina Fetal pela Unifesp-EPM.

Gabriel Henrique A. A. Bienes

Médico neurologista e especialista em Distúrbios de Movimento, fellow em Distúrbios de Movimentos da Escola Paulista de Medicina/Universidade Federal de São Paulo (EPM/Unifesp).

Gisele Sampaio Silva

Doutorado em Neurociências pela Universidade Federal de São Paulo – Escola Paulista de Medicina (Unifesp-EPM). Pós-doutorado pelo Massachusetts General Hospital, Boston, Massachusetts, EUA. Mestre em Saúde pela Harvard T.H. Chan School of Public Health, Boston, Massachusetts, EUA. Professora adjunta da Unifesp-EPM. Gerente médica do Programa de Neurologia do Hospital Albert Einstein.

Guilherme Felga

Gastroenterologista e hepatologista pela Faculdade de Medicina da Universidade de São Paulo (FMUSP). Hepatologista da Equipe de Transplante de Fígado do Hospital Israelita Albert Einstein.

Heitor Ettori

Neurologista. Médico neurologista residente do Setor de Neurofisiologia Clínica da Escola Paulista de Medicina/Universidade Federal de São Paulo (EPM/Unifesp).

Hugo Almeida Chaves de Resende

Médico neurologista titular da Academia Brasileira de Neurologia. Especialista em Neurologia Vascular/Doppler Transcraniano pela Escola Paulista de Medicina/Universidade Federal de São Paulo (EPM/Unifesp). Movimentos Anormais pela Universidade Federal de Minas Gerais (UFMG).

Igor de Assis Franco

Neurologista pela Universidade Federal de Juiz de Fora (UFJF). Neurologista infantil pela Universidade Federal de São Paulo – Escola Paulista de Medicina (Unifesp-EPM).

Ingrid Faber

Médica neurologista e neurofisiologista com residência médica pela Universidade Estadual de Campinas (Unicamp). Doutoranda em Fisiopatologia Médica pela Universidade Estadual de Campinas (Unicamp).

Irapuá Ferreira Ricarte

Residência em Neurologia na Universidade Federal de São Paulo – Escola Paulista de Medicina (Unifesp-EPM). Pós-graduando no Setor de Neurologia Vascular do Departamento de Neurologia da Unifesp-EPM.

João Antonio Gonçalves Garreta Prats

Médico Infectologista. Mestrando em Infectologia e membro do Grupo de Micologia Clínica da Escola Paulista de Medicina/Universidade Federal de São Paulo (EPM/Unifesp).

José Luiz Pedroso

Professor afiliado do Departamento de Neurologia e Neurocirurgia da Universidade Federal de São Paulo – Escola Paulista de Medicina (Unifesp-EPM). Vice-coordenador do Setor de Neurologia Geral e Ataxias da Unifesp-EPM. Responsável pela Interconsulta da Neurologia do Hospital São Paulo – Unifesp-EPM. Preceptor do Programa de Residência Médica de Neurologia da Unifesp-EPM.

Kellen Paiva Fermon

Neurologista pelo Hospital Geral de Fortaleza (HGF). Neuro-oncologia clínica pela Universidade Federal de São Paulo – Escola Paulista de Medicina (Unifesp-EPM). Neurologista assistente do Instituto de Assistência Médica ao Servidor Público Estadual de São Paulo (IAMSPE/SP).

Leonardo Furtado Freitas

Neurorradiologista da Med Imagem – Hospital Beneficência Portuguesa de São Paulo e do Centro de Diagnóstico por Imagem (CDI) do Hospital Santa Catarina.

Lívia Almeida Dutra

Professora afiliada doutora do Departamento de Neurologia e Neurocirurgia da Universidade Federal de São Paulo – Escola Paulista de Medicina (Unifesp-EPM). Vice-chefe do Ambulatório de Neurologia Geral. Chefe do Ambulatório de Neurorreumatologia.

Lucas Montenegro Duarte Pereira

Médico pela Universidade Federal do Pará. Residência em Clínica Médica na Universidade Federal de São Paulo – Escola Paulista de Medicina (Unifesp-EPM).

Lucas Victor Alves

Especialista em Pediatria pelo Hospital das Clínicas da Universidade Federal de Pernambuco (UFPE). Especialista em Neurologia Infantil pela Universidade Federal de São Paulo – Escola Paulista de Medicina (Unifesp-EPM). Mestre em Neurologia e Neurociências pela Unifesp-EPM.

Luciana Capelli Araújo

Especialista em Cardiologia pelo Hospital Beneficência Portuguesa de São Paulo. Especialista em Unidade Coronariana pelo Instituto Dante Pazzanese de Cardiologia. Pós-graduada em Medicina Intensiva pelo Hospital Sírio-Libanês. Médica assistente na Unidade de Terapia Intensiva Clínica do Hospital Dante Pazzanese.

Marcela Amaral Avelino

Especialista em Neurologia pela Universidade Federal de São Paulo – Escola Paulista de Medicina (Unifesp-EPM) e pela Academia Brasileira de Neurologia (ABN). Especialista em Neurologia Pediátrica pela Unifesp-EPM. Mestre em Neurologia pela Unifesp-EPM.

Marcelo de Melo Aragão

Neurologista pela Universidade Federal de São Paulo – Escola Paulista de Medicina (Unifesp-EPM). Neuropediatra pela Unifesp-EPM. Plantonista no Pronto-socorro de Neurologia do Hospital São Paulo – Unifesp-EPM.

Marcelo Marinho de Figueiredo

Neurologista pela Universidade Federal de São Paulo – Escola Paulista de Medicina (Unifesp-EPM). Especialista em Doenças Cerebrovasculares pela Unifesp-EPM. Mestrando em Neurociências pela Unifesp-EPM. Professor de Neurologia na Universidade Federal do Rio Grande do Norte (UFRN).

Marcondes Cavalcante França Junior

Professor doutor no Departamento de Neurologia da Faculdade de Ciências Médicas da Universidade Estadual de Campinas (FCM-Unicamp).

Marcos Felipe Camarinha de Almeida

Membro titular da Academia Brasileira de Neurologia (ABN). Neurofisiologista pela Universidade Federal de São Paulo – Escola Paulista de Medicina (Unifesp-EPM). Membro titular da Sociedade Brasileira de Neurofisiologia Clínica (SBNC).

Orlando Graziani Povoas Barsottini

Professor livre-docente no Departamento de Neurologia e Neurocirurgia da Universidade Federal de São Paulo – Escola Paulista de Medicina (Unifesp-EPM). Chefe dos Setores de Neurologia Geral e Ataxias da Disciplina de Neurologia Clínica do Departamento de Neurologia e Neurocirurgia da Unifesp-EPM. Coordenador geral da Residência Médica de Neurologia Clínica do Departamento de Neurologia e Neurocirurgia da Unifesp-EPM.

Paulo Victor Sgobbi de Souza

Médico pela Universidade Federal de São Paulo – Escola Paulista de Medicina (Unifesp-EPM).

Pedro Braga Neto

Neurologista e doutor em Neurociências pela Universidade Federal de São Paulo – Escola Paulista de Medicina (Unifesp-EPM). Professor adjunto no Curso de Medicina da Universidade Estadual do Ceará (UECE).

Polyana Vulcano de Toledo Piza

Médica neurologista no Hospital Israelita Albert Einstein.

Priscilla Mara Proveti de Lima

Médica neurologista pela Universidade Federal de São Paulo – Escola Paulista de Medicina (Unifesp-EPM). Pós-graduação em Neuroimunologia. Mestranda no Serviço de Doenças Desmielinizantes da Unifesp-EPM.

Ricardo Collar Rebolho

Médico formado na Universidade Federal de Santa Catarina (UFSC). Residência em Clínica Médica na Escola Paulista de Medicina/Universidade Federal de São Paulo (EPM/Unifesp).

Riguel Jun Inaoka

Hematologista e doutor em Ciências pela Universidade Federal de São Paulo – Escola Paulista de Medicina (Unifesp-EPM).

Rodrigo Athanazio

Médico assistente na Divisão de Pneumologia do Instituto do Coração (InCor) – Hospital das Clínicas da Faculdade de Medicina da Universidade de São Paulo (HC-FMUSP).

Thiago Cardoso Vale

Neurologista. Professor no Departamento de Clínica Médica da Universidade Federal de Juiz de Fora (UFJF).

Thiago Gonçalves Fukuda

Médico pela Universidade Federal da Bahia (UFBA). Residência em Neurologia pela Universidade Federal de São Paulo – Escola Paulista de Medicina (Unifesp-EPM). *Fellowship* em Neurologia Vascular pelo Hospital Santa Izabel – Santa Casa de Misericórdia da Bahia. Preceptor da Residência Médica de Neurologia do Hospital Santa Izabel – Santa Casa de Misericórdia da Bahia.

Tiago Costa de Pádua

Médico pela Universidade de Pernambuco (UPE). Residência em Clínica Médica na Universidade Federal de São Paulo – Escola Paulista de Medicina (Unifesp-EPM). Residente em Oncologia Clínica na Unifesp-EPM.

Thierry Araújo Nunes de Sousa

Especialista em Cirurgia Cardiovascular pelo Hospital Beneficência Portuguesa de São Paulo. Cirurgião assistente na Unidade de Doenças Torácicas Stolf.

Victor Hugo Rocha Marussi

Neurorradiologista da Med Imagem – Hospital Beneficência Portuguesa de São Paulo e do Centro de Diagnóstico por Imagem (CDI) do Hospital Santa Catarina.

Wladimir Bocca Vieira de Resende Pinto

Médico neurologista formado pela Escola Paulista de Medicina/Universidade Federal de São Paulo (EPM/Unifesp). Especialista em Doenças Neuromusculares pela EPM/Unifesp. Pós-graduando no Setor de Doenças Neuromusculares da EPM/Unifesp.

PREFÁCIO

A Neurologia é uma especialidade importante para todos os que exercem a Medicina, e o conhecimento nessa área acaba sendo imprescindível para a qualidade do serviço que o médico presta à comunidade e aos pacientes. O problema é que, durante os anos de formação acadêmica no Brasil, nem sempre é destinado o devido espaço curricular para essa especialidade, fazendo com que, infelizmente, aquele futuro profissional que não faz Residência Médica em Neurologia deixe de exercitar habilidades e atitudes no atendimento a doenças que acometem o sistema nervoso.

De acordo com a pesquisa "Demografia Médica no Brasil"[1], cujos resultados foram divulgados no início de 2015 pelo Conselho Federal de Medicina (CFM) e Conselho Regional de Medicina do Estado de São Paulo (Cremesp), em 2013 eram 3.212 neurologistas no país, 52,77% deles atuando na Região Sudeste. Apenas 2,65% atendiam nos estados do Norte do País. Isso nos mostra que, em outras regiões brasileiras, o conhecimento na área se torna ainda mais essencial e pode fazer a diferença no momento do diagnóstico e tratamento do paciente.

Seja qual for sua área de atuação, o médico se defronta invariavelmente com sintomas cuja origem se reporta ao sistema nervoso. O clínico precisa estar ciente de que problemas neurológicos poderão ter manifestações de doenças das várias especialidades.

Este livro, que agora vem à luz, cumpre com maestria a meta de suprir essa deficiência. Cuidadosamente organizado por seus esmerados editores, José Luiz Pedroso e Orlando Graziani Povoas Barsottini, possuidores de excelente formação neurológica e clínica, a obra contempla as necessidades do conhecimento básico a respeito do sistema nervoso e as enfermidades que o acometem, cujos sintomas e sinais são expressão de doenças sistêmicas, crônicas e agudas das mais diversas especialidades, tais como cardiologia, metabologia, reumatologia, gastroenterologia, doenças infecciosas, da senilidade, entre outras.

Trata-se de um trabalho apresentado de forma profundamente didática, permitindo a fácil compreensão e tornando a leitura agradável, sem deixar de tratar dos assuntos com a devida profundidade, esperada dos diversos e competentes colaboradores.

Este livro, de cabeceira, se torna obrigatório no acervo bibliográfico de todos os médicos. Parabéns aos autores pelo excelente trabalho que certamente foi exaustivo, porém nos premiou com sua relevância ímpar.

São Paulo, maio de 2016.

Antonio Carlos Lopes
MD, PhD, FACP
Professor Titular de Clínica Médica
Diretor da Escola Paulista de Medicina –
Universidade Federal de São Paulo

---

1. Demografia Médica no Brasil, v. 2/Coordenação de Mário Scheffer. Equipe de pesquisa: Alex Cassenote, Aureliano Biancarelli. – São Paulo: Conselho Regional de Medicina do Estado de São Paulo; Conselho Federal de Medicina, 2013. 256 p.; tab. il.; 30 × 21 cm.; 2 v.

APRESENTAÇÃO

A Neurologia, como especialidade, tem crescido de modo quase exponencial nos últimos anos. Várias subespecialidades transformaram a Neurologia em uma ciência quase impossível de se dominar por completo e muitas vezes esse excesso de subespecialidades tem, curiosamente, prejudicado a avaliação e conduta de pacientes neurológicos. Em virtude desta tendência ter sido observada em diversos serviços, tanto no Brasil quanto em outros lugares do mundo, muitos centros de referência médica voltaram a reativar seus setores de neurologia geral. Foi o caso do que ocorreu na disciplina de Neurologia Clínica da Universidade Federal de São Paulo – Escola Paulista de Medicina (Unifesp-EPM), com o reinício das atividades do setor de Neurologia Geral no começo dos anos 2000.

Esta obra representa mais uma tentativa de buscar a revitalização da área de neurologia geral e seus aspectos mais peculiares. O conhecimento das manifestações neurológicas das doenças sistêmicas é de importância não só para o neurologista como para os clínicos das diversas especialidades que se defrontam diariamente com pacientes complexos e carecem de textos que os ajudem a compreender as manifestações neurológicas, por vezes pouco conhecidas dos médicos generalistas. Para este livro, foram convidados eminentes clínicos e neurologistas, que, com textos cuidadosos e bem elaborados, apresentam visões atualizadas das manifestações neurológicas de doenças gerais.

Os editores agradecem a todos os participantes deste trabalho pelo seu empenho e dedicação, e também à Editora Atheneu, que acreditou nesta obra e forneceu todo o suporte necessário para a sua conclusão. Agradecemos também aos nossos inspiradores mestres, por todos esses anos de formação médica: tenham certeza de que este livro é também a continuidade de todos os seus ensinamentos transmitidos com tanto empenho e cuidado. Nosso objetivo final é que a obra não se resuma a uma edição isolada, mas que se torne perene, com diversas edições e atualizações, e que ajude e contemple as necessidades de muitas gerações de médicos, neurologistas e clínicos, durante vários anos, pois o aprendizado da medicina é sem fim.

Por fim, esperamos que gostem do livro...

São Paulo, julho de 2016.

Orlando Graziani Povoas Barsottini
José Luiz Pedroso

SUMÁRIO

SEÇÃO I

COMPLICAÇÕES NEUROLÓGICAS DAS DOENÇAS CARDÍACAS

Acidente vascular isquêmico cardioembólico

Irapuá Ferreira Ricarte
Marcelo Marinho de Figueiredo
José Luiz Pedroso

INTRODUÇÃO

Embolia de origem cardíaca é a etiologia responsável por aproximadamente um quinto dos acidentes vasculares cerebrais (AVCs) isquêmicos. O AVC de origem embólica é em geral mais grave e com maior chance de recorrência precoce. O risco de recorrência a longo prazo e de mortalidade também é maior após um AVC cardioembólico[1]. Na maioria dos casos, a recorrência pode ser prevenida pelo uso de anticoagulantes orais. Por isso, após um AVC isquêmico, o diagnóstico de uma etiologia cardioembólica é extremamente importante para possibilitar o início da prevenção secundária.

CLASSIFICAÇÃO ETIOLÓGICA DO AVC ISQUÊMICO

Um esquema de classificação etiológica amplamente utilizado é o TOAST (*Trial of Org 10172 in Acute Stroke Treatment*)[2]. Essa escala separa as principais causas de AVC de acordo com o mecanismo fisiopatológico responsável pelo evento isquêmico. Ela classifica os eventos isquêmicos em 5 subgrupos etiológicos de acordo com características clínicas e resultados de exames complementares: aterosclerose de grande artérias, cardioembólico, aterosclerose de pequenas artérias, outras causas e mecanismo criptogênico/indeterminado. Recentemente, classificações mais detalhadas foram propostas com base nos avanços em neuroimagem que tornaram mais comum a identificação das causas sejam vasculares ou cardíacas do AVC ("SSS-TOAST" e "CCS *classification*")[3,4]. Segundo os critérios utilizados na classificação SSS – TOAST (*Stop Stroke Study TOAST*), para o diagnóstico definitivo de AVC de origem cardiaórtica é necessário uma fonte embólica cardioaórtica de alto risco (Tabela 1.1.1). É considerado AVC de origem cardioaórtica provável quando há evidência de embolia sistêmica ou presença de múltiplos infartos agudos simultâneos ou próximos temporalmente em hemisférios cerebrais diferentes ou acometendo as circulações anterior e posterior na ausência de doença aterosclerótica significativa de grandes vasos que explique o quadro ou outras condições que possam causar isquemia cerebral multifocal, como vasculites, vasculopatias e distúrbios hemodinâmicos e da hemostasia. A etiologia é classificada como tendo possível origem cardioaórtica, quando está presente uma condição cardíaca com risco baixo ou incerto (Quadro 1.1.1) de embolia cerebral ou quando há evidência de embolia cardioaórtica sem investigação completa para os outras causas de AVC[3].

CARACTERÍSTICAS CLINICORRADIOLÓGICAS

Algumas características clínicas podem sugerir o diagnóstico de AVC cardioembólico, incluindo início súbito do déficit máximo (< 5 minutos), alteração do nível de consciência no início do quadro e recuperação rápida do déficit. Essa melhora dramática de um déficit neurológico grave ocorre provavelmente pela migração distal de um êmbolo seguido de recanalização do vaso ocluído. Afasia de compreensão (Wernicke) ou afasia global sem hemiparesia são outros sintomas comuns de embolia cardíaca. Na circulação posterior, cardioembolia pode provocar síndrome de Wallenberg, infartos cerebelares, síndrome de topo de basilar, infartos em várias territórios simultâneos ou infartos de artéria cerebral posterior[1,5].

Tabela 1.1.1 – Fontes de embolia cardioaórtica de alto risco[3].

Trombos intracavitários (átrio ou ventrículo esquerdo)
Fibrilação atrial (incluindo fibrilação atrial paroxística)
Doença do nó sinusal
Flutter atrial
Infarto do miocárdio recente (dentro de 1 mês do AVC)
Doença valvar reumática mitral ou aórtica
Próteses valvares mecânicas ou biológicas
Infarto do miocárdio prévio com fração de ejeção < 28%
Miocardiopatia dilatada
Insuficiência cardíaca congestiva sintomática com fração de ejeção < 30%
Endocardite bacteriana e endocardite não infecciosa
Mixoma atrial esquerdo e fibroelastoma papilar

Quadro 1.1.1 – Fontes de embolia cardioaórtica de risco baixo ou incerto.

Calcificação anular mitral
Forame oval patente
Aneurisma de septo atrial
Aneurisma de septo atrial e forame oval patente
Aneurisma de ventrículo esquerdo sem trombo
Placa aterosclerótica complexa na aorta ascendente ou arco aórtico*

* Placa maior ou igual a 4 mm, presença de ulceração ou elemento móvel na placa.

Ao contrário, alguns sinais ou síndromes, como síndrome lacunar clássica, um infarto lacunar e, particularmente, múltiplos infartos lacunares, tornam a origem cardioembólica improvável. Embolia cardíaca é uma causa muita rara de infarto lacunar (2,6% a 5% dos casos)[1,5].

A ressonância magnética (RM) é o método mais sensível para detectar infarto precoce. A sequência difusão é superior às imagens ponderadas em T2 e à tomografia de crânio. Alguns padrões na neuroimagem sugerem o diagnóstico de cardioembolia, como presença de lesão isquêmica simultânea ou sequencial em territórios arteriais diferentes (lesões em ambos hemisférios ou lesões em circulação anterior e posterior) (Figura1.1.1). Presença de transformação hemorrágica de uma infarto cerebral e recanalização precoce também é sugestiva de um AVC de origem cardíaca[1,3-5].

INVESTIGAÇÃO

O ecocardiograma transtorácico (ECO TT) nos fornece uma avaliação não invasiva da estrutura e função do coração, que é essencial para a avaliação de cardioembolia. Ecocardiograma transesofágico (ECO TE) é um exame de maior risco, mas é mais sensível que o ECO TT para avaliação do arco aórtico, valva aórtica, septo atrial e apêndice atrial esquerdo. O ECO TE com injeção de microbolhas é realizado com a administração endovenosa de solução salina agitada, e aumenta a sensibilidade para detecção de *shunt* intracardíaco (forame oval patente ou defeito de septo atrial)[6,7].

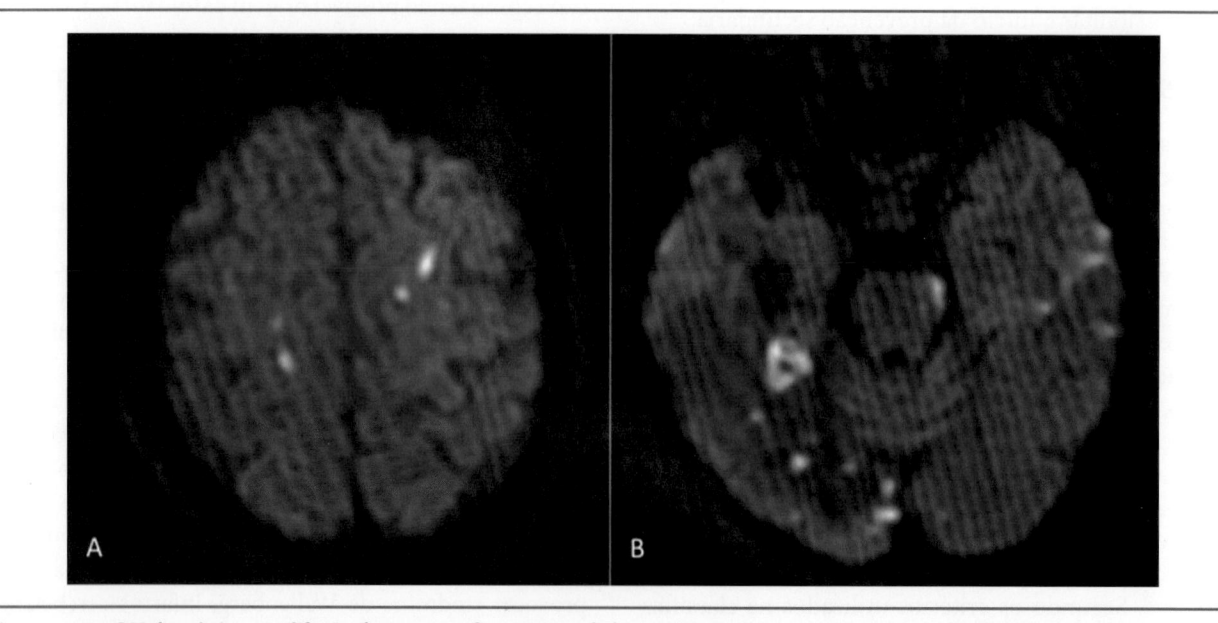

Figura 1.1.1 – RM de crânio com difusão demonstrando presença de lesões isquêmicas sugestivas de cardioembolia. Presença de lesões isquêmicas simultâneas em ambos hemisférios cerebrais (A) e acometimento simultâneo da circulação anterior e posterior (A e B).

A detecção de um ritmo cardíaco irregular no eletrocardiograma pode estabelecer o diagnóstico de fibrilação atrial. No entanto, a FA paroxística é frequentemente assintomática e pelo menos uma monitorização cardíaca de 24 horas é recomendada após AVC isquêmico[8].

A detecção de um ritmo sinusal no ECG ou Holter de 24 horas não exclui a possibilidade de uma FA paroxística. Fibrilação atrial paroxística é provavelmente subdiagnosticada de forma sistemática em pacientes com AVC critpogênico.

A monitorização cardíaca estendida por longos períodos pode ser realizada através de monitores de eventos eletrocardiográficos externos (*external loop event recorders*) ou monitores de eventos implantáveis. Dois estudos recentes (CRYSTAL AF e EMBRANCE) demonstraram que, em pacientes com AVC ou AIT criptogênico, a monitorização cardíaca prolongada foi superior à monitorização de 24 horas para detecção de FA.

O estudo EMBRANCE avaliou 572 pacientes com AVC ou AIT criptogênico (todos já haviam realizados Holter de 24 horas sem FA), que foram randomizados para monitorização cardíaca ambulatorial de 30 dias com monitores de eventos eletrocardiográficos externos ou para repetir o Holter de 24 horas. Um número significamente maior de pacientes monitorizados por 30 dias teve FA detectada em relação ao grupo que repetiu o Holter (16 % x 3%, p = 0,001)[9,10].

Ainda existem muitas dúvidas em relação à monitorização prolongada, como quais pacientes se beneficiam, qual o período de tempo ideal, qual é o modo mais adequado de monitorização e qual é a real importância clínica desses eventos de FA paroxísticas agora detectados.

A ressonância cardíaca também é uma técnica de imagem não invasiva recente e que permite a avaliação estrutural do coração, podendo ser utilizada em pacientes selecionados. Ela é mais sensível que o ECO TT e comparável ao ECO TE na detecção de trombos cardíacos.

O Doppler transcraniano (DTC) é outra ferramenta não invasiva que pode ser utilizada na detecção de *shunts* cardíacos direita-esquerda secundários a FOP através do teste de microbolhas, que consiste na injeção de solução salina agitada, por via endovenosa, e visualização de sinais microembólicos na artéria cerebral média.

O DTC é igualmente sensível ao ECO TE para detecção de *shunts* cardíacos e ainda permite a quantificação desse *shunt*.

PRINCIPAIS CAUSAS DE CARDIOEMBOLIA

Fibrilação atrial

A fibrilação atrial (FA) é a arritmia sustentada mais frequente na prática cínica. Mesmo na ausência de doença valvar cardíaca, a FA é associada com um risco aumentado de AVC isquêmico em 4-5 vezes, devido à embolização de trombos formados, principalmente no apêndice atrial esquerdo[11,12].

A fibrilação atrial paroxística é associada a um risco de AVC similar à fibrilação atrial crônica. Pacientes com flutter atrial também apresentam chance de eventos cardioembólicos semelhante a pacientes com FA[11,12].

A FA tipicamente ocorre em pacientes com doença cardíaca de base, como doença valvar, insuficiência cardíaca, doença coronariana, hipertensão e cardiomiopatias. No entanto, também pode ocorrer em pacientes jovens sem doença cardíaca. Causas temporárias ou reversíveis de FA incluem consumo de álcool, cirurgia, hipertireoidismo, IAM, embolia pulmonar , miocardite, pericardite, entre outras.

Escores de avaliação de risco para fenômenos tromboembólicos

O risco de fenômenos tromboembólicos pode ser avaliado através de várias escalas, sendo as mais utilizadas a escala CHADS2 (Tabela 1.1.2) e a mais recente CHA2DS2-VASc (Tabela 1.1.3 e Tabela 1.1.4). A última recomendação da *American College of Cardiology* para o tratamento de FA publicada em 2014 orienta a utilização da escala CHA2DS2-VASc[13].

Tabela 1.1.2 – Escore CHADS2.

SIGLA	PARÂMETRO	PONTUAÇÃO
C	CHF = ICC	1
H	Hypertension = HAS	1
A	Age = Idade (> 75 anos)	2
D	Diabetes	1
S2	Stroke = AVC ou AIT prévio	2

Siglas: CHF = *cardiac heart failure*, ICC = insuficiência cardíaca congestiva, HAS = hipertensão, AVC = acidente vascular cerebral, AIT = ataque isquêmico transitório.

A escala CHADS2 usa um sistema de pontos, sendo 1 ponto cada para insuficiência cardíaca congestiva, hipertensão arterial, idade superior a 75 anos, diabetes *mellitus* e 2 pontos para AVC/AIT prévio. O paciente com uma pontuação de 0 pontos indica baixo risco; 1 ponto, risco moderado e maior ou igual a 2 pontos, alto risco.

Tabela 1.1.3 – Escore CHA2DS2-VASc.

SIGLA	PARÂMETRO	PONTUAÇÃO
C	CHF = ICC	1
H	Hypertension = HAS	1
A2	Age = Idade (> 75 anos)	2
D	Diabetes	1
S2	Stroke = AVC ou AIT prévio	2
V	Vascular disease = Doença vascular	1
A	Age = Idade (entre 65-74 anos)	1
Sc	Sex category = Sexo (se feminino)	1

Siglas: CHF = *cardiac heart failure*, ICC = insuficiência cardíaca congestiva, HAS = hipertensão, AVC = acidente vascular cerebral, AIT = ataque isquêmico transitório.

Observações: No critério de doença vascular são considerados: infarto do miocárdio prévio, doença arterial periférica ou placas na aorta. Se for maior ou igual a 2 pontos, há indicação de anticoagulação crônica.

Tabela 1.1.4 – Pontuação nos escores CHA2DS2 -VASc e CHADS2 e taxa anual de risco de AVC de acordo com a pontuação[13].

PONTUAÇÃO NO ESCORE CHA2DS2-VASc	TAXA ANUAL DE AVC* (%)
0	0
1	1,3
2	2,2
3	3,2
4	4,0
5	6,7
6	9,8
7	9,6
8	6,7
9	15,2
PONTUAÇÃO NO ESCORE CHADS2	TAXA ANUAL DE AVC* (%)
0	1,8
1	2,9
2	4,0
3	5,9
4	8,5
5	12,5
6	18,2

* Derivado de análise multivariada assumindo não tratamento com terapia antitrombótica.

O escore CHAD2DS2-VASc incorpora novos fatores de risco, como o sexo feminino, a doença vascular arterial (como doença arterial coronária, insuficiência vascular periférica ou placa na aorta) e a idade intermediária (entre 65 e 74 anos). A idade maior ou igual a 75 anos é pontuada com 2 pontos. Vários pacientes anteriormente classificados como de risco intermediário no escore CHADS2 passam a fazer parte do grupo de alto risco.

Terapia antitrombótica para FA

Antiagregantes

Nos pacientes com risco intermediário para para AVC (CHAD2DS2-VASc ou CHADS2 igual a 1), o uso de antiagregantes plaquetários é uma opção ao uso de anticoagulantes. Nos pacientes com baixo risco é preferível não usar medicação antiagregante, devido ao risco associado e o benefício limitado[11,12].

Com base em dois estudos (*ACTIVE A* e *ACTIVE W*)[14,15] foi comprovado que a dupla antiagregação (AAS + clopidogrel) foi superior a AAS e inferior à anticoagulação com varfarina em pacientes com FA para prevenção de eventos cerebrovasculares, com risco de complicações hemorrágicas similar ao antiacoagulante. Não se justifica, portanto, a utilização da dupla antiagregação como opção terapêutica ao varfarina em pacientes com FA , se o motivo for o risco de sangramento.

Anticoagulantes

A anticoagulação é o tratamento de escolha para pacientes com FA e alto risco de eventos embólicos. Escores CHADS2 ou CHA2DS2-VASc acima de 1 indicam a terapia com anticoagulante[11,12].

Em pacientes com FA não valvar está indicado o uso de varfarina ou o uso de novos anticoagulantes (dabigatrana, rivaroxabana e apixabana). O tratamento com varfarina (INR entre 2 e 3) provoca uma redução do risco relativo (RRR) de AVC de 64%[11,13,16,17].

Para pacientes com FA com válvula mecânica, varfarina é o anticoagulante de escolha, com INR entre 2 e 3 ou 2,5 e 3,5, de acordo com tipo e localização da prótese[8]. O uso de dabigatrana é contraindicado nessa situação[13].

Novos anticoagulantes

Nos últimos anos, foram aprovadas três nova medicações para anticogualação em FA. São os inibidores do fator Xa (rivaroxabana e apixabana) e o inibidor direto da trombina (dabigatrana)[18-23].

O dabigatrana foi avaliado num estudo comparativo com a varfarina (RE-LY)[20] para prevenção de tromboembolismo sistêmico em pacientes portadores de FA paroxística ou permanente. Os pacientes foram randomizados para receber varfarina em doses ajustadas de acordo com o RNI ou dabigatrana nas doses de 110 mg e 150 mg duas vezes ao dia. O dabigatrana se mostrou seguro e eficaz para a prevenção de tromboembolismo sistêmico em pacientes com FA. A dose de 150 mg foi superior à varfarina, com taxas de sangramento semelhante, e a de 110 mg, teve eficácia similar e menor taxa de sangramento. Com relação aos efeitos colaterais, houve maior taxa de dispesia no grupo que recebeu dabigatrana e aumento discreto no risco de sangramento gastrointestinal com a dose de 150 mg. Houve uma tendência maior de risco de infarto do miocárdio em pacientes em uso de dabigatrana em comparação com o grupo que recebeu varfarina[20].

O estudo ROCKET-AF comparou o rivaroxabana à varfarina na prevenção de tromboembolismo sistêmico em pacientes com FA não valvar. Foi utilizada a dose de 20 mg de rivaroxabana uma vez ao dia (dose de 15 mg para pacientes com depuração renal entre 30-49 mL/min). O rivaroxabana não foi inferior à varfarina em relação ao risco de embolia sistêmica. As taxas de sangramento maior foram similares em ambos os grupos, mas as de AVC hemorrágico foram menores com rivaroxabana em comparação com a varfarina, o mesmo acontecendo com sangramento fatal[21].

O apixabana foi avaliado em dois grandes estudos (AVERROES e ARISTOTLE)[22,23]. No estudo AVERROES, o apixabana na dose de 5 mg duas vezes ao dia foi comparado a AAS em pacientes com FA, que por alguma razão não poderiam fazer uso de varfarina. O estudo foi interrompido precocemente pela observação da clara redução de tromboembolismo sistêmico e AVC com apixabana e com taxas similares de hemorragia[22].

O ARISTOTLE comparou apixabana, na dose de 5 mg duas vezes ao dia, com a varfarina (RNI entre 2 e 3) em pacientes com FA. O apixabana se mostrou superior à varfarina na redução de AVC e tromboembolismo sistêmico, com menor risco de hemorragia e de mortalidade[23].

Diversas diretrizes nacionais e internacionais publicadas recentemente referentes à anticoagulação em pacientes com fibrilação atrial apresentam clara tendência a indicar essas novas drogas o como primeira opção na anticoagulação de pacientes com FA não valvar, devido à eficácia e bom perfil de segurança destas drogas[8,10,13,14].

Risco de fenômenos hemorrágicos

A terapia com anticoagulantes está associada a complicações hemorrágicas, entre elas a hemorragia intracraniana. Vários escores para avaliar o risco hemorrágico foram desenvolvidos, sendo o escore de risco HAS-BLED (em inglês: *Hypertension, Abnormal Renal/Liver Function, Stroke, Bleeding History or Predisposition, Labile INR, Elderly [> 65], Drugs/Alcohol Concomitantly*) o mais utilizado para pacientes com FA. Pontuação maior ou igual a 3, indica cautela na anticoagulação, porém não contraindica o tratamento. Nesses casos, deve haver uma maior rigidez no controle dos fatores de risco, tais como hipertensão arterial e consumo de álcool[24].

Miocardiopatia e lesões cardíacas estruturais

Insuficiência cardíaca

Insuficiência cardíaca está associada a um risco aumentado de AVC devido à alteração do fluxo nas câmaras cardíacas dilatadas, relativa estase do sangue e risco aumentado de FA. Para pacientes com IC e presença de trombo intracardíaco (atrial ou ventricular), a anticoagulação com varfarina é a terapia de escolha[6,25].

Para pacientes com miocardiopatia dilatada ou restritiva com fração de ejeção (FE) < 35%, sem trombo intracavitário detectado e AVC/AIT prévio, a terapia antitrombótica de escolha é incerta, e o tratamento deve ser individualizado. O estudo WARCEF randomizou pacientes com FE < 35% com ritmo sinusal entre AAS 325 mg/dia e anticoagulação com varfarina. Anticoagulação não trouxe benefício geral e a redução no risco de AVC isquêmico encontrada foi contrabalanceada por um aumento no risco hemorrágico. No entanto, esse não foi um estudo de prevenção secundária, somente 13,6% e 12% dos pacientes que usaram varfarina ou AAS, respectivamente, haviam apresentado AVC ou AIT prévio[26].

É importante ressaltar que não existem dados sobre o uso de novos anticoagulantes em pacientes com miocardiopatia. Se a terapia anticoagulante for a escolhida, é preferível o uso de varfarina[6,25].

Infarto agudo do miocárdio e trombo intraventricular

Pacientes com IAM de parede anterior extenso associado a FE < 40% e anormalidades na mobilidade da parede anteroapical apresentam risco aumentado de apresentar trombos no ventrículo esquerdo. Na ausência de anticoagulação, o risco de embolização dentro de 3 meses entre pacientes com IAM complicado com trombo no VE é entre 10% a 20%. Por esse motivo, naqueles pacientes com alto risco de desenvolver trombo no ventrículo é recomendado rastreio com ECO TE[6,25].

Para pacientes com presença de trombos intraventriculares documentados e IAM, pelo menos 3 meses de anticoagulação são indicados. Seguimento com ECO TE deve ser realizado para avaliar a fração de ejeção e a presença de trombo residual, guiando a duração da terapia anticoagulante[6,25].

Para pacientes com AVC ou AIT após IAM de parede anterior sem trombo no VE mas com acinesia ou discinesia anterior apical identificada no ecocardiograma ou outro método de imagem, o uso de anticoagulação por 3 meses pode ser considerado. Nesses casos, o potencial benefício do uso da anticoagulação para a prevenção de formação de trombos intraventriculares deve ser balanceada contra o aumento do risco hemorrágico, uma vez que a maioria desses pacientes com IAM agudo são submetidos a terapia com dupla antiagregação e o uso de terapia antitrombótica tripla pode aumentar consideravelmente a chance de sangramento[6,25].

Os novos anticoagulantes também não foram estudados nessa condição e portanto os inibidores da vitamina K devem ser a primeira opção de terapia anticoagulante[25].

Forame oval patente (FOP)

Em pacientes com menos de 55 anos de idade com AVC isquêmico de origem indeterminada (criptogênico), a presença do forame oval patente (FOP) tem sido mais frequente (50%) do que em controles saudáveis (20%), sugerindo etiologia cardioembólica e embolia paradoxal para esses casos.

A prevenção secundária proposta para pacientes com AVC isquêmico e FOP inclui: fechamento percutâneo do defeito cardíaco, terapia antiplaquetária e anticoagulação. Alguns estudos observacionais e metanálises demonstraram uma redução na recorrência de AVC isquêmico com o fechamento do FOP, enquanto outros não mostraram os mesmos resultados.

No estudo CLOSURE-I, os pesquisadores compararam a terapia medicamentosa e o fechamento do FOP usando o Sistema de Fechamento Septal STARFlex em pacientes com AVC isquêmico criptogênico ou AIT e FOP. Não houve diferença estatisticamente significativa no desfecho secundário de recorrência de AVC: 2,9% *versus* 3,1% (intervalo de confiança 95%, 0,41-1,98)[32]. Outros dois estudos randomizados publicados em 2013, PC e RESPECT, também não conseguiram demonstrar benefício com o fechamento do FOP através de oclusão percutânea[33,34]. Além disso, o fechamento do FOP não é isento de riscos. No estudo CLOSURE-I, o fechamento do FOP esteve associado a aumento da incidência de fibrilação atrial (5,7% *versus* 0,7%)[32]. O benefício do fechamento pode ser maior em pacientes com aneurisma do septo atrial ou tamanho do *shunt*, de acordo com subanálise do estudo RESPECT[34]. Adicionalmente, as diretrizes atuais recomendam o fechamento do FOP em duas circunstâncias (nível de recomendação 2C da American College of Chest Physicians): AVC criptogênico recorrente (mais de um episódio) em uso de aspirina ou AVC criptogênico no contexto de FOP associado a trombose venosa profunda ou aneurisma de septo atrial[35]. Pacientes com primeiro evento isquêmico e FOP, devem ser mantidos com terapia antiplaquetária.

Outras lesões cardíacas

Mixoma atrial, um tumor de células mesenquimais do coração, é uma causa rara de AVC cardioembólico que é mais vista em pacientes jovens. Fibroelastoma papilar é uma causa rara de AVC que também é aparente no ecocardiograma. Para ambas as lesões, o risco de embolização é alto há necessidade de ressecção cirúrgica[6].

Doença valvar cardíaca

Endocardite infecciosa

Acidente vascular cerebral é uma complicação conhecida da endocardite infeciosa e muitas vezes é o primeiro sintoma da doença. Embora infecção direta de uma valva normal possa ocorrer, o risco de endocardite é muito maior quando a valva nativa é comprometida[6].

Endocardite é sugerida pela presença de febre, perda de peso, história de uso de drogas endovenosas ou outra fonte de bacteremia, um sopro novo no exame físico, ou evidência de embolização sistêmica para outros territórios vasculares. Múltiplas hemoculturas e ECO TE são essenciais na avaliação diagnóstica. Ecocardiograma transtorácico não exclui adequadamente a possibilidade de vegetações na válvula quando há suspeita de endocardite. *Staphylococcus aureus*, *Streptococcus viridians* e *Enterococcus* são os organismos mais comumente associados. As lesões isquêmicas da endocardite tipicamente são de diferentes idades e em múltiplos territórios vasculares ou em distribuição de fronteira vascular[6].

A terapia antimicrobiana reduz o risco de embolização contínua. Terapia antitrombótica está associada a risco aumentado de hemorragia e não deve ser iniciada. Nos casos de pacientes com FA ou valva mecânica que apresentem AVC e endocardite, a interrupção da anticoagulação por um curto período de tempo pode ser necessária em alguns casos, em decorrência do risco de transformação hemorrágica das lesões, apesar do risco aumentado de trombose e risco de recorrência do AVC[6].

Endocardite trombótica não bacteriana

Endocardite trombótica não bacteriana (endocardite marântica) envolve a agregação de vegetações estéreis nas válvulas cardíacas e é principalmente associada à malignidade sistêmica. Em geral, é recomendado heparina de baixo peso molecular ou heparina não fracionada em lugar de varfarina. A endocardite de Libman-Sacks está associada ao lúpus eritematoso sistêmico e à síndrome do anticorpo antifosfolipídio e envolve a deposição de imunocomplexos que resultam em pequenas vegetações inflamatórias. A evidência é escassa em relação ao tratamento, mas o uso de terapia antiplaquetária para prevenção primária e de anticoagulação para prevenção secundária é razoável[6].

Doença valvar reumática

A complicação valvar mais comumente relacionado à doença reumática é a estenose mitral. Após a infecção estreptocócica inicial, os folhetos da valva mitral sofrem um processo fibrótico que provoca um estreitamento do orifício valvar. A principal causa de AVC isquêmico nos pacientes com estenose mitral é a fibrilação atrial, embora embolia possa ocorrer algumas vezes antes do aparecimento da FA[25].

Para pacientes com AVC isquêmico ou AIT que têm doença valvar mitral reumática e FA, recomenda-se anticoagulação com antagonistas da vitamina K (INR entre 2-3). Para os pacientes sem FA detectada e sem outra causa aparente para o AVC, terapia anticoagulante pode ser considerada em vez de uso apenas de antiagregante. Se o paciente faz uso de antiacoagulante, o antiplaquetário não deve ser rotineiramente prescrito[25].

Prótese valvar mecânica ou biológica

Prótese valvar mecânica apresenta um alto risco de tromboembolização, principalmente se localizada na valva mitral. Anticoagulação é indicada para todos os pacientes com prótese valvar mecânica. A intensidade da anticoagulação e adição de antiplaquetário associado depende da posição da valva e da presença de doenças cerebrovasculares. Segundo as recomendações da American Stroke Association, os seguinte esquemas antitrombóticos devem ser usados: em pacientes com prótese mecânica aórtica, o INR alvo é 2,5 (2-3); uso de prótese mecânica mitral, o alvo de INR é 3 (2,5-3,5); para pacientes com valva mecânica e história de AVC ou AIT prévio à inserção da valva, é recomendado a adição de AAS 75-100 mg de acordo com o risco de sangramento, e para pacientes com AVC ou AIT mesmo com terapia antitrombótica adequada, é razoável intensificar o tratamento através do aumento da dose de AAS para

325 mg/dia ou o aumento do alvo do INR de acordo com avaliação do risco de sangramento[25].

Dabigatrana não é recomendado para pacientes com valva mecânica. Apixabana e o rivaroxabana não foram avaliados nesses pacientes. A droga de escolha para pacientes com prótese valvar mecânica é a varfarina.

Prótese valvar biológica está associada a um menor risco de tromboembolismo comparada com a prótese valvar mecânica, em geral sendo manejada com o uso de antiplaquetários. No entanto, varfarina é recomendada por 3 meses após o implante valvar. Nos pacientes que apresentem AVC, AIT ou embolia sistêmica apesar de terapia antitrombótica adequada, o uso de varfarina com INR entre 2 e 3 pode ser considerado[25].

Outros acometimentos valvares

Pacientes com doença de valva aórtica nativa (estenose ou insuficiência) ou doença de valva mitral não reumática e história prévia de AVC ou AIT sem fibrilação atrial devem ser tratados com antiplaquetários. Essas condições não são associadas a um risco significantemente alto de ocorrência de AVC[25].

A mesma recomendação (uso de antiplaquetários) na presença de AVC ou AIT prévio é válida para pacientes com outros acometimentos valvares, como prolapso de valva mitral ou calcificação de valva mitral. Não é recomendada anticoagulação na ausência de FA ou outra indicação formal[25].

Aterosclerose de arco aórtico

Aterosclerose de arco aórtico está associada a um risco aumentado de embolização sistêmica e cerebral. Ecocardiograma transesofágico geralmente é preferido em relação ao ecocardiograma transtorácico na avaliação do arco aórtico. A placa aórtica é considerada uma placa complexa quando apresenta uma das seguintes características: espessura da placa maior ou igual que 4 mm, presença de ulcerações ou elementos móveis na placa. Essas características estão associadas a um maior risco de embolização[27-29].

O estudo ARCH (*The Aortic Arch Related Cerebral Hazard Trial*) comparou a combinação de AAS 75 mg/dia e clopidogrel 75 mg/dia com varfarina (INR 2-3) para prevenir a recorrência de eventos vasculares em pacientes com doença do arco aórtico e AVC *minor*/AIT prévio. O estudo incluiu pacientes com placas visualizadas no arco aórtico maior ou igual a 4 mm ou uma placa menor que 4 mm com componente móvel. O estudo foi interrompido antes do tempo por futilidade e, devido à ausência de poder estatístico, foi considerado inconclusivo, e seus resultados podem ser considerados apenas como geradores de hipóteses. Os resultados desse estudo não demonstraram diferença significativa entre o uso da dupla antiagregação em relação à varfarina para prevenção de eventos vasculares[30].

CONSIDERAÇÕES FINAIS

Cardioembolismo é uma importante causa de AVC e requer uma investigação ampla e detalhada após a suspeita clínica, para guiar a decisão em relação à melhor estratégia de prevenção secundária. É importante destacar a importância da fibrilação atrial como principal causa de AVC cardioembólico, constituindo indicação formal de anticoagulação após um evento isquêmico cerebral, na ausência de contraindicações. Sua importância é crescente, principalmente após os resultados de estudos recentes demonstrando que essa arritmia é a etiologia responsável por uma parcela considerável dos AVCs considerados criptogênicos.

REFERÊNCIAS

1. Ferro JM. Cardioembolic stroke: an update. Lancet Neurol. 2003 Mar;2(3):177-88.
2. Adams HP Jr, Bendixen BH, Kappelle LJ, Biller J, Love BB, Gordon DL, et al. Classification of subtype of acute ischemic stroke. Definitions for use in a multicenter clinical trial. TOAST. Trial of Org 10172 in Acute Stroke Treatment. Stroke 1993;24(1):35-41.
3. Ay H, Furie KL, Singhal A, Smith WS, Sorensen AG, Koroshetz WJ. An evidence-based causative classification system for acute ischemic stroke. Ann Neurol. 2005;58:688-97.
4. Ay H, Benner T, Arsava EM, Furie KL, Singhal AB, Jensen MB, et al. A computerized algorithm for etiologic classification of ischemic stroke: the Causative Classification of Stroke System. Stroke. 2007;38(11):2979-84.
5. Arboix A, Alió J. Cardioembolic stroke: clinical features, specific cardiac disorders and prognosis. Curr Cardiol Rev. Aug 2010;6(3):150-61.
6. Kim, AS. Evaluation and prevention of cardioembolic stroke. Continuum (Minneap Minn). 2014 Apr;20(2 Cerebrovascular Disease):309-22.
7. Pearson AC, Labovitz AJ, Tatineni S, Gomez CR. Superiority of transesophageal echocardiography in detecting cardiac source of embolism in patients with cerebral ischemia of uncertain etiology. J Am Coll Cardiol. 1991;17(1):66-72.
8. Jauch EC, Saver JL, Adams HP Jr, Bruno A, Connors JJ, Demaerschalk BM, et al. Guidelines for the early management of patients with acute ischemic stroke: a guideline for healthcare professionals from the American Heart Association/American Stroke Association. Stroke. 2013;44(3):870-947.
9. Gladstone DJ, Spring M, Dorian P, Panzov V, Thorpe KE, Hall J, et al. Atrial fibrillation in patients with cryptogenic stroke. N Engl J Med. 2014;370:2467-77.
10. Sanna T, Diener H-C, Passman RS, Di Lazzaro V, Bernstein RA, Morillo CA, et al. Cryptogenic stroke and underlying atrial fibrillation. N Engl J Med. 2014;370:2478-86.
11. Serrano CV Jr, Fenelon G, Soeiro AM, Nicolau JC, Piegas LS, Montenegro ST, et al.; Sociedade Brasileira de Cardiologia. Diretrizes Brasileiras de Antiagregantes Plaquetários e Anticoagulantes em Cardiologia. Arq Bras Cardiol. 2013;101 (3Supl.3):1-93.
12. Zimerman LI, Fenelon G, Martinelli Filho M, Grupi C, Atié J, Lorga Filho A, et al; Sociedade Brasileira de Cardiologia. Diretrizes brasileiras de fibrilação atrial. Arq Bras Cardiol. 2009;92(6 supl. 1):1-39.
13. January CT, Wann LS, Alpert JS, Calkins H, Cleveland Jr JC, Cigarroa JE, et al. 2014 AHA/ACC/HRS guideline for the management of patients with atrial fibrillation: executive summary: a report of the American College of Cardiology/American Heart Association Task Force on practice guidelines and the Heart Rhythm Society. Circulation. 2014 Dec 2;130(23):2071-104.
14. ACTIVE Investigators, Connolly SJ, Pogue J, Hart RG, Hohnloser SH, Pfeffer M, et al. Effect of clopidogrel added to aspirin in patients with atrial fibrillation. N Engl J Med. 2009 May 14;360(20):2066-78.
15. Connolly S, Pogue J, Hart R, Pfeffer M, Hohnloser S, Chrolavicius S, et al. Clopidogrel plus aspirin versus oral anticoagulation for atrial fibrillation in the Atrial fibrillation Clopidogrel Trial with Irbesartan for prevention of Vascular Events (ACTIVE W): a randomised controlled trial. Lancet. 2006;367:1903-12.
16. You JJ, Singer DE, Howard PA, Lane DA, Eckman MH, Fang MC, et al; American College of Chest Physicians. Antithrombotic therapy for atrial fibrillation: antithrombotic therapy and prevention of thrombosis, 9th ed: American College of Chest Physicians evidence-based clinical practice guidelines. Chest. 2012;141(2 Suppl):e531S-75S.
17. Skanes AC, Healey JS, Cairns JA, Dorian P, Gillis AM, McMurtry MS, et al; Canadian Cardiovascular Society Atrial Fibrillation Guidelines Committee. Focused 2012 update of the Canadian Cardiovascular Society atrial fibrillation guidelines: recommendations for stroke prevention and rate/rhythm control. Can J Cardiol. 2012;28(2):125-36.
18. De Caterina R, Husted S, Wallentin L, Andreotti F, Arnesen H, Bachmann F, et al. New oral anticoagulants in atrial fibrillation and acute coronary syndromes: ESC Working Group on Thrombosis-Task Force on anticoagulants in heart disease position paper. J Am Coll Cardiol. 2012;59(16): 1413-25.
19. Wann LS, Curtis AB, Ellenbogen KA, Estes NA 3rd, Ezekowitz MD, Jackman WM, et al; American College of Cardiology Foundation/American Heart Association Task Force. 2011 ACCF/AHA/HRS focused update on the management of patients with atrial fibrillation (update on dabigatran): a report of the American College of Cardiology Foundation/American Heart Association Task Force on practice guidelines. Circulation. 2011;123(10):1144-50.
20. Connolly SJ, Ezekowitz MD, Yusuf S, Eikelboom J, Oldgren J, Parekh A, et al; RE-LYvSteering Committee and Investigators. Dabigatran versus warfarin in patients with atrial fibrillation. N Engl J Med. 2009;361(12):1139-51.
21. Patel MR, Mahaffey KW, Garg J, Pan G, Singer DE, Hacke W, et al; ROCKET AF Investigators. Rivaroxaban versus warfarin in nonvalvular atrial fibrillation. N Eng J Med. 2011;365(10):883-91.
22. Connolly SJ, Eikelboom J, Joyner C, Diener HC, Hart R, Golitsyn S, et al; AVERROES Steering Committee and Investi-

gators. Apixaban in patients with atrial fibrillation. N Engl J Med. 2011;364(9):806-17.

23. Granger CB, Alexander JH, McMurray JJ, Lopes RD, Hylek EM, Hanna M, et al; ARISTOTLE Committees and Investigators. Apixaban versus warfarin in patients with atrial fibrillation. N Eng J Med. 2011;365(11):981-92.

24. Fang MC, Chang Y, Hylek EM, Rosand J, Greenberg SM, Go AS, et al. Advanced age, anticoagulation intensity, and risk for intracranial hemorrhage among patients taking warfarin for atrial fibrillation. Ann Intern Med. 2004;141(10):745-52.

25. Kernan WN, Ovbiagele B, Black HR, Bravata DM, Chimowitz MI, Ezekowitz MD, et al.; American Heart Association Stroke Council, Council on Cardiovascular and Stroke Nursing, Council on Clinical Cardiology, and Council on Peripheral Vascular Disease. Guidelines for the prevention of stroke in patients with stroke and transient ischemic attack: a guideline for healthcare professionals from the American Heart Association/American Stroke Association. Stroke. 2014 Jul;45(7):2160-236.

26. Homma S, Thompson JL, Pullicino PM, Levin B, Freudenberger RS, Teerlink JR, et al.; WARCEF Investigators. Warfarin and aspirin in patients with heart failure and sinus rhythm. N Engl J Med. 2012;366:1859-69.

27. Kronzon I, Tunick PA. Aortic atherosclerotic disease and stroke. Circulation. 2006;114:63-75.

28. The French Study of Aortic Plaques in Stroke Group. Atherosclerotic disease of the aortic arch as a risk factor for recurrent ischemic stroke. N Engl J Med. 1996 May 9;334(19):1216-21.

29. The Stroke Prevention in Atrial Fibrillation Investigators Committee on Echocardiography. Transesophageal echocardiographic correlates of thromboembolism in high-risk patients with nonvalvular atrial fibrillation. Ann Intern Med. 1998 Apr 15;128(8):639-47.

30. Amarenco P, Cohen A, Tzourio C, Bertrand B, Hommel M, Besson G, et al. Atherosclerotic disease of the aortic arch and the risk of ischemic stroke. N Engl J Med. 1994 Dec 1;331(22):1474-9.

31. Amarenco P, Davis S, Jones EF, Cohen AA, Heis WD, Kaste M, et al. Clopidogrel plus aspirin versus warfarin in patients with stroke and aortic arch plaques. Stroke. 2014;45:1248-57.

32. Furlan AJ, Reisman M, Massaro J, et al. Closure or medical therapy for cryptogenic stroke with patent foramen ovale. N Engl J Med. 2012;366(11):991-9.

33. Meier B, Kalesan B, Mattle HP, et al. Percutaneous closure of patent foramen ovale in cryptogenic embolism. N Engl J Med. 2013;368(12):1083-91.

34. Carroll JD, Saver JL, Thaler DE, et al. Closure of patent foramen ovale versus medical therapy after cryptogenic stroke. N Engl J Med. 2013;368(12):1092-100.

35. Guyatt GH, Akl EA, Crowther M, et al. Executive summary: Antithrombotic therapy and prevention of thrombosis. 9th ed. American College of Chest Physicians Evidence-Based Clinical Practice Guidelines. Chest. 2012;141(S2):7S-47S.

Complicações neurológicas das cirurgias cardíacas

Aécio Flávio Teixeira de Góis
Luciana Capelli Araújo
Thierry Araújo Nunes de Sousa

INTRODUÇÃO

O primeiro contato com cirurgia cardíaca foi descrito em 1886, quando Ludwig Rehn suturou um ferimento em um ventrículo direito[1], porém conforme comentou Sherman, em 1902, no *Journal of The American Medical Association*[1]: "A distância para se atingir aquele órgão não é maior que uma polegada, mas foram precisos 2.400 anos para que a cirurgia pudesse percorrer esse caminho". Na verdade, foi somente há pouco mais que quatro décadas que a cirurgia cardíaca, nos moldes como a conhecemos hoje, começou a se delinear e, desde então, o progresso tem sido vertiginoso. O avanço científico do século XX desmistificou o coração como sede da alma, colocando-o em um patamar hierárquico não muito distante dos demais órgãos do corpo. Assim como o número de cirurgias cardíacas aumentou vertiginosamente nos últimos anos, o número de complicações decorrentes do procedimento passou a ser observado, descrito e estudado. E talvez, dentre essas complicações, as que causam maior prejuízo para o paciente e a sociedade a longo prazo, sejam as neurológicas.

As complicações neurológicas no pós-operatório da cirurgia cardíaca são importante causa de morbimortalidade, causam aumento dos recursos financeiros e podem cursar com limitações funcionais importantes dos pacientes que sobrevivem ao procedimento. Nos últimos anos, segundo a Sociedade Brasileira de Cirurgia Cardiovascular, o Brasil ficou em segundo lugar em número de cirurgias cardíacas realizadas anualmente, com cerca de 102 mil cirurgias/ano, ficando atrás apenas dos Estados Unidos, com 300 mil cirurgias/ano, daí a neces-sidade de informar e atualizar os clínicos, anestesistas, cirurgiões e perfusionistas que cuidam destes pacientes quanto aos riscos preveníveis.

Diferentes estudos têm mostrado uma incidência de eventos isquêmicos cerebrais de 2% a 6% nos pacientes submetidos à cirurgia de revascularização miocárdica (CRM), com taxas pouco mais elevadas que a dos pacientes submetidos à troca de válvula (TV) – 1% a 5%[2-4]. No entanto, mudanças agudas relacionadas com alterações nas funções cognitivas globais podem chegar a 8-10%[5]. Os mecanismos etiológicos envolvidos são frequentemente obscuros, porém podem incluir embolização perioperatória, hipoperfusão sistêmica, ou a combinação desses procedimentos[6,7].

Dos fatores de risco envolvidos, podemos citar: idade superior a 75 anos, diabetes *mellitus*, hipertensão arterial sistêmica (HAS), insuficiência cardíaca (IC), infarto agudo de miocárdio (IAM) recente, doença carotídea, insuficiência eenal, acidente vascular cerebral prévio, tabagismo, doença cerebrovascular, baixa fração de ejeção, cirurgia de reoperação, cirurgia de emergência/urgência, cirurgias combinadas (CRM e TV) aterosclerose e calcificação da aorta ascendente e arco aórtico, manipulação da aorta ascendente e arco aórtico, trombos intracavitários, abertura de câmara cardíaca, aumento do tempo da circulação extra corpórea (CEC), hipotensão no intra e/ou pós--operatório, parada cardíaca no intra e/ou no pós-operatório e arritmias cardíacas no período perioperatório[7-11].

As complicações neurológicas decorrentes da cirurgia cardiovascular serão abordadas em dois grupos: sistema nervoso central (SNC) e sistema nervoso periférico (SNP).

SISTEMA NERVOSO CENTRAL

Podemos dividir em eventos maiores ou eventos neurológicos (acidente vascular cerebral [AVC], encefalopatia anóxica, coma) e déficits neurocognitivos (*delirium*, perda de memória, alteração comportamental). O risco de desenvolver evento neurológico é maior nos pacientes submetidos a CRM, seguido das TVs e nos com idade mais avançada, que geralmente apresentam mais aterosclerose. Apesar de a cirurgia sem uso da CEC apresentar menores índices de AVC, a ocorrência de disfunção neurocognitiva não apresenta menor incidência[8-9].

Acidente vascular cerebral (AVC)

O AVC, quando ocorre no pós-operatório de cirurgia cardiovascular, aumenta a morbimortalidade hospitalar em aproximadamente cinco a seis vezes, com maior tempo de permanência hospitalar, aumento de cuidados intensivos, período de reabilitação prolongado e podendo até cursar com invalidez, necessidade de acompanhamento e cuidados de fisioterapia e enfermagem em casa.

São mais comuns até o terceiro dia[9], mas podem se apresentar nas 2 primeiras semanas[12,13], conforme sugerem alguns estudos, nos quais cerca de 67% dos AVCs seriam eventos tardios, podendo ser notados após o período de recuperação neurológica. Acredita-se que a principal causa do AVC sejam as macroembolizações e não a hipoperfusão. O tromboembolismo é responsável por cerca de dois terços dos acidentes cerebrais no pós-operatório, e alguns estudos indicam que o hemisfério direito é o mais acometido, enquanto outros apontam o esquerdo como mais prevalente[9,14], podendo ser secundários à manipulação da aorta (durante a canulação, clampeamento e desclampeamento da aorta), por embolismo gasoso do ventrículo esquerdo, trombo proveniente do átrio ou ventrículo esquerdo (fibrilação atrial é a causa mais comum de AVC tardio) ou mesmo secundário a múltiplas transfusões de hemoderivados[15] (em especial das plaquetas). Enquanto a hipoperfusão pode ser secundária à hipotensão arterial (mesmo com

os mecanismos de autorregulação, pacientes com hipertensão ou diabetes podem estar com seus mecanismos temporariamente desregulados ou pouco eficazes) ou hipofluxo cerebral por doença carotídea preexistente.

Estudo publicado em 2008 no *Ann Thorac Surg* demonstrou que 44% dos pacientes com história de AVC desenvolveram algum grau de déficit focal no pós-operatório. Desses, 8,5% foram eventos novos, 27% reapresentaram déficit prévio e 8,5% apresentaram piora acentuada do déficit antigo. E esse estudo foi capaz também, de evidenciar que cerca de 5% dos pacientes mesmo sem sintomas clínicos de AVC vão apresentar algum grau de alteração da difusão na ressonância magnética e estes estão mais propensos a apresentarem novos déficits focais neurológicos[16] (Quadro 1.2.1).

A hemorragia intracraniana também é conhecida como causa frequente de AVC, e sua rápida identificação é importante, de modo que o tratamento cirúrgico, se necessário, possa ser realizado. Os hematomas podem estar localizados no parênquima cerebral ou no espaço subdural ou epidural, e seu fator causal pode estar relacionado a fatores como redução da adesão plaquetária e da coagulação durante a CEC.

O quadro clínico dos pacientes depende da localização e tamanho do dano causado ao cérebro. Podendo apresentar: déficits focais como hemiparesia/hemiplegia, afasia ou disartria, bem como confusão mental grave, *delirium* e até coma. Déficits visuais podem ser decorrentes de embolização da retina, infarto do lobo occipital, ou isquemia anterior do nervo óptico[17]. Em 2009, um estudo evidenciou que os tipos mais comuns de AVC há mais de 48 horas do pós-operatório são os que envolvem a artéria cerebral posterior e o cerebelo, embora embolização da artéria cerebral média também tenha sido encontrada em cerca de 50% dos pacientes, pelo fato de terem sido presenciadas múltiplas embolizações[18].

A prevenção dos eventos isquêmicos consiste na adequada identificação dos pacientes suscetíveis, exames prévios detalhados das carótidas e se possível da

Quadro 1.2.1 – Fatores de risco de AVC no período perioperatório de cirurgia cardíaca.

PRÉ-OPERATÓRIO	INTRAOPERATÓRIO	PÓS-OPERATÓRIO
Idade avançada	Tempo prolongado de CEC	Fibrilação atrial
Aorta ateromatosa	Alta taxa de microembolizações cerebrais	Hipotensão por tempo prolongado
Hipertensão arterial	CRM combinada com cirurgias valvares	
Diabetes *mellitus*	Grandes flutuações hemodinâmicas	
AVC prévio		
Doença carotídea		

aorta, manipulação cirúrgica cautelosa, evitar tempo prolongado de CEC, retirada completa de ar do ventrículo esquerdo após manipulação cirúrgica (o que pode ser dificultoso em cirurgias minimamente invasivas) e cuidados com os parâmetros hemodinâmicos (tentar manter pressão arterial pouco mais elevada em pacientes previamente hipertensos ou com história de AVC).

O tratamento para os eventos isquêmicos consistem em: evitar prejuizos em relação à pressão de perfusão cerebral mantendo pressão arterial adequada; evitar possíveis tranformações hemorrágicas; medidas para redução de pressão intracraniana quando diagnosticada e instituir fisioterapia precocemente.

Quanto ao prognóstico, esse será favorável naqueles que apresentarem déficits pequenos ou transitórios. Na base de dados do STS *score* (escore desenvolvido pela Sociedade de Cirurgiões Torácicos dos Estados Unidos que prevê a morbimortalidade dos paciente cirúrgicos), a mortalidade estimada dos pacientes pós AVC gira em torno de 25%, enquanto os que seguem comatosos ou em estado vegetativo permanente aumenta para cerca de 50%. Pior grau de sobrevivência ocorre nos pacientes que evoluem também com disfunção renal ou com longa permanencia em Unidades de Terapia Intensiva. Portanto, com prognóstico tão incerto para esses pacientes, todas as medidas possíveis e passíveis de serem tomadas visando a reduzir a incidência de AVC deverão ser instituidas[19].

Distúrbios neurológicos agudos (DNAs) – encefalopatia e *delirium*

Representam uma mudança abrupta no estado mental e na função cognitiva dos pacientes. Estas alterações são bastante comuns no pós-operatorio de cirurgia cardíaca, com incidência entre 8-10%, sendo maior naqueles submetidos ao tratamento com uso de CEC, especialmente em idosos, entre os quais a incidência aumenta para 20%[20].

Sua etiologia frequentemente é indefinida, porém no período pós-operatório imediato ou precoce pode estar relacionada a distúrbios hidroeletrolíticos, microembolizações associadas ao uso da CEC, manipulações da aorta torácica ascendente, uso de benzodiazepínicos.

Podem ser secundários a anoxia – com isquemia global, AVC ou múltiplos infartos cerebrais menores. Encefalopatia hiponatrêmica no pós-operatório é outro fator importante e deve ser reconhecido e revertido pela possibilidade de levar a danos cerebrais e morte, particularmente em mulheres mais jovens. Raramente foram relatadas causas de encefalopatia ou coma que incluem hipoglicemia, hipernatremia e hidrocefalia obstrutiva aguda.

Fatores de risco para o desenvolvimento de DNA no pós-operatório: idade avançada, etilismo, doença neurologica preexistente, disfunção cardíaca grave, múltiplas comorbidades e procedimento longos e complexos, especialmente os que envolvem procedimento nas válvulas. Outras causas que contribuem para seu desenvolvimento: toxicidade medicamentosa, distúrbios metabólicos, uso abusivo de bebida alcoólica recente, baixo débito cardíaco, hipoxia, sepse e AVC recente ou novo[21, 22].

As manifestações clínicas incluem: desorientação, confusão, déficit de atenção, perda de memória, alteração do ciclo sono-vigília, letargia, agitação, paranoia e alucinações.

Manejo clínico deve levar em consideração:

- Correção de distúrbios hidroeletrolíticos.
- Evitar intubação e restrições físicas por tempo prolongado.
- Checar lista de medicamentos.
- Diminuir uso e tempo de infusão dos benzodiazepínicos[23].
- Se necessário, usar medicamentos que controlem agitação ou *delirium* (haloperidol 2,5-5 mg VO/IM/IV por até de 6/6 h[22,23]; dexmedetomidina 0,2 mcg/kg/h a 0,7 mcg/kg/h[24,25]; olanzapina 5-10 mg VO 24/24 h[26]; ondansentrona 4-8 mg IV/VO até de 8/8 h[27]) – atentar para efeitos adversos e contraindicações destas medicações.
- Caso a suspeita seja de abstinência alcoólica, benzodiazepínicos (diazepam, lorazepam) podem ser indicados por alguns dias e com retirada lenta e gradual. Avaliar também uso de tiamina 50-100 mg IM, dose única diária. E por fim, propofol pode ser usado em caso de *delirium tremens* refratário[28,29].
- Psicoterapia e em casos selecionados, aumentar tempo de permanência de familiares com o paciente.

Quando uma isquemia por hipoxia é a causa do coma, o paciente pode apresentar mioclonias, por vezes, acompanhadas de convulsões, e nestes casos, podem ser pouco responsivas à terapia anticonvulsivante. Alucinações podem estar presentes, e, ocasionalmente, ao exame físico há sinal de Babinski bilateral. A melhora muitas vezes ocorre durante a primeira semana pós-operatória.

Por fim, lembrar sempre que a confusão e o *delirium* no pós-operatorio de cirurgia cardíaca aumentam a morbimortalidade dos pacientes, além de prolongarem o período de internação e que a exposição à CEC parece ser um fator que contribui para um estado de encefalopatia transitória.

Psicose

A psicose aguda após cirurgia cardíaca tem sido atribuída a uma reação psiquiátrica situacional se o nível de alerta e memória permanecerem intactos. Quando estes também são prejudicados, o comportamento psicótico tem sido chamado de *delirium*. Em pacientes submetidos à cirurgia cardíaca, essa diferenciação pode não ser tão clara, pois quando o quadro psicótico se apresenta e testes neuropsicológicos são realizados, aqueles que se manifestam com psicopatia podem ter várias deficiências cognitivas semelhantes em comparação com pacientes sem complicações neurocomportamentais.

Reações psicóticas que ocorrem durante as primeiras 48 horas pós-operatórias em um paciente previamente estável provavelmente representam uma resposta comportamental a um insulto anóxico-isquêmico associado ao procedimento cirúrgico e uso da CEC[30].

Crises convulsivas

Convulsões podem acompanhar o coma, encefalopatia, ou *delirium*, ou podem ocorrer de forma independente após cirurgia cardíaca. Ocorrem em menos de 1% dos pacientes, geralmente no início do período pós-operatório e muitas vezes nas primeiras 24 horas. Convulsões motoras tônico-clônicas ou parciais são clinicamente aparentes, mas crises parciais complexas em um paciente com encefalopatia podem ser difíceis de identificar clinicamente.

Podem ser decorrentes de insultos cerebrais como hipoxia, embolia gasosa ou microembolias gordurosas. Porém também podem ser secundárias à superdosagem de medicamentos como a lidocaína. Todo paciente que apresenta crise convulsiva deve ser submetido a avaliação por um neurologista, que avaliará a necessidade de indicar investigação complementar com tomografia computadorizada de crânio e eletroencefalograma, bem como indicará necessidade de manter profilaxia com medicamentos anticonvulsivantes, como a fenitoína.

Distúrbios psiquiátricos

São bastante comuns nos pacientes submetidos ao tratamento cirúrgico. Ansiedade e depressão ocorrem frequentemente em pacientes com distúrbios psiquiátricos prévios, porém também foram notadas em pacientes que perderam algum familiar por cardiopatias. A ocorrência desses sintomas no pós-cirúrgico está associado com um desfecho desfavorável, incluindo aumento da mortalidade[31-33]. Exacerbação de desordens psiquiátricas preexistentes, como distúrbio bipolar e desordens de personalidade, também podem ser observadas.

A avaliação de um psiquiatra pode ser muito relevante, possibilitando identificar os sintomas e guiando a terapêutica mais adequada para estes pacientes. Terapia cognitiva e ajuda multidisciplinar pós-traumática são igualmente úteis para aliviar e reduzir a depressão no pós-operatório[34].

SISTEMA NERVOSO PERIFÉRICO

Os principais distúrbios descritos dos nervos periféricos após cirurgia cardíaca são os do plexo braquial e nervos frênicos. A paraplegia e a polineuropatia também estão presentes e podem ocorrer em algumas situações.

Lesões de plexo braquial

As lesões do plexo braquial após esternotomia mediana ocorrem em até 20% dos pacientes, sendo a grande maioria assintomática, porém comprovadas através de estudos eletrofisiológicos de rotina[35]. Quando sintomáticas, a grande maioria são lesões menores e transitórias. O tronco inferior do plexo é responsável pela maior incidência das lesões. Apesar de geralmente reversíveis em 1 a 3 meses, as lesões de plexo, podem gerar incapacidade permanente, principalmente se a mão dominante for afetada.

O mecanismo da lesão pode ser gerado por tração, torção ou compressão. As lesões de plexo em cirurgia cardíaca, cuja via de acesso é a esternotomia mediana, podem ser amenizadas com os devidos cuidados intraoperatórios: minimizando abertura do afastador esternal, posicionando o afastador em posição mais caudal, evitando tração assimétrica – que é usada para dissecção da artéria torácica interna, e posicionamento dos membros superiores ao longo do tórax e posicionamento neutro da cabeça[36]. E mesmo com esses cuidados de posicionamento, um pequeno número de pacientes irá desenvolver lesão de plexo, muito provavelmente devido à sua conformação torácica.

O quadro clínico pode variar desde alterações sensoriais, dormência e dor; e até perda de força. O acometimento dos dedos da mão está relacionado diretamente com as fibras dos nervos envolvidos, sendo os mais comuns os 4º e 5º dedos, pela irradiação do nervo ulnar (T1-T8).

O tratamento inclui reabilitação da parte motora, que fica a cargo da fisioterapia para reestabelecer o tônus muscular. No entatno, os sintomas em mais de 95% dos casos se resolvem sem necessidade de intervenção, em poucos meses. Para aqueles com queixas de dor significativa podemos lançar mão da terapia farmacológica com amitriptilina (25 mg, 1 vez ao dia), gabapentina (iniciar com 300 mg, uma vez ao dia) ou carbamazepina (50-100 mg, 1 vez ao dia).

Lesões do nervo frênico

Lesões do nervo frênico unilateral com paralisia hemidiafragmática podem ocorrer em pelo menos 10% dos pacientes durante a cirurgia cardíaca aberta. A sua localização justaposta ao pericárdio o torna particularmente vulnerável a lesões por hipotermia tópica, associada à cardioplegia fria[37]; assim como a lesões por isquemia, manipulação e lesão inadvertida pelo cautério ou tesoura nas reoperações[38].

O quadro clínico será mais evidente através da elevação da cúpula diafragmática ipsilateral (visto nas radiografias pós-procedimento), atelectasia e fraqueza muscular inspiratória, predispondo a complicações respiratórias pós-operatórias. Pacientes com DPOC preexistente tem um aumento na morbidade pós-operatória, enquanto a maioria dos paciente tem uma morbidade baixa em relação à lesão[39].

O tratamento é de suporte, tendo em vista que a recuperação da lesão pode levar até cerca de 2 anos, enquanto as mais complicadas com lesão axonal tem curso mais prolongado. No casos mais raros de lesão do nervo frênico bilateral, o quadro torna-se bastante grave e leva à necessidade de ventilação mecânica prolongada. Alguns casos selecionados podem evoluir com necessidade de realização de plicatura diafragmática (através de toracotomia ou videolaparoscopia), como tentativa de melhorar a dispneia[40].

Paraplegia

A paraplegia é uma complicação bastante rara no pós-operatório de cirurgia cardíaca, que geralmente está associada à dissecção de aorta ou pelo uso do balão intra-aórtico, pressionando a placa aterosclerótica e embolizando para medula espinhal.

Em pacientes submetidos a apenas cirurgia de revascularização miocárdica, a paraplegia geralmente está associada a períodos prolongados de hipotensão em paciente hipertensos e vasculopatas graves, comprometendo a perfusão da medula espinhal[41,42].

Mononeuropatias

Também são complicações raras, porém existentes no pós-operatório da cirugia cardíaca, que podem se dar por compressão, trauma ou lesão térmica durante a cirurgia; e podem acometer os nervos acessório, facial, cutâneo femoral lateral, fibular, radial, laríngeo recorrente, safeno, torácico longo e ulnar.

A maioria das mononeuropatias compressivas é transitória com reversibilidade geralmente entre 4 a 8 semanas, podendo refletir a lesão seletiva focal de mielina com preservação dos axônios, que é o mecanismo habitual das neuropatias por compressão. A prevenção de possíveis locais de compressão intraoperatórias ajuda a prevenir essas complicações.

Lesão do nervo laríngeo recorrente e paralisia de corda vocal

Tem sido observado em cerca de 1-2% dos pacientes submetidos a cirurgia cardíaca, que se apresentam inicialmente com rouquidão. O fator causal de maior relevância observado foi o período de intubação orotraqueal prolongado. A lesão afeta diretamente o funcionamento das cordas vocais; numa lesão unilateral ocorre disfonia, já no caso das lesões bilaterais tem como consequência afonia e som áspero e alto na inspiração[43]. A paralisia vocal pode ser responsável por mecanismos de tosse ineficaz, estridor e potencial de risco para desenvolvimento de pneumonia aspirativa e insuficiência respiratória[44].

O diagnóstico pode ser feito através da laringoscopia, com objetivo de diferenciar de edema laríngeo. A melhora dos sintomas ocorre em poucos meses, no entanto, caso os sintomas persistam, provavelmente a lesão será permanente. Nestes casos, a medialização cordas vocais ou até uma tireoplastia podem ser indicadas para paralisia unilateral[44,45].

Neuropatia da safena

Neuropatia causada por danos aos pequenos ramos do nervo safena que se encontram ao lado da veia safena na região distal da perna[36]. Ela provoca alterações sensoriais ao longo da região medial da panturrilha e do pé ao nível do primeiro dedo. É bastante comum após a retirada da veia. A complicação foi mais evidente quando a dissecção da veia é feita do tornozelo em direção ao joelho, do que no sentido contrário. Propõe-se que o primeiro é mais susceptível de causar avulsão dos ramos pré-tibiais ou infrapatelar do nervo.

Neuropatia também é mais comum quando uma incisão aberta é fechada em duas camadas, produzindo neuropraxia secundária a um fechamento mais apertado. Estes sintomas são muito menos frequentes quando a veia é colhida por via endoscópica (muito pouco realizado no nosso país), mas os danos ao nervo na perna ainda podem ocorrer.

Polineuropatia do doente crítico

Síndrome de etiologia desconhecida que complica o curso da sepse e da disfunção de múltiplos órgãos, especialmente das insuficiências renal e respiratória. Pela sua associação com pacientes em estado bastante crítico, a sua mortalidade está em torno de 50%. Pode apresentar-se inicialmente com dificuldade de desmame ventilatório por fraqueza do músculo diafragmático e da parede torácica.

O processo patológico envolvido inclui degeneração axonal das fibras sensitivas e motoras, e se manifesta por: atrofia muscular proximal e parestesia, diminuição dos reflexos tendíneos profundos e, em alguns casos, com fraqueza laríngea e faríngea, causando dificuldades de deglutição. Os pacientes podem apresentar déficits motores e sensitivos, sendo diagnosticados através da eletroneuromiografia e estudos de condução nevrálgica.

A síndrome é autolimitada e não possui um tratamento específico, este baseia-se em suporte intensivo (suporte ventilatório e fisioterapia). Deve ser diferenciada de outras causas de fraqueza muscular no pós-operatório, como as secundárias a uso de medicações, deficiência nutricional, atrofia por desuso, entre outras[45,46].

A neuropatia e a miopatia do paciente crítico serão descritos em maiores detalhes em capítulo específico.

REFERÊNCIAS

1. End A, Wolner E. The heart: location of the human soul – site of surgical intervention. J Card Surg. 1993;8:398-403.

2. Shaw PJ, Bates D, Cartledge N. Early neurological complications of coronary artery bypass surgery. Br Med J. 1985;391:1384-7.

3. Roach G, Kanchuger M, Mangano CM, Newman M, Nussmeier N, Wolman, et al. Adverse outcomes after coronary bypass surgery. Multicenter Study of Perioperative Ischemia Research Group and the Ischemia Research and Education Foundation Investigators. N Engl J Med. 1996;335:1857-63.

4. Llinas R, Barbut D, Caplan LR. Neurologic complications of cardiac surgery. Prog Cardiovas Dis. 2000;43:101-12.

5. Suojaranta-Ylinen R, Salmenperä M, Vento A, Soinne L. Neurologic complications in cardiac surgery pacientes. Duodecim. 2012;128;(9):929-36.

6. Barbut D, Caplan LR. Brain complications of cardiac surgery. Curr Probl Cardiol. 1994;25:1393-9.

7. Bucerius J, Gummert JF, Borger MA, Walther T, Doll N, Onnasch JF, et al. Stroke after cardiac surgery; a risk factor analysis of 16184 consecutive patients. Ann Thorac Surg. 2003;75:472-8.

8. Newman MF, Mathew JP, Grocott HP, Mackensen GB, Monk T, Welsh-Bohmer KA, et al. Central nervous system injury associated with cardiac surgery. Lancet. 2006 Aug 19;368(9536):694-703.

9. Filsoufi F, Rahmanian PB, Castillo JG, Bronster D, Adams DH. Incidence, topography, predictors and long-term survival after stroke in patients undergoing coronary artery bypass grafting. Ann Thorac Surg. 2008;85:862-71.

10. Likosky DS, Leavitt BJ, Marrin CA, Malenka DJ, Reeves AG, Weintraub RM, et al.; Northern New England Cardiovascular Disease Study Group.. Intra- and postoperative predictors of stroke after coronary bypass grafting. Ann Thorac Surg. 2003;76(2):428-35; discussion 35-6.

11. John R, Choudhri AF, Weinberg AD, Ting W, Rose EA, Smith CR, et al. Multicenter review of preoperative risk factors for stroke after coronary artery bypass grafting. Ann Thorac Surg. 2000;69(1):30-5.

12. Lisle TC, Barrett KM, Gazoni LM, Swenson BR, Scott CD, Kazemi A, et al. Timing of stroke fter cardiopulmonary bypass determines mortlity. Ann Thorac Surg. 2008 May;85(5):1556-62; discussion 1562-3.

13. Kalyani SD, Miller NR, Dong LM, Baumgartner WA, Alejo DE, Gilbert TB. Incidence of and risk factors for perioperative optic neuropathy after cardiac surgery. Ann Thorac Surg. 2004 Jul;78(1):34-7.

14. Boivie P, Edstrom C, Engstrom KG. Side diferences in cerebrovascular acidentes after cardiac surgery: a statistical analysis of neurologic symptoms and possible implications for anatomic mechanisms of aortic particle embolization. J Thorac Cardiovasc Surg. 2005;129:591-8.

15. Spiess BD, Royston D, Levy JH, Fitch J, Dietrich W, Body S, et al. Platelet transfusions during coronary artery bypass graft surgery are associated with serious adverse outcomes. Transfusion. 2004 Aug;44(8):1143-8.

16. Maekawa K, Goto T, Baba T, Yoshitake A, Morishita S, Koshiji T. Abnormalities in the brain before elective cardiac surgery detected by diffusion-weighted magnetic resonance imaging. Ann Thorac Surg. 2008;86:1563-9.

17. Kalyani SD, Miller NR, Dong LM, Baumgartner WA, Alejo DE, Gilbert TB. Incidence of and risk factors for perioperative optic neuropathy after cardiac surgery. Ann Thorac Surg. 2004;78:34-7.

18. Moktari A, Petzina R, Gustafsson L, Sjogren J, Malmsjo M, Ingemansson R. Sternal stability at different negative pressures during vacuum-assisted closure therapy. Ann Thorac Surg. 2006;82:1063-7.

19. Salazar JD, Wityk RJ, Grega MA, Borowicz LM, Doty JR, Petrofski JA, et al. Stroke after cardiac surgery: short- and long-term outcomes. Ann Thorac Surg. 2001 Oct;72(4):1195-201; discussion 1201-2.

20. Koster S, Oosterveld FGJ, Hensens AG, Wijma A, van der Palen J. Delirium after cardiac surgery and predictive validity of a risk checklist. Ann Thorac Surg. 2008;86:1883-7.

21. Flinn DR, Diehl KM, Seyfried LS, Malani PN. Prevention, diagnosis, and management of postoperative delirium in older adults. J Am Coll Surg. 2009;209:261-8.

22. Schrader SL, Wellik KE, Demaerschalk BM, Caselli RJ, Woodruff BK, Wingerchuk DM. Adjunctive haloperidol prophylaxis reduces postoperative delirium severity and duration in at-risk elderly patients. Neurologist. 2008;14:134-7.

23. Reade MC, O'Sullivan K, Bates S, Goldsmith D, Ainslie WR, Bellomo R. Dexmedetomidine vs. haloperidol in delirious, agitated, intubated patients: a randomised open-label trial. Crit Care. 2009;13:R75.

24. Maldonado JR, Wysong A, van der Starre PJ, Block T, Miller C, Reitz BA. Dexmedetomidine and the reduction of postoperative delirium after cardiac surgery. Psychosomatics. 2009;50:206-17.

25. Hassaballa HA, Balk RA. Torsade de pointes associated with the administration of intravenous haloperidol: a review of the literature and practical guidelines for use. Expert Opin Drug Saf. 2003;2:543-7.

26. Skrobik YK, Bergeron N, Dumont M, Gottfried SB. Olanzapine vs haloperidol: treating delirium in a critical care setting. Intensive Care Med. 2004;30:444-9.

27. Bayindir O, Akpinar B, Can E, Güden M, Sönmez B, Demiroğlu C. The use of the 5-HT3-receptor antagonist ondansetron for the treatment of postcardiotomy delirium. J Cardiothorac Vasc Anesth. 2000 Jun;14(3):288-92.

28. Boettger S, Breitbart W. Atypical antipsychotics in the management of delirium: a review of the empirical literature. Palliat Support Care. 2005;3:227-37.

29. Kosten TR, O'Connor PG. Management of drug and alcohol withdrawal. N Engl J Med. 2003;348:1786-95.

30. Baumgartner WA. Neurocognitive changes after coronary bypass surgery. Circulation. 2007;116:1879-81.

31. Rothenhausler HB, Grieser B, Nollert G, Reichart B, Schelling G, Kapfhammer HP. Psychiatric and psychosocial outcome of cardiac surgery with cardiopulmonary bypass: a prospective 12-month follow-up study. Gen Hosp Psychiatry. 2005;27:18-28.

32. Pignay-Demaria V, Lespérance F, Demaria RG, Frasure-Smith N, Perrault LP. Depression and anxiety and outcomes of coronary artery bypass surgery. Ann Thorac Surg. 2003 Jan;75(1):314-21.

33. Ho PM, Masoudi FA, Spertus JA, Peterson PN, Shroyer AL, McCarthy M Jr, et al. Depression predicts mortality following cardiac valve surgery. Ann Thorac Surg. 2005 Apr;79(4):1255-9.

34. Freedland KE, Skala JA, Carney RM, Rubin EH, Lustman PJ, Dávila-Román VG, et al. Treatment of depression after coronary artery bypass surgery: a randomized controlled trial. Arch Gen Psychiatry. 2009 Apr;66(4):387-96.

35. Schweickert WD, Hall J. ICU-acquired weakness. Chest. 2007;131:1541-9.

36. Sharma AD, Parmley CL, Sreeram G, Grocott HP. Peripheral nerve injuries during cardiac surgery: risk factors, diagnosis, prognosis, and prevention. Anesth Analg. 2000;91:1358-69.

37. Mills GH, Khan ZP, Moxham J, Desai J, Forsyth A, Ponte J. Effects of temperature on phrenic nerve and diaphragmatic function during cardiac surgery. Br J Anaesth. 1997;79:726-32.

38. Canbaz S, Turgut N, Halici U, Balci F, Ege T, Duran E. Electrophysiological evaluation of phrenic nerve injury during cardiac surgery – a prospective, controlled, clinical study. BMC Surg. 2004 Jan 14;4:2.

39. Katz MG, Katz R, Schachner A, Cohen AJ. Phrenic nerve injury after coronary artery bypass grafting: will it go away? Ann Thorac Surg. 1998;65:32-5.

40. Elefteriades J, Singh M, Tang P, Siegel MD, Kenney B, Pandey A, et al. Unilateral diaphragm paralysis: etiology, impact, and natural history. J Cardiovasc Surg (Torino). 2008 Apr;49(2):289-95.

41. Thomas NJ, Harvey AT. Paraplegia after coronary bypass operations: relationship to severe hypertension and vascular disease. J Thorac Cardiovasc Surg. 1999;117:834-6.

42. Geyer TE, Naik MJ, Pillai R. Anterior spinal artery syndrome after elective coronary artery bypass grafting. Ann Thorac Surg. 2002;73:1971-3.

43. Moore KL. Anatomia orientada para clínica. 4th ed. São Paulo: Guanabara Koogan; 2001.

44. Hamdan AL, Moukarbel RV, Farhat F, Obeid M. Vocal cord paralysis after open-heart surgery. Eur J Cardiothorac Surg. 2002;21:671-4.

45. Itagaki T, Kikura M, Sato S. Incidence and risk factors of postoperative vocal cord paralysis in 987 patients after cardiovascular surgery. Ann Thorac Surg. 2007;83:2147-52.

46. Thiele TI, Jakob H, Hund E, Genzwuerker H, Herold U, Schweiger P, Hagl S. Critical illness polyneuropathy: a new iatrogenically induced syndrome after cardiac surgery? Eur J Cardiothorac Surg. 1997;12:826-35.

47. Unlü Y, Velioğlu Y, Koçak H, Becit N, Ceviz M. Brachial plexus injury following median sternotomy. Interact Cardiovasc Thorac Surg. 2007 Apr;6(2):235-7.

Endocardite infecciosa e o sistema nervoso

João Antonio Gonçalves Garreta Prats
Aécio Flávio Teixeira de Gois

INTRODUÇÃO

A endocardite infecciosa (EI) é uma doença bacteriana caracterizada por alta morbimortalidade. A realização de estudos é limitada por sua relativa raridade, com incidência estimada de 3 a 9 casos por 100 mil indivíduos nos países desenvolvidos. Outros desafios são a grande variedade de organismos causadores, populações de risco e apresentações clínicas inespecíficas[1].

As mortes por EI diminuíram progressivamente ao longo dos anos. O desenvolvimento de antibioticoterapia eficaz produziu a maior redução de mortalidade por EI, que superava 90% na era pré-antibiótica. Um segundo marco de redução da mortalidade foi o aperfeiçoamento da cirurgia cardíaca específica nos anos 1960, reduzindo especialmente os óbitos por complicações locais da doença. Entretanto, desde então, não houve novos avanços com impacto no prognóstico e os índices de mortalidade, ainda em torno de 25%, têm se mantido estáveis[2].

Estudos recentes têm demonstrado a relevância das complicações neurológicas na persistência da alta mortalidade pela doença. Este capítulo objetiva uma revisão atualizada do diagnóstico e manejo dessas complicações, incluindo a abordagem de questões ainda não resolvidas.

Epidemiologia

As complicações neurológicas são as mais graves e ocorrem em 20-40% dos casos de endocardite infecciosa de valvas esquerdas. Sua ocorrência está relacionada a um aumento da mortalidade para quase 50%[3,4].

As complicações ocorrem precocemente no curso da infecção e têm forte influência nas decisões terapêuticas, principalmente com relação a anticoagulação e timing de uma intervenção cirúrgica[5].

O principal fator de risco para a ocorrência de complicações neurológicas é o atraso no início da antibioticoterapia. Outros fatores são o tamanho e a mobilidade das vegetações, infecção por *S. aureus*, envolvimento da valva mitral e tratamento com anticoagulantes (principalmente para hemorragia intracerebral)[1,6]. Um estudo recente demonstrou que pacientes com manifestações cutâneas da endocardite apresentam maior frequência de complicações extracardíacas, particularmente eventos isquêmicos cerebrais[7].

Os principais fatores de risco para as complicações neurológicas da EI estão sumarizados na Tabela 1.3.1.

Tabela 1.3.1 – Principais fatores de risco para complicações neurológicas na EI.

– Atraso no início da antibioticoterapia

– Vegetações grandes (> 10 mm)

– Vegetações com alta mobilidade

– *S. aureus* como agente etiológico

– Envolvimento da valva mitral

– Tratamento com anticoagulantes

– Presença de manifestações cutâneas (Figura 1.3.1)

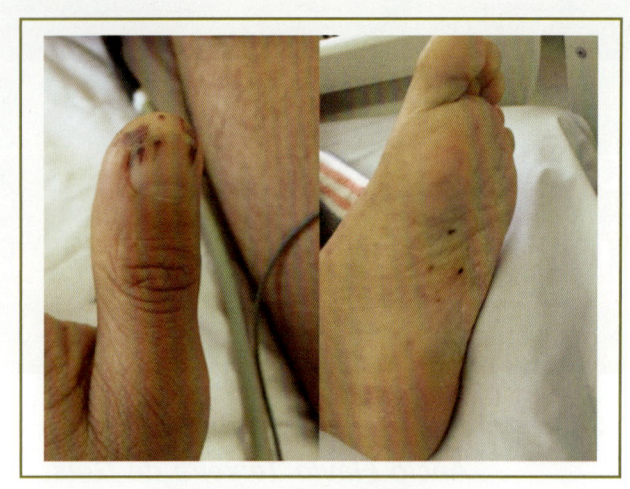

Figura 1.3.1 – Manchas de Janeway, que podem ser encontradas em pacientes com endocardite bacteriana.

As complicações neurológicas originam-se da embolização das vegetações do lado esquerdo para o sistema nervoso central e são um achado clássico da EI. Podem ocorrer isoladamente ou em conjunto num mesmo paciente. São elas:

- Eventos isquêmicos cerebrais.
- Hemorragia cerebral.
- Meningite.
- Abscesso cerebral.
- Aneurisma micótico cerebral.

Pode ainda ocorrer disfunção do SNC em quadro de sepse por endocardite, confusão mental, *delirium* e rebaixamento do nível de consciência em grau variado, o que pode contribuir com as manifestações neurológicas da EI[8].

Quando analisada a distribuição da ocorrência de complicações, observa-se que, antes do início do tratamento, a complicação mais frequente é a meningite, seguida pelos eventos isquêmicos e hemorrágicos, ambos em menor proporção. Já na primeira semana de tratamento, a incidência de eventos isquêmicos aumenta drasticamente, sendo muito mais frequente que as demais complicações nesse período. A partir da segunda semana de antibioticoterapia, a ocorrência de todas as complicações cai progressivamente, mais uma vez evidenciando a importância de seu início precoce[9]. A distribuição da ocorrência de complicações em relação ao tempo de tratamento está esquematizada na Figura 1.3.2.

Um desafio importante é estabelecer o diagnóstico das complicações neurológicas. Os sintomas clínicos podem ser vagos e inespecíficos e dependem da área cerebral e dos mecanismos patológicos envolvidos. A incidência e o impacto dos eventos subclínicos ainda permanece incerta. Em um estudo recente com angiografia por ressonância magnética[10], 82% dos pacientes apresentavam lesões intracerebrais, incluindo lesões isquêmicas, micro-hemorragias e aneurismas silenciosos, mas somente 12% apresentavam sintomas.

Outro estudo, apesar de incluir somente 60 pacientes, questiona o método mais adequado para o diagnóstico das complicações[11]. Naquele estudo, a ocorrência de complicações neurológicas foi de 35% à avaliação clínica, 47% à ressonância magnética (RM), 67% na análise do líquido cefalorraquidiano (LCR) e 74% naqueles submetidos a análise do LCR e à RM.

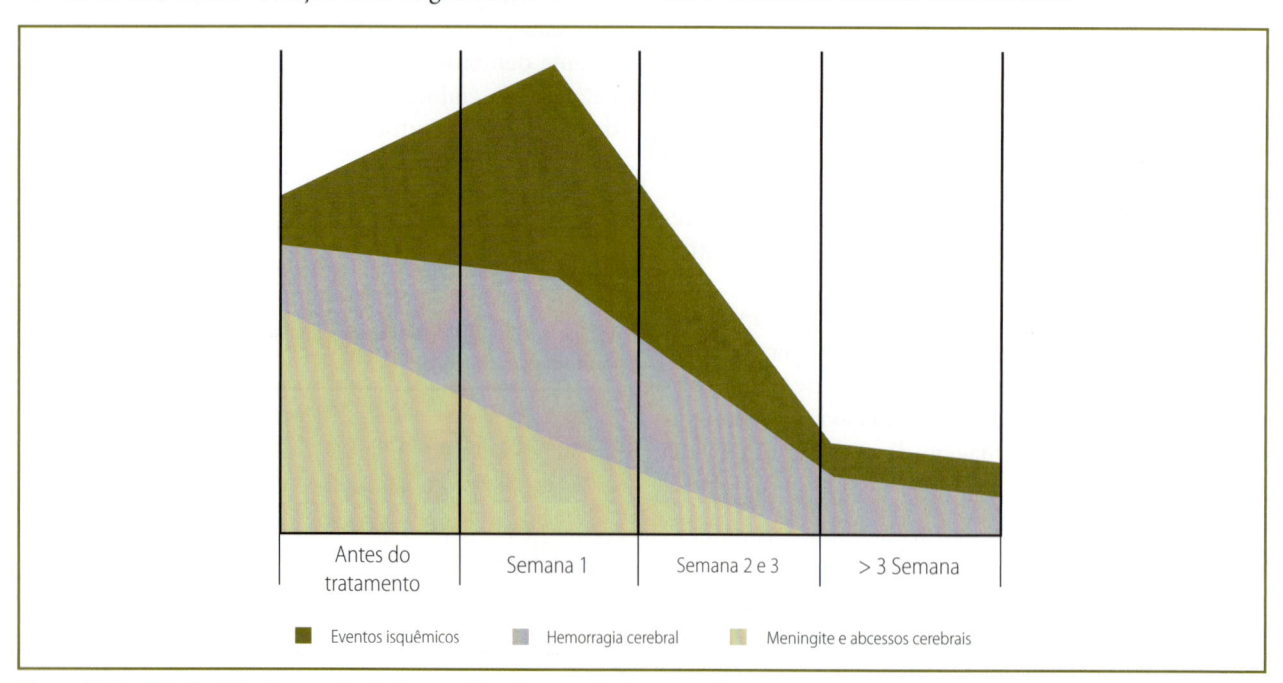

| Antes do tratamento | Semana 1 | Semana 2 e 3 | > 3 Semana |

■ Eventos isquêmicos   ■ Hemorragia cerebral   ■ Meningite e abcessos cerebrais

Figura 1.3.2 – **Distribuição da ocorrência de complicações neurológicas em relação ao tempo de tratamento.**

Eventos isquêmicos cerebrais

Eventos embólicos cerebrais, acidente vascular cerebral isquêmico (AVC) ou ataque isquêmico transitório (AIT) são os mais comuns e correspondem a cerca de 40% a 50% das complicações neurológicas, dependendo dos critérios diagnósticos utilizados[12]. Quase 70% dos eventos isquêmicos ocorrem na primeira semana de tratamento, principalmente quando o início da antibioticoterapia é tardio.

As lesões isquêmicas são mais comumente observadas à RM como múltiplos pequenos infartos, disseminados e em vários estágios de evolução. A alta sensibilidade da RM demonstrou, em estudo recente[13], que cada milímetro de aumento no tamanho das vegetações está associado a 10% de aumento na ocorrência de lesões isquêmicas. Entretanto, a análise isolada do tamanho da vegetação para predizer o risco de eventos isquêmicos apresenta baixas sensibilidade e especificidade.

Hemorragia cerebral

Os eventos hemorrágicos correspondem a cerca de 12% a 30% das complicações neurológicas da EI. Ainda que menos frequentes que os eventos isquêmicos, a maior parte (cerca de 50%) dos eventos hemorrágicos também ocorre na primeira semana de tratamento[9].

A literatura sugere que até um terço dos eventos está relacionado à evolução de lesões isquêmicas causadas por êmbolos sépticos, já na fase inicial ou mais tardiamente[14]. Micro-hemorragias parecem ser comuns nos pacientes com EI, mas sua presença ainda tem fisiopatologia incerta. Pode ser explicada por um processo microvascular decorrente de vasculite imunomediada ou embolia séptica da *vasa vasorum*, assim como ocorre nos aneurismas micóticos[15,16].

Estudo recente já citado anteriormente[10] constatou que 57% dos pacientes examinados por RM apresentavam micro-hemorragias e é possível que estas sejam as complicações assintomáticas mais frequentes[17]. Sua ocorrência parece estar associada principalmente à endocardite de próteses valvares e, ao contrário do que ocorre com os eventos isquêmicos, o tamanho das vegetações parece não estar relacionado ao aumento de micro-hemorragias[13] (Figura 1.3.3).

Meningite

A meningite ocorre em cerca de 5% a 20% dos casos de EI e geralmente se apresenta como inflamação estéril, com LCR raramente purulento e presença infrequente de patógenos. Somente nas raras EIs por *S. pneumoniae*

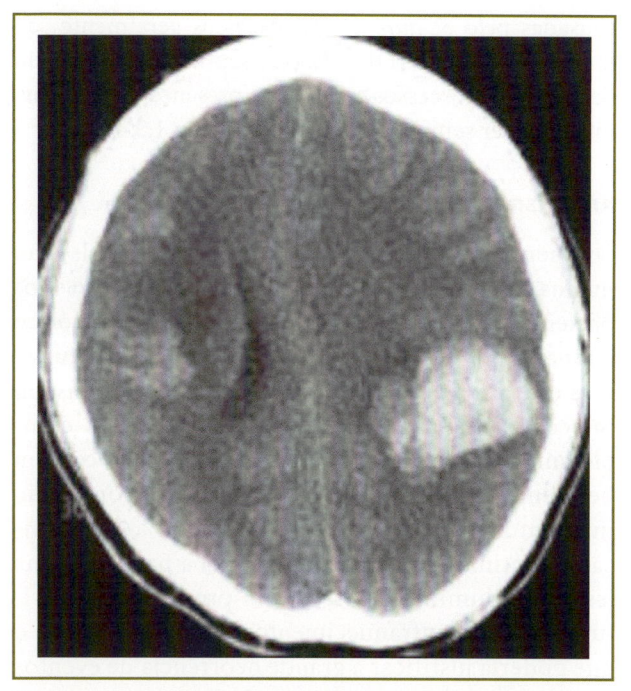

Figura 1.3.3 – Paciente com múltiplas hemorragias lobares e hemorragia subaracnóidea relacionada à ruptura de aneurisma micótico.

ocorre meningite purulenta com maior frequência de microrganismos no LCR.

No entanto, a meningite secundária à endocardite parece carregar um prognóstico ominoso, com mais de 60% de mortalidade ou grave incapacidade, como verificado[18] em um estudo recente de mais de mil casos de meningite.

Cerca de 70% dessas complicações ocorrem antes do início do tratamento, quando são também as mais comuns, superando os eventos isquêmicos e hemorrágicos somados. Sua ocorrência cai pela metade já na primeira semana de tratamento e praticamente não é relatada a partir da segunda.

A meningite é mais frequente nas endocardites por *S. aureus* e *S. pneumoniae*. Nos casos de meningite causadas por *S. aureus* sem história de invasão do SNC por trauma ou cirurgia, quase sempre está presente um foco primário de infecção, notadamente endocardite ou pneumonia[19]. Portanto, na presença de uma meningite por *S. aureus* ou mesmo por *S. pneumoniae*, a EI deve ser sempre descartada. A associação de endocardite afeta principalmente a duração da terapia antimicrobiana nesses casos, devendo ser mais prolongada do que os tradicionais 10 a 14 dias para meningite.

Abscessos cerebrais

Os abscessos cerebrais são bastante raros e ocorrem em 5% dos pacientes com EI, mais comumente naquelas causadas pelo *S. aureus*. Os abscessos geralmente são múltiplos, derivados de embolia séptica[20]. No achado de múltiplos abscessos cerebrais, a presença de endocardite deve ser sempre considerada (Figura 1.3.4).

Aneurismas micóticos intracranianos

Os aneurismas micóticos intracranianos (AMIs) são menos comuns e ocorrem em menos de 10% dos pacientes com EI[21,22]. O nome aneurisma micótico cunhado por Osler[23] não significa que os aneurismas estejam relacionados ou sejam mais comuns em infecções fúngicas. Sua fisiopatologia não foi completamente esclarecida, mas é possível que ocorram pela embolia séptica na *vasa vasorum*, com lesão inflamatória da adventícia progredindo até destruição da íntima. Podem ocorrer ainda a partir de uma lesão intraluminal oclusiva com propagação centrífuga, gerando enfraquecimento da parede arterial, o que poderia justificar a grande ocorrência de eventos hemorrágicos como evolução de lesões isquêmicas na EI.

Os patógenos mais frequentemente relacionados a essas complicações também são o *S. aureus* e o *S. pneumoniae*, assim como na meningite[4].

Os aneurismas micóticos mais comumente localizam-se em ramos distais da artéria cerebral média. Mesmo aneurismas íntegros estão relacionados a uma mortalidade de até 30%, podendo chegar a 80% se houver rotura subsequente[24].

A clínica de aneurismas não rotos é variável, com sintomas como febre, cefaleia, crises convulsivas ou déficits focais. Aneurismas rotos apresentam-se como quadros de hemorragia subaracnóidea ou intracerebral, com cefaleias intensas, rebaixamento de nível de consciência, sinais de hipertensão intracraniana ou irritação meníngea e déficits focais. Aneurismas rotos mais frequentemente se apresentam como hemorragias subaracnóideas ou hematomas intraparenquimatosos[24].

Seu diagnóstico depende dos métodos de neuroimagem associados a dados clínicos, não há consenso na literatura em relação aos critérios a serem utilizados[22].

A angiografia cerebral por RM e por tomografia computadorizada (TC) parecem ter o mesmo valor no diagnóstico dos AMIs. Entretanto, alguns estudos sugerem que a TC poderia ter maior sensibilidade nos aneurismas menores que 5 mm. A angiografia cerebral convencional de carótidas e vertebrais ainda permanece como diagnóstico padrão-ouro, devido à frequente localização distal dos aneurismas[25] e deve ser realizada se houver persistência da suspeita clínica com TC e/ou RM normais.

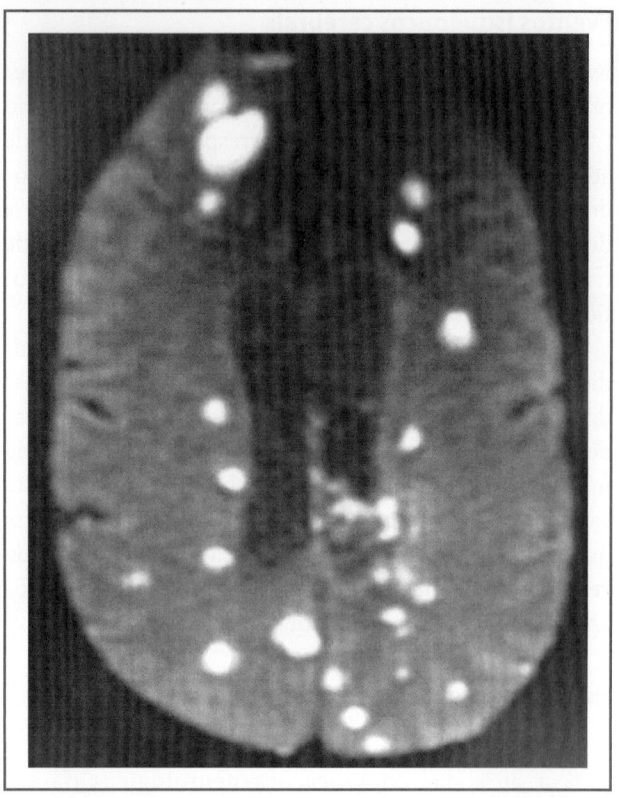

Figura 1.3.4 – **Paciente com múltiplos abscessos cerebrais devido a endocardite infecciosa.**

Tratamento

Considerações gerais

O tratamento das complicações, bem como sua prevenção, baseia-se primariamente na antibioticoterapia precoce. Conforme já mencionado, a antibioticoterapia reduz a incidência de complicações neurológicas, bem como das demais complicações e tem, juntamente com a cirurgia cardíaca, o maior impacto na redução da mortalidade da EI.

Pacientes com complicações neurológicas devem ser idealmente manejados em unidades de terapia intensiva, e o manejo do quadro séptico deve ser feito em concordância com as diretrizes atuais[26]. As medidas gerais de suporte, como manejo de via aérea, suporte ventilatório, controles de temperatura, pressão arterial e glicemia estão além do escopo deste capítulo.

Influência da neuroimagem nas decisões clínicas

O uso rotineiro da neuroimagem para avaliação da presença de complicações assintomáticas nos pacientes com EI foi sugerido por alguns autores. A RM de crânio parece superior à TC, em face de sua maior sensibilidade para a detecção de imagens isquêmicas menores, micro-hemorragias e lesões assintomáticas, além de dispensar o uso de radiação ionizante e meios de contraste nefrotóxicos.

No estudo IMAGE, foi demonstrado que a RM precoce levou a mudanças no diagnósitco ou no planejamento terapêutico em 28% dos pacientes[10]. As últimas diretrizes europeias de 2009 não tecem recomendações sobre o uso da RM, e o manejo de pacientes com EI e sintomas neurológicos baseia-se no uso da TC, método mais amplamente disponível[27].

O uso da RM em pacientes com EI trouxe novos questionamentos em relação ao manejo dos aneurismas micóticos. Pontos de baixa intensidade de sinal (*black dots*) na sequência T2* são observados em muitos pacientes com EI[10,15,28]. Classicamente interpretados como micro-hemorragias, seu significado permanece incerto. Alguns autores advogam que, diferentemente das micro-hemorragias, os *black dots* localizam-se na superfície cerebral, onde frequentemente ocorrem os aneurismas. A hipointesidade corresponderia à presença de aneurismas micóticos que sofreram trombose, refletindo o depósito de hemossiderina.

A presença de *black dots* à RM correlaciona-se a um aumento do risco de hemorragia subaracnóidea ou cerebral sintomática após cirurgia cardíaca, e esse risco aumenta ainda mais na presença de inflamação adjacente, representada por realce com gadolínio[29].

Anticoagulação nos eventos isquêmicos

Não existem estudos randomizados que tenham demonstrado qualquer benefício no prognóstico da isquemia cerebral relacionada à EI com a terapia antitrombótica. Algumas séries de casos mostraram bons resultados com a trombólise, mas são estudos pequenos e existe um grande risco de complicações hemorrágicas. Sabe-se ainda que o uso de anticoagulantes é um fator de risco independente para complicações neurológicas na endocardite[9].

Dados observacionais sugerem um aumento no risco de eventos hemorrágicos fatais, sem qualquer redução de eventos embólicos, em pacientes com endocardite de prótese valvar por *S. aureus* recebendo anticoagulantes orais[30]. Talvez haja benefício na suspensão temporária da anticoagulação nesses pacientes.

Segundo as diretrizes europeias, o uso de anticoagulantes, trombolíticos ou antiplaquetários não está indicado nos eventos isquêmicos relacionados à EI. Em pacientes que já estejam em anticoagulação, a recomendação é a troca para heparina por 2 semanas e monitorização laboratorial cuidadosa[27]. É importante ressaltar que esta recomendação é de baixo nível de evidência, ou seja, não validada em estudos randomizados.

Somente um estudo de coorte retrospectivo demonstrou benefício em manter a terapia antiplaquetária em pacientes com EI que já a utilizavam, com redução dos eventos embólicos. Portanto, a suspensão de agentes antiplaquetários não é recomendada na ausência de sangramento[27]. Não existem estudos publicados sobre o uso dos novos anticoagulantes orais (dabigatrana, rivaroxabana etc.) na EI.

Hemorragia cerebral e aneurismas micóticos

Além das medidas de suporte, recomenda-se a suspensão de toda terapia antitrombótica, com baixo grau de evidência[27]. O tratamento dos aneurismas micóticos permanece controverso devido à sua raridade e à ausência de critérios diagnósticos universalmente aceitos.

Os aneurismas íntegros podem ser tratados de maneira conservadora com seguimento por imagem, pois a maioria irá desaparecer somente com a antibioticoterapia[31]. Entretanto, alguns autores propõem uma abordagem mais invasiva destes aneurismas, uma vez que o risco de sangramento é alto e é difícil predizer quais aneurismas irão regredir ou romper durante o tratamento[22]. Existe consenso na literatura de que se houver manutenção do tamanho, aumento ou rotura do aneurisma, o tratamento deve ser invasivo, cirúrgico ou endovascular.

O tratamento definitivo dos aneurismas micóticos rotos baseia-se na clipagem cirúrgica, coiling endovascular ou isolamento segmentar "*trapping*" por uma ou outra modalidade. Historicamente, o tratamento endovascular era limitado devido ao risco presumido de complicações catastróficas da introdução de material exógeno em vasos infectados. Além disso, as técnicas microcirúrgicas são preferíveis na abordagem dos aneurismas quando há hematoma importante com efeito de massa. Portanto, o tratamento cirúrgico seria o método de escolha para pacientes jovens, sintomáticos e com aneurismas acessíveis[21,32].

Entretanto, a clipagem de aneurismas micóticos é tecnicamente mais complexa do que a de aneurismas convencionais devido à friabilidade da parede e do colo mal definido das lesões. Mais ainda, a localização do aneurisma em ramos mais distais pode tornar a abordagem e identificação do sítio da lesão bastante problemática.

A técnica endovascular geralmente é mais favorável em pacientes com risco cirúrgico muito elevado, aneurismas múltiplos ou inacessíveis cirurgicamente[33]. Existem óbvias vantagens na abordagem endovascular. Particularmente, é uma técnica menos invasiva e minimiza o uso da anestesia geral, importante ganho em pacientes com disfunção valvar cardíaca. O tratamento endovascular também permite rápida introdução de terapia anticoagulante após uma cirurgia de troca valvar[34].

Adicionalmente, foi demonstrado que o intervalo entre a correção do aneurisma e a realização de uma cirurgia cardíaca bem-sucedida é mais curto com a terapia endovascular em relação à microcirurgia. Enquanto um período de 2 a 3 semanas de antibioticoterapia é recomendado após uma craniotomia, há relatos da realização bem-sucedida de cirurgias cardíacas tão precocemente quanto 1 dia após a oclusão endovascular de aneurisma[21,34,35].

Em uma revisão recente, os autores buscaram em toda a literatura de língua inglesa os casos de tratamento endovascular de aneurismas micóticos, e analisaram em conjunto os resultados[31]. Encontraram somente um total de 72 aneurismas tratados em 65 pacientes, dos quais 79% manifestaram hemorragia na apresentação. Houve 96% de eficácia na obliteração dos aneurismas, com complicações permanentes em somente 5% dos casos e uma mortalidade de 11%, mas com seguimento incerto e viés de publicação (casos bem-sucedidos são mais facilmente publicados).

Não existem, entretanto, estudos randomizados comparando a abordagem endovascular com a cirurgia aberta e, em se tratando de patologia incomum, a experiência de cada centro deve ser valorizada na decisão por uma ou outra modalidade de tratamento.

Meningite e abscessos cerebrais

A presença de meningite não deve suscitar modificações nos esquemas antimicrobianos recomendados. Na presença de abscessos cerebrais, a extensão da antibioticoterapia além de 6 semanas é necessária. A adição de uma molécula com boa penetração no parênquima cerebral, como uma fluoroquinolona ou a rifampicina, é plausível nos casos de abscessos cerebrais por *S. aureus*. Na grande maioria, os abscessos são múltiplos, pequenos (< 3 cm) e têm boa resposta ao tratamento conservador com antibióticos, sem necessidade de intervenção cirúrgica[4].

Momento da cirurgia cardíaca

A maioria dos pacientes ainda apresenta indicação para cirurgia valvar após um evento embólico cerebral[36]. O melhor momento para a realização da cirurgia cardíaca na presença de complicações neurológicas permanece controverso, visto que a decisão deve levar em consideração uma miríade de fatores. É provável, por exemplo, que durante a circulação extracorpórea, a anticoagulação aumente o risco de eventos hemorrágicos, e que os períodos de hipotensão possam aumentar a área de penumbra de um evento isquêmico.

A ocorrência de uma complicação isquêmica não é por si só uma contraindicação absoluta à cirurgia. O risco associado ao procedimento depende principalmente da presença e gravidade de disfunções orgânicas[37]. Geralmente, não há contraindicação específica se o paciente não apresentar sequelas neurológicas graves ou sinais de hemorragia cerebral.

As evidências atuais sugerem que não há benefício de sobrevida em postergar a cirurgia após um evento isquêmico, e que o timing da cirurgia não está independentemente associado ao desfecho perioperatório[37]. Novos estudos, com o uso de métodos de neuroimagem mais avançados, poderão refinar as recomendações a esse respeito no futuro.

Quanto aos eventos hemorrágicos, as diretrizes europeias sugerem que a cirurgia cardíaca seja postergada por ao menos 1 mês após o diagnóstico de hemorragia cerebral[27]. Corrobora com essa recomendação um estudo recente que demonstrou uma menor mortalidade quando a cirurgia foi postergada (40% *vs.* 70%)[9].

Uma possibilidade para a redução de complicações neurológicas da EI seria a cirurgia cardíaca precoce (em até 48 horas do diagnóstico), objetivando a prevenção de eventos embólicos. O benefício desta abordagem em pacientes com endocardite e vegetações maiores que 10 mm ou disfunção valvar grave foi recentemente avaliado em um ensaio clínico randomizado[38]. O estudo demonstrou uma redução de eventos embólicos no grupo da cirurgia precoce (0% *vs.* 21%) e vantagem da cirurgia precoce em um desfecho composto de eventos embólicos e morte, mas não demonstrou redução da mortalidade intra-hospitalar ou após seguimento de 6 meses.

A análise das complicações, com suas características, pontos-chave e generalidades sobre o tratamento está resumida na Tabela 1.3.2.

Conclusão

As complicações neurológicas são as mais graves e frequentes complicações extracardíacas da EI. Sua ocorrência tem grande impacto no prognóstico e na tomada de decisões terapêuticas. Há escassez de dados na literatura quanto a diagnóstico e conduta adequados, sendo as recomendações em sua maioria baseadas em coortes retrospectivos e portanto, com baixo grau de evidência. Mais estudos são necessários para responder às várias questões ainda não resolvidas (Quadro 1.3.1), de forma a caminhar em direção a uma nova redução de mortalidade da EI, algo não visto objetivamente desde os anos 1960.

Tabela 1.3.2 – Resumo das características das complicações neurológicas da EI, pontos-chave e tratamento.

COMPLICAÇÃO	FREQUÊNCIA	PERÍODO PRINCIPAL	PONTOS-CHAVE	TRATAMENTO
Eventos isquêmicos	40% a 50%	Primeira semana de tratamento	– Complicação mais comum – Grandes vegetações – Frequentemente assintomática	– Trombolíticos, anticoagulantes e antiplaquetários não estão indicados – Não postergar cirurgia cardíaca
Hemorragia cerebral	12% a 30%	Primeira semana de tratamento	– Presença de prótese valvar – Uso de anticoagulação – Evolução de lesões isquêmicas	– Avaliação neurocirúrgica – Postergar cirurgia cardíaca (> 1 mês)
Meningite	5% a 20%	Antes do início do tratamento	– LCR raramente purulento – *S. aureus* e *S. pneumoniae* – Mau prognóstico	– Considerar adição de molécula com boa penetração do SNC (fluoroquinolona, rifampicina)
Abscesso cerebral	5%	Antes do início do tratamento	– Geralmente múltiplos < 3 cm – *S. aureus*	– Tratamento geralmente conservador – Estender antibioticoterapia além de 6 semanas
Aneurisma micótico cerebral	< 10%	Incerto	– Manifestações clínicas variáveis – Ramos distais da ACM – *S. aureus* e *S. pneumoniae* – Alta mortalidade	– Suspender anticoagulantes – Tratamento conservador – Avaliação neurocirúrgica

Siglas: LCR = líquido cefalorraquidiano, SNC = sistema nervoso central, ACM = artéria cerebral média.

Quadro 1.3.1 – Questões atuais relacionadas às complicações neurológicas da EI.

– Impacto da neuroimagem no diagnóstico e nas decisões terapêuticas

– Manejo específico dos eventos isquêmicos

– Tratamento dos aneurismas micóticos – cirúrgico × endovascular

REFERÊNCIAS

1. Fedeli U, Schievano E, Buonfrate D, Pellizzer G, Spolaore P. Increasing incidence and mortality of infective endocarditis: a population-based study through a record-linkage system. BMC Infect Dis. 2011;11:48.

2. Alberto San Román J, Vilacosta I. Neurological complications in infective endocarditis. Eur Heart J. 2013;34(45):3467-8a.

3. Thuny F, Avierinos JF, Tribouilloy C, Giorgi R, Casalta JP, Milandre L, et al. Impact of cerebrovascular complications on mortality and neurologic outcome during infective endocarditis: a prospective multicentre study. Eur Heart J. 2007;28(9):1155-61.

4. Sonneville R, Mourvillier B, Bouadma L, Wolff M. Management of neurological complications of infective endocarditis in ICU patients. Ann Intensive Care. 2011;1(1):10.

5. Barsic B, Dickerman S, Krajinovic V, Pappas P, Altclas J, Carosi G, et al. Influence of the timing of cardiac surgery on the outcome of patients with infective endocarditis and stroke. Clin Infect Dis. 2013;56(2):209-17.

6. Novy E, Sonneville R, Mazighi M, Klein IF, Mariotte E, Mourvillier B, et al. Neurological complications of infective endocarditis: new breakthroughs in diagnosis and management. Med Mal Infect. 2013;43(11-12):443-50.

7. Servy A, Valeyrie-Allanore L, Alla F, Lechiche C, Nazeyrollas P, Chidiac C, et al. Prognostic value of skin manifestations of infective endocarditis. JAMA Dermatol. 2014 May;150(5):494-500.

8. Goulenok T, Klein I, Mazighi M, Messika-Zeitoun D, Alexandra JF, Mourvillier B, et al. Infective endocarditis with symptomatic cerebral complications: contribution of cerebral magnetic resonance imaging. Cerebrovasc Dis. 2013;35(4):327-36.

9. Garcia-Cabrera E, Fernandez-Hidalgo N, Almirante B, Ivanova-Georgieva R, Noureddine M, Plata A, et al. Neurologic complications of infective endocarditis: risk factors, outcome, and impact of cardiac surgery: a multicenter observational study. Circulation. 2013 Jun 11;127(23):2272-84.

10. Duval X, Iung B, Klein I, Brochet E, Thabut G, Arnoult F, et al. Effect of early cerebral magnetic resonance imaging on clinical decisions in infective endocarditis: a prospective study. Ann Intern Med. 2010;152(8):497-504 [W175].

11. Snygg-Martin U, Gustafsson L, Rosengren L, Alsio A, Ackerholm P, Andersson R, et al. Cerebrovascular complications in patients with left-sided infective endocarditis are common: a prospective study using magnetic resonance imaging and neurochemical brain damage markers. Clin Infect Dis. 2008;47(1):23-30.

12. Heiro M, Helenius H, Hurme S, Savunen T, Engblom E, Nikoskelainen J, et al. Short-term and one-year outcome of infective endocarditis in adult patients treated in a Finnish teaching hospital during 1980-2004. BMC Infect Dis. 2007;7:78.

13. Iung B, Tubiana S, Klein I, Messika-Zeitoun D, Brochet E, Lepage L, et al. Determinants of cerebral lesions in endocarditis on systematic cerebral magnetic resonance imaging: a prospective study. Stroke. 2013;44(11):3056-62.

14. Hart RG, Foster JW, Luther MF, Kanter MC. Stroke in infective endocarditis. Stroke 1990;21(5):695-700.

15. Klein I, Iung B, Labreuche J, Hess A, Wolff M, Messika-Zeitoun D, et al. Cerebral microbleeds are frequent in infective endocarditis: a case-control study. Stroke. 2009;40(11):3461-5.

16. Morofuji Y, Morikawa M, Yohei T, Kitagawa N, Hayashi K, Takeshita T, et al. Significance of the T2*-weighted gradient echo brain imaging in patients with infective endocarditis. Clin Neurol Neurosurg. 2010;112(5):436-40.

17. Hess A, Klein I, Iung B, Lavallee P, Ilic-Habensus E, Dornic Q, et al. Brain MRI. Findings in neurologically asymptomatic patients with infective endocarditis. AJNR Am J Neuroradiol. 2013 Aug;34(8):1579-84.

18. Lucas MJ, Brouwer MC, van der Ende A, van de Beek D. Endocarditis in adults with bacterial meningitis. Circulation. 2013 May 21;127(20):2056-62.

19. Brouwer MC, Keizerweerd GD, De Gans J, Spanjaard L, Van De Beek D. Community acquired Staphylococcus aureus meningitis in adults. Scand J Infect Dis. 2009;41(5):375-7.

20. Tattevin P, Bruneel F, Clair B, Lellouche F, de Broucker T, Chevret S, et al. Bacterial brain abscesses: a retrospective study of 94 patients admitted to an intensive care unit (1980 to 1999). Am J Med. 2003;115(2):143-6.

21. Peters PJ, Harrison T, Lennox JL. A dangerous dilemma: management of infectious intracranial aneurysms complicating endocarditis. Lancet Infect Dis. 2006;6(11):742-8.

22. Kannoth S, Thomas SV, Nair S, Sarma PS. Proposed diagnostic criteria for intracranial infectious aneurysms. J Neurol Neurosurg Psychiatry. 2008;79(8):943-6.

23. Osler W. Gulstonian lectures on malignant endocarditis: lecture I. Lancet. 1885;1(3210):415-8.

24. Ducruet AF, Hickman ZL, Zacharia BE, Narula R, Grobelny BT, Gorski J, et al. Intracranial infectious aneurysms: a comprehensive review. Neurosurg Rev. 2010;33(1):37-46.

25. White PM, Teasdale EM, Wardlaw JM, Easton V. Intracranial aneurysms: CT angiography and MR angiography for detection prospective blinded comparison in a large patient cohort. Radiology 2001;219(3):739-49.

26. Dellinger RP, Levy MM, Rhodes A, Annane D, Gerlach H, Opal SM, et al. Surviving sepsis campaign: international guidelines for management of severe sepsis and septic shock: 2012. Crit Care Med. 2013;41(2):580-637.

27. Habib G, Hoen B, Tornos P, Thuny F, Prendergast B, Vilacosta I, et al. Guidelines on the prevention, diagnosis, and treatment of infective endocarditis (new version 2009): the task force on the prevention, diagnosis, and treatment of infective endocarditis of the European Society of Cardiology (ESC). Endorsed by the European Society of Clinical Microbiology and Infectious Diseases (ESCMID) and the International Society of Chemotherapy (ISC) for Infection and Cancer. Eur Heart J. 2009;30(19):2369-413.

28. Okazaki S, Sakaguchi M, Hyun B, Nagano K, Tagaya M, Sakata Y, et al. Cerebral microbleeds predict impending intracranial hemorrhage in infective endocarditis. Cerebrovasc Dis. 2011;32(5):483-8.

29. Kin H, Yoshioka K, Kawazoe K, Mukaida M, Kamada T, Mitsunaga Y, et al. Management of infectious endocarditis with mycotic aneurysm evaluated by brain magnetic resonance imaging. Eur J Cardiothorac Surg. 2013 Nov;44(5):924-30.

30. Tornos P, Almirante B, Mirabet S, Permanyer G, Pahissa A, Soler-Soler J. Infective endocarditis due to Staphylococcus aureus: deleterious effect of anticoagulant therapy. Arch Intern Med. 1999;159(5):473-5.

31. Gross BA, Puri AS. Endovascular treatment of infectious intracranial aneurysms. Neurosurg Rev. 2013;36(1):11-9.

32. Goulenok T, Klein I, Mazighi M, Messika-Zeitoun D, Alexandra JF, Mourvillier B, et al. Infective endocarditis with symptomatic cerebral complications: contribution of cerebral magnetic resonance imaging. Cerebrovasc Dis. 2013;35(4):327-36.

33. Chapot R, Houdart E, Saint-Maurice JP, Aymard A, Mounayer C, Lot G, et al. Endovascular treatment of cerebral mycotic aneurysms. Radiology. 2002;222(2):389-96.

34. Sugg RM, Weir R, Vollmer DG, Cacayorin ED. Cerebral mycotic aneurysms treated with a neuroform stent: technical case report. Neurosurgery. 2006;58(2):E381, discussion E381.

35. Asai T, Usui A, Miyachi S, Ueda Y. Endovascular treatment for intracranial mycotic aneurysms prior to cardiac surgery. Eur J Cardiothorac Surg. 2002;21(5):948-50.

36. Murdoch DR, Corey GR, Hoen B, Miro JM, Fowler Jr VG, Bayer AS, et al. Clinical presentation, etiology, and outcome of infective endocarditis in the 21st century: the International Collaboration on Endocarditis-Prospective Cohort Study. Arch Intern Med. 2009;169(5):463-73.

37. Mirabel M, Sonneville R, Hajage D, Novy E, Tubach F, Vignon P, et al. Long-term outcomes and cardiac surgery in critically ill patients with infective endocarditis. Eur Heart J. 2014 May;35(18):1195-204.

38. Kang DH, Kim YJ, Kim SH, Sun BJ, Kim DH, Yun SC, et al. Early surgery versus conventional treatment for infective endocarditis. N Engl J Med. 2012;366(26):2466-73.

Hipertensão arterial sistêmica e o sistema nervoso

Aécio Flavio Teixeira de Góis
Eva Carolina Andrade Rocha

INTRODUÇÃO

Um dos maiores triunfos da medicina preventiva nos últimos 120 anos foi o reconhecimento da hipertensão arterial sistêmica (HAS) como um fator de risco forte e independente para patologias como doença coronariana, cerebrovascular e insuficiência renal, o que se seguiu do desenvolvimento de terapêuticas adequadas para redução destes riscos[1].

A HAS é uma condição clínica multifatorial caracterizada por níveis elevados e sustentados de pressão arterial (PA). Ela tem alta prevalência e baixas taxas de controle, representando um grande desafio para a saúde pública mundial[2].

Há um aumento importante da PA de acordo com a idade. Enquanto 11,1% dos homens e 6,8% das mulheres entre 20 e 34 anos tem HAS, 66,7% dos homens e 78,5% das mulheres com mais de 75 anos são afetados[1].

A HAS é o principal fator de risco para acidente vascular cerebral (AVC) e doenças cardiovasculares. A partir de 115×75 mmHg o risco cardiovascular duplica a cada aumento de 20×10 mmHg nos níveis tensionais. A redução da pressão arterial pode reduzir a incidência de AVC em 35% a 40% e de infarto em 20-25%[3].

Dentre as complicações neurológicas da hipertensão destacam-se o AVC isquêmico ou hemorrágico, os aneurismas cerebrais não rotos, as demências vasculares e neurodegenerativas, a encefalopatia hipertensiva e a eclâmpsia. Estas patologias podem resultar em prejuízo funcional importante aos pacientes e têm um grande impacto na mortalidade geral.

EPIDEMIOLOGIA

Nas últimas décadas, o Brasil vem mudando o seu perfil de morbimortalidade, com as doenças crônicas não transmissíveis liderando as principais causas de morte. Entre as mais importantes doenças crônicas está o AVC, que é uma das principais causas de internações e mortalidade, causando na grande maioria dos pacientes algum tipo de deficiência, seja parcial ou completa.

No Brasil, foram registradas 160.621 internações por doenças cerebrovasculares em 2009, segundo os dados de domínio público do Sistema Único de Saúde (DATASUS), do Ministério da Saúde. A taxa de mortalidade foi de 51,8 a cada grupo de 100 mil habitantes. O grupo acima de 80 anos representou quase 35% dos 99.174 óbitos[4].

Nos países em desenvolvimento, a HAS se torna um problema ainda maior, com uma prevalência estimada de 37,3%, em comparação com 22,9% dos países desenvolvidos[5].

Apesar da grande quantidade de campanhas, 30% dos pacientes hipertensos sequer sabem que têm a doença. Além disso, dentre os 60% de hipertensos que estão em tratamento da doença, apenas metade destes está dentro do alvo de PA[6] (Figura 1.4.1 e Figura 1.4.2).

FISIOPATOLOGIA

A HAS contribui diretamente para a ocorrência de algumas doenças neurológicas. Por diferentes mecanismos pode vir a provocar todos os tipos de AVC (isquêmico e hemorrágico), encefalopatia, além de uma síndrome demencial.

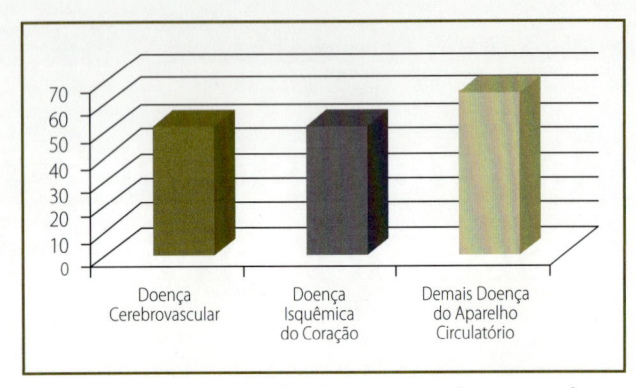

Figura 1.4.1 – Taxa de mortalidade proporcional por grupo de causas no Brasil em 2010.

Fonte: DATASUS.

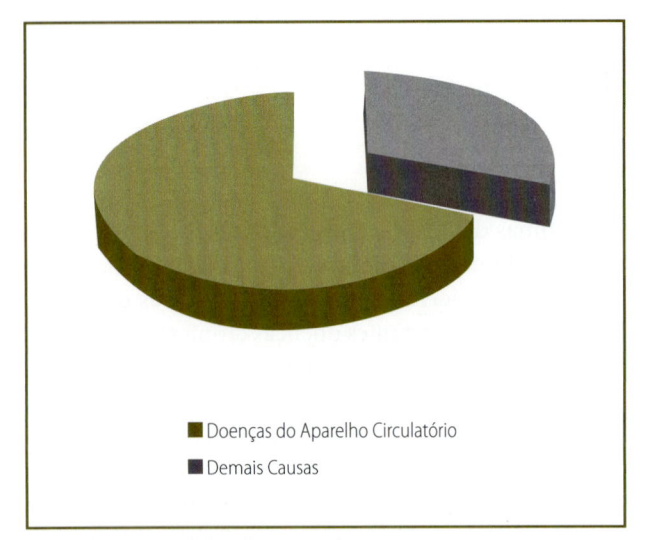

Figura 1.4.2 – Taxa de mortalidade específica por doença do aparelho circulatório no Brasil em 2010.

Fonte: DATASUS.

O mecanismo pelo qual pode desencadear um AVC isquêmico é através de lesões focais das artérias intracerebrais (lipo-hialinose), causando oclusão dessas artérias, além da ocorrência de necrose isquêmica com consequente surgimento de pequenas cavitações cerebrais (infartos lacunares).

O AVC hemorrágico pode ser desencadeado pela ruptura das artérias intracerebrais, causando hemorragias intracerebrais[7], além de predispor à formação de pequenas dilatações aneurismáticas (microaneurismas de Charcot-Bouchard) que podem se romper agudamente.

Ainda, a hipertensão causa a quebra da barreira hematoencefálica por mecanismos que envolvem inflamação, estresse oxidativo e moléculas vasoativas circulantes. Isto expõe neurônios a moléculas citotóxicas,

levando a perda neuronal, piora cognitiva, e prejuízo da recuperação após isquemia[8].

AVALIAÇÃO E TRATAMENTO

A linha demarcatória que define HAS considera valores de PA sistólica ≥ 140 mmHg e/ou de PA diastólica ≥ 90 mmHg em medidas de consultório. O diagnóstico deverá ser sempre validado por medidas repetidas, em condições ideais, em, pelo menos, três ocasiões[2].

Após firmado o diagnóstico, deve ser realizada uma avaliação para determinar a presença de lesão de órgãos-alvo, o risco cardiovascular global e a possibilidade de uma causa secundária para hipertensão. Esta avaliação inclui uma anamnese detalhada, exame físico, exame de urina, hemograma, bioquímica, creatinina sérica, colesterol total e frações, triglicérides e um eletrocardiograma. Também pode ser considerada a realização de microalbuminúria (sempre nos diabéticos) e ecocardiograma (ECO)[9].

De acordo com a Diretriz Americana de Hipertensão 2014 (*VIII Joint National Committee*), o alvo de PA nos pacientes com menos de 60 anos é abaixo de 140×90 mmHg, o que se aplica também para diabéticos ou renais crônicos de todas as idades. Nos pacientes com 60 anos ou mais que não apresentam diabetes ou doença renal crônica orienta-se manter a PA abaixo de 150×90 mmHg[10].

Para qualquer paciente é recomendada a instituição de mudanças no estilo de vida, começando por uma alimentação saudável, com redução da ingesta de sódio (até 2.400 mg) e aumento do consumo de frutas, vegetais, cereais integrais, laticínios com baixo teor de gordura, aves, peixes, nozes e óleos vegetais não tropicais. Orienta-se evitar o consumo de doces, bebidas adocicadas, carne vermelha e bebidas alcoólicas. É ainda de suma importância a realização de atividade física aeróbica de moderada a intensa, 3 a 4 vezes por semana com duração mínima de 40 minutos por sessão[11].

O início de medicações anti-hipertensivas varia em relação ao grupo de pacientes. Nos pacientes sem doença renal crônica (DRC), não pertencentes à raça negra, recomenda-se iniciar com diurético tiazídico (preferencialmente clortalidona), ou inibidor da enzima conversora de angiotensina (IECA) ou bloqueador do receptor da angiotensina (BRA) ou bloqueador do canal de cálcio (BCC), sozinhos ou em combinação. Nos pacientes de raça negra sem DRC recomenda-se início de diurético tiazídico (DT) e/ou BCC. Já nos pacientes com DRC recomenda-se IECA ou BRA sozinhos, ou em combinação com outra classe.

Existem três estratégias para titular as doses dos anti-hipertensivos. Na primeira estratégia, se o alvo de PA não for atingido, recomenda-se maximizar a dose da primeira medicação antes de iniciar a segunda, que pode ser um diurético tiazídico, BCC, IECA ou BRA (evitando-se a combinação dos dois últimos). Se o alvo não for atingido com as doses máximas das duas medicações, recomenda-se iniciar uma terceira medicação da mesma lista, até atingir doses máximas, se necessário.

Na segunda estratégia, recomenda-se iniciar com uma medicação e adicionar outra medicação antes de atingir a dose máxima da primeira, e então aumentar para doses máximas destas medicações se não for atingido o alvo de PA. Se ainda assim não se houver atingido o alvo, recomenda-se iniciar uma terceira droga da lista (diurético tiazídico, BCC, IECA ou BRA) até dose máxima.

Na terceira estratégia, indicada principalmente quando os níveis tensionais estão acima de 160×100 mmHg, inicia-se com duas drogas simultâneas, podendo ser dois comprimidos separados ou um único combinado, e adiciona-se uma terceira droga se o alvo não for atingido, até doses máximas[10].

Estudos recentes mostram que uma redução de 30% a 40% do risco de doenças cerebrovasculares ocorre com o controle dos níveis tensionais, sem evidência clara de uma classe de medicação que reduz mais que outra[11].

AVC

Dentre as 58 milhões de mortes por ano no mundo todo, 5,7 milhões foram secundárias a AVC. Assim, o AVC é a segunda causa mais comum de morte, responsável por 10% de todas as mortes no mundo[13].

Existe uma clara relação entre níveis elevados de pressão arterial sistólica e diastólica com a ocorrência de AVC, observada a partir de níveis de pressão sistólica de 115 mmHg. A redução da pressão arterial pode reduzir o risco de AVC em 30% a 40%, com benefício reportado tanto na prevenção primária quanto na secundária desta doença.

Existem ainda inúmeros fatores de risco para AVC, dentre eles a síndrome metabólica, diabetes, dislipidemia, tabagismo, consumo de álcool, doença aterosclerótica carotídea, vertebrobasilar e intracraniana, fibrilação atrial, infarto agudo do miocárdio com trombo em ventrículo esquerdo, cardiomiopatias, próteses valvares mecânicas, dissecção carotídea e vertebral, forame oval patente, hiper-homocisteinemia, trombofilias, doença falciforme e doença de Fabry[12].

Muitos destes fatores de risco têm íntima relação com a hipertensão, como a síndrome metabólica (caracterizada por PA $\geq 130 \times 85$, glicemia de jejum ≥ 100, HDL< 40 em homens e < 50 em mulheres, triglicérides ≥ 150, e obesidade visceral), doença aterosclerótica ca-

rotídea, vertebrobasilar e intracraniana, infarto agudo do miocárdio, cardiomiopatias e dissecção carotídea e vertebral.

O AVC ocorre tipicamente antes da doença cardiovascular na história natural da hipertensão não tratada, com um risco maior associado com níveis mais altos de PA. Antes do surgimento de terapia medicamentosa para HAS, as duas maiores causas de morte eram AVC e encefalopatia hipertensiva[1].

O AVC é definido desde 1970 pela Organização Mundial da Saúde (OMS) como "sinais clínicos de distúrbio focal (ou global) da função cerebral de rápido desenvolvimento, com duração de mais de 24 horas ou levando à morte, sem outra causa aparente que não a de origem vascular". Se os sintomas ou sinais regredirem totalmente dentro de 24 horas, trata-se de um quadro de ataque isquêmico transitório (AIT). Devido aos recentes avanços em neuroimagem, hoje se admite que o critério de inclusão de 24 horas é impreciso e enganoso, pois o dano cerebral permanente pode ocorrer muito antes, podendo haver grande variação no tempo de ocorrência nos diversos pacientes[14].

Inúmeros estudos randomizados foram realizados nos últimos tempos comparando terapias anti-hipertensivas com a redução de risco cardiovascular, porém nenhum evidenciou benefício claro de uma medicação sobre a outra. Embora alguns estudos sugiram resultados melhores com algumas medicações, os benefícios foram modestos e em grande parte eram explicados por uma maior redução da pressão arterial entre os grupos[1]. No entanto, segundo metanálises recentes, parece haver discreto benefício adicional dos bloqueadores de canal de cálcio na prevenção de AVC[15,16].

Os estudos ASCOT (*Anglo-Scandinavian Cardiac Outcomes Trial*) e LIFE (*Losartan Intervention for Endpoint Reduction and Hypertension*) compararam betabloqueadores com bloqueadores dos canais de cálcio e bloqueadores de receptor da angiotensina respectivamente. Em ambos, a redução de pressão arterial foi discretamente menor no grupo de pacientes recebendo betabloqueadores, o que se associou a redução menor de risco de AVC.

O estudo ACCOMPLISH (*Avoiding Cardiovascular Events through Combination Therapy in Patients Living with Systolic Hypertension*) comparou a terapia combinada com IECA e BCC em relação à terapia com IECA e diuréticos tiazídicos. Após 3 anos, a combinação de IECA e BCC reduziu em 20% a ocorrência de eventos cardiovasculares quando comparado com a outra combinação[1].

Existe um grande número de estudos que confirmam a importância do tratamento da hipertensão para prevenção primária do AVC. Ultimamente foram desenvolvidos novos estudos que comprovam também o benefício do tratamento da hipertensão arterial na prevenção secundária de AVC. Uma metanálise de sete estudos randomizados evidenciou o benefício da redução da pressão arterial na prevenção de AVC recorrente após AVC ou AIT.

Entre os estudos participantes estão o PATS (*Poststroke Antihypertensive Treatment Study*) que utilizou a indapamida, o HOPE (*Heart Outcomes Prevention Evaluation*) com ramipril e o PROGRESS (*Perindopril Protection Against Recurrent Stroke Study*), entre outros. Nestes estudos, foi evidenciada redução significante no risco de AVC recorrente com diuréticos sozinhos ou em combinação com IECA, mas não com IECA ou BB sozinhos[6].

Existem dois tipos principais de AVC, o isquêmico e o hemorrágico (Figura 1.4.3).

O isquêmico corresponde a 80% dos casos e pode ocorrer por vários mecanismos, dentre eles o cardioembólico (secundário à fibrilação atrial ou doença valvar), a aterosclerose de grandes vasos (oclusão *in situ* de artérias intracerebrais ou embolismo arterioarterial de estenose carotídea ou placas aórticas) e a doença de pequenos vasos (AVC lacunar).

O hemorrágico (Figura 1.4.4) pode originar de hemorragia intracerebral primária (principalmente por ruptura espontânea de vaso intracerebral) ou hemorragia subaracnóidea (principalmente por ruptura de aneurisma intracraniano), ambos responsáveis por um risco maior de morte e de sequelas graves que o isquêmico[1].

AVC isquêmico

A avaliação inicial de um paciente com AVC começa com a estabilização hemodinâmica e respiratória do paciente (*Airway, Breathing and Circulation* – ABC),

seguido por uma rápida pesquisa por déficits neurológicos ou comorbidades, com o objetivo de identificar os pacientes com possível AVC ou outras condições que mimetizem um AVC. O objetivo é terminar a avaliação e iniciar o fibrinolítico dentro de 60 minutos da chegada ao serviço de emergência.

É de suma importância na história clínica definir o tempo de início dos sintomas, lembrando que se o paciente acordou sintomático, o horário de início deve ser considerado o que ele foi dormir. Também devem ser questionadas possíveis contraindicações ao uso de trombolíticos.

Na realização do exame neurológico, podem ser utilizadas escalas para quantificar o déficit neurológico e ajudar na realização de um exame breve e acurado, como a escala NIHSS (*National Institute of Health Stroke Scale*).

Existem alguns exames complementares que devem ser realizados para todos os pacientes, dentre eles: tomografia computadorizada (TC) de crânio sem contraste ou ressonância magnética (RM) de crânio; glicemia; eletrólitos; função renal; eletrocardiograma (ECG); marcadores de isquemia miocárdica; hemograma; tempo de protombina (TP); razão normatizada internacional (RNI); tempo de tromboplastina parcial ativada (TTPA); saturação de oxigênio. Destes exames, apenas a glicemia é imprescindível para o início do trombolítico.

É fortemente recomendado um estudo não invasivo de vasos intracranianos na avaliação inicial do paciente, porém ele não deve atrasar a trombólise.

É de extrema importância no paciente com isquemia a manutenção da oxigenação sanguínea. Nos pacientes com rebaixamento de nível de consciência ou disfunção bulbar pode ser necessária intubação orotraqueal e assistência ventilatória. A saturação de oxigênio deve ser mantida acima de 94%.

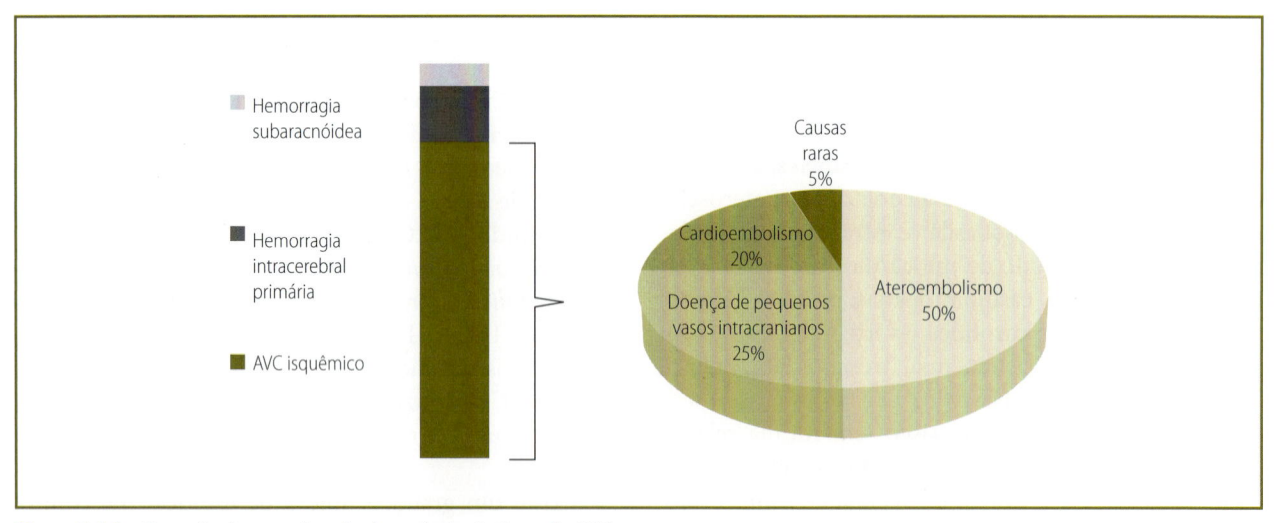

Figura 1.4.3 – Frequência aproximada dos principais tipos de AVC.

Adaptada de Warlow C, Sudlow C, Dennis M, *et al.*: Stroke. Lancet. 2003;1211-24.

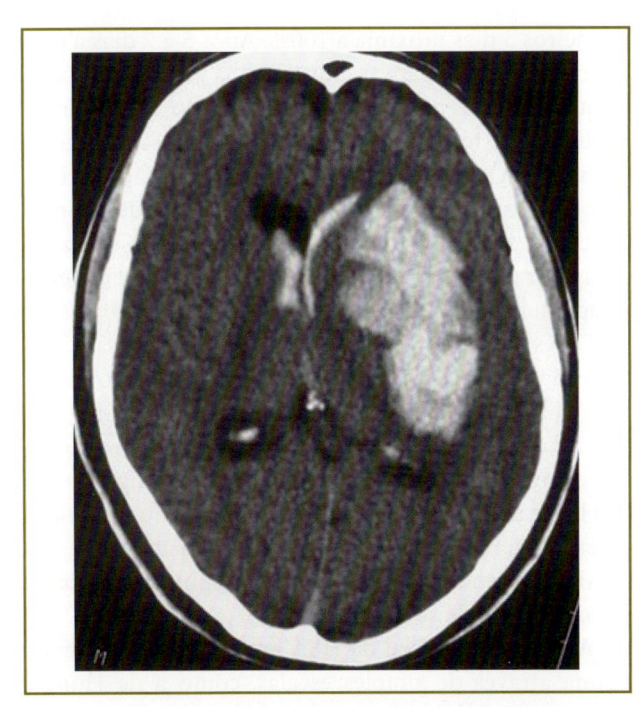

Figura 1.4.4 – Hemorragia intraparenquimatosa extensa secundária à hipertensão arterial envolvendo os núcleos da base.

A hipotermia deve ser evitada com uso de antitérmicos, com objetivo de evitar piora do dano neuronal. Também deve ser instituído monitoramento cardíaco pelo menos nas primeiras 24 horas do evento.

O aumento da pressão arterial é frequentemente observado nas primeiras horas após um AVC. Este aumento pode ser secundário ao estresse do evento cerebrovascular, bexiga cheia, náusea, dor, hipertensão preexistente, hipoxia ou hipertensão intracraniana. Porém, na maioria dos pacientes ocorre um declínio da PA dentro das primeiras horas do AVC mesmo sem tratamento específico.

Segundo as diretrizes atuais, a redução da PA com medicamentos deve ocorrer apenas nos pacientes que serão trombolisados e tem níveis maiores que 185 mmHg de pressão sistólica ou 110 mmHg de diastólica ou no caso de pacientes que não serão trombolisados se a pressão sistólica estiver maior que 220 mmHg ou a diastólica maior que 120 mmHg.

Quando indicado o tratamento, ele deve ser realizado de forma criteriosa, objetivando redução de 15% da PA no primeiro dia. Entre as medicações indicadas, destaca-se o labetalol e a nicardipina como medicações de primeira linha e o nitroprussiato de sódio como segunda linha. O retorno das medicações anti-hipertensivas deve ser feito após 24 horas do evento.

Durante a trombólise, a PA deve ser mantida abaixo de 180×105 mmHg, e deve ser realizada medida a cada 15 minutos nas primeiras 2 horas, a cada 30 minutos nas próximas 6 horas e a cada hora nas próximas 16 horas.

Importante lembrar que a redução rápida da pressão arterial e a hipotensão também são muito deletérias, devendo ser combatidas. Para os pacientes hipotensos deve ser utilizada solução salina 0,9% e até drogas vasoativas se necessário. Além disso, arritmias que reduzam o débito cardíaco devem ser corrigidas. Tanto a hipoglicemia (menor que 60 mg/dL) quanto a hiperglicemia devem ser combatidas, e no tratamento da hiperglicemia devem ser mantidos níveis entre 140 e 180 mg/dL de glicemia.

A trombólise é realizada com a alteplase (rtPA) intravenosa em até 3 horas do evento cerebrovascular, na dose de 0,9 mg/kg (máxima de 90 mg). O tempo pode ser estendido para 4 horas e 30 minutos se o paciente não tiver mais que 80 anos, não utilizar anticoagulantes orais, não tiver uma escala do NIH maior que 25 ou associação de AVC e diabetes. Outra opção é a trombólise intra-arterial para pacientes com menos de 6 horas de evolução, que não são candidatos para uso intravenoso devido ao acometimento de artéria cerebral média.

A administração oral do ácido acetilsalicílico (AAS) com dose inicial de 325 mg deve ser realizada na maioria dos casos dentro de 24 a 48 horas do evento. Se for realizada trombólise, o AAS não deve ser realizado até 24 horas após. Nos pacientes que já faziam uso de estatina, ela deve ser continuada na fase aguda[17].

O tratamento anti-hipertensivo após as primeiras 24 horas do evento isquêmico agudo tem benefício comprovado na prevenção de recorrência de AVC e AIT. Apesar de não haver indicação de anti-hipertensivos específicos, as últimas evidências indicam benefício com o uso de diuréticos e associação de diuréticos e IECA. Entretanto, o tratamento deve ser individualizado de acordo com características específicas dos pacientes[6].

Hemorragia subaracnóidea aneurismática

A incidência de hemorragia subaracnóidea (HSA) aneurismática segundo recente revisão sistemática varia de 2 a 16 por 100 mil habitantes, com quase o dobro da incidência em países de baixa ou média renda. Como a morte nestes casos pode ocorrer antes do acesso ao serviço de saúde em 12% a 15% dos casos, a incidência pode ser ainda maior. Há um predomínio de casos em mulheres e em maiores de 50 anos.

Além da hipertensão, outros fatores de risco modificáveis são tabagismo, etilismo, uso de drogas simpaticomiméticas (cocaína) e índice de massa corporal muito baixo. Dentre os fatores não modificáveis estão o sexo feminino, a presença de aneurisma cerebral não roto (principalmente os sintomáticos, maiores, ou localizados na artéria comunicante posterior ou sistema vertebrobasilar), a história de HSA aneurismática prévia, história familiar de aneurismas (pelo menos um parente de primeiro grau com um aneurisma intracraniano, e especialmente na presença de dois parentes de primeiro grau) ou de HSA aneurismática, e a presença de doenças genéticas como a doença renal policística ou a síndrome de Ehlers-Danlos tipo IV.

Estudos recentes evidenciaram que aneurismas da circulação anterior têm uma tendência maior a se romper em pacientes com menos de 55 anos, enquanto aneurismas de comunicante posterior tendem a se romper mais frequentemente em homens e a ruptura de aneurisma de artéria basilar está mais associada à abstinência de álcool. O tamanho do aneurisma no momento da ruptura tende a ser menor nos pacientes com a associação de hipertensão e tabagismo. Eventos estressantes na vida, como problemas financeiros ou legais, estão associados com um risco aumentado de HSA aneurismática. O tamanho do aneurisma maior que 7 mm é um fator de risco para ruptura. Já uma dieta rica em vegetais está associada com uma redução no risco de aneurismas rotos.

A inflamação parece ter um importante papel na patogênese e crescimento de aneurismas intracranianos. Mediadores relevantes incluem o NF-κB (fator nuclear kappa B), fator de necrose tumoral e espécies reativas de oxigênio. Embora não existam estudos controlados em humanos, as estatinas e bloqueadores dos canais de cálcio podem retardar a formação do aneurisma através da inibição do NF-κB e outras vias.

O screening não invasivo é recomendado para pacientes com pelo menos um familiar de primeiro grau que tenha tido HSA aneurismática ou para pacientes com história prévia de HSA aneurismática.

O quadro clínico da HSA aneurismática é muito bem caracterizado. Aproximadamente 80% dos pacientes que podem fornecer uma história referem ter tido a pior cefaleia da vida, caracterizada por ser extremamente súbita e atingir a intensidade máxima em segundos. Em 10% a 43% dos pacientes pode haver uma cefaleia sentinela, porém a maioria dos aneurismas permanece assintomática até a ruptura. Ela pode ocorrer durante exercício físico ou estresse. Entre outros sinais e sintomas destacam-se náuseas e vômitos, rigidez de nuca, fotofobia, breve perda de consciência, ou déficits neurológicos focais.

Crises convulsivas podem ocorrer em até 20% dos pacientes após uma HSA aneurismática, mais comumente nas primeiras 24 horas, principalmente nos casos associados com hemorragia intracerebral, hipertensão e aneurismas de artérias cerebrais médias e comunicantes anteriores.

O principal exame para diagnóstico permanece sendo a TC de crânio sem contraste, com sensibilidade nos primeiros 3 dias próxima a 100%. Após 5 a 7 dias a taxa de tomografias negativas aumenta, e a punção lombar é frequentemente necessária, evidenciando xantocromia no líquor. A tomografia computadorizada com angiografia (TCA) deve ser considerada na avaliação da HSA. Este estudo pode ajudar na decisão do tipo de abordagem. Mas se a TCA for inconclusiva, deve ser realizada a angiografia com subtração digital para planejamento terapêutico.

O ressangramento de um aneurisma está associado com altas taxas de mortalidade e pior prognóstico em relação à recuperação funcional. Este risco é máximo nas primeiras 2 a 12 horas, podendo ocorrer em 4% a 13,6% nas primeiras 24 horas. Para prevenir o ressangramento da HSA e manutenção da pressão de perfusão cerebral, a pressão arterial sistólica deve ser mantida abaixo de 160 mmHg, podendo ser utilizados nicardipina, labetalol ou nitroprussiato de sódio para tal.

A gravidade inicial da HSA aneurismática pode ser obtida através de simples escalas, como a de Hunt e Hess e a da federação mundial de cirurgiões neurológicos (WFNS). O risco de ressangramento precoce de aneurisma é alto, e está associado a um pior prognóstico. Portanto é recomendada a avaliação e tratamento urgente dos pacientes com suspeita de HSA.

O tratamento de aneurismas não rotos reduz a morbimortalidade principalmente nos pacientes jovens, com uma longa expectativa de vida e com um maior risco de rotura. A clipagem cirúrgica ou o tratamento endovascular com molas (*coils*) devem ser realizados o mais brevemente possível nestes pacientes.

Após a correção de um aneurisma, deve ser realizado imediatamente um exame de imagem cerebrovascular para indicar remanescentes ou recorrência de aneurisma que precisem de tratamento.

Pode ocorrer um estreitamento (vasoespasmo) das artérias cerebrais após uma HSA, sendo mais comum entre o sétimo ao décimo dia, com resolução espontânea após 21 dias. Para a prevenção do vasoespasmo e isquemia cerebral tardia, o nimodipino oral deve ser administrado em todos os pacientes com HSA aneurismática, associado à manutenção da euvolemia. O Doppler transcraniano pode ser utilizado para monitoramento do vasoespasmo.

O uso de anticonvulsivantes profiláticos pode ser considerado no período imediato pós-hemorrágico, e não há indicação do seu uso rotineiro a longo prazo[18].

Hemorragia intracraniana

A hemorragia intracraniana (HIC) espontânea e não traumática é uma causa importante de morbidade e mortalidade no mundo. O diagnóstico e tratamento devem ser extremamente rápidos, já que estes pacientes costumam piorar rapidamente nas primeiras horas. Mais de 20% dos pacientes vão ter uma queda maior ou igual a 2 pontos na Escala de Coma de Glasgow (ECG) entre o serviço de atendimento pré-hospitalar e a primeira avaliação no departamento de emergência.

Após estabilização hemodinâmica, um exame de neuroimagem rápido (TC ou RM) é recomendado para distinguir isquemia de hemorragia intracraniana.

Os pacientes com deficiência grave de fator de coagulação ou trombocitopenia grave devem receber reposição de fatores de coagulação ou de plaquetas respectivamente. Já os pacientes em vigência de anticoagulação oral com RNI alargado devem ter sua medicação suspensa e receber terapia para repor os fatores de coagulação dependentes de vitamina K, além de receber vitamina K venosa. O crioprecipitado não demonstrou melhores resultados em relação ao plasma fresco congelado, porém ele causa menos complicações imunes.

É recomendado para estes pacientes o uso de meias elásticas e dispositivos de compressão pneumática para profilaxia de trombose venosa. Após documentação do fim do sangramento, pode ser usada heparina de baixo peso molecular ou heparina não fracionada para tromboprofilaxia.

A hipertensão arterial está frequentemente presente nos pacientes com HIC, em níveis maiores que no AVC isquêmico. Os possíveis mecanismos patofisiológicos incluem a ativação de estresse do sistema neuroendócrino (sistema nervoso simpático, sistema renina-angiotensina e glicocorticoide) e a pressão intracraniana elevada. A hipertensão pode contribuir para a expansão hidrostática do hematoma, do edema peri-hematoma e de ressangramento.

Ainda não há uma definição da pressão ideal a ser mantida na fase aguda, porém uma recente revisão sistemática na China mostrou que níveis de PA acima de 140 mmHg a 150 mmHg dentro das primeiras 12 horas estão associados com mais que o dobro do risco de morte ou dependência subsequente.

A diretriz mais recente da *American Heart Association* (AHA) e *American Stroke Association* (ASA) traz recomendações classe C para controle da PA. É sugerida redução agressiva da pressão arterial com drogas intravenosas contínuas se a pressão sistólica estiver acima de 220 mmHg ou PAM acima de 150 mmHg. Nos casos de possível hipertensão intracraniana é sugerido reduzir a PA se a sistólica estiver acima de 180 mmHg ou a PAM maior que 130 mmHg com medicações intravenosas contínuas ou intermitentes, além de monitorizar a pressão intracraniana com objetivo de manter a pressão de perfusão cerebral maior ou igual a 60 mmHg.

Se a pressão sistólica estiver acima de 180 mmHg ou a PAM maior que 130 mmHg, sem evidência de hipertensão intracraniana, é sugerida redução leve da PA usando medicações intravenosas continuas ou intermitentes com objetivo de manter a PAM na faixa de 110 mmHg ou a PA por volta de 160×90 mmHg.

O monitoramento e manejo inicial dos pacientes com HIC devem ser realizados em leito de UTI com equipe treinada. Deve ser obtida a normoglicemia e as crises convulsivas devem ser tratadas com drogas antiepilépticas. O eletroencefalograma (EEG) contínuo deve ser realizado em pacientes com rebaixamento do nível de consciência desproporcional à lesão. Medicação anticonvulsivante profilática não deve ser utilizada.

Pacientes com Escala de Coma de Glasgow menor ou igual a 8, com evidência de herniação transtentoriana ou com hemorragia intraventricular ou hidrocefalia devem ser considerados para monitoração da pressão intracraniana[19].

ESTENOSE DE CARÓTIDA

A doença arterial carotídea é responsável por 10% a 20% dos AVCs, sendo de extrema importância sua identificação e manejo adequados. A aterosclerose ocorre mais frequentemente na bifurcação da carótida.

A maioria dos êmbolos resulta da ativação de plaquetas na superfície da placa, ocorrendo menos frequentemente com partículas de colesterol. Êmbolos na circulação retiniana podem causar cegueira monocular transitória (amaurose fugaz). A maior parte dos êmbolos que seguem para a circulação cerebral mais frequentemente se desloca para os ramos da artéria cerebral média, porém dependendo da anatomia do polígono de Willis podem acometer ramos das cerebrais anteriores e posteriores. Esses êmbolos podem causar áreas de isquemia com sintomas motores ou sensitivos, alterações de fala, linguagem ou visão.

A redução do fluxo cerebral devido à estenose de carótida causa sintomas referentes a regiões do cérebro na fronteira entre as áreas perfundidas pelas artérias cerebrais médias, anteriores e posteriores, onde há uma maior vulnerabilidade à isquemia. Estas lesões podem causar AITs repetitivos com duração inferior a 1 minuto.

Uma estenose de 60% a 70% e um diâmetro residual luminal de 2 mm estão associados com um risco maior de AVC. No exame físico de estenoses significativas pode haver a presença de um sopro carotídeo. O teste mais comum para screening é o Doppler de vasos cervicais, um exame sem riscos, amplamente disponível, porém com dificuldade de visualização da parte intracraniana. O diagnóstico também pode ser feito com angio-TC ou angio-RM, e a arteriografia cerebral pode ser utilizada para revelar mais detalhes anatômicos.

É de extrema importância para a prevenção de AVC nestes pacientes o tratamento agressivo dos fatores de risco modificáveis (hipertensão e dislipidemia) e cessação do tabagismo. Em pacientes hipertensos, os objetivos terapêuticos devem levar em conta o risco de redução da perfusão cerebral com um tratamento agressivo. O uso de estatinas é recomendado para a prevenção primária e secundária de AVC e pode levar à estabilização e até regressão da placa aterosclerótica.

As medicações antiplaquetárias têm um benefício particular nos pacientes com placas que causam ativação plaquetária. Os pacientes que serão submetidos à endarterectomia têm um risco reduzido de AVC após o procedimento se estiverem em uso de acido acetilsalicílico (AAS) no pré-operatório. A combinação de AAS com clopidogrel não é recomendada pelo risco elevado de sangramento, mas dados de estudos recentes sugerem que o uso combinado por um curto período (1 a 3 meses) após o *stent* carotídeo pode ser benéfico.

A endarterectomia diminuiu o risco de AVC nos pacientes com AVC ou AIT associados à estenose carotídea. Em pacientes com estenose menor que 50% este procedimento não tem benefício, sendo mais significativo em pacientes com estenose de pelo menos 70%. Na estenose assintomática não está bem claro quando indicar a realização de endarterectomia.

A angioplastia com *stent* veio como uma alternativa à endarterectomia em pacientes com alto risco de complicações, como os com oclusão contralateral ou doença coronariana grave.

Os dois procedimentos são indicados nos casos de estenose maior que 70%, e em alguns pacientes sintomáticos com estenose entre 50% e 69%[20].

ENCEFALOPATIA HIPERTENSIVA

A encefalopatia hipertensiva (EH) tornou-se pouco comum após a disseminação do uso de anti-hipertensivos. A encefalopatia ocorre quando há um aumento súbito nos níveis de PA, frequentemente com uma PAM maior que 150 mmHg. Com o aumento da pressão arterial ocorre uma constrição cerebrovascular (um tipo de autorregulação cerebral exacerbada), causando um colapso vascular, o que provoca um aumento da permeabilidade com alterações fibrinoides agudas nas paredes dos vasos, edema cerebral, trombose e microinfartos.

A história e exame físico da EH podem revelar cefaleia, náuseas, vômitos, confusão mental, rebaixamento do nível de consciência, sintomas neurológicos focais ou convulsões. O principal achado no exame físico é a presença de papiledema (Figura 1.4.5).Também podem

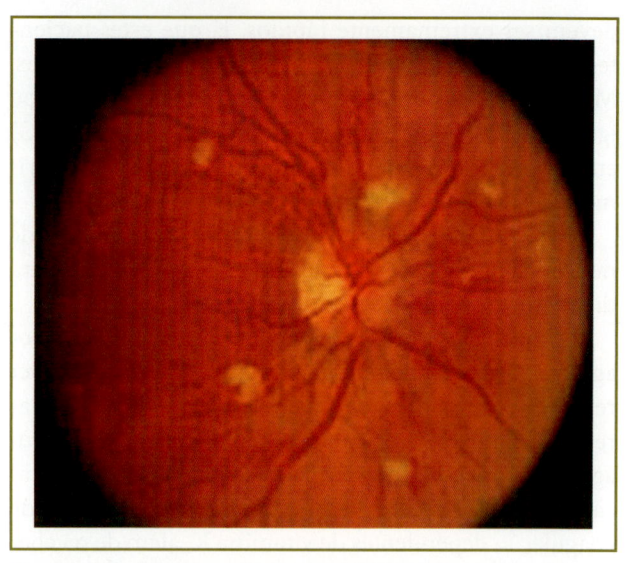

Figura 1.4.5 – Fundoscopia de um paciente com encefalopatia hipertensiva mostrando edema de papila, hemorragia retiniana e exsudatos.

haver sintomas visuais sugerindo envolvimento parieto-occipital.

A EH é considerada uma emergência hipertensiva, e deve ser iniciada terapia imediatamente após o reconhecimento do quadro. Embora a redução da PA deva ser realizada em minutos a horas, a redução inicial (primeiras 2 horas) da PAM não deve ser maior que 20% a 25% da inicial, para evitar a hipoperfusão de órgãos vitais. Entre a segunda e a sexta hora pode ser realizada redução lenta da PA para atingir níveis em torno de 160×100 mmHg. Entre as medicações que podem ser utilizadas inicialmente de forma intravenosa estão o nitroprussiato de sódio, a nitroglicerina, o labetalol, a nicardipina, hidralazina, entre outros. Após 24 a 48 horas podem ser reiniciados anti-hipertensivos orais.

O tratamento da EH pode resultar em recuperação neurológica completa, e o controle de PA subsequente evita a recorrência do quadro[1].

DOENÇA PERIVENTRICULAR DA SUBSTÂNCIA BRANCA

As lesões de substância branca, também chamadas de leucoaraiose (do grego *leuko*, branco, e *araiosis*, rarefação) são frequentemente observadas nas RM de idosos sem sintomas neurológicos aparentes. Estas lesões vistas na RM estão associadas com alterações degenerativas nas arteríolas, que estão relacionadas com aterosclerose. Além da idade, a hipertensão e falência renal são considerados os principais fatores de risco para a ocorrência de lesões de substância branca[21].

A prevalência de lesões de substância branca varia de 11% a 21% em adultos com idade por volta de 64 anos a 94% em adultos com 82 anos. Uma revisão sistemática de 2010 traz fortes evidências da associação destas lesões com o risco de infarto, demência e mortalidade.

As lesões de substância branca são mais bem vistas na sequência FLAIR (*fluid-attenuated inversion recovery*) da RM. Apesar de inicialmente consideradas sem importância clínica, existe ampla evidência de que elas estão associadas com déficits na função executiva, afetando frequentemente atividades da vida diária, que resultam na formação errônea de objetivos, planejamento e organização. O pensamento abstrato também é afetado, mas os pacientes têm apenas uma leve alteração na memória[22]. Também costuma ocorrer depressão e alterações da marcha com quedas.

Na fisiopatologia desta doença, destaca-se a presença de dano endotelial, causado por fatores como a hipertensão. O endotélio lesado permite que as proteínas plasmáticas vazem dentro da parede do vaso, o que causa edema e posteriormente degeneração hialina e fibrose. Em consequência ocorre o aumento da espessura da parede do vaso, redução do lúmen, redução do fluxo sanguíneo e finalmente isquemia da região. Além disso, o dano endotelial causa uma quebra da barreira hematoencefálica, fazendo com que componentes do plasma que normalmente não ultrapassam a barreira entrem no espaço intersticial e parênquima cerebral causando dano nos neurônios e nas células da glia. A hipertensão tem um papel importante no desenvolvimento da leucoaraiose, sendo o único fator de risco modificável definitivo identificado até agora.

O tratamento agressivo da hipertensão arterial atualmente é considerado a única maneira de prevenir o início e a progressão da leucoaraiose e suas complicações. No entanto. este tratamento apenas previne o aparecimento de lesões e a progressão de lesões existentes, e as lesões não regridem depois de estabelecidas[23].

DEMÊNCIA VASCULAR

O diagnóstico de demência vascular descreve um grupo de várias doenças vasculares que finalmente contribuem para a instalação da demência. As formas mais comuns de demência vascular no idoso são a encefalopatia vascular subcortical (doença de Binswanger), a demência por infarto estratégico e a encefalopatia multi-infarto. As formas hereditárias são raras, e a mais comum delas é a arteriopatia cerebral autossômica dominante com infartos subcorticais e leucoencefalopatia (CADASIL).

A encefalopatia vascular subcortical (doença de Binswanger) é caracterizada por uma desmielinização e perda axonal difusa na substância branca poupando as fibras-U, causando lesões confluentes na substância branca (Figura 1.4.6). A hipertensão contribui aumentando a tensão tangencial na parede da artéria, aumentando a espessura do vaso, o que causa redução no diâmetro do lúmen determinando hipertrofia e espessamento da camada média das pequenas artérias cerebrais, favorecendo uma difusa hipoperfusão e rarefação isquêmica da substância branca, podendo determinar o aparecimento desta síndrome demencial.

A demência por infarto estratégico é causada por infartos únicos em regiões estratégicas, causando déficits cognitivos. Infartos do hipocampo ou do núcleo paramediano do tálamo podem contribuir para este tipo de demência.

A demência multi-infarto é caracterizada por múltiplos infartos lacunares e microinfartos, assim como pequenos ou grandes infartos nas regiões subcorticais. A quantidade total de tecido cerebral lesado ultrapassa o limiar para comprometimento cognitivo por reduzir significativamente a capacidade funcional cerebral[24].

CADASIL é uma doença autossômica dominante resultante de mutações do gene que codifica o receptor transmembrana Notch 3, localizado no cromossomo 19. Além de demência vascular relacionada à microangiopatia subcortical, podem ocorrer desordens psiquiátricas, mudanças de humor e enxaqueca com aura, geralmente associados ao acometimento cognitivo.

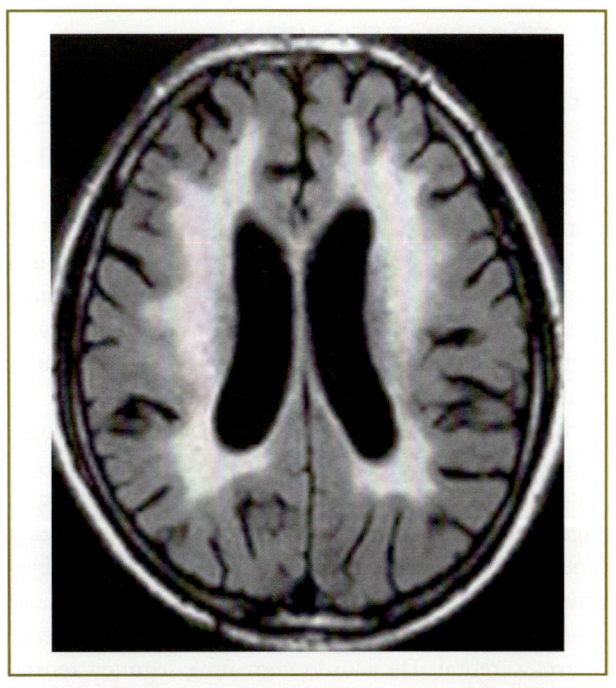

Figura 1.4.6 – Paciente com lesões difusas na substância branca – doença de Binswanger.

DEMÊNCIA DE ALZHEIMER

A demência de Alzheimer (DA) é a forma mais comum de demência, caracterizada pela perda progressiva de memória e intelecto. Desde a primeira descrição patológica de placas senis e emaranhados neurofibrilares em 1907, a DA foi classificada e tratada como uma doença neurodegenerativa. Diferentemente, a demência vascular sempre foi relacionada com a presença de múltiplas lesões isquêmicas cerebrais. No entanto, nas últimas décadas, estudos evidenciaram que o AVC e os fatores de risco cardiovasculares são importantes na etiologia ou podem desencadear não somente a demência vascular, mas também a DA e outras formas "mistas" de demência[1].

Existem vários mecanismos pelos quais a hipertensão arterial pode causar prejuízo cognitivo. A arteríola cerebral é suscetível ao estresse oxidativo e inflamação na presença da HA, causando disfunção endotelial e desregulação vascular. Na presença destes estressores, o cérebro fica mais suscetível à toxinas (exemplo: beta-amiloides), que podem ultrapassar a barreira hematoencefálica disfuncional. Além do mais, mecanismos vasorregulatórios que normalmente adequariam o fluxo cerebral deixam o cérebro mais suscetível à lesão isquêmica e DA. Ainda, a hipertensão crônica pode causar a rarefação da substância branca, infartos lacunares, micro e macrossangramentos cerebrais[25].

Ainda não há evidências conclusivas do tratamento da hipertensão arterial e redução do risco de demência e declínio cognitivo.

PRÉ-ECLÂMPSIA E ECLÂMPSIA

A pré-eclâmpsia é uma síndrome específica da gravidez que ocorre após 20 semanas gestacionais e é caracterizada por níveis tensionais maiores ou iguais a 140×90 mmHg, e proteinúria. Ela ocorre em 5% a 6% das gestações e pode complicar com eclampsia em 3% dos casos[1].

A eclâmpsia é definida pela ocorrência de crises convulsivas tônico-clônicas na gravidez ou pós-parto recente em mulheres com pré-eclâmpsia. Outras apresentações neurológicas mais incomuns incluem cegueira, alteração do nível de consciência e coma[26].

Existem duas teorias para explicar a fisiopatologia da eclâmpsia. A primeira teoria é baseada na aparência angiográfica de estreitamentos difusos e multifocais sugestivos de vasoespasmo e sugere que em resposta à hipertensão aguda e grave, a autorregulação cerebral excessiva leva à vasoespasmo e fluxo cerebral reduzido, causando edema citotóxico, isquemia, e eventualmente infarto cerebral. De acordo com uma segunda teoria, elevações súbitas da PA podem exceder a capacidade autorregulatória cerebral, e em regiões onde existiria vasoconstrição ocorre uma vasodilatação forçada, principalmente em áreas de fronteiras entre as regiões arteriais. A pressão hidrostática aumentada e hiperperfusão causam o extravasamento de plasma e hemácias pelas junções endoteliais causando edema vasogênico. Esse fenômeno tem sido descrito como uma síndrome de leucoencefalopatia reversível posterior (PRES).

Na tomografia computadorizada podem ser observadas lesões hipodensas na junção corticossubcortical tipicamente nos lobos parieto-occipitais. Menos comumente, essas lesões podem ser encontradas nos lobos frontal e temporal inferior, gânglios da base e tálamo. Geralmente, essas lesões hipodensas são reversíveis. Em casos ainda mais graves, edema cerebral difuso pode ser observado. A RM evidencia lesões hiperintensas em T2 nas regiões subcorticais de lobos parieto-occipital e temporal[25].

Em geral, o tratamento deve ser direcionado para a redução da PA se acima de 160×110 mmHg, com o objetivo de limitar o desenvolvimento do edema vasogênico e isquemia subsequente. Também deve ser realizado sulfato de magnésio para profilaxia de convulsões[1].

REFERÊNCIAS

1. Black HR, Elliott WJ. Hypertension: a companion to Braunwald's heart disease. Philadelphia: Elsevier/Saunders; 2013.
2. Sociedade Brasileira de Cardiologia, Sociedade Brasileira de Hipertensão, Sociedade Brasileira de Nefrologia. VI Diretrizes Brasileiras de Hipertensão. Arq Bras Cardiol. 2010;95(1 Supl. 1):1-51.
3. Bakris J, Baliga RR. Hypertension. Oxford: Oxford University Press; 2012.
4. Almeida SRM. Análise epidemiológica do acidente vascular cerebral no Brasil. Rev Neurocienc. 2012;20(4):481-2.
5. Picon RV, Fuchs FV, Moreira LB, Rigel G, Fuchs SC. Trends in prevalence of hypertension in Brazil: a systematic review with meta-analysis. PLoS One. 2012;7(10):e48255.
6. Furie KL, Kasner SE, Adams RJ, Albers GW, Bush RL, Fagan SC, et al. AHA/ASA Guideline. Guidelines for the prevention of stroke in patients with stroke or transient ischemic attack: a guideline for healthcare professionals from the American Heart Association/American Stroke Association. Stroke. 2011;42:227-76.
7. Lopes AC. Tratado de Clínica Médica. 2. ed. São Paulo: Roca; 2010.
8. Pires PW, Dams Ramos CM, Matin N, Dorrance AM. The effects of hypertension on the cerebral circulation. Am J Physiol Heart Circ Physiol. 2013;304:H1598-H1614.
9. Kaplan NM, Domino FJ. Overview of hypertension in adults. Uptodate (2014). Disponível em: http://www.uptodate.com/contents/overview-of-hypertension-in-adults.
10. James PA, Oparil S, Carter BL, Cushman WC, Dennison-Himmelfarb C, Handler J, et al. 2014 Evidence-Based Guideline for the Management of High Blood Pressure in Adults. Report From the Panel Members Appointed to the Eighth Joint National Committee (JNC 8). JAMA. 2014;311(5):507-52.

11. Eckel RH, Jakicic JM, Ard JD, de Jesus JM, Miller NH, Hubbard VS, et al. 2013 AHA/ACC Guideline on Lifestyle Management to Reduce Cardiovascular Risk. A Report of the American College of Cardiology/American Heart Association Task Force on Practice Guidelines. J Am Coll Cardiol. 2014;63(25_PA).

12. Goldstein LB, Bushnell CD, Adams RJ, Appel LJ, Braun LT, Chaturvedi S, et al. Guidelines for the Primary Prevention of Stroke: A Guideline for Healthcare Professionals from the American Heart Association/American Stroke Association. 2011; 42:517-84.

13. Oliveira-Filho J, Martins SCO, Pontes-Neto OM, Longo A, Evaristo EF, de Carvalho JJF, et al. Guidelines for acute ischemic stroke treatment. Executive Committee from Brazilian Stroke Society and the Scientific Department in Cerebrovascular Diseases of the Brazilian Academy of Neurology. Arq Neuro-Psiquiatr. 2012;70(8):621-9.

14. Sacco RL, Kasner SE, Broderick JP, Caplan LR, (Buddy) Connors JJ, Culebras A, et al. AHA/ASA Expert Consensus Document. An Updated Definition of Stroke for the 21st Century. A Statement for Healthcare Professionals From the American Heart Association/American Stroke Association. Stroke. 2013;44:2064-89.

15. Law M, Morris J, Wald N. Use of blood pressure lowering drugs in the prevention of cardiovascular disease: meta-analysis of 147 randomised trials in the context of expectations from prospective epidemiological studies. BMJ. 2009;338:b1665.

16. Staessen J, Richart T, Wang Z, Thijs L. Implications of recently published trials of blood pressure-lowering drugs in hypertensive or high-risk patients. Hypertension. 2010;55:819-31.

17. Jauch EC, Saver JL, Adams HP Jr, Bruno A, (Buddy) Connors JJ, Demaerschalk BM, et al. AHA/ASA Guideline Guidelines for the Early Management of Patients With Acute Ischemic Stroke A Guideline for Healthcare Professionals From the American Heart Association/American Stroke Association. Stroke; 2013;44:870-947.

18. Connolly ES Jr, Rabinstein AA, Carhuapoma JR, Derdeyn CP, Dion J, Higashida RT, et al. AHA/ASA Guideline. Guidelines for the Management of Aneurysmal Subarachnoid Hemorrhage. A Guideline for Healthcare Professionals from the American Heart Association/American Stroke Association. Stroke;2012;43:1711-37.

19. Morgenstern LB, Hemphill III JC, Anderson C, Becker K, Broderick JP, Connolly ES Jr, et al. AHA/ASA Guideline. Guidelines for the Management of Spontaneous Intracerebral Hemorrhage. A Guideline for Healthcare Professionals From the American Heart Association/American Stroke Association. Stroke;2010;41:2108-29.

20. Grota CJ. Carotid Stenosis. N Engl J Med. 2013;369:1143-50.

21. Takami T, Yamano S, Okada S, Sakuma M, Morimoto T, Hashimoto H, et al. Major risk factors for the appearance of white-matter lesions on MRI in hypertensive patients with controlled blood pressure. Vasc Health Risk Manag. 2012;8;169-76.

22. Debette S, Markus HS. The clinical importance of white matter hyperintensities on brain magnetic resonance imaging: systematic review and meta-analysis. BMJ 2010;341:c3666.

23. Grueter BE, Schulz UG. Age-related cerebral white matter disease (leukoaraiosis): a review. Postgrad Med J. 2012;88:79-87.

24. Thal DR, Grinberg LT, Attems J. Vascular dementia: different forms of vessel disorders contribute to the development of dementia in the elderly brain. Exp Gerontol. 2012 November;47(11):816-24.

25. Gorelick PB, Nyenhuis D, American Society of Hypertension Writing Group, Materson BJ, Calhoun DA, Elliott WJ, et al. Blood pressure and treatment of persons with hypertension as it relates to cognitive outcomes including executive function. J Am Soc Hypertens. 2012 Sep-Oct;6(5):309-15.

26. Zeeman GG. Neurologic complications of pre-eclampsia. Semin Perinatol. 2009;33:166-72.

Parada cardiorrespiratória e suas complicações neurológicas

Aécio Flávio Teixeira de Góis
Fernando Faglioni Ribas

INTRODUÇÃO

Estima-se que o Brasil apresente cerca de 200 mil paradas cardiorrespiratórias (PCR) ao ano, junto com seus efeitos devastadores[1]. Esta condição clínica apresenta prognóstico péssimo em se tratando de sobrevida. A parada cardiorrespiratória extra-hospitalar (fora do ambiente hospitalar, como residências e espaços públicos) apresenta mortalidade de cerca de 90%[2]. Dentro dos hospitais, cerca de 44% das pessoas chegam a obter retorno da circulação espontânea, mas apenas 17% conseguem alta hospitalar. Nos poucos sobreviventes, cerca de metade apresenta dano cerebral permanente em diferentes graus. Nos Estados Unidos as estatísticas são mais concretas, ocorrendo cerca de 450 mil paradas cardiorrespiratórias ao ano, das quais apenas 155 mil são tratadas pelo sistema de emergência[2]. O ritmo mais frequente de PCR fora do hospital é a fibrilação ventricular, enquanto no ambiente hospitalar predomina atividade elétrica sem pulso e assistolia[1].

A síndrome orgânica que ocorre após recuperação e retorno da circulação espontânea pode ser descrita como uma tríade de lesão cerebral, disfunção miocárdica e lesão isquemia-reperfusão de proporções sistêmicas[3]. No estado de pobre fluxo sanguíneo a todo o organismo, enfatiza-se o dano ao sistema nervoso central. Além de tratar-se das células mais sensíveis à injúria isquêmica, é um órgão cujo dano apresenta amplo espectro: estado vegetativo persistente, estados de consciência mínima, graves danos neurológicos com queda na qualidade de vida ou retorno completo da função. Em varias regiões dos Estados Unidos a PCR é a principal causa de coma, junto com trauma e overdose de drogas[4].

Assim, o dano neurológico consequente de uma parada cardiorrespiratória pode levar a sérias questões éticas e médico-legais, pois frequentemente a equipe médica juntamente com familiares se depararam com situações limítrofes, necessitando de decisões quanto ao grau de investimento e suporte, percorrendo fronteiras de difícil distinção entre tratamento e distanásia. Além disto, os gastos públicos nestas situações são extremamente altos. Englobando todos estes aspectos, temos o desafio do estabelecimento do prognóstico neurológico, que traz informações para embasar qualquer decisão.

FISIOPATOLOGIA

A lesão neurológica no contexto da parada cardiorrespiratória é complexa e repleta de variáveis. A célula nervosa pode ser lesionada no período que antecede, durante e após a parada de fluxo sanguíneo[4]. No período que antecede, podemos ter varias condições neurotóxicas, como intoxicações, trauma, alterações metabólicas com distúrbios hidroeletrolíticos, hipoxemia, hipercarbia entre outras[29].

Não bastasse o neurônio ser lesado previamente à parada, sucede uma súbita interrupção de fluxo sanguíneo – a insuficiência de perfusão cerebral gera a isquemia global do órgão e disfunção, que se mostra clinicamente pela perda da consciência. Esta disfunção orgânica pode ser transitória ou permanente, a depender principalmente do tempo e da gravidade da isquemia.

Com segundos de anoxia as atividades cerebrais já se comprometem, e dentro de minutos esgotam-se as fontes de glicose e ATP. Assim, as células começam a perder integridade estrutural, levando a dano mitocondrial e perda dos mecanismos de regulação do cálcio[28]. A elevação do cálcio intracelular associado à contínua excitação pelo neurotransmissor glutamato geram necrose celular ou apoptose. Na restauração da perfusão, o processo pode se interromper, bem como pode ocorrer *lesão de reperfusão*, caracterizada pela formação de espécies reativas de oxigênio, que exacerbam dano endotelial, desregulam os vasos, geram edema e dano tecidual independentemente da irrigação sanguínea arterial[5].

Em relação à topografia das lesões, sabemos que há áreas mais vulneráveis à isquemia. A isquemia lesiona principalmente neurônios, e inicialmente não tanto as demais células. As áreas corticais mais sensíveis incluem a 3, seguida da 5 e 6[29]. As mais resistentes são a 2 e a 4[29]. O hipocampo (área CA-1) e as células de Purkinje no cerebelo também são particularmente sensíveis à isquemia[4]. Além disso, a isquemia cerebral global determina um padrão de perda funcional no sentido rostrocaudal, com perdas funcionais inicialmente corticais, seguidas de tronco encefálico superior e posteriormente tronco encefálico médio-inferior[6].

Espectro de lesões

Como previamente mencionado, o espectro de lesões neurológicas decorrentes da isquemia é amplo. Dentro dele encontramos desde pacientes completamente recuperados até morte cerebral, passando por diferentes estados de consciência e de lesão neurológica.

Na reversão muito rápida da parada cardiorrespiratória, o cérebro pode sair ileso, mas comumente o paciente se recupera com amnésia do evento, e assim permanece, sem outros déficits de memória. O *status* neurológico vai depender das comorbidades e da função neurológica prévia, e todos esses fatores influenciarão no retorno às atividades diárias de vida. A recuperação neurológica ocorre em maior monta nos primeiros 3 meses.

A morte cerebral após PCR é rara, com menos de 1% dos pacientes[7]. Os pacientes que não acordam, em geral, persistem com atividade de tronco encefálico, mas muitos perdem parcialmente a atividade do neocórtex, mantendo atividade eletroencefalográfica, porém permanecendo inconscientes. A perda completa de atividade do neocórtex também é incomum. Quando há abertura ocular espontânea, mas sem resposta a estímulos, sem fala compreensível e sem obedecer comandos, ocorre o que chamamos de estado vegetativo. A PCR é responsável por cerca de 20% dos estados vegetativos. Ele é denominado persistente se durar mais de 1 mês.

Em isquemias mais curtas, podem ocorrer vários padrões de lesão, e o paciente pode ganhar consciência, responder comandos e até mesmo apresentar fala. Lesões neurológicas irreversíveis podem ocorrer, como quadriparesia espástica, cegueira cortical, ataxia, bexiga neurogênica, déficit cognitivo e de memória, entre outros. Nesses padrões de lesão, a maioria dos pacientes não consegue viver independente.

Recuperação neurológica

O *status* neurológico nos primeiros dias após isquemia cerebral não determina tão definitivamente as chances de recuperação. Há casos em que não há evidência de atividade cortical nos primeiros dias, mas com retorno de nível de consciência e até melhora completa. A recuperação se dá principalmente entre 3 e 6 meses. Para muitos, a recuperação pode se interromper precocemente, permanecendo em estado vegetativo ou estado de consciência mínimo[4].

Algumas escalas podem ajudar a prever e classificar o prognóstico neurológico. A mais comum é a Escala de Coma de Glasgow, ou variações como a *Cerebral Performance Category* (CPC). Esta última muito usada em estudos para classificar o paciente conforme a funcionalidade cerebral. Ela vai de performance boa (CPC 1), passando por estados intermediários (CPC 2 – independente; CPC 3 – dependente), por estado comatoso (CPC 4) e estado de morte cerebral (CPC 5)[27]. O desfecho mais fácil de ser usado é o despertar, definido como capacidade de produzir fala compreensível e obedecer comandos, pois é fácil determinar o tempo em que ocorreu. A recuperação da independência é importante para o paciente e familiares, mas é mais difícil de prever e de mensurar. É importante conseguir prever o despertar principalmente para questões legais a respeito do investimento no suporte clínico ao paciente.

COMPLICAÇÕES

Convulsões e mioclonias ocorrem em cerca de um quarto dos pacientes após PCR e ressuscitação, porém é preciso cuidado, pois muitas atividades motoras são mal interpretadas como atividade epiléptica. Elas tendem a ocorrer no período imediato após o retorno da circulação espontânea, e é raro permanecerem a longo prazo. As mioclonias são comuns e podem ocorrer difusamente também. Ao mesmo tempo, o paciente pode apresentar pouca ou nenhuma manifestação de crise, no entanto apresentar atividade epileptiforme ao eletroencefalograma. Estas manifestações são de difícil controle, e aparentemente o tratamento não muda o prognóstico.

Outra complicação comum é o edema cerebral, notado em especial em exames de imagem. Raramente ele é suficiente para complicações mais graves, mas pode ocorrer principalmente em pacientes que apresentam parada respiratória que antecede a parada cardíaca. O edema reflete um cérebro extensamente acometido, e as medidas para controle de pressão intracraniana não parecem mudar prognóstico.

O paciente também está vulnerável a diversas complicações clínicas que podem afetar o desenlace do quadro, como hipotensão e novas paradas cardíacas. Estas podem piorar ainda mais o acometimento neurológico.

Algumas síndromes neurológicas podem ocorrer dependendo do grau de isquemia. O acometimento de áreas fronteiriças na irrigação das artérias cerebrais anterior e média pode gerar diplegia braquial, uma síndrome clínica conhecida como "homem no barril"[4]. De maneira semelhante, em regiões periféricas de irrigação vascular, podem ocorrer síndromes medulares com paraplegia completa. Ademais, a chance de embolismo arterial é grande, podendo gerar síndromes medulares e focais em sistema nervoso central. Nem sempre o exame neurológico captará lesões focais, dependendo do grau de isquemia global, ou seja, elas podem estar mascaradas.

Há ainda síndromes descritas nos casos de insuficiência respiratória com hipoxia, associado ou não a insuficiência cardiovascular. No *mioclonus pós-hipoxia*, os pacientes acordam brevemente, com atividade cognitiva preservada, mas com graves atividades mioclônicas, que são disparadas por estímulos sensórios variáveis, inclusive auditivos. Tende a ser permanente, e tem o restante do exame neurológico frequentemente normal, com exames de imagem frequentemente inalterados. Muitas vezes são confundidos com atividade epiléptica, e respondem geralmente a ácido valproico ou benzodiazepínicos. Há relatos de incidência de até 20% desta condição. É importante diferenciá-la do *mioclonus pós-parada cardíaca*. Este ocorre na fase crítica da doença, e está relacionado a um exame neurológico alterado, com exames de imagem mostrando lesão cerebral, tendendo a se resolver em alguns dias.

PROGNÓSTICO: AVALIAÇÃO NEUROLÓGICA CLÍNICA

A determinação do prognóstico neurológico pós-parada cardiorrespiratória tem sua importância refletida na decisão das condutas futuras, cujo espectro varia de medidas agressivas e potencialmente perigosas a reduções de investimento visando cuidados paliativos. Dentre os principais desfechos que podem ser estudados para se marcar preditores do prognóstico, estão mortalidade, independência e despertar. A mortalidade é sem dúvidas um desfecho importante, porém pode frequentemente ocorrer em decorrência de causas cardíacas e não refletir de modo apropriado graus de desempenho neurológico. Como já mencionado, a independência não é facilmente determinável, sendo difícil de mensurar e portanto não sendo útil para fins de prognóstico. O despertar é facilmente determinável e caracteriza bem a recuperação neurológica, podendo ser utilizado como desfecho.

A gravidade e a duração da isquemia são provavelmente os fatores mais importantes na determinação do prognóstico, mas são muito mal definidos e com frequência desconhecidos. O ritmo inicial da parada prediz prognóstico. Em geral a fibrilação ventricular é controlada pela desfibrilação elétrica, oferecendo um melhor prognóstico do que outros ritmos, como assistolia ou atividade elétrica sem pulso. Fatores demográficos, como idade e sexo, não são importantes preditores do retorno da circulação espontânea ou de sobrevivência. As comorbidades representam importantes marcadores, pois provavelmente influenciam as diferenças dos prognósticos de ressuscitação de paradas cardíacas intra e extra-hospitalares, como notado em diferentes regiões dos Estados Unidos[2].

É importante ressaltar, especialmente neste momento em que novas técnicas estão surgindo para ressuscitação cerebral, que a hipotermia terapêutica e o uso de sedativos podem influenciar o exame neurológico, tornando-o menos confiável, bem como podem reduzir a sensibilidade e especificidade de alguns métodos[3]. A hipotermia sabidamente pode retardar o metabolismo de algumas medicações sedativas utilizadas no atendimento[8].

O exame físico testando as diversas funções neurológicas no decorrer do período pós-parada cardíaca pode refletir o dano neurológico e predizer o prognóstico. A quantidade de disfunções diagnosticadas está correlacionada com a gravidade da lesão cerebral. Porém, mesmo a perda completa das funções neurológicas durante o período de ressuscitação pode incorrer em despertar e boa recuperação. A duração da parada cardíaca e de isquemia cerebral incompatível com recuperação é difícil de prever. É provável que 5 a 10 minutos de isquemia completa não permitam uma recuperação neurológica absolutamente completa.

Alguns sinais neurológicos, como reflexo pupilar e movimentos respiratórios no início da reanimação, predizem uma boa recuperação neurológica em caso de sucesso e retorno da circulação espontânea, comparado com indivíduos que perdem estes reflexos. Importante lembrar que na isquemia a perda funcional é rostro-audal, com o reflexo respiratório sendo uma das últimas funções a se perder. O exame logo após o retorno da circulação espontânea dá ao médico nova chance de prognosticar o paciente. A avaliação inclui a Escala de

Coma de Glasgow, em especial a resposta motora, adicionada de avaliação do tronco encefálico com os reflexos pupilares, oculovestibulares, de tosse, movimentos respiratórios, corneopalpebral, entre outros.

Nos pacientes que não realizaram tratamento com hipotermia terapêutica, os preditores clínicos mais confiáveis são os achados com pelo menos 72 horas após PCR: resposta motora ausente ou em extensão e a ausência de reflexos pupilares e corneopalpebrais bilateralmente[3]. Um exame muito prematuro pode acarretar em até 20% de erro de prognóstico[3], incorrendo em retirada de suporte em pacientes que recuperariam neurologicamente algo. Em pacientes que foram sedados ou que receberam hipotermia terapêutica, só é possível estabelecer um prognóstico ruim na minoria deles, que apresentam sinais indubitáveis, como pupilas dilatadas não reativas com perda total da função do tronco cerebral ou sinais de herniação cerebral[3].

A ausência de reflexos de tronco determina um prognóstico ruim, uma vez que esta área é menos sensível a isquemia, podendo indicar sequelas maiores na função cortical. Boa funcionalidade de tronco não garante um bom prognóstico, pois este está correlacionado ao grau de funcionalidade cortical.

Em uma grande revisão sistemática dos fatores prognósticos neurológicos, a ausência do reflexo pupilar à luz foi o mais importante, com uma especificidade de 69% a 100%. Alcançou especificidade de 100% apenas quando foi realizado 3 dias após a admissão[17], ou seja, determina que todos os pacientes que apresentam este achado após 3 dias do evento incorrerão em péssimo prognóstico e provavelmente nunca despertarão. A sensibilidade do exame, por outro lado, é baixa, variando de 22% a 55%, evidenciando que nem todos os pacientes que evoluirão mal no desfecho despertar apresentarão este achado.

Antes de se tornar comum o uso de hipotermia terapêutica juntamente com drogas sedativas e bloqueadores neuromusculares, o *status* epiléptico mioclônico nas primeiras 24 horas era considerado de prognóstico especialmente ruim, refletindo dano cortical grave. Ele é definido como atividade mioclônica difusa, repetitiva e generalizada, acometendo face, membros e musculatura axial, em pacientes comatosos após parada cardiorrespiratória. Apresenta achados de EEG variáveis. Atualmente é pouco frequente e não tem mais a representação prognóstica de outrora.

A retirada da sedação e o reaquecimento após hipotermia são momentos chaves no prognóstico dos que passaram por estes procedimentos. A recuperação da localização da dor neste período caracteriza prognóstico favorável, e contraindica novos testes diagnósticos se o paciente persistir evoluindo bem[9]. Por outro lado, a

resposta motora inespecífica à dor ou menos que isto já justifica a utilização de métodos complementares, que são a melhor maneira de prognosticar pacientes deste grupo[3].

Muitos estudos também confirmaram que a demora para a recuperação de algum déficit neurológico pode se correlacionar a pior prognóstico. Por exemplo, o retorno do reflexo pupilar à luz em 12 minutos está relacionado a melhor prognóstico, ao passo que o não retorno com 28 minutos caracteriza desfecho ruim[4]. A própria demora em recuperar o nível de consciência se caracteriza em pior prognóstico: 90% das pessoas que despertam o fazem em até 3 dias. Os mais tardios têm maior chance de despertar com déficits neurológicos, proporcionais ao tempo de demora.

Evidentemente estas caracterizações de exame físico incorrem em vieses relacionados ao examinador, e muitos pacientes estão sob efeitos de drogas sedativas que certamente alteram a avaliação. Com estas limitações, as avaliações de exame físico perdem em sensibilidade e especificidade para outros métodos, que serão discutidos adiante, mas certamente têm um importante papel principalmente no prognóstico mais precoce e no acompanhamento da evolução do paciente.

PROGNÓSTICO: MÉTODOS COMPLEMENTARES

Os exames complementares devem ser associados aos achados de exame físico já descritos, para o conjunto de informações ajudar o clínico na tomada de decisões. Como mencionado anteriormente, estes exames possuem fundamental importância, principalmente após a adoção da manobras de ressuscitação cerebral, como a hipotermia terapêutica e o uso de sedativos, haja vista que o exame neurológico perde sensibilidade nestas situações.

O eletroencefalograma (EEG) tem sua importância no diagnóstico de convulsões, *status* epiléptico e padrões que representem prognóstico. Do ponto de vista das crises convulsivas, pacientes com estado de mal persistente apresentam prognóstico ruim, bem como aqueles que sem mantêm inconscientes por tempo prolongado.

Dentre os diferentes padrões eletrocardiográficos, temos a ausência de atividade elétrica e o padrão de surto-supressão indicando uma provável evolução ruim. Estes padrões, comumente denominados "malignos", diferenciam prognóstico favorável de desfavorável com uma taxa de zero falsos-positivos em pacientes tratados com hipotermia terapêutica[19]. Por outro lado, a presença de um padrão contínuo denota bom prognóstico[11,12].

Embora analisar o padrão seja importante para o prognóstico, avaliar a resposta do paciente ao estímulo também traz informações valiosas. Um EEG não reativo, sem nenhuma alteração na amplitude ou frequência com estimulação do paciente, foi associado significativamente a mortalidade aumentada, mesmo em pacientes tratados com hipotermia[19]. Um EEG reativo, por outro lado, oferece bom prognóstico[13].

Não obstante todos as qualidades do método, sua grande limitação persiste sendo a disponibilidade, haja vista que frequentemente não é encontrado nos hospitais públicos brasileiros.

Estudos de potencial evocado têm sido investigados, e o potencial evocado somatossensorial do nervo mediano tem apresentado um papel dominante entre as avaliações prognósticas pós-PCR. Este exame diagnóstico é utilizado fazendo-se estímulos perifericamente e medindo a condução deste estímulo tanto em medula espinhal quanto no encéfalo[3]. Apenas as baixas latências corticais (N20) são utilizadas, e a ausência bilateral destas no primeiro e terceiro dia indica mau prognóstico em pacientes comatosos. Para evitar falsos-positivos, precisa ser realizado no mínimo 24 horas após o evento agudo. Os resultados não parecem sofrer significativa influência de sedação ou distúrbios metabólicos[3]. Nos casos de hipotermia terapêutica, o exame deve ser realizado na fase de aquecimento. A presença do potencial evocado, por outro lado, não necessariamente significa bom prognóstico. Infelizmente a sensibilidade é pequena, havendo boa proporção de pacientes que evoluirão mal e não terão este exame alterado[14].

Exames de imagem como tomografia computadorizada e ressonância magnética não são recomendados atualmente pelos *guidelines* de ressuscitação em vigência como ferramentas medidoras de prognóstico[15]. No entanto podem evidenciar o motivo do rebaixamento ou até mesmo a causa da parada cardíaca[3]. A tomografia, por exemplo, na lesão cerebral, pode mostrar achados de lesão cortical difusa como perda da diferenciação de camada branca e cinzenta ou evidências de edema. Lesões agudas podem causar necrose cortical laminar, eventualmente observadas na TC do crânio (Figura 1.5.1). A ressonância, por sua vez, com suas diversas modalidades de sequência, como difusão e atenuação de fluidos (FLAIR), tem dado mais pistas a respeito de prognóstico. Embora mais disponíveis, a utilidade prognóstica destes exames ainda não está definida, pois os estudos utilizaram uma amostra pequena de pacientes. Imagens típicas de encefalopatia pós-parada observadas na ressonância magnética do crânio incluem lesões corticais ou nos núcleos da base que com restrição à difusão (Figura 1.5.2).

Alguns marcadores biológicos foram testados para prognóstico. Entre eles a enolase neuroespecífica (NSE), uma medida que antes do uso frequente de hi-

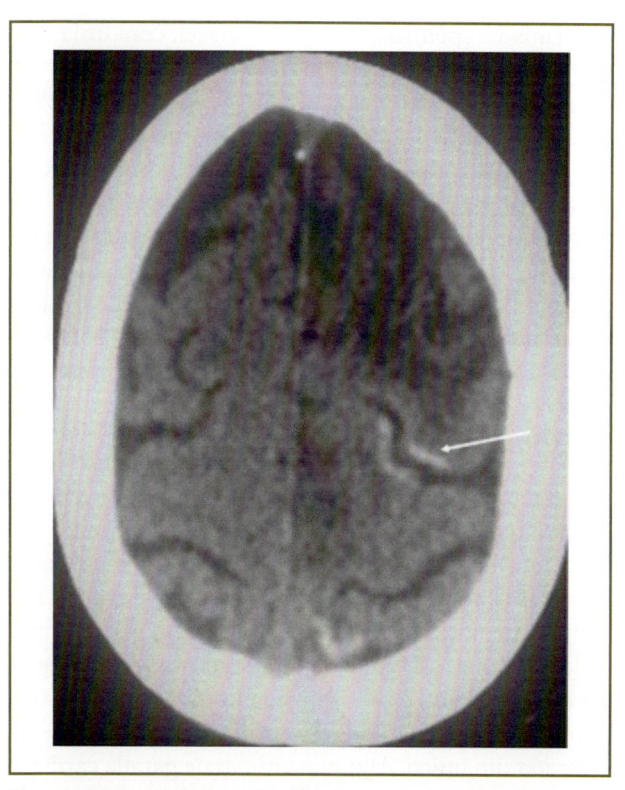

Figura 1.5.1 – Necrose cortical laminar em um paciente com encefalopatia pós-parada cardíaca.

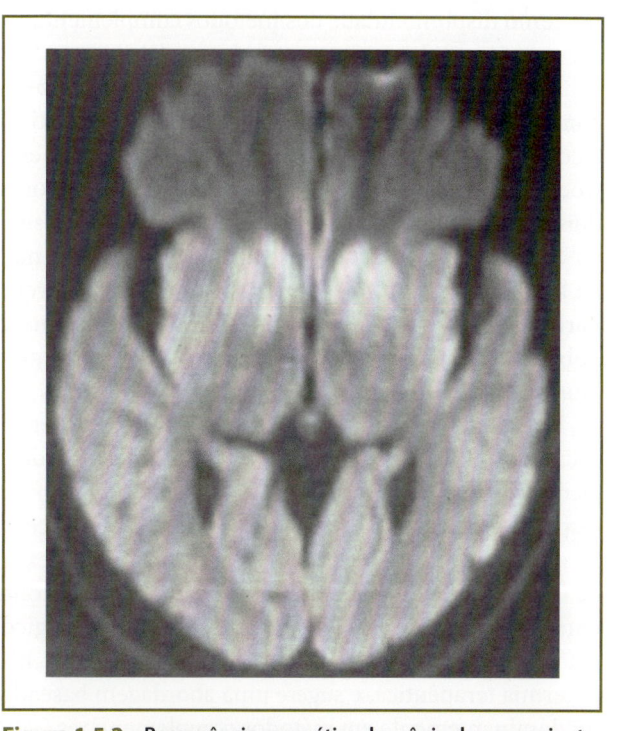

Figura 1.5.2 – Ressonância magnética do crânio de um paciente com encefalopatia pós-parada cardíaca, mostrando lesões com restrição à difusão nos núcleos da base.

potermia terapêutica era mais confiável, com uma taxa de falso-positivo de 0% a 3%. Com o uso da hipotermia, a dosagem em 72 horas tem falso-positivo de até 29%, considerando-se que o procedimento possa reduzir a liberação dos marcadores. Embora com boa especificidade, ainda não é disponível mesmo em países desenvolvidos. Podem correr fatores confundidores, pois a substância é encontrada em hemácias e plaquetas e situações de hemólise podem falsear resultados. Além disto, outras doenças neurológicas também o fazem, como traumatismo cranioencefálico ou tumor cerebral.

ALGORITMO PROGNÓSTICO

O estabelecimento de prognósticos nesses pacientes levanta questões éticas e legais com considerável polêmica, por não haver consenso nem entre médicos, nem na própria sociedade em geral. Quando se coloca um prognóstico reservado, frequentemente opta-se por medidas paliativas de cuidado, limitando-se as estratégias invasivas. Porém, é preciso cuidado para o prognóstico não se tornar como que uma profecia, tendo em mente o caráter dinâmico. Algumas vítimas de parada cardíaca demoram mais de 3 meses para acordar, mas enfatiza-se que estes pacientes geralmente saem com graves sequelas neurológicas e se mantêm totalmente dependentes para atividades de vida diária.

O melhor algoritmo para prognosticação neurológica vai variar de centro para centro, dependendo de fatores como disponibilidade dos métodos complementares e a experiência da equipe com cada um deles.

Assim como variam entre centros, variam também com os estudos. Antes da era da hipotermia terapêutica, a combinação do exame neurológico com achados eletroencefalográficos e potenciais evocados associados a dois biomarcadores gerou uma taxa de zero falso-positivo[16]. Embora seja tentador executar este protocolo, não há bom senso na otimização dos recursos disponíveis. Para tanto, sugere-se uma abordagem sequencial. *Young* publicou um algoritmo em 2009 na revista *New England Journal of Medicine* (Figura 1.5.3).

Em uma abordagem prática, sugere-se que a determinação do prognóstico se baseie em exames neurológicos sequenciais, com determinação da pontuação da resposta motora e da função do tronco encefálico, com 24 a 72 horas do evento agudo. A ausência de reflexos de tronco leva à suspeição de morte encefálica. Taccone enfatiza a perda de sensibilidade do exame neurológico em pacientes que foram sedados ou passaram por hipotermia terapêutica, e sugere uma abordagem baseada predominantemente em métodos complementares.

Segundo este autor, um eletroencefalograma inicial identifica padrões malignos ou benignos. O *status* epi-

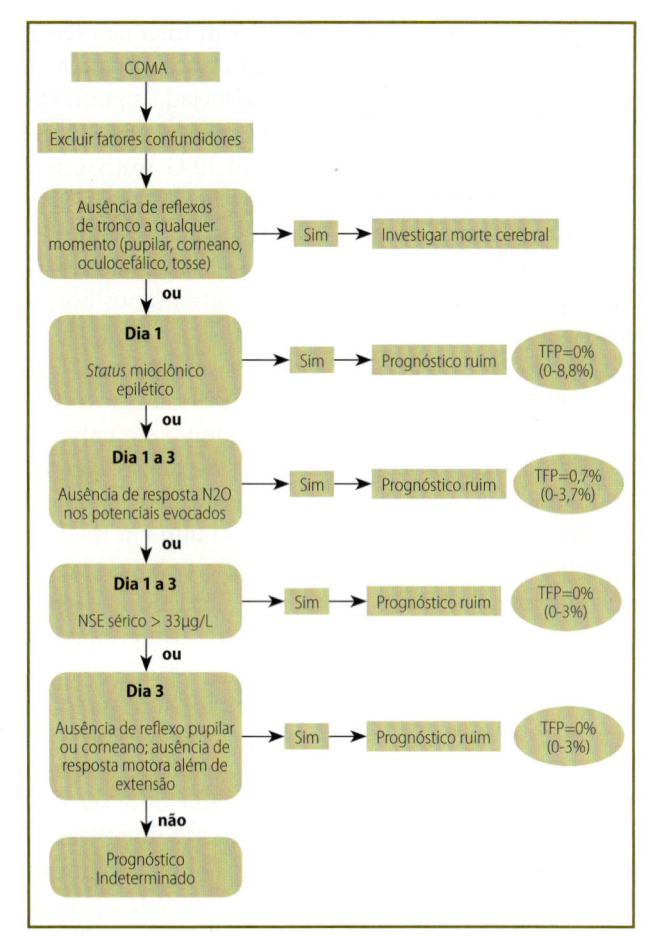

Figura 1.5.3 – Algoritmo adaptado de Young G.B.[2] para prognóstico neurológico após parada cardíaca (dados de Wijdicks[17]).

Siglas: TFP = taxa de falso-positivo, N20 = tipo de padrão de resposta de potencial evocado do nervo mediano, NSE = neuroenolase sérica.

léptico mioclônico nas primeiras 24 horas, por exemplo, é um preditor de não despertar. Este e outros padrões de malignidade motivam a realização de outros métodos. Se o paciente se mantiver em rebaixamento de nível de consciência, a partir de 72 horas considera-se a obtenção dos potenciais evocados somatossensoriais. A ausência de resposta bilateral do potencial evocado do nervo mediano, como já mencionado, sela um prognóstico ruim. Como a presença da resposta não exclui mau prognóstico, a investigação seguiria neste caso para exames de imagens e biomarcadores.

Com todas estas informações reunidas, a equipe de assistência deve se reunir com familiares. Se o paciente persistir com sinais de prognóstico ruim, como ausência de reflexo pupilar e ausência de resposta à dor, e os exames complementares obtiverem resultados concordantes, a limitação do suporte e do investimento certamente é uma opção a ser discutida. Geralmente os familiares concordam quando compreendem que o paciente permanecerá inconsciente ou quando o próprio paciente já havia manifestado o desejo de limitação de suporte.

Embora todas as ferramentas que utilizamos para alcançar prognóstico sejam úteis, certamente elas nunca dão certeza absoluta a seu respeito. E isto inclusive deve ser trazido à discussão com os familiares. A falta da certeza do prognóstico não deve ser fator limitador para suspensão de medidas agressivas, a maioria das decisões em diversas esferas são feitas baseadas em probabilidades. A tomada de decisão vai envolver valores culturais da família, como definir por exemplo se estes consideram o estado vegetativo algo melhor ou pior do que a morte. Surgem desafios quando a equipe e os familiares discordam das probabilidades e as decisões são tomadas unilateralmente. Os médicos de maneira geral estão acostumados a tomar decisões no campo das incertezas, mas isto pode não ser válido para os familiares.

RESSUSCITAÇÃO CEREBRAL

Mesmo com a recuperação da circulação espontânea após a parada cardíaca, muitos pacientes irão a óbito sem despertar. A hipotermia é atualmente a única medida intervencionista que melhorou o prognóstico neurológico após parada cardíaca em humanos. Identificar tratamentos para melhorar o prognóstico neurológico é o que chamamos de ressuscitação cerebral. Os estudos para neuroproteção iniciaram-se em 1986 com o *Brain Resuscitation Clinical Trial* (BRCT) testando uso de barbituratos. Depois disto, foi testado pelo BRCT-1 o uso de glicocorticoides sem sucesso. O BRCT-2 testou bloqueadores de canal de cálcio.

A introdução de bloqueadores de canal de cálcio baseou-se na hipótese de que uma das vias de morte neuronal é mediada pela entrada de cálcio na célula, com perda de mecanismos reguladores da concentração deste íon durante a isquemia. Os estudos tentaram o uso de lidoflazina, nimodipino e flunarizina. Uma explicação para a falha deste tratamento é que há outras possibilidades de entrada do cálcio na célula, como por canais ativados por glutamato, um neurotransmissor excitatório, principalmente em receptores NMDA. Porém os estudos com bloqueio destes receptores também não mostraram consistência. Redução da excitação cerebral com magnésio e benzodiazepínicos falharam em encontrar benefício.

Podemos dividir o suporte intensivo neurológico em medidas gerais de suporte e medidas específicas. As medidas gerais são as mesmas de suporte intensivo aplicadas a qualquer paciente comatoso crítico. Entre medidas específicas inclui-se por exemplo tratamento anticonvulsivante, tratamento de edema cerebral, entre outros. A ocorrência de convulsões e mioclônus tende a indicar

um prognóstico pior, e o tratamento deles não claramente traz melhor prognóstico. Edema cerebral geralmente não é um problema quando o mecanismo de parada é primariamente cardíaco, e as medidas para hipertensão intracraniana não têm um papel bem estabelecido[4].

Não sabemos ainda o papel de cada fator de lesão no processo isquemia-reperfusão. Há certamente a lesão pela própria isquemia, mas também a contribuição de fatores como radicais livres formados na reperfusão e fatores de crescimento provocando reparo neurológico que pode vir a ser defeituoso. Mesmo diante de todas estas frentes, em nenhuma delas se encontrou benefício de tratamento até o momento, exceto a hipotermia terapêutica.

Hipotermia terapêutica

A medida intervencionista que representou um avanço na ressuscitação cerebral é a hipotermia terapêutica. Ela foi utilizada primeiramente nos anos 1950 para proteção cerebral antes de cirurgia cardíaca e após parada cardíaca.

Em princípio, este procedimento reduz a cascata inflamatória pós-paradacardíaca, aborta mecanismos de morte celular programada e reduz a liberação de aminoácidos excitatórios – *excitotoxinas*. Além disso, a hipotermia reduz o metabolismo cerebral, fazendo-o consumir menos oxigênio. Reduz também a pressão intracraniana e o edema cerebral. Todos estes aspectos melhoram a relação consumo-oferta de oxigênio.

Dois estudos randomizados de 2002[10,18] mostraram desfecho melhor após fibrilação ventricular com resfriamento de 32 a 34 graus. Em um deles, com 275 pacientes, iniciava-se a hipotermia após 105 minutos da parada em média, e a temperatura era atingida em 8 horas com uso de mantas especificas. A hipotermia era mantida por 24 horas com uso de midazolan, fentanil e pancurônio. Esta estratégia teve uma diferença absoluta de 16% em desfecho positivo (alta vivo, sem grandes danos neurológicos) em relação ao grupo controle. No segundo estudo, com 77 pacientes, iniciava-se o resfriamento já no pré-hospitalar, e a temperatura alvo foi atingida em 120 minutos em média. A hipotermia durou 12 horas com uso de midazolam e vecurônio. Este estudo encontrou uma diferença absoluta de 23% nos pacientes com alta vivo sem grandes danos neurológicos.

Em outros ritmos, como assistolia e atividade elétrica sem pulso (AESP) os estudos são menores. Um estudo com 33 pacientes utilizou resfriamento com um capacete específico, e a temperatura alvo foi atingida com 180 minutos da recirculação espontânea. A hipotermia foi aplicada durante 4 horas, e uso concomitante de midazolam, fentanil e pancurônio. Este estudo teve uma diferença absoluta de 19% no mesmo desfecho dos outros, com nenhum paciente atingindo o desfecho no grupo controle.

Uma metanálise destes 3 estudos mostrou benefício na redução da temperatura mesmo com atrasos no início. Chegou-se à conclusão de que é necessário tratar 6 pessoas para 1 ter benefício[19].

A hipotermia terapêutica está indicada nos pacientes considerados comatosos após parada cardíaca. Segundo a revista *Circulation*[5], deve-se considerar em qualquer paciente que não responda a comandos verbais de maneira significativa. As contraindicações são sangramento intracraniano, hemorragia levando a exsanguinação, sepse grave, hipotensão refratária a vasopressores e gravidez.

Alguns efeitos adversos tendem a ocorrer. Primeiramente, na fase de resfriamento, surgem tremores – estes controlados com uso de sedativos e bloqueadores neuromusculares. A hemodinâmica também sofre alterações com taquicardia, hipertensão iniciais, seguidas de bradicardia, prolongamento de intervalo QT ou mesmo ritmos de escape juncionais ou ventriculares. É frequente o paciente cursar com hipotensão – deve ser fortemente combatida, para garantir perfusão cerebral, objetivando-se uma pressão arterial média de 80 mmHg a 100 mmHg. Deve-se evitar também hiperoxia, para conter a formação de espécies reativas de oxigênio, mantendo um alvo de saturação de 94% a 96%. Hiperglicemia durante o resfriamento é comum, e não deve ser corrigida quando abaixo de 200 mg/mL. Deve-se estar atento, por outro lado, à hipoglicemia durante o reaquecimento. O potássio tende a reduzir os níveis durante o resfriamento, devido a influxo celular, e o corrigimos quando abaixo de 3,5 mEq/L. O risco infeccioso é maior nos pacientes que sofrem hipotermia terapêutica, e a vigilância deve ser rigorosa. Na fase de reaquecimento, os grandes riscos são a hipotensão, a hipercalemia e a hipoglicemia[5].

Apesar de toda a evidência científica e a aprovação de vários grupos de estudo da ressuscitação, ainda a hipotermia terapêutica é pouco frequentemente empregada. A dificuldade técnica é alegada em muitos casos, mesmo sabendo-se que está aprovado o resfriamento até mesmo com infusão de solução fisiológica a 4ºC. Em um estudo foram infundidos 2 litros da solução e em outro 30 mL por quilo. Em todos os protocolos está previsto o uso de sedativos e bloqueadores neuromusculares.

Mesmo presente em *guidelines* de ressuscitação, a hipotermia terapêutica ainda está sendo estudada, e não é unanimidade entre os estudos. Um estudo publicado em dezembro de 2013 por Nielsen *et al.* não encontrou benefício em controle de temperatura a 33 graus comparado a 36 graus em um estudo multicêntrico com 950 pacientes[26].

FUTURO

O progresso nos cuidados neurológicos pós-parada cardíaca ampliou-se muito nas últimas décadas, como a medicina em geral. A grande maioria destes pacientes ia a óbito antes dos protocolos de tratamento da parada cardíaca. Temos à frente o desafio de descobrirmos a melhor maneira de poupar cérebro e permitir um prognóstico melhor aos nossos pacientes, mas também o desafio de estabelecer cada vez melhor este prognóstico e permitir menos sofrimento no momento crucial de decisão do grau de investimento e suporte à vítima. Talvez o caminho seja reconhecer a heterogeneidade das paradas cardíacas e dos pacientes, analisando mais detalhadamente estas diferenças avaliando benefícios e custos de cada medida. Ao superarmos os resultados conflituosos, certamente teremos segurança no tratamento e argumentos para tomada de decisões.

Considerando-se os recursos necessários tanto para medidas de doente crítico quanto para medidas de um doente neurológico dependente dos sistemas de saúde, o dilema torna-se também de gestão, e deveria chamar a atenção das esferas políticas.

REFERÊNCIAS

1. Gonzalez MM, Timerman S, Gianotto-Oliveira R, Polastri TF, Canesin MF, Schimidt A, et al.; Sociedade Brasileira de Cardiologia. I Diretriz de Ressuscitação Cardiopulmonar e Cuidados Cardiovasculares de Emergência da Sociedade Brasileira de Cardiologia. Arq Bras Cardiol. 2013 Aug;101(2 Suppl 3):1-221.
2. Young GB. Neurologic prognosis after cardiac arrest. N Engl J Med. 2009;361:605-11.
3. Taccone F, Cronberg T, Friberg H, Greer D, Horn J, Oddo M, et al. How to assess prognosis after cardiac arrest and therapeutic hypothermia. Crit Care. 2014 Jan 14;18(1):202.
4. Aminoff MJ. Neurology and General Medicine. Elsevier Health Sciences; 2008.
5. Scirica BM. Therapeutic hypothermia after cardiac arrest. Circulation. 2013;127:244-250.
6. Stub D, Bernard S, Duffy SJ, Kaye DM. Post cardiac arrest syndrome: a review of therapeutic strategies. Circulation. 2011;123:1428-35.
7. Neurologic Aspects of Systemic Disease Part I, Volume 119: Handbook of Clinical Neurology (Series Editors: Aminoff, Boller and Swaab). Elsevier; v. 119.
8. Tortorici MA, Kochanek PM, Poloyac SM. Effects of hypothermia on drug disposition, metabolism, and response: a focus of hypothermia-mediated alterations on the cytochrome P450 enzyme system. Crit Care Med. 2007;35:2196-204.
9. Schefold JC, Storm C, Kruger A, Ploner CJ, Hasper D. The Glasgow Coma Score is a predictor of good outcome in cardiac arrest patients treated with therapeutic hypothermia. Resuscitation. 2009;80:658-61.
10. Hypothermia after Cardiac Arrest Study Group. Mild therapeutic hypothermia to improve the neurologic outcome after cardiac arrest. N Engl J Med. 2002 Feb 21;346(8):549-56.

11. Rundgren M, Westhall E, Cronberg T, Rosen I, Friberg H. Continuous amplitude-integrated electroencephalogram predicts outcome in hypothermia-treated cardiac arrest patients. Crit Care Med. 2010;38:1838-44.

12. Cloostermans MC, van Meulen FB, Eertman CJ, Hom HW, van Putten MJ. Continuous electroencephalography monitoring for early prediction of neurological outcome in postanoxic patients after cardiac arrest: a prospective cohort study. Crit Care Med. 2012;40:2867-75.

13. Rossetti AO, Urbano LA, Delodder F, Kaplan PW, Oddo M. Prognostic value of continuous EEG monitoring during therapeutic hypothermia after cardiac arrest. Crit Care. 2010;14:R173.

14. Rana OR, Saygili E, Schiefer J, Marx N, Schauerte P. Biochemical markers and somatosensory evoked potentials in patients after cardiac arrest: the role of neurological outcome scores. J Neurol Sci. 2011;305:80-4.

15. Deakin CD, Nolan JP, Soar J, Sunde K, Koster RW, Smith GB, et al. European Resuscitation Council Guidelines for Resuscitation 2010 Section 4. Adult advanced life support. Resuscitation. 2010;81:1305-52.

16. Bassetti C, Bomio F, Mathis J, Hess CW. Early prognosis in coma after cardiac arrest: a prospective clinical, electrophysiological, and biochemical study of 60 patients. J Neurol Neurosurg Psychiatry. 1996;61:610-5.

17. Wijdicks EF, Hijdra A, Young GB, Bassetti CL, Wiebe S; Quality Standards Subcommittee of the American Academy of Neurology. Practice parameter: prediction of out- come in comatose survivors after cardio- pulmonary resuscitation (an evidence- based review): report of the Quality Standards Subcommittee of the American Academy of Neurology. Neurology. 2006 Jul 25;67(2):203-10.

18. Bernard SA, Gray TW, Buist MD, Jones BM, Silvester W, Gutteridge G, et al. Treatment of comatose survivors of out--of-hospital cardiac arrest with induced hypothermia. N Engl J Med. 2002;346:557-63.

19. Holzer M, Bernard SA, Hachimi-Idrissi S, Roine RO, Sterz F, Müllner M; Collaborative Group on Induced Hypothermia for Neuroprotection After Cardiac Arrest. Hypothermia for neuroprotection after cardiac arrest: Systematic review and individual patient data meta-analysis. Crit Care Med. 2005 Feb;33(2):414-8.

20. Levy DE, Bates D, Caronna JJ, Cartlidge NE, Knill-Jones RP, Lapinski RH, et al. Prognosis in nontraumatic coma. Ann Intern Med. 1981;94:293-301.

21. Perman SM, Kirkpatrick JN, Reitsma AM, Gaieski DF, Lau B, Smith TM, et al. Timing of neuroprognostication in postcardiac arrest therapeutic hypothermia. Crit Care Med. 2012;40:719-24.

22. Cronberg T. The influence of induced hypothermia and delayed prognostication on the mode of death after cardiac arrest. Resuscitation. 2013;84:337-42.

23. Zandbergen EG, de Haan RJ, Stoutenbeek CP, Koelman JH, Hijdra A. Systematic review of early prediction of poor outcome in anoxic-ischaemic coma Lancet. 1998 Dec 5;352(9143):1808-12.

24. Kamps MJ, Horn J, Oddo M, Fugate JE, Storm C, Cronberg T, et al. Prognostication of neurologic outcome in cardiac arrest patients after mild therapeutic hypothermia: a meta-analysis of the current literature. Intensive Care Med. 2013;39:1671-82.

25. Bouwes A, Binnekade JM, Kuiper MA, Bosch FH, Zandstra DF, Toornvliet AC, et al. Prognosis of coma after therapeutic hypothermia: a prospective cohort study. Ann Neurol. 2012;71:206-12.

26. Nielsen N. Targeted Temperature Management at 33°C versus 36°C after Cardiac Arrest. N Engl J Med. 2013;369:2197-206.

27. Safar P. Resuscitation after brain ischemia. In: Grenvik A, Safar P Eds.: Brain failure and resuscitation. New York: Churchill Livingstone; 1981. p. 155-84.

28. Geocadin RD. Management of brain injury after resuscitation from cardiac arrest. Neurol Clin. 2008 May; 26(2):487-x.

29. Greer DM. Mechanisms of injury in hypoxic-ischemic encephalopathy: implications to therapy. Semin Neurol. 2006;26:3-9.

Complicações neurológicas no infarto agudo do miocárdio, angioplastia e trombólise

Aécio Flávio Teixeira de Góis
Lucas Montenegro Duarte Pereira

INTRODUÇÃO

O termo síndrome coronariana aguda (SCA) é utilizado para designar um conjunto de sinais e sintomas compatíveis com isquemia miocárdica aguda. Pode ser dividido em dois espectros: angina instável (AI) e infarto agudo do miocárdio (IAM). Este, por sua vez, engloba o IAM sem supradesnível do segmento ST (IAMSST) e o IAM com supradesnível do segmento ST (IAMCST)[1].

O IAM é definido como a presença de necrose miocárdica, detectada através da elevação e/ou queda de biomarcadores (CKMB e troponina), associado a um contexto clínico de isquemia miocárdica aguda, incluindo sintomas, alterações eletrocardiográficas e/ou de exames de imagem[2].

A definição de IAMCST é essencialmente eletrocardiográfica e compreende o surgimento de uma nova elevação do segmento ST, no ponto J, em duas ou mais derivações contíguas, > 2 mm em homens e > 1,5 mm em mulheres nas derivações V1 e V2 e/ou > 1 mm nas demais derivações. A presença de um bloqueio de ramo esquerdo (BRE) novo, ou presumidamente novo, deve ser considerada equivalente ao IAMCST[3].

A diferença, elevação ou não, do segmento ST, encontrada no eletrocardiograma (ECG), traduz o grau (total ou subtotal) e a duração da obstrução da coronária, além da área de miocárdio suprida pela artéria acometida. Neste cenário, o supradesnível ocorre em obstruções totais, prolongadas e/ou de uma artéria responsável pela perfusão de uma grande massa miocárdica[4].

O substrato fisiopatológico do IAM se encontra na redução abrupta do fluxo sanguíneo arterial coronaria-no, que ocorre mais frequentemente por obstrução mecânica, desencadeada pela ruptura da capa fibrótica de uma placa de aterosclerose e exposição do seu conteúdo, trombogênico[1,2,4].

Tendo em vista a fisiopatologia do IAM, a base terapêutica para tal evento cardiovascular deve objetivar o restabelecimento do fluxo sanguíneo na coronária obstruída[3,4]. Frente a um IAMCST, a reperfusão deve ser realizada no menor intervalo possível, enquanto no IAMSST, a estratégia é variável, baseada na estratificação de risco, através de escores como TIMI, GRACE e PURSUIT[1,3,4].

Atualmente, dispõe-se de dois mecanismos para atingir o objetivo de reperfundir a área isquêmica: angioplastia transcutânea (ATC) e trombólise, sendo a última indicada apenas no IAMCST. Ambas as modalidades terapêutica necessitam de terapias adjuvantes, como antiagregação plaquetária, anticoagulação, e medidas anti-isquêmicas (nitratos, betabloqueadores, IECAs, bloqueadores de canais de cálcio)[1,3,4].

Entre as duas modalidades de reperfusão, a ATC se mostrou superior à trombólise quando esta é utilizada isoladamente, com maiores taxas de patência da artéria desobstruída e menores incidências de angina recorrente, reinfarto e óbito[3]. No entanto, discute-se muito a utilização da trombólise seguida de ATC nas primeiras 24 horas, em casos selecionados (início dos sintomas < 2-3 horas), nos quais, pela falta de um centro de hemodinâmica, a transferência do paciente pode levar um tempo superior a 120 minutos, entre o primeiro contato médico e a realização da ATC[5-7].

A ocorrência do IAM está relacionada a diversas complicações que trazem acréscimo significativo em morbidade e mortalidade ao insulto inicial. Não bastasse esse fato, soma-se ainda a incidência de eventos adversos associados às modalidades terapêuticas utilizadas para o IAM, entre as quais, as complicações neurológicas, que são potencialmente graves e limitantes e são o foco deste capítulo.

INFARTO AGUDO DO MIOCÁRDIO

Segundo estimativas da *American Heart Association* (AHA), a cada 44 segundos, aproximadamente, ocorre um IAM nos Estados Unidos, cuja incidência anual estimada é de 515 mil casos novos e 205 mil casos de recorrência. Em maiores de 45 anos, o índice de mortalidade, em 5 anos, após o primeiro IAM, é de 36% para homens e 47% para mulheres[8].

O percentual de acidentes vasculares cerebrais (AVCs) desenvolvidos nos primeiros 5 anos pós-IAM é variável, sendo de 2% e 6%, respectivamente, para homens e mulheres, entre 45 e 64 anos, enquanto para maiores de 64 anos é de 5% para homens e 8% para mulheres[8]. De acordo com o *National Cardiovascular Data Registry* (NCDR), a incidência de AVCs intra-hospitalares após IAM, em 2011, foi de 0,5% após IAMCST e 0,6% após IAMSST[9], por sua vez, a taxa de AVCs nos primeiros 30 dias é de 12,2 para cada 1 mil IAMs[10].

A taxa de mortalidade absoluta, no primeiro ano após o IAM, foi 16% a 19% maior em pacientes que apresentaram AVC isquêmico, quando comparados àqueles que não apresentaram tal evento. Contudo, a mortalidade decorrente desse insulto apresentou queda no período de 1998 a 2008, com redução absoluta de 9,4%, e relativa de 23,8%, podendo ser explicada pela disseminação do uso de medicações visando a prevenção de eventos vasculares. Dentre os pacientes que desenvolveram o desfecho final (AVC isquêmico), a mortalidade em 1 ano foi de 36,5%, apenas um pouco maior do que a encontrada em outros estudos que avaliaram um período de 30 dias. Fato este que pode ser explicado por ser o período de maior risco, levando, talvez, à concentração de casos, com poucas ocorrências entre 30 dias e 1 ano[11].

Fatores como idade avançada, insuficiência cardíaca (IC), AVC ou IAM prévios, diabetes, doença renal crônica (DRC), doença arterial periférica e fibrilação atrial (FA) são considerados preditores de risco para a ocorrência de AVC e de mortalidade[10,11]. Por outro lado, ATC, trombólise, prescrição de AAS, clopidogrel, estatina, IECA e varfarina mostrou-se preditora de bom prognóstico[11].

A hipocinesia segmentar correspondente à área isquêmica, juntamente com a lesão subendocárdica e o estado pró-coagulante decorrente do IAM, cria um ambiente onde a estase, as alterações inflamatórias e a hipercoagulabilidade favorecem a formação de trombo intraventricular, e este, quando localizado no ventrículo esquerdo (VE), aumenta a ocorrência de eventos embólicos, mais especificamente o AVC[12,13].

Apesar da redução de sua incidência, após a era da reperfusão, a evidência de trombo em VE ainda ocorre em 4% dos IAMCST de parede anterior e possui associação positiva com eventos cerebrovasculares. Diversos estudos apontam para fatores que predizem a incidência de trombo, com concordância acerca de dois fatores: fração de ejeção (FE) < 40% no ecocardiograma realizado precocemente pós-IAM e IAM de parede anterior[14]. Associa-se também como fator de risco o tempo entre o início dos sintomas e a realização da ATC > 150 minutos e um TIMI *flow* pré-ATC ≤ 1[13].

Mais do que a simples presença do trombo em VE, certas características deste podem elevar a probabilidade de embolização, tais como: a protrusão para dentro da cavidade ventricular; a mobilidade do trombo, onde trombos com mobilidade independente embolizam mais; idade avançada; embolização prévia; IC grave; e dilatação de VE e disfunção diastólica[12].

Atualmente, não existe consenso em relação à conduta frente a situações de risco ou à evidência ecocardiográfica de trombo intracavitário. A recomendação do *guideline* da AHA para IAMCSST aponta para o início de anticoagulação oral, com antagonista da vitamina K, por um período de 3 a 6 meses, associado à antiagregação plaquetária dupla por um período variável, a depender da colocação ou não de *stent*, e do tipo de *stent*, farmacológico ou convencional. No entanto, durante a utilização de terapia antitrombótica tripla, a meta de reação normatizada internacional (RNI) deve passar a ser de 2,0 a 2,5, e não a convencional de 2,0 a 3,0, na tentativa de compensar um possível aumento na incidência de sangramentos. Devido à falta de estudos nesse contexto, não é recomendada a utilização de outros anticoagulantes orais que não os antagonistas da vitamina K[3].

Dados de uma metanálise publicada recentemente a respeito da terapia antitrombótica tripla em pacientes submetidos à ATC e que possuem indicação de anticoagulação, mostraram uma redução de 71% no risco de AVC, quando comparada à outras opções terapêuticas. Reforça também o aumento do risco de sangramento em 2 vezes. No entanto, sugere que a incidência de sangramentos ocorre em pacientes com controle inadequado do RNI[15].

O nível de evidência C, da recomendação acima, é motivo da realização de novos estudos sobre o assunto, que buscam reduzir eventos cerebrovasculares sem aumentar sangramentos. Dewilde, WJ *et al.*, por exemplo, mostraram uma redução na incidência de sangramentos com o uso de anticoagulantes orais e clopidogrel, em relação a pacientes recebendo ambos, associados a AAS, sem o aumento na ocorrência de eventos trombóticos[16].

Em situações nas quais a anticoagulação não é indicada, a antiagregação plaquetária dupla com AAS e clopidogrel mostrou uma redução do risco relativo de 20% de eventos cerebrovasculares em 1 ano, em portadores de doenças cardiovasculares, quando comparado ao uso de AAS isoladamente, e sem aumento do risco de sangramentos[17].

ANGIOPLASTIA TRANSCUTÂNEA (ATC)

No ano de 2010, foram realizados aproximadamente 1.029.000 cateterismos cardíacos nos Estados Unidos, com 492 mil ATC. Destes, 67% em homens e 51% em maiores de 64 anos[8]. Em 2011, de acordo com o NDCR CathPCI Registry, o percentual de ATCs realizadas dentro do intervalo recomendado, de 90 minutos a partir da entrada no hospital, em pacientes não transferidos de serviço para realização do procedimento, foi de 90,9% e, entre os que necessitaram de transferência, foi de 28,5%. Além disso, a incidência de AVC foi de 0,2%[9].

A incidência de AVC é 2 vezes maior em ATCs realizadas em situações de urgência e emergência, se comparadas às ATCs realizadas eletivamente. Em procedimentos eletivos, os fatores de risco que mostraram significância estatística foram: a intervenção em enxertos (ponte de safena e mamária) e doença renal crônica. O AVC hemorrágico é mais frequente em ATC eletiva, em relação às ATCs em SCA. A mortalidade dos pacientes que apresentam AVC após ATC é 15 vezes maior (10 vezes para SCA e 50 vezes para eletivos)[18].

A despeito do aumento da complexidade dos procedimentos realizados através de ATC e da intervenção em pacientes com maior carga de doença aterosclerótica, que poderiam justificar um aumento da incidência de eventos vasculares cerebrais, tal fato não foi observado por Hoffman *et al.*, que justificam esse fato pelo aumento da tecnologia relacionada aos cateteres, balões e stents, além do desenvolvimento da terapia farmacológica, com a disseminação do uso de estatinas e antiagregação plaquetária[19].

Hoffman *et al.* apresentaram a distribuição dos eventos cerebrovasculares com predomínio de AVC isquêmico, seguido por ataque isquêmico transitório e AVC hemorrágico, respectivamente. Dentre os AVCs isquêmicos, houve uma maior incidência de acometimento de circulação anterior (carotídea), em relação à circulação posterior (vertebrobasilar)[19].

A hipótese principal para a ocorrência do insulto vascular cerebral se baseia no trauma provocado às placas ateroscleróticas aórticas, durante a progressão do cateter, com consequente embolia para vasos intracranianos[20]. Outra possibilidade de fonte embligênica é o deslocamento de parte do trombo responsável pela obstrução coronariana durante a ATC[21].

A caracterização de eventos cerebrovasculares, relacionados à angiografia coronária, se dá através de dados clínicos e radiológicos, revelando o surgimento de um novo déficit neurológico focal, nas primeiras 24-48 horas após o procedimento, e da aquisição de neuroimagem, tomografia computadorizada (TC) ou ressonância magnética (RM) de crânio, que irá diferenciar o evento entre isquêmico ou hemorrágico. Além disso, na ausência de sangramento na neuroimagem, o tempo de permanência do déficit diferencia o evento entre AVC isquêmico ou ataque isquêmico transitório (AIT)[21,22]. Lembrando que apesar de estes terem sido os critérios adotados para as definições citadas, a tendência atual para diferenciar um AVC isquêmico de um AIT é baseada na evidencia de infarto tecidual através métodos de neuroimagem, preferencialmente a RM[23].

Segundo Korn-Lubetzki *et al.*, cinco fatores de risco se mostraram significativos no desenvolvimento de AVC, após a realização de cateterismo cardíaco: idade > 75 anos, história prévia de AVC, presença de trombo arterial coronário, realização de intervenção, e lesão triarterial[21]. No entanto, diversos estudos demonstram outros fatores relevantes associados a eventos cerebrovasculares, como diabetes *mellitus*, doença renal crônica, sexo feminino e IC[20,22,24].

Observando os fatores de risco associados aos AVCs pós-cateterismos cardíacos, nota-se que grande parte não é passível de modificação, logo, no intuito de reduzir a incidência de eventos, deve-se focar na tentativa de intervir nos fatores modificáveis, que, segundo Popovic *et al.*, são: realizar ATC em centros com grande volume de procedimentos e evitar a realização de procedimentos desnecessários[22].

A antiagregação plaquetária dupla com AAS e clopidogrel se mostrou eficaz na redução de desfechos desfavoráveis, dentre trombose de *stent*, reinfarto, óbito e AVCs, sendo considerada a terapia padrão atual. Novos antiagregantes da classe do clopidogrel, como ticagrelor e prasugrel, têm sido estudados em diferentes situações e comparados ao primeiro, apresentando resultados variáveis. O prasugrel, por exemplo, apresentou redução de risco de eventos isquêmicos sem aumento de risco de sangramento em pacientes com IAMCST e diabéticos, em contrapartida, mostrou aumento de desfechos desfavoráveis, isquêmicos e hemorrágicos, em pacientes com AVC prévio[25].

Outro aspecto a ser considerado terapia adjuvante à reperfusão é o uso de anticoagulantes antes, durante e após a realização da ATC. A recomendação atual da diretriz norte-americana aponta para o uso de heparina não fracionada (HNF) ou bivalirudina, contudo a diretriz europeia adiciona às indicações previamente citadas a heparina de baixo peso molecular (HBPM), enoxaparina[3,26]. Dentre as opções recomendadas, estudos sugerem superioridade da bivalirudina quando comparada à HNF usada em associação com inibidores da glicoproteína IIb/IIIa, com menor ocorrência de sangramentos maiores e redução de mortalidade, esta se mantendo até 3 anos de seguimento. Todavia, há controvérsias acerca da maior incidência de trombose de *stent*[26,27].

A cirurgia cardíaca de revascularização miocárdica, com a colocação de bypass (veia safena ou artéria mamária), é uma modalidade terapêutica alternativa à ATC e, em determinadas situações, é superior a esta, sendo recomendada como primeira opção de intervenção. No entanto, se comparadas quanto à incidência de AVCs, a cirurgia se mostra inferior, com aumento, em 30 dias, de 6 casos a cada mil, caso a cirurgia seja realizada sem circulação extracorpórea (CEC), e 9 a cada mil, se realizada com CEC. Aumento este que, segundo os autores, independe da idade e da extensão da doença coronariana[28].

Atualmente tem-se discutido a indicação de cirurgia em casos de lesões de múltiplos vasos. Athappan, G. *et al.* publicaram uma metanálise evidenciando a redução de risco de eventos cerebrovasculares em 5 anos favorecendo a realização de ATC, nessa situação[29]. No entanto, uma revisão sistemática publicada por Deb *et al.*, apesar de ratificar a informação, mostra uma maior incidência na necessidade de reintervenção após a ATC, quando comparada à cirurgia, devendo ser considerados, na escolha do método de abordagem, a anatomia coronariana, características dos pacientes e a experiência local com as opções de revascularização[30].

TROMBÓLISE

Os agentes fibrinolíticos existentes possuem características diferentes entre si (Tabela 1.6.1). As substâncias mais novas foram criadas com o intuito de serem fibrino-específicas, resistentes aos inibidores naturais, como o inibidor do plasminogênio ativado 1 (PAI-1) e de possibilitar infusão em bolus, através da meia vida mais longa[31].

A alteplase, primeiro agente fibrino-específico, apresentou um discreto aumento no risco de desenvolvimento de AVCs em relação à estreptoquinase (SK). Os demais se mostraram superiores, com menor número de evoluções para choque cardiogênico, hipotensão e IC, sem aumento no risco de sangramentos maiores[32].

Atualmente, a recomendação para o uso dos fibrinolíticos no IAM tem sido restrita às situações de impossibilidade de realizar a ATC em um período inferior a 120 minutos, contados do momento em que se pode iniciar a trombólise, a chamada estratégia farmacoinvasiva. Tal estratégia tem se mostrado efetiva, com resultados semelhantes à ATC primária e sem aumento de desfechos desfavoráveis, incluindo hemorragia intracraniana, que é complicação intimamente relacionada aos fibrinolíticos. Entretanto, contraindicações ao uso dos fibrinolíticos, absolutas ou relativas (Tabela 1.6.2), podem inviabilizar a estratégia farmacoinvasiva[3].

No estudo STREAM, que avaliou a eficácia da estratégia farmacoinvasiva em pacientes com < 3 horas de sintomas e impossibilitados de realizar a ATC primária em até 1 hora, houve um aumento na incidência de AVC hemorrágico nas fases inicias, porém, com a correção da dose do tenecteplase (TNK), administrada em pacientes com mais de 75 anos, houve redução no número de eventos, atingindo valores similares aos ocorridos com a ATC primária[6].

Giugliano RP *et al.* encontraram uma incidência de 0,7% de AVCs hemorrágicos, após o início da trombólise, em pacientes com IAMCST, baseados em dados obtidos no ExTRACT-TIMI 25 *trial*. A ocorrência de tal evento evidenciou associação significativa com o aumento de mortalidade a curto prazo (30 dias), com risco 10 vezes maior, e a longo prazo (1 ano), com risco 4 vezes maior[33].

O mesmo estudo mostra que diferentes características, entre pacientes que apresentaram hemorragia intracraniana e que apresentaram outros sangramentos maiores,

Tabela 1.6.1 – Comparação dos diferentes agentes fibrinolíticos.

AGENTE	MEIA-VIDA (MIN)	FIBRINO-ESPECIFICIDADE	DOSE
Estreptoquinase	23-29	–	1,5 milhão UI/60 min
Reteplase	15	+	2 × 10 UI/bolus/30-30 min
Alteplase	4-8	++	100 mg/90 min
Tenecteplase	20	+++	0,5 mg/kg/bolus

Adaptada de *Thrombolytics and Myocardial Infarction*[31].

Tabela 1.6.2 – Contraindicações e precauções para o uso de fibrinolíticos no IAMCST.

CONTRAINDICAÇÕES ABSOLUTAS	CONTRAINDICAÇÕES RELATIVAS
Hemorragia intracraniana prévia	PAS > 180 e PAD > 110
Neoplasia intracraniana maligna conhecida	AVC isquêmico há mais de 3 meses
Lesão vascular cerebral estrutural conhecida	Demência
AVC isquêmico nos últimos 3 meses	PCR traumática ou há mais de 10 minutos
Suspeita de dissecção de aorta	Cirurgia de grande porte nas últimas 3 semanas
Sangramento ativo ou diátese hemorrágica (exceto menstruação)	Gravidez
Cirurgia intracraniana ou espinhal nos últimos 2 meses	Uso de anticoagulantes orais
Hipertensão refratária	Úlcera péptica com sangramento ativo
Para estreptoquinase, uso prévio nos últimos 6 meses	Acesso vascular não compressivo
TCE nos últimos 3 meses	Sangramento interno nas últimas 2-4 semanas

Adaptada de 2013 ACCF/AHA *Guideline for the Management of ST-Elevation Myocardial Infarction: A Report of the American College of Cardiology Foundation/ American Heart Association Task Force on Practice Guidelines*[3].

são estatisticamente significantes, com maior número de ocorrências do primeiro em pacientes do sexo feminino, com TIMI *risk* > 3, hipertensos e diabéticos, além do uso de fibrinolíticos fibrino-específicos[33]. Outras características associadas à maior ocorrência de hemorragia intracraniana são idade avançada, AVC prévio e peso abaixo de 70 kg para mulheres e 80 kg para homens[3].

A terapia adjuvante com anticoagulantes também é indicada quando a estratégia de reperfusão escolhida é a trombólise, e as substâncias recomendadas são: HNF, enoxaparina e fondaparinux, dando preferência à segunda. Estas devem ser mantidas durante toda internação, por até 8 dias, ou até a revascularização. O uso de HNF requer um controle laboratorial estrito, onde o tempo de tromboplastina parcial ativada (TTPa) deve ser monitorizado e quando > 70 segundos aumenta a probabilidade de sangramento, reinfarto e óbito[3,26].

A conduta recomendada na vigência desta complicação, não apenas após a trombólise, mas também após o IAM e a ATC, visa a retirar fatores que possam perpetuar o sangramento, como os antiagregantes plaquetários e anticoagulantes, e definir a extensão do sangramento e sua topografia, através da rápida obtenção de uma neuroimagem. Deve-se considerar a transfusão de plasma e plaquetas e a administração de complexo protrombínico e protamina (antídoto da heparina). A avaliação neurológica e neurocirúrgica são necessárias para a definição de conduta conservadora ou cirúrgica[3].

REFERÊNCIAS

1. Jneid H, Anderson JL, Wright RS, Adams CD, Bridges CR, Casey DE, et al. 2012 ACCF/AHA focused update of the guideline for the management of patients with unstable angina/non-ST-elevation myocardial infarction: a report of the American College of Cardiology Foundation/American Heart Association Task Force on Practice Guidelines. Circulation. 2013;127:663-828.

2. Thygesen K, Alpert JS, Jaffe AS, White HD, Simoons ML, Chaitman BR, et al. Third universal definition of myocardial infarction. Circulation. 2012;126:2020-35.

3. O'Gara PT, Kushner FG, Ascheim DD, Casey DE, Chung MK, de Lemos JA, et al., for the CF/AHA Task Force. 2013 ACCF/AHA guideline for the management of ST-elevation myocardial infarction: executive summary. A report of the American College of Cardiology Foundation/American Heart Association Task Force on Practice Guidelines. Circulation. 2013;127:362-425.

4. National Clinical Guideline Centre. The acute management of myocardial infarction with ST-segment elevation. NICE clinical guideline 167. London: National Clinical Guideline Centre; 2013.

5. Gershlick AH, Banning AP, Myat A, Verheugt FWA, Gersh BJ. Reperfusion Therapy for STEMI: Is There Still a Role for Thrombolysis in the Era of Primary Percutaneous Coronary Intervention? Lancet. 2013;382:624-32.

6. Armstrong PW, Gershlick AH, Goldstein P, Wilcox R, Danays T, Lambert Y, et al., for the STREAM Investigative Team. Fibrinolysis or primary PCI in ST-segment elevation myocardial infarction. N Engl J Med 2013;368:1379-87.

7. Westerhout CM, Bonnefoy E, Welsh RC, Steg PG, Boutitie F, Armstrong PW. The influence of time from symptom onset and reperfusion strategy on 1-year survival in ST- elevation myocardial infarction: a pooled analysis of an early fibrinolytic strategy versus primary percutaneous coronary intervention from CAPTIM and WEST. Am Heart J. 2011;161:283-90.

8. Go AS, Mozaffarian D, Roger VL, Benjamin EJ, Berry JD, Blaha MJ, et al. Heart disease and stroke statistics - 2014 update: a report from the American Heart Association. Circulation. 2014;129:e28-e292.

9. Masoudi FA, Ponirakis A, Yeh RW, Maddox TM, Beachy J, Casale PN, et al. Cardiovascular care facts: a report from the National Cardiovascular Data Registry: 2011. J Am Coll Cardiol. 2013;62(21):1931-47.

10. Witt BJ, Ballman KV, Brown RD Jr, Meverden RA, Jacobsen SJ, Roger VL. The incidence of stroke after myocardial infarction: a meta-analysis. Am J Med. 2006;119(4):354e1-9.

11. Brammås A, Jakobsson S, Ulvenstam A, Mooe T. Mortality after ischemic stroke in patients with acute myocardial infarction predictors and trends over time in Sweden. Stroke. 2013;44(11):3050-5.

12. Delewi R, Zijlstra F, Piek JJ. Left ventricular thrombus formation after acute myocardial infarction. Heart. 2012;98:1743-9.

13. Shacham Y, Leshem-Rubinow E, Ben Assa E, Rogowski O, Topilsky Y, Roth A, et al. Frequency and correlates of early left ventricular thrombus formation following anterior wall acute myocardial infarction treated with primary percutaneous coronary intervention. Am J Cardiol. 2013;111:667-70.

14. Gianstefani S, Douiri A, Delithanasis I, Rogers T, Sen A, Kalra S, et al. Incidence and predictors of early left ventricular thrombus after ST-elevation myocardial infarction in the contemporary era of primary percutaneous coronary intervention. Am J Cardiol. 2014;113(7):1111-6.

15. Gao F, Zhou YJ, Wang ZJ, Yang SW, Nie B, Liu XL, et al. Meta-analysis of the combination of warfarin and dual antiplatelet therapy after coronary stenting in patients with indications for chronic oral anticoagulation. Int J Cardiol. 2011;148(1):96-101.

16. Dewilde WJ, Oirbans T, Verheugt FW, Kelder JC, De Smet BJ, Herrman JP, et al. Use of clopidogrel with or without aspirin in patients taking oral anticoagulant therapy and undergoing percutaneous coronary intervention: an open-label, randomised, controlled trial. Lancet. 2013;381(9872):1107-15.

17. Gouya G, Arrich J, Wolzt M, Huber K, Verheugt FWA, Gurbel PA, et al. Antiplatelet treatment for prevention of cerebrovascular events in patients with vascular diseases: a systematic review and meta-analysis. Stroke. 2014;45(2):492-503.

18. Werner N, Bauer T, Hochadel M, Zahn R, Weidinger F, Marco J, et al. Incidence and clinical impact of stroke complicating percutaneous coronary intervention results of the Euro Heart Survey Percutaneous Coronary Interventions Registry. Circ Cardiovasc Interv. 2013;6(4):362-9.

19. Hoffman SJ, Holmes DR Jr, Rabinstein AA, Rihal CS, Gersh BJ, Lennon RJ, et al. Trends, predictors, and outcomes of cerebrovascular events related to percutaneous coronary intervention: a 16-year single-center experience. JACC Cardiovasc Interv. 2011;4:415-22.

20. Hoffman SJ, Routledge HC, Lennon RJ, Mustafa MZ, Rihal CD, Gersh BJ, et al. Procedural factors associated with percutaneous coronary intervention-related ischemic stroke. JACC Cardiovasc Interv. 2012;5:200-6.

21. Korn-Lubetzki I, Farkash R, Pachino RM, Almagor Y, Tzivoni D, Meerkin D. Incidence and risk factors of cerebrovascular events following cardiac catheterization. J Am Heart Assoc. 2013;2(6):e000413.

22. Popovic B, Carillo S, Agrinier N, Christophe C, Selton-Suty C, Juillière Y, et al. Ischemic stroke associated with left cardiac catheterization: The importance of modifiable and nonmodifiable risk factors. Am Heart J. 2013;165(3):421-6.

23. Easton JD, Saver JL, Albers GW, Alberts MJ, Chaturvedi S, Feldmann E, et al.; American Heart Association; American Stroke Association Stroke Council; Council on Cardiovascular Surgery and Anesthesia; Council on Cardiovascular Radiology and Intervention; Council on Cardiovascular Nursing; Interdisciplinary Council on Peripheral Vascular Disease. Definition and evaluation of transient ischemic attack: a scientific statement for healthcare professionals from the American Heart Association/American Stroke Association Stroke Council; Council on Cardiovascular Surgery and Anesthesia; Council on Cardiovascular Radiology and Intervention; Council on Cardiovascular Nursing; and the Interdisciplinary Council on Peripheral Vascular Disease. The American Academy of Neurology affirms the value of this statement as an educational tool for neurologists. Stroke. 2009;40(6):2276-93.

24. Aggarwal A, Dai D, Rumsfeld JS, Klein LW, Roe MT. Incidence and predictors of stroke associated with percutaneous coronary intervention. Am J Cardiol. 2009;104(3):349-53.

25. Brilakis ES, Patel VG, Banerjee S. Medical management after coronary stent implantation: a review. JAMA. 2013;310(2):189-98.

26. Steg PG, James SK, Atar D, Badano LP, Blömstrom-Lundqvist C, Borger MA, et al. The Task Force on the management of ST-segment elevation acute myocardial infarction of the European Society of Cardiology (ESC). ESC Guidelines for the management of acute myocardial infarction in patients presenting with ST-segment elevation. Eur Heart J. 2012;33:2569-619.

27. Shelton R, Eftychiou C, Somers K, Liu A, Burton-Wood N, Anderson M, et al. Bivalirudin in patients undergoing primary percutaneous coronary intervention for acute ST-elevation myocardial infarction: outcomes in a large real-world population. EuroIntervention. 2013;9(1):118-24.

28. Palmerini T, Biondi-Zoccai G, Riva DD, Mariani A, Savini C, Di Eusanio M, et al. Risk of stroke with percutaneous coronary intervention compared with on-pump and off-pump coronary artery bypass graft surgery: evidence from a comprehensive network meta-analysis. Am Heart J. 2013;165:910-7.

29. Athappan G, Chacko P, Patvardhan E, Gajulapalli RD, Tuzcu EM, Kapadia SR. Late stroke: comparison of percutaneous coronary intervention versus coronary artery bypass grafting in patients with multivessel disease and unprotected left main disease: a meta-analysis and review of literature. Stroke. 2014;45(1):185-93.

30. Deb S, Wijeysundera HC, Ko DT, Tsubota H, Hill S, Fremes SE. Coronary artery bypass graft surgery vs percutaneous interventions in coronary revascularization: a systematic review. JAMA. 2013;310(19):2086-95.

31. Kunadian V, Gibson CM. Thrombolytics and myocardial infarction. Cardiovascular therapeutics. 2012;30(2):e81-8.

32. Stiermaier T, Desch S, Schuler G, Thiele H, Eitel I. Reperfusion strategies in ST-segment elevation myocardial infarction. Minerva Med. 2013;104:391-411.

33. Giugliano RP, Giraldez RR, Morrow DA, Antman EM, Gibson CM, Mohanavelu S, et al. Relations between bleeding and outcomes in patients with ST-elevation myocardial infarction in the ExTRACT-TIMI 25 trial. Eur Heart J. 2010;31:2103-10.

Síncope, disautonomia e hipotensão postural

Aécio Flávio Teixeira de Góis
Ricardo Collar Rebolho

SÍNCOPE

Síncope é definida como a perda abrupta e transitória da consciência, associada com a ausência de tônus postural, seguida de completa e rápida recuperação espontânea. É uma condição comum: no estudo de Framingham, por exemplo, que acompanhou uma população de 7.814 homens e mulheres por um período de 17 anos, 11% apresentaram episódios de síncope. Estima-se que até um terço dos indivíduos apresentará um episódio de síncope ao longo da vida.

A síncope pode ser causada por um leque de condições, desde causas benignas, como a síncope vasovagal, até causas com potencial risco de morte, como algumas arritmias cardíacas. Desta forma é importante ter em mente as causas mais comuns, bem como as causas potencialmente ameaçadoras à vida. Dentre as mais comuns, podemos citar:

- Síncope vasovagal (25-65% dos casos).
- Hipersensibilidade do seio carotídeo.
- Hipotensão postural.
- Secundária à medicação.

Já as causas potencialmente fatais são:

- Síncope cardiogênica.
- Hemorragia.
- Tromboembolismo pulmonar.
- Hemorragia subaracnóidea.

Para tentar diferenciar entre as várias causas de síncope, uma anamnese detalhada, um bom exame físico e um eletrocardiograma são as principais ferramentas.

A síncope vasovagal, por exemplo, costuma vir acompanhada de pródromos, como tontura, embaçamento visual, mal-estar, calor, enjoo e normalmente está relacionada a algum gatilho, como a síncope ao evacuar, urinar, tossir, ou síncope situacional, em ocasiões como doar sangue, ficar muito tempo em pé ou em lugares abafados, estresse físico ou emocional. Já a síncope cardiogênica normalmente ocorre subitamente, sem nenhum pródromo, com o padrão conhecido como liga-desliga. Na síncope que ocorre durante o exercício, devemos procurar por doenças que cursem com a obstrução do fluxo sanguíneo, como a estenose de válvula aórtica e a miocardiopatia hipertrófica.

O exame físico deve focar nos sistemas cardiovascular e pulmonar, e o exame neurológico é de grande importância. Deve-se também procurar por lesões secundárias à queda comumente causada pela síncope. No eletrocardiograma, alguns achados são sugestivos de síncope cardiogênica: intervalo QT ou QRS prolongados, bradicardia grave, pré-excitação cardíaca e evidência de infarto do miocárdio.

Na abordagem do paciente com síncope, primeiro devemos caracterizar se o episódio foi realmente uma síncope – dentre os diagnósticos diferenciais mais importantes temos as convulsões e os acidentes vasculares cerebrais. A origem da síncope pode ser muito difícil de descobrir, alguns estudos mostram que, se não houver indícios importantes da causa na anamnese, exame físico ou eletrocardiograma, até 50% dos pacientes ficam sem um diagnóstico da causa da síncope, mesmo quando realizada extensa investigação. Dessa forma os principais objetivos do médico devem ser identificar os pacientes sob maior risco de apresentar uma causa ameaçadora à vida. Com esse fim, alguns critérios são usados para estratificação de risco desses pacientes. São eles:

- Alterações no eletrocardiograma.
- História de doença estrutural cardíaca ou sinais. clínicos sugestivos de insuficiência cardíaca.
- Pressão arterial sistólica persistentemente menor que 90 mmHg.
- Dispneia durante o evento ou na avaliação.
- Idade avançada e comorbidades associadas.
- História familiar de morte súbita.

Em caso de pacientes que apresentem síncope de origem vasovagal, ou de outras causas não ameaçadoras à vida, o paciente pode ser liberado e investigado ambulatorialmente caso necessário. Mesmo quando não esteja definida a etiologia da síncope, se o paciente for de baixo risco, não há necessidade de investigação no hospital. Apenas nos casos de paciente de alto risco com síncope de etiologia não definida ou de pacientes com causa de síncope definida e que seja potencialmente ameaçadora à vida, exames complementares devem ser realizados e o paciente deve ser mantido no hospital.

Essa conduta é embasada em estudos que acompanharam por alguns anos pacientes que deram entrada no hospital com quadro de síncope. Eles mostraram que, após 3 anos de seguimento, 40% a 85% dos pacientes não voltaram a apresentar episódios de síncope. O fator mais importante para o prognóstico desses pacientes, quanto a morbidade e mortalidade, é a classificação de risco do paciente e não a etiologia específica da síncope.

Dessa forma a investigação adicional deve ser guiada pelo risco do paciente. Testes complementares, como a monitorização cardíaca contínua e o *tilt table test*, podem ajudar em alguns casos, mas em boa parte dos casos a causa da síncope não é descoberta. A utilidade do Holter de 24 ou 48 horas é controversa, pois só haverá benefício no diagnóstico caso ocorra algum episódio de síncope durante o período de monitorização, o que é raro. A realização de massagem carotídea também é controversa. A última diretriz da Sociedade Europeia de Cardiologia sobre síncope orienta a realização de massagem carotídea em pacientes acima de 40 anos, caso não seja descoberta a causa após a realização do eletrocardiograma. Porém essa manobra não deve ser realizado em pacientes com história de acidente vascular cerebral ou acidente isquêmico transitório nos últimos 3 meses. A manobra é considerada positiva se a síncope é reproduzida associada a uma pausa sistólica acima de 3 segundos e/ou a queda da pressão sistólica de mais de 50 mmHg.

O tratamento da síncope consiste em tratar as causas quando identificáveis, como a colocação de marca-passo em arritmias cardíacas. Mas na maior parte dos casos, como a causa não é identificada ou é devida a causas benignas, a base do tratamento é a educação do paciente sobre os mecanismos da síncope e medidas que podem ser realizadas para preveni-la, como acontece na hipotensão postural. Alguns estudos acompanharam os pacientes com síncope para avaliar o risco de acidentes de trânsito causado pela síncope, porém a ocorrência destes foi muito baixa. Desta forma, apesar de algumas sociedades preconizarem que pacientes com episódios de síncope mais graves ou recorrentes não voltem a dirigir, não há dados para embasar a decisão, e a aderência a essa orientação é muito baixa entre os pacientes.

DISAUTONOMIA

A hipotensão postural, normalmente é o sintoma mais incapacitante da disautonomia. Porém inicialmente a hipotensão postural pode ser assintomática e outros achados podem sugerir a falência autonômica. Impotência é um sintoma comum inicial da disautonomia em homens, normalmente precedendo outros sintomas por meses ou anos. O envolvimento vesical pode se manifestar por polaciúria, urgência miccional, incontinência urinária, retenção e aumento da urina residual. Em alguns casos, podem ocorrer aumento das infecções urinárias ou surgimento de nefrolitíase devido a estase urinária. Disfunção intestinal também pode ocorrer, levando a constipação, incontinência fecal e diarreia. Também estão presentes alterações na regulação térmica, na pupila e na glândula lacrimal.

HIPOTENSÃO POSTURAL

Introdução

A hipotensão postural é uma condição muito frequente na vida adulta, atingindo em média 5% da população, e com uma prevalência crescente com o avanço da idade. A hipotensão postural é definida como a queda de mais de 20 milímetros de mercúrio (mmHg) na pressão arterial sistólica ou mais de 10 mmHg na pressão arterial diastólica, aferida três minutos após o paciente passar da posição supina para a posição ereta.

Há milhões de anos, a evolução do homem da postura quadrúpede para a postura ereta trouxe diversas implicações na hemodinâmica do corpo humano, exigindo uma adaptação e a criação de diversos mecanismos para manter o fluxo sanguíneo na parte superior do corpo, que passou a estar em um nível mais alto que o tórax. Dessa forma, diversos mecanismos compensatórios cardiovasculares e neuronais foram surgindo para que se tornasse possível vencer a gravidade e garantir o fluxo sanguíneo adequado para a região cefálica. A falha de algum desses mecanismos é o que pode levar à hipotensão postural.

A importância desta condição está relacionada com a presença de sintomas que trazem grandes prejuízos funcionais no dia a dia, como as síncopes, e está relacionada com as quedas, que conferem uma grande morbidade e mortalidade, principalmente para o paciente idoso. Sendo a prevenção de quedas uma das formas mais importantes de se diminuir a incidência de fraturas em pacientes idosos, mais efetiva, inclusive, do que a própria administração de medicamentos para osteoporose para este fim, torna-se imperativo procurar qualquer condição que possa elevar tal risco nos pacientes dessa faixa etária.

Como veremos adiante, existem diversas causas para a hipotensão postural, desde doenças neurológicas, cardiovasculares e, especialmente, secundárias a drogas. O reconhecimento e o tratamento adequados desta condição são de extrema importância para a melhora dos sintomas e, consequentemente, da qualidade de vida dos pacientes, assim como para a prevenção de outras complicações que podem trazer grande morbidade para estes pacientes.

Epidemiologia

A prevalência da hipotensão postural varia de acordo com a faixa etária, as comorbidades e o uso de medicamentos. Na população de adultos jovens, a prevalência da hipotensão postural varia de 5% a 6%, conforme demonstrado em estudos recentes. A prevalência da hipotensão postural aumenta conforme o avanço da idade, chegando a até 25% em idosos acima de 65 anos (Tabela 1.7.1). Em casos de pacientes portadores de doenças neurológicas como doença de Parkinson ou demência de Lewy, a prevalência de hipotensão postural pode variar de 30-50%, conforme a literatura médica atual.

Fisiopatologia

Quando passamos da posição supina para a posição ereta, o sangue que circula na região torácica flui pela

ação da gravidade para os vasos abaixo do diafragma, na região das pernas e do abdômen. Esta mudança da locação do conteúdo intravascular leva a uma redução na pressão de enchimento do átrio direito e, portanto, uma diminuição no débito cardíaco e na pressão arterial sistêmica. A queda na pressão sanguínea induzida pela gravidade leva à ativação dos barorreceptores, o que leva à alteração na condução do impulso nervoso através do nono e décimo nervos cranianos. Essas mudanças afetam a atividade do centro vasomotor no tronco cerebral, o que, por sua vez, influencia os neurônios autonômicos nas colunas de células intermediolaterais da medula espinhal toracolombar, produzindo uma vasoconstrição periférica reflexa e um aumento na força e na frequência da contração miocárdica. Reflexos cardiopulmonares, em conjunto com as fibras vagais aferentes dos mecanorreceptores do coração e receptores de tensão nos pulmões, contribuem para manter a pressão sanguínea, atuando de maneira sinérgica com o reflexo barorreceptor. O reflexo axonal venoarteriolar também é importante para limitar o fluxo sanguíneo para a pele, músculos e tecido adiposo.

O retorno venoso também é auxiliado durante a manutenção da postura ereta por fatores mecânicos, como o tônus dos músculos das pernas, e o bombeamento de sangue proporcionado pela contração destes músculos ao caminhar e por manobras que aumentam a pressão intra-abdominal. Além disso, há a secreção do hormônio antidiurético, e ativação do eixo renina-angiotensina-aldosterona, levando à retenção de sal e água, gerando um aumento do volume intravascular. Estes últimos, porém, são mecanismos de controle da pressão arterial em longo prazo.

Critérios diagnósticos

Os critérios para definição de hipotensão postural são a queda da pressão arterial sistólica maior do que 20 mmHg ou da pressão arterial diastólica maior do que 10 mmHg, 3 minutos após o paciente passar da posição supina para a posição ereta, independente dos valores prévios da pressão arterial. Alguns autores dividem a gravidade da hipotensão postural de acordo com o valor da queda da pressão arterial e com o tempo para a recuperação do nível de pressão arterial prévio. Estudos demonstraram que, quanto maior a gravidade da hipotensão postural, mais prejuízo o paciente apresentará na sua vida diária, devido ao maior número de sintomas e de comorbidades associadas, evoluindo com pior prognóstico.

A maneira mais fácil para identificar a hipotensão postural é a aferição da pressão arterial no próprio consultório, primeiro após o paciente permanecer deitado por no mínimo 5 minutos, e depois pedindo a ele que

Tabela 1.7.1 – Prevalência de hipotensão postural de acordo com a faixa etária.

ESTUDO	N	IDADE (ANOS)	PREVALÊNCIA (%)
SHEP, 1991	4736	> 60	17,3
Verwoert, 2008	5064	> 55	17,8
Fedorowski, 2010	32669	26-61	6,1
Lin, 2010	1174	> 65	25,6
Jones, 2012	12363	45-64 a	5

se levante, e repetindo a medição após o paciente permanecer 3 minutos na posição ereta. A aferição da pressão arterial também pode ser feita usando-se monitores contínuos da pressão arterial enquanto o paciente passa da posição supina para a ortostase ou através de macas especiais utilizadas para realização do *tilt table test* (exame no qual o paciente é fixado a uma maca móvel que muda de inclinação rapidamente, simulando a passagem da posição supina para a ereta, enquanto a pressão arterial é monitorada de maneira contínua).

Quadro clínico

O quadro clínico da hipotensão postural pode se apresentar de diferentes maneiras. Os sinais e sintomas mais frequentes são tontura, fraqueza, desequilíbrio, turvamento visual ou uma sensação de mal-estar inespecífico. As queixas podem surgir após o paciente levantar-se abruptamente, de manhã ao sair da cama, ao levantar-se do vaso sanitário, levantar-se da cadeira após uma refeição ou após longos períodos na posição ereta. Em vários casos os sintomas podem não ser típicos e o paciente pode não associar as queixas à passagem da posição sentada ou deitada para a posição ereta. A hipotensão postural deve ser um diagnóstico sempre lembrado pelo médico assistente, tanto pela facilidade com que pode ser confirmado no próprio consultório quanto pelas várias consequências que a hipotensão postural pode trazer para o paciente, como limitação funcional nas atividades da vida diária e sensação de instabilidade ou fragilidade, que podem afetar o seu aspecto psicológico. A história de quedas recentes também deve fazer o médico pensar no diagnóstico de hipotensão postural, principalmente no paciente idoso.

Causas

Existem diversas causas para a hipotensão postural, comumente sendo divididas entre causas neurológicas e não neurológicas. Dentre todas as causas, a mais comum e que sempre devemos pesquisar cuidadosamente é a hipotensão postural secundária a medicamentos (Quadro 1.7.1).

Ao identificarmos um paciente com hipotensão postural, o primeiro passo é analisar minuciosamente todos os medicamentos dos quais o paciente faz uso. No paciente idoso, como há uma importante diferença na metabolização das substâncias devido à idade, medicamentos em doses que seriam consideradas adequadas para adultos jovens podem ser muito altas, aumentando o risco da ocorrência de efeitos colaterais. Segundo estudos europeus recentes, os medicamentos mais relacionados com a hipotensão postural são os benzodia-

Quadro 1.7.1 – Causas de hipotensão postural.

Secundária a drogas
Cardiológicas
Diminuição do volume intravascular
Endócrinas e metabólicas
Neurológicas

zepínicos e os betabloqueadores. Estas duas classes de medicamentos podem elevar entre duas a três vezes o risco de a pessoa apresentar hipotensão postural.

No caso dos benzodiazepínicos, eles devem ser sempre evitados em idosos, pois apresentam uma série de efeitos colaterais a médio e longo prazo e estão no fim da lista entre as opções de calmantes para essa faixa etária. Não são indicados para distúrbios do sono, mas infelizmente vemos em nosso meio uma grande quantidade de pacientes acima dos 65 anos de idade em uso de benzodiazepínicos de forma contínua e com o objetivo de induzir o sono. Essas pessoas acabam se tornando dependentes e a retirada desta medicação consiste em um grande desafio para o médico.

Já os betabloqueadores, principalmente com o objetivo de controle da pressão arterial, estão caindo em desuso, pois podem trazer diversos efeitos colaterais para os idosos, inclusive a hipotensão postural. Nas diretrizes mais recentes para controle da hipertensão arterial, como o VIII JOINT (*The Eighth Report of The Joint National Committee on Prevention, Detection, and Treatment of High Blood Pressure* –JNC8), os betabloqueadores não são mais considerados drogas de primeira linha, principalmente para o controle de pressão em idosos, devido ao seu grande poder de causar efeitos indesejáveis e a ausência de diminuição da morbimortalidade a longo prazo. Além disso, a tendência nos últimos trabalhos sobre o controle da hipertensão arterial tem sido cada vez menos rigidez com as metas de pressão arterial: o próprio JOINT traz como meta para indivíduos acima de 65 anos de idade e sem comorbidades, valores de pressão arterial sistólica abaixo de 150 mmHg e de pressão arterial diastólica abaixo de 90 mmHg. Pois o que se desenhava era uma curva em formato de U, com aumento da morbimortalidade dos pacientes idosos tanto com uma pressão arterial acima do normal, quanto com valores de pressão arterial muito baixos, e passou-se assim a recomendar um controle menos estrito da pressão arterial nestes pacientes. Dessa forma, os betabloqueadores devem ser evitados em idosos e, sempre que possível, substituídos por outros anti-hipertensivos. Na presença de hipotensão postural confirmada, torna-se necessária a suspensão do medicamento.

Além de betabloqueadores e benzodiazepínicos, diversos outros medicamentos de grande uso na população adulta podem causar hipotensão postural, entre eles: tranquilizantes, sedativos, hipnóticos, antidepressivos, anti-hipertensivos, diuréticos, vasodilatadores, insulina, agonistas da dopamina, levodopa e bloqueadores alfa-adrenérgicos (Quadro 1.7.2).

Quadro 1.7.2 – Principais drogas relacionadas à hipotensão postural.

CLASSE	EXEMPLOS
Betabloqueadores	Atenolol, propranolol, metoprolol
Benzodiazepínicos	Clonazepam, diazepam, midazolam, lorazepam, alprazolam, bromazepam
Bloqueadores alfa-adrenérgicos	Doxasozina, prasozina, terasozina
Antidepressivos tricíclicos	Imipramina, amitriptilina, nortriptilina
Antidepressivos não tricíclicos	Trazodona, paroxetina, venlafaxina
Neurolépticos	Clorpromazina, quetiapina
Antiparkinsonianos	Levodopa, bromocriptina
Anti-hipertensivos	Clonidina, verapamil, captopril, hidralazina
Diuréticos	Furosemida
Nitratos	Monocordil, sildenafil
Opioides	Morfina
Antiarrítmicos	Amiodarona

Independentemente da classe dos medicamentos, o uso concomitante de cinco drogas ou mais em pacientes idosos está relacionado com o aumento da incidência da hipotensão postural.

Devemos sempre lembrar, independente de o paciente ser idoso ou não, que antes de prescrevermos qualquer droga, temos sempre que pesar o custo benefício desta droga para aquele paciente em particular, sempre cuidando para que não acabemos trazendo mais mal do que bem com aquela droga ou aquele exame complementar. Com o avanço da tecnologia e a facilidade no acesso à informação, sempre teremos ao nosso alcance diversas fontes de consulta a referências bibliográficas confiáveis que mostrem evidências sólidas que realmente demonstrem a indicação do uso de determinada droga para determinada situação. É preciso que tenhamos sempre em mente que toda droga tem seus efeitos colaterais e só devemos lançar mão de terapias que comprovadamente trarão algum bem para aquele paciente, sabendo discernir entre evidências de boa qualidade e outras por vezes tendenciosas, a quem possa ser interessante quanto mais medicamentos sejam prescritos.

Outras causas não neurológicas da hipotensão postural podem acontecer secundariamente a problemas cardíacos, como, por exemplo, infarto agudo do miocárdio, estenose aórtica, prolapso de valva mitral, miocardiopatia hipertrófica, arritmias e insuficiência cardíaca. Todas essas causas têm em comum o fato de poderem diminuir o débito cardíaco e consequentemente a quantidade de sangue que chegaria até o cérebro, levando a um hipofluxo sanguíneo que pode ser responsável pela hipotensão postural. Alguns sintomas podem nos ajudar a pensar em causas cardíacas, como, por exemplo, a presença de dispneia, dor torácica, a sensação de palpitações ou episódios de síncope súbitos, não precedidos de mal estar ou outros sintomas.

Além das causas cardiológicas, outra causa importante é a diminuição do volume intravascular, que pode ocorrer em casos de desidratação ou até mesmo de hemorragias. A desidratação é bastante comum em idosos, por vezes por não terem acesso a líquidos por conta própria ou por não os ingerirem em quantidade adequada. Sempre devemos perguntar sobre o débito urinário e fazer um cuidadoso exame físico em busca de sinais de desidratação.

Causas endócrinas e metabólicas também podem causar hipotensão postural, entre elas podemos citar a anemia, hipocalemia, doença de Addison, hipopituitarismo, mixedema, tireotoxicose, feocromocitoma e síndrome carcinoide.

Uma série de causas neurológicas pode cursar com hipotensão postural, entre elas temos as lesões raquimedulares, que fazem com que se perca o controle autonômico da pressão arterial. A neuropatia diabética é uma importante causa de hipotensão postural, pela alta prevalência de diabetes na nossa população, e pelo fato de até 25% dos pacientes diabéticos apresentarem neuropatia autonômica. A doença de Parkinson também cursa com disautonomia, podendo levar à hipotensão postural em boa parte dos casos. Outras doenças neurodegenerativas, como a demência de Lewy, atrofia de múltiplos sistemas e falência autonômica pura, também cursam com hipotensão postural em boa parte dos casos. Deve-se atentar para as causas de hipotensão postural neurológica, pois, apesar de sua baixa prevalência, quando presentes, apresentam-se de forma mais grave e incapacitante, tornando o conhecimento destas condições essencial para o médico.

Exames complementares

O diagnóstico da hipotensão postural é clínico, conforme critérios já citados. Uma vez diagnosticada, deve-se tentar descobrir sua causa.

A investigação deve iniciar com anamnese e exame físico cuidadosamente realizados, incluindo revisão minuciosa de toda medicação utilizada pelo paciente. Como a hipotensão postural medicamentosa é a principal causa, os exames complementares só devem ser solicitados após a avaliação dos medicamentos em uso e a retirada ou a substituição daqueles fármacos que podem ser responsáveis pela hipotensão postural. Exames complementares devem ser solicitados conforme a suspeita clínica, de forma a pesquisar as causas mais frequentes para hipotensão postural num primeiro momento, e, caso sejam descartadas todas as causas mais prevalentes, deve-se partir para exames visando identificar causas mais raras.

Inicialmente, após a exclusão de causas secundárias à medicação, sugerimos a realização de eletrocardiograma, para identificar as principais causas cardiológicas, e exames laboratoriais, como hemograma, eletrólitos, glicemia de jejum, função renal e função tireoidiana, para pesquisa de causas metabólicas. Caso sejam descartadas todas essas causas, podemos partir para a realização de exames mais complexos em busca de causas mais raras, como, por exemplo, níveis de cortisol e catecolaminas, eletroforese de proteínas e sorologia para sífilis. Além disso, nesses casos podem ser úteis estudos da condução nervosa e exames de neuroimagem, para pesquisa de causas neurológicas para a hipotensão e o *tilt table test*, para pesquisa de causas cardiológicas, não diagnosticadas com os exames anteriores.

Tratamento

O tratamento da hipotensão postural deve ser realizado principalmente para aqueles pacientes com sintomas e com queda mais acentuada dos níveis pressóricos ao passar da posição supina para a ortostática, pois são nesses pacientes que os estudos relacionam a hipotensão postural com o risco de quedas e com a piora da qualidade de vida. Dessa forma, um paciente que preencha os critérios para hipotensão postural, mas não apresente nenhum sintoma e nenhum prejuízo para suas atividades diárias, não tem necessidade de ser tratado.

O objetivo do tratamento da hipotensão postural é o aumento da pressão arterial na posição ortostática, desde que isto não leve a um aumento da pressão arterial na posição supina. Para este fim, apenas o tratamento farmacológico não é adequado, estando reservado para casos mais graves ou sem resposta às medidas não farmacológicas.

A principal medida para o tratamento da hipotensão postural é a suspensão das drogas que podem ser as responsáveis por este quadro. A seguir, deve ser corrigida qualquer causa identificada através do exame físico do paciente ou dos exames complementares básicos. A hipovolemia é uma condição muito frequente, e essa é uma causa que sempre deve ser tratada antes da realização de outras medidas terapêuticas. Da mesma maneira, as causas cardiológicas ou metabólicas também devem ser corrigidas e reavaliadas antes de se propor novas medidas.

A base do tratamento para a hipotensão postural está nas medidas não farmacológicas. A principal delas e que deve ser instituída não só para a hipotensão postural, mas para todas as doenças, é a educação do paciente. Deve-se explicar detalhadamente o que é a hipotensão postural, quais são suas causas, suas repercussões, os tratamentos disponíveis, seus objetivos e possíveis efeitos colaterais. O paciente deve ser orientado quanto a todos os possíveis fatores desencadeantes para a hipotensão postural, para que possa compreendê-los e agir de forma a evitar essas situações. O médico precisa orientar quanto à importância das medidas não farmacológicas e quanto à possibilidade de outros medicamentos que ele venha a utilizar piorarem os sintomas da hipotensão postural.

É importante que os pacientes saibam quais situações podem levar à queda da pressão arterial:

- Longos períodos em posição ortostática ou parado na mesma posição.
- Refeições pesadas e com grande quantidade de carboidratos.
- Ingestão de álcool (devido à vasodilatação).
- Pela manhã logo ao acordar.
- Relacionada à diurese noturna.
- Ao levantar da cama.
- Atividade física que leve à dilatação dos músculos.
- Exposição ao calor (clima quente ou banho quente).
- Mudanças súbitas na posição.
- Realizar força ao urinar ou evacuar.
- Desidratação.

Assim, os pacientes vão aprendendo a manejar essas situações e a prevenir o aparecimento dos sintomas e a lidar melhor com eles. Perceber que podem reagir às situações tendo um papel ativo no seu manejo, causa ao paciente uma sensação de controle, postura muito útil para a relação com a doença.

Outra medida não farmacológica para o manejo da hipotensão postural consiste no uso de cintas abdominais. A compressão do abdômen eleva a resistência venosa e diminui o volume de sangue nesta região do corpo, aumentando assim o débito cardíaco e aumentando a pressão arterial. Os cintos abdominais devem exercer uma leve pressão no abdômen e devem ser colocados após o paciente acordar, antes mesmo de sair da cama e mantidos até o paciente se deitar para dormir à noite. Estudos em laboratório mostram que o uso dos cintos pode elevar em até 11 mmHg a pressão arterial sistólica e até 6 mmHg a pressão arterial diastólica. O cinto pode ser usado sob demanda, em situações em que o paciente sabidamente passará por períodos em que poderá haver queda da pressão arterial, como atividades em que ficará bastante tempo em pé.

Outra medida importante é a ingestão de água gelada de forma rápida. Ao beber rapidamente 500 mL de água gelada a pressão arterial sistólica pode ter um acréscimo de até 20 mmHg que pode perdurar por até 2 horas. Este efeito é mediado pela norepinefrina e pelo aumento do volume plasmático. Como é de fácil execução, também pode ser realizado para prevenir situações de potencial queda na pressão arterial.

Levantar a cabeceira da cama do paciente em 10 cm também é outra medida muito útil. Esta medida diminui a hipertensão durante a noite e também a diurese noturna, o que aumenta o tônus vasomotor e gradualmente há uma melhora da hipotensão postural.

Outras manobras que podem auxiliar no tratamento da hipotensão postural são as contramanobras físicas. Elas consistem em contrair os músculos abaixo do quadril pelo período de 30 segundos e de forma isométrica. Desta forma há uma diminuição da capacitância venosa, aumento da resistência periférica total e aumento do retorno venoso para o coração. Estas manobras podem ser implementadas quando o paciente sentir os primeiros sintomas da hipotensão postural. Alguns exemplos de técnicas consistem em elevar repetidamente os dedos dos pés, cruzar as pernas e contraí-las, simular uma caminhada sem sair do lugar e elevação das pernas.

Exercícios físicos de leve intensidade também melhoram a tolerância à posição ortostática. A preferência é dada por exercícios que não sejam realizados na posição ortostática, como natação ou ciclismo.

A expansão do volume plasmático é outro fator muito importante para o tratamento da hipotensão arterial. Os pacientes devem ingerir de 1,25 a 3,5 litros de água por dia. Dessa quantidade, pelo menos um copo de água deve ser ingerido durante cada uma das refeições. O consumo de sal também deve ser aumentado para 10 g a 20 g de sódio por dia. O sal tem um importante efeito para o aumento da pressão arterial e retenção de líquido. Contudo, deve-se ter especial cuidado com os pacientes hipertensos, ou com doenças crônicas que não toleram grande volume intravascular, como insuficiência cardíaca ou doença renal crônica.

Quando medidas não farmacológicas são insuficientes para o controle dos sintomas, pode-se lançar mão de alguns medicamentos. As principais drogas para o tratamento da hipotensão postural são os vasopressores e os mineralocorticoides. A midodrina é um vasopressor efetivo e seguro para o tratamento de hipotensão postural de causa neurogênica. A dose inicial recomendada é

de 5 miligramas 3 vezes ao dia, e a maioria dos pacientes responde melhor a uma dosagem de 10 miligramas 3 vezes ao dia. Como seu tempo de ação varia de 2 a 4 horas, deve ser tomada pela manhã antes de se levantar, antes do almoço e no meio da tarde. A fludrocortisona é um mineralocorticoide que aumenta a pressão arterial através da expansão do volume plasmático e do aumento da sensibilidade do receptor alfa-adrenérgico. A dose habitual é de 0,1 a 0,2 miligramas/dia, mas pode chegar até 0,4 a 0,6 miligramas/dia em pacientes com hipotensão refratária. Uma forma de avaliar a resposta ao tratamento é avaliar o ganho de peso do paciente, um aumento de 1 a 2 kg e um leve edema são sinais de que a medicação está atingindo seu objetivo. Devido ao efeito de aumento do volume plasmático, essa medicação deve ser evitada em pacientes que não toleram volume, como os portadores de doença renal crônica ou insuficiência cardíaca. É recomendado também, o controle dos níveis de potássio, pelo risco de a fludrocortisona causar hipocalemia, principalmente em doses mais altas.

REFERÊNCIAS

1. Judd E, Calhoun DA. Hypertension and orthostatic hypotension in older patients. J Hypertens. 2012 Jan;30(1):38-9.
2. Yoshimura K, Kadoyama K, Sakaeda T, Sugino Y, Ogawa O, Okuno Y. A survey of the FAERS database concerning the adverse event profiles of α1-adrenoreceptor blockers for lower urinary tract symptoms. Int J Med Sci. 2013 May 15;10(7):864-9.
3. Romero-Ortuno R, O'Connell MD, Finucane C, Soraghan C, Fan CW, Kenny RA. Insights into the clinical management of the syndrome of supine hypertension-orthostatic hypotension (SH-OH): the Irish Longitudinal Study on Ageing (TILDA). BMC Geriatr. 2013 Jul 15;13:73.
4. Maule S, Milazzo V, Maule MM, Di Stefano C, Milan A, Veglio F. Mortality and prognosis in patients with neurogenic orthostatic hypotension. Funct Neurol. 2012 Apr-Jun;27(2):101-6.
5. Metzler M, Duerr S, Granata R, Krismer F, Robertson D, Wenning GK. Neurogenic orthostatic hypotension: pathophysiology, evaluation, and management. J Neurol. 2013 Sep;260(9):2212-9.
6. Xin W, Lin Z, Li X. Orthostatic hypotension and the risk of congestive heart failure: a meta-analysis of prospective cohort studies. PLoS One. 2013 May 13;8(5):e63169.
7. Fedorowski A, Stavenow L, Hedblad B, Berglund G, Nilsson PM, Melander O. Orthostatic hypotension predicts all-cause mortality and coronary events in middle-aged individuals (The Malmo Preventive Project). Eur Heart J. 2010 Jan;31(1):85-91.
8. Aung T, Fan W, Krishnamurthy M. Recurrent syncope, orthostatic hypotension and volatile hypertension: think outside the box. J Community Hosp Intern Med Perspect. 2013 Jul 5;3(2).
9. Sánchez-Ferro A, Benito-León J, Gómez-Esteban JC. The management of orthostatic hypotension in Parkinson's disease. Front Neurol. 2013 Jun 10;4:64.

10. Chikkaramanjegowda V, de Leon J. Venlafaxine-Induced Orthostatic Hypotension in a Geriatric Patient. Hindawi Publishing Corporation. Case Reports in Psychiatry. 2013; Article ID 761567.

11. Tarig A. Abdel-Rahman. Orthostatic hypotension before and after meal intake in diabetic patients and healthy elderly people. J Family Community Med. 2012 Jan-Apr; 19(1):20-5.

12. Gangavati A, Hajjar I, Quach L, Jones RN, Kiely DK, Gagnon P, et al. Hypertension, orthostatic hypotension, and the risk of falls in a community-dwelling elderly population: the maintenance of balance, independent living, intellect, and zest in the elderly of Boston study. J Am Geriatr Soc. 2011 Mar;59(3):383-9.

13. Jones CD, Loehr L, Franceschini N, Rosamond WD, Chang PP, Shahar E, et al. Orthostatic hypotension as a risk factor for incident heart failure: the atherosclerosis risk in communities study. Hypertension. 2012 May;59(5):913-8.

14. Denker MG, Cohen DL. What is an appropriate blood pressure goal for the elderly: review of recent studies and practical recommendations. Clin Interv Aging. 2013;8:1505-17.

15. Figueroa JJ, Basford JR, Low PA. Preventing and treating orthostatic hypotension: As easy as A, B, C. Cleve Clin J Med. 2010 May;77(5):298-306.

16. van Hateren KJ, Kleefstra N, Blanker MH, Ubink-Veltmaat LJ, Groenier KH, Houweling ST, et al. Orthostatic hypotension, diabetes, and falling in older patients: a cross-sectional study. Br J Gen Pract. 2012 Oct;62(603):e696-702.

17. Ziegler MG, Milic M. New therapies for postural hypotension. Hypertension. 2012 Mar; 59(3):548-9.

Doenças genéticas manifestando-se com alterações neurológicas e cardíacas

Thiago Gonçalves Fukuda
José Luiz Pedroso
Orlando Graziani Povoas Barsottini

INTRODUÇÃO

Muitas doenças genéticas apresentam envolvimento multissistêmico, e que algumas destas apresentam um predomínio do acometimento neurológico e cardíaco. Esta manifestações, em geral, são decorrentes de uma alteração metabólica celular, com alterações de proteínas estruturais musculares ou acúmulo de materiais intracelular.

As patologias genéticas podem acometer diversos sítios do sistema nervoso periférico e central. Do ponto de vista das manifestações cardíacas, os pacientes podem apresentar alterações de parede muscular ou de condução miocárdica.

Descreveremos a seguir as principais doenças genéticas com manifestações cardíacas.

CARDIOPATIA E NEUROPATIA PERIFÉRICA

Doença de Fabry

A doença de Fabry, também conhecida como doença de Anderson-Fabry, é uma doença do metabolismo glico-esfingolipídeo, hereditária, ligada ao X, que ocorre devido à deficiência ou ausência da enzima alfagalactosidase. É a segunda doença metabólica mais frequente, com incidência anual estimada de 1:100 mil.

Os fenótipos clínicos dessa patologia são muito variados, apesar de ter uma herança ligada ao cromossomo X, até 90% das mulheres heterozigotas podem apresentar manifestações clínicas, na maioria das vezes leves, mas podem apresentar uma expressão completa da doença, e estes casos podem ser explicados por uma inativação do cromossomo X não acometido.

A neuropatia periférica é uma das manifestações neurológicas mais características. Os sintomas se iniciam geralmente em torno dos 10 anos de idade com episódios paroxísticos de dor e queimação em mãos e pés, muitas vezes desencadeados por calor, estresse, exercício físico ou febre. Estudos de microscopia eletrônica revelam o predomínio de acometimento de pequenas fibras sensitivas e geralmente com estudos eletrofisiológicos normais. Exame de ressonância magnética, além das alterações vasculares isquêmicas observadas, pode revelar típica alteração de sinal na região posterior (pulvinar) dos tálamos bilateralmente (Figura 1.8.1). O acometimento cerebrovascular será discutido em um tópico posterior.

Como manifestações cardíacas, os pacientes podem apresentar dispneia, angina, palpitações e síncope. A alteração mais frequente e característica é a hipertrofia ventricular esquerda, que ocorre devido à hipertrofia dos miócitos e ao depósito de glicolipídeo. Outras formas de acometimento cardíaco são: fibrose do miocárdio, valvulopatias, arritmias, dilatação aórtica e doenças arteriais coronarianas.

Além das manifestações cardíacas e neurológicas, diversos outros sistemas podem ser acometidos, como:

- Pele: angioqueratomas, telangectasias e hipo-hidrose.
- Gastrointestinal: dor abdominal, diarreia e vômitos.
- Visual: córnea *verticilata* e doença retiniana vascular.
- Renal: proteinúria, poliúria, cistos renais, insuficiência renal crônica e hipertensão arterial sistêmica.

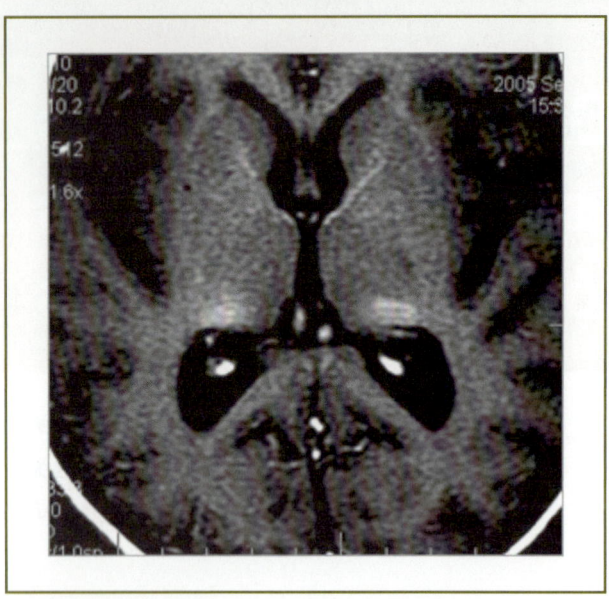

Figura 1.8.1 – Sequência axial T1 demonstra lesões hiperintensas no pulvinar dos tálamos, em um paciente com doença de Fabry.

Crédito: imagem cedida pelo Dr. Lázaro Luis Faria do Amaral.

Outros: hipoacusia, linfadenopatia e intolerância ao calor.

O diagnóstico de homens com antecedentes familiares ou sintomas típicos pode ser realizado com a avaliação da atividade da alfagalactosidade leucocitária ou plasmática. Mulheres carreadoras do gene podem apresentar níveis normais, sendo sugerido o estudo genético para confirmação diagnóstica. Em casos em que não estão disponíveis estes recursos, a análise tecidual pode demonstrar o acúmulo de glicolipídeos e sugerir o diagnóstico de doença de Fabry.

O tratamento sintomático da neuropatia dolorosa pode ser realizado com anticonvulsivantes ou antidepressivos. A reposição enzimática deve ser iniciada com objetivo de reduzir a gravidade e a progressão dos sintomas, sendo disponíveis comercialmente duas formulações: a agalsidase-alfa e a agalsidase-beta.

Amiloidose familiar

A amiloidose familiar é uma doença rara com incidência estimada menor do que 1:100 mil. A forma mais comum desta doença e que mais frequentemente acomete o coração e o sistema nervoso é causada pela mutação do gene da transtirretina (TTR) sendo uma doença autossômica dominante com alto grau de penetrância.

As manifestações clínicas geralmente iniciam-se entre os 20-40 anos de idade, com o depósito da proteína amiloide em nervos, coração e rins. A neuropatia tem um predomínio sensitivo-autonômico grave, além de dor neuropática, parestesias, hipotensão ortostática e disfunção vesical e gastrointestinal. A forma mais típica de acometimento cardíaco é a cardiopatia amiloidótica infiltrativa, sendo comum a alteração progressiva da condução cardíaca, levando muitas vezes à necessidade de implante de marca-passo.

O diagnóstico pode ser realizado através de biópsia preferencialmente do sítio acometido ou de outras regiões, como a gordura subcutânea, glândulas salivares ou mucosa retal. O uso da coloração vermelho Congo, visualização de fibrilas amiloide em microscopia e a imuno-histoquímica são essenciais para o diagnóstico. O estudo genético para amiloidose familiar deve ser realizado em centros que dispõe deste método.

O tratamento sintomático deve se basear no alívio dos sintomas da neuropatia dolorosa e na prevenção das complicações da cardiopatia associada. O transplante hepático, quando indicado, aparentemente retarda a evolução da neuropatia sensitiva e autonômica. Diversos outros medicamentos estão sob avaliação em estudos clínicos.

CARDIOPATIA E ATAXIA

Ataxia de Friedreich

A ataxia de Friedreich, a mais comum das ataxia hereditárias, tem uma incidência em torno de 1:50 mil em pacientes caucasianos. Ocorre devido a uma mutação no gene da frataxina localizado no cromossomo 9q13. As manifestações clínicas geralmente iniciam-se antes dos 25 anos, apesar de existirem formas atípicas com início mais tardio.

As alterações neuropatológicas dos pacientes mostram um acometimento predominante do corno posterior da medular e dos tratos espinocerebelares, além dos gânglios das raízes dorsais. Isso leva a sintomas de ataxia, disartria, neuropatia periférica e sinais piramidais progressivos. O acometimento cardíaco é comum na doença. e a manifestação mais encontrada é uma cardiomiopatia hipertrófica, levando a sintomas de arritmia e insuficiência cardíaca. Outras alterações como diabetes *mellitus* ou intolerância à glicose, pés cavos, cifoescoliose (Figura 1.8.2) e atrofia óptica podem ocorrer na ataxia de Friedreich.

O diagnóstico deve ser realizado com base em dados clínicos e estudo genético. Ainda não existe uma terapia modificadora de doença para a ataxia de Friedreich, porém alguns estudos, com resultados conflitantes, demonstram um benefício do uso de idebenone na redução da hipertrofia ventricular, não havendo benefício sobre os sintomas neurológicos.

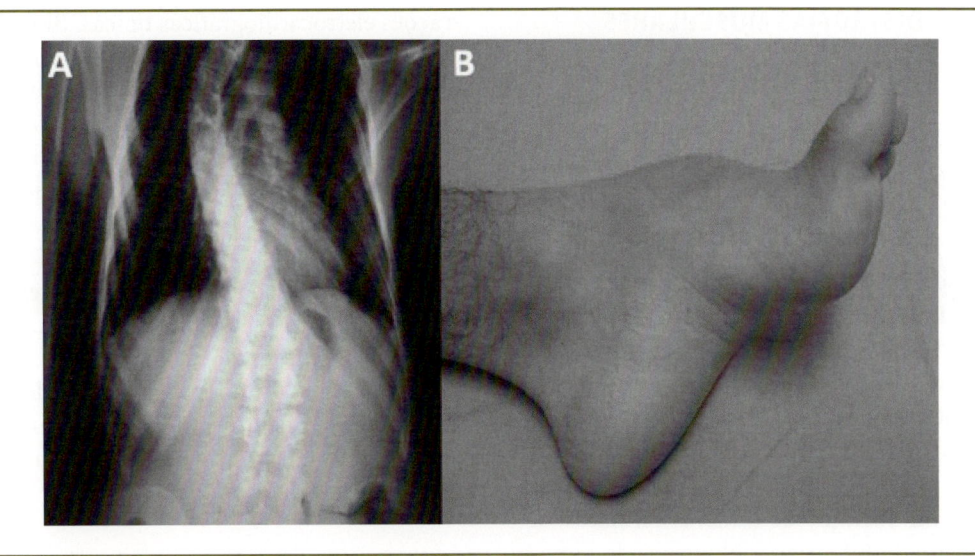

Figura 1.8.2 – Paciente com ataxia de Friedreich. (A) Escoliose. (B) *Pés cavos*.

Cardiomiopatia dilatada e ataxia

Também conhecida como acidúria 3-metilglutacônica (MGTA) tipo V, é uma doença genética autossômica recessiva ligada a mutação no gene DNAJC19. É caracterizada por uma ataxia cerebelar não progressiva, disgenesia testicular, retardo no crescimento. A presença de cardiomiopatia dilatada com QT longo é a principal característica do acometimento cardíaco da doença e responsável por 70% das causas de óbito.

CARDIOPATIA E MIOPATIA

Doença de Pompe

A doença de Pompe ou deficiência lisossomal da enzima maltase ácida é uma doença genética de transmissão recessiva secundária a um defeito enzimático que resulta em acumulo de glicogênio citoplasmático e lisossomal.

A forma infantil é caracterizada por hipotonia muscular e insuficiência cardíaca grave, que geralmente leva ao óbito no primeiro ou segundo ano de vida. As formas juvenil e adulta geralmente têm uma evolução mais lenta com predomínio do acometimento da musculatura esquelética e diafragmática, com óbito geralmente devido a insuficiência respiratória ou complicações da insuficiência respiratória.

A elevação sérica das enzimas musculares e eletroneuromiografia com padrão miopático, em um quadro típico da doença de Pompe, levanta suspeitas que podem ser confirmadas pela redução da atividade enzimática da maltase ácida nos leucócitos, fibroblastos ou músculos.

O tratamento deve ser realizado com a reposição enzimática associado com terapia de suporte multidisciplinar, incluindo suporte ventilatório mecânico em fases avançadas.

Miopatias mitocondriais

As miopatias mitocondriais são doenças multissitêmicas genéticas que podem ter origem em mutações do DNA mitocondrial ou do próprio DNA nuclear. A depender do tipo de mutação, o paciente pode apresentar diversos fenótipos, com acometimento sistêmico variado. Nas doenças mitocondriais, a forma mais comum de cardiomiopatia é cardiomiopatia hipertrófica, seguida da cardiomiopatia dilatada.

O acometimento neurológico pode ser preferencialmente muscular, encefálico ou de nervos periféricos. Já o acometimento cardíaco pode ocorrer devido à presença de cardiomiopatia ou alterações da condução elétrica cardíaca, como ocorre na síndrome de Kearns-Sayre, que têm como principais sintomas a oftalmoparesia progressiva, miopatia, degeneração retiniana e bloqueio de condução cardíaca.

O diagnóstico pode ser realizado através de estudo bioquímico, analise genética ou biópsia muscular, que, a depender do acometimento muscular, pode apresentar as características *ragged red fibers*. O tratamento deve ser com suporte multidisciplinar, visto que não há tratamento farmacológico específico para estas doenças. Em pacientes com deficiência comprovada da coenzima Q10, pode ser realizada reposição em altas doses da coenzima com resultados variados. Em pacientes com bloqueio de condução cardíaco, o implante de marca-passo pode ser necessário.

CARDIOPATIA E DISTROFIAS MUSCULARES

Distrofia miotônica (DM)

As distrofias miotônicas são doenças genéticas de herança autossômica dominante. As duas principais formas são DM1 (doença de Steinert) e a DM2, uma forma mais leve da DM1. A principal característica deste tipo de distrofia muscular é a miotomia, que é a incapacidade de relaxamento muscular após uma contração normal.

A doença de Steinert, que é a principal distrofia muscular do adulto, tem prevalência estimada em 1:8 mil e a gravidade da doença depende do número de repetições de trinucleotídeos CTG.

Os pacientes podem apresentar uma cardiomiopatia com hipertrofia ou dilatação de câmeras cardíacas, arritmias (fibrilação, flutter atrial) e bloqueios de ramo e atrioventriculares. O acometimento neurológico ocorre devido à própria fraqueza muscular, acometendo com frequência músculos faciais, dando a estes pacientes um aspecto fenotípico muito característico. Além do envolvimento cardíaco, estes pacientes apresentam comprometimento de nervos periféricos e cranianos, calvície, catarata, comprometimento cognitivo leve, diabetes, infertilidade, alterações gastrointestinais e predisposição a câncer.

O diagnóstico pode ser realizado associando os dados clínicos típicos com a presença de miotomia na eletroneuromiografia. e pode ser confirmado através do estudo genético.

Não existe nenhuma terapia modificadora de doença para as distrofias miotônicas. O tratamento deve ser sintomático para a miotomia, com drogas como, por exemplo, a fenitoína, e com exames periódicos para detecção de neoplasias e complicações cardíacas.

Distrofias musculares de Duchenne (DMD) e Becker (DMB)

As distrofias musculares de Duchenne (DMD) e Becker (DMB) são doenças genéticas causadas por uma alteração de um gene no cromossomo X responsável pela produção de uma proteína do sarcolema dos músculos estriados chamada distrofina. Enquanto no caso da DMD há uma ausência ou quase ausência da distrofina, na DMB há uma forma anormal da proteína.

O fenótipo da DMD é mais agressivo, e geralmente as manifestações clínicas de fraqueza do tipo miopática iniciam-se por volta dos 2 ou 3 anos de vida. Ocorre nestes pacientes uma cardiomiopatia primária, que pode ser assintomática até fases mais avançadas, com extensa fibrose posterobasal no ventrículo esquerdo e com alterações eletrocardiográficas típicas. Bloqueios de ramo ou fascicular podem ocorrer e levar a um bloqueio AV completo e necessidade de marca-passo. A DMB apresenta uma evolução mais branda do quadro miopático, no entanto, com frequência apresenta sinais clínicos de uma cardiopatia mais evidente, provavelmente pela sobrevida maior destes pacientes em relação aos pacientes com DMD.

O tratamento com corticosteroide tem auxiliado os pacientes com DMD na manutenção da força muscular, e o uso de inibidores da enzima conversora de angiotensina e/ou betabloqueadores é recomendado em pacientes com envolvimento cardíaco. Intervenções ortopédicas e respiratórias podem ser necessárias como suporte na evolução da doença.

Distrofia muscular de Emery-Dreifuss (DMED)

A distrofia de Emery-Dreifuss, também conhecida como distrofia humeroperoneal, é uma doença genética que pode ter herança ligada ao cromossomo X, autossômica dominante ou recessiva, envolvendo genes que codificam a proteína emerina ou a laminina A/C.

A apresentação clínica clássica é a presença de uma fraqueza lentamente progressiva dos músculos umerais e peroneais, com aparecimento precoce de contraturas musculares evidentes, principalmente as contraturas ulnares. A cardiopatia vista na DMED é associada a alterações na condução AV, ocorrendo também arritmias atriais e o desenvolvimento de ritmos juncionais lentos, com necessidade de colocação de marca-passo.

Outras formas de doenças genéticas com mutação nos genes que codificam a laminina A e C (laminopatias), com fenotípico diverso da DMED, já foram identificadas, causando tanto miopatia quando cardiopatias, seja cardiomiopatia dilatada ou outros defeitos de condução.

O tratamento desse grupo de patologias é apenas de suporte, com diagnóstico precoce e manejo das complicações, principalmente as cardíacas.

Distrofia fascioescapuloumeral

A distrofia fascioescapuloumeral é um tipo de distrofia muscular de herança autossômica dominante. O curso clínico em geral é lentamente progressivo, com grande heterogeneidade em relação à gravidade e a idade de início. O acometimento muscular geralmente inicia-se pelos músculos faciais, seguidos pelos músculos escapulares e quadril.

O acometimento cardíaco manifesta-se geralmente com alterações em onda P, anormalidades na condução intraventricular e arritmias supraventriculares.

Distrofias de cinturas

As distrofias de cinturas (ou cintura membros) são um grupo de doenças hereditárias com padrão genético e molecular muito diverso. Porém estas formas geneticamente distintas apresentam características clínicas muito semelhantes, como o envolvimento de músculos proximais relacionados à cintura pélvica e escapular, geralmente poupando os músculos faciais e extraoculares.

As formas mais comuns de distrofias de cinturas que podem cursar com envolvimento cardíaco são as calpainopatias (LGMD2A), sarcoglicanopatias (LGMD2C, LGMD2D, LGMD2E, LGMD2F), disferlinopatia (LGMD2B), teletoninopatia (LGMD2G) e a proteinopatia relacionada à fukutina (LGMD2I).

REFERÊNCIAS

1. Germain DP. Fabry disease. Orphanet J Rare Dis. 2010;5:30.
2. Guglieri M, Straub V, Bushby K, Lochmüller H. Limb-girdle muscular dystrophies. Curr Opin Neurol. 2008;21:576.
3. Peloff JK. Cardiac rhythm and conduction in Duchenne's muscular dystrophy: a prospective study of 20 patients. J Am Coll Cardiol. 1984;3:1263.
4. Sattianayagam PT, Hahn AF, Whelan CJ, Gibbs SD, Pinney JH, Stangou AJ, et al. Cardiac phenotype and clinical outcome of familial amyloid polyneuropathy associated with transthyretin alanine 60 variant. Eur Heart J. 2012 May;33(9):1120-7.
5. Cotta A, Carvalho E, da-Cunha-Júnior AL, Paim JF, Navarro MM, Valicek J, et al. Common recessive limb girdle mescular dystrophies differential diagnosis: why and how? Arq Neuropsiquiatr. 2014 Sep;72(9):721-34.
6. Finsterer J, Kothari S. Cardiac manifestations of primary mitochondrial disorders. Int J Cardiol. 2014 Dec 20;177(3):754-63.
7. Weidemann F, Störk S, Liu D, Hu K, Herrmann S, Ertl G, et al. Cardiomyopathy of Friedreich ataxia. J Neurochem. 2013 Aug;126 Suppl 1:88-93.
8. Lim JA, Li L, Raben N. Pompe disease: from pathophysiology to therapy and back again. Front Aging Neurosci. 2014 Jul 23;6:177.

Manifestações cardíacas de lesões neurológicas agudas

Marcelo Marinho de Figueiredo
Irapuá Ferreira Ricarte
Aécio Flávio Teixeira de Góis

INTRODUÇÃO

O sistema nervoso central (SNC) está diretamente relacionado com o coração, exercendo importante papel no controle do ritmo cardíaco e da função cardiovascular. Esta relação coração-cérebro, pode explicar o fato de serem encontradas anormalidades cardíacas como arritmias, disfunção cardíaca ou lesão miocárdica em pacientes com lesões agudas do SNC, mesmo que estes não possuam doença cardíaca prévia. Os trabalhos publicados por Cushing, demonstraram que a presença de hipertensão e bradicardia podem ser sintomas da hipertensão intracraniana.

Diversos estudos ajudaram a elucidar a forma como isto acontece, demonstrando o papel da ativação do sistema nervoso simpático e parassimpático no desenvolvimento de arritmias ou disfunção cardíaca após lesões do SNC. Algumas áreas cerebrais possuem maior influência nesta interação: o bulbo no tronco cerebral, o hipotálamo e o córtex cerebral, principalmente na região do lobo da ínsula. Apesar de várias áreas participarem, o córtex da ínsula exerce um papel mais importante no controle autonômico cardíaco, aparentemente maior se a lesão acometer o hemisfério direito.

As doenças cerebrovasculares constituem a principal causa deste tipo de disfunção cardíaca neuromediada, mas diversas outras etiologias já foram descritas, como lesões traumáticas, tumores, doenças cerebrovasculares, convulsões e neuroinfecções.

ACIDENTE VASCULAR CEREBRAL

No tema acidente vascular cerebral (AVC) a relação coração-cérebro torna-se mais complexa ainda, uma vez que as patologias nos dois órgãos partilham de muitos fatores de risco em comum e a ocorrência de patologias cardíacas preexistentes é comum em pacientes com AVC. A presença de doenças cardíacas como arritmias, valvopatia ou insuficiência cardíaca congestiva aumentam o risco de AVC (cardioembolia), assim como o AVC pode provocar disfunção do sistema nervoso autônomo, levando a complicações cardíacas graves. Dentre os subtipos de AVC, o acidente vascular cerebral hemorrágico (AVCH) e a hemorragia subaracnóidea (HSA) causam mais alterações cardíacas que o acidente vascular cerebral isquêmico (AVCI). Diversas manifestações cardíacas são comuns na fase aguda de pacientes com AVC, mas as alterações eletrocardiográficas são as mais frequentes, principalmente com as alterações da repolarização observadas com o prolongamento do intervalo QT.

As anormalidades no eletrocardiograma e as arritmias podem anteceder a lesão neurológica ou surgir como uma complicação (Figura 1.9.1). A alteração mais comum é o prolongamento do intervalo QT, alteração que pode ser apenas encontrada no eletrocardiograma (ECG) em pacientes assintomáticos, como também pode ser um potencial desencadeador de arritmias fatais como a torsades de pointes. Causas metabólicas devem ser descartadas como possíveis etiologias[4,5].

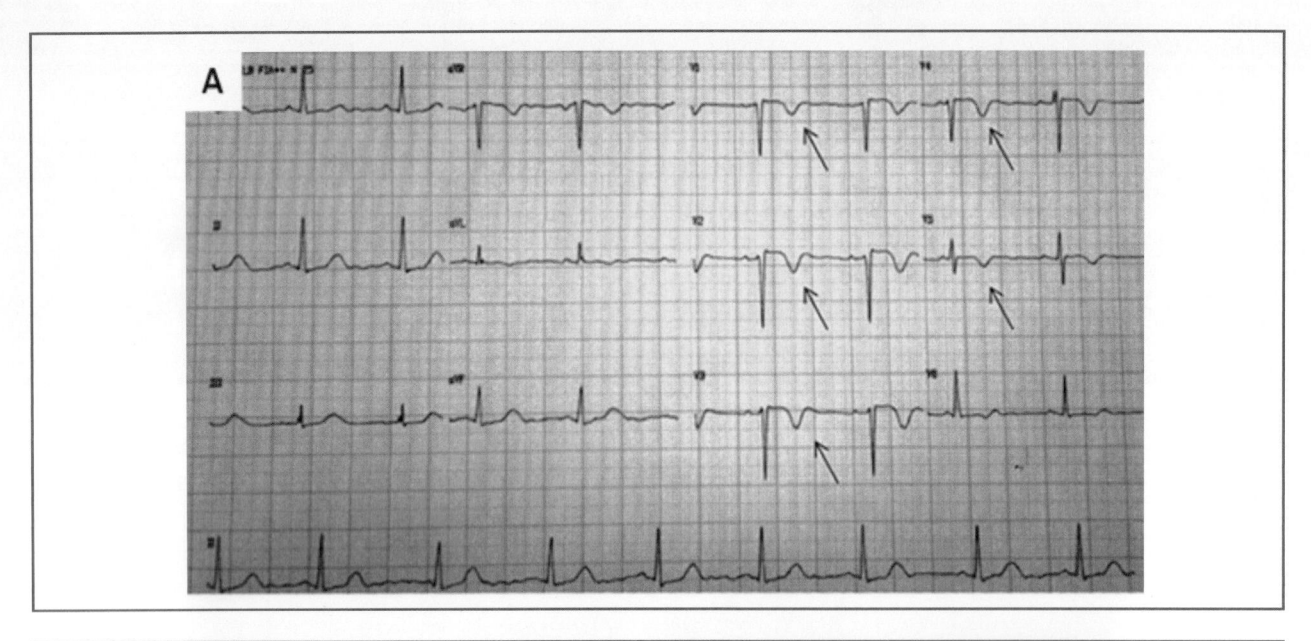

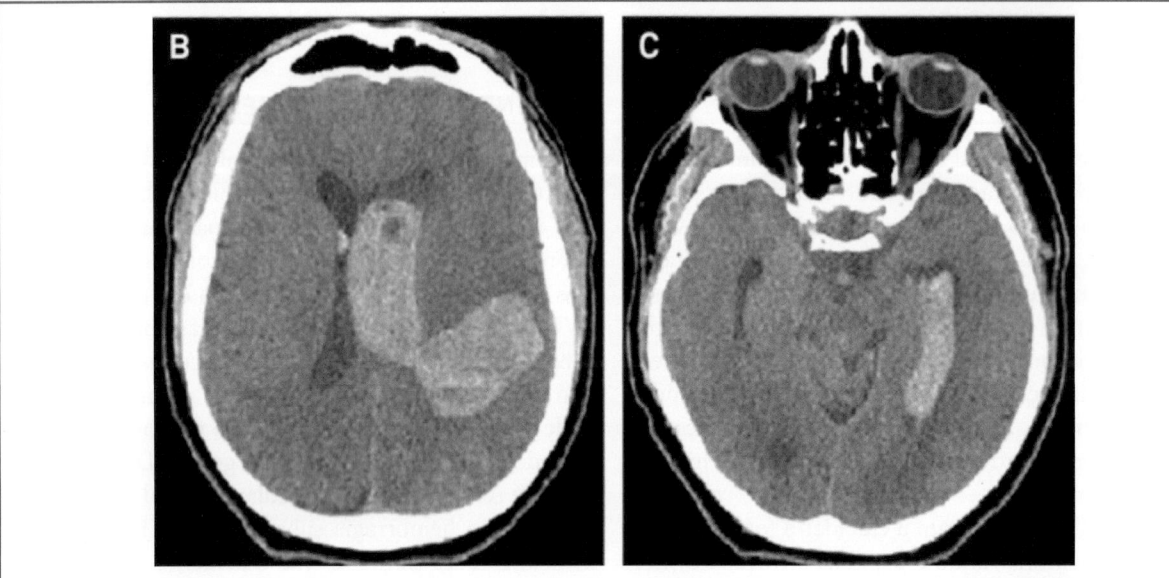

Figura 1.9.1 – Paciente com inversão das ondas T simulando uma isquemia cardíaca (A) devido a lesão aguda do sistema nervoso caracterizada por hemorragia intraventricular (B e C).

O risco de infarto agudo do miocárdio (IAM) ou morte por patologia cardíaca após um AVC agudo é superior a 2% ao ano, com uma maior probabilidade naqueles com doença coronariana prévia, diabetes *mellitus* (DM) ou doença arterial obstrutiva periférica (DAOP). A injúria miocárdica também pode acontecer por um mecanismo diferente da isquemia arterial coronariana, possivelmente decorrente de miocitólise neuromediada pela desregulação autonômica. Diferenciar estas duas patologias é um desafio diagnóstico[3].

A elevação das enzimas cardíacas é um marcador de injúria miocárdica, ocorrendo tanto na lesão neuromediada como na isquemia coronariana, entretanto, algu-

mas diferenças ajudam a diferenciar as duas patologias. Na isquemia miocárdica a dosagem seriada das enzimas mostrará aumentos mais expressivos das enzimas, embora não exista um valor que sirva como ponto de corte para diferenciação, com pico em torno de 24 horas para a CK-Mb. Na miocitólise decorrente de disfunção autonômica, a elevação ocorre de maneira mais lenta, com pico da CK-Mb mais tardio em torno do quarto dia, além de aumentar a níveis habitualmente não tão elevados[6].Os exames de imagem também ajudam neste diagnóstico diferencial, sendo fundamental o princípio que a disfunção cardíaca neuromediada não respeita o território de vascularização coronariano. Desta forma, na injúria por disfunção autonômica, o ecocardiograma pode mostrar regiões com contratilidade miocárdica alterada que são irrigadas por artérias coronarianas totalmente distintas, assim como em áreas pertencentes à uma mesma artéria coronariana. Estudos de perfusão também são úteis, uma vez que demonstram que, em regiões com disfunção de motilidade cardíaca, a perfusão encontra-se preservada, excluindo isquemia coronariana como etiologia. Além disso, um maior grau de reversibilidade dessa disfunção neuromediada ocorre quando comparado com aqueles com injúria isquêmica cardíaca[3]. A presença de disfunção cardíaca está diretamente relacionada com um pior prognóstico a longo prazo[7].

As alterações no segmento ST ou na onda T implicam dúvida sobre a presença de concomitante isquemia coronariana; entretanto, essas alterações podem estar presentes em até 20% dos pacientes com AVC agudo, sendo fundamental a utilização de outros métodos diagnósticos para elucidação diagnóstica. Esta alteração de repolarização costuma ser reversível em meses quando induzida por lesões neurológicas[4,5].

As arritmias cardíacas também podem ser encontradas, e algumas poderiam ser causadoras de uma cardioembolia, enquanto outras são apenas uma consequência da disautonomia pela lesão neuronal. As arritmias mais comuns são a fibrilação atrial, taquicardias supraventriculares, extrassístoles ventriculares e taquicardias ventriculares. Em virtude de poderem levar à instabilidade hemodinâmica implicam maior morbimortalidade. Uma outra preocupação é com o potencial risco de novo evento cerebrovascular precoce[3].

Em virtude do elevado índice de doenças cardíacas preexistentes em pacientes com AVC, por compartilharem muitos fatores de risco em comum e pelas manifestações cardíacas decorrentes do próprio AVC, faz-se necessária uma atenção especial ao sistema cardiovascular nestes pacientes.

Recomenda-se a monitorização cardíaca nos primeiros dias após o AVC, capaz de detectar arritmias e implicar manejo imediato. A presença de IAM deve sempre ser pesquisada com a dosagem de enzimas cardíacas seriadas e eletrocardiograma, realizando investigação adicional conforme a suspeita clínica. A disfunção da contratilidade cardíaca deve ser investigada com ecocardiograma, que guiará a otimização medicamentosa da função miocárdica. Além disso, a investigação cardíaca também tem importância na elucidação etiológica do AVCI, buscando causas de cardioembolia.

TRAUMATISMO CRANIOENCEFÁLICO (TCE)

A primeira descrição de uma disfunção autonômica em pacientes com TCE foi denominada hiperatividade simpática paroxística (HSP), na qual se observa uma atividade excessiva do sistema simpático, desproporcional ao esperado pelo traumatismo, culminando em aumento da frequência cardíaca, frequência respiratória, pressão arterial, diaforese e hipertermia. Diversas consequências podem ocorrer por esta hiperatividade, como o aumento do metabolismo culminando em perda ponderal, disfunção cardíaca e imunossupressão. A presença de HSP está diretamente relacionada com um pior prognóstico[8].

A terapêutica mais adequada para esta patologia carece de dados com alto nível de significância, mas as drogas recomendadas como de primeira linha são os opioides, a gabapentina e os benzodiazepínicos. A monitorização cardíaca contínua tem papel fundamental na detecção precoce desta disautonomia[8].

EPILEPSIA

Nestes pacientes podemos encontrar as mesmas alterações descritas naqueles com AVC, entretanto as alterações mais comuns são as taquicardias sinusais e as arritmias sem repercussão hemodinâmica. As bradiarritmias não são comuns, mas uma complicação grave que pode estar presente em pacientes com epilepsia é a ocorrência de morte súbita, e apesar de não claramente confirmado, poderia haver relação entre sua ocorrência e a presença de bradiarritmias[9].

CONCLUSÕES

Diversas alterações cardíacas podem estar presentes após injúria ao SNC, sendo fundamental a monitorização cardíaca associado à busca clínica por sinais de disfunção cardiovascular. Em se tratando de pacientes habitualmente em ambiente hospitalar, um diagnóstico diferencial amplo deve ser feito buscando alterações de eletrólitos, toxicidade medicamentosa, febre, anemia, dor, sepse, disfunção da glândula tireoide, ansiedade e doenças primariamente cardíacas associadas, antes de se atribuir as manifestações à disfunção cardíaca neuromediada.

O tratamento preferencialmente deve ser avaliado por um cardiologista. Grande parte das alterações eletrocardiográficas isoladas não necessita de um tratamento específico, apenas de uma otimização do tratamento da patologia neurológica, entretanto, uma outra parcela será de arritmias e disfunções cardíacas graves que necessitarão de manejo específico.

REFERÊNCIAS

1. Fodstad H, Kelly PJ, Buchfelder M. History of the Cushing reflex. Neurosurgery. 2006;59(5):1132-7.

2. Katsanos AH, Korantzopoulos P, Tsivgoulis G, Kyritsis AP, Kosmidou M, Giannopoulos S. Electrocardiographic abnormalities and cardiac arrhythmias in structural brain lesions. Int J Cardiol. 2013 Jul 31;167(2):328-34.

3. Kumar S, Selim MH, Caplan LR. Medical complications after stroke. Lancet Neurol. 2010;9:105.

4. Sommargren CE, Warner R, Zaroff JG, Banki NM, Kopelnik A, Kothavale AA, et al. Electrocardiographic abnormalities in patients with subarachnoid hemorrhage and normal adults: a comparison study. J Electrocardiol. 2004;37(suppl):42.

5. Póvoa R, Cavichio L, de Almeida AL, Viotti D, Ferreira C, Galvão L, et al. Electrocardiographic abnormalities in neurological diseases. Arq Bras Cardiol. 2003 Apr;80(4):351-8.

6. Jensen J, Atar D, Mickley H. Mechanism of troponin elevation in patients with acute ischemic stroke. Am J Cardiol. 2007;99:867-70.

7. Zaroff JG, Leong J, Kim H, Young WL, Cullen SP, Rao VA, et al. Cardiovascular predictors of long-term outcomes after non-traumatic subarachnoid hemorrhage. Neurocrit Care. 2012 Dec;17(3):374-81.

8. Perkes I, Baguley IJ, Nott MT, Menon DK. A review of paroxysmal sympathetic hyperactivity after acquired brain injury. Ann Neurol. 2010 Aug;68(2):126-35.

9. Zijlmans M, Flanagan D, Gotman J. Heart rate changes and ECG abnormalities during epileptic seizures: prevalence and definition of an objective clinical sign. Epilepsia. 2002 Aug;43(8):847-54.

SEÇÃO II

MANIFESTAÇÕES NEUROLÓGICAS DAS DOENÇAS METABÓLICAS E ENDÓCRINAS

Distúrbios eletrolíticos e o sistema nervoso

Carlos Roberto Martins Junior
Alberto Rolim Muro Martinez
Marcondes Cavalcante França Junior

INTRODUÇÃO

Os distúrbios eletrolíticos são extremamente comuns na prática clínica diária, principalmente hospitalar, determinando alterações neurológicas diversas, desde centrais até periféricas. Sabe-se que o encéfalo, nervos e músculos são estruturas sensíveis às variações iônicas, já que o pleno funcionamento neuronal está diretamente ligado ao balanço iônico entre os meios intra e extracelular. Dessa forma, os problemas advindos desses distúrbios são muito mais funcionais que estruturais, com um bom grau de reversibilidade se diagnosticados e tratados adequadamente em fases iniciais[1]. Abordaremos neste capítulo, as complicações neurológicas mais frequentes nos distúrbios do sódio, potássio, cálcio, magnésio e fosfato.

DISTÚRBIOS DO SÓDIO

O sódio é o mais importante cátion do meio extracelular com influência direta na osmolaridade dos fluidos corporais[2]. Sua concentração média é de 140 mEq/L, determinada pela ação conjunta e sistemática do centro da sede, vasopressina e perda hídrica por meios sensíveis ou insensíveis[3,4]. A passagem da água pelas membranas é totalmente dependente da osmolaridade dos meios intra e extracelular, resultando em edema ou crenação das células[5,6], podendo causar prejuízos importantes, com manifestações neurológicas variadas.

As complicações neurológicas advindas deste desbalanço envolvem mais comumente o sistema nervoso central que o periférico, e são mais dependentes da velocidade de variação que dos valores absolutos da concentração deste íon. Isso se deve principalmente à habilidade do SNC em se adaptar cronicamente a valores distintos da natremia[1].

Hiponatremia

Definida como uma concentração de sódio inferior a 135 mEql/L, a hiponatremia é um dos distúrbios eletrolíticos mais encontrados em pacientes com manifestações neurológicas. Geralmente determina estados hipo-osmolares, que são os grandes responsáveis pelos achados neurológicos, mas também pode estar associada à osmolaridade normal ou aumentada[7]. Pacientes hiponatrêmicos apresentam mortalidade 33% maior quando comparados a pacientes normonatrêmicos[8], o que implica reconhecimento precoce e tratamento correto.

Hiponatremia com osmolaridade normal é vista em situações de hiperlipidemia ou hiperproteinemia. Já a hiponatremia com osmolaridade alta pode ser encontrada na vigência de hiperglicemia, achado muito comum em pacientes diabéticos com uso inadequado da insulina, ou após a administração de substâncias com grande poder osmótico, como o manitol[3].

Pacientes com hiponatremia hipo-osmolar podem ser classificados em hipovolêmicos, normovolêmicos ou hipervolêmicos. O reconhecimento destes subtipos se faz muito importante, pois a terapia dos distúrbios é baseada em restrição ou administração de volume. Pacientes hiponatrêmicos e hipovolêmicos resultam de perda renal de sódio (uso de diuréticos, deficiência de mineralocorticoide, nefropatia perdedora de sal, diurese osmótica) ou perda extrarrenal (vômitos e diarreia). Hiponatremia hipervolêmica, por outro lado, é determinada pelo excesso de fluido extracelular, vista em condições como cirrose hepática, insuficiência cardíaca, falência renal e síndrome nefrótica[3].

A hiponatremia euvolêmica pode resultar de hipotireoidismo, deficiência de glicocorticoide, síndrome da secreção inapropriada de hormônio antidiurético (SIADH), estresse, polidipsia psicogênica ou do uso de medicações, como carbamazepina, oxcarbazepina e agentes psicotrópicos[9]. Causas de SIADH são múltiplas, variando desde neoplásicas, pulmonares e neurológicas, como tumores do SNC, traumatismo cranioencefálico e acidentes vasculares encefálicos[10].

Hiponatremia aguda é aquela que se desenvolve dentro de 48 horas[7], sendo responsável pela maioria das manifestações neurológicas observadas. Por exemplo, um sódio de 130 mEq/L pode causar sintomas se for agudo, entretanto, uma concentração de 115 mEq/L pode ser assintomática se for estabelecida cronicamente. Alterações no *status* mental são os sintomas mais observados, variando desde confusão até coma[1].

Níveis de sódio entre 125-130 mEq/L geralmente determinam sintomas inespecíficos, como náuseas, vômitos, desorientação e cefaleia[5]. Hiponatremia grave (< 125 mEq/L), particularmente por queda da concentração maior que 0,5 mEq/L/h, pode causar sintomas diretamente relacionados ao edema cerebral, como convulsões, alterações respiratórias e coma[11]. Por outro lado, na hiponatremia crônica, os pacientes são assintomáticos em sua maioria. Isso ocorre devido à baixa osmolaridade sustentada, fazendo com que as células neuronais percam eletrólitos e solutos orgânicos para o espaço extracelular, limitando as variações de volume celular[5].

O tratamento da hiponatremia crônica deve ser extremamente ponderado para os casos sintomáticos. É bem estabelecido que a correção do sódio não deve ultrapassar a velocidade de 0,5 mEq/L a 1 mEq/L/h ou um total de 10-12 mEq/L em 24 horas[12,13], pelo risco de complicações como a síndrome de desmielinização osmótica (SDO).

Síndrome de desmielinização osmótica (SDO)

Adams et al. descreveram pela primeira vez em 1959 a SDO como uma desmielinização não inflamatória e simétrica da base da ponte, reconhecida como mielinólise pontina central (MPC)[14]. Dentro da zona de desmielinização, as células nervosas e os vasos sanguíneos eram poupados e não havia sinais de inflamação dentro ou próximo à lesão. Os pacientes relatados apresentavam alcoolismo e má nutrição e evoluíam com quadriparesia

espástica, síndrome pseudobulbar e diversos graus de encefalopatia ou coma.

A SDO pode ocorrer em regiões extrapontinas em cerca de 10% dos casos. As regiões mais acometidas são os gânglios da base, tálamo, corpo geniculado lateral e cerebelo[15,16]. Os sintomas podem ser variados, incluindo alterações de consciência e comportamento, disfagia, disartria, ataxia, tremor, coreia, parkinsonismo, quadriparesia, síndrome pseudobulbar e do cativeiro[5,15,16]. A instalação do quadro pode ser aguda ou subaguda e não há correlação entre o tamanho da lesão e a severidade dos sintomas[17].

O quadro típico é a deterioração neurológica após 48 a 72 horas da correção da hiponatremia, excedendo um valor maior que 1 2mEq/L em 24 horas[15,18]. O estudo de imagem é útil para identificar lesões suspeitas, sendo a ressonância magnética superior à tomografia computadorizada. Caracteristicamente, as lesões da MPC são hipointensas em T1, hiperintensas em T2 e FLAIR, têm realce variável ao gadolínio (geralmente periférico) e apresentam restrição nas sequências de difusão (Figura 2.1.1). As anormalidades de sinal em sequências ponderadas em T2 podem não aparecer por 7 a 14 dias após o início dos sintomas, logo, exames normais nos primeiros dias não excluem a mielinólise[19,20].

O mais importante na SDO é reconhecer o paciente em risco e prevenir a correção rápida da hiponatremia, especialmente a crônica. Uma vez instalada a mielinólise, a principal conduta atrela-se no suporte e prevenção de complicações secundárias. Terapias com rápida reindução da hiponatremia, plasmaferese, imunoglobulina, corticoterapia, mioinsitol e uso de hormônio liberador de tireotrofina (TRH) têm sido sugeridas como possíveis formas de tratamento, porém nem sempre efetivas[21-24].

Hipernatremia

Menos comum que a hiponatremia, a hipertnatremia é definida com um sódio sérico maior que 145 mEq/L e geralmente ocorre em pacientes com alterações nos mecanismos da sede, diabetes insípidus ou dificuldade de acesso à água, como idosos, crianças, pacientes intubados ou em coma[9,25,26].

Durante a hipernatremia, particularmente na fase aguda, ocorre desidratação celular com perda de água das células para o meio externo. Dessa forma, o parênquima cerebral sofre um encolhimento, podendo causar hemorragias parenquimatosas e fragilidade vascular, traduzida em hematomas subdurais ou hemorragias subaracnóideas[3,7].

O sintomas relacionados à hipernatremia geralmente ocorrem com concentrações séricas superiores a 160 mEq/L, sendo alterações de consciência os mais

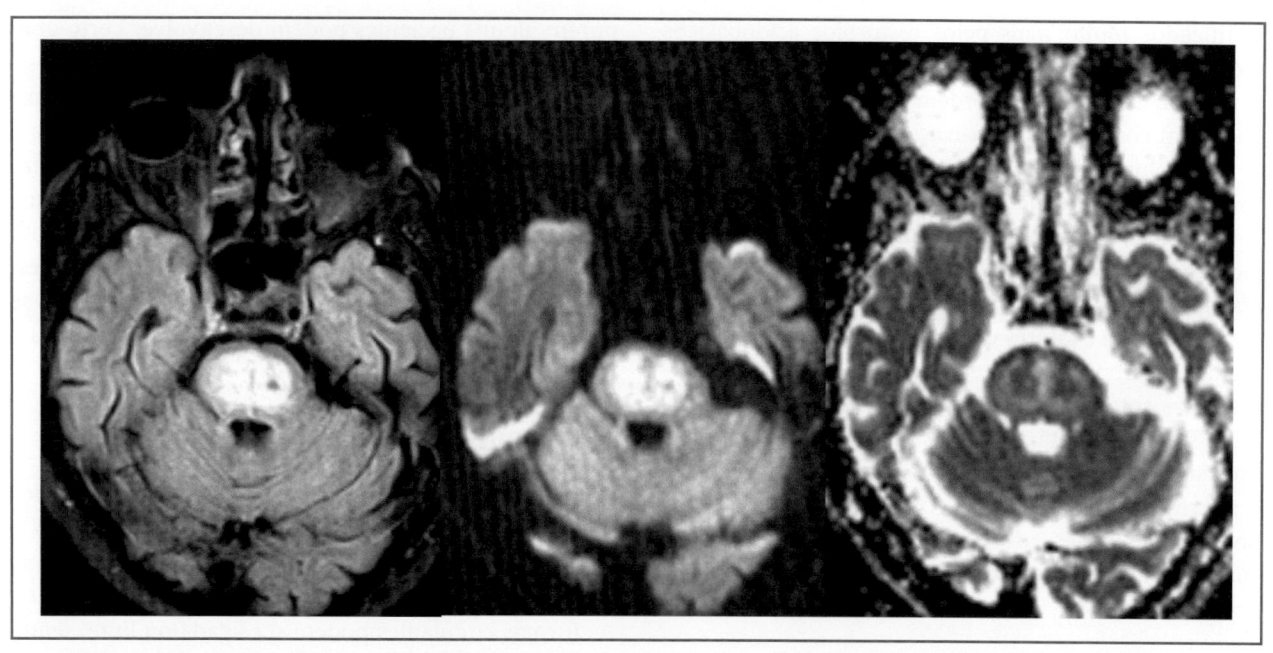

Figura 2.1.1 – Sequências em difusão e ADC evidenciando restrição difusional pontina, poupando substância branca subpial e subependimária. Mielinólise pontina.

Créditos: imagens cedidas pelo Dr. Rodrigo Jorge de Oliveira, Médico do Serviço de Neurorradiologia do Hospital de Clínicas (UNICAMP).

frequentes, variando desde letargia até coma grave[27,28]. Outros sinais e sintomas, como rigidez nucal, hipertonia, convulsões e coreia também podem ser encontrados[29,30]. Em particular, as crises convulsivas ocorrem no estabelecimento da hipernatremia, porém paradoxalmente podem aparecer durante a fase de reidratação[31]. Complicações neuromusculares são menos frequentes, ainda que alterações como cãibras e rabdomiólise possam ocorrer[32,33,34].

É necessário enfatizar novamente que, assim como na hiponatremia, os sintomas dependem muito mais da velocidade de aumento da concentração do íon que de seu valor absoluto. Dessa forma, o tratamento da hipernatremia deve levar em consideração o grau de hidratação do doente, bem como atentar para a velocidade de variação da concentração iônica, a fim de prevenir outras complicações, como o edema cerebral[3,9].

DISTÚRBIOS DO POTÁSSIO

A maioria do potássio corporal situa-se no meio intracelular, sendo 60% localizado no sistema muscular. Isso traduz, de modo geral, a predominância de alterações periféricas nos distúrbios deste íon, envolvendo raramente o SNC[1].

Hipocalemia

Hipocalemia é definida como uma concentração iônica plasmática menor que 3,5 mEq/L[35]. Ocorre em apro-

ximadamente 21% dos pacientes hospitalizados e é o distúrbio eletrolítico mais frequente na prática clínica. É geralmente assintomático, mas concentrações muito baixas podem causar complicações importantes, como paralisia, rabdomiólise e arritmias[36,37]. Baixa ingesta ou perda de potássio (renal ou gastrointestinal) são os mecanismos centrais da hipocalemia, destacando-se o uso de diuréticos como a causa mais comum na prática clínica[38].

Os sintomas neurológicos geralmente são causados por alteração no potencial de membrana neuronal e muscular, bem como pelos distúrbios acidobásicos associados[36]. Concentrações entre 3,0-3,5 mEq/L podem causar fraqueza muscular leve, fadiga ou mialgia discreta, ao passo que níveis entre 2,5-3,0 mEq/L podem se associar a fraqueza mais expressiva de caráter proximal dos membros e cãibras. Entretanto, as manifestações periféricas da hipocalemia são mais evidentes com níveis abaixo de 2,5 mEq/L, podendo ocorrer lesão muscular importante, com rabdomiólise, mioglobinúria e fraqueza diafragmática.

A musculatura facial é geralmente poupada, e os reflexos estão diminuídos ao exame[39-41]. Tetania pode ocorrer independente dos níveis séricos do cálcio, principalmente se associada à alcalose metabólica, a qual pode mascarar os níveis reais de cálcio existentes[42,43]. Os sintomas centrais decorrentes da hipocalemia são pouco comuns. Raramente, pode-se encontrar confusão mental, irritabilidade, *delirium* e letargia, podendo ser justificados muito mais pelos distúrbios acidobásicos secundários que pela própria hipocalemia[1,44].

Apesar de ser uma desordem genética que leva à fraqueza em concentrações baixas de potássio, a paralisia periódica hipocalêmica merece destaque por ser a paralisia periódica hereditária mais comum em nosso meio. Tem herança autossômica dominante, causada por mutação no gene CACNA1S (canal de cálcio) ou SCN4A (canal de sódio), com início geralmente na segunda década de vida e fatores desencadeantes, como ingestão maior de carboidratos e realização de exercícios intensos horas antes. Os achados laboratoriais mostram medidas séricas de potássio baixas ou no limite inferior da normalidade nas crises e valores normais nos períodos intercríticos. O tratamento é baseado na reposição de potássio nas crises, uso de acetazolamida, bem como controle dietético com baixo teor de sódio e de carboidratos[45,46].

Hipercalemia

Hipercalemia é definida como nível sérico de potássio maior que 5,0 mEq/L. Ocorre em cerca de 3,3% dos pacientes hospitalizados e deve ser prontamente reconhecida devido aos seus efeitos potencialmente graves[47]. Assim como na hipocalemia, os principais efeitos da hipercalemia estão relacionados a alterações na excitabilidade neuromuscular, sendo raras as complicações em SNC. A alteração neurológica mais frequente causada pela hipercalemia é a fraqueza muscular, geralmente observada na insuficiência adrenal crônica, entretanto fraqueza grave é muito rara[48].

Os efeitos cardíacos são sempre o principal motivo de preocupação quando se tem níveis elevados de potássio. Muitos pacientes desenvolvem complicações, como arritmias e distúrbios de condução, geralmente precedendo as manifestações neurológicas[49,50]. Várias são as causas de hipercalemia, entre elas podemos citar a insuficiência renal, acidose metabólica, rabdomiólise, síndrome de lise tumoral, resistência ou deficiência insulínica, hipoaldosteronismo e algumas drogas, como betabloqueadores, digitálicos, succinilcolina e amantadina[36].

A paralisia periódica hipercalêmica é uma canalopatia geneticamente determinada, autossômica dominante com mutações no gene do canal de sódio SCN4A, caracterizada por episódios de fraqueza muscular súbitos com prevalência média estimada em 1:200 mil. Os pacientes experimentam ataques após exercícios ou jejum prolongado, variando desde fraqueza leve à paralisia total, podendo durar de minutos a horas. O início geralmente se dá no lactente ou na infância, e os ataques tendem a ficar menos frequentes com o avançar da idade,

porém alguns pacientes podem desenvolver certo grau de fraqueza fixa[51,52].

Os pacientes podem apresentar fenômenos miotônicos, muitas vezes só identificados na eletromiografia e CK normal ou levemente elevada. Se necessário, os ataques podem ser tratados baixando os níveis de potássio e aumentando a ingesta de carboidratos, entretanto grande parte dos eventos são autolimitados e não necessitam de medidas terapêuticas. Em alguns casos pode-se optar pelo tratamento preventivo com acetazolamida e diuréticos tiazídicos[53,54].

DISTÚRBIOS DO CÁLCIO

Os níveis de cálcio no meio extracelular são garantidos pela interação de múltiplos elementos, envolvendo o hormônio paratireoidiano (PTH), calcitonina, vitamina D, rins, ossos, intestino e níveis de magnésio e fosfato. As formas circulantes podem ser ligada ou livre, sendo esta a grande responsável pelos efeitos de estabilização das membranas nos tecidos nervoso e muscular[55]. Dessa forma, distúrbios do cálcio podem desenvolver manifestações neurológicas diversas, tanto centrais quanto periféricas, a depender tanto da severidade quanto da rapidez do processo[1].

Hipocalcemia

São múltiplas as causas de hipocalcemia na prática clínica, dentre as quais podemos citar hipoparatireoidismo primário e secundário, pancreatite aguda, rabdomiólise, síndrome de lise tumoral, medicamentos, alcalose metabólica e hipomagnesemia persistente[56,57].

As alterações no SNC mais comuns são crises convulsivas, podendo ser generalizadas ou focais, com alterações eletrográficas que variam desde lentificação difusa e ondas trifásicas até a presença de espículas focais ou generalizadas[58,59]. Outras manifestações da encefalopatia hipocalcêmica incluem alterações comportamentais, cognitivas, desorientação, confusão, *delirium*, psicose e depressão[60,61].

Distúrbios do movimento, como coreia e parkinsonismo, também são encontrados, ressaltando a maior tendência de manifestações hipercinéticas na hipocalcemia, em contraste com os distúrbios hipocinéticos na hipercalcemia[62-66]. Tais alterações muitas vezes são atribuídas às calcificações nos núcleos da base encontradas no hipoparatireoidismo crônico[67,68] e raramente no hiperparatireoidismo[69], porém tal associação não está totalmente estabelecida por mecanismos sólidos[1].

O sintoma periférico de maior expressão na hipocalcemia é a tetania. Ocorre por aumento da excitabilidade neuronal fazendo com que o potencial de repouso determine a despolarização dos axônios, gerando descargas espontâneas, repetitivas e irregulares do nervo periférico. Geralmente, inicia-se com sensação de formigamento em região perioral e parte distal dos membros com progressão para as porções proximais. Posteriormente, espasmos musculares podem ocorrer, geralmente com início distal (espasmo carpopedal). Tetania latente pode ser evidenciada com aparecimento de espasmos após hiperventilação, isquemia (teste de Trousseau) e percussão sobre o nervo facial (sinal de Chvostek). Em casos severos, pode-se observar estridor laríngeo e opistótono[70,71].

Hipercalcemia

Hipercalcemia é um distúrbio presente em cerca de 0,5% dos pacientes hospitalizados[72], com 70% a 80% dos casos representados por neoplasias e hiperparatireoidismo. As principais neoplasias associadas são mieloma múltiplo, mama, pulmão, metástases, cabeça e pescoço e rim[73,74], e os adenomas representam cerca de 70% dos casos de hiperparatireoidismo[75].

As alterações neuropsiquiátricas são as principais manifestações relacionadas à hipercalcemia, particularmente com níveis acima de 14 mg/dL, como confusão, letargia, torpor e coma[70]. Convulsões, cefaleia, e hiperproteinorraquia, apesar de pouco comuns, também podem ocorrer[65,71]. Manifestações mais graves, como disfunção do trato corticoespinhal, ataxia, oftalmoplegia internuclear, disfagia e disartria já foram descritas em pacientes com hiperparatireoidismo, no contexto de hipercalcemia[75]. Além disso, vale ressaltar também casos de síndrome da encefalopatia posterior reversível (PRESS) secundários à hipercalcemia, na ausência de hipertensão, com considerável melhora após correção dos níveis séricos[76,77].

As complicações periféricas da hipercalcemia são decorrentes da redução da excitabilidade neuromuscular, podendo levar à fadiga e à fraqueza, sendo mais comuns no hiperparatireoidismo que em outras causas de hipercalcemia[78]. A miopatia relacionada ao hiperparatireoidismo é reconhecida como uma entidade com fraqueza proximal, reflexos normais ou vivos e presença de achados miopáticos inespecíficos na eletroneuromiografia e na biópsia, com fisiopatologia pouco definida, envolvendo múltiplos fatores, como a hipercalcemia, hipofosfatemia crônica, deficiência de vitamina D e alterações neuropáticas[1,78].

DISTÚRBIOS DO MAGNÉSIO

Mais de 90% do magnésio corporal encontra-se no meio intracelular, sendo um íon essencial para o funciona-

mento de uma gama de enzimas intracelulares. Entretanto, o magnésio extracelular tem importante papel na transmissão sináptica central ou periférica, bem com na excitabilidade neuronal[78].

Hipomagnesemia

Hipomagnesemia é um distúrbio relativamente frequente na prática médica, afetando principalmente pacientes internados e mais graves[79,80]. As causas variam desde baixa ingesta até perda renal, sendo as mais comuns desnutrição, má absorção, sepse, cetoacidose diabética, abuso de álcool, hiperaldosteronismo e hipocalcemia persistente[1,81]. As medicações mais associadas são os diuréticos, aminoglicosídeos, cisplatina[82], ciclosporina[83], anfotericina[84], tacrolimus[85] e inibidores de bomba de prótons[86].

Os sintomas neurológicos decorrentes da hipomagnesemia são similares às complicações da hipocalcemia e, não raro, estes distúrbios ocorrem simultaneamente[87]. Os sintomas geralmente aparecem com valores menores que 1 mEq/L, envolvendo convulsões, confusão, agitação, sintomas bulbares, afasia, nistagmo, hemiparesia, tremor e mioclonias[88-90].

Manifestações neuromusculares, como cãibras, tetania e sinal de Chvostek podem ser encontrados, entretanto apenas pacientes com hipocalcemia associada desenvolvem espasmo carpopedal[91,92]. Fraqueza muscular leve pode ser evidenciada, entretanto outros distúrbios concomitantes, como hipocalcemia, hipocalemia e hipofosfatemia podem contribuir[1]. Quando se está diante de sintomas de hipomagnesemia é muito importante checar os níveis de cálcio sérico, a fim de excluir uma provável hipocalcemia subjacente. Sabe-se que pacientes com níveis normais de cálcio sérico, porém com hipomagnesemia, podem apresentar níveis de cálcio iônico baixos, justificando os sintomas de hiperexcitabilidade[1].

Hipermagnesemia

Distúrbio muitas vezes não diagnosticado, a hipermagnesemia é definida como um nível sérico maior que 1,05 mmol/L (2,4 mg/dL), sendo tipicamente encontrada em pacientes com insuficiência renal e com aumento da oferta de magnésio (laxativos, catárticos e anti-hipertensivos)[81,93].

A hipermagnesemia, ao contrário da hipomagnesemia, tem ação depressora neuronal. Valores séricos entre 5-8 mEq/L já podem causar sinais e sintomas iniciais, como hiporreflexia profunda, que podem evoluir para fraqueza muscular, principalmente pela alteração na transmissão neuromuscular (bloqueio)[94,95]. Em níveis a partir de 8 mEq/L, pode ocorrer depressão do SNC, variando desde confusão até letargia e coma[96].

DISTÚRBIOS DO FOSFATO

Hipofosfatemia é caracterizada por níveis séricos menores que 2,5 mg/dL (0,83 mmol/L), variando em torno de 0,2% a 2,2% em pacientes hospitalizados[97]. Manifestações neurológicas ocorrem somente em casos severos de hipofosfatemia, principalmente com níveis menores que 1 mg/dL, podendo causar quadros de encefalopatia com irritabilidade, desorientação, mioclonias, alucinações e coma[98].

Casos semelhantes à mielinólise pontina central[99] e à encefalopatia de Wernicke[100] já foram descritos, bem como quadros periféricos neuropáticos e miopáticos, com melhora considerável após reposição iônica[101,102]. Complicações neurológicas decorrentes da hiperfosfatemia são raras, sendo muitas vezes associadas a distúrbios paralelos, como a hipocalcemia[103].

REFERÊNCIAS

1. Riggs JE. Neurologic manifestations of electrolyte disturbances. Neurol Clin. 2002;20(1):227-39.
2. Guyton AC, Hall JE. The body fluid compartments: extracellular and intracellular fluids; interstitial fluid and edema. Textbook of Medical Physiology. 10th ed. Philadelphia: WB Saunders; 2000. p. 264-78.
3. Kelen G, Hsu E. Fluids and electrolytes. In: Tintinalli J, editor. Tintinalli's emergency medicine: a comprehensive study guide. 7th ed. New York: McGraw Hill Medical; 2011. p. 117-21.
4. Kaplan LJ, Kellum JA. Fluids, pH, ions and electrolytes. Curr Opin Crit Care. 2010;16:323-31.
5. Lien YH, Shapiro JI. Hyponatremia: clinical diagnosis and management. Am J Med. 2007;120:653-8.
6. Bagshaw SM, Townsend DR, McDermid RC. Disorders of sodium and water balance in hospitalized patients. Can J Anaesth. 2009;56:151-67.
7. Adrogue HJ, Madias NE. Hyponatremia. N Engl J Med. 2000;342(21):1581-9.
8. Hoorn EJ, Zietse R. Hyponatremia and mortality: moving beyond associations. Am J Kidney Dis. 2013;62(1):139-49.
9. Kovacs L, Robertson GL. Disorders of water balance-hyponatraemia and hypernatraemia. Baillieres Clin Endocrinol Metab. 1992;6:107-27.
10. Baylis PH. The syndrome of inappropriate antidiuretic hormone secretion. Int J Biochem Cell Biol. 2003;35:1495-9.
11. Cluitmans FH, Meinders AE. Management of severe hyponatremia: rapid or slow correction? Am J Med. 1990;88:161-6.
12. Sarnaik AP, Meert K, Hackbarth R, Fleischmann L. Management of hyponatremic seizures in children with hypertonic saline: a safe and effective strategy. Crit Care Med. 1991;19:758-62.
13. Lauriat SM, Berl T. The hyponatremic patient: practical focus on therapy. J Am Soc Nephrol. 1997;8:1599-607.
14. Adams RD, Victor M, Mancall EL. Central pontine myelinolysis: a hitherto undescribed disease occurring in alcoholic and malnourished patients. AMA Arch Neurol Psychiatry. 1959;81:154-72.
15. Sterns RH, Riggs JE, Schochet SS Jr. Osmotic demyelination syndrome following correction of hyponatremia. N Engl J Med. 1986;314:1535-42.
16. Wright DG, Laureno R, Victor M. Pontine and extrapontine myelinolysis. Brain. 1979;102:361-85.
17. Graff-Radford J, Fugate JE, Kaufmann TJ, Mandrekar JN, Rabinstein AA. Clinical and radiologic correlations of central pontine myelinolysis syndrome. Mayo Clin Proc. 2011;86(11):1063-7.
18. Ayus JC, Krothapalli RK, Arieff AI. Treatment of symptomatic hyponatremia and its relation to brain damage. A prospective study. N Engl J Med. 1987;317:1190-5.
19. Howard SA, Barletta JA, Klufas RA, Saad A, De Girolami U. Osmotic demyelination syndrome. Radiographics. 2009;29:933-8.
20. Ruzek KA, Campeau NG, Miller GM. Early diagnosis of central pontine myelinolysis with diffusion weighted imaging. Am J Neuroradiol. 2004;25:210-3.
21. Soupart A, Penninckx R, Stenuit A, Perier O, Decaux G. Reinduction of hyponatremia improves survival in rats with myelinolysisrelated neurologic symptoms. J Neuropathol Exp Neurol. 1996;55(5):594-601.
22. Soupart A, Ngassa M, Decaux G. Therapeutic relowering of the serum sodium in a patient after excessive correction of hyponatremia. Clin Nephrol. 1999;51:383-6.
23. Sugimura Y, Murase T, Takefuji S, Hayasaka S, Takagishi Y, Oiso Y, et al. Protective effect of dexamethasome on osmotic-induced demyelination in rats. Exp Neurol. 2005;192:178-83.
24. Silver SM, Schroeder BM, Sterns RH, Rojiani AM. Myoinositol administration improves survival and reduces myelinolysis after rapid correction of chronic hyponatremia in rats. J Neuropathol Exp Neurol. 2006;65:37-44.
25. Palevsky PM, Bhagrath R, Greenberg A. Hypernatremia in hospitalized patients. Ann Intern Med. 1996;124:197-203.
26. Robertson GL, Aycinena P, Zerbe RL. Neurogenic disorders of osmoregulation. Am J Med. 1982;72:339-53.
27. Bichet DG, Mallie J-P. Hypernatremia and the poluric disorders. In: DuBose T, Hamm L (eds): Acid-base and electrolyte disorders: a companion to Brenner & Rector's The Kidney. New York: WB Saunders; 2002. p. 241.
28. Arieff AI. Central nervous system manifestations of disordered sodium metabolism. Clin Endocrinol Metab. 1984;13:269-94.
29. Moritz ML, Ayus JC. Preventing neurological complications from dysnatremias in children. Pediatr Nephrol. 2005;20:1687-700.
30. Sparacio RR, Anziska B, Schutta HS. Hypernatremia and chorea: a report of two cases. Neurology. 1976;26:46-50.
31. Hogan GR, Dodge PR, Gill SR, Pickering LK, Master S. The incidence of seizures after rehydration of hypernatremic rabbits with intravenous or ad libitum oral fluids. Pediatr Res. 1983;18:340-5.
32. Lindner G, Funk GC. Hypernatremia in critically ill patients. J Crit Care. 2013;28: 216.e11-20.

33. Ulvila JM, Nessan VJ. Hypernatremia and myoglobinuria. Am J Med Sci. 1973;265(1):79-81.

34. Abramovici MI, Singhal PC, Trachtman H. Hypernatremia and rhabdomyolysis. J Med. 1992;23:17-28.

35. Gennari FJ. Hypokalemia. N Engl J Med. 1998;339:451-8.

36. Gennari FJ. Disorders of potassium homeostasis. Hypokalemia and hyperkalemia. Crit Care Clin. 2002;18(2):273-88.

37. Rastegar A, Soleimani M. Hypokalaemia and hyperkalaemia. Postgrad Med J. 2001;77(914):759-64.

38. Knochel JP. Diuretic-induced hypokalemia. Am J Med. 1984;77:18-27.

39. Weiner M, Epstein FH. Signs and symptoms of electrolyte disorders. Yale J Biol Med. 1970;43(2):76-109.

40. Knochel JP. Neuromuscular manifestations of electrolyte disorders. Am J Med. 1982;72:521-35.

41. Singhal PC, Abramovici M, Venkatesan J, Mattana J. Hypokalemia and rhabdomyolysis. Miner Electrolyte Metab. 1991;17:335-9.

42. Ault MJ, Geiderman J. Hypokalemia as a cause of tetany. West J Med. 1992;157(1):65-7.

43. Engel FL, Martin SP, Taylor H. On the relation of potassium to the neurological manifestations of hypocalcemic tetany. Bull Johns Hopkins Hosp. 1949;84(4):285-301.

44. Mitchell W, Feldman F. Neuropsychiatric aspects of hypokalcmia. Can Mcd Assoc J. 1968;98:49-51.

45. Lapie P, Lory P, Fontaine B. Hypokalemic periodic paralysis: an autosomal dominant muscle disorder caused by mutations in a voltage-gated calcium channel. Neuromuscl Disord. 1997;7:234-40.

46. Kim JB, Kim MH, Lee SJ, Kim DJ, Lee BC. The genotype and clinical phenotype of Korean patients with familial hypokalemic periodic paralysis. J Korean Med Sci. 2007;22:946-51.

47. Stevens MS, Dunlay RW. Hyperkalemia in hospitalized patients. Int Urol Nephrol. 2000;32:177-80.

48. Corbett AJ. Electrolyte disorders affecting muscle. Semin Neurol. 1983;3:248-57.

49. DeFronzo RA, Smith JD. Clinical disorders of hyperkalemia. In: Narins RG (ed): Clinical Disorders of Fluid and Electrolyte Metabolism. 5th ed. New York: McGraw-Hill; 1994. p. 697.

50. Weiner ID, Wingo CS. Hyperkalemia. In: DuBose TD, Hamm LL (eds): DuBose T, Hamm L (eds): Acid-Base and Electrolyte Disorders: A Companion to Brenner & Rector's The Kidney. New York: WB Saunders; 2002. p. 395.

51. Riggs JE. The periodic paralyses. Neurol Clin. 1988;6:485-98.

52. Ptáček LJ, Tawil R, Griggs RC, Meola G, McManis P, Barohn RJ, et al. Sodium channel mutations in acetazolamide-responsive myotonia congenita, paramyotonia congenita, and hyperkalemic periodic paralysis. Neurology. 1994;44:1500-3.

53. Hoskins B, Vroom FQ, Jarrell MA. Hyperkalemic periodic paralysis. Effects of potassium, exercise, glucose, and acetazolamide on blood chemistry. Arch Neurol. 1975;32:519-23.

54. Abbott GW, Butler MH, Bendahhou S, Dalakas MC, Ptacek LJ, Goldstein SA. MiRP2 forms potassium channels in skeletal muscle with Kv3.4 and is associated with periodic paralysis. Cell. 2001;104:217-31.

55. Bourdeau JE, Attie MF. Calcium metabolism. In: Narins RG (ed): Clinical Disorders of Fluid and Electrolyte Metabolism. 5th ed. New York: McGraw-Hill; 1994. p. 243.

56. Tohme JF, Bilezikian JP. Hypocalcemic emergencies. Endocrinol Metab Clin North Am. 1993;22:363-75.

57. Weiss-Guillet EM, Takala J, Jakob SM. Diagnosis and management of electrolyte emergencies. Best Pract Res Clin Endocrinol Metab. 2003;17:623-51.

58. Glaser GH, Levy LL. Seizures and idiopathic hypoparathyroidism: a clinical-electrophysiolographic study. Epilepsia. 1959;1:454-65.

59. Rose GA, Vas CJ. Neurological complications and electroencephalographic changes in hypoparathyroidism. Acta Neurol Scand. 1966;42:537-50.

60. Hossain M. Neurological and psychiatric manifestations in idiopathic hypoparathyroidism: response to treatment. J Neurol Neurosurg Psychiatry. 1970;33: 153-6.

61. Simpson JA. The neurological manifestation of idiopathic hypoparathyroidism. Brain. 1952;75:76-90.

62. Fernandez R, Ashraf A, Dure LS. Nutritional vitamin D deficiency presenting as hemichorea. J Child Neurol. 2007;22(1):74-6.

63. Hirooka Y, Yuasa K, Hibi K, Ishikawa A, Sobue G, Naruse T, et al. Hyperparathyroidism associated with parkinsonism. Intern Med. 1992;31(7):904-7.

64. Kovacs CS, Howse DC, Yendt ER. Reversible parkinsonism induced by hipercalcemia and primary hyperparathyroidism. Arch Intern Med. 1993;153(9):1134-6.

65. Tonner DR, Schlechte JA. Neurologic complications of thyroid and parathyroid disease. Med Clin North Am. 1993;77(1):251-63.

66. Topakian R, Stieglbauer K, Rotaru J, Haring HP, Aichner FT, Pichler R. Hypocalcemic choreoathetosis and tetany after bisphosphonate treatment. Mov Disord. 2006;21(11):2026-7.

67. Cheek JC, Riggs JE, Lilly RL. Extensive brain calcification and progressive dysarthria and dysphagia associated with chronic hypoparathyroidism. Arch Neurol. 1990;47(9):1038-9.

68. Levin P, Kunin AS, Donaghy RM, Hamilton WW, Maurer JJ. Intracranial calcification and hypoparathyroidism. Neurology. 1961;11:1076-80.

69. Margolin D, Hammerstad J, Orwoll E, McClung M, Calhoun D. Intracranial calcification in hyperparathyroidism associated with gait apraxia and parkinsonism. Neurology. 1980;30(9):1005-7.

70. Sharief N, Matthew DJ, Dillon MJ. Hypocalcemic stridor in children, how often is it missed? Clin Pediatr. 1991;30:51-2.

71. Benabe JE, Martinez-Maldonado M. Disorders of calcium metabolism. In: Narins RG (ed): Clinical Disorders of Fluid and Electrolyte Metabolism. 5th ed. New York: McGraw-Hill; 1994. p. 1009.

72. Wang CA, Guyton SW. Hyperparathyroid crisis: clinical and pathologic studies of 14 patients. Ann Surg. 1979;190:782-90.

73. Lafferty FW. Differential diagnosis of hypercalcemia. J Bone Miner Res. 1991;6(Suppl 2):S51-9.

74. Fisken RA, Heath DA, Somers S, Bold AM. Hypercalcaemia in hospital patients. Clinical and diagnostic aspects. Lancet. 1981;1:202-7.

75. Patten BM, Page M. Severe neurological disease associated with hyperparathyroidism. Ann Neurol. 1984;15:453-6.

76. Kastrup O, Maschke M, Wanke I, Diener HC. Posterior reversible encephalopathy syndrome due to severe hypercalcemia. J Neurol. 2002;249:1563-6.

77. Kim JH, Kim MJ, Kang JK, Lee SA. Vasogenic edema in a case of hypercalcemia-induced posterior reversible encephalopathy. Eur Neurol. 2005;53:160-2.

78. Patten BM, Bilezikian JP, Mallette LE, Prince A, Engel WK, Aurbach GD. Neuromuscular disease in primary hyperparathyroidism. Ann Intern Med. 1974;80:182-93.

79. Ryzen E, Wagers PW, Singer FR, Rude RK. Magnesium deficiency in a medical ICU population. Crit Care Med. 1985;13:19-21.

80. Whang R, Ryder KW. Frequency of hypomagnesemia and hypermagnesemia. Requested vs routine. JAMA. 1990;263:3063-4.

81. Olerich MA, Rude RK. Should we supplement magnesium in critically ill patients? New Horiz. 1994;2:186-92.

82. Schilsky RL, Anderson T. Hypomagnesemia and renal magnesium wasting in patients receiving cisplatin. Ann Intern Med. 1979;90:929-31.

83. Hauben M. Cyclosporine neurotoxicity. Pharmacotherapy. 1996;16:576-83.

84. Barton CH, Pahl M, Vaziri ND, Cesario T. Renal magnesium wasting associated with amphotericin B therapy. Am J Med. 1984;77:471-4.

85. Nijenhuis T, Hoenderop JG, Bindels RJ. Downregulation of Ca(21) and Mg(21) transport proteins in the kidney explains tacrolimus (FK506)-induced hypercalciuria and hypomagnesemia. J Am Soc Nephrol. 2004;15:549-57.

86. Hoorn EJ, van der Hoek J, de Man RA, Kuipers EJ, Bolwerk C, Zietse R. A case series of proton pump inhibitorinduced hypomagnesemia. Am J Kidney Dis. 2010;56:112-6.

87. Flink EB. Magnesium deficiency: etiology and clinical spectrum. Acta Med Scand Suppl. 1981;647:125-37.

88. Hall RC, Joffe JR. Hypomagnesemia. Physical and psychiatric symptoms. JAMA. 1973;224:1749-51.

89. Hamed IA, Lindeman RD. Dysphagia and vertical nystagmus in magnesium deficiency. Ann Intern Med. 1978;89:222-3.

90. Leicher CR, Mezoff AG, Hyams JS. Focal cerebral deficits in severe hypomagnesemia. Pediatr Neurol. 1991;7:380-1.

91. Langley WF, Mann D. Central nervous system magnesium deficiency. Arch Intern Med. 1991;151:593-6.

92. Hayes FA, Green AA, Senzer N, Pratt CB. Tetany: a complication of cis-dichlorodiammineplatinum (II) therapy. Cancer Treat Rep. 1979;63:547-8.

93. Clark BA, Brown RS. Unsuspected morbid hypermagnesemia in elderly patients. Am J Nephrol. 1992;12:336-43.

94. Rizzo MA, Fisher M, Lock JP. Hypermagnesemic pseudocoma. Arch Intern Med. 1993;153:1130-2.

95. Swift TR. Weakness from magnesium-containing cathartics: electrophysiologic studies. Muscle Nerve. 1979;2:295-8.

96. Randall RE, Cohen MD, Spray CC, Rossmeisl EC. Hypermagnesemia in renal failure, etiology and toxic manifestations. Ann Intern Med. 1964;61:73-88.

97. Betro MG, Pain RW. Hypophosphataemia and hyperphosphataemia in a hospital population. Br Med J. 1972;1:273-6.

98. Lee JL, Sibbald WJ, Holliday RL, Linton AL. Hypophosphatemia associated with coma. Can Med Assoc J. 1978;119:143-5.

99. Michell AW, Burn DJ, Reading PJ. Central pontine myelinolysis temporally related to hypophosphataemia. J Neurol Neurosurg Psychiatry. 2003;74:820.

100. Vanneste J, Hage J. Acute severe hypophosphataemia mimicking Wernicke's encephalopathy. Lancet. 1986 Jan 4;1(8471):44.

101. Aubier M, Murciano D, Lecocguic Y, Viires N, Jacquens Y, Squara , et al. Effect of hypophosphatemia on diaphragmatic contractility in patients with acute respiratory failure. N Engl J Med. 1985;313:420-4.

102. Knochel JP. The clinical status of hypophosphatemia: an update. N Engl J Med. 1985;313:447-9.

103. Hsu HJ, Wu MS. Extreme hyperphosphatemia and hypocalcemic coma associated with phosphate enema. Intern Med. 2008;47(7):643-6.

Doenças da tireoide e o sistema nervoso

Alberto Rolim Muro Martinez
Carlos Roberto Martins Junior
Anamarli Nucci

INTRODUÇÃO

Os primeiros textos em que são relatadas alterações da glândula tireoide datam de 2700 a.C., na China, nos quais pacientes com bócio foram descritos[1]. A liberação adequada dos hormônios tireoidianos depende do funcionamento do eixo de alimentação e contra-alimentação envolvendo hipotálamo, hipófise e a própria glândula tireoide. A função básica dos principais hormônios tireoidianos bioativos, T3 (tri-iodotironina) e T4 (tiroxina), é modular a síntese proteica por meio de receptores intranucleares, ao interferir na transcrição gênica[2]. Deste modo, suas alterações impactam nos diversos processos homeostáticos e em particular no sistema nervoso, onde possuem papel fundamental desde a embriogênese até a manutenção de funções cognitivas[2,3].

O impacto das anormalidades tireoidianas no sistema nervoso pode ocorrer por meio de dois mecanismos principais: o primeiro, por alterações estruturais relacionadas à glândula, como é o caso das metástases de neoplasias tireoidianas para o sistema nervoso central (SNC) e da compressão de vasos cervicais por aumento do volume glandular, e o segundo, por meio de alterações autoimunes ou metabólicas secundárias à hipo ou hiperfunção da glândula.

Estudos epidemiológicos sobre as doenças tireoidianas em populações europeias e norte-americanas mostram prevalência variando de 5-10% que podem ainda ser maiores considerando populações mais idosas[4-6]. Esses altos valores devem motivar o neurologista no domínio das possíveis complicações advindas de doenças tireoidianas, uma vez que essas podem desencadear doenças neurológicas ou ainda piorar afecções subclínicas.

HIPOTIREOIDISMO

Classicamente o hipotireoidismo é acompanhado por sinais e sintomas clínicos que incluem, em combinações variáveis: ganho ponderal, intolerância ao frio, fadiga, cabelos e unhas quebradiços, rouquidão, constipação, pele ressecada, entre outros. O acometimento neurológico pode acompanhar ou mesmo anteceder muitos destes sinais/sintomas, e tanto o SNC quanto o periférico (SNP) podem estar envolvidos.

A prevalência. que pode atingir 15%, a depender da inclusão de pacientes com hipotireoidismo subclínico[6], torna a presença de complicações neurológicas igualmente frequentes. Ainda que o conhecimento da fisiopatologia de tais complicações não mostre mecanismos moleculares bem definidos, a alta suspeição associada à terapia de reposição hormonal é fundamental para melhora do prognóstico neurológico.

Alterações do sistema nervoso central

Coma mixedematoso

A partir da disseminação e da acessibilidade a exames de triagem, o coma mixedematoso (CM) tornou-se apresentação rara do hipotireoidismo. No entanto, constitui emergência clínica com taxas de mortalidade que podem alcançar até 60%[7]. Embora habitualmente ocorra em pacientes com hipotireoidismo grave, o alto índice de suspeição em pacientes com ou sem antecedentes de hipotireoidismo, associado à instituição precoce do tratamento, vem reduzindo sobremaneira a mortalidade associada ao CM[8].

Alterações do nível de consciência como letargia ou estupor podem anteceder o coma propriamente dito e, associadas à falência de múltiplos sistemas, demonstrada por bradicardia, hipoglicemia, hipotermia, hiponatremia, hipotensão e hipoventilação, são manifestações esperadas em ambiente de pronto-atendimento, particularmente em mulheres idosas[9]. Outro ponto relevante é a investigação ativa de fatores desencadeantes[10] que incluem: infarto do miocárdio, pós-operatório, uso de determinados medicamentos, trauma, exposição ao frio e principalmente quadros infecciosos, em particular pneumonia, celulite e infecção do trato urinário. O aumento da demanda metabólica basal inerente a essas condições é a chave para o desencadeamento do CM.

As modificações fisiológicas impostas por longos períodos de hipotireoidismo não tratado ou insatisfatoriamente tratado auxiliam no entendimento de muitos desses sinais. Na vigência de hipotireoidismo, o sistema cardiovascular tende a priorizar a manutenção do fluxo sanguíneo central no contexto de hipocontratilidade, que acaba por gerar baixo débito cardíaco, e hipotensão arterial, que pode culminar com um quadro de insuficiência cardíaca. Pelo desbalanço do controle da transcrição gênica que ocorre virtualmente em todos os tecidos, na falta ou redução dos hormônios tireoidianos, uma série de vias metabólicas é afetada no CM. O déficit na excreção de água livre acaba por levar à hiponatremia; a desaceleração metabólica leva à hipotermia; a hipossensibilidade central à hipercapnia e hipoxemia que resulta em hipoventilação; e a diminuição na gliconeogênese e na depuração da insulina levam à hipoglicemia[7].

O diagnóstico clínico de CM ampara-se na tríade: redução do nível de consciência, hipotermia e presença de fatores desencadeantes. Cicatrizes cirúrgicas cervicais, antecedentes de uso de I[131] ou uso de hormônios tireoidianos exógenos, aliados a estigmas físicos de hipotireoidismo crônico, auxiliam na suspeição diagnóstica. O exame neurológico, além da alteração do nível de consciência, é pouco revelador, uma vez que sinais focais ou de localização são pouco frequentes. Todavia, a presença de mioedema (descrito no tópico Miopatia) e do sinal de Woltman (prolongamento da fase de relaxamento dos reflexos de estiramento muscular) podem refinar a suspeita clínica a favor do CM[11].

A caracterização laboratorial de altos níveis do hormônio estimulante da tireoide (TSH) e de baixos níveis de tiroxina (T4) não devem retardar o início do tratamento para os casos suspeitos. O diagnóstico diferencial das causas de alteração do nível de consciência, bem como a triagem de fatores desencadeantes, também devem fazer parte da abordagem inicial desses pacientes.

O fato de as características fisiológicas encontrarem-se alteradas no contexto do hipotireoidismo torna difícil o reconhecimento do CM e de fatores desencadeantes. Um exemplo pode ser demonstrado pela apresentação do CM com normotermia, mesmo em pacientes na vigência clínica de septicemia. Na tentativa de facilitar o reconhecimento e tratamento precoces do CM, Popoveniuk et al.[12] propuseram uma escala que leva em consideração alterações clínicas envolvendo termorregulação, metabolismo, SNC, sistemas cardiovascular e gastrointestinal, além da presença de fatores desencadeantes. Para pontuações ≥ 60, a escala atinge 100% de sensibilidade e 85,71% de especificidade[12].

O tratamento do CM, além da reposição exógena hormonal, pressupõe a identificação e correção dos fatores desencadeantes, com tratamento agressivo com antibióticos de largo espectro; correção da alteração natrêmica com restrição volêmica e solução fisiologia a 0,9%; reposição de glicocorticoides (hidrocortisona 100 mg de 6/6 horas), pela alta prevalência de insuficiência adrenal associada; além de aquecimento exógeno passivo e cauteloso, pelo risco de vasodilatação periférica e piora hemodinâmica[13]. Muitas vezes, pela necessidade de ventilação mecânica, o ambiente de terapia intensiva é recomendado para o cuidado dos pacientes.

A reposição hormonal constitui pedra angular no tratamento do CM, no entanto, a falta de estudos criteriosos e controlados abre espaço para controvérsias: (I) uso combinado ou isolado de T4 e T3; (II) via de administração endovenosa ou oral. O fato é que seja qual for a droga ou a via de administração adotada, o risco de arritmias cardíacas e de infarto do miocárdio torna a reposição inadvertida deletéria. Geralmente, a reposição inicial com 100-500 mcg de T4, via endovenosa, é preferida na abordagem inicial, com menores doses sendo preferidas para pacientes idosos ou com complicações cardíacas[7,13]. Doses semelhantes, por via oral, podem ser adotadas, no entanto, a presença de complicações gastrointestinais como o íleo mixedematoso, torna inconstante a absorção por essa via. Os fatores relacionados ao pior prognóstico incluem idade avançada, comprometimento cardiovascular e rebaixamento do nível de consciência[14].

Crises convulsivas que podem inclusive resultar no estado de mal epiléptico[15] são outra complicação no CM. Os achados encontrados no EEG são inespecíficos e demonstram, em geral, ritmo alfa de baixa amplitude[15], mas padrões com ondas trifásicas também podem ser observados.

Hipotireoidismo congênito

Considerado a principal causa de retardo mental tratável, o hipotireoidismo congênito (HC) encontra suas causas tanto na malformação por disgenesia da glândula tireoide, como também em mutações de genes regulatórios relacionados desde o eixo hipotálamo-hiófise-tireoide até ao processo de entrada dos hormônios tireoidianos no núcleo celular. Sua incidência é de aproximadamente 1:2.500 nascimentos, e as repetições familiais respondem por cerca de 5% desse total[16]. O papel do hormônio tireoidiano no cérebro em desenvolvimento, por regulação transcricional, é fundamental na expressão de proteínas que orientam a migração neuronal e a sinaptogênese[17].

Clinicamente a icterícia neonatal prolongada pode ser uma pista para o diagnóstico, todavia grande parte dos recém-nascidos não apresenta estigmas físicos, uma vez que o T4 materno é transportado via circulação placentária. Nos casos em que a triagem neonatal não é realizada, e assim os recém-nascidos não são tratados, e mesmo nos recém-nascidos inadequadamente tratados, na medida em que os hormônios maternos são metabolizados, aparecem manifestações inespecíficas de choro débil e rouco, disfagia expressa por engasgos frequentes, macroglossia, letargia com lentificação dos movimentos corporais e alterações ectodérmicas, com pele seca e cabelos quebradiços e ralos[18]. Com a progressão da doença instalam-se déficits cognitivos e neurológicos que podem ser irreversíveis.

O chamado cretinismo refere-se ao conjunto de manifestações cognitivas e neurológicas decorrentes do não tratamento do HC. Fenotipicamente as crianças podem ser divididas em 2 grupos: neurológico e mixedematoso, a depender das características preponderantes à clínica. Estudos observacionais de áreas onde o cretinismo é endêmico demonstram que, além do retardo mental, são comumente observados sinais neurológicos que incluem liberação piramidal com espasticidade, principalmente em membros inferiores, ataxia cerebelar, ambos levando a marcha característica, surdez, mutismo, nistagmo e estrabismo[19-21].

A abordagem sindrômica do hipotireoidismo pode ser útil ao possibilitar, a partir do fenótipo, pistas acerca da localização do defeito na via dos hormônios tireoidianos. Um exemplo marcante é a síndrome cérebro-pulmão-tireoide na qual mutações no gene NKX2.1, que regula fatores transcricionais, impacta no desenvolvimento dos núcleos da base, pulmões e tireoide, levando a insuficiência respiratória neonatal, hipotonia, coreia e HC[22]. Mutações no gene MCT8, localizado no cromossomo X e participante dos mecanismos de transporte do hormônio tireoidiano, leva a quadros de retardo do desenvolvimento, hipotonia, tetraparesia espástica, distonia, nistagmo rotatório e hipoacusia, cenário que tende a ser mais brando na meninas afetadas[23]. Mutações no FOXE1 levam a uma série de alterações que incluem, além da agenesia de tireoide, defeitos do fechamento do palato, atresia de ânus e cabelo espetado[24].

Além das alterações funcionais no SNC, o momento em que as consequências do HC geram modificações estruturais é controverso. Ma et al.[25] avaliaram 3 pacientes com HC na fase adulta e demonstraram alterações em globo pálido, substância negra, corpo caloso e centro semioval com hipersinal nas imagens ponderadas em T1 e hipossinal nas ponderadas em T2. Todavia, quando avaliações por ressonância magnética (RM) foram realizadas no período neonatal em pacientes com HC, não foram observadas alterações estruturais quando comparadas a crianças saudáveis[26]. Essas observações sugerem que a falta de hormônios tireoidianos no período pós-natal é o responsável por tais modificações estruturais.

O tratamento do HC deve ser o mais precoce possível, o que torna fundamental a triagem neonatal, já que existe uma relação inversa entre o coeficiente de inteligência e o tempo de hipotireoidismo não tratado. O uso da levotiroxina, por via oral, deve seguir a dose inicial recomendada de 10-15 µg/kg/dia[18]. O controle adequado leva ao desenvolvimento físico e cognitivo normal ou bastante próximo ao de crianças saudáveis[27].

Alterações cognitivas e psiquiátricas

A avaliação da função tireoidiana em pacientes com queixas de declínio cognitivo ou demência é mandatória na prática clínica, muito embora a relação fisiopatológica entre cognição e hipotireoidismo ainda não seja totalmente esclarecida.

Estudos envolvendo pacientes com hipotireoidismo utilizando técnicas de PET e SPECT demonstraram hipometabolismo de oxigênio e glicose, além de hipoperfusão cerebral, principalmente em regiões implicadas nas funções de atenção, processamento visoespacial, memória de trabalho e velocidade do movimento[28,29]. Uma avaliação neuropsicológica cuidadosa demonstra impacto em uma série de domínios cognitivos, com diminuição no coeficiente de inteligência, atenção, concentração, memória, em especial a memória verbal, linguagem, psicomotricidade e função executiva[30].

A magnitude do impacto do hipotireoidismo na cognição parece estar relacionada ao grau de disfunção glandular. Porém, estudo recente com 5.800 pacientes com idades entre 70 e 82 anos falhou em demonstrar déficits cognitivos em pacientes com hipotireoidismo subclínico[31]. De fato, as alterações cognitivas leves relacionadas ao hipotireoidismo clínico ou subclínico devem ser interpretadas à luz das possíveis comorbidades psiquiátricas, como transtornos depressivos e ansiosos.

Desordens psiquiátricas são relativamente comuns no hipotireoidismo. As alterações de humor são mais frequentes, porém também podem ocorrer sinais na esfera psicótica em 5-15% dos pacientes[32].Asher[33] cunhou o termo "*myxoedematous madness*" para traduzir o cortejo de sintomas psicóticos em 14 pacientes com hipotireoidismo em que podem ser incluídos delírios, paranoia, alucinações auditivas e visuais, perseveração, também existindo relato da síndrome de Capgras (crença de que um familiar foi substituído por um impostor de aparência idêntica)[33,34].

A identificação precoce, seguida pela restituição de estado eutireóideo, é fundamental para a resolução principalmente das alterações cognitivas, ainda que o tempo de duração do hipotireoidismo não tratado pareça ter íntima relação com o grau de recuperação[35].

Cefaleia

Queixas relativas à cefaleia podem atingir frequência tão elevada quanto 30% dos pacientes com hipotireoidismo[36], de caracterização clínica como dor bilateral, contínua e não pulsátil. Em outro cenário, o hipotireoidismo pode ser fator de exacerbação de migrânea preexistente[37]. Ainda que a fisiopatologia seja desconhecida e que o tratamento obtenha melhor controle ou mesmo remissão completa, uma avaliação pormenorizada da cefaleia deve ser feita, pela possibilidade desta ser secundaria, por exemplo, a adenoma hipofisário.

Ataxia

Além da ataxia como parte do contexto sindrômico do HC[22], sintomas cerebelares, em particular as alterações de marcha, podem ser encontrados em pacientes com hipotireoidismo, algumas vezes até como sintoma inicial[38]. No entanto, estudos envolvendo pacientes com tireoidite imunomediada postulam uma etiologia autoimune associada aos sintomas cerebelares e à degeneração cerebelar vista por RM, uma vez que a reposição com levotiroxina exógena falhou em restaurar plenamente a disfunção cerebelar em um grupo de pacientes[39].

Alterações do sono

A dinâmica do sono pode ser impactada pela apneia nos casos de hipotireoidismo. Conforme já descrito na sessão acerca do CM, estados crônicos de hipotireoidismo podem resultar na hipossensibilidade central à hipercapnia e hipoxemia, levando a estados de hipoventilação[7]. Além disso, as vias aéreas e língua sofrem deposição de mucopolissacarídeos, contribuindo para o componente obstrutivo da apneia.

Em estudo envolvendo pacientes com síndrome da apneia obstrutiva do sono, Ozcan *et al.*[40] demonstraram prevalência de 12,77% de pacientes com hipotireoidismo. O tratamento, em geral, reduz rapidamente o componente central relativo à síndrome. Em contrapartida, o componente obstrutivo requer um maior tempo de estado eutireóideo para sua resolução, a qual pode ser incompleta, inclusive levando à necessidade de ventilação por pressão positiva, para o controle dos sintomas[41].

Alterações do sistema nervoso periférico

Neuropatia periférica

A fisiopatologia do acometimento dos nervos periféricos no hipotireoidismo, bem como grande parte das modificações por ele impostas ao SNP, ainda não é plenamente conhecida, muito embora queixas relativas ao seu envolvimento possam estar presentes em 79% dos pacientes hipotireóideos[42]. Em geral, alterações estruturais da mielina, disfunção dos processos oligodendro--axonais e do próprio tecido conjuntivo, com acúmulo de mucopolissacarídeos no endoneuro, perineuro, tendões e bainha sinovial levam, a depender de sua magnitude, aos sintomas clínicos[43]. Dois padrões clínicos emergem desse fato: mononeuropatias compressivas e polineuropatias. Formas polirradiculoneuropáticas e de neuropatia motora multifocal também foram descritas, no entanto em caráter anedótico[44,45].

Mononeuropatias compressivas

A anatomia dos nervos mediano no punho (síndrome do canal do carpo – SCC) e tibial, no tornozelo (síndrome do canal do tarso), torna-os susceptíveis a compressões, em particular no contexto do hipotireoidismo. As características clínicas dessas neuropatias em nada diferem das síndromes compressivas não relacionadas à doença endócrina, e são representadas por dormência, formigamento e dor, principalmente no período noturno, e por vezes, somadas a paresia no território de inervação do mediano ou do tibial.

Sob o ponto de vista epidemiológico, o valor da triagem de hipotireoidismo dentre pacientes com SCC mostrou-se injustificado[46]. Em estudo sobre a SCC, Rijk[47] chegou ao número de 236 pacientes triados, através do laboratório, para o diagnóstico etiológico, e encontrou 1 paciente com hipotireoidismo concomitante. No entanto, a abordagem inversa é estrategicamente mais profícua, uma vez que dentre os pacientes com hipotireoidismo a prevalência de SCC pode atingir 37,5%[48].

O tratamento é baseado na reposição dos hormônios tireoidianos e, em geral, os pacientes encontram remissão clínica e eletrofisiológica, a qual tende a ter menor impacto naqueles com SCC de envolvimento axonal[48]. O tempo entre a instituição do tratamento e a remissão sintomática pode ser tão precoce quanto 3 meses de estado eutireóideo, mas existem sugestões de que a resposta ao tratamento está ligada à duração da doença[42,48]. O tratamento cirúrgico deve, portanto, ser reservado aos casos em que o tratamento medicamentoso mostrou-se ineficaz.

Polineuropatia

As queixas de pacientes com hipotireoidismo recém-diagnosticado envolvendo o SNP, em especial aquelas sugestivas de polineuropatia, atingem índices variando entre 17,5% e 42%[42,48].

Os subtipos clínicos podem seguir tanto padrão axonal quanto mielínico[48]. A fisiopatologia do envolvimento do SNP segue a lógica do déficit de ATP que reduz a atividade da bomba de Na^+/K^+, com subsequentes alterações no transporte axonal, levando à degeneração axonal[49]. Já o impacto metabólico nas células de Schwann acaba por gerar fragilidade da bainha de mielina, com acúmulo de grânulos de glicogênio e lipídios, vistos à microscopia eletrônica[50].

A clínica da polineuropatia perpassa por queixas sensoriais simétricas nos membros e que obedecem ao padrão de comprimento dependência. Vale dizer, o surgimento e a gravidade dos sintomas são mais intensos nas porções distais dos membros inferiores e, à medida em que a agressão persiste e atinge os joelhos, inicia-se o acometimento distal dos membros superiores. Em associação, ocorre a diminuição ou abolição do reflexo aquilino bilateralmente[42]. Em avaliação de terminações nervosas livres por biopsias de pele, Magri et al.[51] detectaram redução da densidade de fibras nervosas, com padrão comprimento-dependente mesmo nos pacientes cuja eletroneuromiografia ainda era normal, sugerindo também um componente de fibras finas na polineuropatia relacionada ao hipotireoidismo. Quanto à eletroneuromiografia, a redução das amplitudes dos potenciais sensitivos associadas à redução leve da amplitude dos potenciais de ação motores e lentificação das velocidades de condução nervosa sugerem o padrão neurofisiológico misto (axonal e mielínico)[49,50].

O tratamento com a reposição exógena do hormônio tireoidiano é capaz de reduzir os sintomas relativos à polineuropatia e muitas vezes até normalizar as alterações neurofisiológicas, exceção feita a alguns casos de polineuropatia grave, de padrão axonal[42,49,50].

Miopatia

A alta demanda energética imposta pela atividade muscular associada à redução dos hormônios tireoidianos leva a um desequilíbrio no metabolismo energético das fibras musculares, via ATPases que têm sua atividade reduzida. Esse fato leva ao catabolismo proteico e acúmulo de metabólitos, além de aumento do tecido conjuntivo intersticial[52-55]. O tecido muscular é frequentemente envolvido tanto nas formas congênitas como nas formas adquiridas da doença, e sintomas relativos ao seu envolvimento podem atingir até 79% dos pacientes[42].

Duas síndromes clínicas podem ser reconhecidas: a síndrome de Kocher-Debré-Semelaigne (SKDS) e a síndrome de Hoffman (SH), respectivamente na infância e em adultos. Na SKDS além dos estigmas citados na sessão acerca do HC, sobrepõe-se um aspecto fenotípico hercúleo traduzido pela pseudohipertrofia muscular (Figura 2.2.1). Já no caso da SH os pacientes apresentam-se com pseudo-hipertrofia muscular, fraqueza, câimbras, pseudomiotonia e lentificação cognitiva[56].

Duyff et al.[42], em série de casos de pacientes com hipotireoidismo, observaram queixas relativas à fraqueza em 54% dos pacientes, e fatigabildade, mialgia, rigidez ou câimbras em 42%. Mialgia, bem como intolerância às atividades físicas, podem ocorrer inclusive nos pacientes ainda com hipotireoidismo subclínico[57].

O refinamento de algumas queixas como a fraqueza, auxilia no diagnóstico diferencial, uma vez que sua distribuição predominantemente proximal pode simular outras condições, a depender do tipo de instalação. Início agudo pode simular miopatia inflamatória, na qual a falta outras características clínicas de hipotireoidismo, bem como aumento da fase de relaxamento dos reflexos

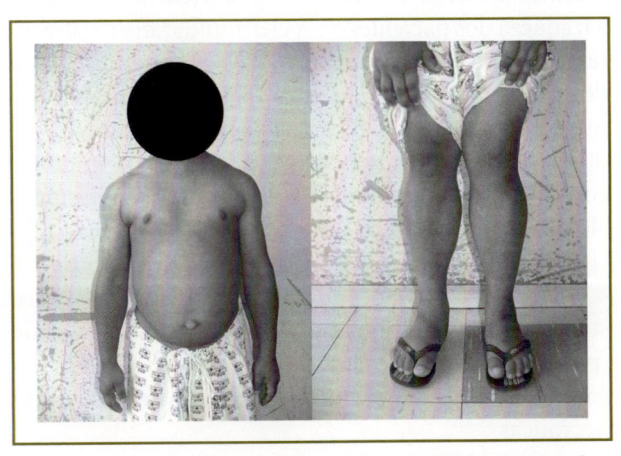

Figura 2.2.1 – Paciente com diagnóstico de SKDS demonstrando fenótipo hercúleo característico.

osteotendíneos e ausência de infiltrados inflamatórios à biopsia muscular, auxiliam na diferenciação entre essas duas condições[58.59]. Já a evolução crônica assemelha-se às miopatias de cinturas que também encontram na avaliação de sinais clínicos e de biopsia muscular pontos de suporte para o diagnóstico correto. Outras manifestações, ainda que incomuns, são a afecção do diafragma[60] e a apresentação que acomete a musculatura paravertebral levando à camptocormia[59].

Além do fato de que frequentemente os pacientes apresentam queixas inespecíficas que sugerem o envolvimento muscular, é a semiologia da miopatia relacionada ao hipotireoidismo que aumenta a suspeição diagnóstica. Dentre esses sinais ganham destaque o mioedema e a pseudomiotonia, os quais se referem a um prolongamento na fase de relaxamento da contração muscular. O mioedema trata-se da formação de uma elevação no ventre muscular instituída após estímulo tátil, como a percussão pelo martelo de reflexos, causada pelo retardo da recaptação de cálcio pelo retículo sarcoplasmático[61]. De fisiopatologia semelhante, a pseudomiotonia pode ser observada com fases prolongadas dos reflexos osteotendíneos. Ambas as condições podem ser facilmente diferenciadas de quadros miotônicos com auxílio da eletroneuromiografia, na qual o mioedema apresenta silêncio elétrico e a pseudomiotonia é constituída por potenciais de ação com frequência de disparo de início e fim abruptos.

A investigação complementar do quadro miopático pode ser realizada por três frentes: laboratorial, neurofisiológica e biopsia muscular. Ao laboratório, a elevação das enzimas musculares, em especial da creatina-quinase (CK), pode resultar em situações tão dramáticas quanto a insuficiência renal por rabdomiólise[62]. A relação entre os níveis de CK e a gravidade da miopatia é controversa. Alguns estudos revelam correlação entre gravidade do hipotireoidismo e os níveis de CK, e os mesmos níveis de CK falharam ao correlacionar-se com a fraqueza dos pacientes[42]. A eletromiografia mostra alterações miopáticas, com potenciais de ação musculares do tipo polifásicos, de baixa amplitude e com recrutamento precoce. Além disso, o exame é fundamental na diferenciação entre mioedema e fenômenos miotônicos. A biopsia muscular varia de normal até a mínimas alterações inespecíficas, como a atrofia de fibras tipo II, com hipertrofia compensatória de fibras do tipo I; e alterações das mitocôndrias (pelo déficit energético secundário ao hipotireoidismo), acúmulo de glicogênio (pela redução da atividade da α-glicosidade ácida), desorganização das miofibrilas e focos esparsos de fibras necróticas[63-64].

O tratamento com hormônios tireoidianos exógenos é capaz de reestabelecer as vias metabólicas e as funções musculares, além de normalizar o próprio aspecto do tecido muscular. Os níveis de CK são reestabelecidos precocemente[55], no entanto, as queixas clínicas tendem a ter uma recuperação mais lenta. Na série de Duyff et al.[42], as queixas musculares, presentes em 79% dos casos, resolveram-se em média com 6-9 meses de tratamento. Todavia, após 1 ano, 21% ainda queixavam-se de fraqueza, objetivada por dinamometria em 13% dos pacientes[42]. Isso pode sugerir um dano estrutural irreversível ao tecido muscular. Uma situação clínica pouco frequente é o aparecimento ou a piora da mialgia e fraqueza relacionados ao início da reposição hormonal, cujo controle se dá pela associação de corticosteroides.

HIPERTIREOIDISMO

O hipertireoidismo, bem como o hipotireoidismo, traz impacto a todos os segmentos do sistema nervoso. Dentre suas causas, encontram-se os quadros em que os estoques hormonais são agudamente liberados na corrente sanguínea, por destruição da arquitetura glandular, como ocorre nas tireoidites e na ablação pelo iodo radioativo, uso inadvertido de hormônios tireoidianos exógenos, nódulos tireoidianos autônomos (doença de Plummer) e a sua causa mais comum: a doença de Graves.

O cortejo de sintomas inclui sintomas psíquicos, como a dificuldade em manter o foco da atenção, humor lábil e ansiedade, tremor, perda de peso, intolerância ao calor, fraqueza, palpitações e aumento da sudorese.

Alterações do sistema nervoso central

O impacto do hipertireoidismo no SNC inclui alterações por ação direta da hiperfunção da glândula, bem como doenças possivelmente associadas ao hipertireoidismo. Ainda que os processos fisiopatológicos não tenham sido totalmente esclarecidos, destacam-se as alterações cognitivas e psiquiátricas, convulsões, distúrbios do movimento e doenças neurovasculares.

Alterações cognitivas e psiquiátricas

A presença de queixas psiquiátricas e cognitivas é frequente nos pacientes com hipertireoidismo, e o resultado final de sua interação torna difícil a avaliação individualizada. Estudos populacionais são conflitantes quanto ao real impacto do hipertireoidismo na cognição em populações idosas[65-67], todavia estudos com adolescentes mostram desempenho cognitivo inferior naqueles com diagnóstico de hipertireoidismo, mesmo que subclínico[68].

O espectro clínico de sinais e sintomas é relacionado, com frequência, à esfera psiquiátrica e comportamental, incluindo nervosismo, irritabilidade, dificuldade na concentração e resolução de problemas, ansiedade, inquietação, disforia, labilidade emocional, insônia e até extremos com psicose e depressão[69]. Quadros encefalopáticos em que podem ser encontrados desorientação, confusão mental e, por vezes, o coma também foram descritos. Intimamente ligada às manifestações extremas está a denominada tempestade tireóidea, condição rara, em que há uma exacerbação da resposta celular e adrenérgica aos hormônios tireoidianos, no contexto de hipertireoidismo[70].

Embora os mecanismos moleculares do hipertireoidismo ainda não sejam conhecidos, os estudos de neuroimagem têm auxiliado no seu esclarecimento, pelo menos parcial. Eles demonstram alterações morfológicas e funcionais. Zhang *et al.*, utilizando morfometria baseada em voxel, por meio de RM demonstraram redução do volume da substância negra, nos hipocampos, em outras estruturas límbicas e nas áreas relacionadas ao planejamento motor. Essa redução estava diretamente relacionada aos altos níveis de hormônios tireoidianos e à duração da doença[71]. O mesmo grupo pesquisador também demonstrou, por RM funcional, redução da conectividade dos hipocampos às outras estruturas límbicas, como o córtex orbitofrontal e os giros do cíngulo[72]. A abordagem medicamentosa com o uso de betabloqueadores impactando positivamente sobre os sintomas, como melhora na capacidade de concentração, sugere a participação conjunta de hiperatividade adrenérgica na fisiopatologia das desordens cognitivo-psiquiátricas.

O tratamento com bloqueio dos hormônios tireoidianos e o reestabelecimento eutireóideo tende a remitir os distúrbios de atenção mais rapidamente que os outros domínios psiquiátricos, muito embora em algumas séries, 50% dos pacientes com hipertireoidismo tratado permaneçam com sintomas residuais, relacionados à depressão, ansiedade, irritabilidade e alterações do sono[69].

Convulsões

Evidências exportadas de modelos animais sugerem que os hormônios tireoidianos em excesso levam a uma redução do limiar convulsivo, por aumento na concentração intracelular de sódio[73]. Embora existam relatos em que o início de crises convulsivas foi o fator inaugural do hipertireoidismo[74-76], estudos populacionais envolvendo pacientes hipertireóideos revelaram prevalências de crises convulsivas, variando entre 0,2% e 9%[77-78].

Os tipos de crise bem como o padrão eletroencefalográfico (EEG) são variados e incluem desde crises parciais a crises tônico-clônicas generalizadas, com EEG mostrando alterações inespecíficas, como atividade lenta generalizada, atividade beta generalizada e complexos ponta-onda difusos[77]. O controle do hipertireoidismo

é capaz de remitir as crises e até mesmo de normalizar o EEG[77].

Distúrbios do movimento

Vários são os distúrbios do movimento relacionados ao hipertireoidismo. Já foram descritas mioclonias[79], balismos[80], discinesia paroxística[81] e distonia[82]. No entanto, é no tremor e na coreia que o hipertireoidismo encontra suas mais representativas expressões.

O tremor é considerado sinal típico do hipertireoidismo, e em algumas séries de casos estava presente em até 76% dos pacientes[42]. À semiologia, sua topografia é ampla incluindo mãos, face, cordas vocais, membros inferiores, tronco e cabeça, ocorrendo tanto no repouso como na ação[83]. Caracteristicamente uma piora é observada com a simples prova de manutenção dos dedos estendidos e separados à frente do corpo e, eletrofisiologicamente, obedece a características gerais do tremor fisiológico exacerbado[84]. Outros tipos de tremor como o ortostático também já foram descritos[85].

A fisiopatologia do tremor envolve vias relacionas às catecolaminas, especialmente os sistemas adrenérgicos e dopaminérgicos. A evidência de uma melhora significativa do tremor, já no primeiro mês de tratamento, com uma associação entre betabloqueadores (propranolol) e bloqueadores tireoidianos, quando comparados somente ao controle da função tireoidiana, demonstra o papel adrenérgico na gênese do tremor[86]. Já evidências vindas a partir de distonias sugerem que o aumento dos hormônios tireoidianos levaria a uma disfunção dopaminérgica, com desinibição do córtex motor[82].

Ao contrário do tremor, a coreia relacionada ao hipertireoidismo afeta menos de 2% dos pacientes[80], embora possa compartilhar alguns dos mecanismos. Durante muito tempo a coreia foi interpretada como manifestação associada a uma lesão prévia nos núcleos da base. No entanto, a ausência de lesão à RM, em vários relatos de caso, colocou o foco fisiopatológico em alterações metabólicas e não estruturais[87]. Desta maneira, parece existir uma hipersensibilização transitória dos receptores dopaminérgicos, presentes no estriado, causada pelo aumento dos hormônios tireoidianos, o que leva a estados hipercinéticos como a coreia[88].

A fenomenologia da coreia exibe manifestações uni ou bilaterais, contínua ou paroxística[80,82,87]. Sua distribuição, bem como no tremor, é mais frequente nas extremidades, músculos faciais, língua, pescoço e tronco. O tratamento também se encontra apoiado no controle da função tireoidiana. No entanto, a coreia, mesmo após controle adequado e restabelecimento do estado eutireoideo, pode persistir por longos períodos[89,90]. O uso de antagonistas dopaminérgicos, como o haloperidol, pode ser necessário, associados ou não aos betabloqueadores, nos casos em que os sintomas são debilitantes ou nos casos de persistência, mesmo após estados eutireóideos[80,87,89,90].

Doenças neurovasculares

A associação entre hipertireoidismo e as doenças cerebrovasculares durante muito tempo encontrou substrato somente no maior risco de desenvolvimento de fibrilação atrial (FA) e, portanto, de embolia cardíaca. No entanto, novas evidências apontam para outros fatores envolvidos, tais como estados de hipercoagulabilidade e fragilidade vascular associada à autoimunidade. Tais mecanismos auxiliam na explicação da associação entre o hipertireoidismo e trombose venosa cerebral, estenose de vasos intracranianos, hemorragia intraparenquimatosa e aneurismática.

Classicamente o acidente vascular cerebral do tipo isquêmico (AVC) demanda a avaliação do ritmo cardíaco, uma vez que a FA está presente em 10% a 25% dos hipertireóideos[91]. No entanto, Bruere et al.[92], em uma coorte envolvendo 8.962 pacientes com FA, identificaram que o diagnóstico de hipertireoidismo (2%) e a ocorrência de embolia relacionada são infrequentes. Deste modo, outras vias associadas estão possivelmente presentes, uma vez que a FA, como fator de risco isolado, não conseguiu justificar o risco aumentado de AVC nessa população[93].

Nesse contexto, outras complicações cerebrovasculares como a trombose venosa cerebral, o AVC não relacionado à arritmia cardíaca e as estenoses também ganhariam amparo fisiopatológico. Postula-se que estados pró-coagulantes como aumento do fator VIII[94,95] associados ao déficit de mecanismos endoteliais vasorregulatórios[96] sejam somados a fatores estressores, desidratação e redução na velocidade de fluxo sanguíneo, o que resulta na formação de coágulos em vasos arteriais e venosos, podendo também estar associada à síndrome do anticorpo antifosfolipídeo[97,98].

Alterações do sistema nervoso periférico

As complicações do hipertireoidismo relacionadas ao SNP são comuns, podendo atingir 67% dos pacientes[42]. Suas expressões mais comuns incluem: neuropatia periférica, paralisia periódica tireotóxica, miopatia e a oftalmopatia.

Neuropatia periférica

Os padrões de acometimento dos nervos periféricos no hipertireoidismo não diferem em grande magnitude dos encontrados no hipotireoidismo. Polineuropatias, mono-

neuropatias e mais raramente apresentações semelhantes à esclerose lateral amiotrófica foram descritas[83].

Sintomas motores leves, associados a envolvimento sensitivo mais marcante, distal e simétrico associado à abolição dos reflexos aquileanos constituem o padrão mais comum da polineuropatia, presente em 19% dos pacientes[42]. Os achados neurofisiológicos demonstram acometimento predominantemente axonal, com redução das amplitudes dos potenciais de ação dos nervos estudados[99].

O padrão mononeuropático é representado pela SCC. Autores chegam a apontar uma prevalência de 5% de SCC entre os pacientes com hipertireoidismo[42]. Outra série de casos, com menor número de pacientes, não encontrou SCC clinicamente determinada. No entanto, 9% dos pacientes apresentavam alterações eletrofisiológicas sensitivas do nervo mediano, em caráter subclínico[100]. Sob o ponto de vista clínico e neurofisiológico, os pacientes com SCC relacionada ao hipertireoidismo, em nada diferem de outros pacientes com mesma síndrome.

A paraplegia de Basedow é outra possível repercussão do SNP, geralmente nas formas graves de hipertireoidismo. Trata-se de condição aguda de paraplegia flácida e arreflexa, podendo também acometer membros superiores e poupando as funções esfincterianas[101], similar à síndrome de Guillain-Barré. A eletroneuromiografia mostra envolvimento misto, axonal e mielínico[83,101]. Na década de 1960, a associação entre o hipertireoidismo imunomediado e a síndrome de Guillain-Barré já foi feita, sendo atribuída aos mecanismos imunomediados envolvidos[102], entretanto, na época, pouco se conhecia sobre os autoanticorpos implicados.

A presença de sinais de acometimento de primeiro e segundo neurônios motores pode coexistir em pacientes com hipertireoidismo. Sinais de hiper-reflexia por disfunção do trato piramidal, associados a evidências de polineuropatia, também já foram relatados em pacientes com hipertireoidismo[103]. No entanto, ainda não foi provada a associação de causalidade entre tal condição e a esclerose lateral amiotrófica.

O tratamento é capaz de reduzir e reestabelecer completamente os sintomas da grande maioria dos pacientes. A avaliação continuada por exames clínicos sequenciais feita por Duyff et al. mostrou um tempo médio de 6 meses entre o reestabelecimento do estado eutireóideo e a remissão das queixas relativas à sensibilidade nos pacientes com hipertireoidismo[42].

Paralisia periódica tireotóxica

Uma das mais intrigantes e peculiares manifestações neurológicas do hipertireoidismo é a paralisia periódica tireotóxica (PTT), cuja manifestação primária é de fraqueza de instalação aguda. Sua incidência é maior entre os homens, com proporções que podem chegar a 70:1, e entre pacientes de origem asiática, com 1,9%[104]. Considerando populações ocidentais, sua incidência é de aproximadamente 0,9%[105]. A PTT ocorre de forma esporádica, ao contrário da análoga, paralisia periódica hipocalêmica familial que obedece padrão de herança autossômica dominante,

Topograficamente a PTT assemelha-se ao grupo das miopatias, sendo atribuída a alterações nos canais iônicos da membrana muscular, por isso, classificada como uma canalopatia. Os sintomas clínicos são frequentemente, mas não exclusivamente, atribuídos a fatores desencadeantes, como repouso após atividade física intensa, refeições ricas em carboidratos e estresse[105]. Tais fatores agem em consonância ao aumento na transcrição gênica relativa à bomba de Na^+/K^+ no hipertireoidismo e com o incremento concomitante na resposta beta-adrenérgica. Esses fatores associados a estados hiperinsulinêmicos seriam responsáveis pela hipocalemia[104]. No entanto, embora essas alterações ocorram em todos os pacientes com hipertireoidismo, a PTT está presente em uma minoria destes. O motivo estaria na presença de mutações envolvendo os canais de K^+, como, por exemplo, as presentes nos genes codificadores do canal Kir2.6, que pode ser encontrado em 30% dos pacientes com PTT[106].

As características clínicas encontram-se centradas em episódios agudos de fraqueza, que vai de leve até muito grave, associada à hipotonia e, classicamente, à arreflexia, com níveis séricos de potássio reduzidos. Os episódios têm duração de minutos a dias[107]. A distribuição da fraqueza ocorre predominantemente nas porções proximais dos membros e mais acentuada nos membros inferiores[104]. Em geral, as funções esfincterianas, bulbares e o nível de consciência encontram-se preservados. Alterações do ritmo cardíaco são frequentes e vão desde taquicardia ventricular até arritmias graves, como a fibrilação ventricular[107].

O diagnóstico está amparado nas características clínicas associadas aos baixos níveis de potássio sérico, no contexto de evidências clínicas ou laboratoriais de hipertireoidismo. Hipomagnesemia e hipofosfatemia leves também podem ser encontrados[107]. O tratamento na fase aguda da PTT está amparado na reposição dos níveis de potássio com a ressalva de que reposições agressivas podem levar à chamada hipercalemia de rebote[104,105,107]. Nos casos refratários à reposição de potássio, o uso de propranolol endovenoso pode ser útil[108]. A profilaxia encontra-se embasada na restauração do estado eutireóideo, que, uma vez alcançado, mesmo no contexto de fatores desencadeantes, não leva a novos episódios de paralisia[106].

Miopatia

O envolvimento muscular no hipertireoidismo é frequente e é sugerido por queixas como fraqueza, fatigabilidade, câimbras e mialgia. Em uma série de casos de hipertireoidismo, 67% dos pacientes apresentavam queixas envolvendo o sistema muscular e, em 36% essas queixas representaram o sintoma que motivou o início de acompanhamento médico[42].

Fraqueza de distribuição proximal com acometimento de cinturas pélvica e escapular é o fenótipo mais comum de apresentação clínica, com graus de fraqueza desproporcionalmente intensos quando comparados à atrofia[83]. Duyff *et al.*[42], por meio de dinamômetro manual, observaram que 81% dos pacientes apresentavam fraqueza. O acometimento da musculatura bulbar levando ao envolvimento de musculatura respiratória e disfagia é raro e, no contexto de instalação de quadro miopático agudo, faz diagnóstico diferencial com miastenia grave[109]. As formas agudas de miopatia representam manifestações graves com evolução rapidamente progressiva podendo manifestar-se com rabdomiólise[110] e encefalopatia associada[83].

Ao laboratório, a miopatia secundária ao hipertireoidismo não traz aumentos significativos de CK ou mioglobinemia, e os achados de eletroneuromiografia, quando presentes, mostram potenciais de unidade motora com características miopáticas, como polifasia e baixa amplitude[42,83]. Adicionalmente, não há evidências de correlação entre os níveis de CK e o grau de fraqueza apresentado[42].

Após o início do tratamento com reposição hormonal, as queixas relativas a fraqueza remitiram após 3 meses na série de Duyff *et al.*[42], sem ocorrência de fraqueza residual, após 1 ano de tratamento. Esse fato, aliado aos dados laboratoriais de CK e eletrofisiológicos normais, na maioria dos pacientes, fez com que os autores ponderassem que alterações funcionais seriam as responsáveis pela miopatia no hipertireoidismo. Por outro lado, alterações inespecíficas na biopsia muscular mostrando atrofia, podem refletir o desbalanço energético que resulta em catabolismo proteico, esse por estresse oxidativo intracelular[111].

OUTRAS DOENÇAS RELACIONADAS À TIREOIDE

Oftalmopatia relacionada ao hipertireoidismo

A oftalmopatia relacionada ao hipertireoidismo (OH) constitui talvez sua manifestação mais emblemática. Com prevalência que varia entre 25% e 50% dos casos[112], constitui doença autoimune concomitante ao hipertireoidismo, especialmente nas formas autoimunes como é o caso da doença de Graves. Ao contrário das complicações relacionadas ao hipertireoidismo, o controle clínico deste não leva necessariamente à remissão da OH.

A fisiopatologia tem características próprias e não se deve à ação direta dos hormônios tireoidianos sobre as estruturas retro-oculares. Linfócitos T CD4+ autorreativos reconhecem antígenos relacionados ao receptor de TSH, os quais são compartilhados pela glândula tireoide, pelos fibroblastos e adipócitos retro-oculares, iniciando a liberação de citocinas pró-inflamatórias[112]. Dentre outros fatores, possivelmente associados, está o receptor do IGF-1 presente nos fibroblastos retro-oculares de pacientes com OH que colaboram para a migração de linfócitos autorreativos[113]. Essa atividade imunomediada acaba por levar ao edema e ao acúmulo de glicosaminoglicanas, em especial do ácido hialurônico, nas estruturas retro-orbitárias.

O curso evolutivo dessa agressão imunomediada passa por duas fases distintas: a primeira, denominada fase aguda ou evolutiva e, a segunda, descrita como fase estática ou platô[113-115]. Na primeira, que possui duração variável entre 6 e 24 meses, ocorre em maior intensidade a infiltração linfocitária, com proliferação fibroblástica e inflamação intensas. Na medida em que o processo inflamatório arrefece, a fase de platô é atingida e a remissão dos sintomas é gradativamente alcançada, após longos períodos. A possibilidade de fibrose nos tecidos previamente inflamados leva à baixa chance de recuperação plena, para alguns pacientes[116].

Algumas peculiaridades envolvendo a OH devem ser lembradas, como o fato de que pode se expressar de forma assimétrica e por vezes unilateral[117]. Há também a chamada doença de Graves eutireóidea, em que, a despeito das características clássicas de OH, não existem evidências clínicas ou mesmo laboratoriais de hipertireoidismo[118].

Clinicamente a OH pode ser descrita por sintomas diretamente relacionados à inflamação de tecidos retro-orbitários e sintomas relativos às complicações secundárias. As manifestações visuais incluem diplopia, fotofobia, dor retro-orbitária, aumento na lacrimação, fotopsias e, em casos extremos, papiledema e perda visual, por redução na drenagem venosa e compressão direta do nervo óptico por estruturas retro-orbitárias. A disfunção da musculatura extraocular acaba por gerar limitações à movimentação ocular extrínseca e palpebral, criando condições para a observação do sinal de von Graefe, em que a movimentação das pálpebras ocorre com atraso em relação à movimentação do globo ocular. Outras manifestações incluem a retração palpebral, tanto secundária à fibrose do tecido adjacente como pelo aumento do tônus simpático.

A proptose é a expressão mais representativa da OH, estando presente em 63-74% dos pacientes[116]. Pode ser definida pelo deslocamento anterior do globo ocular por tecidos retro-orbitários, além do limite de 20 mm[119,120]. Complicações envolvendo a córnea, em geral, ocorrem no contexto de redução do filme lacrimal e lagoftalmo, levando à cerotopatias por exposição, que em sua maioria são leves. Apresentações incluindo ptose podem ocorrer, mas estão relacionas à desinserção da musculatura elevadora da pálpebra superior[119].

O uso de técnicas de neuroimagem, em especial da RM, na avaliação da OH encontram importância na descrição dos músculos acometidos (Figura 2.2.2), no diagnóstico diferencial de massas retro-orbitárias, além de possibilitar a avaliação da fase clínica da doença (inflamatória vs. fibrótica)[121]. Novas técnicas como STIR podem inclusive fornecer informações descritivas acerca da resposta terapêutica, nos casos da forma inflamatória aguda[122].

A escolha dentre as opções de tratamento para OH depende fundamentalmente do ponto da história natural da doença em que o paciente se encontra. O ponto de partida para o tratamento eficaz está baseado no controle de fatores de risco modificáveis, como o tabagismo, e no controle da função tireoidiana[114]. Tratamento sintomático com lágrimas artificiais, oclusão palpebral durante o sono e óculos escuros podem ser indicados e, nos casos leves, o uso de anti-inflamatórios ou de reposição de selênio estariam indicados, o último com possível ação imunomoduladora e antioxidante[123].

Pacientes na fase inflamatória aguda e doença moderada a grave beneficiam-se de corticoesteroides, via oral ou endovenosa, com doses e regimes ainda alvo de discussão, porém com boa resposta clínica[114,115,120]. Casos refratários ou de alta gravidade podem ainda beneficiar-se de imunoterapia, especialmente com rituximabe[124], tireoidectomia e ainda radioterapia retro-orbitária[114-116]. Para as fases mais tardias nas quais a fibrose dos músculos/tecidos retro-orbitários já está instalada, o tratamento cirúrgico alcança seu papel com possíveis focos na descompressão orbitária, recessão palpebral e ainda correção de estrabismo[114-115].

Encefalite de Hashimoto

O primeiro passo rumo à compreensão da encefalite de Hashimoto (EH) deve ser fundamentado no fato de que seus sinais e sintomas clínicos não podem ser explicados exclusivamente à luz de sinais e sintomas relacionados apenas à disfunção tireoidiana. Brain *et al.*[125] foram os primeiros a suspeitar da ligação entre a presença de tireoidite de Hashimoto e a encefalopatia, desproporcional à alteração glandular.

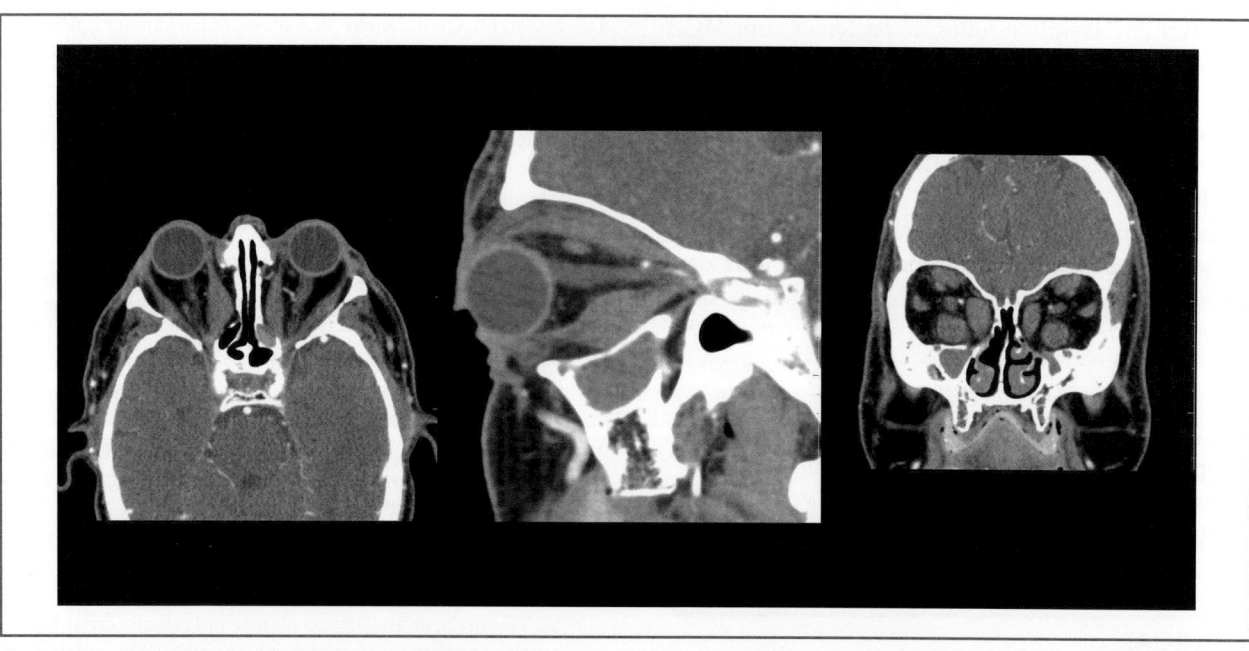

Figura 2.2.2 – Orientações axial, sagital e coronal de imagens de tomografia computadorizada de órbitas de paciente com diagnóstico de OH. Observa-se espessamento da musculatura ocular extrínseca pior à direita e predominantemente nos músculos retos mediais e superiores.

Créditos: imagens cedidas pela Dra. Mariana Oshima, Radiologista do Serviço de Neurorradiologia do Hospital de Clínicas (UNICAMP).

Assim como outras doenças imunomediadas, a EH é mais frequente entre as mulheres, já tendo sido descrita desde a faixa etária pediátrica até a geriátrica[126]. A presença de autoanticorpos é obrigatória para o diagnóstico, todavia seus títulos não se correlacionam à gravidade da doença e, conforme avaliação feita por Chong et al.[127], em 100% dos casos há anticorpos antiperoxidase, e em 73%, anticorpos antitireoglobulina. A fisiopatologia do acometimento das funções neurológicas é controversa, e uma das hipóteses é de que os pacientes com EH possuiriam anticorpos "antineurais" capazes de gerar alterações histológicas semelhantes às vasculites[128-130].

O curso clínico é variável e envolve apresentações agudas, crônicas e flutuantes, tipo remitentes-recorrentes. Os sinais e sintomas clínicos englobam redução do nível de consciência, declínio cognitivo progressivo, ataxia, sintomas neuropsiquiátricos, mioclonias, episódios *"stroke-like"*, crises convulsivas focais e ou generalizadas que podem, inclusive, evoluir para estado de mal epiléptico[130]. A investigação em geral enquadra-se nos casos de "encefalopatia com investigação negativa", nas quais as etiologias mais comuns foram afastadas. Ao laboratório, além dos anticorpos antitireoidianos, os pacientes mostram função tireoidiana normal ou com alterações subclínicas; e em 78% dos casos há hiperproteinorraquia[131]. O EEG mostra dados inespecíficos, como lentificação difusa da atividade de base[127,132]. Estudos de neuroimagem, especialmente RM, são normais em cerca de 50% dos casos, com alterações inespecíficas no restante[127,130,132].

O tratamento clássico é feito com corticosteroides endovenosos, com boa resposta clínica, inclusive nas descrições originais de Brain et al.[125]. Outras opções foram descritas e, em geral, são utilizadas nos casos refratários ou de resposta parcial aos corticosteroides. Dentre as opções encontram-se a plasmaférese, imunoglobulina humana, azatioprina, micofenolato, ciclofosfamida, metotrexato isolados ou em associação[132-134]. A grande maioria dos pacientes tem boa resposta, a qual se mantém sustentada por longos períodos[135], embora até 25% persistam com comprometimento cognitivo, após a remissão clínica da EH[136].

Miastenia grave

A máxima de que uma doença autoimune tem maior probabilidade de ocorrência no contexto de outra doença autoimune preexistente parece ser consistente quando observamos a miastenia grave (MG) e as tireoidopatias imunomediadas (TA). A ligação entre disfunção da junção neuromuscular pós-sináptica e a disfunção tireoidiana ainda não foi estabelecida, e sua simultaneidade parece estar ligada a fatores intrínsecos a distúrbios de autoimunidade. Mao et al.[137], em uma revisão sistemática envolvendo estudos de pacientes com MG, revelaram que 13% dos pacientes apresentavam comorbidades autoimunes, e 10% do total de pacientes apresentavam TA. No entanto a investigação inversa, partindo de pacientes com Ta, mostra 0,2-1% dos pacientes com MG[138,139].

Tanto doença de Graves quanto a tireoidite de Hashimoto podem estar associadas à MG, e uma das hipóteses para essa associação deriva de evidências que apontam para reposta IL-17 compartilhada entre essas duas condições[140]. Alguns sinais, como a ptose e paresia da musculatura extraocular, auxiliam na suspeição de existência de comorbidades, em um paciente com tireoidopatia conhecida, uma vez que são muito mais frequentes na MG do que como expressão de complicação da própria tireoidite.

REFERÊNCIAS

1. Leoutsakos V. A short history of the thyroid gland. Hormones. 2004;2(4):268-71.

2. Liu YY, Brent GA. Thyroid hormone crosstalk with nuclear receptor signaling in metabolic regulation. Trends Endocrinol Metab. 2010;21(3):166-73.

3. Schroeder AC, Privalsky ML. Thyroid hormones, T3 and T4, in the brain. Front Endocrinol (Lausanne). 2014;5(40):1-20.

4. Vanderpump MPJ, Tunbrldge WMG, Frencht JM, Appietont D, Bates D, Clark F, et al. The incidence of thyroid disorders in the community: a twenty-year follow-up of the Whickham Survey. Clin Endocrinol. 1995;43:55-68.

5. Canaris GJ, Manowitz NR, Mayor G, Ridgway EC. The Colorado thyroid disease prevalence study. Arch Intern Med. 2000;160(4):526-34.

6. Tabatabaie V, Surks MI. The aging thyroid. Curr Opin Endocrinol Diabetes Obes. 2013;20:455-9.

7. Dubbs SB, Spangler R. Hypothyroidism. Causes, killers, and life-saving treatments. Emerg Med Clin N Am. 2014;32:303-17.

8. Wall CR. Myxedema coma: diagnosis and treatment. Am Fam Physician. 2000;62(11):2485-90.

9. Dutta P, Bhansali A, Masoodi SR, Bhadada S, Sharma N, Rajput R. Predictors of outcome in myxoedema coma: a study from a tertiary care centre. Crit Care. 2008;12:R1.

10. Mathew V, Misgar RA, Ghosh S, Mukhopadhyay P, Roychowdhury P, Pandit K, et al. Myxedema coma: a new look into an old crisis. J Thyroid Res. 2011:ID 493462.

11. Burkholder DB, Klaas JP, Kumar N, Boes CJ. The origin of Woltman's sign of myxoedema. J Clin Neuroscience. 2013;20:1204-6.

12. Popoveniuc G, Chandra T, Sud A, Sharma M, Blackman MR, Burman KD, et al. A diagnostic scoring system for myxedema coma. Endocr Pract. 2014;20(8):808-17.

13. Papi G, Corsello SM, Pontecorvi A. Clinical concepts on thyroid emergencies. Front Endocrinol (Lausanne). 2014;5(102):1-38.

14. Beynon J, Akhtar S, Kearney T. Predictors of outcome in myxoedema coma. Crit Care. 2008;12(1):111.

15. Jansen HJ, Oedit Doebé SR, Louwerse ES, van der Linden JC, Netten PM. Status epilepticus caused by a myxoedema coma. Neth J Med. 2006;64(6):202-5.

16. Nettore IC, Cacace V, De Fusco C, Colao A, Macchia PE. The molecular causes of thyroid dysgenesis: a systematic review. J Endocrinol Invest. 2013;36(8):654-64.

17. Ghosh S, Rahaman SO, Sarkar PK. Regulation of neuro-filament gene expression by thyroid hormone in the developing rat brain. Neuroreport. 1999;10(11):2361-5.

18. Maciel LM, Kimura ET, Nogueira CR, Mazeto GM, Magalhães PK, Nascimento ML, et al. Brazilian Society of Endocrinology and Metabolism. Congenital hypothyroidism: recommendations of the Thyroid Department of the Brazilian Society of Endocrinology and Metabolism. Arq Bras Endocrinol Metabol. 2013;57(3):184-92.

19. Halpern JP, Boyages SC, Maberly GF, Collins JK, Eastman CJ, Morris JG. The neurology of endemic cretinism. A study of two endemias. Brain. 1991;114(Pt 2):825-41.

20. Chen ZP, Hetzel BS. Cretinism revisited. Best Pract Res Clin Endocrinol Metab. 2010;24(1):39-50.

21. Donati L, Antonelli A, Bertoni F, Moscogiuri D, Andreani M, Venturi S, et al. Clinical picture of endemic cretinism in central Apennines (Montefeltro). Thyroid. 1992;2(4):283-90.

22. Shetty VB, Kiraly-Borri C, Lamont P, Bikker H, Choong CS. NKX2-1 mutations in brain-lung-thyroid syndrome: a case series of four patients. J Pediatr Endocrinol Metab. 2014;27(3-4):373-8.

23. Dumitrescu AM, Liao XH, Best TB, Brockmann K, Refetoff S. A novel syndrome combining thyroid and neurological abnormalities is associated with mutations in a monocarboxylate transported gene. Am J Hum Genet. 2004;74:168-75.

24. Nettore IC, Cacace V, De Fusco C, Colao A, Macchia PE. The molecular causes of thyroid dysgenesis: a systematic review. J Endocrinol Invest. 2013;36(8):654-64.

25. Ma T, Lian ZC, Qi SP, Heinz ER, DeLong GR. Magnetic resonance imaging of brain and the neuromotor disorder in endemic cretinism. Ann Neurol. 1993;34:91-4.

26. Siragusa V, Boffelli S, Weber G, Triulzi F, Orezzi S, Scotti G, et al. Brain magnetic resonance imaging in congenital hypothyroid infants at diagnosis. Thyroid. 1997;7(5):761-4.

27. Rovet JF. Children with congenital hypothyroidism and their siblings: do they really differ? Pediatrics. 2005;115(1):e52-7.

28. Bauer M, Silverman DH, Schlagenhauf F, London ED, Geist CL, van Herle K, et al. Brain glucose metabolism in hypothyroidism: a positron emission tomography study before and after thyroid hormone replacement therapy. J Clin Endocrinol Metab. 2009;94:2922-9.

29. Lass P, Slawek J, Derejko M, Rubello D. Neurological and psychiatric disorders in thyroid dysfunctions. The role of nuclear medicine: SPECT and PET imaging. Minerva Endocrinol. 2008;33:75-84.

30. Samuels MH. Psychiatric and cognitive manifestations of hypothyroidism. Curr Opin Endocrinol Diabetes Obes. 2014;21(5):377-83.

31. Wijsman LW, de Craen AJ, Trompet S, Gussekloo J, Stott DJ, Rodondi N, et al. Subclinical thyroid dysfunction and cognitive decline in old age. PLoS One. 2013;8(3):e59199.

32. Heinrich TW, Grahm G. Hypothyroidism presenting as psychosis: myxedema madness revisited. Prim Care Companion J Clin Psychiatry. 2003;5(6):260-6.

33. Asher R. Myxoedematous madness. Br Med J. 1949;22:555-62.

34. Madakasira S, Hall TB 3rd. Capgras syndrome in a patient with myxedema. Am J Psychiatry. 1981;138(11):1506-8.

35. Haupt M, Kurz A. Reversibility of dementia in hypothyroidism. J Neurol. 1993;240(6):333-5.

36. Larner AJ. Thyroid dysfunction and headache. J Headache Pain. 2006;7(1):51-2.

37. Moreau T, Manceau E, Giroud-Baleydier F, Dumas R, Giroud M. Headache in hypothyroidism. Prevalence and outcome under thyroid hormone therapy. Cephalalgia. 1998;18:687-9.

38. Cremer GM, Goldstein NP, Paris J. Myxedema and ataxia. Neurology. 1969;19:37-46.

39. Hashimoto's disease: progressive non-familial adult onset cerebellar degeneration with autoimmune thyroiditis. J Neurol Neurosurg Psychiatry. 2001;71(1):81-7.

40. Ozcan KM, Selcuk A, Ozcan I, Ozdas T, Ozdogan F, Acar M, et al. Incidence of hypothyroidism and its correlation with polysomnography findings in obstructive sleep apnea. Eur Arch Otorhinolaryngol. 2014;271(11):2937-41.

41. Jha A, Sharma SK, Tandon N, Lakshmy R, Kadhiravan T, Handa KK, et al. Thyroxine replacement therapy reverses sleep-disordered breathing in patients with primary hypothyroidism. Sleep Med. 2006;7(1):55-61.

42. Duyff RF, van den Bosch J, Laman DM, van Loon BJ, Linssen WH. Neuromuscular findings in thyroid dysfunction: a prospective clinical and electrodiagnostic study. J Neurol Neurosurg Psychiatry. 2000;68(6):750-5.

43. Shirabe T, Tawara S, Terao A, Araki S. Myxoedematous polyneuropathy: a light and electron microscopic study of the peripheral nerve and muscle. J Neurol Neurosurg Psychiatry. 1975;38(3):241-7.

44. Polizzi A, Ruggieri M, Vecchio I, Genovese S, Rampello L, Raffaele R. Autoimmune thyroiditis and acquired demyelinating polyradiculoneuropathy. Clin Neurol Neurosurg. 2001;103(3):151-4.

45. Toscano A, Rodolico C, Benvenga S, Girlanda P, Laurà M, Mazzeo A, et al. Multifocal motor neuropathy and asymptomatic Hashimoto's thyroiditis: first report of an association. Neuromuscul Disord. 2002;12(6):566-8.

46. van Dijk MA, Reitsma JB, Fischer JC, Sanders GT. Indications for requesting laboratory tests for concurrent diseases in patients with carpal tunnel syndrome: a systematic review. Clin Chem. 2003;49(9):1437-44.

47. de Rijk MC, Vermeij FH, Suntjens M, van Doorn PA. Does a carpal tunnel syndrome predict an underlying disease? J Neurol Neurosurg Psychiatry. 2007;78(6):635-7.

48. Kececi H, Degirmenci Y. Hormone replacement therapy in hypothyroidism and nerve conduction study. Neurophysiol Clin. 2006;36(2):79-83.

49. Khedr EM, El Toony LF, Tarkhan MN, Abdella G. Peripheral and central nervous system alterations in hypothyroidism: electrophysiological findings. Neuropsychobiology. 2000;41(2):88-94.

50. Dyck, PJ, Lambert EH. Polyneuropathy associated with hypothyroidism. J Neuropathol Exp Neurol. 1970;29:631-58.

51. Magri F, Buonocore M, Oliviero A, Rotondi M, Gatti A, Accornero S, et al. Intraepidermal nerve fiber density reduction as a marker of preclinical asymptomatic small-fiber sensory neuropathy in hypothyroid patients. Eur J Endocrinol. 2010;163(2):279-84.

52. Salvatore D, Simonides WS, Dentice M, Zavacki AM, Larsen PR. Thyroid hormones and skeletal muscle--new insights and potential implications. Nat Rev Endocrinol. 2014;10(4):206-14.

53. Monzani F, Caraccio N, Siciliano G, Manca L, Murri L, Ferrannini E. Clinical and biochemical features of muscle dysfunction in subclinical hypothyroidism. J Clin Endocrinol Metab. 1997;82(10):3315-8.

54. Kjeldsen K, Nørgaard A, Gøtzsche CO, Thomassen A, Clausen T. Effect of thyroid function on number of Na-K pumps in human skeletal muscle. Lancet. 1984;2(8393):8-10.

55. Ruff RL, Weissmann J. Endocrine myopathies. Neurol Clin. 1988;6(3):575-92.

56. Nalini A, Govindaraju C, Kalra P, Kadukar P. Hoffmann's syndrome with unusually long duration: Report on clinical, laboratory and muscle imaging findings in two cases. Ann Indian Acad Neurol. 2014;17(2):217-21.

57. Reuters VS, Teixeira PF, Vigário PS, Almeida CP, Buescu A, Ferreira MM, et al. Functional capacity and muscular abnormalities in subclinical hypothyroidism. Am J Med Sci. 2009;338(4):259-63.

58. Madariaga MG. Polymyositis-like syndrome in hypothyroidism: review of cases reported over the past twenty-five years. Thyroid. 2002;12(4):331-6.

59. Kim JM, Song EJ, Seo JS, Nam EJ, Kang YM. Polymyositis-like syndrome caused by hypothyroidism, presenting as camptocormia. Rheumatol Int. 2009;29(3):339-42.

60. Martinez FJ, Bermudez-Gomez M, Celli BR. Hypothyroidism. A reversible cause of diaphragmatic dysfunction. Chest. 1989;96(5):1059-63.

61. Balachandran K, Vigneh G, Mahesh DM, Girish P, Kamalanathan CS, Sahoo JP, et al. Reassessment of elicitation of myoedema in evaluation of overt hypothyroidism: A pilot study. Indian J Endocrinol Metab. 2012;16(Suppl 2):S356-7.

62. Naz A, Issa M. Rhabdomyolysis and acute renal impairment in a patient with hypothyroidism: a case report. Case Rep Med. 2014:139170.

63. McKeran RO, Slavin G, Ward P, Paul E, Mair WG. Hypothyroid myopathy. A clinical and pathologaical study. J Pathol. 1980;132(1):35-54.

64. Khaleeli AA, Griffith DG, Edwards RH. The clinical presentation of hypothyroid myopathy and its relationship to abnormalities in structure and function of skeletal muscle. Clin Endocrinol (Oxf). 1983;19(3):365-76.

65. Martin FI, Deam DR. Hyperthyroidism in elderly hospitalised patients. Clinical features and treatment outcomes. Med J Aust. 1996;164(4):200-3.

66. Benseñor IM, Lotufo PA, Menezes PR, Scazufca M. Subclinical hyperthyroidism and dementia: the Sao Paulo Ageing & Health Study (SPAH). BMC Public Health. 2010;10:298-315.

67. e Silva SO, Chan IT, Lobo Santos MA, Cohen M, de La Roque P, Araujo M, et al. Impact of thyroid status and age on comprehensive geriatric assessment. Endocrine. 2014;47(1):255-65.

68. Wu T, Flowers JW, Tudiver F, Wilson JL, Punyasavatsut N. Subclinical thyroid disorders and cognitive performance among adolescents in the United States. BMC Pediatr. 2006;6:12-25.

69. Feldman AZ, Shrestha RT, Hennessey JV. Neuropsychiatric manifestations of thyroid disease. Endocrinol Metab Clin North Am. 2013;42(3):453-76.

70. Harris C. Recognizing thyroid storm in the neurologically impaired patient. J Neurosci Nurs. 2007;39:40-2.

71. Zhang W, Song L, Yin X, Zhang J, Liu C, Wang J, et al. Grey matter abnormalities in untreated hyperthyroidism: a voxel-based morphometry study using the DARTEL approach. Eur J Radiol. 2014;83(1):e43-8.

72. Zhang W, Liu X, Zhang Y, Song L, Hou J, Chen B, et al. Disrupted functional connectivity of the hippocampus in patients with hyperthyroidism: Evidence from resting-state fMRI. Eur J Radiol. 2014;83(10):1907-13.

73. Hoffmann G, Dietzel ID. Thyroid hormone regulates excitability in central neurons from postnatal rats. Neuroscience. 2004;125(2):369-79.

74. Primavera A, Brusa G, Novello P. Thyrotoxic encephalopathy and recurrent seizures. Eur Neurol. 1990;30(4):186-8.

75. Vergely N, Garnier P, Guy C, Khalfallah Y, Estour B. Seizure during Graves' disease. Epileptic Disord. 2009;11(2):136-7.

76. Li Voon Chong JS, Lecky BR, Macfarlane IA. Recurrent encephalopathy and generalised seizures associated with relapses of thyrotoxicosis. Int J Clin Pract. 2000;54(9):621-2.

77. Song TJ, Kim SJ, Kim GS, Choi YC, Kim WJ. The prevalence of thyrotoxicosis-related seizures. Thyroid. 2010;20(9):955-8.

78. Jabbari B, Huott AD. Seizures in thyrotoxicosis. Epilepsia. 1980;21(1):91-6.

79. Teoh HL, Lim EC. Platysmal myoclonus in subclinical hyperthyroidism. Mov Disord. 2005;20(8):1064-5.

80. Ristić AJ, Svetel M, Dragasević N, Zarković M, Koprivsek K, Kostić VS. Bilateral chorea-ballism associated with hyperthyroidism. Mov Disord. 2004;19(8):982-3.

81. Yen DJ, Shan DE, Lu SR. Hyperthyroidism presenting as recurrent short paroxysmal kinesigenic dyskinesia. Mov Disord. 1998;13:361-3.

82. Tan EK, Chan LL. Movement disorders associated with hyperthyroidism: expanding the phenotype. Mov Disord. 2006;21(7):1054-5.

83. Kung AW. Neuromuscular complications of thyrotoxicosis. Clin Endocrinol (Oxf). 2007;67(5):645-50.

84. Milanov I, Sheinkova G. Clinical and electromyographic examination of tremor in patients with thyrotoxicosis. Int J Clin Pract. 2000;54(6):364-7.

85. Tan EK, Lo YL, Chan LL. Graves disease and isolated orthostatic tremor. Neurology. 2008;70:1497-8.

86. Henderson JM, Portmann L, van Melle G, Haller E, Ghika JA. Propranolol as an adjunct therapy for hyperthyroid tremor. Eur Neurol. 1997;37(3):182-5.

87. Masannat Y, Gandhy R, Olajide O, Kheetan R, Yaqub A. Chorea associated with thyrotoxicosis due to toxic multinodular goiter. Thyroid. 2011;21(11):1279-80.

88. Klawans HL, Shenker DM. Observations on the dopaminergic nature of hyperthyroid chorea. J Neural Transm. 1972;33:73-81.

89. Baba M, Terada A, Hishida R, Matsunaga M, Kawabe Y, Takebe K. Persistent hemichorea associated with thyrotoxicosis. Intern Med. 1992;31(9):1144-6.

90. Javaid A, Hilton DD. Persistent chorea as a manifestation of thyrotoxicosis. Postgrad Med J. 1988;64(756):789-90.

91. Traube E, Coplan NL. Embolic risk in atrial fibrillation that arises from hyperthyroidism: review of the medical literature. Tex Heart Inst J. 2011;38(3):225-8.

92. Bruere H, Fauchier L, Bernard Brunet A, Pierre B, Simeon E, Babuty D, et al. History of thyroid disorders in relation to clinical outcomes in atrial fibrillation: a cohort study. Am J Med. 2015 Jan;128(1):30-7.

93. Petersen P, Hansen JM. Stroke in thyrotoxicosis with atrial fibrillation. Stroke. 1988;19(1):15-8.

94. Squizzato A, Romualdi E, Büller HR, Gerdes VE. Clinical review: thyroid dysfunction and effects on coagulation and fibrinolysis: a systematic review. J Clin Endocrinol Metab. 2007;92:2415-20.

95. Mouton S, Nighoghossian N, Berruyer M, Derex L, Philippeau F, Cakmak S, et al. Hyperthyroidism and cerebral venous thrombosis. Eur Neurol. 2005;54:78-80.

96. Diekman MJ, Harms MP, Endert E, Wieling W, Wiersinga WM. Endocrine factors related to changes in total peripheral vascular resistance after treatment of thyrotoxic and hypothyroid patients. Eur J Endocrinol. 2001;144(4):339-46.

97. Squizzato A, Gerdes VE, Brandjes DP, Büller HR, Stam J. Thyroid diseases and cerebrovascular disease. Stroke. 2005;36(10):2302-10.

98. Lodha A, Haran M, Frankel R, Shani J. Thyrotoxicosis causing arterial and venous thrombosis. Am J Med Sci. 2009;338(5):428.

99. Sözay S, Gökçe-Kutsal Y, Celiker R, Erbas T, Başgöze O. Neuroelectrophysiological evaluation of untreated hyperthyroid patients. Thyroidology. 1994;6(2):55-9.

100. Roquer J, Cano JF. Carpal tunnel syndrome and hyperthyroidism. A prospective study. Acta Neurol Scand. 1993;88:149-52.

101. Pandit L, Shankar SK, Gayathri N, Pandit A. Acute thyrotoxic neuropathy –Basedow's paraplegia revisited. J Neurol Sci. 1998;155(2):211-4.

102. Bronsky D, Kaganiec GI, Waldstein SS. An association between the Guillain-Barré syndrome and hyperthyroidism. Am J Med Sci. 1964;247:196-200.

103. Fisher M, Mateer JE, Ullrich I, Gutrecht JA. Pyramidal tract deficits and polyneuropathy in hyperthyroidism, Combination clinically mimicking amyotrophic lateral sclerosis. Am J Med. 1985;78(6 Pt 1):1041-4.

104. Vijayakumar A, Ashwath G, Thimmappa D. Thyrotoxic periodic paralysis: clinical challenges. J Thyroid Res. 2014;649502.

105. Kelley DE, Gharib H, Kennedy FP, Duda RJ Jr, McManis PG. Thyrotoxic periodic paralysis. Report of 10 cases and review of electromyographic findings. Arch Intern Med. 1989;149(11):2597-600.

106. Ryan DP, da Silva MR, Soong TW, Fontaine B, Donaldson MR, Kung AW, et al. Mutations in potassium channel Kir2.6 cause susceptibility to thyrotoxic hypokalemic periodic paralysis. Cell. 2010;140(1):88-98.

107. Manoukian MA, Foote JA, Crapo LM. Clinical and metabolic features of thyrotoxic periodic paralysis in 24 episodes. Arch Intern Med. 1999;159:601-6.

108. Birkhahn RH, Gaeta TJ, Melniker L. Thyrotoxic periodic paralysis and intravenous propranolol in the emergency setting. J Emerg Med. 2000;18:199-202.

109. Kammer GM, Hamilton CR Jr. Acute bulbar muscle dysfunction and hyperthyroidism. A study of four cases and review of the literature. Am J Med. 1974;56(4):464-70.

110. Lichtstein DM, Arteaga RB. Rhabdomyolysis associated with hyperthyroidism. Am J Med Sci. 2006;332(2):103-5.

111. Celsing F, Blomstrand E, Melichna J, Terrados N, Clausen N, Lins PE, et al. Effect of hyperthyroidism on fibre-type com-

position, fibre area, glycogen content and enzyme activity in human skeletal muscle. Clin Physiol. 1986;6(2):171-81.

112. Bahn RS. Graves' ophthalmopathy. N Engl J Med. 2010;362(8):726-38.

113. Konuk EB, Konuk O, Misirlioglu M, Menevse A, Unal M. Expression of cyclo-oxygenase-2 in orbital fibroadipose connective tissues of Graves' ophthalmopathy patients. Eur J Endocrinol. 2006;155:681-5.

114. Bhatti MT, Dutton JJ. Thyroid eye disease: therapy in the active phase. J Neuroophthalmol. 2014;34(2):186-97.

115. Bartalena L. Diagnosis and management of Graves disease: a global overview. Nat Rev Endocrinol. 2013;9(12):724-34.

116. Hiromatsu Y, Eguchi H, Tani J, Kasaoka M, Teshima Y. Graves' ophthalmopathy: epidemiology and natural history. Intern Med. 2014;53(5):353-60.

117. Wiersinga WM, Smit T, van der Gaag R, Mourits M, Koornneef L. Clinical presentation of Graves' ophthalmopathy. Ophthalmic Res. 1989;21:73-82.

118. Termote K, Decallonne B, Mombaerts I. The influence of prior hyperthyroidism on euthyroid graves' ophthalmopathy. J Ophthalmol. 2014;426898.

119. Bartley GB. The epidemiologic characteristics and clinical course of ophthalmopathy associated with autoimmune thyroid disease in Olmsted County, Minnesota. Trans Am Ophthalmol Soc. 1994;92:477-588.

120. Durairaj VD, Bartley GB, Garrity JA. Clinical features and treatment of graves ophthalmopathy in pediatric patients. Ophthal Plast Reconstr Surg. 2006;22(1):7-12.

121. Tortora F, Cirillo M, Ferrara M, Belfiore MP, Carella C, Caranci F, et al. Disease activity in Graves' ophthalmopathy: diagnosis with orbital MR imaging and correlation with clinical score. Neuroradiol J. 2013;26(5):555-64.

122. Tortora F, Prudente M, Cirillo M, Elefante A, Belfiore MP, Romano F, et al. Diagnostic accuracy of short-time inversion recovery sequence in Graves' Ophthalmopathy before and after prednisone treatment. Neuroradiology. 2014;56(5):353-61.

123. Dharmasena A. Selenium supplementation in thyroid associated ophthalmopathy: an update. Int J Ophthalmol. 2014;7(2):365-75.

124. Salvi M. Immunotherapy for Graves' ophthalmopathy. Curr Opin Endocrinol Diabetes Obes. 2014;21(5):409-14.

125. Brain L, Jellinek EH, Ball K. Hashimoto's disease and encephalopathy. Lancet. 1966;2:512-4.

126. Mocellin R, Walterfang M, Velakoulis D. Hashimoto's encephalopathy: epidemiology, pathogenesis and management. CNS Drugs. 2007;21(10):799-811.

127. Chong JY, Rowland LP, Utiger RD. Hashimoto encephalopathy: syndrome or myth? Arch Neurol. 2003;60:164-71.

128. Oide T, Tokuda T, Yazaki M, Watarai M, Mitsuhashi S, Kaneko K, et al. Anti-neuronal autoantibody in Hashimoto's encephalopathy: neuropathological, immunohistochemical and biochemical analysis of two patients. J Neurol Sci. 2004;217:7-12.

129. Nolte KW, Unbehaun A, Sieker H, Kloss TM, Paulus W. Hashimoto encephalopathy: a brainstem vasculitis? Neurology. 2000;54(3):769-70.

130. Afshari M, Afshari ZS, Schuele SU. Pearls & oy-sters: Hashimoto encephalopathy. Neurology. 2012;78(22):e134-7.

131. Payer J, Petrovic T, Lisy L, Langer P. Hashimoto encephalopathy: a rare intricate syndrome. Int J Endocrinol Metab. 2012;10(2):506-14.

132. Kothbauer-Margreiter I, Sturzenegger M, Komor J, Baumgartner R, Hess CW. Encephalopathy associated with Hashimoto thyroiditis: diagnosis and treatment. J Neurol. 1996;243:585-93.

133. Marshall GA, Doyle JJ. Long-term treatment of Hashimoto's encephalopathy. J Neuropsychiatry Clin Neurosci. 2006;18:14-20.

134. Aquino RT, Mutarelli EG. Hashimoto's encephalopathy. Arq Neuropsiquiatr. 2009;67(3A):724-5.

135. Tzakas P, Sit SW. Progressive impairment of cognition and motor function: Hashimoto encephalopathy. CMAJ. 2011;183(8):e495-7.

136. Chaudhuri A, Behan PO. The clinical spectrum, diagnosis, pathogenesis and treatment of Hashimoto's encephalopathy. Curr Med Chem. 2003;10:1945-53.

137. Mao ZF, Yang LX, Mo XA, Qin C, Lai YR, He NY, et al. Frequency of autoimmune diseases in myasthenia gravis: a systematic review.Int J Neurosci. 2011;121:121-9.

138. Drachman B. Myasthenia gravis and the thyroid gland. N Engl J Med. 1962;266:330-3.

139. Ratanakorn D, Vejjajiva A. Long-term follow-up of myasthenia gravis patients with hyperthyroidism. Acta Neurol Scan. 2002;106:93-8.

140. Polymeris A, Karoutsou E, Doumouchtsis K. Seronegative myasthenia gravis and Graves' disease. Is there a link? Exp Clin Endocrinol Diabetes. 2012;120(5):254-6.

Manifestações neurológicas do diabetes

Bruna Nadiely Victor da Silva
Anamarli Nucci
Marcondes Cavalcante França Junior

INTRODUÇÃO

Diabetes *mellitus* (DM) é uma endocrinopatia que atualmente configura-se como uma verdadeira epidemia global moderna. Estima-se que 8,3% da população seja acometida. Sua prevalência aumenta constantemente, de modo que 27% dos indivíduos acima de 65 anos são afetados, dos quais 95% têm o diabetes tipo II[1]. A hiperglicemia crônica ocasiona disfunção e falência de órgãos suscetíveis, especialmente os olhos, rins, nervos periféricos, coração e vasos sanguíneos.

Neste capítulo, abordaremos inicialmente as complicações no sistema nervoso periférico (SNP), com caracterização clínica dos subtipos, diagnóstico complementar e o tratamento da dor neuropática. Por fim, abordaremos as complicações no sistema nervoso central (SNC), relacionadas às descompensações (cetoacidose diabética e estado hiperosmolar hipercetótico) e doenças cerebrovasculares.

COMPLICAÇÕES NO SISTEMA NERVOSO PERIFÉRICO

Epidemiologia

As complicações no SNP consistem nas mais comuns observadas em ambos os tipos de DM, compreendendo vários fenótipos clínicos (Quadro 2.3.1). A presença de miopatia clínica não é típica, devendo-se buscar um diagnóstico alternativo diante de sua presença[2].

A polineuropatia sensitivo-motora (PSM) constitui o subtipo mais comum de acometimento do SNP. Aproximadamente 50% dos indivíduos irão desenvolvê-la duran-

Quadro 2.3.1 – Classificação das complicações periféricas do diabetes *mellitus*.

Polineuropatia sensitivo-motora
Polineuropatia de fibras finas
Neuropatia autonômica
Neuropatia relacionada ao tratamento:
– "Neurite insulínica"
– Caquexia diabética
Radiculoplexopatia lombossacra – "Amiotrofia diabética"
Radiculopatia toracoabdominal
Polirradiculopatia desmielinizante crônica inflamatória
Mononeuropatias cranianas (III, IV, VII)
Mononeuropatias em membros:
– Mononeuropatias de extremidades superiores (síndrome do túnel do carpo, compressão do nervo ulnar)
– Mononeuropatias de extremidades inferiores

te o curso da doença. De maneira geral, sua prevalência aumenta com a duração do diabetes, porém pode estar presente a qualquer momento do diagnóstico. Vale ressaltar que o diabetes é a principal etiologia de PSM, devendo-se sempre excluí-la diante de tal diagnóstico[3,4].

PSM aumenta o risco de ulceração em torno de 7 vezes, além de contribuir para mais de 70% das amputações em membros inferiores nos diabéticos, sendo relacionado à duração da neuropatia e ao grau de hiperglicemia[5]. Desse modo, consiste numa importante causa de morbidade e mortalidade.

Patogênese

Os mecanismos responsáveis pelo comprometimento do SNP são resultantes de alterações nas vias enzimáticas e não enzimáticas do metabolismo da glicose, culminando no estresse oxidativo responsável pela lesão estrutural. Esses mecanismos incluem: (I) aumento da atividade na via da aldolase redutase, levando ao acúmulo de sorbitol e frutose e depleção do NADPH. Essas mudanças aumentam a produção de espécies reativas de oxigênio (ânion superóxido reativo e radical hidroxilo) e prejudicam a sua desintoxicação, o que ocasiona o dano tecidual oxidativo; (II) auto-oxidação de glicose; (III) glicação não enzimática de proteínas, produzindo "*advanced glycation end-products*" (AGEs). Espécies oxidativas reativas aceleram a formação de AGEs, as quais, por sua vez, produzem espécies reativas de oxigênio, processo conhecido como glicosilação auto-oxidativa. AGEs também estão implicadas na ativação de citocinas, disfunção endotelial, prejuízo no fluxo sanguíneo do nervo e isquemia; (IV) ativação da proteína kinase C, que inicia uma resposta em cascata de estresse oxidativo.

Estas perturbações metabólicas parecem ser aceleradas na presença de anormalidades microvasculares concomitantes no tecido nervoso. Tal padrão de distúrbios metabólicos e vasculares prejudica a função mitocondrial e o suporte neurotrófico, além de mediar a apoptose de neurônios e das células de Schwann, culminando em perdas de fibras nervosas de maneira progressiva, ocasionando assim, um dano neurológico gradativo[6].

Abordagem diagnóstica

Avaliação clínica

Uma abordagem sistemática englobando uma anamnese completa e um exame neurológico minucioso deverá ser utilizada na investigação do paciente diabético a fim de garantir um diagnóstico preciso e acompanhamento adequado. Sintomas motores, sensoriais e autonômicos, muitas vezes negligenciados pelo próprio paciente e não referidos espontaneamente, devem ser questionados.

Os sintomas sensitivos devem ser caracterizados em termos de extensão, distribuição e evolução temporal e, aliado ao exame físico adequado, permitem precisar quais modalidades sensitivas são acometidas (tátil, térmica, vibratória, dolorosa e proprioceptiva). Sintomas negativos frequentemente descritos pelo paciente são: dormência, amortecimento, como se estivesse utilizando luvas, perda de equilíbrio (especialmente com os olhos fechados), perda de destreza para movimentos finos de extremidades, incapacidade de encontrar ou identificar objetos no bolso ou na bolsa, além de úlceras indolores. Os sintomas positivos incluem dor (em facada, fisgada, choque), formigamento, queimação, hiperestesia e alodínea.

Em relação às manifestações motoras, a fraqueza verdadeira ocorre em casos severos, sendo comum em radiculopatias e plexopatias diabéticas, podendo ser proximal (dificuldade em subir escadas ou rampas, levantar da cadeira, "joelhos dobrarem quando andam", levantar os braços acima do ombro) ou distal (dificuldade para abrir garrafas ou fechaduras, deambular com os pés caídos, tropeçar nos pés). É graduada de acordo com a escala "*Medical Research Council*" (MRC). Os reflexos são usualmente reduzidos ou ausentes e são classificados como 2 (normal), 1 (reduzidos) e 0 (ausentes).

Os sintomas autonômicos devem fazer parte do interrogatório: sudomotores (redução da sudorese ou seu excesso em áreas definidas, pele seca), cardiovasculares (hipotensão postural, desmaio, síncope da tosse, do esforço e da micção), sexuais (impotência, retardo na ejaculação, ejaculação retrógrada), vesicais (urgência, incontinência), gastrointestinais (vômitos, diarreia, diarreia noturna, constipação)[6]. A hipotensão ortostática é um achado frequente e deve ser pesquisado ativamente durante o exame físico.

Ainda durante a história clínica, deve-se atentar para o tipo e a duração do DM, o grau do controle glicêmico, a presença de outras complicações microvasculares (retinopatia, nefropatia), além de dislipidemia e hipertensão. Devem-se excluir causas de polineuropatia não relacionadas ao diabetes. Para isso, caracterizar comorbidades (etilismo, deficiências nutricionais – especialmente a vitamina B12 –, neoplasias, síndrome de Sjögren, HIV, uso de medicações neurotóxicas – quimioterápicos, fenitoína, amiodarona –, história familiar)[2,7,8].

Durante a ectoscopia, atentar para a presença de úlceras, amputações, deformidades articulares, ausência de pelos e alterações tróficas da pele em membros inferiores, que podem sinalizar a existência de polineuropatia.

O exame neurológico minucioso deve ser realizado, com ênfase à sensibilidade, força e reflexos. Instrumentos de rastreio simples, como o exame do monofilamento para sensibilidade nos pododáctilos, pode identificar indivíduos com alto risco de desenvolvimento de PSM[9].

Exames complementares

Exames laboratoriais

Abordagem mínima deve incluir: nível sérico de B12, hormônios tireoidianos, eletroforese de proteínas séricas (para avaliar a existência de um pico de gamaglobulinas) e hemoglobina glicada (que fornece uma estimativa do controle glicêmico dos últimos 3 meses). Outros testes direcionados, a depender das circunstâncias, são: provas reumatológicas, crioglobulinas, VHS, função hepática, renal e análise do líquor[2,8].

Exames de imagem

A ressonância magnética (RM) da coluna deve ser realizada quando o quadro clínico sugerir o diagnóstico de radiculopatias ou estenose de canal lombar[2,8].

Testes eletrofisiológicos

A eletroneuromiografia (ENMG), através do estudo da condução nervosa (ECN) e eletromiografia (EMG), pode ajudar de diferentes formas: confirmação do diagnóstico clínico de neuropatia, identificação do padrão (axonal ou desmielinizante), gravidade da doença, detecção dos casos assintomáticos, monitoração de progressão e remissão da doença.

No ECN, uma abordagem mínima incluindo nervos sensitivos e motores dos membros superiores e inferiores deve ser contemplada (fibular, tibial, sural, mediano, ulnar e radial). A EMG, além de ajudar a determinar se a neuropatia é axonal, pode evidenciar radiculopatias[6].

Em casos de polineuropatia, há praticamente sempre uma mistura de modificações, sugerindo ao mesmo tempo desmielinização e degeneração axonal. À medida que a neuropatia piora, os achados de degeneração axonal predominam: diminuição da amplitude do potencial de ação muscular composto (CMAPs) e potenciais de ação dos nervos sensitivos (SNAPs), relativa preservação de velocidades de condução, e evidências de potenciais de fibrilação e remodelamento da unidade motora no exame da agulha. No entanto, nos diabéticos tipo I com controle glicêmico inadequado (hemoglobina glicada em torno de 9,5%), podem ser evidenciadas lentificações das velocidades de condução (sugerindo processo desmielinizante). Essas alterações são indicativas de mau controle glicêmico, mesmo diante de um diabetes *mellitus* de longa data[11].

A polineuropatia com acometimento exclusivo de fibras finas constitui um diagnóstico eletrofisiológico desafiador, pois as técnicas convencionais não são capazes de detectar o comprometimento de fibras finas nociceptivas, bem como o envolvimento autonômico, que podem ser as únicas manifestações encontradas numa fase precoce da PSM. A ENMG convencional é tipicamente normal nesses casos. Novos métodos de análise da função autonômica, como o estudo simpático-cutâneo, estudo da variabilidade da frequência cardíaca através do intervalo R-R durante o repouso, a inspiração profunda (6 ciclos por minuto) e a manobra de Valsalva, permitem diagnosticar uma neuropatia autonômica e inferir o diagnóstico de neuropatia de fibras finas[12].

Outros

A biopsia de pele para avaliar a densidade de fibras nervosas intraepidérmica consiste no padrão-ouro para o diagnóstico da neuropatia de fibras finas. É um método invasivo, caro e não amplamente disponível. Alternativamente podem-se realizar testes que avaliam a função sudomotora quantitativamente, os quais também ainda não são amplamente disponíveis para uso clínico[12].

Padrões de acometimento do sistema nervoso periférico

Polineuropatia sensitivo-motora

Consiste na forma mais comum de complicação neuropática do DM. Os sintomas geralmente se iniciam insidiosamente e podem ser positivos ou negativos, descritos por uma variedade de formas.

Inicialmente ocorre o comprometimento de fibras finas nociceptivas, com consequente surgimento de dor neuropática, o que pode ocorrer mesmo no estágio de pré-diabetes. Caracteriza-se por ser simétrica, comprimento-dependente, inicialmente restrita aos pés, a seguir progredindo para panturrilhas e, então, mãos. Termos com frequência utilizados pelos pacientes para descrevê-la são: dor profunda, queimação, choque, facada, "formigueiro". Frequentemente limita as atividades cotidianas, sendo pior ao caminhar e à noite. Geralmente é de moderada a severa intensidade, com alodínea associada.

O acometimento de fibras táteis ocasiona hipoestesia ou anestesia dolorosa, a qual pode resultar no surgimento de dois fenótipos clássicos: as úlceras indolores nos pontos de pressão, sendo mais comum na cabeça do metatarso, importantes por contribuírem para amputação de extremidades; e as articulações de Charcot, onde observa-se deformidade do pé e tornozelo com pouca ou nenhuma dor associada.

Com o envolvimento das fibras mielínicas surge redução da propriocepção, com instabilidade da marcha, contribuindo para aumentar o risco de quedas. Sintomas positivos como sensação de aperto em torno dos pés também são relatados.

O sistema nervoso autonômico é frequentemente acometido, cursando com disfunção erétil, hipotensão ortostática, disfunção vesical, dismotilidade gastrointestinal, alterações visuais e da sudorese.

Ao exame clínico, na maioria dos casos, a perda sensorial distal simétrica é aparente, podendo ser sutil naqueles pacientes que se queixam apenas de queimação em pés. Conforme a polineuropatia progride, o envolvimento motor torna-se clinicamente aparente, caracterizando-se por fraqueza à dorsiflexão dos pés e na musculatura intrínseca da mão. A redução dos reflexos tendinosos profundos tende a ser paralela à perda sensitiva[6].

Diabetes e polineuropatia são duas doenças comuns, e nem sempre há uma relação de causa-efeito entre elas. Deve-se pensar em outras etiologias para PSM no paciente diabético, principalmente, diante da ausência de doença microvascular evidente (retinopatia, nefropatia). Outros dados clínicos também podem fornecer pistas para um diagnóstico alternativo, tais como: história familiar de polineuropatia com pés cavos e dedos em martelo (doença de Charcot-Marie), início agudo (inflamatória), provas reumatológicas positivas e velocidade de hemossedimentação elevada (vasculites)[2].

Neuropatia autonômica

Trata-se de um acometimento comum, porém subdiagnosticado, com implicação no aumento da mortalidade cardiovascular e morbidade geral. Em alguns casos, os pacientes são assintomáticos. No entanto, se cuidadosamente questionados, muitos deles vão relatar alguns dos sintomas descritos no Quadro 2.3.2.

Quadro 2.3.2 – Sintomas autonômicos no diabetes.

PUPILARES	Dificuldade de acomodação
	Redução do diâmetro pupilar (em casos extremos pode mimetizar a pupila de Argyll-Robertson da sífilis)
FUNÇÃO SUDOMOTORA	Anidrose, pele seca, hiperidrose compensatória em áreas de função sudomotora mantidas
CARDIOVASCULARES	Hipotensão ortostática, arritmias, intolerância ao exercício
GASTRINTESTINAIS	Gastroparesia (náuseas e vômitos agudamente ou cronicamente, plenitude gástrica), diarreia, constipação intestinal
VESICAIS	Retenção urinária, urgi-incontinência
ESFERA SEXUAL	Disfunção erétil, ejaculação retrógrada, redução da lubrificação vaginal

Disfunção autonômica pode ocorrer mesmo em fases precoces do DM. Por exemplo, a disfunção erétil é relatada por cerca de 27% dos homens recém-diagnosticados e por 20-40% dos portadores de pré-diabetes[8].

Disautonomia cardíaca é caracterizada inicialmente por uma redução da regulação parassimpática, com relativa predominância da atividade simpática, o que ocasiona hipertensão, principalmente noturna. Com a sua progressão, observa-se labilidade pressórica e perda da sensibilidade à dor anginosa.

A disautonomia pode resultar em insensibilidade à hipoglicemia. A resposta fisiológica à hipoglicemia envolve a liberação de catecolaminas com consequente aumento da resposta simpática, produzindo os sintomas característicos. Como a liberação dessas substâncias é mediada pelos nervos esplâncnicos, esta resposta pode

ser perdida em pacientes com neuropatia autonômica, ocasionando uma atenuação da compensação fisiológica para hipoglicemia[14].

Neuropatia relacionada ao tratamento – "Neurite insulínica"

Descrita em pacientes diabéticos com mau controle glicêmico de longa data, após 1 a 2 semanas de um controle intensivo da glicemia. Caracteriza-se por um início agudo de dor neuropática de severa intensidade em regiões distais, podendo progredir proximalmente ou mesmo ter início na região anterior das coxas. Raramente se observam alterações sensitivas ao exame físico.

Apesar de classicamente ser denominada "neurite insulínica", não há evidência de um processo inflamatório. É mais comum no DM I, mas também pode ocorrer no tipo II. Trata-se de uma condição autolimitada, com melhora após alguns meses[6,8].

Caquexia neuropática diabética

Esta entidade clínica está intimamente relacionada ao mencionado no item anterior, compartilhando algumas de suas características clínicas, com a adição de perda ponderal acentuada, a qual pode chegar a 50% do peso original em um curto período de tempo. A dor costuma ser generalizada, e pode contribuir para anorexia e depressão, o que por sua vez, acelera a perda ponderal.

É mais frequente em pacientes com DM II. A resolução completa dos sintomas é a regra, mas geralmente é prolongada, ocorrendo ao longo de 6 a 24 meses. Tende a ser evidenciada após a recuperação ponderal[14].

Radiculoplexopatia lombossacra

Vários termos têm sido empregados para descrever esta síndrome, dentre eles: síndrome de Bruns-Garland, amiotrofia diabética, mielopatia diabética, neuropatia diabética femoral e neuropatia motora proximal. Consiste na mais comum neuropatia aguda relacionada ao DM, tipicamente afetando pacientes com idade mais avançada e portadores de DM II.

Os sintomas se iniciam rapidamente, ao longo de dias ou poucas semanas, de maneira assimétrica, sendo caracterizados por dor na porção anterior da coxa, seguidos por fraqueza e atrofia progressiva de quadríceps. Outros músculos do membro tendem a ser acometidos, inclusive os distais e, na maioria dos pacientes, o lado contralateral é afetado após vários meses. Há uma predileção pelos miótomos L3 e L4. A perda ponderal é frequentemente observada e a maioria dos pacientes se torna cadeirante. As alterações sensitivas ao exame físico são mínimas, ocorrendo pequenas áreas de hiperestesia na coxa anterior. Os reflexos patelares são reduzidos ou ausentes. O pico sintomático ocorre em poucas semanas, e o indivíduo tende a permanecer estável por semanas a meses, e então evoluem para uma melhora espontânea, ao longo de meses a anos[6].

Acredita-se que o mecanismo fisiopatogênico seja uma vasculite microscópica com isquemia nervosa[15].

O diagnóstico diferencial durante a fase progressiva pode incluir infiltração maligna do plexo, especialmente nos pacientes mais idosos com perda ponderal associada. Exames de imagem do plexo braquial, especialmente a ressonância magnética, ajudam na elucidação desse diagnóstico. Quando realizado, o LCR é geralmente normal, podendo apresentar hiperproteinorraquia sem pleocitose. Eletroneuromiografia evidencia uma multirradiculoneuropatia[8].

Radiculopatia toracoabdominal

Mais comum em diabéticos de longa data, sendo rara em indivíduos com menos de 40 anos. A dor é o sintoma mais proeminente e tem início agudo ou subagudo, localiza-se mais frequentemente no tronco e é unilateral. Embora seja severa, a hipoestesia é mínima ou ausente, e a fraqueza não é em geral aparente na musculatura de tronco. Caracteristicamente há um envolvimento das raízes torácicas e lombares superiores. No entanto, múltiplos níveis radiculares podem ser envolvidos, de maneira assimétrica, e não contínua. Os sintomas podem ter início em um membro com dor focal que progride para o envolvimento de diferentes dermátomos, e após dias ou semanas, fraqueza em miótomos correspondentes. Os sintomas de um nível radicular podem estabilizar ou mesmo melhorar quando um outro nível passa a ser comprometido.

A ENMG pode ajudar no diagnóstico, evidenciando alterações neurofisiológicas mais difusas, mesmo quando clinicamente há um envolvimento de poucas raízes. Fibrilações e ondas positivas são evidenciadas na musculatura paravertebral.

O prognóstico é bom, embora a recuperação costume ser prolongada. A dor geralmente atinge um pico dentro de poucas semanas, persistindo por meses, e então remite gradual e completamente. Alguns pacientes podem evoluir com episódios de radiculopatias em diferentes níveis espinhais, separados por meses ou anos[6].

Polirradiculopatia desmielinizante inflamatória crônica (CIDP)

A relação precisa entre CIDP e DM é controversa. Tem-se argumentado que o diabetes aumenta a probabilidade e a gravidade do CIDP. Estudos neurofisiológicos mostraram um risco 11 vezes maior em comparação com os pacientes não diabéticos[16]. No entanto, estudos epidemiológicos mais recentes não reproduzi-

ram essa informação. Recomenda-se que o diagnóstico de CIDP nos diabéticos seja realizado principalmente com base na anamnese e no exame neurológico, valorizando em especial uma piora rápida e a presença de fraqueza muscular exuberante ao exame, pois os achados de desmielinização na ENMG também podem ser evidenciados em uma polineuropatia desmielinizante severa (principalmente quando há insuficiência renal crônica associada)[17].

Mononeuropatias

As mononeuropatias cranianas são observadas em até 1% dos pacientes diabéticos, sendo o nervo mais acometido o oculomotor. O início é agudo e associado à cefaleia frontal. Ao exame físico, evidencia-se oftalmoparesia e ptose palpebral, com reflexos pupilares normais (característica que diferencia de uma causa compressiva). A patologia subjacente é uma lesão vascular no terceiro nervo, poupando as fibras mais periféricas (onde localizam-se as fibras pupilomotoras). O prognóstico é bom, geralmente ocorrendo uma recuperação completa.

A incidência de neuropatias compressivas (síndrome do túnel do carpo [STC], neuropatia ulnar ao longo do cotovelo, neuropatia fibular ao longo da cabeça da fíbula) é maior em pacientes diabéticos que na população geral. A ENMG deve ser realizada para determinar os pontos de compressão e a existência de uma lesão axonal secundária[6,8].

TRATAMENTO DAS COMPLICAÇÕES PERIFÉRICAS

Mononeuropatias

Na maioria dos casos, a resolução espontânea é a regra. Para a STC, a decisão terapêutica deve ser guiada mais pelo quadro clínico do que pelos achados neurofisiológicos, que tendem a ser superestimados diante de uma PSM subjacente. Frente ao insucesso do tratamento conservador, a estratégica cirúrgica deve ser considerada, ressaltando que os resultados podem não ser tão bons quanto com os pacientes não diabéticos.

Independente da localização da neuropatia compressiva, é importante a orientação para evitar traumas repetidos, como apoiar o cotovelo sobre uma superfície e cruzar as pernas. Órtese de punho noturna pode ajudar o paciente com STC[18].

Radiculopatias/plexopatias

Embora os dados clínicos associados à fisiopatologia da doença e aos achados no LCR reforcem uma etiologia autoimune, não há até o momento ensaios clínicos que suportem o uso de terapias imunes[19]. Dados preliminares de um ensaio clínico não evidenciaram recuperação nos déficits neurológicos, embora tenham mostrado uma melhora da dor. Estudos que avaliaram a história natural da doença mostraram que a maioria dos pacientes se recupera após alguns anos, sem um tratamento específico, no entanto, a recuperação é parcial. Na prática clínica, é comum a imunoterapia, defendida com base na fisiopatologia e em séries de casos, a qual pode ser realizada com corticoides, imunoglobulina intravenosa, plasmaférese ou uma combinação entre eles[20]. A fisioterapia intensiva para evitar o encurtamento tendíneo com consequente limitação da movimentação, além de analgesia (descrita no próximo item), permanecem como a principal medida recomendada para essas condições.

Polineuropatia sensitivo-motora

Até o presente momento, não existe uma terapia modificadora dessa doença. Desse modo, o tratamento objetiva basicamente uma correção do mecanismo patogênico subjacente – a hiperglicemia, além de um tratamento sintomático para a dor neuropática associado a medidas não farmacológicas. O controle rigoroso da glicemia aliado a um ajuste dos fatores de risco potencialmente modificáveis (hipertensão, dislipidemia, tabagismo, índice de massa corpórea) pode ajudar a prevenir a sua progressão[1].

Controle glicêmico

Consiste no grande pilar do tratamento. Dois grandes estudos demonstraram que a normalização do nível glicêmico previne as complicações microvasculares, incluindo as neuropatias no DM I. No entanto, para o DM II, os resultados são variáveis. Objetiva-se um nível de HbGlic < 7,0% no diabetes tipo I, enquanto no diabetes tipo II, o nível é de HbGlic < 7,5%[21].

Terapêutica não farmacológica

A anestesia/hipoestesia predispõe extremidades a ulcerações e infecções. Orientações quanto aos cuidados com os pés, incluindo um calçado adequado, e inspeções frequentes para garantir que não haja pedras ou outros objetos pontiagudos que possam produzir perfuração são fundamentais. O surgimento de bolhas e/ou calos deve ser seguido da adequação do calçado. Qualquer sinal de infecção local deve ser tratado agressivamente. Os pacientes com hipopalestesia e/ou fraqueza distais devem ser orientados quanto ao risco de quedas, além do uso de andadores e fisioterapia.

Terapêutica farmacológica

Há uma variedade de medicações empregadas para o manejo dor neuropática. Recomendações gerais, independente da etiologia, propostas por consensos, apon-

tam como drogas de primeira linha os antidepressivos e antiepiléticos, enquanto os opioides são reservados para segunda ou terceira linha[22,23,24]. Para a dor de etiologia diabética, as recomendações de medicações utilizadas como primeira linha são divergentes. De acordo com as Diretrizes da Academia Americana de Neurologia em parceria com outras entidades, a pregabalina é a única com nível de evidência A. Por sua vez, a Sociedade Europeia de Neurologia estabeleceu a duloxetina como nível de evidência A[23,24]. A relação de medicações disponíveis no Brasil, com suas respectivas doses estão descritas no Quadro 2.3.3.

De maneira geral, sugere-se uma abordagem gradual independente da gravidade do sintoma. Os antidepressivos tricíclicos permanecem como as drogas mais comumente utilizadas para o tratamento da dor neuropática, especialmente se um quadro de humor ou insônia estão presentes[25]. Se o paciente persistir com dor, considerar trocar a medicação ou adicionar uma segunda droga de uma classe distinta ao esquema terapêutico. Se a dor ainda estiver presente com o uso de duas medicações, capsaicina creme (0,075%), uma terapia tópica, pode ser benéfica. Com o uso desse medicamento, alguns pacientes podem relatar uma piora nos sintomas nos primeiros 3 dias de terapia antes do alívio sintomático.

Uma boa resposta consiste na redução da dor de 30%, sendo considerada ótima quando de 50%. Classicamente, pacientes com uma polineuropatia diabética dolorosa aguda (< 6 meses) apresentam melhor resposta que aqueles com um quadro crônico[6].

COMPLICAÇÕES NO SISTEMA NERVOSO CENTRAL

O DM também ocasiona perturbações ao funcionamento do SNC, de naturezas metabólicas (que se desenvolvem durante o curso da doença – cetoacidose diabética e estado hiperosmolar hipercetótico – e na tentativa do controle glicêmico – hipoglicemia) e cerebrovasculares.

Alterações metabólicas

Cetoacidose diabética (CAD)

A cetoacidose diabética é caracterizada pela tríade de hiperglicemia, cetonemia (presença de corpos cetônicos, acetoácidos e ß-hidroxibutirato no sangue e/ou na urina) e acidose. O clássico conceito de que é uma complicação exclusiva do DM I vem caindo em desuso.

O mecanismo patogênico é a redução efetiva da concentração de insulina circulante concomitante a uma elevação de hormônios contrarreguladores do estresse (glucagon, catecolaminas, cortisol e hormônio de crescimento), o que causa prejuízo à entrada de glicose nos tecidos-alvo e aumento da sua produção pelas vias da

Quadro 2.3.3 – Drogas usadas no tratamento da dor neuropática.

	MECANISMO DE AÇÃO	DOSE DE INÍCIO/ MANUTENÇÃO	EFEITOS COLATERAIS
ANTIDEPRESSIVOS			
Duloxetina	Inibe a receptação de serotonina e noradrenalina	30 mg/dia/ Até 60 mg/2 × ao dia	Náuseas
Amitriptilina	Inibe a recaptação de monoaminas, bloqueador dos canais de sódio, anticolinérgicos	10-25 mg/dia/ Até 150 mg/dia	Efeitos anticolinérgicos, sonolência, ganho de peso
Nortriptilina			
Imipramina			
Venlafaxina	Inibe a receptação de noradrenalina e serotonina	37,5 mg/dia/ Até 225 mg/dia	Náuseas, hipertensão em altas doses
ANTICONVULSIVANTES			
Gabapentina	Atua na subunidade alfa-2-delta do canal de cálcio voltagem-dependente, o que reduz a sensibilização central	300 mg 1 x ao dia/ Até 1.200 mg 3 × ao dia	Sedação, tontura, sintomas gastrointestinais, edema periférico e ganho de peso
Pregabalina		25-75 mg/dia/ Até 300 mg 2 × ao dia	Os mesmos que a gabapentina, porém costuma ser bem tolerada.
Carbamazepina	Bloqueador dos canais de sódio	200 mg/dia/200 mg 3-4 × ao dia	Sedação, tontura, hiponatremia
OPIOIDES			
Tramadol	Agonista do receptor Mu	50 mg 1-2 × ao dia/ 400 mg/dia	Náuseas, vômitos, constipação, tontura e sonolência
Morfina		10-15 mg 4 × 4 h/ Até 300 mg/dia	
OUTROS TRATAMENTOS			
Capsaicina 0,075%	Excitação neuronal periférica seguida por um período refratário	Várias × ao dia	Piora do prurido e dor nos primeiros dias

glicogenólise e gliconeogênse, resultando em hiperglicemia[26].

A desidratação provém da diurese osmótica, com sede, poliúria, anorexia e fadiga. Somente 10% dos pacientes progridem para coma, porém a maioria exibe algum grau de alteração do nível de consciência. Sinais neurológicos focais e crises convulsivas não são comuns[27].

Os mecanismos fisiopatológicos levando ao estupor e coma são complexos e multifatoriais, não totalmente elucidados, sendo a hiperosmolaridade sérica o principal fator contribuinte das alterações do estado mental. Outros mecanismos menos prováveis incluem: acidose, alteração no fluxo sanguíneo cerebral, CIVD, toxicidade pelos ácidos graxos livres, hipoxia e um defeito no metabolismo de carboidratos no cérebro[6].

A hiperosmolaridade sérica ocasiona um efluxo da água intracelular, o que é balanceado, em parte, por uma lenta infusão de agentes osmoticamente ativos (como o sódio e o potássio) para o meio intracelular e para a produção de "osmoles idiogênicos". Essa altera-

ção dos constituintes intracelulares poderiam desempenhar um papel no desenvolvimento de encefalopatia na cetoacidose diabética. Além disso, é possível que a hiperosmolaridade ocasione uma quebra da barreira hematoencefálica (BHE) contribuindo para a encefalopatia. O edema cerebral, que pode ser resultante do seu tratamento incorreto, constitui uma significante causa de mortalidade.

Sinais neurológicos focais são extremamente raros, resultando de áreas isquêmicas e hemorrágicas que podem complicar essa descompensação. Por outro lado, acidente vascular cerebral em pacientes diabéticos pode provocar CAD.

Acidose isolada geralmente não causa encefalopatia, porque a compensação respiratória reduz o CO_2 no sangue e no LCR, protegendo a BHE dos metabólitos ácidos. Assim, o pH do LCR é mantido próximo ao normal, mesmo diante de um cenário de acidose sistêmica significativa. Também há uma pobre correlação entre o nível de consciência e os níveis de corpos cetônicos no sangue e no LCR.

As complicações do tratamento da CAD, abaixo listadas, podem contribuir para a disfunção do SNC:

1°) os distúrbios hidroeletrolíticos, particularmente a hiponatremia, que pode surgir como consequência da rápida correção da hiperosmolaridade, em especial em casos de secreção inapropriada do hormônio antidiurético;

2°) distúrbios tromboembólicos, que são precipitados pelo aumento da viscosidade sanguínea devido à desidratação e pelo aumento da adesividade plaquetária e redução da atividade fibrinolítica;

3°) infecções;

4°) hipoxemia, como consequência da CAD severa e da reposição vigorosa com cristaloides, quando algum grau de edema pulmonar ou síndrome do desconforto respiratório do adulto pode ocorrer.

O edema cerebral pode ocorrer mesmo durante um tratamento bem-sucedido da CAD, sendo mais comum em pacientes jovens e quase invariavelmente fatal. Clinicamente caracterizado por cefaleia e confusão, seguido por rápida deterioração neurológica, sua patogênese não é claramente definida. Acredita-se que haja um desequilíbrio osmótico resultante da correção rápida ou demasiada da osmolaridade sérica, podendo ser exacerbada pela produção de "osmoles idiogênicos", pela ativação do transportador iônico sódio-hidrogênio, ou pela hiponatremia sérica, além de alterações nos capilares da BHE. Não existe um fator isolado capaz de predizer o risco de edema cerebral[28].

Estado hiperosmolar hiperglicêmico (EHH)

Fatores precipitantes incluem infecção, queimaduras extensas, pancreatite aguda, hiperalimentação, AVC, infarto do miocárdio, corticoterapia, medicações como furosemida, dopamina, fenitoína, diálise peritoneal e cirurgias de grande porte.

Nessa forma de descompensação, há uma quantidade residual de insulina, capaz de inibir a cetogênese hepática, o que minimiza a cetose, mas continua sendo insuficiente para o controle glicêmico. Consequentemente se instalam a diurese osmótica e a desidratação, tendendo a ser mais grave nesta condição. Clinicamente manifesta-se por uma instalação ao longo de dias de hiperglicemia (com frequência maior que 800), diurese osmótica e desidratação. O nível da osmolaridade sérica encontra-se elevado, frequentemente superior a 350 mOsm/kg[6,26].

Os sintomas neurológicos incluem letargia progressiva (o que geralmente motiva a busca pelo atendimento médico), crises parciais e generalizadas, déficits neurológicos focais, tremor tipo *flapping* de extremidades superiores, hemicoreoatetose, hemianopsia e alucinações[29,30,31]. Alterações do nível de consciência são mais comuns no EHH, consequentes ao maior aumento da osmolaridade sérica (devido á glicose e o sódio), bem como secundárias às doenças de base subjacentes. Pacientes com EHH e hemicoreia podem apresentar alterações típicas na ressonância magnética do crânio (Figura 2.3.1).

Como consequência do tratamento, atenção deve ser dada à reposição volêmica adequada para prevenir tanto a mielinólise pontina quanto a extrapontina, bem como o edema cerebral (menos comum que na CAD).

Hipoglicemia

Geralmente é consequente a excessivas doses de insulina, mas também pode ser ocasionada pelo uso de hipoglicemiantes orais. Pacientes com diabetes de início precoce e com insuficiência renal podem exibir hipoglicemia pós-prandial leve espontânea.

A fisiopatologia da alteração de consciência relacionada à hipoglicemia não é totalmente compreendida, no entanto, a falência energética parece não ser a causa da alteração do nível de consciência. É provável que a queda de alguns outros substratos envolvidos do metabolismo da glicose esteja envolvida nesse processo, apesar da preservação da capacidade energética. Estudos patológicos entre anoxia, *status* epiléptico e hipoglicemia mostraram algumas semelhanças entre eles, com um dano envolvendo camadas específicas do córtex cerebral, hipocampo, stritatum e cerebelo. O aumento do cálcio intracelular e de neurotransmissores excitatórios, bem como a acidose intracelular e a formação de radicais livres são possíveis mediadores dessa seletividade lesional[32,33].

Quando a glicemia está em níveis de 40-50 mg/dL, tipicamente surgem os sintomas da fase adrenérgica (devido à liberação de adrenalina), que incluem tonturas, fraqueza generalizada, temor e palpitações. Tais sinais encontram-se ausentes quando os sintomas neuroglicopênicos que afetam o comportamento e julgamento estão presentes[34].

São descritas quatro formas de encefalopatia metabólica aguda na hipoglicemia: (I) *delirium* (hipoativo ou hiperativo); (II) disfunção multifocal do tronco cerebral, com hiperventilação neurogênica e postura de descerebração, mas com preservação dos reflexos oculocefálicos e oculovestibulares; (III) eventos similares a AVC, com ou sem coma, com déficits focais migratórios, podendo aparecer sem evidência de patologia vascular subjacente; (IV) crises convulsivas únicas ou múltiplas, que podem ser a única manifestação da hipoglicemia[35]. Em adição a esses achados, a hipoglicemia pode ser causa de coreoatetose recorrente ou persistente (presumivelmente refletindo uma susceptibilidade dos gânglios basais à hipoglicemia)[36].

Embora não haja uma correlação linear entre os níveis glicêmicos e os sintomas neurológicos, alterações no comportamento e confusão tendem a aparecer com

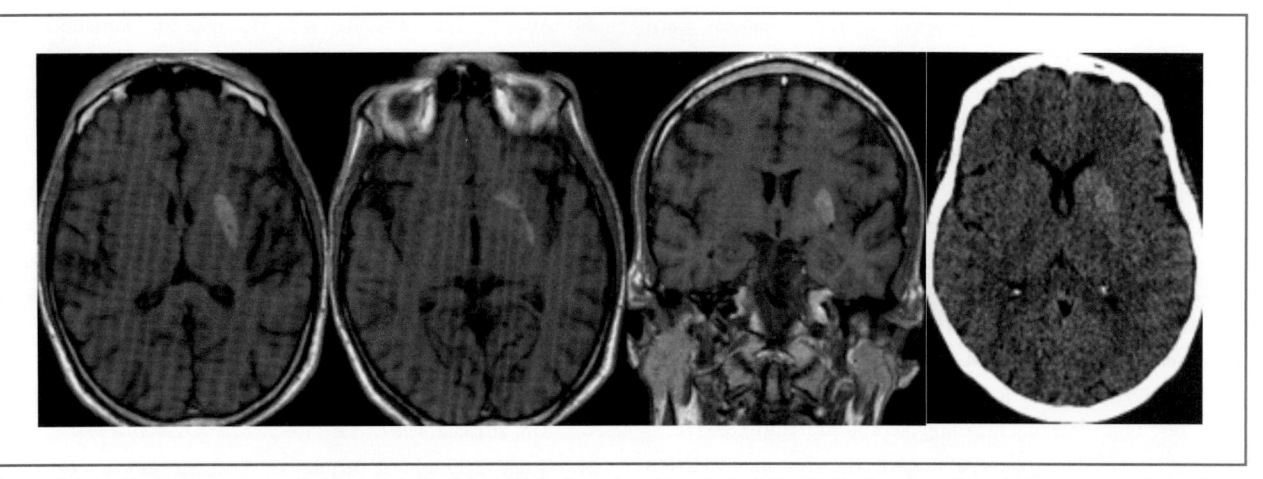

Figura 2.3.1 – Paciente com estado hiperosmolar hiperglicêmico e hemicoreia do lado direito. Imagens do crânio mostram alteração de sinal nos núcleos da base à esquerda.

Créditos: imagens cedidas pelo Dr. Victor Hugo Rocha Marussi, Medimagem, Beneficência Portuguesa de São Paulo.

níveis de 30 mg/dL a 40 mg/dL, com estupor e crises ocorrendo com valores inferiores a 10 mg/dL[34].

Em casos leves, os sintomas são rapidamente revertidos por glicose oral ou intravenosa. Em alguns casos, por razões ainda indeterminadas, o coma pode persistir mesmo após a restituição do estado normoglicêmico. Geralmente, a completa recuperação é a regra, mesmo após 1 hora ou mais de coma. Pode haver alguns sinais residuais focais após a recuperação. Ataques severos repetidos são sabidamente causadores de declínio cognitivo[35].

Doença cerebrovascular

Acidente vascular cerebral isquêmico (AVCi) é 2-6 vezes mais comum em pacientes diabéticos, estando envolvido em um percentual importante de óbitos pelo diabetes[37]. Vários fatores estão implicados nessa elevação da incidência, dentre eles a presença de aterosclerose cerebral e cardíaca e hipertensão. No entanto, o DM é um fator de risco independente para AVCi, contribuindo para o surgimento dos subtipos lacunar (doença arteriolar), oclusão de grandes vasos (aterotrombose) e embólico (doença cardíaca). Uma metanálise englobando todos os ensaios clínicos randomizados sugeriu que um controle glicêmico e da hipertensão adequados reduzem o risco de AVCi em ambos os tipos de diabetes[38].

A aterosclerose é sabidamente mais comum em diabéticos, acomete mais pequenos vasos, mulheres e faixa etária mais jovem. Nos diabéticos de início antes dos 40 anos de idade, a duração da doença exerce influência na severidade da vasculopatia, com poucos pacientes sem evidência de alteração significativa após 20 anos de doença.

O risco relativo de AVCi devido somente ao diabetes é cerca de 2 vezes o normal. Incluindo todos os fatores de risco, o risco relativo de AVCi em pacientes diabéticos é maior em mulheres e pode chegar a 13 vezes em relação à população geral nos grupos etários mais jovens. Além disso, o diabetes também parece aumentar a morbidade e a mortalidade após o AVCi.

Acidente vascular cerebral hemorrágico não tem incidência aumentada na população diabética.

REFERÊNCIAS

1. CDC 2011 National Diabetes Fact Sheet. Publications, Diabetes DDT, 2011. Disponível em: http://www.cdc.gov/diabetes/pubs/pdf/ndfs_2011.pdf. Acesso em: 22 ago 2014.

2. Bril V. Neuromuscular Complications of Diabetes Mellitus. Continuum Lifelong Learning Neurol. 2014;20(3):531-44.

3. Tesfaye S, Chaturvedi N, Eaton SE, Ward JD, Manes C, Ionescu-Tirgoviste C, et al. Vascular risk factors and diabetic neuropathy. N Engl J Med. 2005;352(4):341-50.

4. Boulton AJM, Kempler P, Ametov A, Ziegler D. Whither pathogenetic treatments for diabetic polyneuropathy? Diabetes Metab Res Rev. 2013;29(5):327-33.

5. Bril V, Perkins B, Toth C. Canadian Diabetes Association 2013 Clinical Practice Guidelines for the Prevention and Management of Diabetes in Canada: neuropathy. Can J Diabetes. 2013;37(suppl 1):S142-4.

6. Pop-Busui R, Sullivan KA, Feldman EL. Diabetes and the Nervous System. In: Neurology and General Medicine, 4th ed. Philadelphia: Aminoff; 2008. p. 383-407.

7. Boulton AJ, Vinik AI, Arezzo JC, Bril V, Feldman EL, Freeman R, et al. Diabetic neuropathies: a statement by the American Diabetes Association. Diabetes Care. 2005;28(4):956-62.

8. Smith AG, Singleton JR. Diabetic Neuropathy. Continuum Lifelong Learning Neurol. 2012;18(1):60-84.

9. Perkins BA, Orszag A, Ngo M, Ng E, New P, Bril V. Prediction of incident diabetic neuropathy using the monofilament

examination: a 4-year prospective study. Diabetes Care. 2010;33(7):1549-54.

10. Vinik AI, Erbas T, Pfeifer MA, et al. Diabetic autonomic neuropathy. In: Inzucchi S, Porte D Jr, Sherwin RS, et al. (editors). The Diabetes Mellitus Manual. New York: McGraw-Hill; 2005.

11. Daube JR. Electrophysiological testing in diabetic neuropathy. In: Dyck PJ, Thomas PK (editors). Diabetic Neuropathy. 2. ed. Philadelphia: W.B. Saunders; 1999. p. 222.

12. McArthur JC. Painful Small Fiber Neuropathies. Continuum Lifelong Learning Neurol. 2012;18(1):106-25.

13. Vernino S, Freeman R. Peripheral Autonomic Neuropathies. Continuum Lifelong Learning Neurol. 2007;13(6):89-110.

14. Neal JM. Diabetic neuropathic cachexia: a rare manifestation of diabetic neuropathy. South Med J. 2009;102(3):327-29.

15. Dyck PJ, Norell JE, Dyck PJ. Microvasculitis and ischemia in diabetic lumbosacral radiculoplexus neuropathy. Neurology. 1999;53(9):2113-21.

16. Sharma KR, Cross J, Farronay O, Ayyar DR, Shebert RT, Bradley WG. Demyelinating neuropathy in diabetes mellitus. Arch Neurol. 2002;59(5):758-65.

17. Laughlin RS, Dyck PJ, Melton LJ 3rd, Leibson C, Ransom J. Incidence and prevalence of CIDP and the association of diabetes mellitus. Neurology. 2009;73(1):39-45.

18. Thomsen NO, Cederlund R, Rosén I, Björk J, Dahlin LB. Clinical outcomes of surgical release among diabetic patients with carpal tunnel syndrome: prospective follow-up with matched controls. J Hand Surg Am. 2009;34(7):1177-87.

19. Chan YC, Lo YL, Chan ES. Immunotherapy for diabetic amyotrophy. Cochrane Database Syst Rev. 2012;6:CD006521.

20. Thaisetthawatkul P, Dyck PJB. Treatment of Diabetic and Nondiabetic Lumbosacral Radiculoplexus Neuropathy. Neuromuscular Disorders. 2010;12: 95-9.

21. Boussageon R, Bejan-Angoulvant T, Saadatian-Elahi M, Lafont S, Bergeonneau C, Kassaï B, et al. Effect of intensive glucose lowering treatment on all cause mortality, cardiovascular death, and microvascular events in type 2 diabetes: meta-analysis of randomised controlled trials. BMJ. 2011;343:d4169.

22. Snedecor SJ, Sudharshan L, Cappelleri JC, Sadosky A, Mehta S, Botteman M. Systematic Review and Meta-Analysis of Pharmacological Therapies for Painful Diabetic Peripheral Neuropathy. Pain Practice. 2014;14(2):167-84.

23. Bril V, England J, Franklin GM, Backonja M, Cohen J, Del Toro D, et al. Evidence-based guideline: treatment of painful diabetic neuropathy: report of the American Academy of Neurology, the American Association of Neuromuscular and Electrodiagnostic Medicine, and the American Academy of Physical Medicine and Rehabilitation. Neurology. 2011;76(20):1758-65.

24. Attal N, Cruccu G, Baron R, Haanpää M, Hansson P, Jensen TS, et al. EFNS guidelines on the pharmacological treatment of neuropathic pain: 2010 revision. Eur J Neurol. 2010;17(9):1133-88.

25. Sociedade Brasileira de Endocrinologia e Metabologia, Sociedade Brasileira de Cirurgia da Mão, Sociedade Brasileira de Reumatologia, Associação Médica Brasileira de Acupuntura. Diabetes Mellitus: Neuropatia. Associação Médica Brasileira e Conselho Federal de Medicina. Projeto Diretrizes, 2005.

26. Maletkovic J, Drexler A. Diabetic Ketoacidosis and Hyperglycemic Hyperosmolar State. Endocrinol Metab Clin North Am. 2013;42(4):677-95.

27. Gouni-Berthold I, Krone W. Diabetic ketoacidosis and hyperosmolar hyperglycemic state. Med Klin (Munich). 2006;101(suppl 1):100-5.

28. Watts W, Edge J. How can cerebral edema during treatment of diabetic ketoacidosis be avoid? Pediatric Diabetes. 2014;15:271-6.

29. Batista MS, Silva DF, Ferraz HB, de Andrade LA. Complex partial seizures and aphasia as initial manifestations of non-ketotic hyperglycemia: case report. Arq Neuropsiquiatr. 1998;56(2):296-9.

30. Lin JJ, Lin GY, Shih C, Shen WC. Presentation of striatal hyperintensity on T1-weighted MRI in patients with hemibalism-hemichorea caused by non-ketotic hyperglycemia: report of seven new cases and a review of literature. J Neurol. 2001;248(9):750-5.

31. Sanfield JA, Finkel J, Lewis S, Rosen SG. Alternating choreo-athetosis associated with uncontrolled diabetes mellitus and basal ganglia calcification. Diabetes Care. 1986;9:100-1.

32. Perez-Pinzon MA. Mechanisms of neuroprotection during ischemic preconditioning: lessons from anoxic tolerance. Comp Biochem Physiol A Mol Integr Physiol. 2007;147(2):291-9.

33. Haces ML, Montiel T, Massieu L. Selective vulnerability of brain regions to oxidative stress in a non-coma model of insulin-induced hypoglycemia. Neuroscience. 2010;165(1):28-38.

34. McCall AL. Diabetes mellitus and the central nervous system. Int Rev Neurobiol. 2002;51:415-53.

35. Auer RN. Hypoglycemic brain damage. Metab Brain Dis. 2004;19:169-75.

36. Hefter H, Mayer P, Benecke R. Persistent chorea after recurrent hypoglycemia: a case report. Eur Neurol. 1993;33:244-7.

37. Idris I, Thomson GA, Sharma JC. Diabetes mellitus and stroke. Int J Clin Pract. 2006;60(1):48-56.

38. Baliga BS, Weinberger J. Diabetes and stroke: part one – risk factors and pathophysiology. Curr Cardiol Rep. 2006;8:23-8.

CAPÍTULO 2.4

Hormônios sexuais e o sistema nervoso

Ingrid Faber
Alberto Rolim Muro Martinez
Marcondes Cavalcante França Junior

INTRODUÇÃO

O encéfalo dos mamíferos apresenta diferenças estruturais e funcionais de acordo com o sexo[1]. Dentre os determinantes deste dismorfismo, destaca-se a ação dos hormônios sexuais, que atuam como fatores neurotróficos, tanto no período perinatal como nas demais etapas da vida. Os hormônios sexuais exercem potente efeito modulador sobre os sistemas monoaminérgico, colinérgico e peptídico, por exemplo[2]. As diferenças morfofuncionais do cérebro de homens e mulheres se traduzem clinicamente em diferentes graus de vulnerabilidade a doenças neurológicas. No sexo feminino, as flutuações hormonais que ocorrem durante o período reprodutivo reconhecidamente influenciam diversas condições neurológicas[3].

Fisiologia dos hormônios sexuais

Em ambos os sexos, a secreção hipotalâmica de GnRH (hormônio liberador de gonadotropina) estimula a produção hipofisária de dois hormônios: LH (luteinizante) e FSH (foliculoestimulante).

No homem, o LH é o estímulo primário para a secreção de androgênios, e o FSH tem ação trófica sobre a espermogênese. Os hormônios sexuais com efeito masculinizante são chamados coletivamente de androgênios. Os testículos secretam a maior parte dos androgênios: di-hidrotestosterona, androstenediona e testosterona, sendo este último secretado em maior quantidade. Pequenas quantidades de androgênios são também secretadas pelas glândulas adrenais e pelos ovários femininos. A testosterona, em altos níveis, inibe a secreção de GnRH. A maior parte dos estrogênios circulantes no homem é produzida a partir da conversão periférica de androgênios.

Os dois tipos de hormônios sexuais femininos são os estrogênios e as progestinas. O mais importante dos estrogênios é o estradiol. A principal progestina é a progesterona. Os estrogênios conferem à mulher as características sexuais secundárias, enquanto as progestinas têm como função primordial a preparação do útero para a gestação e das mamas para a lactação.

O ciclo menstrual feminino é comandado pela secreção pulsátil dos hormônios hipofisários LH e FSH. Na primeira fase do ciclo, onde se dá o crescimento dos folículos, são produzidas pelo ovário quantidades progressivas de estradiol. No meio do ciclo, ocorre um pico de LH e, em menor proporção, de FSH, seguido por rápido declínio de estradiol. Com a formação do corpo lúteo, a segunda parte do ciclo se caracteriza por crescentes quantidades de estradiol e progesterona. Após 2 semanas, com a degeneração do corpo lúteo, há uma queda rápida e drástica dos hormônios femininos[4].

CEFALEIA

Excetuando-se as cefaleias trigeminoautonômicas, os principais tipos de cefaleia primária são mais frequentes no sexo feminino. Esta diferença é mais marcante no caso da migrânea. Durante a vida reprodutiva, a migrânea é até 3,25 vezes mais frequente no sexo feminino. Mulheres apresentam ainda maior frequência e intensidade de crises e episódios de aura[5]. A grande variação dos sintomas ao longo do ciclo menstrual, bem como sua melhora em determinados períodos da vida reprodutiva (gestação e menopausa) indicam que a oscilação sérica de hormônios sexuais tem papel importante na gênese dos sintomas migranosos. Até 60% das mulheres com migrânea apresentam exacerbação de sintomas no período perimenstrual, a chamada migrânea catamenial[6]. O declínio dos níveis de estrogênio ao final do ciclo menstrual parece precipitar as crises. O estrogênio pode atuar diretamente sobre o endotélio, assim como modular o calibre dos vasos intracranianos indiretamente, modificando a ação de fatores como prostaglandinas, serotonina, prolactina e opioides endógenos[7]. A relação entre estrogênio e o desencadeamento de crises migranosas, porém, não é completamente compreendida, assim como a possível interação de outros esteroides sexuais. Estudos recentes têm demonstrado que mulheres com migrânea apresentam alterações neuroanatômicas e funcionais. Maleki *et al.* identificaram aumento da espessura cortical na ínsula posterior e pré-cúneo em mulheres migranosas. Homens portadores de migrânea, em contrapartida, apresentavam espessura cortical semelhante à população controle[8].

O tratamento abortivo da migrânea catamenial não difere, via de regra, do de outros tipos de migrânea. Porém, ensaios clínicos randomizados e controlados com terapia abortiva para migrânea catamenial foram realizados apenas com triptanos[9,10]. com frequência, as crises do período perimenstrual são mais intensas, necessitando de maiores doses ou medicações mais potentes. Outra estratégia indicada nestes casos é a profilaxia intermitente, na qual são administradas drogas de 2 a 5 dias antes e após a menstruação. Este tratamento pode ser adicionado à profilaxia contínua, naquelas mulheres que possuem indicação pela frequência e intensidade das crises. O uso de naproxeno durante 5 dias antes e até 5 dias depois da menstruação demonstrou eficácia em estudo sem grupo controle, constituindo uma alternativa interessante devido ao baixo custo da medicação[11]. Diversos estudos têm examinado o uso intermitente de triptanos (2 a 3 dias antes e após a menstruação) com resultados positivos[12,13]. Limitações destes incluem o alto custo do tratamento e o risco de cefaleia por abuso de analgésico, ainda não sistematicamente avaliado. A inibição da ovulação através da utilização de anticoncepcionais de muito baixa dosagem parece ter efeito positivo sobre os sintomas de migrânea[14]. Especula-se que este efeito seja devido à anovulação com consequente manutenção de níveis de estrogênio relativamente estáveis. Diversos trabalhos prévios utilizando contraceptivos haviam falhado em demonstrar qualquer benefício no controle da migrânea catamenial, sendo a eficácia de terapias hormonais ainda controversa. Muitas mulheres apresentam migrânea *de novo* ao iniciar uso de contraceptivos, mais frequentemente durante os primeiros meses de uso da droga e nos últimos dias do ciclo. Os sintomas remitem com suspensão da droga na maioria dos casos.

Algumas mulheres experimentam início *de novo* de migrânea durante a gestação. O tratamento neste caso deve priorizar medidas não farmacológicas, como técnicas de relaxamento e biofeedback, especialmente durante o primeiro trimestre. Em casos refratários, dá-se preferência aos analgésicos comuns (paracetamol ou dipirona). No caso de sintomas intensos ou estado migranoso, podem ser utilizados: anti-inflamatórios não esteroidais, prednisona, clorpromazina, meperidina e morfina[15,16]. A maioria das mulheres experimenta melhora dos sintomas de migrânea com a menopausa; em alguns casos, porém, ocorre o oposto. Nestes casos, a terapia de reposição hormonal costuma ser efetiva no controle dos sintomas. Seus riscos e benefícios, entretanto, devem ser discutidos com cada paciente e a decisão, individualizada[17].

O pseudotumor cerebral, também chamado hipertensão intracraniana idiopática, é uma causa de cefaleia secundária que acomete quase exclusivamente jovens mulheres após o período puberal, sobretudo obesas. O risco absoluto para o desenvolvimento da doença no sexo feminino, entretanto, é baixo, tendo em vista a raridade desta condição na população[18]. Isto pode indicar o porquê de três estudos terem falhado em demonstrar a relação entre uso de estrogênios exógenos e pseudotumor cerebral[19,20,21]. Modelos experimentais indicam que o aumento da resistência à reabsorção liquórica é o principal determinante da doença. Os estrógenos podem dificultar o transporte de água através de sua ação sobre proteínas da família das aquaporinas, mecanismo ainda não demonstrado no sistema nervoso central, mas já verificado no fígado[22]. Estrogênios como o estradiol ovariano e a estrona produzida no tecido celular subcutâneo (associando-se, assim, a uma maior frequência em mulheres obesas) atuariam em conjunto no aumento da resistência à reabsorção liquórica.

DESORDENS NEUROMUSCULARES

Ciatalgia catamenial

A ciatalgia catamenial é uma desordem rara causada pela invasão ou compressão extrínseca do nervo ciático por células endometriais. O implante e crescimento de glândulas endometriais fora da cavidade uterina define endometriose, uma desordem dependente de estrogênios. Clinicamente, se caracteriza por ciatalgia cíclica, pior durante a menstruação, além de déficit sensitivo e motor progressivo no território ciático. A ocorrência de dismenorreia, característica da endometriose pélvica, reforça a hipótese diagnóstica[23]. A suspeição é feita pelos sintomas cíclicos e identificação de lesão por ressonância magnética. Frequentemente, é necessário afastar a possibilidade de lesões neoplásicas com abordagem cirúrgica e avaliação anatomopatológica. O tratamento consiste em inibição permanente do ciclo menstrual com agonista do hormônio GnRH ou salpingo-ooforectomia bilateral[24].

Miastenia *gravis* (MG)

As doenças autoimunes predominam grandemente no sexo feminino. Na mulher, tanto a imunidade celular quanto a imunidade humoral são quantitativamente mais significativas que no homem[25]. Mulheres apresentam maior número absoluto de linfócitos T-CD4, além de níveis mais elevados de anticorpos circulantes[26]. Atribui-se grande parte dessa diferença à ação dos esteroides sexuais. Os estrogênios, por exemplo, estimulam a resposta imunológica tipo Ta2 por parte dos linfócitos T, o que promove maior proliferação de linfócitos B com consequente aumento dos anticorpos circulantes[27,28].

Estudos *in vitro* e em modelos animais apontam para o papel relevante dos hormônios sexuais na fisiopatologia da MG. Timócitos de pacientes miastênicos apresentam maior número de receptores estrogênicos, o que poderia contribuir para amplificar a resposta imunológica nestes pacientes[29]. Em camundongos, a administração de estradiol, semanas antes da injeção de antígeno que desencadeia quadro miastênico no animal, resulta em curso clínico mais grave e resposta inflamatória exacerbada[30,31]. Em contrapartida, a administração de androgênios em modelo animal de MG resulta em curso clínico menos intenso[32].

A miastenia *gravis* é 2 a 3 vezes mais frequente no sexo feminino quando se considera a população abaixo de 50 anos[33]. O pico da doença ocorre durante a segunda e terceira décadas. No subgrupo de pacientes com hiperplasia tímica e altos níveis de anticorpo antirreceptor de acetilcolina, a proporção de mulheres para homens atinge 9:1[34]. Nos pacientes com anticorpos anti-Musk e anti-LRP4, também há grande predomínio de mulheres jovens[35]. A miastenia de início tardio representa um grupo heterogêneo composto por pacientes com timoma, involução tímica e baixos títulos de anticorpo antirreceptor de acetilcolina[36,37]. Neste grupo, por razões desconhecidas, a proporção é de 1:1 entre os sexos, em alguns trabalhos sendo até mais frequente no sexo masculino[38]. Em gestantes, exacerbação da doença é mais frequente no primeiro trimestre e no puerpério[39].

ESCLEROSE MÚLTIPLA (EM)

Doenças autoimunes são, em geral, mais frequentes no sexo feminino. Especula-se que a necessidade de modificar a resposta imunológica durante a gestação, que possibilita o desenvolvimento adequado do concepto, predisponha as mulheres aos processos autoimunes.

A esclerose múltipla tem predileção acentuada pelo sexo feminino (70% a 75% dos casos). Essa diferença é mais acentuada após a puberdade[40]. Paradoxalmente, os homens acometidos apresentam curso clínico mais agressivo. Aspectos ambientais, genéticos e epigenéticos estão implicados de maneira diversa, de acordo com o sexo, no processo fisiopatogênico da esclerose múltipla[41]. O tabagismo, por exemplo, aumenta o risco de desenvolver a doença no sexo feminino, mas não no masculino. Puberdade precoce e obesidade infantil são fatores de risco para desenvolver EM[42,43]. A vitamina D interage com estradiol sobre receptores estrogênicos, resultando em ação anti-inflamatória, que é mais significativa no sexo feminino. Isso sugere que a vitamina D tenha papel mais importante na imunomodulação em mulheres do que em homens com EM[44]. Até 40% dos homens portadores de EM apresentam níveis reduzidos de testosterona. Esse déficit foi correlacionado com a severidade clínica[45]. Em mulheres, semelhantemente, os níveis de testosterona se correlacionam inversamente com sinais clínicos e radiológicos de gravidade[46].

Sexo feminino é fator de risco para desenvolver EM após ter apresentado síndrome clínica isolada[47]. Em contrapartida, homens têm maior chance de apresentar formas progressivas da doença e maior incapacidade, manifestada pela progressão na escala da doença (EDSS – *Expanded Disability Status Scale*)[48]. Os homens estão em maior risco de desenvolver declínio cognitivo, independentemente do subtipo da doença[49]. Não foram demonstradas, até o momento, diferenças significativas entre sexos em relação à resposta ao tratamento com drogas modificadoras de doença[50,51].

Nuliparidade é fator de risco para desenvolver EM. Durante a gestação, há cerca de 70% de declínio na taxa de surtos, enquanto no primeiro trimestre do puerpério há significativo aumento[52]. A longo prazo, a gestação não tem efeitos deletérios para a mulher. Estudos recentes indicam que gestar pode ter inclusive efeitos benéficos em relação à evolução da doença[53]. A EM não tem impacto negativo sobre a habilidade de conceber, gestar ou sobre o trabalho de parto. Mulheres portadoras da doença devem ser asseguradas de que a saúde dos neonatos de mães com EM é semelhante à da população geral[54]. Efeitos teratogênicos não foram documentados em humanos para nenhuma das drogas utilizadas no tratamento da EM. Foram identificados, porém, efeitos deletérios em animais para a maioria das drogas, excetuando-se o acetato de glatiramer[40]. O tratamento, independente do tipo de droga utilizada, deve ser suspenso em mulheres que estejam tentando conceber, bem como durante a gestação e lactação. Pulsos com metilprednisolona podem ser usados para tratar eventuais surtos, bem como de maneira periódica quando houver sinais de atividade de doença. No caso de homens, apenas os usuários da teriflunomida devem suspender o tratamento durante o período em que o casal não esteja utilizando métodos contraceptivos[55].

Muitos estudos ainda são necessários para elucidar a relação entre os hormônios sexuais e o desenvolvimento e curso clínico da EM. A literatura atual é conflitante em relação aos efeitos do uso de contraceptivos, da amamentação e da menopausa sobre a doença[56].

DOENÇA DE ALZHEIMER (DA)

A doença de Alzheimer é a causa mais comum de demência, sendo responsável por 60% a 70% dos casos[57,58]. Até dois terços dos pacientes pertencem ao sexo feminino[59]. Esta predileção é explicada, em parte, pela maior expectativa de vida das mulheres. Estudos sobre a incidência da doença são conflitantes, não demonstrando diferenças significativas entre os sexos feminino e masculino, na maioria dos casos[60,61].

Há indícios de que as mulheres sejam mais susceptíveis ao processo degenerativo da doença de Alzheimer. Portadores de DA pertencentes ao sexo feminino apresentam, por exemplo, maior taxa de declínio cognitivo quando comparadas a homens com a doença[62]. Mulheres portadoras do alelo ε4 da apolipoproteína E (o fator de risco genético mais forte conhecido para DA) têm o risco de desenvolver a doença aumentado em até 4 vezes. Já no homem, este aumento é menos significativo[63,64]. Alterações anatomopatológicas (deposição de proteína beta-amiloide, emaranhados neurofibrilares) e de neuroimagem (diminuição da espessura cortical) típicas da DA também são mais proeminentes em mulheres com alelo ε4 da apolipoproteína E em comparação com homens[65,66]. As causas desta maior susceptibilidade feminina à DA ainda não estão completamente esclarecidas.

A ação dos hormônios sexuais ao longo de múltiplas etapas do desenvolvimento neural contribui para diferenças morfológicas e funcionais existentes entre o cérebro de homens e de mulheres[67]. A diferença mais marcante é o maior volume cerebral dos homens, cerca de 10% maior que o das mulheres[68]. Desta forma, especula-se que seria necessária maior deposição de proteína beta-amiloide e emaranhados neurofibrilares para causar impacto no funcionamento cerebral masculino,

hipótese corroborada por estudos anatomopatológicos[69]. Dois estudos mostraram ainda que, entre homens e mulheres com DA que apresentam graus semelhantes de incapacidade, os primeiros possuem alterações mais significativas, tanto metabólicas (por FDG-PET)[70] quando estruturais, vistas por ressonância magnética[71]. Isso indica que, com uma maior reserva funcional, o cérebro masculino seria capaz de tolerar mais alterações neuropatológicas que o cérebro feminino.

Os hormônios sexuais apresentam efeitos neuroprotetores, que em modelos experimentais parecem proteger contra a DA[72]. Outros fatores contribuintes para a vulnerabilidade feminina à DA poderiam consistir, então, na queda dramática dos níveis séricos e na abolição da pulsatilidade dos hormônios sexuais que ocorrem no sexo feminino após a menopausa[73]. Homens, em contrapartida, apresentam redução lenta e gradual da biodisponibilidade dos hormônios sexuais, cerca de 2% ao ano[74]. Essa diferença entre velocidade e intensidade da redução dos hormônios sexuais circulantes pode contribuir para maior vulnerabilidade do cérebro feminino à doença[75]. Mulheres portadoras de DA apresentam níveis mais baixos de estrogênios circulantes que controles da mesma idade[76,77]. De maneira semelhante, no sexo masculino, observam-se níveis significativamente menores de testosterona sérica e cerebral em pacientes com DA quando comparados a homens saudáveis. Os níveis de testosterona cerebral correlacionam-se inversamente com os níveis de proteína beta-amiloide, indicando que o déficit hormonal está envolvido na gênese do processo degenerativo[78,79]. Os níveis de estrógenos no sexo masculino não se correlacionam com risco de DA, indicando diferenças entre os sexos no papel dos hormônios sexuais sobre a doença.

O gênero também pode determinar diferente exposição a fatores ambientais que contribuem para DA, tais como escolaridade, ocupação, exercício físico, tabagismo, entre outros. Alto nível educacional, por exemplo, é associado a maior reserva funcional cerebral e menor probabilidade de desenvolver sintomas de DA[80]. No ultimo século, os homens foram expostos a mais anos de educação formal e tiveram mais chances de ocupar postos de trabalho nos quais mais habilidades cognitivas são requeridas. Isto é particularmente notável para pessoas que hoje estão na oitava década de vida, e, portanto, particularmente vulneráveis a desenvolver DA[81].

NEOPLASIAS PRIMÁRIAS DO SISTEMA NERVOSO CENTRAL

A etiologia das neoplasias cerebrais (a maior parte composta por gliomas e meningiomas) é pobremente compreendida. O papel dos hormônios sexuais na gênese destes tumores foi sugerido por diversos estudos clínicos e experimentais, bem como dados epidemiológicos. Há indícios de que os hormônios sexuais femininos apresentam efeito promotor do desenvolvimento de meningiomas, enquanto inibem o aparecimento de gliomas[82].

Os meningiomas acometem entre 2 a 3,5 mulheres para cada homem[83,84], com incidência significativamente maior durante o período reprodutivo. Receptores de estrógeno e progesterona foram identificados em muitos casos de meningiomas. Foi verificada, ainda, associação entre neoplasia mamária e meningiomas[85,86] havendo, também, relatos de crescimento tumoral acelerado durante a gestação[87].

A possível relação entre desenvolvimento de meningiomas e o uso de contraceptivos ou terapia de reposição hormonal foi investigada por diversos estudos, o que não confirmou, porém, esta hipótese[88]. Em um importante estudo epidemiológico avaliando mulheres com meningioma (N = 1.213), glioma (N = 1.033) e controles (N = 3.394), Wigertz constatou que nulíparas apresentavam risco diminuído da neoplasia em comparação com mulheres que haviam gestado. Não houve associação entre outros fatores relacionados a produção de hormônios sexuais como idade da menarca e menopausa[89].

Em relação aos gliomas, os estudos mais consistentes demonstram redução do risco da neoplasia em usuárias de anticoncepcionais e terapia de reposição hormonal, juntamente com aumento do risco destes tumores nos casos de menopausa tardia[90]. Nenhuma associação com outros fatores hormonais como idade e tipo de menopausa (fisiológica ou por cirurgia), idade durante a primeira gestação ou número de gestações foi demonstrada de maneira definitiva. Estudos futuros são necessários para elucidar a complexa relação entre esteroides sexuais e o desenvolvimento de tumores do sistema nervoso central[91].

EPILEPSIA

O curso das epilepsias e seu manejo podem ser influenciados por diferentes fases da vida reprodutiva e exposição variável aos esteroides sexuais. Os estrogênios têm efeito pró-convulsivante, aumentando a neurotransmissão excitatória glutamatérgica e diminuindo a ação do GABA, principal neurotransmissor inibitório. O efeito dos estrogênios *in vivo*, porém, é complexo, e pode variar de acordo com diferentes isoformas de hormônio predominantes em uma dada situação[92]. A progesterona tem efeito predominantemente anticonvulsivante. Esteroides adrenais e testosterona também atuam no processo epileptogênico; porém, seus efeitos não são

bem conhecidos[93]. Além da variação dos níveis de esteroides, outros fatores como alterações na água corporal, balanço eletrolítico e volume de distribuição das drogas antiepilépticas estão implicados na maior susceptibilidade de algumas mulheres a crises epilépticas ao longo do período perimenstrual e gestação. O termo epilepsia catamenial refere-se ao aumento significativo da frequência de crises durante algum período específico do ciclo menstrual. A definição mais aceita é a de aumento, em pelo menos 2 vezes, da frequência de crises, o que ocorre mais frequentemente no período perimenstrual[94]. Estima-se que afete 31% a 60% das mulheres com epilepsia[95] sendo mais frequente nas epilepsias focais, especialmente nas epilepsias de lobo temporal. Não há tratamento eficaz bem estabelecido. Algumas opções terapêuticas incluem: aumento da dose do anticonvulsivante dias antes do período crítico, adição de benzodiazapínico, acetazolamida ou progesterona[96]. O efeito dos contraceptivos orais sobre as crises catameniais é controverso, e a maioria dos trabalhos sobre este tema não demostrou alterações significativas[92]. O efeito da menopausa sobre o curso da epilepsia é variável e não há consenso sobre seu impacto no curso da doença. A maioria dos especialistas defende que há aumento da frequência de crises em 30% das pacientes[96]. A terapia de reposição hormonal, por sua vez, aumenta significativamente a frequência de crises, sendo maior o risco para mulheres com histórico de epilepsia catamenial[97].

A prevalência de hipogonadismo e síndrome de ovários policísticos é maior em pacientes com epilepsia. Na ausência destes fatores, o risco de infertilidade em portadores de epilepsia ainda é motivo de debate na literatura[98]. Por outro lado, mulheres com epilepsia apresentam risco aumentado de falha da terapia contraceptiva, especialmente nos casos de uso de antiepiléticos indutores do citocromo P450, devido à acelerada degradação de hormônios sexuais. As principais drogas implicadas neste risco são: fenitoína, fenobarbital, carbamazepina, primidona e etossuximida[99].

De modo geral, a gestação não altera o curso da doença em mulheres com epilepsia bem controlada. Em estudos retrospectivos, 80% a 90% das mulheres que estavam livres de crises nos 9 meses que antecederam a gestação mantiveram-se assim durante a gravidez[99]. Os elevados níveis de hormônios sexuais durante a gestação provocam indução do metabolismo da maioria das drogas antiepiléticas (DAEs), de maneira mais acentuada as seguintes: lamotrigina, oxcarbazepina, fenitoína, fenobarbital, zonisamida e levetiracetam. Recomenda-se dosagem sérica dos antiepiléticos antes da gestação e sua monitorização durante esse período, pois há grande variabilidade do nível sérico adequado entre indivíduos, assim como flutuação ao longo da gestação. A suplementação de ácido fólico antes da gestação reduz a incidência de malformações na população, em especial defeitos de fechamento do tubo neural. Em gestantes usuárias de drogas antiepiléticas, os estudos com ácido fólico são conflitantes em demonstrar redução das malformações como um todo. De acordo com Pittschieler et al., há redução do risco de déficit cognitivo e de abortamento espontâneo, recomendando-se, assim, suplementação de 4 mg por dia[100].

Todas as classes de medicamentos devem ser evitadas durante a gestação. No caso de mulheres epilépticas, entretanto, a ocorrência de crises convulsivas impõe risco significativo para a mãe e o feto, e o tratamento com DAEs deve ser mantido durante a gestação, salvo raras exceções. As DAEs aumentam o risco de malformações maiores, aquelas que implicam risco de vida ou necessitam de correção cirúrgica. Este risco é proporcional à dose e ao número de anticonvulsivantes utilizados[101]. Ácido valproico é a droga com maior potencial teratogênico, com risco de malformações maiores variando de 6% a 9%, de acordo com a posologia. Espinha bífida e déficit cognitivo são malformações especificamente associadas ao uso de ácido valproico, mas há aumento do risco de malformações em geral[102]. Outras drogas consideradas de alto risco para malformações são fenobarbital e topiramato. O último é associado especialmente à fenda palatal, com risco de 1,4%, 10 vezes superior à população geral[103]. No grupo das drogas de risco intermediário encontram-se: oxcarbazepina, zonisamida e gabapentina. As drogas com menor potencial teratogênico são: lamotrigina, carbamazepina, fenitoína e levetiracetam. De maneira geral, o tratamento durante a gestação deve ser mantido com menor dose e menor número de anticonvulsivantes possível[104].

Outra complicação do uso de anticonvulsivantes é a ocorrência de fraturas. Estas incidem 2 a 3 vezes mais em pessoas com epilepsia que em controles[105]. Além de estarem em maior risco de quedas e traumas que ocasionem fratura, existem evidências de que as drogas antiepilépticas, em especial aquelas indutoras do citocromo P450, aceleram o catabolismo da vitamina D, diminuindo a absorção de cálcio na dieta. A menor biodisponibilidade de cálcio também aumenta o turnover ósseo através da ação do hormônio paratireóideo (PTH) sendo responsável por maior frequência de osteopenia e osteoporose nesses pacientes[106]. O risco de fraturas aumenta mais significativamente em mulheres, especialmente acima dos 50 anos, sendo recomendável evitar drogas indutoras enzimáticas nesta população[107]. O efeito dos anticonvulsivantes que não são indutores enzimáticos sobre o metabolismo ósseo é controverso.

DISTÚRBIOS DO MOVIMENTO

Doença de Parkinson (DP)

Estudos de prevalência e incidência indicam que a doença de Parkinson é mais frequente em homens em todos os períodos[108,109]. Os primeiros sintomas da doença iniciam-se cerca de 2 anos mais tarde no sexo feminino[110,111]. Diferentes exposições a fatores de risco, como, por exemplo, trauma cranioencefálico e agentes tóxicos ocupacionais, poderiam responder pela menor ocorrência de DP em mulheres. Entretanto, mulheres com menor exposição a estrógeno ao longo da vida (menopausa precoce, ooforectomia, menor número de gestações) têm risco aumentado de desenvolver DP, sugerindo possível efeito protetor dos hormônios sexuais femininos[112]. Estudos epidemiológicos apontam que a incidência e prevalência da DP é maior em mulheres pós-menopausa quando comparadas com outras da mesma idade[113,114]. Entre homens e mulheres com mesmo tempo de doença, as últimas apresentam menor pontuação na escala de sintomas UPDRS, sugerindo que o curso da doença seja mais brando no sexo feminino[112]. Em um modelo animal de doença de Parkinson, o estrogênio teve efeito neuroprotetor sobre neurônios dopaminérgicos[115]. No que tange ao tratamento da DP, mulheres apresentam maior biodisponibilidade de levodopa, além de serem mais susceptíveis a complicações motoras da doença como wearing-off e discinesias[116].

Síndrome de pernas inquietas (SPI)

A síndrome de pernas inquietas é mais comum em mulheres. O uso de estrogênios exógenos é estabelecido como fator de risco para a doença, sugerindo que os níveis deste esteroide estão implicados na gênese da SPI[117].

A SPI é o distúrbio do movimento mais comum na gestação, ocorrendo sobretudo a partir do segundo trimestre. Tal condição é atribuída não somente aos maiores níveis de estrogênios neste período, como à ocorrência frequente de anemia durante a gestação. Esta é um dos desencadeantes bem estabelecidos de SPI, juntamente com: déficit de ferro, uremia, neuropatia e malignidades[118]. A menopausa não parece afetar a incidência de SPI, sugerindo que o papel dos hormônios sexuais na SPI seja complexo[119].

Coreia

Em mulheres susceptíveis, o uso de anticoncepcionais e ocorrência de gestação pode desencadear coreia, no último caso chamada coreia gravidarum. Antecedente de coreia de Sydenham em um contexto de febre reumática é causa importante de coreia em mulheres jovens, especialmente em países em desenvolvimento. Os antecedentes da doença nem sempre são claros e devem ser pesquisados ativamente[120]. Até 75% das pacientes que tiveram coreia de Sydenham apresentam recrudescência da coreia durante a gestação[121]. As colagenoses constituem a principal causa de coreia gravidarum nos países desenvolvidos. À medida em que a febre reumática vem se tornando menos frequente no Brasil, lúpus eritematoso sistêmico e síndrome de anticorpo antifosfolípede emergem como causas a serem sempre investigadas. Doenças degenerativas que cursam com coreia, como McLeod, neuroacantocitose e doença de Huntington, podem manifestar-se pela primeira vez durante a gestação. Esta última ocorre especialmente em casos de herança paterna, em que a doença tende a se manifestar mais precocemente em gerações subsequentes[122].

Doença de Wilson

A doença de Wilson constitui um distúrbio do metabolismo do cobre, com deficiência de seu transportador (ceruloplasmina) e acúmulo tóxico de cobre nos tecidos, sendo herdada de maneira autossômica recessiva. Os pacientes apresentam nível sérico reduzido de ceruloplasmina, e elevado nível de cobre. O estrogênio eleva os níveis de ceruloplasmina, o que pode mascarar o diagnóstico de DW em mulheres gestantes ou em uso de anticoncepcionais. A normalização dos níveis de ceruloplasmina pelo estrogênio não tem efeito terapêutico[123]. Mulheres com DW são mais propensas a abortos espontâneos, porém o curso da doença não é alterado pela gestação. O tratamento com quelantes de cobre deve ser mantido durante toda a gestação. Há risco de insuficiência hepática aguda e anemia hemolítica para a gestante quando a droga é suspensa, bem como de lesão hepática por acúmulo de cobre no feto. O acetato de zinco (Categoria A na gestação) deve ser preferido à D-penicilamina e à trientina, devido ao potencial teratogênico destas (Categoria C). Durante a lactação, o acetato de zinco deve ser evitado por resultar em deficiência de cobre no lactente[119,124].

Litwin *et al.* demonstraram diferenças clínicas, anatomopatológicas e de neuroimagem entre os gêneros em pacientes com DW. Em homens, as manifestações neuropsiquiátricas ocorreram em média 2 anos antes; estes pacientes apresentaram, também, atrofia cortical e cerebelar mais pronunciada. Nas mulheres, alteração de sinal nos núcleos da base foi mais proeminente[125].

DOENÇAS CEREBROVASCULARES

O papel dos hormônios sexuais no contexto das doenças cerebrovasculares está intimamente ligado ao gênero, idade, momento da vida reprodutiva, tabagismo e uso de reposição/anticoncepção hormonais. Não somente a incidência como também os desfechos clínicos diferem entre os gêneros. Essa heterogeneidade encontra parte de sua fundamentação no papel dos hormônios sexuais esteroides no sistema nervoso central. A avaliação dos genes regulados pelo estrogênio, por exemplo, demonstra sua participação em processos que envolvem vasorregulação, adesão celular, angiogênese e repostas relativas ao processo de coagulação[126]. Outro ponto ainda pouco conhecido é o potencial neuroprotetor dos agonistas dos receptores de estrogênio contra fatores capazes de gerar neuroinflamação e neurodegeneração[127]. O papel dos hormônios androgênicos é igualmente complexo: enquanto os altos níveis nos jovens contribuem para exacerbação da lesão cerebral secundária à isquemia, a redução fisiológica dos seus níveis com o envelhecimento leva a um aumento na incidência e maior morbidade dos eventos cerebrovasculares[128].

Os dados epidemiológicos envolvendo as diferenças desse grupo de doenças entre os sexos devem ser avaliados com cautela. Estudos populacionais norte-americanos e a consagrada coorte de Framingham apontam que os eventos de acidente vascular cerebral em geral são mais frequentes entre as mulheres[129,130]. Esses dados são contrastantes com o fato de que as mulheres em idade reprodutiva têm menor incidência de eventos cerebrovasculares isquêmicos quando comparadas aos homens na mesma faixa etária[131]. A explicação para essa aparente divergência está na observação de que no período pós-menopausa a incidência desses eventos torna-se semelhante entre os gêneros[130,132]. Outro ponto é a tendência entre as mulheres de apresentar um primeiro evento em uma idade mais avançada que os homens, explicando as maiores taxas de morbimortalidade no gênero feminino[132]. Dessas observações, deriva a hipótese da existência de um possível fator protetor inerente ao estrogênio[133].

No entanto, os dados acima expostos não podem ser analisados exclusivamente do ponto de vista descritivo. Alguns fatores de risco auxiliam na modificação dessa estrutura epidemiológica, particularmente, no sexo feminino com o uso de contraceptivos hormonais, tabagismo e gestação, que aumentam de forma independente o risco de eventos neurovasculares. Em um estudo dinamarquês envolvendo mulheres em idade fértil, Lidegaard detectou que o uso de contraceptivos orais contendo estrogênio, especialmente em altas dosagens, é fator de risco para eventos cerebrovasculares[134]. Esse risco era ainda maior para as mulheres tabagistas e estatisticamente desprezível para as mulheres em uso de pílulas compostas somente por progesterona[134]. Uma explicação para esses achados encontra-se baseada no fato de que o estrogênio aumenta os níveis de fibrinogênio e de fatores pró-coagulantes. Todavia, o uso de estrogênio no contexto de terapia de reposição hormonal tem resultados controversos quanto ao desfecho relacionado às doenças cerebrovasculares[131].

As modificações do organismo materno durante a gestação e o retorno às condições pré-gestacionais no puerpério justificam aumento do risco de eventos neurológicos tanto isquêmicos como hemorrágicos nesse período. O remodelamento dos vasos sanguíneos com redução do colágeno e da elastina constituintes de suas paredes, associado ao incremento no volume sanguíneo são importantes para o aumento do risco de hemorragias intracranianas no ultimo trimestre gestacional[135]. Já na fase final da gestação e no puerpério, o risco para eventos trombóticos aumenta, uma vez que as modificações do organismo materno são confluentes para estados pró-coagulantes, seja por aumento da congestão venosa ou pelo aumento dos fatores pró-coagulantes I, VII,VIII, IX, X, XII e XIII associado à redução de antitrombina III, um conhecido fator anticoagulante[135].

Outra doença cerebrovascular que tem sua incidência bastante discrepante entre os gêneros é a trombose venosa cerebral (TVC). Dentre os fatores de risco estabelecidos para TVC, como presença de neoplasias e desordens hematológicas, dois deles são restritos ao gênero feminino: uso de contraceptivos hormonais e gestação[7]. A frequência geral de TVC é maior entre as mulheres, respondendo por 62-75% dos casos[132,136]. Hinnell *et al.*, avaliando 108 pacientes consecutivos com diagnóstico de TVC, concluíram que para os homens o principal fator de risco, envolvido em 27% dos casos, foram os processos infecciosos envolvendo os seios da face, enquanto, nas mulheres com TVC, o uso de anticoncepcionais hormonais orais estava presente em 45% dos casos[136].

A presença de outras condições, como malformações arteriovenosas e aneurismas cerebrais, também parecem ser mais frequentes no sexo feminino o mesmo ocorrendo com as suas complicações hemorrágicas[137]. No entanto, a fisiopatologia envolvida nessas condições ainda persiste com lacunas por serem preenchidas.

REFERÊNCIAS

1. Cahill L. Why sex matters for neuroscience. Nat Rev Neurosci. 2006;7:477-84.
2. McCarthy MM. How it's made: organisational effects of hormones on the developing brain. J Neuroendocrinol. 2010;22(7):736-42.
3. Aminoff M, Josephson S, editors. Aminoff's Neurology and General Medicine. 5th edition. Amsterdam: Elsevier; 2014.
4. Hall JE. Guyton and Hall Textbook of Medical Physiology. 12th edition. Philadelphia: WB Saunders; 2010.
5. Buse DC, Loder EW, Gorman JA, Stewart WF, Reed ML, Fanning KM, et al. Sex differences in the prevalence, symptoms, and associated features of migraine, probable migraine and other severe headache: results of the American Migraine Prevalence and Prevention (AMPP) study. Headache. 2013;53:1278-99.
6. Somerville BW. The role of estradiol withdrawal in the etiology of menstrual migraine. Neurology. 1972;22:355-65.
7. Marcus DA. Interrelationships of neurochemicals, estrogen, and recurring headache. Pain. 1995;62:129-39.
8. Maleki N, Linnman C, Brawn J, Burstein R, Becerra L, Borsook D. Her versus his migraine: Multiple sex differences in brain function and structure. Brain. 2012;135:2546-59.
9. Tuchman MM, Hee A, Emeribe U, Silberstein S. Oral zolmitriptan in the short-term prevention of menstrual migraine: a randomized, placebo-controlled study. CNS Drugs. 2008;22:877-86.
10. Landy S, Savani N, Shackelford S, Loftus J, Jones M. Efficacy and tolerability of sumatriptan tablets administered during the mild-pain phase of menstrually associated migraine. Int J Clin Pract. 2004;58:913-9.
11. Allais G, Bussone G, De Lorenzo C, Castagnoli Gabellari I, Zonca M, et al. Naproxen sodium in short-term prophylaxis of pure menstrual migraine: pathophysiological and clinical considerations. Neurol Sci. 2007;28(2):225-8.
12. Newman LC, Lipton RB, Lay CL, Solomon S. A pilot study of oral sumatriptan as intermittent prophylaxis of menstruation-related migraine. Neurology 1998;51:307-9.
13. Newman L, Mannix LK, Landy S, Silberstein S, Lipton RB, Putnam DG, et al. Naratriptan as short-term prophylaxis of menstrually associated migraine: a randomized, double-blind, placebo-controlled study. Headache. 2001;41:248-56.
14. Sullivan E, Bushnell C. Management of Menstrual Migraine: A review of current abortive and prophylactic therapies. Curr Pain Headache Rep. 2010;14(5):376-84.
15. Silberstein SD. Migraine and pregnancy. Neurol Clin. 2004;22(4):727-56.
16. MacGregor EA. Headache in Pregnancy. Continuum. 2014;20(1):128-47.
17. Fettes I. Migraine in the menopause. Neurology. 1999;53(4):29-33.
18. McGeeney BE, Friedman DI. Pseudotumor cerebri pathophysiology. Headache. 2014;54(3):445-58.
19. Ireland B, Corbett JJ, Wallace RB. The search for causes of idiopathic intracranial hypertension: A preliminary case-control study. Arch Neurol. 1990;47:315-20.
20. Guiseffi V, Wall M, Siegel PZ, Rojas PB. Symptoms and disease associations in idiopathic intracranial hypertension (pseudotumor cerebri): A case- control study. Neurology. 1991;41:239-44.
21. Radhakrishnan K, Thaker AK, Bohlaga NH, Maloo JC, Gerryo SE. Epidemiology of idiopathic intracranial hypertension: A prospective and case- control study. J Neurol Sci. 1993;116:18-28.
22. Carreras FL, Lehmann GL, Ferri D, Tioni MF, Calamita G, Marinelli RA. Defective hepatocyte aquaporin-8 expression and reduced canalicular membrane water permeability in estrogen-induced cholestasis. Am J Physiol Gastrointest Liver Physiol. 2007;292:905-12.

23. Baker GS, Parson WR, Welch JS. Endometriosis within the sheath of sciatic nerve. Report of two patients with progressive paralysis. J Neurosurg. 1966;25:652-5.

24. Floyd JR, Keeler ER, Euscher ED, McCutcheon IE. Cyclic sciatica from extrapelvic endometriosis affecting the sciatic nerve. J Neurosurg Spine. 2011;14:281-9.

25. Lee TP, Chiang BL. Sex differences in spontaneous versus induced animal models of autoimmunity. Autoimmun Rev. 2012;11:422-9.

26. Pennell LM, Galligan CL, Fish EN. Sex affects immunity. J Autoimmun. 2012;38:282-91.

27. Straub RH. The complex role of estrogens in inflammation. Endocr Rev. 2007;28:521-74.

28. Quintero OL, Amador-Patarroyo MJ, Montoya-Ortiz G, Rojas-Villarraga A, Anaya JM. Autoimmune disease and gender: plausible mechanisms for the female predominance of autoimmunity. J Autoimmun. 2012;38(2-3):109-19.

29. Nancy P, Berrih-Aknin S. Differential estrogen receptor expression in autoimmune myasthenia gravis. Endocrinology. 2005;146:2345-53.

30. Delpy L, Douin-Echinard V, Garidou L, Bruand C, Saoudi A, Guery JC. Estrogen enhances susceptibility to experimental autoimmune myasthenia gravis by promoting type 1-polarized immune responses. J Immunol. 2005;175:5050-7.

31. Pal Z, Gal A, Remenyi V, Tordai A, Molnar MJ. Estrogen receptor alpha gene intronic polymorphisms and autoimmune myasthenia gravis in Caucasian women. Neuromuscul Disord. 2009;19:822-4.

32. Duan RS, Link H, Xiao BG. Dehydroepiandrosterone therapy ameliorates experimental autoimmune myasthenia gravis in Lewis rats. J Clin Immunol. 2003;23:100-6.

33. Gleicher N, Barad DH. Gender as risk factor for autoimmune diseases. J Autoimmun. 2007;28:1-6.

34. Le Panse R, Cizeron-Clairac G, Cuvelier M, Truffault F, Bismuth J, Nancy P, et al. Regulatory and pathogenic mechanisms in human autoimmune myasthenia gravis. Ann N Y Acad Sci. 2008;1132:135-42.

35. Niks EH, Kuks JB, Verschuuren JJ. Epidemiology of myasthenia gravis with anti-muscle specific kinase antibodies in The Netherlands. J Neurol Neurosurg Psychiatry. 2007;78:417-8.

36. Berrih-Aknin S. Myasthenia Gravis: Paradox versus paradigm in autoimmunity. J Autoimmun. 2014;52:1-28.

37. Nussinovitch U, Shoenfeld Y. The role of gender and organ specific autoimmunity. Autoimmun Rev. 2012;11(6-7):377-85.

38. Zivkovic SA, Clemens PR, Lacomis D. Characteristics of late-onset myasthenia gravis. J Neurol. 2012;259:2167-71.

39. Massey JM, Jesus-Acosta C. Pregnancy and Myasthenia Gravis. Continuum. 2014;20(1):115-27.

40. Coyle PK. Multiple sclerosis in pregnancy. Continuum. 2014;20(1):42-59.

41. Bove R, Chitnis T. The role of gender and sex hormones in determining the onset and outcome of multiple sclerosis. Mult Scler. 2014;20(5):520-6.

42. Chitnis T. Role of puberty in multiple sclerosis risk and course. Clin Immunol. 2013;149:192-200.

43. Munger KL, Chitnis T, Ascherio A. Body size and risk of MS in two cohorts of US women. Neurology. 2009;73:1543-50.

44. Correale J, Balbuena Aguirre ME, Farez MF. Sex- specific environmental influences affecting MS development. Clin Immunol. 2013;149:176-81.

45. Bove R, Musallam A, Healy B, Raghavan K, Glanz B, Bakshi R, et al. Low testosterone is associated with disability in men with multiple sclerosis. Mult Scler. 2014 Oct;20(12):1584-92.

46. Tomassini V, Onesti E, Mainero C, Giugni E, Paolillo A, Salvetti M, et al. Sex hormones modulate brain damage in multiple sclerosis: MRI evidence. J Neurol Neurosurg Psychiatry. 2005;76:272-5.

47. Brodsky M, Nazarian S, Orengo-Nania S, Hutton GJ, Buckley EG, Massey EW, et al.; Optic Neuritis Study Group. Multiple sclerosis risk after optic neuritis: final optic neuritis treatment trial follow-up. Arch Neurol. 2008;65:727-32.

48. Bove R, Chitnis T. Sexual disparities in the incidence and course of MS. Clin Immunol. 2013;149(2):201-10.

49. Benedict RH, Zivadinov R. Risk factors for and management of cognitive dysfunction in multiple sclerosis. Nat Rev Neurol. 2011;7:332-42.

50. Rudick RA, Kappos L, Kinkel R, Clanet M, Phillips JT, Herndon RM, et al. Gender effects on intramuscular interferon beta-1a in relapsing–remitting mul- tiple sclerosis: Analysis of 1406 patients. Mult Scler. 2011;17:353-60.

51. Wolinsky JS, Shochat T, Weiss S, Ladkani D; PROMiSe Trial Study Group. Glatiramer acetate treatment in PPMS: Why males appear to respond favorably. J Neurol Sci. 2009;286:92-8.

52. Confavreux C, Hutchinson M, Hours MM, Cortinovis-Tourniaire P, Moreau T. Rate of pregnancy-related relapse in multiple sclerosis. Pregnancy in Multiple Sclerosis Group. N Engl J Med. 1998;339:285-91.

53. D'Hooghe MB, Nagels G, Uitdehaag BM. Long-term effects of childbirth in MS. J Neurol Neurosurg Psychiatry. 2010;81:38-41.

54. Finkelsztejn A, Brooks JB, Paschoal FM Jr, Fragoso YD. What can we really tell women with multiple sclerosis regarding pregnancy? A systematic review and meta-analysis of the literature. BJOG. 2011;118(7):790-7.

55. Miller DH, Fazekas F, Montalban X, Reingold SC, Trojano M. Pregnancy, sex and hormonal factors in multiple sclerosis. Mult Scler. 2014;20(5):527-36.

56. Bove R. Autoimmune diseases and reproductive aging. Clin Immunol. 2013;149:251-64.

57. Reitz C, Brayne C, Mayeux R. Epidemiology of Alzheimer disease. Nat Rev Neurol. 2011;7(3):137-52.

58. Vest RS, Pike CJ. Gender, sex steroid hormones, and Alzheimer's disease. Horm Behav. 2013;63(2):301-7.

59. Hebert LE, Weuve J, Scherr PA, Evans DA. Alzheimer disease in the United States (2010–2050) estimated using the 2010 census. Neurology. 2013;80(19):1778-83.

60. Seshadri S, Wolf PA, Beiser A, Au R, McNulty K, White R, et al. Lifetime risk of dementia and Alzheimer's disease. The impact of mortality on risk estimates in the Framingham Study. Neurology. 1997;49(6):1498-504.

61. Edland SD, Rocca WA, Petersen RC, Cha RH, Kokmen E. Dementia and Alzheimer disease incidence rates do not vary by sex in Rochester, Minn. Arch Neurol. 2002;59(10):1589-93.

62. Tschanz JT, Corcoran CD, Schwartz S, Treiber K, Green RC, Norton MC, et al. Progression of cognitive, functional, and neuropsychiatric symptom domains in a population cohort with Alzheimer dementia: the Cache County Dementia Progression study. Am J Geriatr Psychiatry. 2011;19(6):532-42.

63. Strittmatter WJ, Saunders AM, Schmechel D, Pericak-Vance M, Enghild J, Salvesen GS, et al. Apolipoprotein E: high-avidity binding to beta-amyloid and increased frequency of

type 4 allele in late-onset familial Alzheimer disease. Proc Natl Acad Sci USA. 1993;90(5):1977-81.

64. Bretsky PM, Buckwalter JG, Seeman TE, Miller CA, Poirier J, Schellenberg GD, et al. Evidence for an interaction between apolipoprotein E genotype, gender, and Alzheimer disease. Alzheimer Dis Assoc Disord. 1999;13(4):216-21.

65. Fleisher A, Grundman M, Jack CR Jr, Petersen RC, Taylor C, Kim HT, et al. Sex, apolipoprotein E epsilon 4 status, and hippocampal volume in mild cognitive impairment. Arch Neurol. 2005;62:953-7.

66. Lee JY, Cole TB, Palmiter RD, Suh SW, Koh JY. Contribution by synaptic zinc to the gender-disparate plaque formation in human Swedish mutant APP transgenic mice. Proc Natl Acad Sci USA. 2002;99:7705-10.

67. Lentini E, Kasahara M, Arver S, Savic I. Sex differences in the human brain and the impact of sex chromosomes and sex hormones. Cereb Cortex. 2013;23(10):2322-36.

68. Giedd JN, Raznahan A, Mills KL, Lenroot RK. Review: magnetic resonance imaging of male/female differences in human adolescent brain anatomy. Biol Sex Differ. 2012;3(1):1-9.

69. Barnes LL, Wilson RS, Bienias JL, Schneider JA, Evans DA, Bennett DA. Sex differences in the clinical manifestations of Alzheimer disease pathology. Arch Gen Psychiatry. 2005;62(6):685-91.

70. Perneczky R, Drzezga A, Diehl-Schmid J, Li Y, Kurz A. Gender differences in brain reserve: an (18)F-FDG PET study in Alzheimer's disease. J Neurol. 2007;254(10):1395-1400.

71. Skup M, Zhu H, Wang Y, Giovanello KS, Lin JA, Shen D. et al; Alzheimer's Disease Neuroimaging Initiative. Sex differences in grey matter atrophy patterns among AD and aMCI patients: results from ADNI. Neuroimage. 2011;56(3):890-906.

72. Pike CJ, Carroll JC, Rosario ER, Barron AM. Protective actions of sex steroid hormones in Alzheimer's disease. Front Neuroendocrinol. 2009;30:239-58.

73. Nugent BM, Tobet SA, Lara HE, Lucion AB, Wilson ME, Recabarren SE, et al. Hormonal programming across the lifespan. Horm Metab Res. 2012;44(8):577-86.

74. Feldman HA, Longcope C, Derby CA, Johannes CB, Araujo AB, Coviello AD, et al. Age trends in the level of serum testosterone and other hormones in middle-aged men: longitudinal results from the Massachusetts male aging study. J Clin Endocrinol Metab. 2002;87(2):589-98.

75. Manly JJ, Merchant CA, Jacobs DM, Small SA, Bell K, Ferin M, et al. Endogenous estrogen levels and Alzheimer's disease among postmenopausal women. Neurology. 2000;54:833-7.

76. Rosario ER, Chang L, Head EH, Stanczyk FZ, Pike CJ. Brain levels of sex steroid hormones in men and women during normal aging and in Alzheimer's disease. Neurobiol Aging. 2011;32:604-13.

77. Yue X, Lu M, Lancaster T, Cao P, Honda S, Staufenbiel M, et al. Brain estrogen deficiency accelerates Abeta plaque formation in an Alzheimer's disease animal model. Proc Natl Acad Sci USA. 2005;102:19198-203.

78. Moffat SD, Zonderman AB, Metter EJ, Kawas C, Blackman MR, Harman SM, et al. Free testosterone and risk for Alzheimer disease in older men. Neurology. 2004;62:188-93.

79. Rosario ER, Chang L, Stanczyk FZ, Pike CJ. Age-related testosterone depletion and the development of Alzheimer disease. JAMA. 2004;292:1431-2.

80. Whalley LJ, Deary IJ, Appleton CL, Starr JM. Cognitive reserve and the neurobiology of cognitive aging. Ageing Res Rev. 2004;3(4):369-82.

81. Mielke MM, Vemuri P, Rocca WA. Clinical epidemiology of Alzheimer's disease: assessing sex and gender differences. Clin Epidemiol. 2014;6:37-48.

82. Hatch EE, Linet MS, Zhang J, Fine HA, Shapiro WR, Selker RG, et al. Reproductive and hormonal factors and risk of brain tumors in adult females. Int J Cancer. 2005;114(5):797-805.

83. Klaeboe L, Lonn S, Scheie D, Auvinen A, Christensen HC, Feychting M, et al. Incidence of intracranial meningiomas in Denmark, Finland, Norway and Sweden, 1968-1997. Int J Cancer. 2005;117:996-1001.

84. Wrensch M, Minn Y, Chew T, Bondy M, Berger MS. Epidemiology of primary brain tumors: current concepts and review of the literature. Neuro Oncol. 2002;4:278-99.

85. Malmer B, Tavelin B, Henriksson R, Gronberg H. Primary brain tumours as second primary: a novel association between meningioma and colorectal cancer. Int J Cancer. 2000;85:78-81.

86. Custer BS, Koepsell TD, Mueller BA. The association between breast carcinoma and meningioma in women. Cancer. 2002;94:1626-35.

87. Roelvink NC, Kamphorst W, van Alphen HA, Rao BR. Pregnancy related primary brain and spinal tumors. Arch Neurol. 1987;44:209-15.

88. Cea-Soriano L, Blenk T, Wallander MA, Rodríguez LA. Hormonal therapies and meningioma: is there a link? Cancer Epidemiol. 2012;36(2):198-205.

89. Wigertz A, Lönn S, Hall P, Auvinen A, Christensen HC, Johansen C, et al. Reproductive factors and risk of meningioma and glioma.Cancer Epidemiol Biomarkers Prev. 2008;17(10):2663-70.

90. Felini MJ, Olshan AF, Schroeder JC, Carozza SE, Miike R, Rice T, et al. Reproductive factors and hormone use and risk of adult gliomas. Cancer Causes Control. 2005;20:87-96.

91. Claus EB, Black PM, Bondy ML, Calvocoressi L, Schildkraut JM, Wiemels JL, et al. Exogenous hormone use and meningioma risk: what do we tell our patients? Cancer. 2007;110(3):471-6.

92. Reddy DS. Neurosteroids and their role in sex-specific epilepsies. Neurobiol Dis. 2014 Dec;72 Pt B:198-209.

93. Reddy DS. Role of neurosteroids in catamenial epilepsy. Epilepsy Res. 2004;62:99-118.

94. Reddy DS. Perimenstrual catamenial epilepsy. Women's Health. 2007;3:95-206.

95. Herzog AG, Harden CL, Liporace J, Pennell P, Schomer DL, Sperling M, et al. Frequency of catamenial seizure exacerbation in women with localization-related epilepsy. Ann Neurol. 2004;56:431-4.

96. Reddy DS. The role of neurosteroids in the pathophysiology and treatment of catamenial epilepsy. Epilepsy Res. 2009;85(1):1-30.

97. Harden CL. Hormone replacement therapy: will it affect seizure control and AED levels? Seizure. 2008;17(2):176-80.

98. Viinikainen K, Heinonen S, Eriksson K, Kälviäinen R. Fertility in women with active epilepsy. Neurology. 2007;69(22):2107-8.

99. Harden CL. Pregnancy and epilepsy. Continuum. 2014;20(1):60-79.

100. Pittschieler S, Brezinka C, Jahn B, Trinka E, Unterberger I, Dobesberger J, et al. Spontaneous abortion and the prophylactic effect of folic acid supplementation in epileptic women undergoing antiepileptic therapy. J Neurol. 2008;255(12):1926-31.

101. Sukumaran SC, Sarma PS, Thomas SV. Polytherapy increases the risk of infertility in women with epilepsy. Neurology. 2010;75(15):1351-5.

102. Jentink J, Loane MA, Dolk H, Barisic I, Garne E, Morris JK, et al. EUROCAT Antiepileptic Study Working Group. Valproic acid monotherapy in pregnancy and major ongenital malformations. N Engl J Med. 2010;362(23):2185-93.

103. Margulis AV, Mitchell AA, Gilboa SM, Werler MM, Mittleman MA, Glynn RJ, et al. National Birth Defects Prevention Study. Use of topiramate in pregnancy and risk of oral clefts. Am J Obstet Gynecol. 2012;207(5):1-11.

104. Hernandez-Díaz S, Smith CR, Shen A, Mittendorf R, Hauser WA, Yerby M, et al. North American AED Pregnancy Registry. Comparative safety of antiepileptic drugs during pregnancy. Neurology. 2012;78(21):1692-9.

105. Vestergaard P. Epilepsy, osteoporosis and fracture risk – a meta-analysis. Acta Neurol Scand. 2005;112(5):277-86.

106. Mintzer S. Metabolic consequences of antiepileptic drugs. Curr Opin Neurol. 2010;23(2):164-9.

107. Nicholas JM, Ridsdale L, Richardson MP, Grieve AP, Gulliford MC. Fracture risk with use of liver enzyme inducing antiepileptic drugs in people with active epilepsy: cohort study using the general practice research database. Seizure. 2013;22(1):37-42.

108. Baldereschi M, Di Carlo A, Rocca WA, Vanni P, Maggi S, Perissinotto E, et al. Parkinson's disease and parkinsonism in a longitudinal study: two-fold higher incidence in men. ILSA Working Group. Italian Longitudinal Study on Aging. Neurology. 2000;55:1358-63.

109. Taylor KS, Cook JA, Counsell CE. Heterogeneity in male to female risk for Parkinson's disease. J Neurol Neurosurg Psychiatry. 2007;78:905-6.

110. Alves G, Muller B, Herlofson K, HogenEsch I, Telstad W, Aarsland D, et al. Incidence of Parkinson's disease in Norway: the Norwegian ParkWest study. J Neurol Neurosurg Psychiatry. 2009;80:851-7.

111. Haaxma CA, Bloem BR, Borm GF, Oyen WJ, Leenders KL, Eshuis S, et al. Gender differences in Parkinson's disease. J Neurol Neurosurg Psychiatry. 2007;78:819-24.

112. Shulman LM. Gender differences in Parkinson's disease. Gender Med. 2007;4:8-18.

113. Currie LJ, Harrison MB, Trugman JM, Bennett JP, Wooten GF. Postmenopausal estrogen use affects risk for Parkinson disease. Arch Neurol. 2004;61:886-8.

114. Ragonese P, D'Amelio M, Callari G, Salemi G, Morgante L, Savettieri G. Age at menopause predicts age at onset of Parkinson's disease. Mov Disord. 2006;21:2211-4.

115. Rodriguez-Perez AI, Valenzuela R, Villar-Cheda B, Guerra MJ, Lanciego JL, Labandeira-Garcia JL. Estrogen and angiotensin interaction in the substantia nigra. Relevance to postmenopausal Parkinson's disease. Exp Neurol. 2010;224:517-26.

116. Olanow CW, Kieburtz K, Rascol O, et al. for the STRIDE-PD Investigators. Factors predictive of the development of levodopa-induced dyskinesia and wearing-off in Parkinson's disease. Mov Disord. 2013;28:1064-107.

117. Manconi M, Govoni V, De Vito A, Economou NT, Cesnik E, Casetta I, et al. Restless legs syndrome and pregnancy. Neurology. 2004;63(6):1065-9.

118. Manconi M, Ulfberg J, Berger K, Ghorayeb I, Wesström J, Fulda S, et al. When gender matters: rest- less legs syndrome. Report of the "RLS and Woman" workshop endorsed by the European RLS Study Group. Sleep Med Rev. 2012;16:297-307.

119. Miyasaki JM, Aldakheel A. Movement disorders in pregnancy. Continuum. 2014;20(1):148-61.

120. Pathania M, Lali BS, Yadav NK, Chaturvedi A. Demonstration of choreic movements in a case of chorea gravidarum. BMJ Case Rep. 2013 Feb 15;2013. pii: bcr2012008234. doi: 10.1136/bcr-2012-008234.

121. Maia DP, Fonseca PG, Camargos ST, Pfannes C, Cunningham MC, Cardoso F. Pregnancy in patients with Sydenham's Chorea. Parkinsonism Relat Disord. 2012;18(5):458-61.

122. Robottom BJ, Weiner WJ. Chorea gravidarum. Handb Clin Neurol. 2011;100:231-35.

123. Schipper HM. Neurology of sex steroids and oral contraceptives. Neurol Clin. 1986;4(4):721-51.

124. Sinha S, Taly AB, Prashanth LK, Arunodaya GR, Swamy HS. Successful pregnancies and abortions in symptomatic and asymptomatic Wilson's disease. J Neurol Sci. 2004;217(1):37-40.

125. Litwin T, Gromadzka G, Członkowska A, Gołębiowski M, Poniatowska R. The effect of gender on brain MRI pathology in Wilson's disease. Metab Brain Dis. 2013;28:69-75.

126. Mendelsohn ME, Karas RH. The protective effects of estrogen on the cardiovascular system. N Engl J Med. 1999;340(23):1801-11.

127. Chakrabarti M, Haque A, Banik NL, Nagarkatti P, Nagarkatti M, Ray SK. Estrogen receptor agonists for attenuation of neuroinflammation and neurodegeneration. Brain Res Bull. 2014;109:22-31.

128. Quillinan N, Deng G, Grewal H, Herson PS. Androgens and stroke: good, bad or indifferent? Exp Neurol. 2014;259:10-5.

129. Seshadri S, Beiser A, Kelly-Hayes M, Kase CS, Au R, Kannel WB, Wolf PA. The lifetime risk of stroke: estimates from the Framingham Study. Stroke. 2006;37:345-50.

130. Go AS, Mozaffarian D, Roger VL, Benjamin EJ, Berry JD, Borden WB, et al. American Heart Association Statistics Committee and Stroke Statistics Subcommittee. Heart disease and stroke statistics--2013 update: a report from the American Heart Association. Circulation. 2013;127(1):6-245.

131. Murphy SJ, McCullough LD, Smith JM. Stroke in the female: role of biological sex and estrogen. ILAR J. 2004;45(2):147-59.

132. Bushnell C, McCullough LD, Awad IA, Chireau MV, Fedder WN, Furie KL, et al. American Heart Association Stroke Council; Council on Cardiovascular and Stroke Nursing; Council on Clinical Cardiology; Council on Epidemiology and Prevention; Council for High Blood Pressure Research. Guidelines for the prevention of stroke in women: a statement for healthcare professionals from the American Heart Association/American Stroke Association. Stroke. 2014;45(5):1545-88.

133. Ritzel RM, Capozzi LA, McCullough LD. Sex, stroke, and inflammation: the potential for estrogen-mediated immunoprotection in stroke. Horm Behav. 2013;63(2):238-53.

134. Lidegaard O. Oral contraception and risk of a cerebral thromboembolic attack: results of a case-control study. BMJ. 1993;306(6883):956-63.

135. Feske SK, Singhal AB. Cerebrovascular disorders complicating pregnancy. Continuum (Minneap Minn). 2014 Feb;20(1 Neurology of Pregnancy):80-99.

136. Hinnell C, Nadeau J, Lam V, Hill MD, Coutts SB. Sex differences in adult cerebral venous sinus thrombosis: a 10-year experience. Can J Neurol Sci. 2012;39:74-7.

137. Royal College of General Practitioners' Oral Contraception Study. Further analysis of mortality in oral contraceptive users. Lancet. 1981 Mar 7; 317(8219):541-6.

Outras doenças endocrinológicas e suas relações com o sistema nervoso

Diego Coêlho Cavalcanti

Anamarli Nucci

Marcondes Cavalcanti França Junior

INTRODUÇÃO

Este capítulo discorre sobre outras doenças endócrinas não abordadas nos anteriores e suas complicações neurológicas. Serão discutidas enfermidades da glândula hipófise e suprarrenais, com ênfase nas suas manifestações clínicas, diagnóstico e tratamento.

GLÂNDULA HIPÓFISE

A glândula hipófise ou pituitária é responsável pela liberação de hormônios que regulam a função de outros órgãos endócrinos no corpo humano[1]. Encontra-se localizada na sela túrcica e se divide em adeno-hipófise, *pars intermedia* e neuro-hipófise[2].

Na adeno-hipófise encontram-se 5 diferentes tipos de células secretoras de hormônios com funções específicas, cuja ação é regulada pelo eixo hipotálamo--hipofisário, através de mecanismos estimulatórios e inibitórios. Na glândula são produzidos hormônios que regulam o crescimento (hormônio do crescimento–GH), desenvolvimento e funções sexuais (hormônio foliculoestimulante e hormônio luteinizante – FSH e LH), lactação (prolactina – PRL), metabolismo (hormônio estimulante da tireoide – TSH) e respostas ao estresse (hormônio adrenocorticotrófico – ACTH). A glândula responde a diversos sinais centrais e periféricos que podem levar à hiperplasia ou hipoplasia de células específicas ou formação de adenomas[1].

As manifestações clínicas decorrentes de enfermidades hipofisárias podem ocorrer por hipersecreção ou hipossecreção hormonal, e também pelo crescimento anormal da glândula levando à compressão de estruturas próximas, como ocorre nos adenomas hipofisários[1].

Lesões selares

A sela túrcica é uma depressão localizada no centro do osso esfenoide que abriga a glândula hipófise. Essa cavidade é delimitada anteriormente pelo tubérculo da sela; posteriormente, pelo dorso da sela e, superiormente, pelo diafragma da sela. Acima do diafragma da sela está o quiasma óptico e, lateral à sela, encontram-se os seios cavernosos, que drenam as veias oftálmica, cerebral média e cerebral inferior. Pelo seio cavernoso passam também a artéria carótida interna, o III (oculomotor), IV (troclear) e VI (abducente) nervos cranianos, além dos ramos V_1 (ramo oftámico) e V_2 (ramo maxilar) do nervo trigêmeo. Inferiormente à sela túrcica localiza-se o seio esfenoidal[2].

Os adenomas hipofisários representam 85% das lesões selares e, aproximadamente, 10% de todas as neoplasias intracranianas. De acordo com o tamanho, são classificados em microadenomas (diâmetro menor que 10 milímetros) e macroadenomas (diâmetro maior que 10 milímetros). Podem ainda ser classificados quanto à origem celular, ao hormônio específico produzido, ou em adenomas não secretores ou secretores[3].

As manifestações clínicas mais comuns em adenomas hipofisários ocorrem devido à liberação anormal de hormônios ou por efeito de massa sobre estruturas vizinhas[3].

Os macroadenomas de localização exclusivamente intrasselar podem causar cefaleia, devido à distensão do diafragma da sela. Quando se expandem para fora da sela, o sintoma irá depender da direção do maior crescimento, em relação à estrutura anatômica para qual se dirigem. Os sintomas neurológicos mais comumente observados nessas lesões expansivas para o seio cavernoso são oftalmoplegia dolorosa (compressão dos nervos oculomotores) e hipoestesia em face (compressão dos ramos oftálmico e maxilar do nervo trigêmeo). Ao se expandir para o seio esfenoidal, o tumor pode causar obstrução nasal, infecções e fístula liquórica. No crescimento acima do diafragma da sela, pode causar alterações de campo visual do tipo hemianopsia bitemporal (compressão do quiasma óptico) e sintomas relacionados à compressão do 3º ventrículo, ventrículos laterais e regiões hipotalâmicas[4,5].

Estudo multicêntrico com 295 pacientes diagnosticados com adenoma hipofisário, tipo não secretor, através de exames de imagem, observou compressão de quiasma óptico em 45,4%, invasão de seio cavernoso em 33,2% e invasão do seio esfenoidal em 14,2%. Os sintomas neurológicos mais comuns foram alteração visual (67,8%) e cefaleia (41,4%)[4].

A investigação das lesões selares deve incluir, além da anamnese e exame físico, a avaliação hormonal do eixo hipotálamo-hipofisário e neuroimagem, especificamente ressonância magnética (RM) (Figura 2.5.1). Esta avaliação extensiva é realizada para guiar o diagnóstico etiológico e o tratamento específico[4].

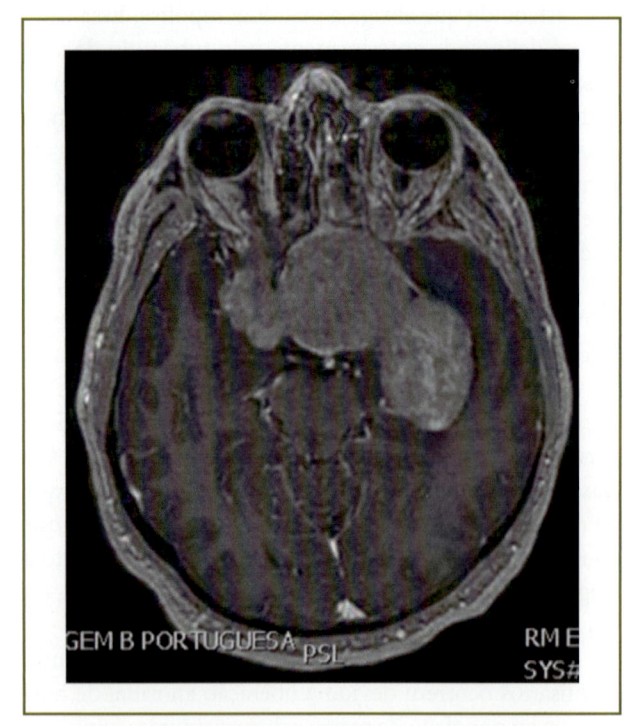

Figura 2.5.1 – Ressonância magnética do crânio mostrando macroadenoma hipofisário, manifestando-se com hemianopsia bitemporal.

Créditos: imagem cedida pelo Dr. Leonardo Furtado Freitas, Medimagem, Beneficência Portuguesa de São Paulo.

Adenomas hipofisários não secretores

Adenomas hipofisários não secretores podem ser assintomáticos, achados incidentais em exames de imagem de RM (incidentalomas), ou causar sintomas pela compressão de estruturas adjacentes[6]. Os microadenomas não secretores (< 10 mm) devem ser seguidos com RM, pois apenas em 10% dos casos ocorre crescimento significativo da lesão, não sendo indicada cirurgia, inicialmente. Macroadenomas (> 10 mm) devem ser avaliados quanto a sintomas expressivos de compressão de estruturas adjacentes e alteração de hormônios hipofisários e, nesses casos, deve ser realizada ressecção cirúrgica. No caso de macroadenomas assintomáticos, pode-se optar por seguimento por imagem de RM. Em estudo realizado com 301 pacientes com macroadenomas seguidos com RM, 20% tiveram evidência de aumento da lesão[6].

Apoplexia hipofisária

É uma síndrome clínica caracterizada por cefaleia e sintomas visuais, associada à hemorragia aguda ou isquemia de uma massa suprasselar. Séries radiológicas e cirúrgicas identificaram hemorragia em 10% a 22% dos adenomas hipofisários, porém, apenas 0,6% a 9% dos pacientes apresentaram a síndrome clínica[7].

Os sintomas mais comuns são cefaleia, náusea, diminuição da acuidade visual, perda de campo visual temporal, oftalmoparesia e alteração do estado mental[7].

A cefaleia pode ser súbita ou evoluir ao longo de 1 a 2 dias e pode estar relacionada à extensão da hemorragia até o espaço subaracnóideo, podendo também gerar meningismo[7].

O infarto e necrose da hipófise podem causar hipopituitarismo em 70% a 80% dos pacientes, e sua complicação mais grave é a morte súbita, em geral por insuficiência adrenal aguda. Por isso, o reconhecimento precoce da disfunção hormonal do eixo hipofisário e suplementação com corticosteroide são fundamentais para reduzir a mortalidade. O hipocortisolismo também leva ao aumento da liberação de vasopressina, aumentando a retenção de água, resultando em hiponatremia[7].

Várias hipóteses tentam explicar a patogênese da apoplexia hipofisária. Uma das hipóteses sugere um crescimento tumoral acima da capacidade do suprimento vascular para o tumor, levando à isquemia e possível transformação hemorrágica. Tanto infarto quanto hemorragia podem ser observados, mas nem sempre coexistem. Outra hipótese sugere compressão dos vasos hipofisários pelo crescimento tumoral, causando também isquemia[7].

Fatores que aumentam o risco de apoplexia: tumores de grande volume, invasão do seio cavernoso, hipertensão, trauma, hipertensão intracraniana, radiação prévia, testes de estimulação endócrinos, gestação, terapia com estrógeno exógeno, cirurgia cardíaca, anticoagulação e trombocitopenia. A síndrome de Sheehan refere-se à isquemia hipofisária causada por hemorragia pós-parto e hipotensão[7].

Os diagnósticos diferenciais incluem: hemorragia subaracnóidea, meningites, trombose de seio cavernoso, neurite óptica, encefalites, sinusite, migrânea e isquemia de tronco cerebral[7].

Exames de imagem da sela túrcica são fundamentais no diagnóstico da apoplexia. A tomografia de crânio deve ser o primeiro exame, a fim de avaliar a possibilidade de hemorragia subaracnóidea ou hemorragia intraparenquimatosa associada. O exame identifica hemorragia em tumores hipofisários em apenas 21% dos casos, justificando, sempre que houver suspeita clínica, complementar a investigação com RM da sela[7] (Figura 2.5.2)

A intervenção clínica inicial de maior importância é a reposição de corticosteroides, estabilização hemodinâmica e correção dos distúrbios eletrolíticos. Pacientes com alteração do nível de consciência e perda visual aguda e progressiva necessitarão de intervenção cirúrgica. Após a fase aguda, deve ser realizada investigação de hipogonadismo e hipotireoidismo, com reposição hormonal, caso necessário[7].

HORMÔNIOS ADENO-HIPOFISÁRIOS

Prolactina

A prolactina (PRL) é um hormônio produzido pela adeno-hipófise, cuja primeira função identificada foi a de estimular a lactação no período pós-parto. Hoje, sabe-se que esse hormônio afeta outras funções, incluindo regulação osmolar, metabolismo, imunidade e atividade neural[8].

O mecanismo de controle da síntese e secreção de PRL baseia-se no efeito inibitório da dopamina sobre as células hipofisárias produtoras de prolactina[8].

A hiperprolactinemia pode ser classificada em orgânica e funcional. No tipo orgânico, a principal etiologia é o adenoma secretor de PRL, os secretores de GH/PRL e ACTH/PRL. A hiperprolactinemia funcional pode ser decorrente de outras endocrinopatias (hipotireoidismo, insuficiência adrenal), cirrose hepática, insuficiência renal, câncer de pulmão; ou, farmacológica (fenotiazinas, estrogênios, antiandrogênicos, opiáceos, metoclopramida, risperidona, metildopa, verapamil, inibidores da monoaminoxidase)[8].

As manifestações da hiperprolactinemia estão relacionadas à reprodução e incluem ciclos anovulatórios, oligo/amenorreia, infertilidade, galactorreia, além de síndrome pré-menstrual, hirsutismo, ansiedade e de-

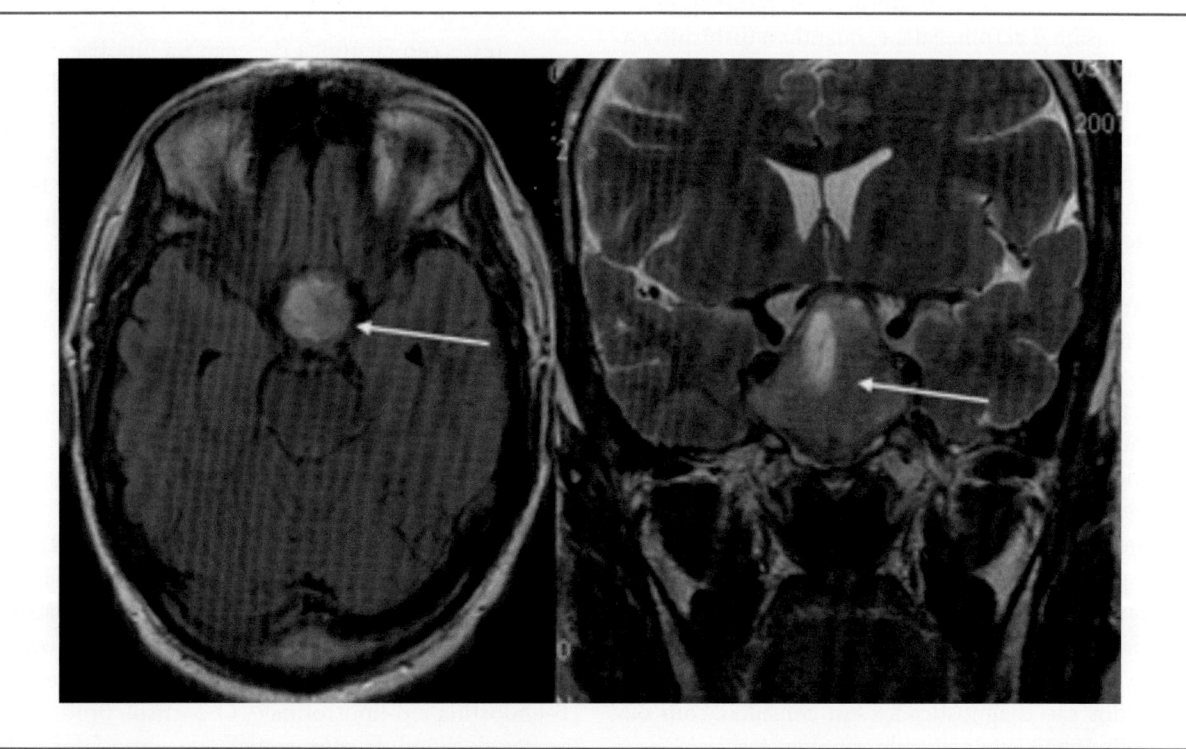

Figura 2.5.2 – Apoplexia pituitária em um paciente com adenoma de hipófise.

Créditos: imagens cedidas pelo Dr. Victor Hugo Rocha Marussi, Medimagem, Beneficência Portuguesa de São Paulo.

pressão. Em homens, a doença pode causar perda de libido, impotência, infertilidade, ginecomastia e galactorreia. Pode ainda ser causa de osteopenia, osteoporose e aterosclerose[8].

A dosagem sérica de PRL pode ser útil na diferenciação entre crises convulsivas e pseudocrises. A elevação aguda e temporária da PRL está associada a crises tônico-clônicas generalizadas e crises parciais, devendo ser dosada em amostras de sangue colhidas de 10 a 20 minutos após o evento[9]. No entanto, o uso da PRL ainda não está estabelecido para auxílio diagnóstico no estado de mal, nas crises neonatais, nem em outros tipos de crises que não as tônico-clônicas generalizas ou as parciais. Tampouco tem valor na diferenciação entre síncope e crise convulsiva[9].

Hormônio do crescimento

O hormônio do crescimento (GH) é produzido pelas células somatotróficas da adeno-hipófise e sua secreção ocorre de forma pulsátil, sendo regulado pelo hipotálamo, através do hormônio liberador de GH (GHRH) e pela somatostatina, com efeito inibidor. Os efeitos promotores de crescimento do GH são indiretos e mediados pelo IGF-1 (fator de crescimento semelhante à insulina 1), produzido principalmente no fígado. Tanto o GH quanto o IGF-1 inibem a secreção GHRH e do GH pelo hipotálamo e adeno-hipófise, respectivamente[5,10].

Doenças que causam produção e liberação excessiva de GH causam a acromegalia e, quando o distúrbio endócrino se inicia antes do fechamento das epífises, leva ao gigantismo[5,10]. Adenomas hipofisários produtores de GH são responsáveis por mais de 95% dos casos de acromegalia, e representam cerca de 20% de todos os adenomas hipofisários[5,10].

A acromegalia é diagnosticada, em média, aos 40 anos e, por ser doença insidiosa, demora em torno de 10 anos entre o início dos sintomas e seu diagnóstico[11,12,13].

As manifestações clínicas são consequência tanto dos efeitos metabólicos da hipersecreção do GH quanto por efeito de massa do adenoma hipofisário. A apresentação clássica da acromegalia já avançada inclui alargamento do nariz, aumento dos lábios, protusão da mandíbula com alargamento do espaço entre os dentes, crescimento das mãos e dos pés. Apenas 13% dos pacientes procuram assistência médica por queixas relacionadas ao crescimento excessivo, pois essas alterações costumam ser insidiosas. Entre as mulheres, alteração do ciclo menstrual é a queixa mais comum. Até 40% dos acometidos são diagnosticados em consultas com outros profissionais que não endocrinologistas[11,12,13].

Frequentemente, os adenomas secretores de GH são diagnosticados já na fase de macroadenomas, podendo haver, já no diagnóstico, manifestações relacionadas ao efeito de massa, que incluem cefaleia, perda de campo visual e paralisia de nervos cranianos (compressão do seio cavernoso). Outras alterações decorrentes da acromegalia são visceromegalias, hipertrofia miocárdica, hipertensão, apneia obstrutiva do sono, alteração no metabolismo de lipídios e carboidratos, aumento do risco de doenças cardiovasculares e da incidência de câncer de cólon e reto[11,12,13].

A manifestação neurológica mais comum na acromegalia é a mononeuropatia do mediano no punho (síndrome do canal do carpo), presente em 24% dos pacientes no momento do diagnóstico[11]. Esta neuropatia tende a melhorar após o tratamento da causa da acromegalia; entretanto, alguns casos necessitam de descompressão cirúrgica do nervo, para alívio dos sintomas[12,13]. Polineuropatia sensitiva e motora, mialgia e miopatia proximal, com atrofia de fibras musculares, podem também estar presentes[14,15].

Para o diagnóstico é necessário realizar as dosagens séricas do IGF-1 e GH randômico (colhida de forma aleatória, independente de horário ou outros fatores). Se algum destes testes estiver alterado, está indicado o teste oral de tolerância à glicose, com 75 g de glicose e dosagens seriadas de GH a cada 30 minutos, durante 2 horas. Caso não haja supressão do GH, é feito diagnóstico de acromegalia, e deve-se prosseguir para investigação com RM da sela túrcica, já que os adenomas hipofisários secretores de GH são a principal etiologia[16].

A ressecção cirúrgica da lesão na hipófise é o tratamento de escolha da acromegalia. Terapia medicamentosa constitui a segunda linha de tratamento, e muitas vezes é utilizada como terapia complementar, após a cirurgia, para normalizar os níveis séricos de IGF-1 e manter o GH sérico em níveis seguros. Análogos da somatostatina (octreotide), agonistas dopaminérgicos (bromocriptina e cabergolina) e os antagonistas do receptor de GH são as classes de drogas disponíveis para essa finalidade. Quando o tratamento cirúrgico e farmacológico não são suficientes, pode-se ainda utilizar radioterapia convencional ou radiocirurgia[16].

Hormônio adrenocorticotrófico

O hormônio liberador de corticotrofina (CRH) é produzido no hipotálamo e age sobre a adeno-hipófise levando à secreção de hormônio adrenocorticotrófico (ACTH) e produção do pro-opiomelanocortina (POMC), molécula precursora do ACTH, além da β-endorfina e β-lipotrofina[5]. O cortisol, produzido no córtex da glândula suprarrenal, age como fator inibitório tanto da secreção de CRH como ACTH. Os níveis de cortisol e ACTH no sangue variam ao longo do dia, sendo máximos no período da manhã. Fatores como estresse físico (hipoglicemia, trauma, dor, exercícios) e emocional (ansiedade, depressão, síndrome do pânico) também influenciam a liberação desses hormônios[5].

A síndrome de Cushing é manifestação clínica do excesso de glicocorticoides. Considerando a síndrome decorrente da produção endógena de glicocorticoide, temos a secreção excessiva de ACTH (síndrome de Cushing ACTH-dependente) como responsável por 85% dos casos[17]. Adenomas pituitários secretores de ACTH (doença de Cushing) são sua principal causa, tendo ainda como possíveis etiologias a síndrome de ACTH ectópico (tumores extrapituitários) e tumores secretores de CRH. A síndrome de Cushing ACTH-independente é decorrente de doenças primárias da suprarrenal ou hipersensibilidade ao polipeptídeo gastroinibitório (GIP), que não serão abordadas neste capítulo[5].

Na doença de Cushing, a secreção aumentada de ACTH resulta em liberação excessiva de cortisol pela suprarrenal. Ocorre também a perda da inibição do cortisol sobre o eixo hipotálamo-hipófise-adrenal, ocasionando um hipercortisolismo, responsável pelas manifestações clínicas observadas[5].

Os aspectos clínicos do hipercortisolismo incluem: obesidade central, hipertensão arterial sistêmica, estrias cutâneas violáceas, perda de libido, diabetes, hirsutismo, acne, alterações do ciclo menstrual, pletora facial, osteopenia e osteoporose[18]. Manifestações neuropsiquiátricas também podem ocorrer: déficit cognitivo e de memória, os quais podem estar associados com redução do volume cerebral e hipocampal, sugerindo um efeito neurotóxico dos glicocorticoides; e ansiedade, depressão e psicose, que são sintomas que podem persistir mesmo após tratamento da doença. Fadiga e fraqueza muscular proximal, com níveis normais da enzima creatinoquinase sérica são as manifestações neuromusculares mais comuns[19,20].

Após reconhecer as manifestações do hipercortisolismo e antes de prosseguir para a investigação laboratorial, é importante lembrar das causas de hipercortisolemia sem síndrome de Cushing, sendo as mais frequentes o estresse físico (exercícios vigorosos, traumas), doenças psiquiátricas (depressão, síndrome do pânico, anorexia), alcoolismo, diabetes *mellitus* descompensado e resistência à ação do cortisol[17].

O objetivo da investigação laboratorial é demonstrar o hipercortisolismo endógeno e demonstrar se é ACTH dependente ou independente. O hipercortisolismo pode ser demonstrado pela medida de excreção urinária de cortisol em 24 horas. Os testes de estímulo com CRH e DDAVP (desmopressina), quando mostram incremento do ACTH, confirmam a síndrome ACTH-dependente[21]. Teste de supressão da secreção do cortisol sérico após altas doses de dexametasona também pode ser utilizado com essa finalidade, auxiliando o diagnóstico de síndrome ACTH-dependente, quando ocorre supressão maior que 50% em relação ao cortisol sérico basal, após administração de 8 mg de dexametasona[21].

Diferenciação entre doença de Cushing e fonte ectópica de ACTH pode não ser simples. O aumento do conteúdo da sela túrcica diagnosticado em exame de RM reforça o diagnóstico de doença de Cushing, porém a maioria dos tumores são microadenomas, que escapam à detecção por neuroimagem em até 40% dos casos[22]. Nesses casos deve-se prosseguir com cateterismo bilateral dos seios petrosos inferiores, para determinação do gradiente seios petrosos/periferia, no qual é realizada coleta simultânea de sangue do seio petroso e periférico, após administração de CRH ou DDAVP. Um gradiente seios petrosos/periferia elevado sugere doença hipofisária, enquanto sua redução sugere produção ectópica de ACTH[22].

A cirurgia, por ressecção transesfenoidal, é o tratamento de escolha para a doença de Cushing, com taxa de remissão de 65% a 90% para os microadenomas e até 65% para os macroadenomas. Nos casos de insucesso cirúrgico, deve ser instituído tratamento clínico e/ou radiocirúrgico; e, na falha destes, pode ser realizada adrenalectomia bilateral[23].

Hormônio liberador de tireotrofina

Adenomas secretores de hormônio liberador de tireotrofina (TSH) são raros (1,5%), sendo quase sempre diagnosticados como macroadenomas. As manifestações clínicas são aquelas decorrentes do hipertireoidismo, já discutido em capítulo anterior, além de sintomas decorrentes do efeito de massa[3].

HORMÔNIOS DA NEURO-HIPÓFISE

Os hormônios produzidos na neuro-hipófise são a ocitocina e o hormônio antidiurético (ADH) ou vasopressina. A ocitocina tem função uterotônica e na ejeção de leite. Tem pouca importância na prática neurológica.

O ADH, vasopressina ou arginina vasopressina, é um nonapeptídeo sintetizado no hipotálamo, armazenado e secretado pela neuro-hipófise. Tem como importante função o controle da osmolaridade sanguínea e o volume plasmático. O ADH atua nos rins, mais especificamente nos ductos coletores do córtex renal, medula externa e papila, induzindo a expressão na membrana celular das aquaporinas (canais proteicos de água), permitindo assim, o transporte transcelular de água e a produção de urina mais concentrada[5,24].

Os principais distúrbios ocasionados pela alteração do ADH são a síndrome da secreção inapropriada do hormônio antidiurético (SIADH) e o diabetes insípido[5].

Síndrome da secreção inapropriada de hormônio antidiurético

Síndrome da secreção inapropriada de hormônio antidiurético (SIADH) é caracterizada por hiponatremia e baixa osmolaridade sérica, e a causa mais frequente de hiponatremia, e sua incidência aumenta com a idade e em pacientes institucionalizados[24].

Várias doenças neurológicas podem se manifestar com SIADH. Entre elas temos: doenças infecciosas (encefalites, meningites, abscesso cerebral, SIDA), cerebrovasculares (trombose de seio venoso, acidente vascular cerebral, hemorragias intracranianas), traumatismo craniano, neoplasias intracranianas, hidrocefalia, esclerose múltipla, síndrome de Guillain-Barré, *delirium* tremens, atrofia de múltiplos sistemas[25]. Entre as etiologias não neurológicas mais comuns destacam-se: as neoplasias (especialmente as pulmonares), infecções, drogas (carbamazepina, antidepressivos tricíclicos, inibidores seletivos da receptação de serotonina, antipsicóticos, ciclofosfamida e outros) e complicação pós-operatória[25].

Os sintomas decorrentes da SIADH são os mesmos da hiponatremia e dependem da sua gravidade. Na hiponatremia grave (sódio sérico < 125 mmol/L) pode haver confusão, alucinações, convulsão, coma e insuficiência respiratória. Sintomas menos graves incluem cefaleia, dificuldade de concentração e memória e cãibras[25]. A hiponatremia crônica pode ser assintomática, porém estudo[26] demonstra maior frequência de quedas nesses pacientes, quando comparados à população geral.

Para o diagnóstico da SIADH são necessários: redução da osmolaridade efetiva (< 275 mOsm/kg de água), osmolaridade urinária > 100 mOsm/kg de água, euvolemia clínica, sódio urinário > 40 mEql/litro, função tireoidiana e adrenal normais e ausência de uso de antidiuréticos[25].

É importante identificar e tratar a causa de base e corrigir a hiponatremia. O tratamento da hiponatremia é realizado com solução salina hipertônica (NaCl 3%, concentração de sódio de 513 mEq/L), podendo também ser utilizados diuréticos de alça (furosemida) e antagonistas do receptor de vasopressina (vaptanos). Atenção especial deve ser dada ao risco de mielinólise pontina, especialmente naqueles pacientes cujo tempo de hiponatremia seja desconhecido ou maior que 48 horas[27]. Essa complicação se inicia com letargia e evolui com mutismo ou disartria, tetraparesia e paralisia pseudobulbar. Para reduzir o risco da complicação, a correção da hiponatremia não deve ser agressiva. Atualmente é recomendado que o aumento do sódio sérico seja de no máximo 10 mEq a 12 mEq em 24 horas e 0,5 mEq/L a 1 mEq/L a cada hora[27].

Diabetes insípido

O diabetes insípido (DI) é uma síndrome caracterizada por poliúria e polidipsia, associada à produção de urina pouco concentrada. É dividida em 4 tipos de acordo com a etiologia: neurogênico (ou ainda central ou neuro-hipofisário), nefrogênico, gestacional e polidipsia primária[28].

O DI neurogênico ocorre por produção deficiente de ADH. Trauma, encefalopatia hipóxico-isquêmica, síndrome de Sheehan e doenças granulomatosas (sarcoidose, histiocitose), infecciosas (meningites virais ou por tuberculose, neurotoxoplasmose), inflamatórias (lúpus eritematoso sistêmico, esclerodermia, doença de Wegener) e neoplásicas da região selar são as causas comuns. DI transitória pode ser encontrada também em pacientes vítimas de trauma e em pós-operatório neurocirúrgico[28,29].

A DI nefrogênica é consequência de uma resposta insuficiente dos túbulos renais ao ADH, e pode ser causada tanto por doenças genéticas quanto adquiridas ou ainda por drogas.

A DI gestacional se manifesta entre o segundo e o terceiro semestre da gestação e remite espontaneamente entre 4 a 6 semanas após o parto. É causada por aumento do metabolismo da vasopressina, por uma enzima sintetizada na placenta.

Na polidipsia primária, a produção de ADH é normal, porém sua secreção é suprimida por um consumo excessivo de líquidos[28,29].

Em pacientes que estão conscientes, os sintomas mais comuns são consumo excessivo de água, com ingesta diária de até 20 litros, e poliúria. Muitos pacientes conseguem manter um balanço hídrico adequado pela ingestão de água[28]. Em casos mais graves e em pacientes que não são capazes de solicitar água (comatosos, por exemplo), os sintomas são decorrentes da hipernatremia e desidratação. Encefalopatia com déficit de atenção e memória, letargia, hiper-reflexia e convulsão estão associados a esse distúrbio eletrolítico. Em casos mais graves, pode ocorrer coma e óbito[28].

A presença de urina pouco concentrada associada à poliúria e alta osmolaridade plasmática é sugestiva de DI. É importante realizar teste de privação hídrica em que é feita restrição de líquidos e dosagem da osmolaridade sérica e urinária a cada 2 horas. Havendo aumento da osmolaridade sérica com manutenção da osmolaridade urinária, é realizado teste com desmopressina e observação da resposta, sendo o teste útil na diferenciação entre DI neurogênico (responde à desmopressina) e o nefrogênico (pouco ou nada responde)[28,29].

Em casos leves, sendo o paciente capaz de ingerir líquidos, o aumento da ingesta hídrica pode ser suficiente para manter a osmolaridade e natremia em níveis normais. Em casos mais graves de DI, a desmopressina é a principal droga a ser utilizada[28].

GLÂNDULAS SUPRARRENAIS E DISTÚRBIOS DOS HORMÔNIOS ADRENAIS

As glândulas suprarrenais são duas e estão localizadas sobre os rins. A camada externa, cortical, deriva do mesoderma, enquanto a porção mais interna, a medular, desenvolve-se a partir do ectoderma. Os principais hormônios corticais são os mineralocorticoides, os glicocorticoides e os andrógenos. Já a medula adrenal produz catecolaminas[5].

HIPERALDOSTERONISMO

A aldosterona é um dos principais mineralocorticoides. O aumento de sua secreção causa o hiperaldosteronismo, síndrome clínica caracterizada por hipertensão arterial sistêmica, hipocalemia, hipernatremia, alcalose e paralisia periódica[30,31]. É classificada em doença primária quando ocorre por lesão das suprarrenais, como hiperplasia adrenal bilateral e adenoma produtor de aldosterona. Essas são as causas mais comuns e representam 60% e 35% das etiologias, respectivamente. A doença é secundária quando o aumento da aldosterona ocorre por maior secreção de renina, tendo como principais causas a hipertensão renovascular e hipertensão maligna[30,31].

Poucos sintomas são específicos da síndrome e os sintomas neurológicos são decorrentes da hipocalemia e alcalose, podendo causar fraqueza, parestesias, cãibras, tetania ou paralisia[30,31].

Síndrome de Cushing

A síndrome de Cushing é causada pela exposição prolongada e excessiva aos glicocorticoides. Sua causa mais comum é a administração crônica de corticoides para tratamento de outras enfermidades. A síndrome de Cushing por produção endógena de glicocorticoide pode ser ACTH-dependente (já discutido anteriormente) ou ACTH-independente[17,18].

A síndrome ACTH-independente representa 15% a 20% das causas endógenas, e tem como principal etiologia o adenoma adrenal. A incidência da síndrome, que é mais comum em mulheres, é de 0,7 a 2,4 casos por milhão[17,18].

A apresentação clínica da síndrome de Cushing é a mesma da doença de Cushing descrita anteriormente, e o tratamento é dirigido para sua etiologia[3,17,18].

MIOPATIA POR CORTICOIDE

É importante reconhecer o papel do corticoide exógeno como agente causador de miopatia. O glicocorticoide tem efeito catabólico direto sobre o músculo esquelético e, em estudos com modelos experimentais, mostrou ainda interferir na função do IGF-I sobre o músculo, com consequente apoptose de miócitos[32,33].

A miopatia por corticoides é incomum com doses menores que 10 mg de prednisona ou equivalente. Sua incidência aumenta com doses crescentes da droga e é também maior nas preparações fluoradas (dexametasona e triancinolona)[32,33].

Manifesta-se como fraqueza proximal, iniciando com maior frequência nos membros inferiores, sendo neles predominantes, seguida de atrofia dos músculos proximais. A mialgia é incomum. A creatinoquinase é, em geral, normal, assim como a eletromiografia. Essa pode, em fases tardias graves, revelar potenciais de unidade motora de baixa amplitude. A biopsia evidencia alterações inespecíficas, podendo haver atrofia de fibras tipo II, e é comum a ausência de infiltrado inflamatório ou necrose[32,33].

O diagnóstico é baseado na anamnese e no tempo entre a exposição ao medicamento e o início dos sintomas. O tratamento pode ser realizado suspendendo ou reduzindo a dose da medicação, ou ainda trocando preparações fluoradas por não fluoradas. Os sintomas costumam a melhorar após 3 a 4 semanas da suspensão ou redução da dose do medicamento[32,33].

Insuficiência adrenal

Deficiência de glicocorticoide pode ser causada por insuficiência das suprarrenais, conhecida como doença de Addison, ou decorrente de causas secundárias, tais como, uso de corticoide exógeno, hipopituitarismo, por exemplo. Trauma cranioencefálico e trauma medular cervical podem também ser causas de insuficiência adrenal[30,35].

Complicações sistêmicas da insuficiência adrenal incluem fraqueza, fadiga, perda ponderal, anorexia, hiperpigmentação da pele, sintomas gastrointestinais, hipotensão e distúrbios eletrolíticos (hiponatremia, hipercalemia); apatia, confusão, depressão e até psicose. Cãibras e paralisia periódica hipercalêmica podem também ocorrer[34,37].

A insuficiência adrenal aguda resulta principalmente do déficit de mineralocorticoide, tendo como principais sintomas a hipotensão e choque, devido, principalmente, à depleção de sódio e redução do volume plasmático. É condição potencialmente fatal e, deve sempre ser considerada em pacientes com hipotensão, principalmente quando a história de uso de corticoide for positiva, no presente ou passado mediato[34,37].

Teste de estimulação com CRH é a avaliação inicial para o diagnóstico da insuficiência adrenal. O tratamento da insuficiência adrenal consiste na reposição continuada de glicocorticoides, isoladamente, ou em associação com mineralocorticoides[34].

REFERÊNCIAS

1. Melmed S. Mechanisms for pituitary tumorigenesis: the plastic pituitary. J Clin Invest. 2003;112:1603-18.

2. Rennert J, Doerfler A. Imaging of sellar and parasellar lesions. Clinical Neurology and Neurosurgery. 2007;109:111-24.

3. Saeger W, Lüdecke DK, Buchfelder M, Fahlbusch R, Quabbe H, Petersenn S. Pathohistological classification of pituitary tumors: 10 years of experience with the German Pituitary Tumor Registry. Eur J Endocrinol. 2007;156:203-16.

4. Ferrante E, Ferraroni M, Castrignano T, Menicatti L, Anagni M, Reimondo G, et al. Non-functioning pituitary adenoma database: a useful resource to improve the clinical management of pituitary tumors. Eur J Endocrinol. 2006;155:823-9.

5. Coronho V, Petroianu A, Santana EM. Tratado de endocrinologia e cirurgia endócrina. 1. ed. Rio de Janeiro: Guanabara Koogan; 2001.

6. Molitch ME. 1Division of Endocrinology, Metabolism, and Molecular Medicine, Northwestern University Feinberg School of Medicine Nonfunctioning pituitary tumors and pituitary incidentalomas. Endocrinol Metab Clin North Am. 2008 Mar;37(1):151-71.

7. Bi WL, Dunn IF, Laws ER Jr. Pituitary apoplexy. Endocrine. 2015 Feb;48(1):69-75.

8. Ignacak A, Kasztelnik M, Sliwa T, Korbut RA, Rajda K, Guzik TJ. Prolactin – not only lactotrophin a "new" view of the "old" hormone. J Physiol Pharmacol. 2012;63(5):435-43.

9. Chen DK, So YT, Fisher RS; Therapeutics and Technology Assessment Subcommittee of the American Academy of Neurology. Use of serum prolactin in diagnosing epileptic seizures: report of the Therapeutics and Technology Assessment Subcommittee of the American Academy of Neurology. Neurology. 2005 Sep 13;65(5):668-75.

10. 1Katznelson L. Diagnosis and treatment of acromegaly. Growth Horm IGF Res. 2005;15:S31-5.

11. Reid TJ, Post KD, Bruce JN, Kanibir MN, Reyes-Vidal CM, Freda PU. Features at diagnosis of 324 patients with acromegaly did not change from 1981 to 2006: acromegaly remains under-recognized and under-diagnosed. Clin Endocrinol. 2010;72:203-8.

12. enkins PJ, Sohaib SA, Akker S, Phillips RR, Spillane K, Wass JA, et al. Carpal tunnel syndrome in persons with acromegaly. Ann Intern Med. 2000;133(3):197.

13. Pickett JB, Layzer RB, Levin SR, Scheider V, Campbell MJ, Sumner AJ. Neuromuscular complications of acromegaly. Neurology. 1975;25(7):638-45.

14. Ben-Shlomo A, Melmed S. Acromegaly. Endocrinol Metab Clin North Am. 2008;37(1):101.

15. Abe M, Tabuchi K, Fujii K, Oda K, Ishimoto S. Myopathy in acromegaly report of two cases. Brain Nerve. 1990;42(10):923-7.

16. Donangelo I, Une K, Gadelha M. Diagnóstico e tratamento da acromegalia no Brasil. Arq Bras Endocrinol Metab. 2003;47(4):331-46.

17. Nieman LK, Ilias I. Evaluation and treatment of Cushing's syndrome. Am J Med. 2005;118:134-46.

18. Mancini T, Porcelli T, Giustina A. Treatment of Cushing disease: overview and recent findings. Ther Clin Risk Manag. 2010;6:505-16.

19. Bourdeau I, Bard C, Noël B, Leclerc I, Cordeau MP, Bélair M, et al. Loss of brain volume in endogenous Cushing's syndrome and its reversibility after correction of hypercortisolism. J Clin Endocrinol Metab. 2002;87(5):1949-54.

20. Resmini E, Santos A, Gómez-Anson B, López-Mourelo O, Pires P, Vives-Gilabert Y, et al. Hippocampal dysfunction in cured Cushing's syndrome patients, detected by H-MR-spectroscopy. Clin Endocrinol. 2013;79:700-7.

21. Sociedade Brasileira de Endocrinologia e Metabologia e Colégio Brasileiro de Radiologia. Síndrome de Cushing independente do hormônio adrenocorticotrófico (ACTH). Projeto Diretrizes. Associação Médica Brasileira e Conselho Federal de Medicina. 2008;1-13.

22. Sharma ST, Nieman LK. Cushing's Syndrome: all variants, detection, and treatment. Endocrinol Metab Clin N Am. 2011;40:379-91.

23. Mancini T, Porcelli T, Giustina A. Treatment of Cushing disease: overview and recent findings. Ther Clin Risk Manag. 2010;6:505-16.

24. Sachdev Y. Clinical endocrinology and diabetes mellitus (A comprehensive text). 1. ed. Nova Deli: The MacGraW-Hill Companies; 2009. p. 120-4.

25. Ellison DH, Berl T. Clinical practice. The syndrome of inappropriate antidiuresis. N Engl J Med. 2007 May 17;356(20):2064-72.

26. Renneboog B, Musch W, Vandemergel X, Manto MU, Decaux G. Mild chronic hyponatremia is associated with falls, unsteadiness and attention deficits. Am J Med. 2006;119:e1-8.

27. Rondon-Berrios H, Agaba EI, Tzamaloukas AH. Hyponatremia: pathophysiology, classification, manifestations and management. Int Urol Nephrol. 2014 Nov;46(11):2153-65.

28. Oiso Y, Robertson GL, Nørgaard JP, Juul KV. Treatment of neurohypophyseal diabetes insipidus. J Clin Endocrinol Metab. 2013;98(10):3958-67.

29. Saifan C, Nasr R, Mehta S, Acharya PS, Perrera I, Faddoul G, et al. Diabetes insipidus: a challenging diagnosis with new drug therapies. ISRN Nephrol. 2013 Mar 24;2013:797620.

30. Vaughan Jr ED. Diseases of the adrenal gland. Med Clin N Am. 2004;88:443-66.

31. Young WF. Primary aldosteronism: renaissance of a syndrome. Clin Endocrinol. 2007;66:607-18.

32. 32. Gupta A, Gupta Y. Glucocorticoid-induced myopathy: pathophysiology, diagnosis, and treatment. Indian J Endocrinol Metab. 2013;17(5):913-6.

33. Pereira RMR, Carvalho JF. Glucocorticoid-induced myopathy. Joint Bone Spine. 2011;78:41-4.

34. Arlt W. The approach to the adult with newly diagnosed adrenal insufficiency. J Clin Endocrinol Metab. 2009;94(4):1059-67.

35. Pastrana EA, Saavedra FM, Murray G, Estronza S, Rolston JD, Rodriguez-Vega G. Acute Adrenal Insufficiency in Cervical Spinal Cord Injury. World Neurosurg. 2012;77(3-4):561-3.

36. Mishra A, Pandya HV, Dave N, Sapre CM, Chaudhary S. Hyperkalemic paralysis in primary adrenal insufficiency. Indian J Crit Care Med. 2014;18(8):527-9.

37. Alves M, Souto SB, Neves C, Braga DC, Medina JL. Protocolo de diagnóstico e tratamento de insuficiência suprarrenal aguda. Rev Port Endocrinol Diabetes Metab. 2008;1:23-37.

MANIFESTAÇÕES NEUROLÓGICAS DAS DOENÇAS REUMATOLÓGICAS

Doenças do tecido conjuntivo e o sistema nervoso

Fábio Fieni Toso
Lívia Almeida Dutra
Orlando Graziani Povoas Barsottini

INTRODUÇÃO

As doenças do tecido conjuntivo compreendem um grupo de entidades que se caracterizam por processo inflamatório crônico produzido pelo ataque autoimune aos componentes do tecido conjuntivo. Tanto o sistema nervoso central quanto o periférico podem ser acometidos nessas condições, e não é infrequente que as alterações neurológicas sejam as manifestações iniciais dessas doenças sistêmicas. Como não há um biomarcador fidedigno, o diagnóstico é definido por critérios clínicos e laboratoriais.

LÚPUS ERITEMATOSO SISTÊMICO

O lúpus eritematoso sistêmico (LES) representa o protótipo das doenças inflamatórias autoimunes, e se caracteriza pelo amplo espectro de autoanticorpos presentes, incluindo o fator antinuclear (FAN). A gravidade da doença varia desde formas relativamente leves de acometimento cutâneo e articular até formas muito graves com comprometimento de múltiplos sistemas orgânicos. A heterogeneidade dessas manifestações gerou a necessidade de critérios clínicos e laboratoriais para definição do diagnóstico (Quadro 3.1.1). Esses critérios de classificação foram definidos com propósitos de pesquisas clínicas e devem ser considerados cuidadosamente, uma vez que muitos são não específicos. Eles também são pouco sensíveis, de maneira que mesmo alguns pacientes com LES não preenchem 4 critérios diagnósticos.

Quadro 3.1.1 – Critérios diagnósticos de lúpus eritematoso sistêmico definidos pela Academia Americana de Reumatologia.

CRITÉRIO	DEFINIÇÃO
Rash malar	*Rash* em nariz e bochechas, frequentemente no formato de borboleta
Rash dicoide	*Rash* elevado, formato de disco
Fotossensibilidade	Reação à luz solar produz ou piora o *rash*
Úceras orais	Lesões na mucosa oral
Artrite	Dor e edema em duas ou mais articulações
Serosite	Pleurite ou pericardite
Alteração renal	Proteinúria ou hematúria ou presença de cilindros tubulares
Alteração neurológica	Convulsões ou psicose
Alteração hematológica	Anemia hemolítica ou leucopenia ou linfopenia ou trombocitopenia
Alteração imunológica	Anticorpos anti-DNA ou anti-SM ou antifosfolípedes
Anticorpos antinucleares	FAN positivo

O LES comumente causa sinais e sintomas sistêmicos, como fadiga, fraqueza e febre. Cerca de 80% dos pacientes apresentam manifestações cutâneas, como fotossensibilidade e *rash* malar, e artralgias. Outras manifestações sistêmicas importantes incluem pericardite, pleurite, doença renal (variando desde proteinúria assintomática ou hematúria até glomerulonefrite grave), anemia (principalmente anemia hemolítica autoimune), plaquetopenia, leucopenia e linfopenia.

A presença de autoanticorpos é uma característica fundamental no LES. Quase todos os pacientes apresentam FAN positivo. É importantes ressaltar que o FAN está presente em 10% da população geral, normalmente em títulos baixos. Também está associado a outras doenças inflamatórias, como artrite reumatoide, Sjögren e poliomiosite. Os pacientes com LES frequentemente apresentam outros autoanticorpos mais específicos contra antígenos nucleares, como anti-ENA, anti-Ro (SSA), anti-La (SSB), anti-Sm e anti-RNP. O anti-dsDNA é altamente sugestivo de LES. Níveis baixos dos componentes C3 e C4 do complemento são comuns em pacientes com LES, sobretudo nos períodos de atividade da doença.

Muitos pacientes com LES apresentam anticorpos antifosfolípedes, mais comumente os direcionados contra cardiolipina. Alguns desses anticorpos referidos como anticoagulante lúpico têm a capacidade de prolongar o tempo de tromboplastina parcial. Paradoxalmente, porém, eles estão com frequência associados a trombose. Alguns dos pacientes com esses anticorpos não têm LES ou qualquer outra doença inflamatória. A presença de tais anticorpos também pode ser transitória, especialmente em infecções virais agudas em outros quadros sistêmicos.

A síndrome do anticorpo antifosfolípide (SAAF) é definida pela persistência de níveis elevados desses anticorpos associados a episódio de trombose ou morbidade gestacional. Essa doença está relacionada à trombose venosa profunda, tromboembolia pulmonar, endocardite trombótica não bacteriana e eventos cerebrovasculares. A morbidade gestacional inclui abortamento de repetição, morte fetal, prematuridade, insuficiência placentária, pré-eclampsia e eclampsia. Outras manifestações sistêmicas incluem livedo reticular, artralgias, anormalidades das valvas cardíacas, anemia hemolítica, hipertensão pulmonar e fenômeno de Raynaud.

A SAAF pode ocorrer em pacientes com LES ou isoladamente, situação na qual é denominada SAAF primária. Os pacientes com LES que apresentam anticorpos antifosfolípides têm maior risco de desenvolverem complicações neurológicas, como doença cerebrovascular, além de outras formas menos comuns, como cefaleia, coreia e mielite.

Doença do sistema nervoso central

Aproximadamente 30-40% dos pacientes apresentam envolvimento neurológico, também conhecido como LES neuropsiquiátrico, atualmente classificado pela Academia Americana de Reumatologia em 19 síndromes (Quadro 3.1.2). As complicações neurológicas podem resultar do comprometimento inflamatório re-

Quadro 3.1.2 – Manifestações neuropsiquiátricas do lúpus eritematoso sistêmico.

SISTEMA NERVOSO CENTRAL
Meningite asséptica
Doença cerebrovascular
Síndrome desmielinizante
Cefaleia
Distúrbios de movimento (coreia)
Mielopatia
Crise epiléptica
Estado confusional agudo
Ansiedade
Disfunção cognitiva
Transtorno do humor
Psicose

SISTEMA NERVOSO PERIFÉRICO
Polineurorradiculopatia inflamatória aguda (síndrome de Guillain-Barré)
Disautonomia
Mononeuropatia, mononeuropatia múltipla
Miastenia *gravis*
Neuropatia craniana
Plexopatia
Polineuropatia

lacionado à doença ou de outros mecanismos, como hipertensão, uremia, outros desarranjos metabólicos, toxicidade de drogas, infecções oportunistas e doenças concomitantes.

Comprometimento cognitivo está presente em até 80% dos pacientes com LES em algum período da doença, por vezes de forma transitória. Os domínios particularmente afetados são memória objetiva, atenção e função visuoespacial. Essas alterações podem ser observadas já nos estágios iniciais da doença. Demência franca é menos comum.

Cefaleia é comum nos pacientes com LES, mas não parece haver diferença significativa em relação à população geral. As formas mais prevalentes são migrânea e cefaleia tensional. Em pacientes que desenvolvem um novo padrão de cefaleia, devem ser considerados diagnósticos diferenciais, como meningite, AVC, síndrome de encefalopatia posterior reversível ou pseudotumor cerebral.

Crises epilépticas são complicações comuns em pacientes com LES, ocorrendo em 14-25% dos casos, enquanto na população geral a frequência varia entre 0,5-1%. A crise pode representar um evento isolado, particularmente se ocorre no contexto de uma alteração reversível, como um transtorno metabólico, toxicidade de drogas, encefalopatia posterior reversível ou infecções. Por outro lado, o LES pode causar crises focais ou generalizadas, particularmente em pacientes com anticorpos antifosfolípides ou anti-Sm. Ainda que na maioria dos casos estejam presentes sinais de atividade sistêmica do LES ou outras manifestações neuropsiquiátricas concomitantes, as crises epilépticas podem preceder o diagnóstico definido de LES em anos. Vários mecanismos fisiopatológicos estão envolvidos nas crises epilépticas relacionadas ao LES. Adicionalmente, a atrofia cerebral no LES também predispõe às crises.

Os pacientes com LES estão sob risco aumentado de AVC isquêmico ou hemorrágico por uma variada gama de mecanismos que incluem cardioembolismo (especialmente em pacientes com infarto do miocárdio, fibrilação atrial ou endocardite não bacteriana), aterosclerose acelerada de pequenas e grandes artérias, trombose relacionada a anticorpos antifosfolípides e, raramente, vasculite. Os pacientes com LES têm risco duas vezes maior de placas carotídeas se comparados a controles. Por isso precisam de controles agressivos dos bem conhecidos fatores de risco como hipertensão, diabetes, dislipidemia e tabagismo. Na ocasião de um AVC, a neuroimagem suplementada com avaliação quanto à fonte cardioembólica, imagem vascular cerebral e cervical e pesquisa de anticorpos antifosfolípides indicam a etiologia específica e definem o plano de profilaxia secundária.

Mielopatia é uma das formas de maior comprometimento funcional em pacientes com LES, felizmente rara, ocorrendo em 1-5% dos casos. Apesar de incomum, tende a ocorrer de forma precoce na doença. Em muitos casos o comprometimento medular é a apresentação inicial do LES e, na maioria das vezes, ocorre nos primeiros 5 anos do diagnóstico. A mielopatia do LES é frequentemente aguda ou subaguda, com aumento de linfócitos e proteínas no líquor (raramente com líquor normal). A imagem de RM evidencia alteração de sinal medular extenso, em geral associado a edema medular predominantemente cervical até torácica média. Sugere-se atualmente relação com o espectro de neuromielite óptica (NMO).

Neuropatia craniana é relativamente incomum no LES. Neuropatia sensitiva do trigêmeo ou neuralgia do trigêmeo podem ocorrer de forma isolada ou em associação a mononeuropatia múltipla. Neuropatia óptica também tem sido descrita. e mais uma vez parece haver relação com a neuromielite óptica (NMO).

Algumas síndromes neurológicas focais no LES podem simular as características clínicas da esclerose múltipla (EM). A classificação da ACR se refere a essa condição como síndromes desmielinizantes, mas um termo mais abrangente seria lesões de substância branca multifocais. Assim como na EM, essas lesões apresentam padrão remitente-recorrente envolvendo regiões como

nervos ópticos, tronco encefálico e medula espinhal. Nos pacientes com LES, a RM frequentemente evidencia áreas de alteração de sinal T2 na substância branca cerebral, incluindo lesões periventriculares. Ocasionalmente os pacientes com LES apresentam bandas oligoclonais no líquor. Por outro lado, paciente com EM também podem apresentar anticorpos sistêmicos, como FAN e antifosfolípedes.

Episódios de meningite asséptica ocorrem em menos de 1% dos pacientes com LES. O estudo completo do líquor, incluídos reação em cadeia de polimerase (PCR) e reações imunes específicas, é fundamental para descartar causas infecciosas, particularmente nos pacientes imunossuprimidos. Nos pacientes com meningite asséptica o líquor em geral revela pelocitose com predomínio linfomonocitário, glicose normal, níveis variáveis de proteínas e sem evidências de agentes infeciosos. A meningite asséptica no LES em geral é autolimitada ou responsiva a corticoides, raramente torna-se recorrente.

Distúrbios do movimento com coreia ocorrem em 4% dos casos e estão presentes em geral no contexto de atividade inflamatória sistêmica do LES. A coreia é mais frequente em mulheres abaixo dos 30 anos, e pode acometer um lado do corpo ou ser generalizada. Habitualmente tem início súbito e é transitória, mas pode ser prolongada, recorrente ou mesmo permanente. A coreia no LES é um importante diagnóstico diferencial da febre reumática em crianças. Hemibalismo secundário a infarto do núcleo subtalâmico, ataxia relacionada ao envolvimento do tronco encefálico e do cerebelo, mioclonus, torcicolo e blefaroespasmo também são descritos em pacientes com LES. Tremor também é frequente, mas parkinsonismo é incomum e pouco responsivo ao uso de levodopa.

Os pacientes com LES frequentemente apresentam ansiedade, depressão e outros transtornos afetivos. Essas alterações não estão relacionadas à neuroinflamação e são tratadas com as drogas rotineiras da prática geral, incluindo inibidores da receptação da serotonina e benzodiazepínicos.

Os pacientes com LES estão sob risco elevado de psicose, *delirium* e estado confusional agudo. Quando isso ocorre, uma vasta gama de diagnósticos diferenciais das encefalopatias deve ser considerada, incluindo neuroinflamação diretamente relacionada ao LES, encefalopatia hipertensiva, uremia e outros transtornos metabólicos, toxicidade de drogas ou atividade epiléptica. Pacientes com hipertensão, insuficiência renal ou em uso de corticoides ou ciclosporina podem desenvolver encefalopatia posterior reversível. Em pacientes com psicose e em uso de corticoides, a diferenciação entre psicose lúpica e psicose induzida por esteroides é fundamental no planejamento terapêutico.

Doença do sistema nervoso periférico

Síndrome do túnel do carpo é, provavelmente, a forma mais comum de comprometimento do sistema nervoso periférico em pacientes com LES (até 30%). Muitos pacientes desenvolvem neuropatia axonal distal sensitivo motora usualmente leve. Sinais e sintomas autonômicos, como anormalidades dos reflexos pupilares, alterações de sudorese, perda dos reflexos cardiovasculares e distúrbios da motilidade intestinal também podem ocorrer em pacientes com LES, independentemente da neuropatia sensitiva.

Polineuropatia desmielinizante aguda (síndrome de Guillain-Barré) ocorre em até 1% dos pacientes com LES. O diagnóstico diferencial principal de uma neuropatia motora aguda é vasculite, sobretudo se a apresentação é assimétrica. Porem, essa entidade é rara. Há também risco aumentado de polineuropatia inflamatória crônica e de miastenia *gravis*.

Tratamento

O tratamento do LES deve ser individualizado de acordo com gravidade e com o sistema orgânico envolvido. Grande parte das manifestações neurológicas pode ser tratada sintomaticamente. Exemplos incluem cefaleia, transtornos do humor e ansiedade. Por outro lado, algumas manifestações, como síndromes inflamatórias do sistema nervoso central, mielite e neuropatia óptica, requerem tratamento mais agressivo com corticoterapia, muitas vezes combinada a imunossupressores como ciclosfosfamida.

SÍNDROME DE SJÖGREN

A síndrome de Sjögren (SS) é uma doença inflamatória crônica autoimune que afeta particularmente as glândulas salivares e lacrimais, causando xeroftalmia e xerostomia (síndrome sicca). O acometimento extraglandular, como vascular e neurológico, também pode ocorrer. A SS pode ocorrer de forma isolada (SS primária) ou se apresentar no contexto de outras doenças inflamatórias autoimunes, como LES e artrite reumatoide. A maioria dos pacientes com SS é mulher (90%).

Além de olhos secos e boca seca, os pacientes com SS podem apresentar disfunção de outras glândulas exócrinas (pele, vagina e trato respiratório). Comumente estão presentes outros sinais e sintomas sistêmicos, como artralgias, mialgia e fadiga. Perda ponderal e febre são menos frequentes. Eventualmente se desenvolve purpura palpável relacionada à vasculite de pequenos vasos cutâneos, mas doença de grande artéria é incomum. A SS pode causar doença renal (nefrite intersticial, acidose tubular renal), hipotireoidismo (tireoidite), pneumonite intersticial e doença hepática (cirrose biliar, colangite esclerosante). Fígado, baço e linfonodos podem estar aumentados. Pacientes com SS estão sob risco aumentado de desenvolver linfoma.

Pacientes com SS normalmente apresentam alterações laboratoriais indicativas de autoimunidade, como FAN positivo (presente em 75%). Anti-Ro (SSA) e anti-La (SSB) são mais específicos da SS, mas podem estar presentes no LES e em outras doenças autoimunes.

Doença do sistema nervoso central

A prevalência de acometimento do SNC em pacientes com SS varia muito entre diferentes estudos, provavelmente porque a maioria das manifestações é pouco específica, como cefaleia, disfunção cognitiva e transtornos do humor. Provavelmente menos de 10% dos pacientes com SS apresentam complicações mais sérias como lesões cerebrais focais. Essas lesões podem surgir de maneira súbita, simulando um AVC ou se desenvolverem de maneira gradual. Tanto os hemisférios cerebrais como o tronco encefálico podem ser comprometidos. As síndromes relacionadas à substância branca são mais comuns que as corticais. O exame neuropatológico dessas lesões exibe infiltrados mononucleares das vênulas, veias e, menos frequentemente, arteríolas e pequenas artérias. O tecido cerebral circunjacente exibe pequenas áreas focais de infarto, na maioria, microscópicos.

Meningite não é comum em pacientes com SS, ainda que o processo patológico também envolva os vasos meníngeos. Entretanto podem ocorrer episódios de meningite asséptica com líquor tipicamente linfomonocitário e eventual elevação dos níveis de proteínas.

Lesões medulares representam uma forma comum de acometimento do SNC em pacientes com SS. A mielopatia pode se desenvolver de maneira súbita ou progressiva, com manifestações variáveis incluindo mielite transversa e síndrome de Brown-Séquard. Na maioria dos casos, a RM exibe hipersinal intramedular que se estende por vários segmentos espinhais. Em alguns casos há edema medular e realce pelo gadolínio. Pode ocorrer também neuropatia óptica que no contexto de lesão medular entra no diagnóstico diferencial do espectro neuromielite óptica (NMO). Raramente, o comprometimento do SNC em pacientes com SS assume padrão recorrente remitente que pode conduzir ao diagnóstico errôneo de esclerose múltipla.

Doença do sistema nervoso periférico

Em pacientes com SS, o comprometimento do SNP é muito mais frequente que as lesões de SNC. Várias síndromes clínicas periféricas são descritas, e muitos pacientes exibem quadros com características sobrepostas (Quadro 3.1.3). Em algumas ocasiões, a neuropatia periférica é a apresentação inicial da SS.

Quadro 3.1.3 – Síndromes clínicas relacionadas ao comprometimento do sistema nervoso periférico em pacientes com síndrome de Sjögren.

Polineuropatia sensitiva (ataxia sensitiva)
Neuropatia de fibras finas
Neuropatia autonômica
Neuropatia trigeminal
Mononeuropatia múltipla
Neuropatia craniana múltipla
Radiculoneuropatia

A neuropatia distal sensitiva ou sensitiva motora é a forma mais comum de comprometimento do SNP em paciente com SS. A apresentação típica é uma neuropatia distal axonal que inclui fibras sensitivas finas e grossas. O envolvimento de fibras motoras é menos comum. A neuropatia pode se desenvolver de forma aguda ou indolente. O estudo por biopsia revela perda axonal não específica.

Os pacientes frequentemente evidenciam alterações da propriocepção e da sensibilidade a dor, tato e temperatura. Pode ocorrer pseudoatetose e ataxia sensitiva. Os reflexos tendinosos profundos estão diminuídos ou ausentes. Alguns pacientes exibem neuropatia trigeminal sensitiva. Pode ocorrer também acometimento motor de nervos cranianos (III, V, VI, IX, X e XII). Alguns pacientes exibem neuropatia autonômica evidenciada pelo comprometimento dos reflexos pupilares, constipação ou diarreia, hipotensão postural e alterações dos reflexos cardiovasculares, provavelmente relacionada à ganglionopatia. Em alguns casos, estão presentes anticorpos do antirreceptor gangliônico de acetilcolina. Outras apresentações ocasionalmente presentes na SS incluem neuropatia de fibras finas, radiculoneuropatia proximal e síndrome de Guillain-Barré.

Mononeuropatia múltipla ou neuropatia craniana múltipla também podem ocorrer. A biopsia de nervo nesses casos evidencia, em geral, vasculite epineural.

Tratamento

O tratamento depende fundamentalmente de quais sítios estão acometidos e da gravidade da doença. Lubrificantes oculares são indicados para os olhos secos. Anti-inflamatórios não esteroidais e antimaláricos, como a hidroxicloroquina, controlam as dores articulares. Não há tratamento específico para algumas das manifestações neurológicas, como disfunção cognitiva, neuropatia trigeminal sensitiva ou neuropatia periférica sensitiva. A mielopatia, as lesões encefálicas focais, a mononeuropatia múltipla e as demais neuropatias cranianas são tratadas com corticoides, eventualmente

acrescidos de ciclofosfamida. Os pacientes que exibem neuropatia motora também podem se beneficiar do tratamento imunossupressor.

ESCLEROSE SISTÊMICA

A esclerose sistêmica (ES) é uma doença autoimune caracterizada pelo comprometimento funcional e estrutural de múltiplos sistemas orgânicos. A fisiopatologia é desconhecida, mas envolve uma combinação de vasculopatia microvascular e fibrose. As estruturas frequentemente acometidas incluem pele, trato gastrointestinal, pulmões, coração e rins. A doença afeta mais mulheres que homens.

A ES acomete a pele de maneira localizada ou generalizada. Os pacientes podem apresentar calcinose subcutânea, fenômeno de Raynaud, disfunção esofageana, esclerodactilia e telangiectasias; em conjunto essas alterações configuram a síndrome "CREST". Alguns pacientes apresentam apenas a síndrome CREST sem outros achados sistêmicos. Contudo a ES também pode causar fibrose pulmonar, doença renal e cardíaca, hipertensão, hipotireoidismo, síndrome sicca, artralgias e tenossinovites.

A maioria dos pacientes com ES apresenta evidências sorológicas de autoimunidade, como FAN, anticorpos anticentrômero e topoisomerase e RNP. Esses anticorpos apresentam valor prognóstico. Pacientes com anti-RNP e anti-Scl-70 são mais propensos a complicações neurológicas.

Doença do sistema nervoso central

Complicações relacionadas ao SNC são incomuns na ES. Cerca de um terço dos pacientes apresenta migrânea, mas uma associação causal com a ES não foi estabelecida. São relatadas associações entre ES e vasculopatia manifestando-se com ataques isquêmicos transitórios e AVC isquêmicos e hemorragias intracranianas. Outros relatos de casos sugerem associação da ES a esclerose múltipla, neurite óptica, alterações de memória e transtornos do humor. Pacientes com ES têm prevalência aumentada de calcificações dos núcleos da base.

Doença do sistema nervoso periférico

Cerca de 1-3% dos pacientes com ES evidenciam neuropatia sensitiva do trigêmeo. Também há risco aumentado de síndrome do túnel do carpo. Polineuropatia axonal sensitiva, plexopatias e mononeuropatias são infrequentes. Muitos pacientes com ES exibem alterações autonômicas em geral leves incluído anormalidades do suor, comprometimentos dos reflexos cardiovasculares, disfunções erétil e urodinâmica.

Tratamento

Não há tratamento específico para as complicações neurológicas da ES. A neuropatia do trigêmeo em geral demanda tratamento sintomático. Dados de relatos de casos sugerem benefício da ciclosporina nos casos que apresentam vasculopatia com complicações cerebrovasculares.

ARTRITE REUMATOIDE

A artrite reumatoide (AR) é caracterizada por sinovite persistente, inflamação sistêmica e presença de autoanticorpos (particularmente fator reumatoide e peptídeo citrulinado). Fatores genéticos respondem por 50% do risco de desenvolvimento de AR. O tabagismo é o principal fator de risco externo. A AR afeta 0,5-1,0% dos adultos, sendo mais comum em mulheres e idosos. A doença produz danos principalmente às pequenas articulações, como as metacarpofalangeanas, interfalangeanas proximais, punhos e metatarsofalangenas. Os pacientes com AR podem desenvolver também manifestações sistêmicas, como nódulos subcutâneos, síndrome sicca, hiperesplenismo, amiloidose, envolvimento pulmonar e cardíaco, esclerite e episclerite, anemia de doença crônica, eosinofilia e trombocitopenia. Uma manifestação rara e muito grave é a vasculite reumatoide que inclui complicações neurológicas e de outros sistemas. As manifestações extra-articulares estão presentes em cerca de 50% dos pacientes com AR.

Doença do sistema nervoso central

Os pacientes com AR raramente apresentam manifestações cerebrais focais. Lesões cerebrovasculares relacionadas à vasculite são incomuns. Outra complicação rara é a paquimeningite, evidenciada na RM com contraste como um espessamento dural focal ou irregular causado pelos nódulos reumatoides ou por um tecido de granulação vascular (pannus). As manifestações clínicas dessa condição podem incluir sinais focais como neuropatias cranianas ou não focais incluindo cefaleia e alteração do estado mental.

A mielopatia cervical causada pela subluxação atlantoaxial e pela presença de pannus é uma complicação tardia da AR. A subluxação ocorre habitualmente em pacientes com mais de 15 anos de doença e é tipicamente anterior, mas pode seguir qualquer direção. Na maioria das vezes a subluxação é assintomática, mas pode promover sinais de compressão medular (tetraparesia, espasticidade, alterações sensitivas e distúrbios esfincterianos). Essas alterações podem ser progressivas ou se instalarem de maneira súbita ou subaguda. A subluxação atlantoaxial vertical encerra ainda o risco de compressão do tronco encefálico com alterações de nervos cranianos, nistagmo, hidrocefalia e apneia do sono. Uma apresentação rara é o AVC de tronco encefálico relacionado à compressão da artéria basilar.

Doença do sistema nervoso periférico

A síndrome do túnel do carpo é a manifestação neurológica mais comum em pacientes com AR. A prevalência é variável em diferentes estudos, mas estima-se que cerca de 50% dos pacientes apresentam sintomas de compressão do nervo mediano. Compressão dos nervos ulnar, radial e interósseo posterior também podem ocorrer. Um cisto de Baker na região poplítea pode produzir síndromes de compressão dos nervos fibular e tibial posterior.

Polineuropatia sensitiva simétrica pode ocorrer em pacientes com AR, principalmente naqueles com doença mais grave. Se uma biopsia de nervo é realizada, podem ser identificados sinais de vasculite, mas isso não significa vasculite sistêmica e não indica imunossupressão. Os pacientes com AR também podem apresentar neuropatia autonômica com alterações nos reflexos cardiovasculares, mesmo na ausência de neuropatia sensitiva. Pode ocorrer também mononeuropatia múltipla no contexto da vasculite reumatoide.

Tratamento

Colares cervicais podem aliviar as dores no pescoço e a cefaleia em pacientes com subluxação atlantoaxial, mas pode haver necessidade de tração cervical ou estabilização cirúrgica quando ocorrereminstabilidade articular grave ou sinais de compressão medular ou do tronco encefálico.

Os pacientes com síndrome do túnel do carpo podem apresentar melhora expressiva apenas com o tratamento da artrite. Em algumas situações, é necessário o tratamento cirúrgico. A polineuropatia sensitiva não demanda tratamento imunossupressor. Por outro lado, a mononeuropatia múltipla pode ser indicativa de vasculite sistêmica e, nessa situação, há indicação de tratamento imunossupressor.

Diagnósticos diferenciais

As manifestações neurológicas ocorrem esporadicamente nas doenças do tecido conjuntivo. Por outro lado, sinais e sintomas como cefaleia, crises epilépticas e lesões cerebrovasculares são muito comuns na prática diária do neurologista. Portanto é muito importante considerar as doenças reumatológicas nos diagnósticos diferenciais dessas condições. A história clínica completa incluindo o interrogatório de doenças sistêmicas, o exame clínico geral e neurológico, bem como análises de laboratório e pesquisas de autoanticorpos são as ferramentas principais no diagnóstico. É importante ressaltar que os critérios de classificação das doenças reumáticas são delineados para pacientes com doença definida e são pouco sensíveis para o diagnóstico de pacientes com manifestações leves e iniciais.

O comprometimento neurológico nas doenças do tecido conjuntivo encera alta morbidade e mortalidade, mas dispõe de muitas opções terapêuticas. É muito importante diferenciar manifestações produzidas pela atividade da própria doença de base daquelas ocasionadas por complicações do próprio tratamento, por efeitos neurotóxicos de drogas ou por infecções oportunistas. Como não há biomarcador de atividade neurológica das doenças do tecido conjuntivo, o diagnóstico diferencial deve ser definido pelo contexto clínico de atividade sistêmica.

REFERÊNCIAS

1. Abud-Mendoza C, Herrera-Van Oostdam D, Martinez-Martinez MU. Neuropsychiatric manifestations of systemic lupus erythematosus. J Rheumatol. 2013; 40(2):204.
2. Minagar A, Fowler M, Harris MK, Jaffe SL. Neurologic presentations of systemic vasculitides. Neurol Clin. 2010 Feb;28(1):171-84.
3. Amaral TN, et al. Semin Arthritis Rheum. 2013;1-13.
4. Arnson Y, Shoenfeld Y, Alon E, Amital H. The antiphospholipid syndrome as a neurological disease. Semin Arthritis Rheum. 2010;40(2):97-108.
5. Asano NMJ. Psychiatric disorders in patients with systemic lupus erythematosus. Arq Neuropsiquiatr. 2013;(71)3:200.
6. Bertsias GK, Ioannidis JP, Aringer M, Bollen E, Bombardieri S, Bruce IN, et al. EULAR recommendations for the management of systemic lupus erythematosus with neuropsychiatric manifestations: report of a task force of the EULAR standing committee for clinical affairs. Ann Rheum Dis. 2010 Dec;69(12):2074-82.
7. Bertsias GK, Boumpas DT. Pathogenesis, diagnosis and management of neuropsychiatric SLE manifestations. Nature Publishing Group. 2010; 6(6):358-67.
8. Broussalis E, Trinka E, Kraus J, McCoy M, Killer M. Treatment strategies for vasculitis that affects the nervous system. Drug Discov Today. 2013 Sep;18(17-18):818-35.
9. Brüggemann N, Gottschalk S, Holl-Ulrich K, Stewen J, Heide W, Seidel G. Cranial pachymeningitis: a rare neurological syndrome with heterogeneous aetiology. J Neurol Neurosurg Psychiatry. 2010 Mar;81(3):294-8.
10. Celińska-Löwenhoff M, Musiał J. [Psychiatric manifestations of autoimmune diseases--diagnostic and therapeutic problems]. Psychiatr Pol. 2012 Nov-Dec;46(6):1029-42.
11. Cervera R, Abarca-Costalago M, Abramovicz D, Allegri F, Annunziata P, Aydintug AO, et al.; European Working Party on Systemic Lupus Erythematosus. Systemic lupus erythematosus in Europe at the change of the millennium: lessons from the "Euro-Lupus Project". Autoimmun Rev. 2006 Mar;5(3):180-6.
12. Chai J, Logigian EL. Neurological manifestations of primary Sjögren's syndrome. Curr Opin Neurol. 2010 Oct;23(5):509-13.
13. Chatterjee S, Kupsky WJ. Severe proximal myopathy and mononeuritis multiplex in rheumatoid arthritis: manifestations of rheumatoid vasculitis. J Clin Rheumatol. 2005 Feb;11(1):50-5.
14. Coisne C, Dehouck L, Faveeuw C, Delplace Y, Miller F, Landry C, et al. Mouse syngenic in vitro blood-brain barrier model: a new tool to examine inflammatory events in cerebral endothelium. Lab Invest. 2005 Jun;85(6):734-46.
15. Dafer RM, Biller J. Antiphospholipid syndrome: role of antiphospholipid antibodies in neurology. Hematol Oncol Clin North Am. 2008 Feb;22(1):95-105.
16. de Souza AW, Mesquita Júnior D, Araújo JA, Catelan TT, Cruvinel W de M, Andrade LE, et al. Immune system: part III. The delicate balance of the immune system between tolerance and autoimmunity. Rev Bras Reumatol. 2010 Nov-Dec;50(6):665-79.
17. de Vries HE, Kuiper J, de Boer AG, Van Berkel TJ, Breimer DD. The blood-brain barrier in neuroinflammatory diseases. Pharmacol Rev. 1997 Jun;49(2):143-55.
18. Delalande S, de Seze J, Fauchais AL, Hachulla E, Stojkovic T, Ferriby D, et al. Neurologic manifestations in primary Sjögren syndrome: a study of 82 patients. Medicine (Baltimore). 2004 Sep;83(5):280-91.
19. Ruiz-Irastorza G, Crowther M, Khamashta M. Antiphospholipid syndrome. Lancet. 2010;376(9751):1498-1509.
20. Dutra LA, de Souza AW, Alessi H, Guedes B de V, Braga-Neto P, Pedroso JL, et al. Cognitive impairment in Brazilian patients with Behçet's disease occurs independently of neurologic manifestation. J Neurol Sci. 2013 Apr 15;327(1-2):1-5.
21. Engelhardt B, Ransohoff RM. The ins and outs of T-lymphocyte trafficking to the CNS: anatomical sites and molecular mechanisms. Trends Immunol. 2005 Sep;26(9):485-95.
22. Erickson MA, Dohi K, Banks WA. Neuroinflammation: a common pathway in CNS diseases as mediated at the blood-brain barrier. Neuroimmunomodulation. 2012;19(2):121-30.
23. Genta MS, Genta RM, Gabay C. Systemic rheumatoid vasculitis: a review. Semin Arthritis Rheum. 2006 Oct;36(2):88-98.
24. Giannakopoulos B, Krilis SA. The pathogenesis of the antiphospholipid syndrome. N Engl J Med. 2013 Mar 14;368(11):1033-44.
25. Gono T, Kawaguchi Y, Katsumata Y, Takagi K, Tochimoto A, Baba S, et al. Clinical manifestations of neurological involvement in primary Sjögren's syndrome. Clin Rheumatol. 2011 Apr;30(4):485-90.
26. Gono T, Kawaguchi Y, Yamanaka H. Discoveries in the pathophysiology of neuropsychiatric lupus erythematosus: consequences for therapy. BMC Med. 2013 Apr 4;11:91.
27. Gotkine M, Vaknin-Dembinsky A. Neurologic manifestations of systemic immunopathological diseases. Curr Treat Options Neurol. 2012 Jun;14(3):276-92.
28. Greenwood J, Heasman SJ, Alvarez JI, Prat A, Lyck R, Engelhardt B. Review: leucocyte-endothelial cell crosstalk at the blood-brain barrier: a prerequisite for successful immune cell entry to the brain. Neuropathol Appl Neurobiol. 2011 Feb;37(1):24-39.
29. Hanly JG, Urowitz MB, Su L, Bae SC, Gordon C, Wallace DJ, et al.; Systemic Lupus International Collaborating Clinics (SLICC). Prospective analysis of neuropsychiatric events

in an international disease inception cohort of patients with systemic lupus erythematosus. Ann Rheum Dis. 2010 Mar;69(3):529-35.

30. Hay EM. Systemic lupus erythematosus. Baillieres Clin Rheumatol. 1995 Aug;9(3):437-70.

31. Holle JU, Gross WL. ANCA-associated vasculitides: pathogenetic aspects and current evidence-based therapy. J Autoimmun. 2009 May-Jun;32(3-4):163-71.

32. Hughes GR. The antiphospholipid syndrome: ten years on. Lancet. 1993;342(8867):341-4.

33. Hughes GR. Migraine, memory loss, and "multiple sclerosis". Neurological features of the antiphospholipid (Hughes') syndrome. Postgrad Med J. 2003 Feb;79(928):81-3.

34. Joseph FG, Lammie GA, Scolding NJ. CNS lupus: a study of 41 patients. Neurology. 2007 Aug 14;69(7):644-54.

35. Kister I, Inglese M, Laxer RM, Herbert J. Neurologic manifestations of localized scleroderma: a case report and literature review. Neurology. 2008 Nov 4;71(19):1538-45.

36. León T, Henríquez C, Calderón J, Massardo L. [An update on neuropsychiatric lupus with emphasis in cognitive dysfunction]. Rev Med Chil. 2012 Oct;140(10):1333-41.

37. Levine JS, Branch DW, Rauch J. The antiphospholipid syndrome. N Engl J Med. 2002 Mar 7;346(10):752-63.

38. Lim L, Lippe S, Silverman E. Effect of autoimmune diseases on cognitive function. Handb Clin Neurol. 2013;112:1275-83.

39. Miyakis S, Lockshin MD, Atsumi T, Branch DW, Brey RL, Cervera R, et al. International consensus statement on an update of the classification criteria for definite antiphospholipid syndrome (APS). J Thromb Haemost. 2006 Feb;4(2):295-306.

40. Mohamed RH, Nassef AA. Brain magnetic resonance imaging findings in patients with systemic sclerosis. Int J Rheum Dis. 2010 Feb 1;13(1):61-7.

41. Mohammed RH, Sabry YY, Nasef AA. Brain MRI screening showing evidences of early central nervous system involvement in patients with systemic sclerosis. Rheumatol. Int. 2011 May;31(5):667-71.

42. Moore PM, Fauci AS. Neurologic manifestations of systemic vasculitis. A retrospective and prospective study of the clinicopathologic features and responses to therapy in 25 patients. Am J Med. 1981 Oct;71(4):517-24.

43. Mori K, Iijima M, Koike H, Hattori N, Tanaka F, Watanabe H, et al. The wide spectrum of clinical manifestations in Sjögren's syndrome-associated neuropathy. Brain. 2005 Nov;128(Pt 11):2518-34.

44. Muscal E, Brey RL. Neurologic manifestations of the antiphospholipid syndrome: integrating molecular and clinical lessons. Curr Rheumatol Rep. 2008 Jan;10(1):67-73.

45. Narváez JA, Narváez J, Serrallonga M, De Lama E, de Albert M, Mast R, et al. Cervical spine involvement in rheumatoid arthritis: correlation between neurological manifestations and magnetic resonance imaging findings. Rheumatology (Oxford). 2008 Dec;47(12):1814-9.

46. Persidsky Y, Ramirez SH, Haorah J, Kanmogne GD. Blood-brain barrier: structural components and function under physiologic and pathologic conditions. J Neuroimmune Pharmacol. 2006 Sep;1(3):223-36.

47. Petty MA, Lo EH. Junctional complexes of the blood-brain barrier: permeability changes in neuroinflammation. Prog Neurobiol. 2002 Dec;68(5):311-23.

48. Pohl D, Benseler S. Systemic inflammatory and autoimmune disorders. Handb Clin Neurol. 2013;112:1243-52.

49. Postal M, Costallat LT, Appenzeller S. Neuropsychiatric manifestations in systemic lupus erythematosus: epidemiology, pathophysiology and management. CNS Drugs. 2011 Sep 1;25(9):721-36.

50. Rahman A, Isenberg DA. Systemic lupus erythematosus. N Engl J Med. 2008 Feb 28;358(9):929-39.

51. Ramos-Casals M, Solans R, Rosas J, Camps MT, Gil A, del Pino-Montes J, et al. Primary Sjögren Syndrome in Spain. Medicine. 2008;87(4):210-9.

52. Ramos-Remus C, Duran-Barragan S, Castillo-Ortiz JD. Beyond the joints: neurological involvement in rheumatoid arthritis. Clin Rheumatol. 2012 Jan;31(1):1-12.

53. Rodrigues CE, Carvalho JF, Shoenfeld Y. Neurological manifestations of antiphospholipid syndrome. Eur J Clin Invest. 2010 Apr;40(4):350-9.

54. Sanna G, D'Cruz D, Cuadrado MJ. Cerebral manifestations in the antiphospholipid (Hughes) syndrome. Rheum Dis Clin North Am. 2006 Aug;32(3):465-90.

55. Sardanelli F, Iozzelli A, Cotticelli B, Losacco C, Cutolo M, Sulli A, et al. White matter hyperintensities on brain magnetic resonance in systemic sclerosis. Ann Rheum Dis. 2005 May;64(5):777-9.

56. Sciascia S, Bertolaccini ML, Baldovino S, Roccatello D, Khamashta MA, Sanna G. Central nervous system involvement in systemic lupus erythematosus: Overview on classification criteria. Autoimmun Rev. 2013 Jan;12(3):426-9.

57. Scott DL, Wolfe F, Huizinga TW. Rheumatoid arthritis. Lancet. 2010;376(9746):1094-108.

58. Steup-Beekman GM, Zirkzee EJ, Cohen D, Gahrmann BM, Emmer BJ, Steens SC, et al. Neuropsychiatric manifestations in patients with systemic lupus erythematosus: epidemiology and radiology pointing to an immune-mediated cause. Ann Rheum Dis. 2013 Apr;72 Suppl 2:ii76-9.

59. Tan EM, Cohen AS, Fries JF, Masi AT, McShane DJ, Rothfield NF, et al. The 1982 revised criteria for the classification of systemic lupus erythematosus. Arthritis Rheum. 1982 Nov;25(11):1271-7.

60. Engelhardt B. The blood-central nervous system barriers actively control immune cell entry into the central nervous system. Curr Pharm Des. 2008;14(16):1555-65.

61. Thombs BD, Taillefer SS, Hudson M, Baron M. Depression in patients with systemic sclerosis: a systematic review of the evidence. Arthritis Rheum. 2007 Aug 15;57(6):1089-97.

62. Tomic-Lucic A, Petrovic R, Radak-Perovic M, Milovanovic D, Milovanovic J, Zivanovic S, et al. Late-onset systemic lupus erythematosus: clinical features, course, and prognosis. Clin Rheumatol. 2013 Jul;32(7):1053-8.

63. Tsokos GC. Systemic lupus erythematosus. N Engl J Med. 2011;365(22):2110-21.

64. Turesson C. Extra-articular rheumatoid arthritis. Curr Opin Rheumatol. 2013;25(3):360-6.

65. Unterman A, Nolte JE, Boaz M, Abady M, Shoenfeld Y, Zandman-Goddard G. Neuropsychiatric syndromes in systemic lupus erythematosus: a meta-analysis. Semin Arthritis Rheum. 2011 Aug;41(1):1-11.

66. Vitali C, Bombardieri S, Jonsson R, Moutsopoulos HM, Alexander EL, Carsons SE, et al.; European Study Group on Classification Criteria for Sjögren's Syndrome. Classification criteria for Sjögren's syndrome: a revised version of the Eu-

ropean criteria proposed by the American-European Consensus Group. Ann Rheum Dis. 2002 Jun;61(6):554-8.

67. Watkins LR, Maier SF, Goehler LE. Cytokine-to-brain communication: a review & analysis of alternative mechanisms. Life Sci. 1995;57(11):1011-26.

68. Watts RA, Carruthers DM, Scott DG. Epidemiology of systemic vasculitis: changing incidence or definition? Semin Arthritis Rheum. 1995 Aug;25(1):28-34.

69. Weksler BB, Subileau EA, Perrière N, Charneau P, Holloway K, Leveque M, et al. Blood-brain barrier-specific properties of a human adult brain endothelial cell line. FASEB J. 2005 Nov;19(13):1872-4.

70. Wolf J, Schmitt V, Palm F, Grau AJ, Bergner R. Peripheral neuropathy as initial manifestation of primary systemic vasculitides. J Neurol. 2013 Apr;260(4):1061-70.

Vasculites do sistema nervoso

Lívia Almeida Dutra

Fábio Fieni Toso

Orlando Graziani Povoas Barsottini

INTRODUÇÃO

As vasculites do sistema nervoso central (SNC) são doenças inflamatórias raras que acometem vasos de diferentes calibres e regiões. Classicamente podem ser classificadas como primárias ou secundárias, ou ainda de acordo com o calibre do vaso envolvido[1-3].

Os pacientes com vasculite do SNC podem apresentar manifestações severas como déficits neurológicos focais, quadro demencial rapidamente progressivo, crises epilépticas, encefalopatias, bem como quadros brandos como cefaleias e confusão mental. Os achados de imagem que sugerem vasculite do SNC são lesões isquêmicas ou hemorrágicas na ressonância magnética de crânio (RM) em diferentes momentos, acometendo territórios vasculares variados[4].

A maioria das vasculites do CNS é secundária a doenças sistêmicas, dentre elas as vasculites sistêmicas e os quadros infecciosos. Como a manifestação neurológica pode ser a primeira manifestação sintomática da doença, é importante triar o envolvimento de outros sistemas. Muitas vezes é o padrão de envolvimento sistêmico que indica o diagnóstico. Abaixo revisaremos as principais vasculites primárias e secundárias e seus diagnósticos diferenciais.

VASCULITE PRIMÁRIA DO SISTEMA NERVOSO CENTRAL

A vasculite primária do sistema nervoso central é uma doença idiopática, rara e severa, cujas principais manifestações clínicas são cefaleias, déficits focais e alterações comportamentais. Há relatos de envolvimento medular, crises epilépticas, envolvimento de nervos cranianos e formas pseudotumorais[6,7,8].

Na vasculite primária do sistema nervoso central o envolvimento de vasos está restrito ao SNC e, portanto, é necessária investigação extensa[9]. Em 90% dos casos podemos identificar na RM de crânio lesões nas sequências ponderadas em T2, e também lesões isquêmicas de diferentes idades. Em um terço dos casos há captação de gadolínio e em outros, importante envolvimento leptomeníngeo[5,10]. Em 5-10% dos pacientes encontramos hemorragia subaracnóidea, lesões expansivas e lesões medulares captantes[6,11,12]. Há relatos de achados de imagem sugestivos de esclerose múltipla ou encefalite de Rasmussen[13,14]. O Quadro 3.2.1 sumariza os principais diagnósticos diferenciais da vasculite primária do sistema nervoso central.

Na arteriografia, os achados compatíveis com o diagnóstico de vasculite primária do SNC são estenose focal, dilatação pós-estenótica, o achado clássico de contas de rosário, oclusões focais de vasos colaterais e fluxo lentificado[17]. No entanto, um exame normal não exclui o diagnóstico, uma vez que os vasos de pequeno e médio calibre não são adequadamente visualizados por esta modalidade diagnóstica[15,16].

Os exames laboratoriais são habitualmente normais, porém em alguns pacientes encontramos VHS e PCR aumentados[5]. Na maioria dos pacientes, o líquor apresenta pleiocitose e discreta hiperproteinorraquia[5], culturas e PCR para agentes infecciosos negativos[18].

Apesar de os achados radiológicos contribuírem para o diagnóstico da vasculite primária do sistema nervoso central, é importante realizar biopsia cerebral para confirmação diagnóstica, uma vez que os achados da arteriografia podem ocorrer em outras condições,

Quadro 3.2.1 – Diagnóstico diferencial da vasculite primária do sistema nervoso central.

VASCULITES SECUNDÁRIAS	VASCULOPATIAS NÃO VASCULÍTICAS
Vasculites sistêmicas com envolvimento do SNC	Ateromatose
– Arterite temporal	Dissecção arterial
– Arterite de Takayasu	Displasia fibromuscular
– Poliarteritis nodosa	Vasculopatia pós-radiação
– Granulomatose de Wegener	Arteriopatia pós-varicela
– Síndrome de Churg-Strauss	CADASIL
– Doença de Kawasaki	Doença de Fabry
– Síndrome de Cogan	Moyamoya
– Púrpura de Henoch-Schönlein	Hipertensão maligna
– Epiteliopatia pigmentar placoide multifocal posterior aguda	Condições associadas a vasoespasmo
– Poliangeíte microscópica	– Síndrome de vasconstricção cerebral reversível
Vasculites associadas a doenças do tecido conjuntivo ou outras doenças sistêmicas	– Migrânea
– Lúpus eritematoso sistêmico (a maioria das vasculopatias lúpicas não é vasculítica)	– Drogas simpatomiméticas
– Síndrome de Sjögren	– Feocromocitoma
– Doença de Behçet	**OUTRAS CONDIÇÕES**
– Doença inflamatória intestinal	Cardiopatias emboligênicas (endocardite infecciosa, mixoma atrial)
– Doença celíaca	Condições protrombóticas (síndrome do anticorpo antifosfolípede, anemia falciforme)
– Doença do enxerto *versus* hospedeiro	Mitocondriopatias (MELAS)
– Doença de Buerger	Trombose venosa cerebral
– Artrite reumatoide	Infecções do SNC
– Dermatomiosite	– Encefalites (doença de Creutzfeldt-Jacob, vírus herpes simples)
– Policondrite recidivante	– Abscesso (toxoplasmose)
– Síndrome de Susac	– Meningites (tuberculose, doença de Lyme)
– Sarcoidose	Desordens inflamatórias do SNC
Vasculites associadas ao câncer	– Meningites crônicas assépticas
– Doenças linfoproliferativas	– Esclerose múltipla
– Leucemia	– Mielite trasnversa
– Tumores de pulmão	– Encefalomielite desmielinizante aguda
– Granulomatose linfomatoide/linfoma angiocêntrico	– Angiopatia amiloide cerebral inflamatória (com infiltração perivascular, possivelmente celulas gigantes multinucleadas sem vasculite franca)
Vasculites infecciosoas	Tumores envolvendo o SNC
– Neurossífilis	– Linfoma do SNC
– HIV	– Metástases
– Vírus varicela-zóster	– Glioblastoma
– Vírus da hepatite C	– Meningite carcinomatosa
– *Borrelia burgdorferi*	
– *Mycobacterium tuberculosis*	
– Sarampo	
– Meningococo	
Vasculites induzidas por drogas ou outras vasculites	
Vasculite associada a beta-amiloide (com infiltrado inflamatório e vasculite limitada aos vasos com depósitos de amiloide)	

tais como síndrome de vasoconstricção reversível, linfoma intravascular e aterosclerose[9,15,18-20]. A sensibilidade da biopsia cerebral aumenta quando o procedimento é realizado em região captante de contraste com amostragem do córtex, da substância branca e das meninges. Na histopatologia, a vasculite primária do sistema nervoso central é caraterizada por infiltrado multifocal e segmentar de pequenos vasos do SNC por linfócitos T, associado com granulomas, necrose fibrinoide e, em alguns casos, depósitos de beta-amiloide[21-23]. De acordo com os achados histopatológicos, a vasculite primária do sistema nervoso central pode ser classificada como granulomatosa, linfocítica, necrotizante ou ainda associada à proteína beta-amiloide. O resultado pode ser falso-negativo em 25-50%, especialmente nas lesões profundas ou quando há envolvimento de artérias médias não amostráveis[23,24].

A RM 3-Tesla podem ajudar na diferenciação entre vasculites de médio calibre e vasculopatias, de acordo como o padrão de captação de gadolínio[26] na parede vascular.

O tratamento de primeira escolha é corticoide combinado com ciclofosfamida[5,27]. Há descrição do uso de outras medicações, como imunoglobulina, anti-CD20, anti-TNF e plasmaférese em pacientes refratários[28-30]. A vasculite primária do sistema nervoso central recorre mais frequentemente em pacientes com angiografia normal, com envolvimento leptomeníngeo proeminente e padrão de progressão rápida dos déficits. A recorrência é menor naqueles com depósitos de beta-amiloide na histopatologia[10,33-35].

Em algumas séries, a taxa de mortalidade anual é de 7%, independente da terapia imunossupressora[5]. Aproximadamente 51% dos sobreviventes apresentaram prognóstico reservado após 35 meses de acompanhamento. Há relatos de melhor prognóstico nos subtipos necrotizante e linfocítico.

SÍNDROME DE VASOCONSTRICÇÃO CEREBRAL REVERSÍVEL (SVCR)

A SVCR é caracterizada por um distúrbio no controle do tônus vascular cerebral espontâneo ou associada a fatores endógenos ou exógenos[6], entre eles a eclampsia, a endarterectomia, a cirurgia para tumores neuroendócrinos, o uso de antidepressivos e de outros fármacos com propriedades vasoconstrictoras (Quadro 3.2.2)[43]. A exposição a agentes vasoconstrictores foi descrita em aproximadamente 50% dos pacientes com SVCR[41].

A SVCR agrupa algumas entidades previamente descritas como infarto migranoso, a síndrome de Call-Fleming, angiopatia benigna do SNC e a angiopatia pós-parto, que apresentam em comum a presença de vasoconstricção, eventos cerebrais isquêmicos e cefaleias[1,41,42].

A SVCR deve ser considerada em pacientes que apresentem cefaleia severa e aguda, acompanhada ou não por sinais e sintomas neurológicos, e sem evidência de hemorragia subaracnóidea. A maioria dos pacientes apresenta cefaleias em trovoada (*thunderclap headache*)[43]. O

Quadro 3.2.2 – Condições clínicas associadas à SVCR.

GRAVIDEZ E PUERPÉRIO
Eclampsia, pré-eclampsia e eclampsia pós-parto

EXPOSIÇÃO A DROGAS E PRODUTOS DERIVADOS DO SANGUE
Inibidores seletivos da recaptação de serotonina, sumatriptano, isomepteno, cocaína, ecstasy, derivados de anfetamina, maconha, ácido lisérgico, tacrolimus, ciclofosfamida, eritropoetina, imunoglobulina humana endovenosa, concentrados de hemácias, pseudoefedrina, ergotamina, metisergida, bromocriptina

IDIOPÁTICO
Associado a cefaleias como migrânea, cefaleia em trovoada primária, cefaleia benigna do esforço, cefaleia orgástica benigna

OUTROS
Hipercalcemia, porfiria, feocromocitoma, tumor carcinoide brônquico, aneurisma cerebral secular não roto, trauma de crânio, hematoma subdural medular, endarterectomia e procedimentos neurocirúrgicos

SVCR: síndrome de vasoconstricção reversível.

LCR apresenta celularidade inferior a 10 células e proteína inferior a 80 mg/dL. A RM de crânio é frequentemente normal; entretanto podemos encontrar áreas isquêmicas e hemorragias corticais (Figura 3.2.1).

A SVCR pode ocorrer em conjunto com a síndrome de leucoencefalopatia posterior reversível (PRESS) e também em associação com dissecção de vasos cervicais[44,45]. A Tabela 3.2.1 mostra os critérios diagnósticos da SVCR.

Não é possível diferenciar a vasculite primária do SNC e a SVCR através dos achados de arteriografia e os sintomas clínicos. O diagnóstico da SVCR é confirmado quando documentamos a reversibilidade dos achados arteriográficos em 12 semanas. A maioria dos pacientes com SVCR apresenta evolução satisfatória e recebe verapamil ou nimodipina, como tratamento[41]. Apesar de estas medicações não apresentarem impacto no prognóstico elas, ajudam no manejo da dor.

Tabela 3.2.1 – Critérios diagnósticos para SVCR.

1. Angiografia digital, angiografia por RM, ou angiografia por TC documentando vasoconstricção segmentar das artérias cerebrais
2. Não há evidência de hemorragia subaracnóidea
3. LCR normal ou quase normal
4. Cefaleia aguda e severa acompanhada ou não por outros sinais ou sintomas neurológicos
5. O diagnóstico só poderá ser confirmado após documentação da reversibilidade dos achados angiográficos em até 12 semanas

Adaptada de Singhal AB, Hajj-Ali RA, Topcuoglu MA, Fok J, Bena J, Yang D, *et al*.[41].

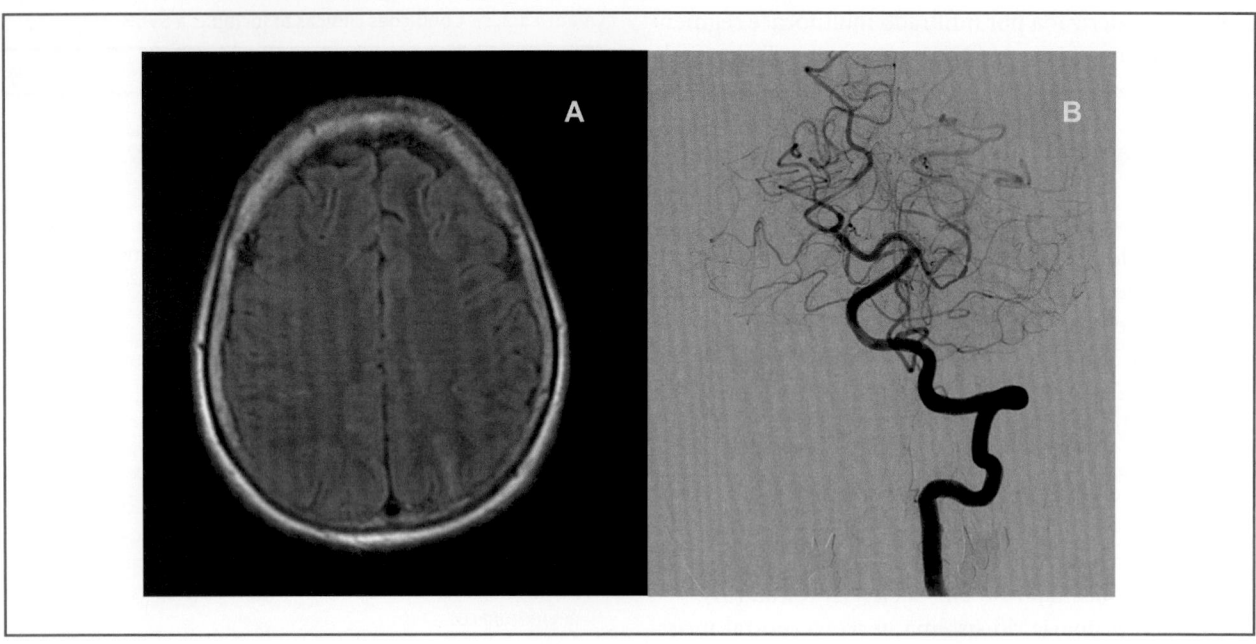

Figura 3.2.1 – Síndrome de vasoconstricção reversível. (A): RM sequencia FLAIR mostrando hemorragia subarcanóidea cortical; (B): Arteriografia digital demonstrando estenose focal da artéria cerebral posterior.

É importante reconhecer a SVCR uma vez que não há benefício no uso de agentes imunossupressores ou corticoide. Em um trabalho, houve tendência de pior prognóstico para os pacientes com SVCR que receberam corticoide[41].

VASCULITES SECUNDÁRIAS A DOENÇAS DO TECIDO CONJUNTIVO

Lúpus eritematoso sistêmico (LES), síndrome de Sjögren, doença mista do tecido conjuntivo e dermatomiosite[46] podem acometer o SNC. Apenas 7% das manifestações neuropsiquiátricas do LES são secundárias a vasculite[1]. Devido à elevada prevalência de síndrome do anticorpo antifosfolípide secundária em pacientes LES (25-40%), todos os pacientes com manifestações neurológicas devem ser avaliados para a presença de anticorpos antifosfolípides[47].

A síndrome de Sjögren pode mimetizar a esclerose múltipla, especialmente com a apresentação remitente-recorrente ou ainda com apresentação sugestiva de déficit neurológico progressivo. O envolvimento neurológico na SS ocorre em 5% dos pacientes, geralmente nos pacientes portadores da forma primária. As manifestações neurológicas mais comuns são: neurite óptica, crises epilépticas e mielite[1].

A vasculite reumatoide é uma complicação da artrite reumatoide soropositiva de longa data, erosiva e nodular[1]. O envolvimento do SNC é raro e pode cursar com crises epilépticas, demência, hemiparesia, paralisia de nervos cranianos, cegueira, ataxia cerebelar ou ainda alteração de linguagem.

A dermatomiosite pode apresentar vasculite do SNC, especialmente em pacientes com a forma juvenil. No entanto, como a dermatomiosite apresenta associação com tumores em 15%, é importante afastar metástases e complicações infeciosas da imunossupressão através da biopsia cerebral[48-50].

ENVOLVIMENTO DO SISTEMA NERVOSO CENTRAL NAS VASCULITES SISTÊMICAS

A principais vasculites sistêmicas que cursam com manifestações neurológicas são a doença de Behçet (DB), a granulomatose de Wegener e a poliarterite nodosa[46].

Na população brasileira, a DB envolve o SNC em 20% dos pacientes, e as manifestações neurológicas comumente envolvem o tronco cerebral, especialmente a transição ponto-mesencefálica (Figura 3.2.2). Manifestações atípicas como epilepsia, meningite asséptica, disfunção cognitiva e neurite óptica também podem ocorrer; no entanto, a trombose venosa é rara na nossa população[51,52]. As manifestações parenquimatosas são tratadas com ciclofosfamida por um ano, seguido por azatioprina por no mínimo 2 anos.

A granulomatose de Wegener envolve o sistema nervoso periférico em até 60% dos pacientes que apresentam a forma generalizada da doença. Habitualmente os pacientes apresentam polineuropatia ou mononeurite múltipla por vasculite do vasa nervorum. A vasculite também pode afetar vasos de médio e pequeno calibre do cérebro e medula (na fase generalizada da doença).

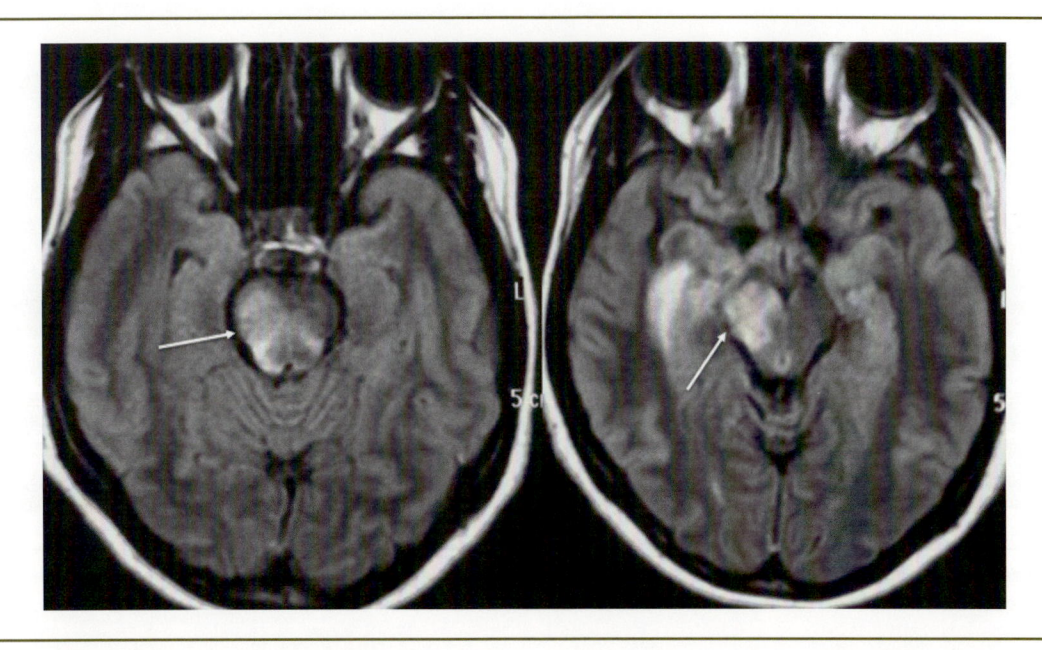

Figura 3.2.2 – Doença de Behçet com envolvimento do sistema nervoso central. Observa-se o processo inflamatório envolvendo a ponte, o pedúnculo cerebral direito e a região do hipocampo direito.

Outros dois mecanismos fisiopatológicos associados às manifestações neurológicas são massas granulomatosas do trato respiratório invadindo estruturas no SNC (fase localizada da doença) e lesões granulomatosas dentro do parênquima cerebral ou envolvimento das meninges[53]. As manifestações granulomatosas podem ser refratárias à terapia convencional[53]. O tratamento envolve o uso de ciclofosfamida, corticoide e rituximabe[1].

O envolvimento do SNC na poliarterite nodosa é raro, caracterizado pela formação de microaneurismas e episódios stroke-like, que podem cursar com hemorragia intracraniana ou ainda hemorragia subaracnóidea[53]. Os pacientes apresentam mais frequentemente vasculite envolvendo os nervos periféricos.

VASCULITES DO SNC DE ORIGEM INFECCIOSA

As vasculites infecciosas são habitualmente secundárias à resposta imune deflagrada pelo agente invasor. Alguns agentes infecciosos como *Treponema pallidum, Borrelia burgdoferi*, meningococo, *Aspergillus*, vírus da família herpes (especialmente varicela-zoster), sarampo e HIV apresentam tropismo vascular e podem cursar com vasculites e quadros encefalopáticos pelo envolvimento difuso (Figura 3.2.3). Outro mecanismo fisiopatológico proposto é a infiltração da parede vascular nas proximidades de exsudatos e cerebrites. Há evidência para uso de corticoide em casos selecionados de vasculites infecciosas, especialmente nas vasculites secundárias a agentes virais e bacterianos[1].

Os fenômenos embólicos encontrados na endocardite bacteriana podem causar oclusões vasculares com padrão vasculítico na angiografia cerebral[1].

LINFOMA PRIMÁRIO DO SNC

O linfoma intravascular (IVL) é caracterizado pela proliferação clonal de linfócitos dentro da parede vascular sem associação com envolvimento parenquimatoso claro e pode afetar o SNC e mimetizar vasculite do SNC[1,56]. Os pacientes podem apresentar eventos cerebrovasculares, demência, encefalopatia subaguda, epilepsia e mielopatia. Os achados de imagem diferem daqueles encontrados nos linfomas primários do SNC. Os padrões de imagem do linfoma intravascular são: (I) lesões isquêmicas, (II) lesões de substância branca inespecíficas, (III) lesões expansivas ou ainda (IV) lesões hiperintensas pontinas[57]. Habitualmente não há captação de contraste (Figura 3.2.4). Alguns pacientes com IVL podem apresentar febre, mal-estar e marcadores de reposta inflamatória elevada. A biopsia com imuno-histoquímica geralmente é necessária para o correto diagnóstico.

VASCULITES DOS GRANDES VASOS

As vasculites de grandes vasos são representadas pela arterite de células gigantes (ACG) e arterite de Takayasu. A ACG é uma vasculite crônica que envolve vasos de médio e grande calibre, especialmente a aorta e ramos direcionado ao seguimento cefálico extracraniano. Usualmente afeta pacientes da terceira idade e os sin-

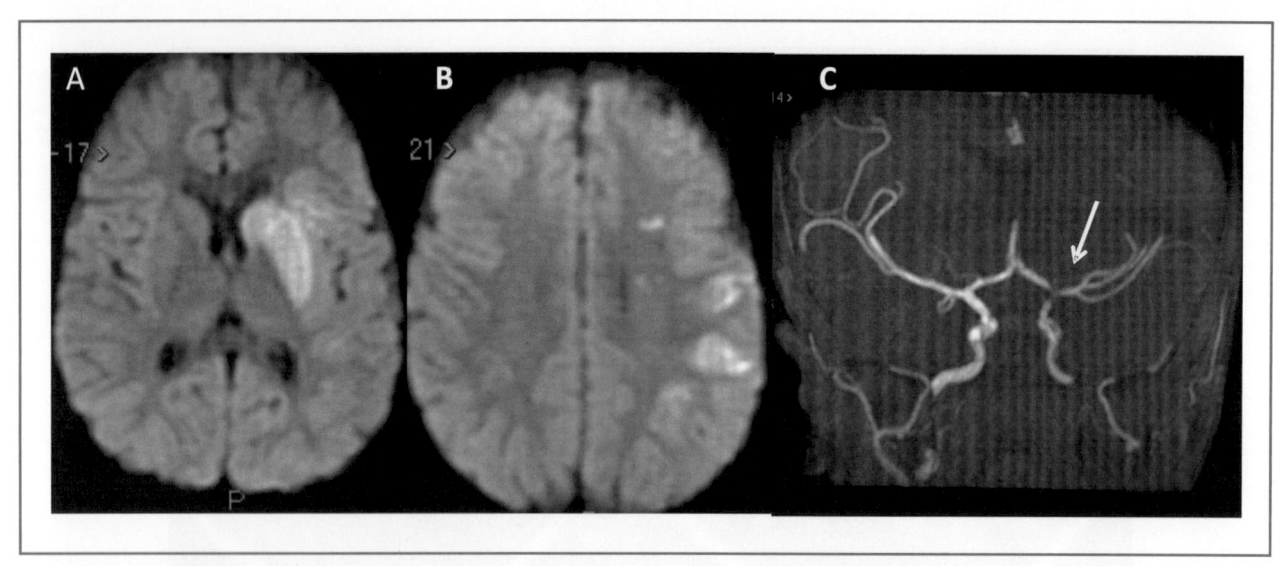

Figura 3.2.3 – Vasculite pelo vírus varicela-zoster. (A e B): RM sequência difusão mostrando envolvimento do território da artéria cerebral média. (C): Angio RM intracraniana mostrando redução da coluna de fluxo no ramo proximal da artéria.

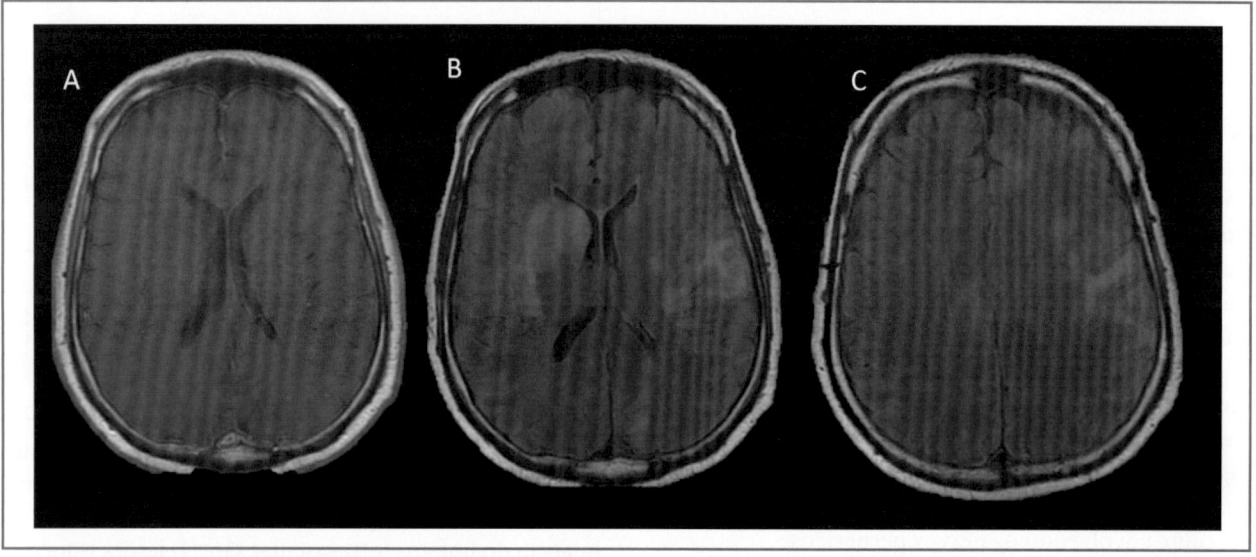

Figura 3.2.4 – Linfoma intravascular. RM sequência T1 com contraste e FLAIR E mostrando lesões inespecíficas da substância branca e lesão expansiva em caudado direito sem captação de contraste.

tomas incluem: cefaleia, mialgia proximal (polimialgia reumática), claudicação de mandíbula e eventualmente febre baixa. Anemia pode ocorrer, e usualmente o VHS está elevado, no entanto, em alguns pacientes podemos encontrar apenas a PCR elevada[58]. As principais manifestações neurológicas incluem cefaleia e neurite óptica isquêmica com amaurose fugaz. Raramente os pacientes podem apresentar aortite e envolvimento de vasos cervicais, especialmente artérias vertebrais e AVC de mecanismo hemodinâmico. Acredita-se que o vírus varicela-zoster possa deflagrar o processo fisiopatológico vasculítico, já que o antígeno do vírus foi encon-

trado em aproximadamente 70% das biópsias de artéria temporal. O tratamento inclui corticoide em doses altas (1 mg/kg ou ainda pulsoterapia com metilprednisolona) e metotrexate. Na neurite óptica isquêmica há preferência pela pulsoterapia endovenosa[58,59].

A arterite de Takayasu é uma vasculite granulomatosa que resulta em estenose e formação de aneurismas habitualmente envolvendo a aorta, seus ramos e as artérias pulmonares. Geralmente afeta indivíduos jovens, e as manifestações sistêmicas incluem febre, emagrecimento, claudicação de membros, hipertensão ou ainda diferença de medidas de pressão entre os membros, carotidínia, dor torácica atípica, angina abdominal e eritema nodoso. As manifestações neurológicas são AVC, AIT ou ainda drop-attacks por síndrome de roubo de fluxo da subclávia. Tais manifestações estão relacionadas ao mecanismo hemodinâmico determinado pela estenose de vasos cervicais, e não há vasculite intracraniana. O uso de corticosteroides e de imunossupressores são as medidas terapêuticas[60,61].

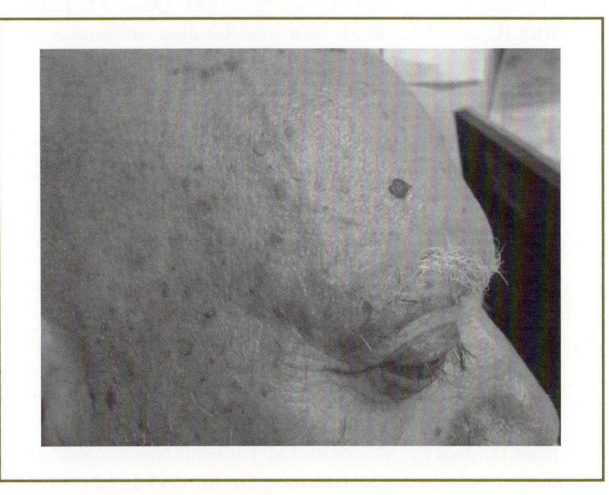

Figura 3.2.5 – Espessamento do ramo frontal da artéria temporal na arterite de células gigantes.

REFERÊNCIAS

1. Salvarani C, Brown RD, Hunder GG. Adult primary central nervous system vasculitis. Lancet. 2012;380(9843):767–77.

2. Calabrese LH, Molloy ES, Singhal AB. Primary central nervous system vasculitis: progress and questions. Ann Neurol. 2007;62(5):430-2.

3. Hajj-Ali RA, Singhal AB, Benseler S, Molloy E, Calabrese LH. Primary angiitis of the CNS. Lancet Neurol. 2011;10(6):561-72.

4. Küker W. Cerebral vasculitis: imaging signs revisited. Neuroradiology. 2007;49(6):471-9.

5. Salvarani C, Brown RD Jr, Calamia KT, Christianson TJ, Weigand SD, Miller DV, et al. Primary central nervous system vasculitis: analysis of 101 patients. Ann Neurol. 2007;62:442-51.

6. Salvarani C, Brown RD Jr, Calamia KT, Christianson TJ, Huston J 3rd, Meschia JF, et al. Primary CNS vasculitis with spinal cord involvement. Neurology. 2008;70:2394-400.

7. Molloy ES, Singhal AB, Calabrese LH. Tumour-like masse lesion: an under-recognized presentation of primary angiitis of the central nervous system. Ann Rheum Dis. 2008;67:1732-5.

8. Woolfenden AR, Wade NK, Tang P, Chalmers A, Reid G, Teal PA. Uveitis associated with primary angiitis of the central nervous system. Can J Neurol Sci. 2007;34:81-3.

9. Gioia L, Poppe AY, Lanthier S. Primary angiitis of the central nervous system: clinical approaches, challenges and controversies. Eur Neurol Rev. 2011;6:181-6.

10. Salvarani C, Brown RD Jr, Calamia KT, Christianson TJ, Huston J 3rd, Meschia JF, et al. Primary central nervous system vasculitis with prominent leptomeningeal enhan-

11. Hunn M, Robinson S, Wakefield L, Mossman S, Abernethy D. Granulomatous angiitis of the CNS causing spontaneous intracerebral hemorrhage: the importance of leptomeningeal biopsy. J Neurol Neurosurg Psychiatry. 1998;65:956-7.

12. Molloy ES, Singhal AB, Calabrese LH. Tumour-like mass lesion: an under-recognized presentation of primary angiitis of the central nervous system. Ann Rheum Dis. 2008;67:1732-5.

13. Finelli PF, Onyiuke HC, Uphoff DF. Idiopathic granulomatous angiitis of the CNS manifesting as diffuse white matter disease. Neurology. 1997;49:1696-9.

14. Derry C, Dale RC, Thom M, Miller DH, Giovannoni G. Unilateral hemispheric vasculitis mimicking Rasmussen's encephalitis. Neurology. 2002;58:327-8.

15. Alrawi A, Trobe, JD, Blaivas M, Musch DC. Brain biopsy in primary angiitis of the central nervous system. Neurology. 1999;53:858-60.

16. Vollmer TL, Guarnaccia J, Harrington W, Pacia SV, Petroff OAC. Idiopathic granulomatous angiitis of the central nervous system: diagnostic challenges. Arch Neurol. 1993;50:925-30.

17. Alhalabi M, Moore PM. Serial angiography in isolated angiitis of the central nervous system. Neurology. 1994;44:1221-6.

18. Chu CT, Gray L, Goldstein LB, Hulette CM. Diagnosis of intracranial vasculitis: a multi-disciplinary approach. J Neuropathol Exp Neurol. 1998;57:30-8.

19. Hajj-Ali RA, Calabrese LH. Primary angiitis of the central nervous system. Autoimm Rev. 2013;12:463-6.

20. Birnbaum J, Hellmann DB. Primary angiitis of the central nervous system. Arch Neurol. 2009;66:704-9.

21. Miller DV, Salvarani C, Hunder GG, Brown RD. Biopsy findings in primary angiitis of the central nervous system. Am J Surg Pathol. 2009;33:35-43.

22. Giannini C, Salvarani C, Hunder G, Brown RD. Primary central nervous system vasculitis. Acta Neuropathol. 2012;123:759-72.

23. Lie JT. Primary (granulomatous) angiitis of the central nervous system: a clinicopathologic analysis of 15 new cases and a review of the literature. Hum Pathol. 1992;23:164-71.

24. Duna GF, Calabrese LH. Limitations of invasive modalities in the diagnosis of primary angiitis of the central nervous system. J Rheumatol. 1995;22:662-7.

25. De Tiege X, van Bogaert P, Aeby A, Salmon I, Parpal H, Poppe AY, et al. Primary angiitis of the central nervous system: neurological deterioration despite treatment. Pediatrics. 2011;127:e1086-90.

26. Swartz RH, Bhuta SS, Farb RI, Agid R, Willinsky RA, Terbrugge KG, et al. Intracranial arterial wall imaging using high-resolution 3-tesla contrast-enhanced MRI. Neurology. 2009;72:627-34.

27. Scolding MJ, Wilson H, Hohlfeld R, Polman C, Leite I, Gilhus N (The EFNS Cerebral Vasculitis Task Force). The recognition, diagnosis and management of cerebral vasculitis: a European survey. Eur J Neurol. 2002;9:343-7.

28. Carolei A, Sacco S. Central nervous system vasculitis. Neurol Sci. 2003;24;S8-S10.

29. Gill D, Hinze S, Palace J. The diagnostic conundrum of primary angiitis of the central nervous system: a case report. J Neurol. 2011;258:925-8.

30. Salvarani C, Brown RD Jr, Calamia KT, Huston J 3rd, Meschia JF, Giannini C, et al. Efficacy of tumor necrosis factor

α blockade in primary central nervous system vasculitis resistant to immunosuppressive treatment. Arthritis Rheum. 2008;59;291-6.

31. Moore PM, Richardson B. Neurology of the vasculitides and connective tissue diseases. J Neurol Neurosurg Psychiatry. 1998;65:10-22.

32. Oon S, Roberts C, Gorelik A, Wicks I, Brand C. Primary angiitis of the central nervous system: experience of a Victorian tertiary-referral hospital. Intern Med J. 2013;43:685-92.

33. Salvarani C, Brown RD Jr, Calamia KT, Christianson TJH, Huston J 3rd, Meschia JF, et al. Angiography-negative primary central nervous system vasculitis: a syndrome involving small cerebral vessels. Medicine. 2008;87:264-71.

34. Salvarani C, Brown RD Jr, Calamia KT, Christianson TJH, Huston J 3rd, Meschia JF, et al. Rapidly progressive primary central nervous system vasculitis. Rheumatology. 2011;50:349-58.

35. Salvarani C, Brown RD Jr, Calamia KT, Christianson TJH, Huston J 3rd, Meschia JF, et al. Primary central nervous system vasculitis: comparison of patients with and without cerebral amyloid angiopathy. Rheumatology. 2008:47;1671-7.

36. de Boysson H, Zuber M, Naggara O, Neau JP, Gray F, Bousser MG, et al. Primary angiitis of the central nervous system: description of the first 52 adult patients enrolled in the French COVAC' cohort. Arthritis Rheum. 2012;64(suppl. 10):S663-4.

37. Calabrese LH, Molloy ES, Singall AB. Primary central nervous system vasculitis: progress and questions. Ann Neurol. 2007;62:430-2.

38. Schonewille WJ, Wijman CA, Michel P, Rueckert CM, Weimar C, Mattle HP, et al.; BASICS study group. Treatment and outcomes of acute basilar artery occlusion in the Basilar Artery International Cooperation Study (BASICS): a prospective registry study. Lancet Neurol. 2009;8:724-30.

39. Ferro JM, Canhão P, Stam J, Bousser MG, Barinagarrementeria F; ISCVT Investigators. Prognosis of cerebral vein and dural sinus thrombosis: results of the International Study on Cerebral Vein and Dural Sinus Thrombosis (ISCVT). Stroke. 2004;35:664-70.

40. Woolfenden AR, Tong DC, Marks MP, Ali AO, Albers GW. Angiographically defined primary angiitis of the CNS: is it really benign? Neurology. 1998;51:183-8.

41. Singhal AB, Hajj-Ali RA, Topcuoglu MA, Fok J, Bena J, Yang D, et al. Reversible cerebral vasoconstriction syndromes: analysis of 139 cases. Arch Neurol. 2011 Aug;68(8):1005-12.

42. Singhal AB. Diagnostic challenges in RCVS, PACNS, and other cerebral arteriopathies.Cephalalgia. 2011 Jul;31(10):1067-70.

43. Calabrese LH, Dodick DW, Schwedt TJ, Singhal AB. Narrative review: reversible cerebral vasoconstriction syndromes. Ann Intern Med. 2007;146(1):34-44.

44. Singhal AB. Postpartum angiopathy with reversible posterior leukoencephalopathy. Arch Neurol. 2004;61(3):411-6.

45. Mawet J, Boukobza M, Franc J, Sarov M, Arnold M, Bousser MG, et al. Reversible cerebral vasoconstriction syndrome and cervical artery dissection in 20 patients. Neurology. 2013 Aug 27;81(9):821-4.

46. Hajj-Ali RA, Calabrese LH. Central nervous system vasculitis. Curr Opin Rheumatol. 2009;21(1):10-8.

47. Popescu A, Kao AH. Neuropsychiatric systemic lupus erythematosus. Curr Neuropharmacol. 2011; 9(3):449-57.

48. Rodrigues CEM, Carvalho JF, Shoenfeld Y. Neurological manifestations of antiphospholipid syndrome. Eur J Clin Invest. 2010;40(4):350-9.

49. Shoenfeld Y, Nahum A, Korczyn AD, Dano M, Rabinowitz R, Beilin O, et al. Neuronal-binding antibodies from patients with antiphospholipid syndrome induce cognitive deficits following intrathecal passive transfer. Lupus. 2003;12(6):436-42.

50. Berman H, Rodríguez-Pintó I, Cervera R, Morel N, Costedoat-Chalumeaub N, Erkan D, et al., for the Catastrophic Antiphospholipid Syndrome (CAPS) Registry Project Group (European Forum on Antiphospholipid Antibodies). Rituximab use in the catastrophic antiphospholipid syndrome: Descriptive analysis of the CAPS registry patients receiving rituximab. Autoimmun Rev. 2013;12(11):1085-90.

51. Rangel ML, Alghamdi I, Contreras G, Harrington T, Thomas DB, Barisoni L, et al. Catastrophic antiphospholipid syndrome with concurrent thrombotic and hemorrhagic manifestations. Lupus. 2013 Jul;22(8):855-64.

52. Kidd D, Steuer A, Denman AM, Rudge P. Neurological complications in Behçet's syndrome. Brain. 1999;122:2183-94.

53. Dutra LA, Gonçalves CR, Braga-Neto P, Pedroso JL, Gabbai AA, Barsottini OG, et al. Atypical manifestations in Brazilian patients with neuro-Behçet's disease. J Neurol. 2012 Jun;259(6):1159-65.

54. Holle JU, Gross WL. Neurological involvement in Wegener's granulomatosis. Curr Opin Rheumatol. 2011;23(1):7-11.

55. Dutra LA, Souza AWS, Barsottini OGP. Vasculites de sistema nervoso central. In: Bertolucci PHF, Ferraz HB, Félix EPV, Pedroso JL. Guias de Medicina Ambulatorial e Hospitalar da UNIFESP-EPM – Neurologia. Barueri: Editora Manole; 2010. p. 305-14.

56. Haroon M, Molloy E, Farrell M. The Journal of Rheumatology Central Nervous System Vasculitis: All That Glitters Is Not Gold. J Rheumatol. 2012;39(3):662-3.

57. Yamamoto A, Kikuchi Y, Homma K, O'uchi T, Furui S. Characteristics of intravascular large B-cell lymphoma on cerebral MR imaging. AJNR Am J Neuroradiol. 2012;33:292-6.

58. González-Gay MA, Pina T. Giant cell arteritis and polymyalgia rheumatica: an update. Curr Rheumatol Rep. 2015 Feb; 17(2):6.

59. Souza AW, Okamoto KY, Abrantes F, Schau B, Bacchiega AB, Shinjo SK. Giant cell arteritis: a multicenter observational study in Brazil. Clinics (Sao Paulo). 2013;68(3):317-22.

60. Alibaz-Oner F, Direskeneli H. Update on Takayasu's arteritis. Presse Med. 2015 Jun;44(6 Pt 2):e259-65.

61. de Souza AW, de Carvalho JF. Diagnostic and classification criteria of Takayasu arteritis. J Autoimmun. 2014 Feb-Mar;48-49:79-83.

Miopatias inflamatórias

Fábio Fieni Toso
Lívia Almeida Dutra
Orlando Graziani Povoas Barsottini

INTRODUÇÃO

As miopatias inflamatórias idiopáticas podem ser divididas em quatro grupos com distintos mecanismos patogênicos e histológicos: dermatomiosite, polimiosite, miosite por corpúsculos de inclusão e miosite necrotizante autoimune. Essas doenças podem ocorrer isoladamente ou em associação com neoplasias e doenças do tecido conjuntivo.

DERMATOMIOSITE E POLIMIOSITE

A incidência anual de dermatomiosite (DM) e de polimiosite (PM) na população geral varia entre 0,1-1,0 por 100 mil. Mulheres são mais afetadas que homens. Em geral os pacientes se apresentam com fraqueza muscular de predomínio proximal há meses, com evolução lenta, sem atrofia muscular evidente. Outros sinais e sintomas como disfagia e regurgitação nasal decorrentes da fraqueza dos músculos faríngeos podem estar presentes. Mialgia de leve a moderada intensidade ocorre em cerca de 50% dos casos.

Na DM as alterações cutâneas tipicamente precedem ou acompanham a fraqueza muscular, mas podem surgir anos após o início da fraqueza levando a um diagnóstico errôneo de PM. Por outro lado, alguns pacientes podem apresentar apenas alterações cutâneas isoladamente (dermatomiosite amiopática).

As alterações cutâneas clássicas da DM incluem *rash* cor púrpuro-rosada ou violácea encontrado ao redor dos olhos, em especial nas pálpebras superiores, geralmente associado a edema periorbitário (heliótro-po) e lesões eritematosas, descamativas que ocorrem nas regiões extensoras dos dedos das mãos, sobretudo nas articulações metacarpofalangeanas e interfalangeanas proximais (pápulas de Gottron). As mãos podem ainda evidenciar descamação, fissuras, ceratose e hiperpigmentação simétricas e não pruriginosas nas palmas ("mãos de mecânico"). Adicionalmente pode surgir um *rash* eritematoso macular e fotossensível acometendo face, pescoço e parede anterior do tórax (sinal do V). Os leitos ungueais com frequência evidenciam capilares dilatados, ocasionalmente com trombos ou hemorragias. Calcificações subcutâneas podem surgir em pontos de pressão como cotovelos e joelhos, sobretudo em pacientes jovens, com a potencial complicação de ulcerações locais.

A doença pulmonar intersticial é uma complicação importante da DM e da PM. O acometimento pulmonar pode preceder ou acompanhar a miopatia em 5-40% dos pacientes e se manifestar de forma aguda com tosse não produtiva, dispneia, hipoxemia e infiltrados pulmonares. Eventualmente a doenças pulmonar é identificada em pacientes assintomáticos submetidos a radiografia de tórax. A presença do acometimento pulmonar é um indicador de prognóstico ruim. Os pacientes com DM e PM também podem apresentar manifestações cardíacas com taquiarritmias supraventriculares e bloqueios de condução atrioventricular. A insuficiência cardíaca congestiva é raramente descrita.

A incidência de neoplasia é elevada em pacientes com DM, variando entre 6% e 45% (usualmente em torno dos 40 anos). Na maioria dos casos, o diagnóstico de neoplasia é estabelecido nos dois primeiros anos do diagnóstico de DM. Os sítios comumente identificados são ovários, pulmões, pâncreas, estômago e intestino. O linfoma não Hodgkin (LNH) também está associado a DM. A incidência de neoplasia nos pacientes com PM varia entre 0% e 28%, provavelmente refletindo a ausência de critérios diagnósticos de aceitação universal. O LNH e a neoplasia de bexiga foram associados a PM. Os pacientes com DM e PM devem sempre ser cuidadosamente avaliados para a possibilidade de neoplasia oculta.

Tanto a DM quanto a PM podem se apresentar em associação com esclerodermia, lúpus eritematoso sistêmico (LES) e raramente com artrite reumatoide (AR) e síndrome de Sjögren (SS). A incidência de miosite em pacientes com esclerodermia varia entre 5% e 17%. É comum uma miopatia leve sem elevação significativa de creatinofosfoquinase (CPK), mas em alguns pacientes ocorre lesão muscular grave. A presença do anticorpo anti-PM-Scl é marcador da associação de miosite com esclerodermia. DM e PM também podem ocorrem em associação com LES. A presença de autoanticorpos contra componentes nucleares ajuda na diferenciação entre associação PM-LES e PM primária.

A necrose das fibras musculares normalmente produz elevação dos níveis de CPK, aldolase, mioglobina, lactato desidrogenase, aspartato aminotransferase (AST) e alanina aminotransferase (ALT). Os níveis de CPK estão elevados em aproximadamente 70% dos pacientes com DM, mas não têm correlação direta com a gravidade da doença e podem ser normais em pacientes com fraqueza intensa. Por outro lado, na PM os níveis de CPK estão sempre elevados na fase ativa da doença, usualmente mais que 5 vezes o valor de referência. Os valores de CPK podem ser usados para monitorar a resposta à terapia em conjunção ao exame físico, já que os níveis de CPK não se correlacionam diretamente ao grau de fraqueza muscular. Anticorpos antinucleares (FAN) são detectados em 24% a 60% dos pacientes com DM e são mais comuns em casos sobrepostos de doenças do colágeno. Alguns pacientes apresentam autoanticorpos musculoespecíficos. Esses anticorpos se demonstraram patogênicos e representam apenas um epifenômeno, mas podem ser usados na diferenciação entre as síndromes. Por exemplo, os anticorpos antissintetases anti-Jo-1 são associados a doença intersticial pulmonar. Anticorpos anti-Mi-2 foram relacionados a pacientes com quadro de miosite aguda, *rash* cutâneo intenso e resposta favorável à terapia. A presença de anticorpos contra anti-MDA5

está associada a formas mais agressivas da doença com fibrose pulmonar. FAN positivo é observado em 16% a 40% dos pacientes com PM.

A ressonância magnética (RM) evidencia sinais inflamatórios nos músculos e nos tecidos subcutâneos. A RM é útil no seguimento da doença para avaliar sua progressão e resposta ao tratamento, além indicar o sítio adequado para realização de biopsia.

A eletroneuromiografia (ENMG) tipicamente evidencia atividade interseccional e atividade espontânea com potenciais de fibrilação e padrão miopático (baixa amplitude, curta duração, polifásicos).

Os achados histopatológicos distinguem DM e PM. Na PM observa-se infiltrado inflamatório perivascular, perimisial e endomisial. Não há comprometimento dos vasos capilares. Ocorre invasão de fibras musculares não necróticas expressando complexos maiores de histocompatibilidade (MHC) – 1 por linfócitos T CD8+ citotóxicos.

Na DM a inflamação é predominantemente perivascular ou interfascicular. O infiltrado inflamatório contem linfócitos B e T CD4+. De maneira distinta da PM, o ataque imune parece ser direcionado ao endotélio vascular. Ocorre deposição de anticorpos na superfície endotelial, ativação de complemento e finalmente lesão da membrana celular mediado pelo complexo de ataque à membrana (MAC). A isquemia crônica produz atrofia perifascicular, o achado histopatológico característico da DM.

Os corticoides são amplamente utilizados no tratamento da PM. A dose de prednisona varia entre 1,0-1,5 mg/Kg e é mantida até melhora da força muscular. A retirada deve ser lenta e gradual. Drogas imunossupressoras como azatioprina, metotrexato, ciclosporina, tacrolimus e micofenolato são úteis para controle da doença com doses menores de corticoides. A imunoglobulina humana demostra benefício em pacientes com formas graves e refratárias de DM e PM. Por outro lado, plasmaférese não mostrou benefício em estudos controlados.

MIOSITE POR CORPÚSCULOS DE INCLUSÃO

A miosite por corpúsculos de inclusão (MCI) é caracterizada por fraqueza dos membros superiores e inferiores, progressiva, proximal e distal, normalmente com início após os 50 anos de idade. É a miopatia mais comum dessa faixa etária. Frequentemente ocorre comprometimento precoce dos flexores dos dedos, flexores do punho, extensores das pernas e flexores dorsais dos tornozelos. Muitos pacientes desenvolvem disfagia que pode ser grave e necessitar de dilatação esofágica ou miotomia cricofaríngea. Fraqueza facial também pode ocorrer. Não há associação com neoplasias. Em geral o curso da doença é progressivo e tipicamente não apresenta melhora com imunossupressores.

A CPK é normal em ou discretamente elevada na maioria dos casos. Os achados de ENMG são similares aos observados da PM e DM, entretanto os achados de potenciais de duração prolongada das unidades motoras não afastam o diagnóstico de MCI.

A biopsia muscular evidencia inflamação endomisial, pequenos grupos de fibras atróficas, inclusões citoplasmáticas eosinofílicas e vacúolos contendo material granular (produtos de degradação muscular) (Figura 3.3.1). Adicionalmente, encontramos numerosas proteínas expressas na doença de Alzheimer (incluindo deposição amiloide), que podem ser encontradas nas fibras musculares sugerindo que a doença tenha componente degenerativo. Normalmente não há resposta ao tratamento imunossupressor, exceto por alguns pacientes que evidenciam alguma melhora com corticosteroides, imunoglobulina e micofenolato.

MIOPATIA NECROTIZANTE AUTOIMUNE

A miopatia necrotizante autoimune (MNA) foi recentemente identificada como uma provável miosite autoimune distinta. Os pacientes apresentam fraqueza proximal e frequentemente mialgia, que podem ter início agudo ou insidioso. A MNA pode estar associada a doenças do tecido conjuntivo (usualmente esclerodermia ou doença mista do tecido conjuntivo) ou a neoplasias (paraneoplasia). Os sítios de neoplasia mais comuns são trato gastrointestinal e pulmão. Assim como em pacientes com DM e PM, deve ser realizada pesquisa de neoplasia oculta em pacientes com MNA. Muitos pacientes com MNA têm como fator desencadeante o uso de estatinas.

Os níveis de CPK estão muito elevados em geral. A positividade do FAN sugere a possibilidade de doença do colágeno subjacente. Estudos recentes demonstraram que pacientes com MNA induzida por estatinas frequentemente apresentam anticorpos contra a hidroximetilglutaril coenzima A (HMG-CoA) redutase. Esses anticorpos não estão presentes em pacientes assintomáticos em uso de estatinas ou naqueles em que a suspensão do uso dessas drogas resultou em melhora completa da fraqueza. O estudo histopatológico revela fibras musculares necróticas dispersas. O infiltrado inflamatório é confinado à célula necrótica.

Os pacientes com MNA apresentam melhora com uso de imunossupressores e imunomoduladores, mas, em geral, parece que a resposta é menos efetiva que a observada em pacientes com DM ou PM.

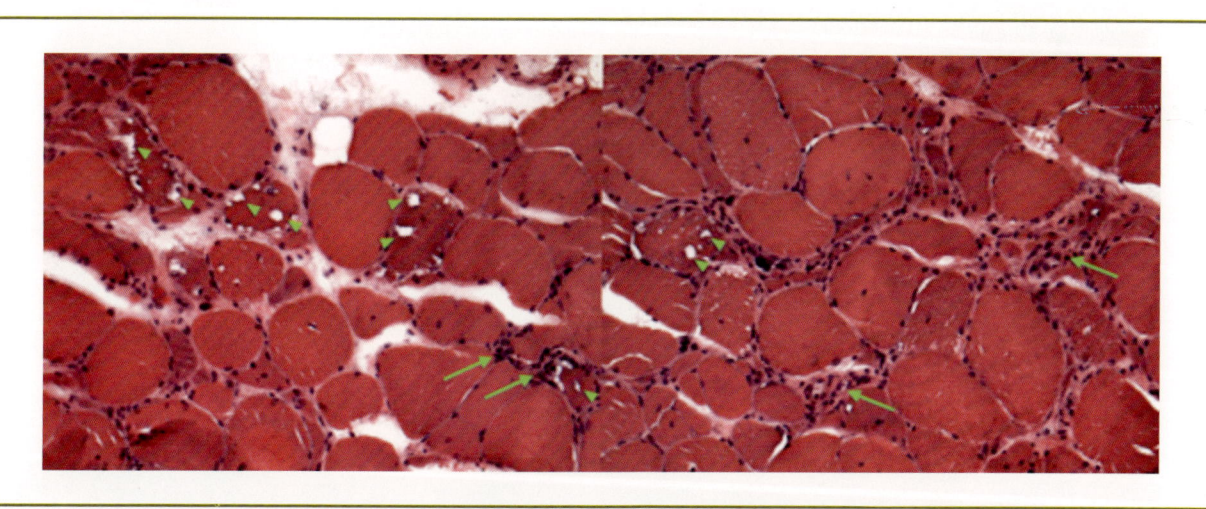

Figura 3.3.1 – Biópsia muscular em paciente portador de miosite com corpúsculos de inclusão. Observam-se acentuada variabilidade de tamanho das fibras musculares, aumento da centralização nuclear, focos de inflamação endomisial e perivascular (setas), além da presença de fibras com numerosos vacúolos marginados (pontas de seta).

REFERÊNCIAS

1. Amato AA, Barohn RJ. Evaluation and treatment of inflammatory myopathies. J Neurol Neurosurg Psychiatry. 2009 Oct;80(10):1060-8.

2. Amato AA, Greenberg SA. Inflammatory myopathies. Continuum (Minneap Minn). 2013 Dec;19(6 Muscle Disease):1615-33.

3. Dalakas MC, Hohlfeld R. Polymyositis and dermatomyositis. Lancet. 2003;362(9388):971-82.

4. Grable-Esposito P, Katzberg HD, Greenberg SA, Srinivasan J, Katz J, Amato AA. Immune-mediated necrotizing myopathy associated with statins. Muscle Nerve. 2010 Feb;41(2):185-90.

5. Hill CL, Zhang Y, Sigurgeirsson B, Pukkala E, Mellemkjaer L, Airio A, et al. Frequency of specific cancer types in dermatomyositis and polymyositis: a population-based study. Lancet. 2001 Jan 13;357(9250):96-100.

6. Kumar N. Cardiac arrhythmias and sudden death. 2013 The American Academy of Neurology Institute. 2013;1-115.

7. Mammen AL. Dermatomyositis and polymyositis. Ann N Y Acad Sci. 2009;1184(1):134-53.

8. Dimachkie MM, Barohn RJ, Amato AA. Idiopathic inflammatory myopathies. Neurol Clin. 2014 Aug;32(3):595-628.

9. Sigurgeirsson B, Lindelöf B, Edhag O, Allander E. Risk of cancer in patients with dermatomyositis or polymyositis. A population-based study. N Engl J Med. 1992 Feb 6;326(6):363-7.

10. Venalis P, Lundberg IE. Immune mechanisms in polymyositis and dermatomyositis and potential targets for therapy. Rheumatology (Oxford). 2014 Mar;53(3):397-405.

Sarcoidose envolvendo o sistema nervoso

Lívia Almeida Dutra

Fábio Fieni Toso

Orlando Graziani Povoas Barsottini

INTRODUÇÃO

A sarcoidose é uma doença inflamatória granulomatosa sistêmica de etiologia desconhecida que acomete diversos órgãos e sistemas, preferencialmente os pulmões. A doença acomete principalmente pacientes jovens de ambos os gêneros entre 25-45 anos; no entanto há um aumento da incidência após os 50 anos entre as mulheres[1]. As manifestações neurológicas ocorrem em 5-20% dos casos e, em metade deles, o envolvimento neurológico é a primeira manifestação da doença[23]. As primeiras descrições das manifestações neurológicas remontam ao início do século XX[3].

A sarcoidose envolve qualquer parte do sistema nervoso central (SNC). O curso da doença pode ser agudo ou crônico, e em geral as manifestações neurológicas apresentam elevada chance de recorrência, especialmente aquelas que cursam com envolvimento parenquimatoso ou meníngeo.

A doença é caracterizada pela presença de granulomas não caseosos nos órgãos e tecidos envolvidos. O granuloma é descrito como macrófagos ativados e células epitelioides em paliçada cercados por linfócitos T[3]. A inflamação granulomatosa das leptomeninges se estende para o cérebro e meninges através dos espaços de Virchow-Robin, que se comunicam com linfonodos cervicais. Acredita-se que a base do crânio, nervos cranianos e estruturas hipotalâmicas-pituitárias sejam preferencialmente acometidas pelo fato de os espaços perivasculares serem proeminentes nestas regiões[3]. Acredita-se que um dos mecanismo fisiopatológicos na sarcoidose seria a resposta Th1 exacerbada por estímulos ambientais em indivíduos geneticamente suscetíveis[14]. A exposição ao mofo, inseticidas, trabalho em agricultura e em indústrias envolvidas no processamento de metais são considerados fatores de risco da doença[14]. Alguns antígenos não degradados de micobactérias e propionibactérias funcionariam como *triggers* imunológicos, promovendo agregação e formação inicial do granuloma através de macrófagos e linfócitos T. Em menos de 5%, dos casos, há um componente genético. O cigarro é um fator protetor para a doença[15].

DIAGNÓSTICO

A manifestação neurológica mais comum da sarcoidose é a paralisia facial periférica, que pode ser uni ou bilateral. Outros nervos cranianos podem ser envolvidos, como os nervos óptico e vestíbulo-coclear. A inflamação leptomeníngea com espessamento é a segunda manifestação mais comum e habitualmente apresenta curso recorrente[23]. Há relatos de miopatias, mielopatias, crises epilépticas, neuropatias periféricas, hidrocefalia, hipofisite, leucoencefalopatia, formas pseudotumorais e disfunção cognitiva[1,2,3]. O acidente vascular cerebral é uma manifestação rara da neurossarcoidose e geralmente reflete a presença de inflamação leptomeníngea[3].

Na ressonância magnética de crânio podemos encontrar áreas de captação de contraste, espessamento meníngeo (Figura 3.4.1), além e lesões em substância branca sugestivas de leucoencefalopatia. Alguns pacientes podem apresentar hipofisite subclínica. Na neurossarcoidose a correlação clínico-radiológica é baixa, desta forma, pacientes podem ter importante envolvimento do SNC mesmo assintomáticos.

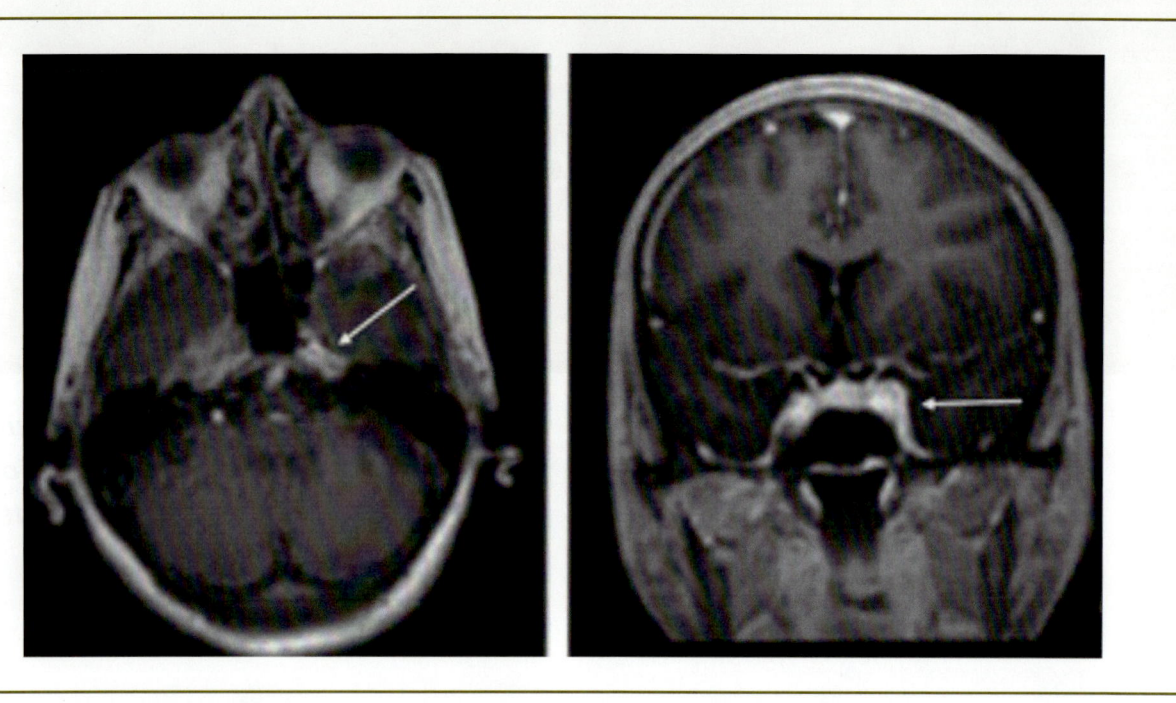

Figura 3.4.1 – Paciente com sarcoidose com envolvimento do sistema nervoso central. Ressonância do crânio mostra espessamento meníngeo importante (paquimeningite).

O líquor cefalorraquidiano (LCR) geralmente apresenta pleiocitose e pode apresentar hipoglicorraquia, com discreta elevação de proteínas. Podemos encontrar bandas oligoclonais[3]. AECA no LCR está elevada em apenas 25-35% dos pacientes e não apresenta correlação com atividade da doença, e por este motivonão é rotineiramente utilizada.

Os pacientes que apresentam manifestações neurológicas da doença podem cursar com envolvimento assintomático de outros órgãos e sistemas. Desta forma, em todos os casos suspeitos, é importante investigar o envolvimento sistêmico através de exames complementares, tais como CT de tórax de alta resoluçãoe provas de função pulmonar. Os pacientes com envolvimento pulmonar devem ser estudados através de broncoscopia com lavado broncoalveolar (LBA) e biopsia, se possível. Caracteristicamente o LBA apresenta relação linfócitos T CD4:CD8 superior a 3,5 em 50% dos caso,s e o resultado do LBA pode ser utilizado como um dos critérios de suporte para o diagnóstico.

Os pacientes com quadro clínico sugestivo e CT de tórax de alta resolução normal devem ser investigados com tomografia com emissão de posítrons (PET-FDG), uma vez que a atividade da doença pode não ser identificada através da CT de tórax isoladamente. Além disso, o uso destes métodos permite a triagem de outros sítios envolvidos na doença, como glândulas lacrimais, pele e cavidade abdominal. O PET-FDG apresenta sensibilidade superior à cintilografia de corpo inteiro com gálio[3].

O diagnóstico definitivo da doença requer a confirmação através de biopsia demonstrando a presença de granulomas não caseosos. A biopsia do SNC não é necessária caso a doença sistêmica esteja definida. Desta forma é de fundamental importância a investigação sistêmica.

O diagnóstico de neurossarcoidose é provável quando encontramos quadro clínico sugestivoe exames laboratoriais compatíveis com a doença, na impossibilidade de biopsia de qualquer sítio. Dentre os exames laboratoriais podemos citar aqueles que detectam produtos do granuloma (calcemia, calciúria, dosagem de enzima conversora de angiotensina) ou ainda enzimas e mediadores inflamatórios que indiquemhiperatividade da resposta Th1 (chitotriosidase, uma enzima produzida por macrófagos e que está presente em 90% dos pacientes em atividade; dosagem do receptor solúvel de IL-2, neopterina, lisozima, KL-6 e amiloide A)[1]. A dosagem sérica do receptor solúvel de IL-2 tem sido utilizada como biomarcador da sarcoidose, substituindo a ECA[3]. Os principais diagnósticos diferenciais estão descritos no Quadro 3.4.1. A maioria das séries de neurossarcoidose é constituída por casos classificados como neurossarcoidose provável[6,7,8].

TRATAMENTO E PROGNÓSTICO

As principais drogas utilizadas no tratamento da sarcoidose são corticoide, metotrexate, infliximabe, adalimumabe

Quadro 3.4.1 – Diagnósticos diferenciais da neurossarcoidose.

Doenças infecciosas (tuberculose, histoplasmose, critpcocose, CMV, toxoplasmose, *Listeria*, HIV, borreliose, sífilis HIV, doença de Whipple)

Doenças inflamatórias (doença de Behçet, histiocitose, doença de Vogt-Koyanagi-Harada, granulomatose de Wegener, imunodeficiência comum variável,vasculite primária do SNC, CLIPPERS)

Tumores (linfoma, meningiossarcoma, gliomas, meningite carcinomatosa, metástase leptomeníngea)

Doenças desmielinizantes (esclerose múltipla, neuromielite óptica, mielite transversa)

Adaptado de Tavee JO, Stern BJ [3].

e micofenolatomofetil. As evidências para uso da ciclofosfamida na doença são pequenas, mas ainda assim há centros que utilizam a medicação. O etarnecept não apresenta ação contra a doença.Cerca de 70% dos pacientes entram em remissão quando adequadamente tratados[3].

As neuropatias cranianas isoladas e meningite asséptica isolada são habitualmente autolimitadas e monofásicas, por este motivo podemser tratadas apenas com corticoide durante curto período[9,2]. Por outrolado, os pacientes com envolvimento parenquimatoso, crises epilépticas, lesões pseudotumorais, espessamento meníngeo com envolvimento de múltiplos nervos cra-

nianos e hidrocefaliaapresentam curso remitente-recorrente, enecessitam doses altas de corticoide por longo prazo[10,11].

Apesar de o corticoide sera medicação de primeira escolha, muitos pacientes apresentamintolerância, efeitos colaterais ou ainda persistem em atividade. Em três estudos verificou-se que apenas 40% dos pacientes estabilizaram ou melhoraram em vigência de corticoide isoladamente[12,6,11]. Por este motivo, selecionamos pacientes com doença severa para tratamento com terapia combinada, utilizando imunossupressores e corticoide no momento do diagnóstico[11,10]. Habitualmente mantemos imunossupressores por 2 anos, com meta de redução de corticoide para o mínimo de 10 mg/kg. O algoritmo da Figura 3.4.2 ilustra a estratégia atual de tratamento da doença.

Apesar do tratamento, as taxas de mortalidade chegam a 18%, e aproximadamente 31% dos pacientes apresentam efeitos colaterais[8]. Em uma série de 54 pacientes, 10% progrediram independente do tratamento[7]. Portanto, o diagnóstico e manejo da neurossarcoidose ainda é desafiador. A maioria dos casos requer uso de imunossupressores, e a resposta clínica pode ser incompleta. Em pacientes com elevada chance de recorrência, há benefício no uso concomitante de imunossupressores no momento do diagnóstico.

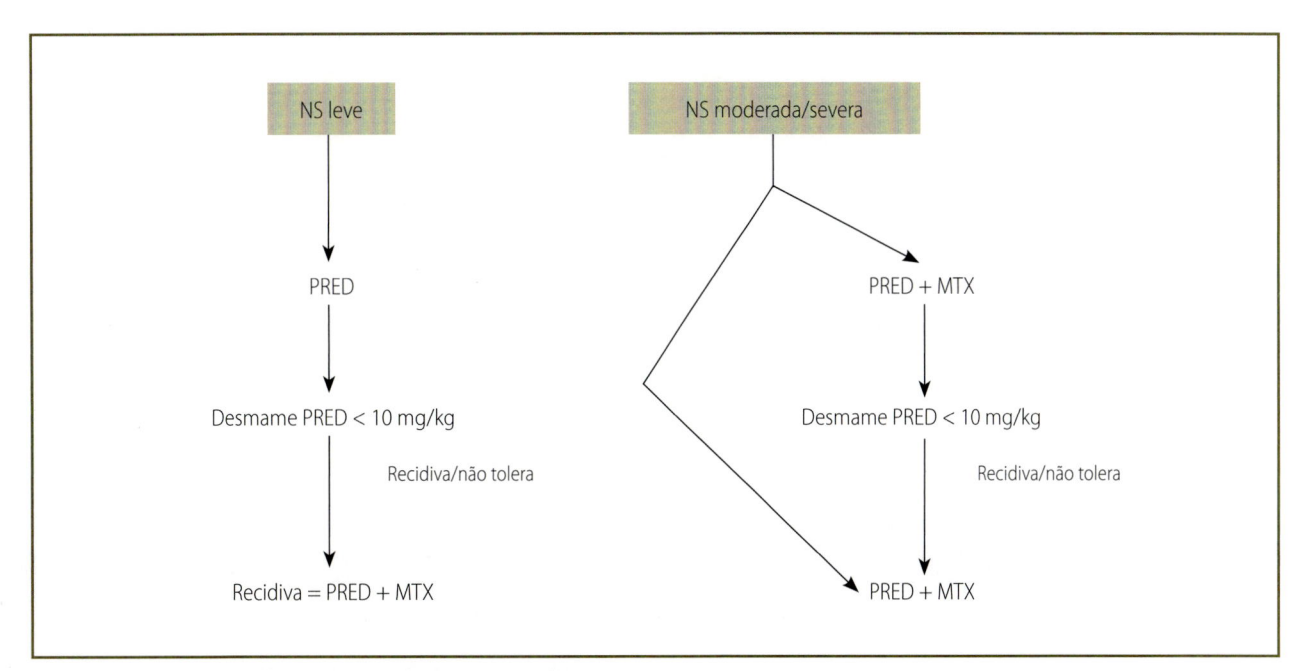

Figura 3.4.2 – Algoritmo de tratamento da neurossarcoidose.

Siglas: NS = neurossarcoidose, PRED = prednisona, MTX = metotrexato; IFX= infliximabe.
Adaptada de Dutra LA, Braga-Neto P, Oliveira RA, Pedroso JL, Abrahão A, Barsottini OGP[2].

REFERÊNCIAS

1. Valeyre D, Prasse A, Nunes H, Uzunhan Y, Brillet P-Y, Müller-Quernheim J. Sarcoidosis. Lancet. 2014 Mar 29;383(9923):1155-67.

2. Dutra LA, Braga-Neto P, Oliveira RA, Pedroso JL, Abrahão A, Barsottini OGP. Neurosarcoidosis: guidance for the general neurologist. Arq Neuropsiquiatr. 2012 Apr;70(4):293-9.

3. Tavee JO, Stern BJ. Neurosarcoidosis. Continuum (Minneap Minn). 2014 Jun;20(3 Neurology of Systemic Disease):545-59.

4. Chen ES, Moller DR. Etiology of sarcoidosis. Clin Chest Med. 2008 Sep;29(3):365-77, vii.

5. Newman LS, Rose CS, Bresnitz EA, Rossman MD, Barnard J, Frederick M, et al.; ACCESS Research Group. A case control etiologic study of sarcoidosis: environmental and occupational risk factors. Am J Respir Crit Care Med. 2004 Dec 15;170(12):1324-30.

6. Joseph FG, Scolding NJ. Neurosarcoidosis: a study of 30 new cases. J Neurol Neurosurg Psychiatry. 2009 Mar;80(3):297-304.

7. Pawate S, Moses H, Sriram S. Presentations and outcomes of neurosarcoidosis: a study of 54 cases. QJM. 2009 Jul;102(7):449-60.

8. Sharma OP. Neurosarcoidosis: a personal perspective based on the study of 37 patients. Chest. 1997 Jul;112(1):220-8.

9. Ferriby D, de Seze J, Stojkovic T, Hachulla E, Wallaert B, Destée A, et al. Long-term follow-up of neurosarcoidosis. Neurology. 2001 Sep 11;57(5):927-9.

10. Lower EE, Weiss KL. Neurosarcoidosis. Clin Chest Med. 2008 Sep;29(3):475-92.

11. Scott TF, Yandora K, Valeri A, Chieffe C, Schramke C. Aggressive therapy for neurosarcoidosis: long-term follow-up of 48 treated patients. Arch Neurol. 2007 May 9;64(5):691-6.

12. Lower EE, Broderick JP, Brott TGR, Baughman P. Diagnosis and management of neurological sarcoidosis. Arch Intern Med. 1997 Sep 8;157(16):1864.

Síndrome do anticorpo antifosfolípide (SAAF)

Lívia Almeida Dutra
Fábio Fieni Toso
Orlando Graziani Povoas Barsottini

A síndrome do anticorpo antifosfolípide (SAAF) é uma trombofilia adquirida que afeta os leitos vasculares venosos e arteriais. Os sítios mais comumente acometidos são o sistema venoso profundo dos membros inferiores e a circulação arterial cerebral, no entanto qualquer leito vascular pode ser afetado[1]. Alguns pacientes podem apresentar livedo reticular, indicando trombose da microcirculação e risco aumentado de tromboses arteriais[1].

O envolvimento neurológico na SAAF eleva a morbidade e mortalidade. O acidente vascular cerebral e o ataque isquêmico transitório são as manifestações neurológicas mais comuns. Outras manifestações neuropsiquiátricas são enxaqueca, síndrome desmielinizante, cefaleia crônica, epilepsia, coreia, mielite transversa e síndrome de Guillain-Barré[2]. Alguns pacientes podem apresentar quadro demenciais mimetizando a síndrome corticobasal[3].

A síndrome de Sneddon (SS) é caracterizada pela presença de livedo reticular e AVC e aproximadamente 40-70% dos pacientes apresentam SAAF (Figura 3.5.1). Os pacientes que apresentam SS com investigação negativa para anticorpos antifosfolípides apresentam curso clínico mais agressivo, com maior declínio cognitivo[4,2].

O mecanismo da manifestação neurológica na SAAF é considerado primariamente trombótico; no entanto, há evidência de que os anticorpos antifosfolípides se ligam àscélulas gliais, à mielina e aos neurônios, desregulando suas funções e exercendo efeito patogênico imediato[5,6]. Outro mecanismo é a embolia de imunocomplexos e vegetações assépticas depositadas nas valvas cardíacas[2].

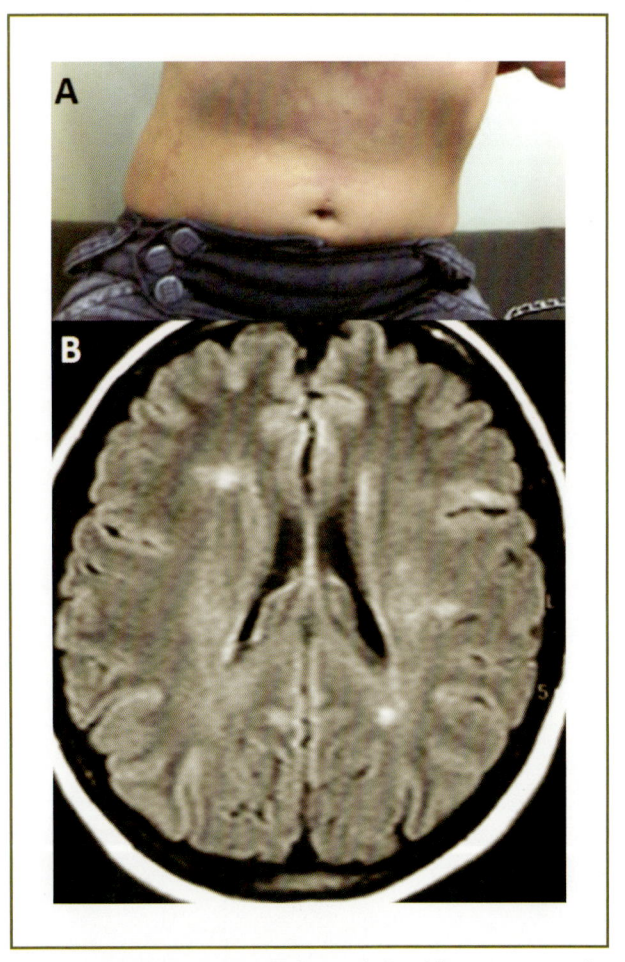

Figura 3.5.1 – Paciente com síndrome de Sneddon, apresentando livedo reticular abdominal (A) e acidente vascular cerebral isquêmico (B).

O diagnóstico da SAAF requer a presença dos anticorpos antifosfolípides (anticardiolipina IgM ou IgG, anticoagulante lúpico ou beta2-glicoproteína) em um contexto clínico de trombose vascular (arterial ou venosa) ou de morbidade gestacional. Os anticorpos identificados devem continuar positivos após 12 semanas. As manifestações neurológicas da SAAF nãovascularesnão foram incluídas no critério atual.

O tratamento de escolha é a anticoagulação, e manifestações severas também podem ser manejadas com corticoides, imunoglobulina, plasmaférese ou ainda rituximabe[7,8].

REFERÊNCIAS

1. Ruiz-Irastorza G, Crowther M, Branch W, Khamashta MA. Antiphospholipid syndrome. Lancet. 2010 Oct 30;376(9751):1498-509.
2. Rodrigues CEM, Carvalho JF, Shoenfeld Y. Neurological manifestations of antiphospholipid syndrome. Eur J Clin Invest. 2010 Apr;40(4):350-9.
3. Lee D-W, Eum S-W, Moon CO, Ma H-I, Kim YJ. Corticobasal syndrome associated with antiphospholipid syndrome without cerebral infarction. Neurology. 2014 Feb 25;82(8):730-1.
4. DutraI LA, Braga-Neto P, José Luiz Pedroso JL, Barsottini OGP. Síndrome de Sneddon: relato de caso e revisão sobre a relação com a síndrome do anticorpo antifosfolipídio. Einstein (São Paulo). 2012;10(2).
5. Shoenfeld Y, Nahum A, Korczyn AD, Dano M, Rabinowitz R, Beilin O, et al. Neuronal-binding antibodies from patients with antiphospholipid syndrome induce cognitive deficits following intrathecal passive transfer. Lupus. 2003;12(6):436-42.
6. Rauch J, Subang R, D'Agnillo P, Koh JS, Levine JS. Apoptosis and the antiphospholipid syndrome. J Autoimmun. 2000 Sep;15(2):231-5.
7. Berman H, Rodríguez-Pintó I, Cervera R, Morel N, Costedoat-Chalumeau N, Erkan D, et al. Catastrophic Antiphospholipid Syndrome (CAPS) Registry Project Group (European Forum on Antiphospholipid Antibodies). Rituximab use in the catastrophic antiphospholipid syndrome: descriptive analysis of the CAPS registry patients receiving rituximab. Autoimmun Rev. 2013 Sep;12(11):1085-90.
8. Rangel ML, Alghamdi I, Contreras G, Harrington T, Thomas DB, Barisoni L, et al. Catastrophic antiphospholipid syndrome with concurrent thrombotic and hemorrhagic manifestations. Lupus. 2013 Jul;22(8):855-64.

MANIFESTAÇÕES NEUROLÓGICAS DOS DISTÚRBIOS GASTROINTESTINAIS E HEPÁTICOS

Manifestações neurológicas das doenças gastrointestinais

Guilherme Felga

José Luiz Pedroso

Orlando Graziani Povoas Barsottini

INTRODUÇÃO

As doenças gastrointestinais ocasionalmente manifestam-se no início com quadros neurológicos, por vezes antecedendo em meses ou anos o aparecimento do quadro gastrointestinal típico da doença. Nesta circunstância, o neurologista pode ser o responsável pelo diagnóstico e deve possuir um alto grau de suspeição para estes quadros atípicos, visando o diagnóstico correto da doença.

Adicionalmente, as manifestações neurológicas das doenças gastrointestinais podem ser divididas entre aquelas chamadas primárias, isto é, decorrentes da própria doença e que ocorrem como parte de seu quadro clínico, e as secundárias, como no caso dos distúrbios nutricionais acarretados por elas.

DOENÇAS GASTROINTESTINAIS COM MANIFESTAÇÕES NEUROLÓGICAS PRIMÁRIAS

Doença celíaca

A doença celíaca, ou enteropatia sensível ao glúten, é uma forma de doença intestinal de natureza imunomediada, que tem como mecanismo básico uma forma de reação alérgica ao glúten, resultando em lesão da mucosa do intestino delgado, além de uma síndrome de má absorção associada[1].

A doença tem apresentação bimodal, na primeira década de vida e entre os 40 e 50 anos de idade, sendo as mulheres mais frequentemente afetadas do que os homens. O sintoma cardinal é a diarreia de padrão disabsortivo, isto é, com poucas evacuações ao dia, presença de gordura e odor intenso. A intensidade dos sintomas tende a se correlacionar com a extensão do comprometimento do intestino delgado. Nos pacientes nos quais o acometimento do intestino delgado é mínimo, quadros atípicos podem ser observados, como sintomas dispépticos e alterações extras intestinais, das quais se destacam as anemias carenciais (ferropriva ou por deficiência de folato), dermatite herpetiforme, a osteoporose e as alterações neuropsiquiátricas[1,2]. Os critérios diagnósticos atualmente empregados envolvem a combinação de evidências da doença, por exemplo, a presença de anticorpos específicos, como o anticorpo antigliadina e o anticorpo antiendomísio, a presença de lesão histológica típica na segunda porção duodenal, caracterizada por redução de vilosidades, redução da relação vilo-cripta e infiltrado inflamatório predominantemente linfocitário e resposta à dieta isenta em glúten[3]. Atualmente a presença do anticorpo da transglutaminase 6 (TG6) parece ser o principal responsável pela presença de quadros clínicos de envolvimento do sistema nervoso.

As alterações neuropsiquiátricas secundárias à doença celíaca prevalecem em adultos com doença de início recente, muitas vezes sendo difícil determinar se o quadro se deve à doença gastrointestinal subjacente ou às múltiplas carências nutricionais por ela induzidas. Entre as manifestações neuropsiquiátricas da doença celíaca, estima-se que a ataxia cerebelar seja a mais frequentemente observada, e que até 41% dos portadores de ataxia cerebelar apresentem positividade para o anticorpo antigliadina[4-6].

A presença de neuropatia periférica encontra-se também bem documentada, ocorrendo tardiamente no curso da doença e em períodos de exacerbação da diarreia[7]. Os sintomas sensitivos predominam na maioria dos pacientes, sendo o padrão eletroneuromiográfico compatível com uma polineuropatia axonal de predomínio sensorial e com padrão distal e simétrico. Casos de mononeurite múltipla também são descritos[8].

Quadros miopáticos podem eventualmente ser observados, seja pela doença de base ou pelos distúrbios eletrolíticos induzidos por diarreia de maior monta[7]. Na maioria das vezes os sintomas miopáticos respondem à correção das anormalidades metabólicas, porém, se isto não acontecer, deve ser considerada a possibilidade de miopatia associada à doença celíaca, como, por exemplo, a presença de uma polimiosite[9].

Além dos quadros acima citados, outras associações com a doença celíaca foram descritas: demência, mielopatia, encefalite de tronco cerebral, leucoencefalopatia multifocal progressiva, epilepsia, vasculites e calcificações de sistema nervoso central, particularmente na região posterior do cérebro[8].

O tratamento da doença celíaca envolve a eliminação completa do glúten da dieta. Em 2 a 4 semanas após o início do tratamento, os sintomas digestivos usualmente remitem, permitindo a recuperação do estado nutricional. Possivelmente os sintomas neurológicos apresentam curso semelhante aos sintomas digestivos após a introdução do tratamento. Casos refratários à dieta isenta de glúten felizmente são raros, e podem requerer o uso combinado de imunossupressores, particularmente os corticoides sistêmicos[3].

Espru tropical

O espru tropical é uma forma de diarreia crônica observada preferencialmente entre viajantes ou residentes de regiões tropicais, como o Caribe, sul da Índia e Sudeste Asiático. Afeta adultos que desenvolvem um quadro inicial de diarreia aguda, febre e mal-estar com melhora parcial, porém seguindo-se uma síndrome de má absorção intestinal, com diarreia crônica, anorexia, dor abdominal e sensação de distensão gasosa, resultando em múltiplas carências nutricionais e perda ponderal progressiva[10]. Presume-se que a etiologia seja infecciosa, uma vez que responde ao tratamento antimicrobiano com tetraciclina ou doxiciclina, muito embora um agente não tenha sido reconhecido até o momento[11].

Manifestações neurológicas conhecidas do espru tropical incluem a degeneração combinada subaguda de medula, as neuropatias decorrentes de carências nutricionais e quadros miopáticos[10,11]. A causa destes sintomas é desconhecida e acredita-se que se devam às deficiências nutricionais associadas à doença.

Doenças inflamatórias intestinais

As doenças inflamatórias intestinais são um grupo heterogêneo de doenças gastrointestinais, tipificado principalmente por retocolite ulcerativa e doença de Crohn. Ambas são doenças de natureza inflamatória, de caráter crônico, que podem, no caso da doença de Crohn, acometer qualquer porção do trato digestivo, embora sejam mais frequentes o intestino delgado e os cólons, no caso da retocolite ulcerativa, ou exclusivamente os cólons. Os sintomas variam de acordo com a gravidade da doença e o segmento intestinal comprometido, mas de modo geral cursam com diarreia de natureza crônica, com fezes com muco, pus ou sangue, associada ou não a uma síndrome de má absorção[12,13]. Esta última é mais comum na doença de Crohn por diversos mecanismos, mas principalmente pela lesão inflamatória da mucosa intestinal[13]. Os mecanismos responsáveis por sua gênese são desconhecidos, mas acredita-se que ambas se devam à associação de fatores genéticos e ambientais que promovem a ativação linfocitária de células T[13,14].

As doenças inflamatórias intestinais têm os intestinos delgados e grosso como principais regiões afetadas, porém são doenças de natureza sistêmica, haja vista a grande quantidade de manifestações extraintestinais a elas associadas. As manifestações mais comuns incluem as artropatias inflamatórias periféricas e axiais[15], uveítes, episclerites[16], hepatopatias (principalmente a colangite esclerosante primária e a hepatite autoimune)[17] e lesões cutâneas, como o pioderma gangrenoso, entre outras muitas.

As manifestações neurológicas a elas associadas podem preceder ou seguir-se ao diagnóstico da doença inflamatória intestinal[19]. Embora a retocolite ulcerativa e a doença de Crohn sejam entidades bastante distintas na prática clínica, seus sintomas neurológicos são bastante semelhantes.

Fenômenos tromboembólicos arteriais e venosos ocorrem com frequência aumentada em ambas as doenças[20]. Entre estes foram descritos eventos isquêmicos transitórios e permanentes, seja como resultado do estado trombofílico associado à doença de base, seja em decorrência de vasculites primárias de sistema nervoso central. Adicionalmente, tromboses venosas centrais foram descritas em pacientes jovens e no icto de atividade de doença.

Mielopatias foram relatadas em associação com as doenças inflamatórias intestinais, em particular com a doença de Crohn[21]. Os pacientes desenvolvem uma forma lentamente progressiva de paraparesia espástica, hiper-reflexia e aumento das respostas extensoras bilaterais, mas sem aparente comprometimento sensorial ou vesical.

Neuropatias periféricas são descritas em ambas as doenças[22]. A retocolite ulcerativa cursa predominantemente com uma polineuropatia inflamatória desmielinizante, semelhante à síndrome de Guillain-Barré, ao passo que a doença de Crohn associa-se com maior frequência a mononeurites múltiplas e à polineuropatia axonal de padrão misto. Raramente um quadro de miastenia *gravis* pode complicar o curso das doenças inflamatórias intestinais[23].

Síndrome de Guillain-Barré associada à infecção por *Campylobacter*

As espécies do gênero *Campylobacter* são importantes causadoras de diarreia no homem, sendo o *C. jejuni* a principal delas. Sua incidência parece estar crescendo nos Estados Unidos, respondendo hoje por 4% a 11% dos casos de diarreia aguda naquele país, suplantando outros entes patogênicos mais conhecidos como *Salmonella* e *Shigella*[24]. Raramente as espécies deste gênero são observadas em portadores assintomáticos nos países do hemisfério Norte, embora isto seja relativamente frequente no hemisfério Sul, sobretudo em regiões tropicais.

Classicamente, o período de incubação varia entre 24 horas e 72 horas, podendo estender-se até 10 dias em alguns casos. Diarreia e febre ocorrem na quase totalidade dos casos, podendo também se observar dor abdominal e diarreia com produtos patológicos (sangue e pus). Sintomas constitucionais, como mal-estar, náuseas e astenia também podem ocorrer. Sem o tratamento, a duração da infecção é de cerca de 1 semana, podendo prolongar-se por mais tempo ou recorrer após o fim dos sintomas[25].

A associação entre as infecções pelos enteropatógenos do gênero *Campylobacter* e a síndrome de Guillain-Barré é conhecida[26]. A referida síndrome segue-se a 30% a 40% dos casos desta infecção, mas é muito mais comum nas infecções pelo sorotipo O:19.

Pacientes com síndrome de Guillain-Barré pós-infecção por *C. jejuni* parecem possuir autoanticorpos contra o gangliosídeo GM_1 durante a fase aguda da doença[27]. Isto ocorre pelo fato de alguns dos lipopolissacárides da membrana plasmática da bactéria assemelhar-se a epítopos do gangliosídeo presentes nas fibras nervosas. Os anticorpos IgG anti-GM_1 ligam-se às terminações nervosas motoras axonais, inibindo a excitação do neurônio motor, levando à polineuropatia aguda com arreflexia característica da síndrome. Esta forma de síndrome de Guillain-Barré evolui de forma rápida, sendo tipicamente mais grave do que as demais causas, com frequente necessidade de suporte ventilatório. O uso de plasmaférese e imunoglobulina venosa parece amenizar o curso da doença, acelerando a resolução dos sintomas nesta situação[28].

Doença de Whipple

Em 1907, George Whipple, pesquisador americano posteriormente agraciado com o prêmio Nobel de medicina, descreveu um quadro sindrômico de um missionário americano de 36 anos que se apresentava com artrite, diarreia, síndrome de má absorção e perda ponderal progressiva[29]. Em sua descrição original, Whipple observou na lâmina própria do intestino delgado e linfonodos mesentéricos a presença de depósitos lipídicos importantes e um microrganismo em formato de bastonete, posteriormente identificado por Hendrix como uma bactéria portadora de glicoproteínas ou mucopolissacarídeos de membrana PAS positivas[30]. Observaram-se posteriormente quadros semelhantes em outros pacientes, e muitos respondiam ao tratamento com cloranfenicol. Com o advento da biologia molecular, técnicas de PCR permitiram a identificação do agente como um actinomiceto, então nomeado de *Tropheryma whipplei*[35].

A doença de Whipple é mais comum em homens entre a quarta e a sexta décadas de vida. Sua apresentação clínica varia conforme a extensão de seu comprometimento e o estágio em que se encontra. A diarreia costuma ser o sintoma predominante, levando à desnutrição por má absorção entérica. Dor abdominal mal localizada, distensão abdominal e anorexia também são comuns, podendo levar à perda ponderal involuntária e à caquexia. Manifestações extraintestinais podem preceder o quadro gastrointestinal, e destas a artrite e febre são as mais comuns. A artralgia tende a ser transitória, migratória, ocorrendo em grandes articulações, podendo preceder os francos sintomas da doença por anos. A febre usualmente é de baixa intensidade e intermitente. Outras manifestações extragastrointestinais incluem tosse crônica, dor pleurítica, insuficiência cardíaca, pericardite sintomática e adenopatias. Hiperpigmentação da pele ocorre em 30% a 60% dos pacientes[32].

Os distúrbios neurológicos, antes eram considerados manifestações tardias da doença, mas atualmente sabe-se que podem ser sua apresentação inicial, além de representar a principal causa de incapacidade ao longo da evolução da doença[33]. Frequentemente, as manifestações neurológicas desenvolvem-se meses ou anos após o suposto sucesso do tratamento das manifestações intestinais, acreditando-se que isto se deva ao fato de que o parasita poder ser observado no sistema nervoso central, onde a penetração de antimicrobianos nem sempre é ideal. As manifestações neurológicas centrais da doença de Whipple incluem demência, movimentos anormais dos olhos, movimentos involuntários, bruxismo, disfunção hipotalâmica, convulsões, mielopatia, ataxia, disfagia, manifestações psiquiátricas, parkinsonismo e meningite asséptica recorrente. Adicionalmente, mais da metade dos pacientes apresenta manifestações psiquiátricas da síndrome[34].

O achado ocular mais frequente é a paralisia supranuclear do olhar vertical, ocorrendo em 38% dos casos. Dois distúrbios do movimento são únicos da doença de Whipple: a miorritmia oculomastigatória e a miorritmia oculofacial-esquelética. A miorritmia oculomastigatória caracteriza-se por convergência e oscilações pendulares dos olhos em sincronia com movimentos rítmicos lentos da boca e músculos do palato. A miorritmia oculofacial-esquelética é uma forma de convergência pendular que ocorre de forma sincrônica e rítmica, afetando os músculos da face, boca e extremidades até mesmo durante o sono. Estes distúrbios, embora altamente específicos, afetam apenas 20% dos pacientes com manifestações neurológicas[35].

O sistema nervoso periférico também pode ser comprometido pela doença de Whipple, sendo descritas miopatias e neuropatias axonais periféricas causadas pela doença[36]. Adicionalmente, em virtude da síndrome de má absorção, estes pacientes podem também desenvolver manifestações neurológicas secundárias às carências nutricionais e vitamínicas.

O diagnóstico de doença de Whipple deve ser considerado em paciente com as manifestações únicas da síndrome, a miorritmia oculomastigatória e a miorritmia oculofacial-esquelética, mas também em pacientes com quadros demenciais e sintomas psiquiátricos, mioclonias rítmicas, paralisia supranuclear do olhar ou disfunção hipotalâmica, particularmente se possuírem sintomas gastrointestinais, artralgia crônica de natureza migratória ou artrite, febre e adenopatias.

O diagnóstico, todavia, depende de alto índice de suspeita clínica em combinação com história e sinais clínicos compatíveis[32]. Laboratorialmente observam-se elevação de provas de atividade inflamatória, alterações inespecíficas do líquor e eletroencefalograma. Os exames de neuroimagem podem demonstrar graus variados de atrofia cerebral, anormalidades focais ou, mais raramente, hidrocefalia. Tradicionalmente, o método diagnóstico de eleição tem sido a biopsia duodenal ou da mucosa jejunal proximal por endoscopia. À inspeção endoscópica, a mucosa apresenta-se com placas amarelo-esbranquiçadas, sendo a mucosa de coloração amarelada e com algum grau de atrofia vilositária se

usadas técnicas de magnificação. O aspecto histológico da doença de Whipple é típico, observando-se à microscopia óptica depósitos lipídicos e linfangiectasia com distensão dos vilos intestinais e infiltração de macrófagos na lâmina própria. O citoplasma dos macrófagos encontra-se distendido e repleto de conteúdo lipídico à hematoxilina-eosina, porém quando corados com o PAS, observam-se várias partículas granulares que correspondem ao *T. whipplei*. As partículas PAS-positivas podem ser observadas em uma variedade de órgãos e tecidos dos pacientes acometidos, incluindo linfonodos, fígado, coração, pulmão, olhos, medula e baço. No sistema nervoso central, o aspecto histológico mais comum é a presença de infiltrados perivasculares de macrófagos PAS-positivos, bem como a presença de granulomas pseudotumorais de tamanhos variáveis, consistindo de células da glia repletas de partículas PAS-positivas. Ocasionalmente estes granulomas podem formar-se no interior do sistema ventricular, levando à hidrocefalia obstrutiva. Frequentemente macrófagos PAS-positivos podem ser detectados livres no líquor de pacientes com ou sem manifestações neurológicas. O uso de técnicas de biologia molecular hoje permite o diagnóstico da doença de Whipple em uma variedade de fluidos corporais e tecidos, mas estes testes parecem ser muito mais úteis para avaliar a resposta a tratamento, sobretudo em pacientes com doença neurológica e presença do agente causal no líquor, uma vez que as alterações histológicas podem persistir por muito tempo após a instituição de tratamento apropriado.

O tratamento da doença de Whipple é realizado com antimicrobianos[32]. Pelo risco de recorrência da doença neurológica após a suspensão do tratamento com agentes exclusivamente orais, recomenda-se uma fase inicial de indução com penicilina G benzatina e estreptomicina ou ceftriaxone por 10-14 dias, seguida do uso da associação sulfametoxazol-trimetoprim por ao menos 1 ano, embora a real duração do tratamento não seja bem conhecida. Para pacientes alérgicos à sulfa, a opção é utilizar uma cefalosporina de segunda ou terceira geração por via oral como tratamento de manutenção.

DOENÇAS GASTROINTESTINAIS COM MANIFESTAÇÕES NEUROLÓGICAS SECUNDÁRIAS

Síndromes de má absorção e distúrbios nutricionais

Embora no passado a síndrome de má absorção fosse classicamente associada à diarreia e à esteatorreia, este conceito mudou ao longo do tempo, sobretudo pelo reconhecimento de que muitas causas desta síndrome, como a doença celíaca, por exemplo, podem resultar em manifestações atípicas, como anemia, distúrbios do metabolismo ósseo, irregularidade menstrual e distúrbios na absorção de vitaminas e minerais que podem resultar em quadros clínicos variados, entre os quais os neurológicos.

Do ponto de vista fisiopatológico, má absorção e má digestão são bastante distintas. O primeiro refere-se à absorção entérica inadequada de nutrientes adequadamente digeridos, ao passo que o segundo refere-se à inadequação do processo de quebra de macromoléculas ingeridas na alimentação em partículas menores que permitam sua adequada absorção. Na prática, todavia, má absorção e má digestão se sobrepõem. Adicionalmente, outros eventos essenciais a ambos os processos também são necessários, como a micelação de lipídeos e a motilidade intestinal, que dependem de outras estruturas e sistemas orgânicos. Pragmaticamente, define-se a síndrome de má absorção como um conjunto de sintomas e sinais clínicos que refletem um processo inadequado de digestão e/ou absorção dos nutrientes, resultando em carências nutricionais específicas.

Os mecanismos das síndromes de má absorção são bastante variados, podendo dever-se a doenças do estômago, fígado e via biliar, pâncreas e intestino delgado. Didaticamente, podem ser agrupados em pré-mucosos ou luminais, mucosos e pós-mucosos. Os mecanismos pré-mucosos ou luminais referem-se a todos aqueles distúrbios que ocorrem no interior da luz intestinal e incluem a hipersecreção ácida, a insuficiência exócrina pancreática, o supercrescimento bacteriano e outros. Os mecanismos mucosos refletem patologias primárias da mucosa do trato digestivo, como as doenças inflamatórias intestinais e a doença celíaca. Os mecanismos pós-mucosos geralmente se devem a distúrbios dos vasos da circulação porto-entérica e linfáticos. Muito embora esta divisão auxilie na compreensão da fisiopatologia da doença, na prática ela é pouco útil, visto que frequentemente há a sobreposição de um ou mais fatores em um mesmo paciente.

Doenças sistêmicas, como doenças neurológicas e doenças do colágeno, podem resultar também em síndromes de má absorção por mecanismos variados. Em particular, as doenças neurológicas podem motivá-las pelos seguintes mecanismos: redução da motilidade intestinal levando a supercrescimento bacteriano, trânsito intestinal acelerado levando ao processo de digestão e absorção deficitário, secreção inapropriada de hormônios e secreções gastrointestinais por disautonomia, entre outros.

Do ponto de vista clínico, as síndromes de má absorção possuem apresentação clínica variada e sintomas muitas vezes frustros, mas em geral associados à perda ponderal involuntária e diarreia, que se caracteriza geralmente por um pequeno número de evacuações com fezes de consistência reduzida, ricas em gorduras e/ou alimentos parcialmente digeridos e de odor caracteristicamente intenso. Costuma-se observar sensação de distensão abdominal e flatulência. Distintamente das diarreias agudas, raros pacientes apresentam um número grande de evacuações, evacuações líquidas ou pouca quantidade de fezes, e sim o oposto, um número pequeno de evacuações de fezes parcialmente formadas, de odor forte e em grande quantidade. O cortejo de manifestações extraintestinais é amplo, incluindo edema periférico, parestesias, fraturas por fragilidade, fragilidade cutânea, quilite angular, estomatite, hiperpigmentação cutânea, fragilidade das unhas, rarefação capilar com cabelos quebradiços, retardo no crescimento infantil, anemia, calculose renal, amenorreia, impotência, infertilidade, cegueira noturna, xeroftalmia, fadiga e anorexia. O diagnóstico das síndromes de má absorção varia de acordo com a suspeita clínica inicial mediante os dados de história clínica e exame físico, sendo necessária a combinação dos resultados de vários tipos exames de laboratório, imagem, endoscópicos e histopatológicos para um diagnóstico definitivo[37].

As síndromes de má absorção podem provocar sintomas neurológicos através da carência de elementos nutricionais específicos, como vitaminas e sais minerais.

A deficiência de tiamina, a vitamina B1, tradicionalmente chamada beribéri, pode dever-se a síndromes de má absorção, mas em geral é secundária a carências nutricionais múltiplas observadas em indivíduos em regiões empobrecidas e entre etilistas inveterados, nos quais ocorre a substituição da alimentação por ingestão de álcool[38].

Apresenta-se com neuropatia periférica nos casos iniciais, porém formas avançadas podem apresentar a síndrome de Wernicke-Korsakoff e manifestações cardiológicas decorrentes de uma insuficiência cardíaca de alto débito[39]. A neuropatia periférica é tipicamente sensorial e apresenta uma distribuição em forma de luva e meia, afetando predominantemente as extremidades das mãos e pés. Muitos pacientes apresentam redução ou ausência dos reflexos tendíneos profundos. O padrão eletroneuromiográfico sugere uma neuropatia periférica axonal sensitiva e motora. A síndrome de Wernicke-Korsakoff caracteriza-se pela associação de confusão, ataxia axial, anormalidades do movimento dos olhos, apatia, amnésia e dificuldade de concentração[40]. O diagnóstico é feito mediante uma forte suspeita clínica, essencialmente com base em história e exame físico, uma vez que a dosagem sérica dos níveis de tiamina nem sempre se encontra disponível. Mais raramente, a deficiência de tiamina pode levar à degeneração cerebelar e à ambliopia nutricional.

A reposição de tiamina, seja por via venosa na fase aguda, ou oral, na fase tardia, resulta em melhora dos sintomas, que pode ocorrer de forma lenta e incompleta.

A deficiência da cianocobalamina, ou vitamina B12, pode ocorrer por vários mecanismos em todo o trato digestivo. Após a ingestão, a cianocobalamina é parcialmente hidrolisada pelo suco gástrico e posteriormente degradada em forma menos complexa pelas enzimas pancreáticas no duodeno, onde se liga a uma proteína transportadora produzida pelas células parietais do estômago, o fator intrínseco, presente no suco gástrico. O complexo formado por fator intrínseco e cianocobalamina permite a integridade desta macromolécula durante todo o período de trânsito pelo intestino delgado. No íleo, através de receptores específicos, o complexo é absorvido e degradado no interior das células entéricas do íleo em partículas que serão transportadas através da circulação entérica. Pela complexidade de seu processo digestivo e absortivo, a deficiência de cianocobalamina pode ocorrer em várias doenças, como na anemia perniciosa, acloridria, insuficiência exócrina pancreática, síndromes de supercrescimento bacteriano e doenças do íleo terminal, particularmente a doença de Crohn. Mais recentemente, tem sido observada com frequência crescente em idosos e indivíduos previamente submetidos a cirurgias bariátricas com derivações intestinais[41].

Suas manifestações neurológicas encontram-se bem descritas e resultam de deficiência grave e prolongada. As mais comuns são parestesias, ataxia, amnésia e fraqueza motora de extremidades. A degeneração subaguda combinada da medula espinhal se caracteriza por parestesias periféricas e perda da sensibilidade vibratória. Sua associação com manifestações hematológicas, como anemia e neutrófilos supersegmentados, nem sempre é observada. Muito embora a dosagem sérica da vitamina B12 seja factível e disponível, a dosagem do ácido metilmalônico e da homocisteína apresenta resultados melhores e permite também a monitoração do tratamento[42].

A deficiência de ácido fólico pode provocar manifestações clínicas muito semelhantes àquelas provocadas pela deficiência de vitamina B12, uma vez que o primeiro é cofator no metabolismo do segundo. Esta deficiência, no entanto, habitualmente acontece no contexto de carências nutricionais diversas, como, por exemplo, no caso dos alcoólatras, de forma que se acredita que possa contribuir para manifestações neurológicas multifatoriais na desnutrição generalizada[43].

A hipovitaminose D resulta em distúrbios do metabolismo do cálcio e fosfato e pode ocorrer principalmente nas síndromes de má absorção que resultam em esteatorreia. A osteomalácia resultante manifesta-se por fraqueza muscular proximal severa e dores ósseas, mas sem elevação da creatinina-fosfoquinase sérica. O padrão eletroneuromiográfico demonstra atividade preservada dos nervos periféricos, mas sem respostas contráteis espontâneas. O padrão de resposta voluntária também pode sugerir um padrão miopático compatível com uma miopatia de caráter crônico. A correção da hipovitaminose resulta em melhora rápida das anormalidades laboratoriais e eletroneuromiográficas, muito embora a fraqueza e a atrofia muscular possam demorar mais a responder[44,45].

A deficiência de tocoferol, ou vitamina E, emerge nas mais diversas formas de síndromes de má absorção e pode provocar um quadro neurológico típico, caracterizado por ataxia cerebelar, depressão de reflexos tendíneos profundos, anormalidades oculomotoras e redução da propriocepção consciente e sensibilidade vibratória[46]. A reposição oral parece reverter estes sintomas.

REFERÊNCIAS

1. Green PH, Cellier C. Celiac disease. N Engl J Med. 2007;357:1731.

2. Green PH. The many faces of celiac disease: clinical presentation of celiac disease in the adult population. Gastroenterology. 2005;128:S74.

3. [No authors listed] National Institutes of Health Consensus Development Conference Statement on Celiac Disease, June 28-30, 2004. Gastroenterology. 2005 Apr;128(4 Suppl 1):S1-9.

4. Hadjivassiliou M, Grünewald RA, Chattopadhyay AK, Davies-Jones GA, Gibson A, Jarratt JA, et al. Clinical, radiological, neurophysiological, and neuropathological characteristics of gluten ataxia. Lancet. 1998; 352:1582.

5. Pellecchia MT, Scala R, Filla A, De Michele G, Ciacci C, Barone P. Idiopathic cerebellar ataxia associated with celiac disease: lack of distinctive neurological features. J Neurol Neurosurg Psychiatry. 1999 Jan;66(1):32-5.

6. Abele M, Bürk K, Schöls L, Schwartz S, Besenthal I, Dichgans J, et al. The aetiology of sporadic adult-onset ataxia. Brain. 2002 May;125(Pt 5):961-8.

7. Luostarinen L, Himanen SL, Luostarinen M, Collin P, Pirttilä T. Neuromuscular and sensory disturbances in patients with well treated coeliac disease. J Neurol Neurosurg Psychiatry. 2003 Apr;74(4):490-4.

8. Bushara KO. Neurologic presentation of celiac disease. Gastroenterology. 2005;128(4 Suppl 1):S92.

9. Henriksson KG, Hallert C, Norrby K, Walan A. Polymyositis and adult coeliac disease. Acta Neurol Scand. 1982;65(4):301.

10. Ramakrishna BS, Venkataraman S, Mukhopadhya A. Tropical malabsorption. Postgrad Med J. 2006;82(974):779.

11. Nath SK. Tropical sprue. Curr Gastroenterol Rep. 2005;7(5):343.

12. Podolsky DK. Inflammatory bowel disease. N Engl J Med. 1991;325:928.

13. Kalla R, Ventham NT, Satsangi J, Arnott ID. Crohn's disease. BMJ. 2014;19:349.

14. Ek WE, D'Amato M, Halfvarson J. The history of genetics in inflammatory bowel disease. Ann Gastroenterol. 2014;27(4):294.

15. Atzeni F, Defendenti C, Ditto MC, Batticciotto A, Ventura D, Antivalle M, et al. Rheumatic manifestations in inflammatory bowel disease. Autoimmun Rev. 2014;13(1):20.

16. Manganelli C, Turco S, Balestrazzi E. Ophthalmological aspects of IBD. Eur Rev Med Pharmacol Sci. 2009;13 Suppl 1:11.

17. Gizard E, Ford AC, Bronowicki JP, Peyrin-Biroulet L. Systematic review: the epidemiology of the hepatobiliary manifestations in patients with inflammatory bowel disease. Aliment Pharmacol Ther. 2014 Jul;40(1):3.

18. Feliciani C, De Simone C, Amerio P. Dermatological signs during inflammatory bowel diseases. Eur Rev Med Pharmacol Sci. 2009;13 Suppl 1:15.

19. Morís G. Inflammatory bowel disease: an increased risk factor for neurologic complications. World J Gastroenterol. 2014:7;20(5):1228.

20. Nguyen GC, Bernstein CN, Bitton A, Chan AK, Griffiths AM, Leontiadis GI, et al. Consensus statements on the risk, prevention, and treatment of venous thromboembolism in inflammatory bowel disease: Canadian Association of Gastroenterology. Gastroenterology. 2014;146(3):835.

21. Ferro JM, Oliveira SN, Correia L. Neurologic manifestations of inflammatory bowel diseases. Handb Clin Neurol. 2014;120:595.

22. Zois CD, Katsanos KH, Kosmidou M, Tsianos EV. Neurologic manifestations in inflammatory bowel diseases: current knowledge and novel insights. J Crohns Colitis. 2010;4(2):115.

23. Cesarini M, Angelucci E, Foglietta T, Vernia P. Guillain-Barrè syndrome after treatment with human anti-tumor necrosis factorα (adalimumab) in a Crohn's disease patient: case report and literature review. J Crohns Colitis. 2011;5(6):619.

24. Pasternack MS. Impact and management of Campylobacter in human medicine-US perspective. Int J Infect Dis. 2002;6 Suppl 3:3S37.

25. Thielman NM, Guerrant RL. Acute infectious diarrhea. New Engl J Med. 2004;350:38.

26. Hughes R. Campylobacter jejuni in Guillain-Barré syndrome. Lancet Neurol. 2004;3(11):644.

27. Yu RK, Usuki S, Ariga T. Ganglioside molecular mimicry and its pathological roles in Guillain-Barré syndrome and related diseases. Infect Immun. 2006;74(12):6517.

28. van Doorn PA, Ruts L, Jacobs BC. Clinical features, pathogenesis, and treatment of Guillain-Barré syndrome. Lancet Neurol. 2008;7(10):9391.

29. Whipple GH. A hitherto undescribed disease characterized anatomically by deposits of fat and fatty acids in the intestinal and mesenteric lymphatic tissues. Bull Johns Hopkins Hosp. 1907;18:382.

30. Hendrix JP, Black-Schaffer B, Withers RW, Handler P. Whipple's intestinal lipodystrophy: report of four cases and discussion of possible pathogenic factors. Arch Intern Med. 1950;85:91.

31. Sloan LM, Rosenblatt JE, Cockerill FR. Detection of Tropheryma whipplei DNA in clinical specimens by LifeCycler real-time PCR. J Clin Microbiol. 2005;43:3516.

32. Schneider T, Moos V, Loddenkemper C, Marth T, Fenollar F, Raoult D. Whipple's disease: new aspects of pathogenesis and treatment. Lancet Infect Dis. 2008;8(3):179.

33. Verhagen WI, Huygen PL, Dalman JE, Schuurmans MM. Whipple's disease and the central nervous system. A case report and a review of the literature. Clin Neurol Neurosurg. 1996;98(4):299.

34. Louis ED. Whipple disease. Curr Neurol Neurosci Rep. 2003;3(6):470-5.

35. Clark D, Eggenberger E. Neuro-ophthalmology of movement disorders. Curr Opin Ophthalmol. 2012;23(6):491.

36. Cruz Martínez A, González P, Garza E, Bescansa E, Anciones B. Electrophysiologic follow-up in Whipple's disease. Muscle Nerve. 1987;10(7):616.

37. Fine KD, Schiller LR. AGA technical review on the evaluation and management of chronic diarrhea. Gastroenterology. 1999;116:1464.

38. de la Monte SM, Kril JJ. Human alcohol-related neuropathology. Acta Neuropathol. 2014 Jan;127(1):71-90.

39. Pfeiffer RF. Neuropatho Neurologic manifestations of malabsorption syndromes. Handb Clin Neurol. 2014;120:621.

40. Kumar N. Acute and subacute encephalopathies: deficiency states (nutritional). Semin Neurol. 2011;31(2):169.

41. Andrès E, Serraj K, Zhu J, Vermorken AJ. The pathophysiology of elevated vitamin B12 in clinical practice. QJM. 2013;106(6):505.

42. Kumar N. Neurologic aspects of cobalamin (B12) deficiency. Handb Clin Neurol. 2014;120:915.

43. Reynolds EH. The neurology of folic acid deficiency. Handb Clin Neurol. 2014;120:927.

44. Harms LR, Burne TH, Eyles DW, McGrath JJ. Vitamin D and the brain. Best Pract Res Clin Endocrinol Metab. 2011;25(4):657.

45. Román GC. Nutritional disorders in tropical neurology. Handb Clin Neurol. 2013;114:381.

46. Di Donato I, Bianchi S, Federico A. Ataxia with vitamin E deficiency: update of molecular diagnosis. Neurol Sci. 2010;31(4):511.

Doenças com alterações neurológicas e hepáticas

Guilherme Felga

José Luiz Pedroso

Orlando Graziani Povoas Barsottini

ENCEFALOPATIA HEPÁTICA

A encefalopatia hepática representa um conjunto de manifestações neuropsiquiátricas que pode ser observado em portadores de doenças hepáticas em estágio final ou em quadros agudos, como nas insuficiências hepáticas agudas, ou na agudização de quadros crônicos, como entre os portadores de cirrose hepática. Trata-se de um importante marcador de gravidade de doença e, quando observado, denota, por si só, a irreversibilidade do quadro e a eventual necessidade de transplante de fígado[1,2].

Historicamente, a relação entre as doenças hepáticas e suas manifestações neurológicas é reportada desde Hipócrates, que sugeria que a "depravação mental surgia do flegmão e da bile", porém não foi até o final do século XIX que essa relação se consolidou. Eck, em 1877, descreveu a presença de sintomas neurológicos em cães submetidos a *shunts* portocava alimentados com dieta hiperproteica. No início do século XX, vários pesquisadores demonstraram o aumento de aminoácidos circulantes e amônia em portadores de coma hepático, até que, em 1954, Sheila Sherlock cunhou o termo encefalopatia portossistêmica, que posteriormente seria modificado pela própria pesquisadora para encefalopatia (portossistêmica) hepática.

Por definição, a encefalopatia hepática é uma condição neurológica não inflamatória resultante de diversos mecanismos fisiopatológicos heterogêneos, resultando em sintomas neurológicos e/ou psiquiátricos[1,2]. Tais sintomas ocorrem na vigência de doença hepática aguda ou crônica e são potencialmente reversíveis com o trata-mento da doença de base. A intensidade e a combinação destes sintomas variam de paciente para paciente e em um mesmo paciente ao longo do tempo. Segundo classificação da Associação Americana para o Estudo das Doenças do Fígado (AASLD), a encefalopatia hepática pode ser subdividida no tipo A, associado à insuficiência hepática aguda grave, tipo B, associado a *shunts* portossistêmicos sem doença hepática subjacente, ou tipo C, associada à cirrose[1].

Fisiopatologicamente, a ocorrência de encefalopatia hepática só é possível mediante a presença de pelo menos uma das seguintes condições: (I) doença hepática aguda ou crônica descompensada, na qual a função hepática encontra-se gravemente deprimida e as funções de detoxificação encontram-se prejudicadas; (II) presença de *shunt* funcional ou anatômico entre a circulação portal e a circulação sistêmica (exemplo: *shunts* portossistêmicos espontâneos, *shunts* cirúrgicos, implante de TIPS).

A ocorrência de encefalopatia hepática é condição obrigatória para o diagnóstico e insuficiência hepática aguda grave[3], porém ocorre em 25% a 40% dos portadores de doenças hepáticas crônicas em fase cirrótica. Destes, a maioria apresenta-se com doença subclínica ou mínima, enquanto 30% a 50% apresentam encefalopatia hepática franca e limitante de suas atividades de vida diária.

As principais hipóteses para justificar a associação entre distúrbios neurológicos e doenças hepáticas são as seguintes: (I) intoxicação por amônia; (II) falsos neurotransmissores; (III) hipótese dos déficits específicos; (IV) neurotoxicidade sinérgica; (V) gliopatia primária.

A primeira delas, a hipótese da intoxicação, sugere que substâncias tóxicas, entre as quais a amônia e os mercaptanos endógenos, são eliminados de forma deficitária, afetando diretamente os astrócitos cerebrais[4]. A hipótese dos neurotransmissores endógenos sugere que substâncias como octapamina e feniletanolamina resultem do acúmulo de fenilalanina e tirosina, resultando na redução de neurotransmissores excitatórios, como dopamina e noradrenalina, e inibição de neurotransmissores inibitórios, como GABA e serotonina[5]. A hipótese dos déficits específicos sugere que substâncias essenciais ao adequado funcionamento do sistema nervoso central, como aminoácidos de cadeia ramificada, zinco, potássio, magnésio e ácidos graxos insaturados, encontram-se deficitárias. A hipótese da neurotoxicidade sinérgica sugere que várias substâncias atuam de forma concomitante, justificando os sintomas neurológicos observados[5]. A hipótese da gliopatia primária é a mais recente, descrita no final do século XX, e sugere que a disfunção das células gliais e astrócitos provocada pelo desequilíbrio orgânico induzido pela doença hepática promove alterações de neurotransmissores e dos osmólitos cerebrais, fundamentais ao controle osmótico neurológico[6].

Do ponto de vista anatômico, os pacientes com encefalopatia hepática aguda apresentam acentuado edema cerebral, resultante principalmente do desequilíbrio agudo na capacidade de controlar o fluxo intracelular de água nos astrócitos[7]. Em decorrência do edema, pode haver distúrbio concomitante da circulação intracraniana, havendo potencialização da lesão por fenômenos isquêmicos. Pacientes com encefalopatia hepática crônica secundária aos *shunts* portossistêmicos, com ou sem presença de cirrose, podem apresentar astrócitos de tamanho aumentado e, eventualmente, com acúmulo de partículas de glicogênio PAS-positivas como resultado do distúrbio do metabolismo cerebral, uma vez que a deposição desta substância não ocorre em condições normais[5]. Adicionalmente, alterações no tronco cerebral e núcleos da base podem também ser observados. Aproximadamente 70% dos pacientes cirróticos, mesmo na ausência de encefalopatia hepática branca, apresentam sinal hiperintenso em T1 no globo pálido na ressonância magnética de encéfalo, possivelmente por acúmulo de manganês nesse local[8].

Do ponto de vista clínico, vários fatores e mecanismos podem atuar conjuntamente para desencadear a encefalopatia hepática. Os mecanismos causais mais frequentemente observados são: aumento do aporte de proteínas (como ingestão excessiva, sangramento digestivo), aumento do catabolismo proteico (como deficiência de albumina, febre, cirurgias, infecções), acúmulo de substâncias tóxicas (como álcool, benzodiazepínicos,

endotoxinas, obstipação intestinal), aumento de neurotransmissores inibitórios (como ingestão de benzodiazepínicos, barbitúricos), distúrbios metabólicos (como acidose metabólica, uremia, hipoglicemia, hipocalemia, hiponatremia, hipomagnesemia), uso de diuréticos etc.

Na insuficiência hepática aguda grave, a encefalopatia hepática instala-se de forma rápida e súbita, muitas vezes sem sinais clínicos francos de doença hepática associada. Os sintomas evoluem de forma rápida, e o paciente progride ao coma em poucas horas ou dias a partir do início dos sintomas. É importante ressaltar que a ocorrência de encefalopatia hepática, nestes casos, deve salientar a necessidade de vigilância da pressão intracraniana para o diagnóstico diferencial entre a encefalopatia hepática e aquela puramente decorrente do aumento da pressão intracraniana.

No caso da cirrose ou da encefalopatia observada em portadores de *shunts* portossistêmicos, a apresentação é variada, notando-se formas subclínicas ou latentes, formas agudas recorrentes ou uma forma crônica recorrente ou persistente.

A encefalopatia hepática subclínica, também chamada de mínima, cursa com alterações neuropsiquiátricas mínimas que não são perceptíveis durante a entrevista médica ou exame físico, e não se associam a alterações laboratoriais, eletroencefalográficas ou radiológicas[9]. Estima-se que 40% a 70% dos portadores de cirrose apresentem esta forma de encefalopatia, resultando em prejuízo de sua capacidade para atividades do dia a dia, sobretudo dirigir. Observa-se que estes pacientes apresentam distúrbios mínimos de concentração, distúrbios motores finos em atividades manuais, dificuldades com atividades repetitivas, implicando riscos de acidentes durante o exercício laboral. O diagnóstico precoce é desafiador e, pela pobreza dos achados, requer a realização de testes psicométricos ou do *critical flicker test*, capazes de demonstrar e quantificar as alterações supracitadas.

A forma aguda recorrente e a forma crônica recorrente ou persistente são espectros de apresentação diferentes do mesmo problema. No primeiro, o paciente sem encefalopatia hepática franca apresenta episódios intermitentes de agudização, permanecendo oligossintomático entre eles. No segundo, o paciente apresenta manifestações neuropsiquiátricas contínuas e, eventualmente, exacerbadas.

Classicamente, a encefalopatia hepática pode ser graduada de acordo com a escala de West Haven em: grau I (sintomas leves, ausência de *flapping*); grau II (sintomas leves, presença de *flapping*); grau III (sintomas severos, presença de *flapping*); grau IV (coma hepático)[1,2]. Embora esta tenha cunho eminentemente acadêmico e dependa muito de parâmetros subjetivos, trata-se de uma importante ferramenta de uso na prática diária para permitir a quantificação objetiva para fim de tratamento destes pacientes.

O diagnóstico da encefalopatia hepática é essencialmente clínico na maioria das vezes, dependendo do reconhecimento de uma condição predisponente e sintomas e sinais clínicos compatíveis. O diagnóstico diferencial com outras formas de encefalopatias metabólicas, doenças neurológicas primárias e transtornos psiquiátricos é essencial. Os exames complementares podem fornecer informações adicionais importantes, sobretudo para o diagnóstico diferencial. Os exames laboratoriais raramente nos dão pistas a respeito deste diagnóstico, mas anormalidades metabólicas que possam provocar a encefalopatia hepática frequentemente são observadas. O eletroencefalograma pode demonstrar alentecimento difuso da atividade cerebral com a presença de ondas trifásicas frequentes[11]. Os exames de imagem podem mostrar as alterações típicas de pacientes cirróticos, como o acúmulo de manganês nos núcleos da base (Figura 4.2.1) e, mais raramente, graus variados de atrofia e edema cerebral[8]. Os testes psicométricos e o *critical flicker test* são utilizados apenas nos casos de suspeita de encefalopatia hepática mínima[9].

A terapêutica da encefalopatia hepática baseia-se na associação de várias medidas:(I) identificação e eliminação de fatores causais; (II) recuperação da função hepática; (III) normalização de distúrbios metabólicos e sistêmicos; (IV) associação de medicamentos; (V) dieta específica[1,2].

A primeira medida é obtida através de cuidadosa história do paciente, visando à identificação do uso inadvertido de drogas (como sedativos e benzodiazepínicos), álcool e a ocorrência de sintomas que nos levem a considerar a possibilidade de infecções ou sangramentos digestivos altos.

A recuperação da função hepática é um objetivo mais complexo, mas deve ser perseguido, sobretudo em pacientes com história de ingestão abusiva de etanol. Por vezes, a cessação de seu consumo é por si só a única medida necessária para recuperar a função e, com isso, tratar a encefalopatia hepática. Quando um mecanismo desencadeador tratável não é encontrado, a recuperação da função hepática é possível apenas com o transplante de fígado.

Distúrbios metabólicos e sistêmicos são muito comuns em pacientes com cirrose. Distúrbios hidroeletrolíticos e hipovolemia podem ocorrer como consequência da terapia com diuréticos, por exemplo.

Alguns medicamentos podem ser utilizados para o tratamento da encefalopatia hepática. Os principais deles são laxativos que permitem a depuração de substâncias nitrogenadas do intestino, resultando em menor absorção de proteínas e gênese de amônia. Para este fim, podem ser utilizados enemas ou laxativos orais, entre os quais o mais utilizado é a lactulose. Aminoácidos de cadeia ramificada podem ser usados, mas não há evidências concretas acerca de seu benefício. Vários antimicrobianos foram testados com resultados bastante heterogêneos entre si, sendo os mais comumente mencionados a neomicina, o metronidazol, a vancomicina e, mais recentemente, a rifaximina. Este último é um antimicrobiano pouco absorvido com atividade contra

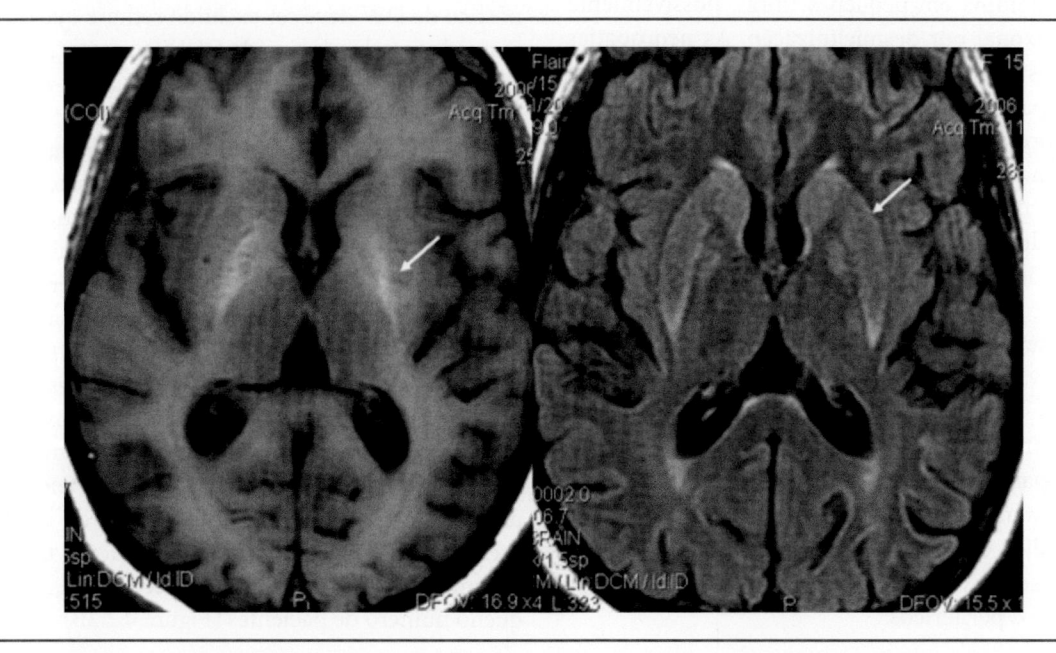

Figura 4.2.1 – **Paciente com encefalopatia hepática. Presença de hipersinal nos núcleos da base na sequência axial T1 e axial FLAIR.**

gram-positivos e gram-negativos entéricos e apresenta a melhor eficácia para o tratamento da encefalopatia hepática, porém é limitado em nosso país por sua disponibilidade e custo[12].

O tratamento dietético na fase aguda envolve a restrição da ingestão de proteínas a no máximo 40 gramas ao dia, consumindo-se preferencialmente proteínas de origem vegetal. Uma vez compensado o quadro, a ingestão diária pode ser aumentada em incrementos de 10 gramas/dia, a cada 3 a 5, dias até que se atinja o máximo tolerado de ingestão proteica ou o teto de 80 gramas a 100 gramas ao dia[13]. Dietas excessivamente restritivas devem ser evitadas em longo prazo pelos riscos de desencadeamento de desnutrição e sarcopenia, sabidos fatores de mau prognóstico entre cirróticos. Adicionalmente, conforme a avaliação individual, pode ser necessária a suplementação de vitaminas e oligoelementos, entre os quais o zinco.

OUTROS DISTÚRBIOS NEUROLÓGICOS ASSOCIADOS ÀS DOENÇAS HEPÁTICAS

Embora neuropatia periférica possa ocorrer em portadores de doenças hepáticas crônicas, a relação causal entre elas nem sempre é clara[13]. Isto se deve ao fato de que a maioria das causas sistêmicas de doenças hepáticas também pode levar ao surgimento de neuropatias, como no caso da cirrose por álcool e das porfirias hereditárias.

A maioria dos pacientes não possui um quadro clínico compatível com os achados eletroneuromiográficos, que consistem de perda sensorial ou motora distal que predomina em pequenas fibras, possivelmente por perda axonal por desmielinização. As neuropatias autonômicas também são frequentes em portadores de doenças hepáticas crônicas, sobretudo entre aqueles que também apresentam neuropatia somática. Em ambas as formas, a somática e a autonômica, a gravidade da neuropatia correlaciona-se com a gravidade da doença hepática, a despeito de sua etiologia.

A infecção pelo vírus da hepatite C vem sendo relatada como causa de complicações neurológicas de forma crescente[14]. Isto pode ocorrer de forma rapidamente progressiva, sob a forma de uma moneurite múltipla em pacientes com vasculites crioglobulinêmicas associadas ao vírus da hepatite C, ou apresentar-se como uma neuropatia periférica de curso crônico. As doenças predominantemente colestáticas resultam no déficit de excreção biliar de colesterol, e podem provocar uma neuropatia sensitiva secundária à infiltração xantomatosa de nervos periféricos.

DOENÇAS GENÉTICAS ASSOCIADAS A HEPATOPATIAS

Doença de Wilson (DW): é uma doença autossômica recessiva causada por uma mutação no gene ATP7B localizada no cromossomo 13. Mais de 400 mutações já foram descritas, e na maioria das vezes os pacientes com DW são heterozigotos. Nesta doença há o déficit da excreção biliar do cobre, causada pela mutação no gene ATP7B, levando ao acúmulo de cobre inicialmente no fígado, mas também em outros órgãos como os olhos e o cérebro.

Em cerca de 40% dos pacientes, especialmente nos mais jovens, a manifestação inicial da doença é hepática, com uma insuficiência hepática lentamente progressiva, com os pacientes apresentando cirrose, ascite, varizes de esôfago e esplenomegalia. Embora raro, quadros de instalação fulminante de hepatopatia também podem ocorrer. Os quadros neuropsiquiátricos da DW podem ocorrer como manifestação inicial da doença, porém diferentemente dos pacientes mais jovens nos quais o comprometimento hepático inicial é mais comum, aqui os pacientes mais velhos tendem a apresentar a manifestação neurológica e psiquiátrica como primeira manifestação. Alterações cognitivas e comportamentais, inclusive com manifestações psiquiátricas francas de psicose e depressão refratária, podem ocorrer. A presença de tremores de caráter cinético, postural e mesmo de repouso devem chamar a atenção, especialmente em pacientes com alterações psiquiátricas associadas. Outras alterações comuns associadas à DW são a presença de distonia, parkinsonismo, disartria, distúrbios da marcha e alterações cerebelares. Em pacientes com parkinsonismo juvenil o diagnóstico de DW deve ser excluído sempre que possível. O marcador oftalmológico da DW é a presença de um anel corneano bilateral chamado anel de Kayser-Fleischer, visualizado normalmente através da análise com lâmpada de fenda. O anel de Kaiser-Fleischer é virtualmente presente em todos os pacientes com manifestações psiquiátricas e neurológicas da doença. O diagnóstico da doença de Wilson baseia-se principalmente em níveis aumentados de cobre na urina de 24 horas (podendo chegar a 100 ug/dia), diminuição da ceruloplasmina plasmática, presença do anel de Kayser-Fleischer e achados de ressonância magnética craniano. Os principais achados da ressonância são a presença de hipersinal nos gânglios da base na sequência T2 e redução do sinal na mesma região na sequência T1 (Figura 4.2.2A). Várias anormalidades na neuroimagem podem ser sugestivas da DW, como a presença da "fácies da panda gigante" no mesencéfalo, porém este tipo de imagem aparece apenas em um pequeno número de pacientes (Figura 4.2.2B)[15,16].

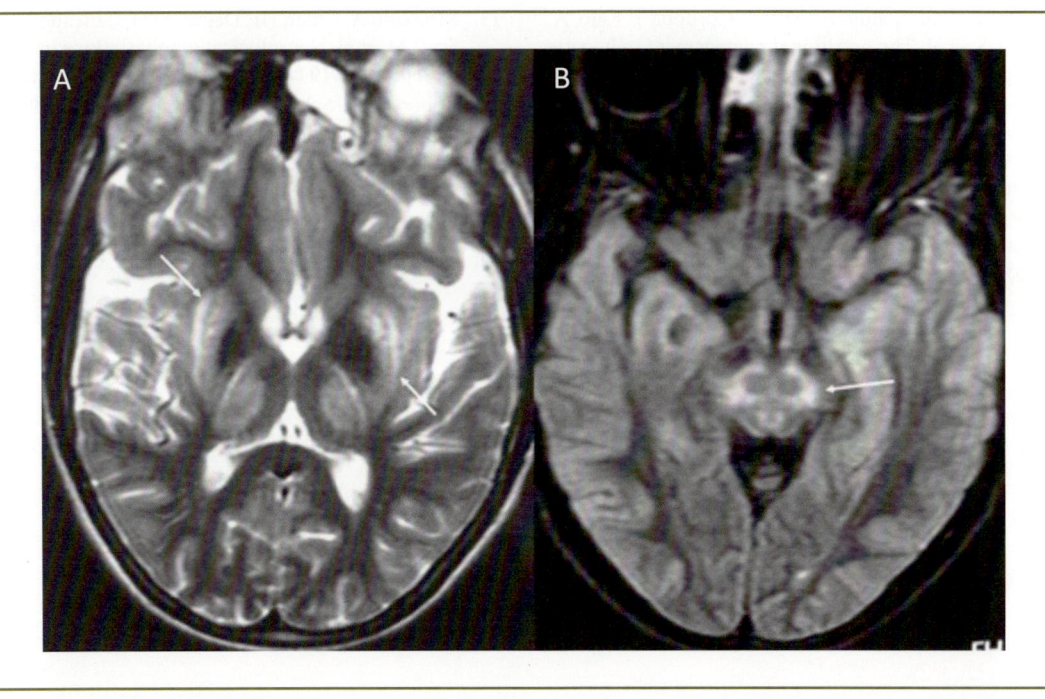

Figura 4.2.2 – Ressonância magnética do crânio de um paciente com doença de Wilson. (A) Sequência axial T2 mostrando hipersinal nos núcleos da base; (B) sequência axial FLAIR mostrando hipersinal no mesencéfalo, caracterizando a "fácies do panda gigante".

É evidente hoje que quanto mais precoce o tratamento da doença de Wilson melhores serão os resultados, particularmente para as alterações neurológicas. O tratamento se baseia na restrição dietética para alimentos com cobre e no uso de drogas que inibem a absorção do cobre ou aumentam sua excreção. São utilizadas as seguintes drogas como base do tratamento: acetato ou sulfato de zinco, penicilamina, trientine ou tetratiomobilidato. A escolha das drogas dependerá da gravidade de cada caso e da experiência dos serviços na utilização de cada um destes medicamentos. O transplante hepático permanece como uma poção de tratamento, principalmente nos casos de insuficiência hepática fulminante[15,16].

Outra doença, recentemente descrita por Tuschl *et al.*, se apresenta clinicamente com a sugestiva combinação de cirrose hepática, policitemia, distonia e hipermagnesemia. Mutações no gene SLC30A10, relacionado ao transporte de manganês nos seres humanos, são responsáveis por esta doença autossômica recessiva. O início da doença em geral é na primeira ou segunda década de vida, e alguns aspectos da neuroimagem podem se assemelhar à DW. Quelantes do manganês são a opção de tratamento para estes pacientes[17].

REFERÊNCIAS

1. Vilstrup H, Amodio P, Bajaj J, Cordoba J, Ferenci P, Mullen KD, et al. Hepatic encephalopathy in chronic liver disease: 2014 Practice Guideline by the American Association for the Study of Liver Diseases and the European Association for the Study of the Liver. Hepatology. 2014;60(2):715.

2. Vilstrup H, Amodio P, Bajaj J, Cordoba J, Ferenci P, Mullen KD, et al.; American Association for the Study of Liver Diseases; European Association for the Study of the Liver. Hepatic encephalopathy in chronic liver disease: 2014 practice guideline by the European Association for the Study of the Liver and the American Association for the Study of Liver Diseases. J Hepatol. 2014 Sep;61(3):642-59.

3. Polson J, Lee WM; American Association for the Study of Liver Disease. AASLD position paper: the management of acute liver failure. Hepatology. 2005 May;41(5):1179.

4. Jones EA, Mullen KD. Theories of the pathogenesis of hepatic encephalopathy. Clin Liver Dis. 2012;16(1):7.

5. Sergeeva OA. GABAergic transmission in hepatic encephalopathy. Arch Biochem Biophys. 2013;536(2):122.

6. Brusilow SW, Koehler RC, Traystman RJ, Cooper AJ. Astrocyte glutamine synthetase: importance in hyperammonemic syndromes and potential target for therapy. Neurotherapeutics. 2010;7(4):452.

7. Bosoi CR, Rose CF. Brain edema in acute liver failure and chronic liver disease: similarities and differences. Neurochem Int. 2013;62(4):446.

8. Stewart CA, Reivich M, Lucey MR, Gores GJ. Neuroimaging in hepatic encephalopathy. Clin Gastroenterol Hepatol. 2005;3(3):197.

9. Stewart CA, Smith GE. Minimal hepatic encephalopathy. Nat Clin Pract Gastroenterol Hepatol. 2007;4(12):677.

10. Kaplan PW. The EEG in metabolic encephalopathy and coma. J Clin Neurophysiol. 2004;21(5):307.

11. Kimer N, Krag A, Møller S, Bendtsen F, Gluud LL. Systematic review with meta-analysis: the effects of rifaximin in hepatic encephalopathy. Aliment Pharmacol Ther. 2014;40(2):123.

12. Amodio P, Bemeur C, Butterworth R, Cordoba J, Kato A, Montagnese S, et al. The nutritional management of hepatic encephalopathy in patients with cirrhosis: International Society for Hepatic Encephalopathy and Nitrogen Metabolism Consensus. Hepatology. 2013;58(1):325.

13. D'Amico A, Bertini E. Metabolic neuropathies and myopathies. Handb Clin Neurol. 2013;113:1437.

14. McCarthy M, Ortega MR. Neurological complications of hepatitis C infection. Curr Neurol Neurosci Rep. 2012;12(6):642.

15. Machado A, Chien HF, Deguti MM, Cançado E, Azevedo RS, Scaff M, et al. Neurological manifestations in Wilson's disease: report of 119 cases. Mov Disord. 2006 Dec;21(12):2192-6.

16. Roberts EA, Schilsky ML. A practice guideline on Wilson disease. Hepatology. 2003;37:1475.

17. Tuschl K, Clayton PT, Gospe SM Jr, Gulab S, Ibrahim S, Singhi P, et al. Syndrome of hepatic cirrhosis, dystonia, polycythemia, and hypermanganesemia caused by mutations in SLC30A10, a manganese transporter in man. Am J Hum Genet. 2012 Mar 9;90(3):457-66.

Manifestações gastrointestinais das doenças neurológicas

Guilherme Felga

José Luiz Pedroso

Orlando Graziani Povoas Barsottini

MANIFESTAÇÕES GASTROINTESTINAIS DAS DOENÇAS NEUROLÓGICAS

Disfagia

Disfagia é o termo técnico que define a dificuldade de deglutir, isto é, o conjunto de sintomas que denotam a dificuldade no trânsito do alimento da boca ao estômago[61,62]. De maneira geral, os pacientes queixam-se da sensação de que o alimento recém-ingerido encontra-se parado ou tem dificuldade para sua passagem, resultando na necessidade de manobras para o auxílio do trânsito e, eventualmente, sialorreia. Quando dor associa-se a este sintoma, fala-se em odinofagia.

Os mecanismos para a disfagia são diversos, mas, de modo geral, incluem obstruções mecânicas, como no caso das estenoses benignas e malignas, ou patologias primárias ou secundárias que, em última análise, implicam déficit de força da musculatura lisa e/ou incoordenação em suas contrações. Em alguns pacientes existe a combinação dos dois processos.

O esôfago é um tubo essencialmente muscular interposto entre a faringe e o estômago, separado de ambos por dois esfíncteres circulares. Embora se trate de órgão, do ponto de vista anatômico, pouco complexo e com o simples objetivo de permitir o trânsito de líquidos e alimentos ingeridos, é um órgão funcionalmente bastante complexo, pois encontra-se no ponto de transição entre a orofaringe, composta essencialmente por músculos estriados esqueléticos de controle voluntário, e o estômago, primeira porção do trato digestivo inferior, com musculatura lisa e sujeito ao controle do sistema nervoso autôno-

mo, em particular pelo nervo vago e o plexo mioentérico. Adicionalmente, o diafragma possui íntima relação com o esôfago, sendo fundamental para a compreensão de seu processo funcional e suas patologias.

A fase faríngea da deglutição resulta da ação coordenada da musculatura estriada controlada principalmente pelo ramo laríngeo superior do nervo glossofaríngeo, cujas fibras convergem para o centro medular da deglutição. Didaticamente pode ser dividida nas seguintes fases: elevação e retração do palato mole para fechamento da nasofaringe, abertura do esfíncter superior do esôfago, fechamento da laringe, carga e pulsão lingual e clareamento faríngeo. Os dois principais mecanismos de transporte do bolo alimentar a partir da orofaringe são a pulsão lingual e a ação dos músculos constritores da faringe.

A fase esofágica da deglutição inicia-se a partir da distensão do órgão pelo bolo alimentar oriundo da faringe, que desencadeia a peristalse primária e a secundária, levando a um movimento semelhante a uma ordenha do órgão, que propulsiona o bolo alimentar em direção ao estômago. O esfíncter inferior do esôfago relaxa-se em resposta à peristalse, permitindo o esvaziamento esofágico, e contrai-se após a passagem do bolo alimentar para a câmara gástrica, impedindo o refluxo gastresofágico.

A deglutição é um processo complexo. Caso estas contrações sejam disfuncionais por algum motivo, seja por distúrbios primários da musculatura, seja por incoordenação, seja por obstrução mecânica, o alimento pode demorar mais ou, eventualmente, não atingir seu destino final, provocando a disfagia e/ou sendo regurgitado sem ser digerido.

Pacientes com disfagia usualmente apresentam-se com perda ponderal nas formas mais avançadas, mas podem ser oligossintomáticos nas formas iniciais. Sintomas como sialorreia e broncoaspiração também sugerem sua presença. Portadores de lesões obstrutivas no esôfago relatam ser mais fácil a deglutição de líquidos e localizam a disfagia na região retroesternal, ao passo que pacientes com disfagia neurogênica costumeiramente relatam uma disfagia de transferência, isto é, no transporte do alimento entre a faringe e o esôfago, que torna a ingestão de líquido mais difícil em relação à de alimentos sólidos.

A propedêutica da disfagia é complexa, envolvendo uma série de exames morfológicos e funcionais, entre os quais os principais são: o videodeglutograma, a manometria esofágica, a endoscopia digestiva alta e os estudos contrastados do trato digestivo superior. Nenhum destes exames é definitivo quando utilizado isoladamente, sendo necessários em combinações variadas para diagnóstico e tratamento.

O videodeglutograma é um exame dinâmico da deglutição no qual o paciente ingere um contraste radiopaco, observando-se todos os momentos de seu processo de deglutição. Este exame permite não apenas a avaliação da fase da deglutição que se encontra comprometida, mas também pode auxiliar no acompanhamento do tratamento fonoaudiológico de pacientes disfágicos.

A manometria esofágica é um exame complexo no qual barômetros são posicionados em diferentes topografias ao longo da faringe e esôfago, registrando quantitativamente a função motora do órgão. Fornece um grande número de informações a respeito da deglutição esofágica e permite o diagnóstico de vários distúrbios esofágicos primários ou secundários.

A endoscopia digestiva alta e os exames contrastados do trato digestivo superior são de natureza morfológica, permitindo identificar lesões obstrutivas em qualquer topografia. A endoscopia tem a vantagem de permitir a realização de biopsias da mucosa esofágica e/ou lesões suspeitas e procedimentos terapêuticos, quando necessários, como as dilatações pneumáticas, a injeção de toxina botulínica e outros.

Na ausência de lesões obstrutivas, as doenças neurológicas configuram a principal causa de disfagia, podendo representar o sintoma inicial de muitas delas. Isto pode dever-se a lesões corticais extensas, lesões dos tratos piramidais, distúrbios de movimento, distúrbios cerebelares, lesões do tronco cerebral e dos pares cranianos envolvidos no processo de deglutição.

A doença cerebrovascular é a forma mais comum de disfagia neurogênica[3]. Os acidentes vasculares do tronco cerebral a provocam com frequência maior do que os corticais, mas lesões corticais extensas no terri-

tório da artéria cerebral anterior podem ter o mesmo efeito final. Em alguns casos, pode ser transitória, atenuando-se em até 2 semanas do icto do evento isquêmico. Nestes casos, a disfagia deve-se à perda funcional de neurônios motores superiores e/ou inferiores, prejudicando a mastigação e a fase inicial do processo de deglutição por incoordenação. Além da disfagia, estas anormalidades funcionais também implicam risco de broncoaspiração.

Distúrbios de movimento, entre os quais a paralisia supranuclear progressiva, a doença de Wilson, a doença de Parkinson e a doença de Huntington, podem levar à disfagia, embora raramente isto ocorra nas fases iniciais destas doenças. No caso da doença de Parkinson, nas fases iniciais da doença, mecanismos compensatórios impedem a disfagia, mas este problema é mais significativo em fases tardias, devido à redução na contração faríngea e incoordenação muscular, que inclui o relaxamento incompleto do esfíncter superior do esôfago[4].

A esclerose múltipla raramente cursa com disfagia significativa. Quando ocorre, deve-se a distúrbios cerebelares, do tronco cerebral ou dos tratos piramidais, produzindo espasticidade, ataxia e fraqueza muscular.

A esclerose lateral amiotrófica pode provocar disfagia de forma muito semelhante à paralisia pseudobulbar quando forem acometidos os núcleos dos pares cranianos. Neste contexto, a disfagia inicia-se na musculatura da face e língua, progredindo para acometer os músculos da faringe e laringe. No início a função mastigatória encontra-se comprometida, mas posteriormente a pulsão lingual e a deglutição também o são. O risco de broncoaspiração imposto por este distúrbio muitas vezes implica a necessidade de se realizar precocemente gastrostomia para suplementação nutricional ou como via exclusiva de nutrição[5].

No caso da poliomielite, o acometimento bulbar é grave e fatal devido à depressão respiratória observada nesta situação. A disfagia pode ser observada em pacientes com esta forma de doença, bem como na síndrome pós-poliomielite bulbar, que resulta em atrofia muscular de grupos que aparentemente não foram comprometidos na fase aguda da doença[6]. A disfagia pode ser subclínica e sem broncoaspiração nas fases iniciais, sendo detectável apenas mediante testes específicos, e progride de forma lenta. Os pacientes habitualmente desenvolvem métodos compensatórios, para a disfagia, que auxiliam no controle de seus sintomas.

No caso da miastenia *gravis*, muitos pacientes desenvolverão disfagia, visto que os pares cranianos são invariavelmente acometidos pela doença, comprometendo as fases oral e faríngea da deglutição.

A disfagia observada nas doenças musculares primárias, como a polimiosite, a miosite por corpúsculos de inclusão e a distrofia miotônica, caracterizam-se por redução progressiva da força da musculatura estriada, mas também com comprometimento da musculatura lisa[7,8]. Os pacientes referem disfagia para todos os tipos de alimento, sólidos ou líquidos. O padrão manométrico observado é de enfraquecimento da capacidade contrátil faríngea e redução ou ausência de peristalse no esôfago. O risco de aspiração, nestes casos, parece ser muito mais relacionado ao grau de comprometimento da musculatura faríngea do que aquele observado no esôfago. O clareamento faríngeo impróprio combinado à fraqueza dos músculos faríngeos predispõe à aspiração.

A distrofia oculofaríngea é uma forma de distrofia muscular hereditária de herança autossômica dominante que afeta predominantemente famílias de ascendência franco-canadense e caracteriza-se por disfagia progressiva e ptose palpebral. Manometricamente observa-se redução progressiva da capacidade contrátil da faringe[9]. Estes achados resultam, em última análise, em incapacidade de deglutir e risco de pneumonia aspirativa.

O manejo da disfagia depende dos resultados dos estudos dinâmicos e do prognóstico da doença de base. Manobras aprendidas mediante treinamento fonoaudiológico, entre as quais a deglutição supraglótica, e a adaptação da dieta com o uso de espessantes, podem contribuir para a manutenção da via oral. O uso de sedativos e anticolinérgicos deve ser evitado. A adoção de vias alternativas de nutrição enteral, sobretudo a gastrostomia, deve ser precoce para evitar a desnutrição.

Gastroparesia

Gastroparesia é o distúrbio motor caracterizado pelo retardo do esvaziamento gástrico, mediante a oferta de uma refeição teste padrão, na cintilografia de esvaziamento gástrico de sólidos[10]. Na maioria das vezes resulta de uma neuropatia autonômica, sendo o diabetes *mellitus* a principal causa dela. Os sintomas variam desde o desconforto epigástrico inespecífico a vômitos com alimentos parcialmente digeridos, com ou sem perda ponderal. Outras causas para este mesmo distúrbio incluem as iatrogênicas, como a vagotomia troncular, ou o uso de medicações com efeito anticolinérgico, entre os quais os opioides e os antidepressivos tricíclicos. O principal diagnóstico diferencial nesta situação é com as obstruções mecânicas do antro gástrico, fato que pode ser excluído mediante a realização de exames de imagem e endoscópicos.

A gastroparesia associada ao diabetes *mellitus* afeta principalmente aqueles indivíduos com longo histórico de doença inadequadamente controlada e com outras evidências de lesões de órgãos-alvo[11]. É comum que pacientes com gastroparesia apresentem hipoglicemia pós-alimentar, pois fazem uso de insulina antes da refeição e não notam o esvaziamento gástrico lentificado, logo desenvolvendo hipoglicemia, uma vez que o alimento não atinge as porções do intestino delgado onde será absorvido. As hiperglicemias agudas também se associam a distúrbios da motilidade gástrica, tanto acelerando quanto lentificando o trânsito.

A adoção de dietas com menor teor lipídico e proteico e o uso de procinéticos beneficia pacientes com gastroparesia. A eritromicina é um antimicrobiano macrolídeo com importante ação sobre receptores de motilina, podendo ser utilizada nestes casos. Suas maiores desvantagens são o perfil de interações medicamentosas e o potencial de lesão hepática induzida por drogas. Entre os procinéticos, a domperidona é um agente de baixa potência, mas que não atravessa a barreira hematoencefálica, não resultando em sonolência e nos efeitos extrapiramidais que a metoclopramida e outros agentes possuem[11]. Em situações excepcionais, podem ser necessárias medidas como gastro ou jejunostomia, estimulação com marca-passo gástrico e, mais raramente, gastrectomia total com anastomose esofagojejunal primária.

Pseudo-obstrução intestinal crônica

A pseudo-obstrução intestinal crônica é uma síndrome rara que se apresenta por sintomas gastrointestinais progressivos e incapacitantes semelhantes a episódios agudos intermitentes de uma obstrução intestinal e na qual alterações anatômicas que os justifiquem estão ausentes[12]. Os pacientes habitualmente têm sua nutrição oral gravemente prejudicada, bem como seu bem-estar. Por sua raridade, um alto índice de suspeição clínica é necessário para que se evitem complicações e procedimentos cirúrgicos desnecessários. É primariamente um distúrbio do intestino delgado, mas pode comprometer uma ou mais regiões do trato digestivo.

A maioria dos casos é de etiologia indeterminada, mas estas podem ser agrupadas em causas primárias e secundárias[12]. Entre as causas primárias encontram-se disfunções autonômicas familiares, miopatias viscerais familiares e neuropatias viscerais familiares, bem como neuropatias e miopatias de natureza esporádica e sem agregação familiar. A forma secundária da pseudo-obstrução intestinal crônica pode ocorrer devido a doenças do tecido conectivo (como lúpus eritematoso sistêmico, esclerodermia, dermatopolimiosite), distúrbios metabólicos (como diabetes *mellitus*, hipoparatireoidismo, hipotireoidismo, feocromocitoma), infecções (como doença de Chagas, citomegalovírus, vírus Epstein-Barr), distúrbios neuromusculares (como amiloidose, distrofias musculares, síndromes paraneoplásicas) e uso de medicamentos com importante efeito anticolinérgico (como antiparkinsonianos, opiáceos, antidepressivos tricíclicos).

As miopatias viscerais familiares são distúrbios genéticos raros que provocam a pseudo-obstrução intestinal crônica pela degeneração e substituição da musculatura entérica por áreas de fibrose[13]. Apresenta dois subtipos principais. O tipo I é de natureza autossômica dominante e surge no final da primeira década de vida com manifestações de uma miopatia visceral generalizada, que inclui megaesôfago, megaduodeno, megabexiga e midríase. Os casos nos quais o tratamento cirúrgico é possível, com a ressecção dos segmentos acometidos, podem apresentar bom prognóstico. O tipo II, ou encefalopatia neurogastrointestinal do DNA mitocondrial (em inglês *mithocondrial DNA neurogastrointestinal encepalopathy*, MNGIE), apresenta um fenótipo essencialmente miopático, com pseudo-obstrução intestinal, acidose láctica, paralisia da musculatura oculomotora, neuropatia periférica, alterações da substância branca na ressonância magnética de encéfalo e alterações de fibras estriadas esqueléticas e das mitocôndrias, ambas identificáveis à microscopia eletrônica[14].

A neuropatia visceral familiar é um distúrbio genético raro, caracterizado pela degeneração das estruturas nervosas do plexo mioentérico[15]. Esta definição engloba um grupo heterogêneo de doenças sindrômicas que podem ser divididas em: distúrbios da colonização por neurônios derivados da crista embrionária (como doença de Hirschsprung), distúrbios da diferenciação dos nervos entéricos (como ganglioneuromatose intestinal) e distúrbios da sobrevivência e manutenção dos nervos entéricos (como hipoganglióse). São doenças que se manifestam logo na infância e habitualmente associam-se a outras evidências de patologias de músculos lisos, como megabexiga e megaureteres. Não há tratamento específico para nenhuma destas formas e, infelizmente, o prognóstico é reservado.

Na forma cutânea difusa de esclerodermia, única de acometimento sistêmico e não apenas cutâneo, o trato digestivo é o segundo órgão ou sistema mais comumente acometido, sendo precedido apenas pela pele. O acometimento gástrico e intestinal é observado em significativa parcela dos pacientes, observando-se dilatação de segmentos intestinais, bem como válvulas coniventes espessadas e agrupadas. Os distúrbios motores do estômago e do intestino delgado resultam em retardo no esvaziamento destes órgãos, caracterizados por ondas contráteis de baixa amplitude, limitadas e que não se propagam. Em última análise, isto pode resultar no quadro típico da pseudo-obstrução crônica[16].

A dermatopolimiosite e a polimiosite costumam afetar o trato gastrointestinal em grande número dos pacientes, sendo a disfagia o sintoma inicial e predomi-

nante, porém, em fases mais avançadas, a atrofia e fibrose da musculatura intestinal podem fazer com que estes pacientes apresentem um quadro semelhante ao dos portadores de miopatias intestinais.

O lúpus eritematoso sistêmico pode provocar a síndrome por uma enterite lúpica, que se caracteriza por vasculite dos pequenos vasos entéricos, levando à isquemia da mucosa e musculatura, ou por uma miopatia associada ao lúpus[17].

O diabetes *mellitus* resulta sabidamente em neuropatia autonômica levando à gastroparesia, porém é comum que estes pacientes também apresentem alterações motoras do intestino delgado e, eventualmente, cursem com a síndrome.

A doença de Parkinson sabidamente provoca sintomas gastrointestinais em grande número de pacientes, mas a frequência de alterações significativas da motilidade intestinal não é conhecida. Os distúrbios da motilidade nestes pacientes também têm causa indeterminada, mas já foram descritos corpúsculos de Lewy nas células do plexo mioentérico, esôfago e cólon, bem como a deficiência de neurônios dopaminérgicos nestas regiões.

As neuropatias esporádicas não hereditárias podem também ser causa de pseudo-obstrução intestinal crônica e terem etiologias variadas, como lesões isquêmicas, neurotoxicidade medicamentosa, radiação e infecções virais (citomegalovírus, herpes simplex, Epstein-Barr). Deve-se excluir o uso de medicamentos que podem agravar ou precipitar os quadros, como narcóticos opioides, fenotiazinas, clonidina, antidepressivos tricíclicos e bloqueadores de canais de cálcio.

Os portadores de pseudo-obstrução intestinal crônica podem apresentar outros sintomas e sinais clínicos decorrentes da doença de base. No caso das neuropatias autonômicas, sintomas como hipotensão postural, dificuldades de acomodação visual e sudorese anômala podem estar presentes. Sintomas urinários e infecção urinária recorrente podem estar presentes em disfunções neuromiopáticas e acompanhar-se de neuropatia sensorial periférica. A combinação de oftalmoplegia, disfagia, neuromiopatia periférica com aumento de creatina-fosfoquinase e acidose láctica sugerem uma mitocondriopatia.

As principais complicações da pseudo-obstrução intestinal crônica incluem a desnutrição, a necessidade de nutrição parenteral prolongada e seus eventuais problemas, o supercrescimento bacteriano e a pneumatose cistoide intestinal.

Trata-se de um distúrbio potencialmente grave e incapacitante, com diagnóstico difícil e frequentemente com a realização de cirurgias desnecessárias por suspeita de abdome agudo obstrutivo, sendo as complicações cirúrgicas as principais causas de mortalidade, seguindo-se das complicações de nutrição parenteral prolongada.

O diagnóstico é eminentemente clínico, e exames radiológicos, manométricos, laboratoriais, anatomopatológicos e endoscópicos podem corroborá-lo. Os exames radiológicos são os mais importantes, pois permitem identificar áreas de dilatação dos segmentos intestinais e o retardo no esvaziamento de contraste. Os exames manométricos são importantes para quantificar os distúrbios motores do delgado, porém são raramente encontrados para serem aplicados na prática clínica diária.

O tratamento da pseudo-obstrução intestinal crônica envolve analgesia, correção dos distúrbios hidroeletrolíticos observados, restabelecimento da via de nutrição enteral e estimulação do ritmo intestinal usual[18]. Em virtude da estase intestinal, pode haver proliferação desordenada da microbiota entérica, levando à síndrome de supercrescimento bacteriano e uma síndrome de má absorção. Nos episódios agudos de suboclusão intestinal, o manejo é essencialmente o mesmo dos abdomes agudos obstrutivos, com reposição hidroeletrolítica e descompressão com sonda nasogástrica aberta. Eventualmente, a descompressão por colonoscopia ou a realização de uma cecostomia pode trazer benefício. O tratamento cirúrgico pode ser realizado em pacientes selecionados, com a ressecção dos segmentos acometidos e a realização de bypasses. Como última opção, o transplante intestinal ou multivisceral emergem como alternativas em casos refratários aos tratamentos anteriores.

Diarreia

Trata-se de um dos sintomas mais frequentes na prática gastroenterológica, podendo ocorrer em uma série de patologias gastrointestinais e sistêmicas. Pacientes costumeiramente referem que estão com diarreia quando notam aumento na frequência de suas evacuações, estando suas fezes de consistência reduzida e com maior conteúdo líquido. Do ponto de vista objetivo, é difícil postular uma definição técnica para o sintoma, mas de modo geral, se aceita como diarreia aquele indivíduo que apresenta 3 ou mais evacuações diárias com peso total das evacuações superior a 200 gramas. Adicionalmente, quadros com duração inferior a 2 semanas são chamados de agudos, enquanto aqueles com duração de 2 a 4 semanas são persistentes, e crônicos são aqueles com duração de mais de 4 semanas.

A grande maioria das diarreias agudas é provocada por agentes infecciosos, geralmente acompanhando-se de sintomas como náuseas, vômitos, febre e dor abdominal. A etiologia destes quadros agudos variará conforme o contexto epidemiológico no qual ocorrem. Por exemplo, a diarreia aguda que ocorre em viajantes geralmente se deve a enteropatógenos como a *E. coli*, enquanto aquela que ocorre entre institucionalizados pode dever-se à infecção pelo *C. difficile*. Outras causas, bem mais raras do que a primeira, incluem intoxicações exógenas, isquemia intestinal e outras diversas.

As diarreias crônicas possuem fisiopatologia mais complexa, podendo dever-se a grande número de condições gastrointestinais e extraintestinais. Causas frequentes de diarreia crônica incluem o uso inadvertido de laxativos, insuficiência exócrina pancreática, supercrescimento bacteriano, doença celíaca, doenças inflamatórias intestinais, infecções parasitárias e bacterianas, distúrbios de motilidade gastrointestinal e complicações de cirurgias abdominais.

O acometimento secundário do trato digestivo por doenças neurológicas é uma causa frequente de diarreia[19-20]. Algumas neuropatias autonômicas, como aquela observada no diabetes *mellitus* e na paramiloidose familiar, resultam em diarreia crônica por denervação simpática do intestino delgado e cólon, levando a distúrbios da motilidade intestinal. Quando há redução da frequência e amplitude das ondas contráteis do intestino delgado e do cólon, sua capacidade propulsora reduz-se, predispondo ao supercrescimento bacteriano. Por outro lado, alguns pacientes apresentam diarreia crônica por trânsito intestinal excessivamente rápido.

O ponto-chave para o diagnóstico diferencial das síndromes diarreicas é a obtenção de história clínica e realização de exame físico minucioso. Com base em seus achados, orientaremos a solicitação de exames complementares que permitam o diagnóstico rápido e preciso. A abordagem sistematizada de quadros diarreicos é fundamental para que obtenhamos o diagnóstico definitivo.

O tratamento da diarreia dependerá do mecanismo causal subjacente, mas seu pilar fundamental é a correção dos distúrbios hidroeletrolíticos observados. Algumas drogas sabidamente reduzem a excreção intestinal, como a loperamida, o racecadotril e a codeína. A clonidina é uma droga interessante nas diarreias disautonômicas por reduzir a atividade simpática adrenérgica no intestino delgado. Drogas que podem contribuir para o controle da diarreia incluem o octreotide, a colestiramina e os suplementos de fibras. Nos casos de supercrescimento bacteriano nos quais não há uma anormalidade anatômica passível de correção, o tratamento empregado deve ser o rodízio de antimicrobianos. O uso de probióticos neste contexto é bastante atraente, mas requer validação prospectiva.

Incontinência fecal

A incontinência fecal é usualmente definida como a passagem involuntária de material fecal através do ânus ou a incapacidade de controlar a defecação. Pode afetar indivíduos de qualquer idade e sexo, mas prevalece em mulheres de meia-idade e idosos de ambos os sexos.

A incontinência ocorre quando um ou mais mecanismos responsáveis pela manutenção da continência encontra-se prejudicado e os mecanismos compensatórios falham em compensar estes problemas[21]. Raramente a incontinência é provocada por um fator único. As anormalidades anatômicas e funcionais das estruturas anorretais e do assoalho pélvico são causas importantes. Entre elas incluem-se os distúrbios do esfíncter anal ou do músculo puborretal, lesões do nervo pudendo, lesões medulares e/ou do sistema nervoso autonômico, patologias retais e alterações sensitivas anorretais.

O sistema nervoso é vital para a manutenção dos mecanismos de continência fecal[21,22]. A degeneração esfincteriana secundária à neuropatia do nervo pudendo e traumas obstétricos pode provocar incontinência. Danos aos nervos autonômicos da pelve podem reduzir a acomodação fecal e acelerar o trânsito pela região retossigmoide, sobrepujando os mecanismos de continência fecal. Lesões corticais parassagitais provocadas por traumas, fenômenos isquêmicos ou doenças desmielinizantes podem resultar em lesão do neurônio motor responsável pela contração voluntária do esfíncter. Em alguns pacientes com incontinência neurogênica, a perda de sensibilidade pode reduzir a propriocepção consciente de plenitude da ampola retal e das respostas reflexas da musculatura pélvica.

O padrão sintomático da incontinência pode sugerir a etiologia do problema. Incontinência noturna sugere disfunção do esfíncter anal interno, possivelmente por lesão de neurônio motor. Incontinência observada durante movimentos de tosse e espirros sugere perda do controle do esfíncter anal externo, possivelmente por lesão de nervo pudendo ou das raízes sacrais S2, S3 e S4.

O diagnóstico diferencial entre as causas de incontinência fecal deve incluir o exame proctológico visual e digital, bem como a realização de exames endoscópicos e de imagem. Testes funcionais muito úteis incluem a manometria anorretal, o teste de expulsão de balão e a videodefecografia. Quando há suspeita de que a incontinência seja provocada por distúrbios de nervos periféricos, a eletroneuromiografia pélvica pode fornecer informações preciosas.

O objetivo do tratamento da incontinência é a restauração do controle voluntário da defecação e a melhoria da qualidade de vida[24]. Isto pode ser obtido através de medidas simples como modificações da dieta. A higiene adequada é fundamental para evitar, principalmente, infecções oportunistas. A realização de treinamento neuromuscular, comumente referido como *biofeedback*,

atenua os sintomas de incontinência e melhora parâmetros objetivos da função anorretal através da melhoria da força dos esfíncteres anais, melhoria da coordenação motora dos músculos perineais e otimização da percepção anorretal. Procedimentos cirúrgicos podem ser necessários em casos refratários, além de ser possível a estimulação de nervos sacrais em pacientes com lesões espinhais e corticais, embora esta última seja utilizada apenas em caráter experimental até o momento.

REFERÊNCIAS

1. Spechler SJ. AGA technical review on treatment of patients with dysphagia caused by benign disorders of the distal esophagus. Gastroenterology. 1999;117(1):233.

2. Cook IJ, Kahrilas PJ. AGA technical review on management of oropharyngeal dysphagia. Gastroenterology. 1999;116(2):455.

3. Kumar S. Swallowing and dysphagia in neurological disorders. Rev Neurol Dis. 2010;7(1):19.

4. Pfeiffer RF. Gastrointestinal dysfunction in Parkinson's disease. Lancet Neurol. 2003;2(2):107.

5. Greenwood DI. Nutrition management of amyotrophic lateral sclerosis. Nutr Clin Pract. 2013;28(3):392.

6. Gonzalez H, Olsson T, Borg K. Management of postpolio syndrome. Lancet Neurol. 2010;9(6):634.

7. Ebert EC. Review article: the gastrointestinal complications of myositis. Aliment Pharmacol Ther. 2010;31(3):359.

8. Bellini M, Biagi S, Stasi C, Costa F, Mumolo MG, Ricchiuti A, et al. Gastrointestinal manifestations in myotonic muscular dystrophy. World J Gastroenterol. 2006;12(12):1821.

9. Hila A, Castell JA, Castell DO. Pharyngeal and upper esophageal sphincter manometry in the evaluation of dysphagia. J Clin Gastroenterol. 2001;33(5):355.

10. Shin AS, Camilleri M. Diagnostic assessment of diabetic gastroparesis. Diabetes. 2013;62(8):2667.

11. Camilleri M. Clinical practice. Diabetic gastroparesis. N Engl J Med. 2007;356(8):820.

12. De Giorgio R, Cogliandro RF, Barbara G, Corinaldesi R, Stanghellini V. Chronic intestinal pseudo-obstruction: clinical features, diagnosis, and therapy. Gastroenterol Clin North Am. 2011;40(4):787.

13. Holla OL, Bock G, Busk OL, Isfoss BL. Familial visceral myopathy diagnosed by exome sequencing of a patient with chronic intestinal pseudo-obstruction. Endoscopy. 2014;46(6):533.

14. Blondon H, Polivka M, Joly F, Flourie B, Mikol J, Messing B. Digestive smooth muscle mitochondrial myopathy in patients with mitochondrial-neuro-gastro-intestinal encephalomyopathy (MNGIE). Gastroenterol Clin Biol. 2005;29(8-9):773.

15. Ahlfors F, Linander H, Lindström M, Veress B, Abrahamsson H. Familial intestinal degenerative neuropathy associated with chronic intestinal pseudo-obstruction. Neurogastroenterol Motil. 2011;23(4):347.

16. Domsic R, Fasanella K, Bielefeldt K. Gastrointestinal manifestations of systemic sclerosis. Dig Dis Sci. 2008;53(5):1163.

17. Park FD, Lee JK, Madduri GD, Ghosh P. Generalized megaviscera of lupus: refractory intestinal pseudo-obstruction,

ureterohydronephrosis and megacholedochus. World J Gastroenterol. 2009;15(28):3555.

18. Gabbard SL, Lacy BE. Chronic intestinal pseudo-obstruction. Nutr Clin Pract. 2013;28(3):307.

19. Ebert EC, Nagar M. Gastrointestinal manifestations of amyloidosis. Am J Gastroenterol. 2008;103(3):776.

20. Vinik AI, Erbas T. Diabetic autonomic neuropathy. Handb Clin Neurol. 2013;117:279.

21. Palit S, Lunniss PJ, Scott SM. The physiology of human defecation. Dig Dis Sci. 2012;57(6):1445.

22. Halland M, Talley NJ. Fecal incontinence: mechanisms and management. Curr Opin Gastroenterol. 2012; 28(1):57.

23. van Koughnett JA, Wexner SD. Current management of fecal incontinence: choosing amongst treatment options to optimize outcomes. World J Gastroenterol. 2013;19(48):9216.

24. Machado A, Chien HF, Deguti MM, Cançado E, Azevedo RS, Scaff M, et al. Neurological manifestations in Wilson's disease: report of 119 cases. Mov Disord. 2006 Dec;21(12):2192-6.

25. Roberts EA, Schilsky ML. A practice guideline on Wilson disease. Hepatology. 2003;37:1475.

26. Tuschl K, Clayton PT, Gospe SM Jr, Gulab S, Ibrahim S, Singhi P, et al. Syndrome of hepatic cirrhosis, dystonia, polycythemia, and hypermanganesemia caused by mutations in SLC30A10, a manganese transporter in man. Am J Hum Genet. 2012 Mar 9;90(3):457-66.

INFECÇÕES SISTÊMICAS E O SISTEMA NERVOSO

Infecções bacterianas agudas do sistema nervoso central

Meningite bacteriana aguda

Igor de Assis Franco
Hugo Almeida Chaves de Resende
Marcos Felipe Camarinha de Almeida
Thiago Cardoso Vale

INTRODUÇÃO

Meningite bacteriana (MB) consiste em infecção purulenta do espaço subaracnóideo associada à reação inflamatória do parênquima e vasos sanguíneos cerebrais. Quando a sintomatologia manifesta-se dentro de horas a dias, a meningite é caracterizada como aguda (MBA). Quando a sintomatologia dura mais de 4 semanas, a meningite é denominada crônica[1].

A incidência da MB é de 4 a 6 casos por 100 mil pessoas nos países desenvolvidos, sendo pelo menos 10 vezes mais comum naqueles em desenvolvimento[2]. Nos locais em que se tem acesso aos antibióticos, tanto a mortalidade quanto a morbidade pela MB são menores. A mortalidade da doença, no entanto, permanece alta, podendo ultrapassar 9,4% em crianças e cerca de 20% em adultos[1]. Sequelas neurológicas ocorrem em 5% a 40% dos sobreviventes. Tanto a mortalidade quanto a morbidade dependem do agente bacteriano e do estado imunológico do paciente[1].

O manejo adequado dos indivíduos acometidos envolve a sugestão correta da terapia antimicrobiana, o provimento do isolamento e profilaxia dos contatos quando necessário e a antecipação e tratamento das complicações neurológicas que porventura ocorram.

ETIOLOGIA

As infecções bacterianas atingem o sistema nervoso central (SNC) por extensão de processo infeccioso focal (contiguidade), invasão direta, disseminação hematogênica ou por êmbolo infectado. Podem ainda ser resultado de procedimentos neurocirúrgicos, a exemplo da instalação de *shunts* ventriculares ou aparatos de monitorização invasiva.

Os agentes causadores mais comuns de MBA em crianças e adultos são *Streptococcus pneumoniae* e *Neisseria meningitidis.* Ambos são responsáveis por mais de 90% das MBA nesses grupos etários[1]. Destacam-se ainda, a *Listeria monocytogenes,* os estreptococos do grupo B e os bacilos gram-negativos que acometem, respectivamente, indivíduos idosos, neonatos e imunossuprimidos. O *Haemophilus influenzae* tipo b (HIb) ainda pode causar meningite em crianças e adultos não vacinados (Quadro 5.1.1.1).

Agentes como *Escherichia coli, Staphylococcus epidermidis, Staphylococcus aureus, Klebsiella, Proteus, Pseudomonas, Eschericia coli, Serratia, Acinetobacter* e, mais raramente, *Salmonella, Shigella, Clostridium* e *Neisseria gonorrhoeae* também podem causar MBA.

Os programas de vacinação interferiram de maneira positiva na epidemiologia da MBA em crianças e adultos nas últimas décadas, reduzindo de maneira dramática a incidência de meningite em recém-nascidos e crianças. A vacina contra o HIb fez com que este agente deixasse de ser o principal causador de MBA em crianças menores de 5 anos. É, portanto, exemplo claro dessa conquista.

No Brasil e em Cuba, Colômbia, Uruguai e Chile, avaliações do impacto da vacinação nas MB demonstraram que as taxas de incidência de MB por HIb no período pós-vacinal caíram de 40% a 95%, comparadas ao período anterior à vacinação *Klebsiella*[3]. Adultos ainda podem apresentar meningite por HIb, principal-

Quadro 5.1.1.1 – Agentes etiológicos da meningite bacteriana aguda e grupos mais acometidos.

AGENTE ETIOLÓGICO	GRUPOS MAIS ACOMETIDOS
Streptococcus pneumoniae *Neisseria meningitidis*	Crianças e adultos
Listeria monocytogenes	Pacientes com mais de 60 anos, recém-nascidos, transplantados, gestantes, doentes crônicos, pacientes com neoplasia ou em tratamento imunossupressor
Estreptococos do grupo B	Neonatos e puérperas, pacientes com doenças subjacentes graves
Haemophilus influenzae tipo b	Crianças e adultos não vacinados
Pseudomonas sp. *Eschericia coli* *Klebsiella sp.* *Serratia sp.*	Pacientes internados, com comorbidades (câncer, diabetes, insuficiência cardíaca, doença pulmonar crônica, disfunções hepática ou renal e pacientes neurocirúrgicos)
Staphylococcus aureus Estafilococus coagulase negativo	Pacientes em pós-operatório de neurocirurgia

mente aqueles imunocomprometidos, com disfunção esplênica ou esplenectomizados (a exemplo de pacientes com anemia falciforme ou leucemia) e com doença pulmonar crônica. Crianças que não completaram a série de vacinações contra HIb também estão susceptíveis à MBA por este agente.

O *Streptococcus pneumoniae* é o principal agente causador de meningite em pacientes com mais de 18 anos, associando-se a casos fatais e com maior chance de deixar sequelas residuais nos sobreviventes[4]. O risco de doença e mortalidade aumentam com a deficiência de imunoglobulina, doença falciforme, alcoolismo, diabetes e fístulas liquóricas. Pelo menos uma destas condições predisponentes está presente em cerca de um terço dos casos[1,3].

Nos Estados Unidos, aproximadamente 44% dos *S. pneumoniae* isolados têm resistência intermediária ou alta à penicilina, justificando o uso de terapias empíricas mais agressivas. A aquisição de cepas resistentes é favorecida pelo uso recente de antibióticos, pelo tempo de permanência em creches ou em ambientes institucionais (casas de repouso, abrigos para sem-teto) e por infecções respiratórias recentes[5].

A *Neisseria meningitidis* coloniza a nasofaringe e pode causar doença invasiva em muitos pacientes. Por este motivo, indica-se não só a profilaxia para contatos íntimos e para aqueles que sofreram exposição direta a secreções do doente, como também o isolamento de contato do paciente. Estende-se a indicação do isolamento de contato a todos pacientes com MBA até a definição etiológica do quadro[1].

Espera-se que a vacina meningocócica conjugada tetravalente reduza a incidência de meningite devido à *N. meningitidis*. Ela não confere, entretanto, imunidade para a *N. meningitidis* grupo B. Cepas de *N. meningitidis* com moderada ou relativa resistência à penicilina e sus-

ceptibilidade reduzida à ampicilina foram relatadas em várias localidades.

As enterobactérias (espécies de *Proteus*, *Escherichia coli*, *Klebsiella*, *Serratia* e *Enterobacter*) são causa importante de MBA nos pacientes internados, chegando a ser responsáveis por até 33% das MBA nosocomiais[1]. Infectam principalmente adultos que apresentem comorbidades como câncer, diabetes, insuficiência cardíaca, doença pulmonar crônica, disfunções hepática ou renal e pacientes neurocirúrgicos.

A *Listeria monocytogenes* causa MBA em pacientes com imunidade celular prejudicada, porém, mais de um terço dos acometidos é saudável. Adultos com mais de 60 anos, recém-nascidos, transplantados, gestantes, doentes crônicos, pacientes com neoplasia ou em tratamento imunossupressivo estão sob maior risco de MBA por *Listeria*. A profilaxia da pneumonia por *Pneumocystis carinii* beneficia os pacientes com a síndrome da imunodeficiência adquirida (SIDA), uma vez que reduz o risco de infecção pela *L. monocytogenes* e, consequentemente, diminui a incidência de meningite[16].

Streptococcus agalactiae, ou estreptococo do grupo B, colonizam o trato genital feminino, assim como a *L. monocytogenes*, e constituem a principal causa de MBA e sepse em recém-nascidos. Acomete também puérperas e pacientes com doenças subjacentes graves. Lesões penetrantes ou neurocirúrgicas, por comprometerem a integridade das barreiras de proteção do SNC, favorecem a infecção do espaço subaracnóideo por microrganismos da pele. O *Staphylococcus aureus* e estafilococos coagulase negativo são os principais agentes causadores de meningite após neurocirurgias.

Quando qualquer um dos agentes citados atinge o espaço subaracnóideo, os mecanismos de defesa do hospedeiro para combater a infecção são bastante limitados.

Embora haja uma resposta neutrofílica, as concentrações de imunoglobulinas no líquor são baixas e a ação do complemento é mínima ou inexistente. A invasão bacteriana leva à apoptose neuronal e micronecroses resultando em sequelas neurológicas. A morte de células neuronais é, provavelmente, devida à ação destrutiva de toxinas bacterianas e a uma resposta imune que conduz à ativação de citocinas e inflamação descontrolada. A inibição dessa resposta inflamatória pode reduzir drasticamente a morbidade e mortalidade da MBA, motivo que a torna foco de intensos estudos e pesquisas[2].

APRESENTAÇÃO CLÍNICA

A apresentação clínica da MB é influenciada pela idade, condições imunológicas do paciente e integridade da barreira hematoencefálica.

Febre, cefaleia e rigidez de nuca constituem a tríade clássica de sintomas e sinais de MB. São encontradas, entretanto, em apenas 44% dos pacientes. Um estudo holandês sugeriu que dois de quatro sintomas (febre, rigidez de nuca, alteração do estado mental e cefaleia) estão presentes em aproximadamente 95% dos pacientes com meningite[6].

A rigidez nucal, ou meningismo, é sinal patognomônico de irritação meníngea. Está presente quando o pescoço resiste à flexão passiva. Os sinais clássicos de irritação meníngea ao exame neurológico são os sinais de Kernig e Brudzinski. O primeiro é provocado com o paciente em decúbito dorsal. Realiza-se flexão da coxa sob o abdome, com o joelho flexionado. A extensão passiva do membro inferior gera dor quando a irritação meníngea está presente. O sinal de Brudzinski é provocado com o paciente em decúbito dorsal e é positivo quando a flexão passiva do pescoço leva o paciente a flexionar espontaneamente o quadril e o joelho. Vale ressaltar que a ausência de rigidez nucal, do sinal de Kernig ou de Brudzinski não excluem a possibilidade de MBA.

Outras queixas comuns são náusea, vômitos e fotofobia. Crises epilépticas ocorrem em aproximadamente 40% dos pacientes e podem caracterizar a instalação do quadro ou surgir nos primeiros dias da doença.

A meningococcemia apresenta *rash* cutâneo característico que começa como exantema maculopapular eritematoso, difuso, semelhante a um exantema viral. As lesões, entretanto, rapidamente tornam-se petéquias que são encontradas no tronco e extremidades inferiores, diferenciando-se, assim, do *rash* de uma viremia. Podem ser encontradas nas mucosas e conjuntivas, além de, ocasionalmente, serem encontradas nas palmas das mãos e plantas dos pés.

Alguns grupos de pacientes podem oferecer certo desafio diagnóstico. É o que acontece com pacientes em extremos de idade, imunossuprimidos ou com neoplasia subjacente.

Ao contrário de crianças mais velhas, que se apresentam de forma semelhante aos adultos, os neonatos e lactentes muitas vezes não apresentam os achados clínicos típicos. Seus sintomas tendem a ser inespecíficos e em menor intensidade. Os sintomas mais comuns são febre, letargia, irritabilidade, desconforto respiratório, icterícia, inapetência, vômitos e diarreia. Crises epilépticas tônico-clônicas generalizadas e abaulamento de fontanelas ocorrem em uma minoria de neonatos[7].

Pequenos estudos retrospectivos evidenciaram menores taxas de cefaleia, rigidez de nuca e febre nos pacientes idosos[8]. Pacientes com câncer podem apresentar manifestações clínicas semelhantes aos imunossuprimidos, uma vez que a quimioterapia pode comprometer a resposta imune. Estudo retrospectivo avaliou os sintomas de 79 pacientes com câncer e MBA confirmada e observou que apenas 5% dos pacientes apresentaram a tríade clássica de meningite[9].

O aumento da pressão intracraniana, cujos sinais mais comuns são alteração do nível de consciência e papiledema, é uma complicação esperada da MBA. Consiste na principal causa de redução do nível de consciência e coma nessa doença. Arterite cerebral e trombose venosa séptica de seios durais e veias corticais são outras possíveis complicações. Estas, por sua vez, apresentam-se como déficits neurológicos focais ou atividade epiléptica de início recente.

DIAGNÓSTICO

O padrão ouro para diagnóstico de MBA é a punção lombar com coloração do líquido cefalorraquidiano (LCR) pelo gram[2] (Tabela 5.1.1.1).

As anormalidades clássicas no LCR na MBA são (I) aumento da pressão de abertura, (II) pleocitose com predomínio de polimorfonucleares (10 a 10 mil leucócitos/mm³), (III) a diminuição da concentração de glicose (< 45 mg/dL ou proporção de glicose LCR/soro < 0,31), e (IV) aumento da proteinorraquia. A análise do LCR deve incluir coloração pelo gram e cultura bacteriana.

O gram é altamente sensível em circunstâncias ideais. Dunbaret *et al.*[10] ressaltam que a coloração de gram do LCR concentrado por citocentrifugação foi de 92% de sensibilidade e 99% de especificidade na identificação do patógeno em pacientes que não receberam terapia antimicrobiana antes da punção lombar. A sensibilidade da coloração de gram do LCR é significativamente reduzida quando o agente patogênico é uma bactéria gram-negativa ou *L. monocytogenes*, e quando uma punção lombar é realizada após o início da antibioticoterapia[11].

Tabela 5.1.1.1 – Comparação da análise do líquor nas meningites infecciosas.

	VALOR DE REFERÊNCIA	MENINGITE BACTERIANA	MENINGITE VIRAL	MENINGITE TUBERCULOSA
COR/ASPECTO	Incolor/límpido	Branca leitosa/turva	Incolor ou opalescente/límpido	Incolor/límpido
PRESSÃO	Até 20 cm de H_2O	Normal ou aumentada	Normal	Normal ou aumentada
GLICOSE	2/3 glicemia	Diminuída	Normal	Diminuída
PROTEÍNA	Até 40 mg/dL	Aumentada	Discretamente aumentadas	Discretamente aumentadas
LEUCÓCITOS	< 05 céls/mL	200 a milhares (neutrófilos)	5 a 500 (linfócitos)	25 a 500 (linfócitos)

A terapia com antibióticos por horas antes da punção do LCR não altera a contagem dos leucócitos ou concentração de glicose o suficiente para prejudicar o diagnóstico de MBA. É improvável, ainda, que esterilize o LCR e evite o isolamento de um microrganismo em coloração de gram ou em cultura.

O exame definitivo para o diagnóstico de MBA é a cultura positiva do LCR. Pode levar até 48 horas para produzir um resultado. A concentração de bactérias no LCR, o uso de técnicas de concentração, o próprio organismo causador, e a administração prévia de antibióticos influenciam a detecção do organismo causador[10].

Além de coloração de gram e cultura, o patógeno responsável pela MBA pode ser identificado pelo teste de aglutinação em látex. É um exame de execução simples, organismo específico e que oferece o resultado em menos de 15 minutos. Apresenta boa sensibilidade: 78% a 100% para o HIb, 67% a 100% para *S. pneumoniae*, e de 50% a 93% para *N. meningitides*[11]. O teste de aglutinação em látex é particularmente útil quando as culturas são negativas ou em pacientes que receberam antibióticos antes da punção lombar. Entre esses pacientes, a aglutinação em látex pode ser mais sensível que a coloração pelo gram e cultura do LCR na identificação do agente etiológico. Fora desse contexto, os testes de aglutinação do látex raramente alteram o manejo do paciente ou desfecho do quadro[2]. Um teste negativo não exclui MBA. A decisão sobre continuar ou interromper a terapia antibiótica empírica não deve ser baseada no resultado do teste.

Uma alternativa para os testes de aglutinação do látex são os métodos que se baseiam na reação em cadeia da polimerase (PCR). Existem dois tipos principais. O primeiro tipo utiliza *primers* específicos do organismo para detectar a presença de patógenos bacterianos determinados com alta sensibilidade e especificidade. O segundo detecta bactérias de quaisquer tipos e tem por papel excluir a MB, auxiliando na decisão de manutenção do tratamento antibacteriano.

A pressão intracraniana aumentada é uma complicação esperada da MBA. Punção lombar deve ser realizada com uma agulha de 22 a 25 *gauges* de calibre, e uma quantidade mínima de LCR deve ser coletada para

análise. Cerca de 6 mililitros de LCR é suficiente para obter a contagem de células, determinar as concentrações de glicose e proteínas, e analisar a amostra usando coloração pelo gram, cultura e métodos de PCR ou aglutinação do látex. Mais 1 mililitro de LCR pode ser enviado para o laboratório para a análise de DNA viral, especificamente do vírus *Herpes simplex* (HSV), já que a encefalite pelo HSV tipo 1 (HSV-1) é a principal doença para diagnóstico diferencial de MB.

Complementam a análise do LCR as dosagens aumentadas do lactato, proteína C reativa sérica e pró-calcitonina sérica. Uma concentração elevada de lactato no LCR é extremamente sensível para a MBA; infelizmente, a sua utilidade clínica é limitada, uma vez que pode estar elevada em outras situações, como hipóxia/isquemia cerebral, glicólise anaeróbia e comprometimento vascular[11]. A dosagem da proteína C reativa sérica é menos sensível na detecção de MBA que o lactato no LCR. É, no entanto, mais informativa, uma vez que quando normal tem um alto valor preditivo negativo para MBA[12]. A dosagem de pró-calcitonina sérica pode ser usada para diferenciar a MBA da não bacteriana, sendo útil para decidir quem deverá receber antibióticos nessas situações[13,14].

A necessidade de neuroimagem antes da punção lombar tem por objetivo identificar lesões capazes de provocar efeito de massa e outras como o edema cerebral, já que estas aumentam a pressão intracraniana e elevam o risco de herniações uncal e tonsilar durante a coleta do LCR. Deve ser realizada em qualquer paciente com alteração do nível de consciência, papiledema, déficits neurológicos focais, estado de imunossupressão, ou atividade epiléptica de início recente[15].

Se houver lesões cutâneas petequiais, biopsia deve ser realizada. A biopsia pode revelar o agente após coloração pelo gram. O *rash* da meningococcemia resulta da lesão endotelial causada pelos microrganismos. Quando o quadro clínico é sugestivo de MBA, as culturas de sangue devem ser obtidas.

DIAGNÓSTICO DIFERENCIAL

Encefalite pelo HSV-1, encefalites transmitidas por arbovírus, lesões intracranianas focais com efeito de massa e hemorragia subaracnóidea são considerações importantes no diagnóstico diferencial da MBA.

TRATAMENTO

Terapia antimicrobiana empírica

A terapia antimicrobiana na suspeita de MBA deve ser iniciada imediatamente após a coleta das hemoculturas. O atraso no início da antibioticoterapia devido à espera do resultado dos testes diagnósticos deve ser evitado e está relacionada com pior desfecho[16]. Antibioticoterapia empírica na literatura americana é baseada na possibilidade de que o paciente tenha meningite pneumocócica resistente à penicilina e às cefalosporinas, devendo-se incluir uma combinação de cefotaxima ou ceftriaxona e vancomicina (Tabela 5.1.1.2). No Brasil, devido ao baixo perfil de resistência do *Streptococcus pneumoniae* à penicilina, o esquema empírico é baseado nos três principais agentes responsáveis pela MB adquirida na comunidade: *Neisseria meningitidis*, *Streptococcus pneumoniae* e *Haemophilus influenzae* não sendo necessário associar vancomicina a ceftriaxone ou cefotaxima[17,18]. Na suspeita clínica de infecção pelo vírus HSV-1 ou *Listeria monocytogenes* (pacientes acima de 60 anos ou imunossuprimidos) é mandatória a adição de aciclovir ou ampicilina, respectivamente, ao esquema antibiótico empírico[19]. No período neonatal, os principais agentes são o *Streptococcus agalactiae*, *Listeria monocytogenes* e *Escherichia coli* devendo ser a primeira opção o esquema

Tabela 5.1.1.2 – **Terapia empírica na suspeita de meningite bacteriana.**

FAIXA ETÁRIA	TERAPIA ANTIMICROBIANA
< 1 mês	Ampicilina + cefotaxime
Lactentes, crianças e adultos	Ceftriaxone
> 50 anos	Ceftriaxone + ampicilina
Traumatismo cranioencefálico aberto, neurocirurgia ou válvula de derivação	Vancomicina + (ceftazidima ou cefepime ou meropeném)

composto por cefotaxima associada a ampicilina. Nos pacientes que utilizam esquema profilático com sulfametoxazol-trimetoprim para toxoplasmose e pneumocistose, a infecção por *Listeria* é menos provável. Meningite pós-procedimentos neurocirúrgicos, anestesia epidural ou quimioterapia intratecal devem ser tratados empiricamente com uma combinação de vancomicina mais ceftazidima, cefepime, ou meropeném. A vancomicina é usada para cobrir estafilococos e ceftazidima, cefepima, ou meropeném para cobrir bacilos gram-negativos, especialmente a *Pseudomonas aeruginosa*.

Antibioticoterapia específica

As bactérias isoladas no LCR devem ser testadas quanto ao seu perfil de susceptibilidade antimicrobiana que guiará a antibioticoterapia específica, conforme Quadro 5.1.1.2[20].

Quadro 5.1.1.2 – **Terapia antimicrobiana específica.**

AGENTE	ANTIBIOTICOTERAPIA	ALTERNATIVAS
Streptococcus pneumoniae: suscetível à penicilina	Penicilina G ou ampicilina	Ceftriaxone
Streptococcus pneumoniae: suscetibilidade intermediária	Ceftriaxone ou cefotaxima	Cefepime e meropeném
Streptococcus pneumoniae: resistente	(Ceftriaxone ou cefotaxima) + vancomicina	Fluorquinolona
Neisseria meningitidis	Penicilina G ou ampicilina ou ceftriaxone	Fluorquinolona, meropeném
Listeria monocytogenes	Ampicilina + aminoglicosídeo	Sulfametoxazol-trimetoprim, meropeném
Streptococcus agalactiae	(Penicilina G ou ampicilina) + aminoglicosídeo	Cefalosporina de 3ª geração
Escherichia coli e outras *Enterobacteriaceae*	Cefotaxima ou ceftriaxone	Aztreonam, fluoquinolona, meropeném
Pseudomonas aeruginosa	Cefepime ou ceftazidime ou meropeném	Aztreonam, ciprofloxacina
Haemophilus influenzae	Ceftriaxone	Cefepime, fluorquinolona, aztreonam
Staphylococcus aureus: meticilina sensível	Naficilina ou oxacilina	Vancomicina, meropeném, linezolida
Staphylococcus aureus: meticilina resistente	Vancomicina	Sulfametoxazol-trimetoprim, linezolida, daptomicina
Staphylococcus epidermidis	Vancomicina	Linezolida
Treponema pallidum	Pencicilina G	Ceftriazone
Acinetobacter baumannii	Imipeném	Polimixina B

Meningite pneumocócica

A terapia antimicrobiana para meningite pneumocócica é iniciada com uma cefalosporina de terceira geração. Uma vez que os resultados dos testes de susceptibilidade aos antimicrobianos são conhecidos, a terapia pode ser modificada de acordo com o perfil de sensibilidade do patógeno.

Naqueles com resistência intermediária ou alta à penicilina, a vancomicina é o antibiótico de eleição, devendo ser associada à cefalosporina de terceira geração[21]. A rifampicina pode ser adicionada à vancomicina para o seu efeito sinérgico, uma vez que é altamente ativa contra a maioria dos pneumococos resistentes à penicilina, mas é inadequada como monoterapia, porque a resistência desenvolve-se rapidamente quando é utilizada como esquema único. Para a meningite pneumocócica, punção lombar de repetição deve ser realizada de 24 a 48 horas após o início da terapia antimicrobiana, para documentar a erradicação do patógeno. Deve ser dada atenção ao uso de vancomicina intraventricular em pacientes que não respondem à vancomicina parenteral. A via intraventricular de administração é preferida sobre a via intratecal, pois as concentrações adequadas de vancomicina nos ventrículos cerebrais nem sempre são alcançadas com a administração intratecal. A administração de vancomicina intraventricular e intratecal é segura, e não está associada com risco de crise epiléptica. Um curso de 2 semanas de terapia antimicrobiana intravenosa é recomendado para meningite pneumocócica.

Meningite meningocócica

Penicilina G ou uma cefalosporina de terceira geração continua a ser o antibiótico de escolha para meningite meningocócica[22]. Todos os isolados de *N. meningitidis* no LCR devem ser testados quanto ao perfil de sensibilidade à penicilina e ampicilina. Cefotaxima ou ceftriaxona deve ser usada se os testes demonstrarem que o isolado bacteriano de meningococo é uma cepa resistente à penicilina ou se o paciente é proveniente de área com alta prevalência de meningococo com a sensibilidade diminuída à penicilina.

Um curso de 7 dias de antibioticoterapia endovenosa é suficiente para a maioria dos casos não complicados de meningite meningocócica[21]. O caso índice e todos os contatos próximos devem receber quimioprofilaxia com um regime de 2 dias de rifampicina (600 mg a cada 12 horas durante 2 dias em adultos e 10 mg/kg a cada 12 horas durante 2 dias em crianças maiores de 1 ano). A rifampicina não deve ser usada em mulheres grávidas. Alternativamente, os adultos podem ser tratados com uma dose de ciprofloxacina (750 mg) ou uma dose de azitromicina (500 mg). Os contatos próximos são definidos como indivíduos que tiveram contato com secreções nasofaríngeas ou através do beijo ou compartilhamento de brinquedos, bebidas ou cigarros.

Meningite estafilocócica

As meningites causadas por estafilococos (*S. aureus* ou estafilococos coagulase-negativo) devem ser tratadas com vancomicina até que o teste de susceptibilidade seja realizado, em função do aumento das doenças causadas por cepas de bactérias resistentes à meticilina. Os casos de MB causada por cepas sensíveis à meticilina, podem ser tratados com nafcilina ou oxacilina, porém a vancomicina é a droga de escolha para os casos de bactérias resistentes e em alérgicos à penicilina. O controle do tratamento antimicrobiano deve ser feito através da análise do LCR e deve ser realizado após 48 horas do seu início. Em caso de presença de microrganismos viáveis, deve-se associar vancomicina intraventricular na dose de 10 mg/dia em crianças e 20 mg/dia em adultos. Para as falhas de tratamento, a linezolida e daptomicina podem ser consideradas, apesar do sucesso de tais agentes ter sido descrito apenas em relatos de casos[23,24].

Meningite por *Listeria monocytogenes*

Ampicilina e penicilina são altamente eficazes contra a *Listeria monocytogenes*, e um desses antibióticos deve, portanto, ser incluído na terapia empírica para pacientes imunocomprometidos e idosos com suspeita ou confirmação de MBA[25-28]. O uso de sulfametoxazol-trimetoprim profilático por pacientes imunossuprimidos reduziu a frequência de meningite por *Listeria*.

O esquema específico de tratamento para *Listeria* é feito com a ampicilina por 3 semanas e, nos quadros graves, pode-se associar gentamicina. Como terapia alternativa, pode-se indicar o uso de sulfametoxazol-trimetoprim ou meropeném[29].

Meningite por bactérias gram-negativas aeróbicas

Klebsiella, *Acinetobacter baumannii*, *Escherichia coli*, *Pseudomonas aeruginosa* e outras bactérias aeróbicas gram-negativas podem causar MBA após traumatismo cranioencefálico ou procedimentos neurocirúrgicos. Após a introdução de cefalosporinas de amplo espectro, o prognóstico nesses casos melhorou substancialmente[30,31]. No entanto, a multirresistência de *A. baumannii* e outras bactérias gram-negativas representa uma ameaça crescente após neurocirurgias[32,33]. Um estudo de vigilância feita nos Estados Unidos mostrou um aumento da resistência do *A. baumannii* à ceftazidima, de 30% em 1999 para 68% em 2008, e ao cefepime, de

20% para 62% nesse período[33]. As taxas de resistência ao meropeném e imipeném também subiram acentuadamente durante esse período; as cepas foram ligeiramente menos resistentes ao imipeném (47%) do que ao meropeném (59%)[33]. As taxas de resistência de *Pseudomonas aeruginosa* a ceftazidima (10%), cefepime (6%), ciprofloxacina (20%), imipeném (15%) e meropeném (8%) mantiveram-se relativamente estáveis de 1999 até 2008[33]. Com relação à *Klebsiella*, a resistência encontrada à ceftazidima, cefepime, ciprofloxacina e gentamicina ficou entre 6% a 17%. Desde 2003, a resistência de espécies de *Klebsiella* para imipeném e meropeném surgiu e, agora ocorre em 5%[33].

As cefalosporinas de terceira geração (cefotaxima ou ceftriaxone) são os antimicrobianos de escolha para tratamento de MBA causada por enterobacterias, entre elas, *Proteus sp.*, *E. coli*, *Klebsiella sp.*, *Serratia sp.*, e *Enterobacter sp*. A duração do tratamento é de 3 semanas (Tabela 5.1.1.3). Como tratamento alternativo, pode-se lançar mão de aztreonam, fluoroquinolona, meropeném, sulfametoxazol-trimetoprim ou ampicilina[29].

Com relação às meningites causadas por *Pseudomonas aeruginosa*, o tratamento de escolha é feito com cefalosporinas de quarta geração (ceftazidima ou cefepime) ou meropeném durante 3 semanas. Como alternativa, pode-se considerar o uso de aztreonam ou ciprofloxacina (Quadro 5.1.1.2). Existe recomendação de que seja considerada uma associação com aminoglicosídeo aos esquemas acima descritos[37].

Apesar da resistência aos carbapenêmicos, ela parece ser maior ao meropeném, dessa forma, o imipeném é a terapia preferida para meningite por *Acinetobacter*[34].

Alternativas para pacientes com meningite resistente a carbapenêmicos (especialmente as causadas por *Acinetobacter baumannii*) consistem em uso de polimixina B[35].

Tabela 5.1.1.3 – Duração do tratamento da meningite bacteriana aguda conforme agente etiológico.

AGENTE ETIOLÓGICO	DURAÇÃO DO TRATAMENTO (DIAS)
Neisseria meningitidis	7
Haemophilus influenzae	7
Streptococcus pneumoniae	10-14
Streptococcus agalactiae	14-21
Bacilos gram-negativos aeróbios	21
Listeria monocytogenes	≥ 21

Adaptada de Tunkel AR, Hartman BJ, Kaplan SL, Kaufman BA, Roos KL, Scheld WM, *et al.* [11].

Corticoterapia adjuvante

A lise e a liberação de componentes da parede celular das bactérias no espaço subaracnóideo são os fatores desencadeadores do processo inflamatório e da formação de exsudato purulento local. Na MBA, as lesões cerebrais progridem mesmo após a esterilização do LCR pelo tratamento antimicrobiano[37]. Os componentes da membrana celular das bactérias induzem a micróglia, os astrócitos, os monócitos, as células endoteliais microvasculares, e os glóbulos brancos presentes no LCR a produzirem citocinas e quimiocinas inflamatórias. A alteração da permeabilidade da barreira hematoencefálica, causada pela ação do fator de necrose tumoral e interleucina-1, e pela adesão de leucócitos às células endoteliais dos capilares cerebrais, permite a fuga de proteínas séricas e de outras moléculas para o LCR, contribuindo para a formação do exsudato purulento no espaço subaracnóideo. Tal situação gera uma obstrução do fluxo liquórico através do sistema ventricular e diminui a capacidade de reabsorção das granulações aracnóideas, resultando em hidrocefalia e edema intersticial. O exsudato também promove o estreitamento do diâmetro do lúmen das grandes artérias na base do cérebro, e ocorre um infiltrado de células inflamatórias nas paredes arteriais (vasculite). A degranulação de neutrófilos e a libertação de metabolitos tóxicos contribuem para o edema citotóxico, a lesão celular e morte. Diante desse conhecimento a respeito da fisiopatologia das complicações neurológicas da MBA, a dexametasona ganhou espaço como terapia adjuvante.

A dexametasona exerce efeito benéfico ao promover a inibição da síntese de interleucina-1 e fator de necrose tumoral ao nível de RNAm, porém isso só acontece se for administrada antes da ativação dos macrófagos e da micróglia pela endotoxina. Em virtude dessa situação, deve ser administrada antes dos antimicrobianos. Além disso, a dexametasona promove diminuição da resistência ao fluxo liquórico e estabiliza a barreira hematoencefálica.

Uma preocupação a respeito do uso de dexametasona no tratamento da MBA é a sua influência sobre a penetração de antimicrobianos na barreira hematoencefálica. A inflamação meníngea parece melhorar a penetração da vancomicina, logo a dexametasona poderia dificultar esse processo. Porém, em um estudo clínico prospectivo e randomizado, que avaliou a atividade bactericida contra pneumococos resistentes à cefalosporina em crianças com MBA, observou-se uma penetração adequada da vancomicina (60 mg/kg/dia), mesmo com o uso associado de dexametasona (0,6 mg/kg/dia, dividida em 4 doses, por 4 dias)[38]. As cefalosporinas de terceira geração e a rifampicina atravessam a barreira hematoencefálica mesmo na presença de dexametasona.

Os resultados de ensaios clínicos de terapia com dexametasona em crianças têm demonstrado a sua eficácia na redução da inflamação das meninges, de sequelas neurológicas e da incidência de perda auditiva neurossensorial. Já em adultos, um estudo prospectivo, randomizado, duplo-cego e multicêntrico demonstrou que o uso da dexametasona reduziu a proporção de morbidade (15% contra 25%, p = 0,03) e de mortalidade (7% contra 15%, p = 0,04)[39].

Dexametasona é recomendada para todos os adultos e recém-nascidos e crianças com idade de 2 meses ou mais, com diagnóstico suspeito ou comprovado de MBA. A dose recomendada é de 0,15 mg/kg/dose, administrada de 4/4 horas e durante os primeiros 4 dias em associação com a terapia antimicrobiana. A primeira dose deve ser administrada em torno de 10 a 20 minutos antes ou, pelo menos, concomitantemente com a primeira dose de antibiótico.

PREVENÇÃO

Durante um surto de doença meningocócica, os indivíduos que não tenham sido previamente vacinados devem ser tratados com quimioprofilaxia. Aproximadamente 33% dos casos de doença meningocócica secundária desenvolvem dentro de 2 a 5 dias após a apresentação do caso índice. A vacinação não é um substituto para a quimioprofilaxia para prevenir a doença secundária, porque há uma quantidade insuficiente de tempo para o desenvolvimento do efeito ideal de vacinação, que requer cerca de 1 a 2 semanas para produção adequada de anticorpos[40].

A quimioprofilaxia está indicada para os contactantes íntimos expostos até 7 dias do início dos sintomas, somente nos casos de meningite meningocócica ou por HIb. No caso de doença meningocócica, está indicada para contactantes domiciliares, em quartéis e orfanatos, creches e pré-escola (crianças da mesma sala e mesmo período), pessoas expostas diretamente às secreções de orofaringe, profissionais de saúde que tenham se exposto a secreções respiratórias sem uso de máscara cirúrgica durante intubação traqueal, aspiração de secreções ou que tenham realizado respiração boca a boca ou exame de fundo de olho. Nos casos de meningite por HIb, é indicado para contactantes domiciliares somente quando, além do caso índice, houver crianças menores de 4 anos susceptíveis (não vacinadas ou com vacinação incompleta) ou para contactantes próximos (mesma sala e mesmo período) susceptíveis em creches e pré-escolas apenas a partir do segundo caso confirmado.

Adultos e adolescentes que não são vacinados, mas foram expostos a um indivíduo com doença meningocócica, podem ser tratados com rifampicina, 600 mg 2 vezes por dia durante 2 dias. As crianças são tratadas com rifampicina, 10 mg/kg 2 vezes por dia durante 2 dias. Alternativamente, os adultos podem ser tratados com ciprofloxacina 750 mg dose única ou com azitromicina 500 mg dose única. A ciprofloxacina não é recomendada em crianças e adolescentes, pois tem sido associada à artropatia, embora seja duvidoso que uma única dose de ciprofloxacina cause esse efeito adverso. A profilaxia para HIb é feita com rifampicina 600 mg/dia VO 1 vez ao dia por 4 dias para adultos, 20 mg/kg VO 1 vez ao dia por 4 dias para crianças e 10 mg/kg VO 1 vez ao dia por 4 dias para menores de 1 mês.

A vacinação contra pneumococos é recomendada para populações de risco: adultos com mais de 65 anos, adultos com doenças crônicas subjacentes (doenças cardiopulmonares, doenças renais, diabetes *mellitus*, esplenectomia e fístula liquórica), e pacientes imunossuprimidos com mais de 10 anos de idade. Os indivíduos infectados com o vírus da imunodeficiência humana (HIV) também devem ser vacinados contra pneumococo[40].

REFERÊNCIAS

1. Bartt R. Acute bacterial and viral meningitis. Continuum lifelong learning. Neurology. 2012;18(6):1255-70.
2. Lin AL, Safdieh JE. The evaluation and management of bacterial meningitis. Current practice and emerging developments. Neurologist. 2010 May;16(3):143-51.
3. Nascimento-Carvalho CM, de Andrade AL. Haemophilus influenzae type B vaccination: long-term protection. J Pediatr (Rio J). 2006 Jul;82(3 Suppl):S109-14.
4. Gouveia EL, Reis JN, Flannery B, Cordeiro SM, Lima JB, Pinheiro RM, et al. Clinical outcome of pneumococcal meningitis during the emergence of pencillin-resistant Streptococcus pneumoniae: an observational study. BMC Infect Dis. 2011 Nov 21;11:323.
5. Musher DM. Resistance of Streptococcus pneumoniae to beta-lactam antibiotics. UpToDate. Disponível em: http://www.uptodate.com/contents/resistance-of-streptococcus-pneumoniae-to-beta-lactam-antibiotics. Acesso em: 6 abr. 2016.
6. van de Beek D, de Gans J, Spanjaard L, Weisfelt M, Reitsma JB, Vermeulen M. Clinical features and prognostic factors in adults with bacterial meningitis. N Engl J Med. 2004 Oct 28;351(18):1849-59.
7. Klein JO, Feigin RD, McCracken GH. Report of the Task Force on Diagnosis and Management of Meningitis. Pediatrics. 1986 Nov;78(5 Pt 2):959-82.
8. Choi C. Bacterial meningitis in aging adults. Clin Infect Dis. 2001;33:1380-5.
9. Safdieh JE, Mead PA, Sepkowitz KA, Kiehn TE, Abrey LE. Bacterial and fungal meningitis in patients with cancer. Neurology. 2008 Mar 18;70(12):943-7.
10. Dunbar SA, Eason RA, Musher DM, Clarridge JE 3rd. Microscopic examination and broth culture of cerebrospinal fluid in diagnosis of meningitis. J Clin Microbiol. 1998 Jun;36(6):1617-20.

11. Tunkel AR, Hartman BJ, Kaplan SL, Kaufman BA, Roos KL, Scheld WM, et al. Practice guidelines for the management of bacterial meningitis. Clin Infect Dis. 2004 Nov 1;39(9):1267-84.

12. Sormunen P, Kallio MJ, Kilpi T, Peltola H. C-reactive protein is useful in distinguishing Gram stain-negative bacterial meningitis from viral meningitis in children. J Pediatr. 1999 Jun;134(6):725-9.

13. Jereb M, Muzlovic I, Hojker S, Strle F. Predictive value of serum and cerebrospinal fluid procalcitonin levels for the diagnosis of bacterial meningitis. Infection. 2001 Aug;29(4):209-12.

14. Ray P, Badarou-Acossi G, Viallon A, Boutoille D, Arthaud M, Trystram D, et al. Accuracy of the cerebrospinal fluid results to differentiate bacterial from non bacterial meningitis, in case of negative gram-stained smear. Am J Emerg Med. 2007 Feb;25(2):179-84.

15. Hijdra A, de Gans J. Lumbar puncture and the risk of herniation: when should we first perform CT? J Neurol. 2002;249:129-37.

16. Nadel S, Britto J, Booy R, Maconochie I, Habibi P, Levin M. Avoidable deficiencies in the delivery of health care to children with meningococcal disease. J Accid Emerg Med. 1998 Sep;15(5):298-303.

17. Camargos PA. Resistência do S. pneumoniae à penicilina G no Brasil: a ponta do iceberg. J Pediatr (Rio J). 2002 Mar-Apr;78(2):87-8.

18. Rossi F, Franco MR, Rodrigues HM, Andreazzi D. Streptococcus pneumoniae: sensibilidade a penicilina e moxifloxacina. J Bras Pneumol. 2012 Jan-Feb;38(1):66-71.

19. Campsall PA, Laupland KB, Niven DJ. Severe meningococcal infection: a review of epidemiology, diagnosis, and management. Crit Care Clin. 2013 Jul;29(3):393-409.

20. Gray SJ, Sobanski MA, Kaczmarski EB, Guiver M, Marsh WJ, Borrow R, et al. Ultrasound-enhanced latex immunoagglutination and PCR as complementary methods for non-culture-based confirmation of meningococcal disease. J Clin Microbiol. 1999 Jun;37(6):1797-801.

21. Tunkel AR, Hartman BJ, Kaplan SL, Kaufman BA, Roos KL, Scheld WM, et al. Practice guidelines for the management of bacterial meningitis. Clin Infect Dis. 2004 Nov 1;39(9):1267-84. Epub 2004 Oct 6.

22. Goldani LZ. Inducement of Neisseria meningitidis resistance to ampicillin and penicillin in a patient with meningococcemia treated with high doses of ampicillin. Clin Infect Dis. 1998 Mar;26(3):772.

23. Higa T, Tasaka T, Kubo Y, Nakagiri I, Sano F, Matsuhashi Y, et al. Successful treatment of meningoencephalitis caused by methicillin-resistant Staphylococcus aureus with intravenous linezolid in an allogeneic cord blood stem cell transplant recipient. Scand J Infect Dis. 2008;40(11-12):990-2.

24. Lee DH, Palermo B, Chowdhury M. Successful treatment of methicillin-resistant staphylococcus aureus meningitis with daptomycin. Clin Infect Dis. 2008 Aug 15;47(4):588-90.

25. Brouwer MC, van de Beek D, Heckenberg SG, Spanjaard L, de Gans J. Community-acquired Listeria monocytogenes meningitis in adults. Clin Infect Dis. 2006 Nov 15;43(10):1233-8.

26. Clauss HE, Lorber B. Central nervous system infection with Listeria monocytogenes. Curr Infect Dis Rep. 2008 Jul;10(4):300-6.

27. Mylonakis E, Hohmann EL, Calderwood SB. Central nervous system infection with Listeria monocytogenes. 33 years' experience at a general hospital and review of 776 episodes from the literature. Medicine (Baltimore). 1998 Sep;77(5):313-36.

28. van de Beek D, de Gans J, Tunkel AR, Wijdicks EF. Community-acquired bacterial meningitis in adults. N Engl J Med. 2006 Jan 5;354(1):44-53.

29. Tunkel AR, Hartman BJ, Kaplan SL, Kaufman BA, Roos KL, Scheld WM, Whitley RJ. Practice guidelines for the management of bacterial meningitis. Clin Infect Dis. 2004 Nov 1;39(9):1267-84.

30. Tunkel AR. Bacterial meningitis. Philadelphia: Lippincott Williams & Wilkins; 2001.

31. Tunkel AR, Hartman BJ, Kaplan SL, Kaufman BA, Roos KL, Scheld WM, Whitley RJ. Practice guidelines for the management of bacterial meningitis. Clin Infect Dis. 2004 Nov 1;39(9):1267-84.

32. Gales AC, Jones RN, Sader HS. Global assessment of the antimicrobial activity of polymyxin B against 54 731 clinical isolates of Gram-negative bacilli: report from the SENTRY antimicrobial surveillance programme (2001-2004). Clin Microbiol Infect. 2006 Apr;12(4):315-21.

33. Kim BN, Peleg AY, Lodise TP, Lipman J, Li J, Nation R, Paterson DL. Management of meningitis due to antibiotic-resistant Acinetobacter species. Lancet Infect Dis. 2009 Apr;9(4):245-55.

34. Rhomberg PR, Jones RN. Summary trends for the Meropenem Yearly Susceptibility Test Information Collection Program: a 10-year experience in the United States (1999-2008). Diagn Microbiol Infect Dis. 2009 Dec;65(4):414-26.

35. Ikonomidis A, Neou E, Gogou V, Vrioni G, Tsakris A, Pournaras S. Heteroresistance to meropenem in carbapenem-susceptible Acinetobacter baumannii. J Clin Microbiol. 2009 Dec;47(12):4055-9.

36. Giamarellou H, Poulakou G. Multidrug-resistant Gram-negative infections: what are the treatment options? Drugs. 2009 Oct 1;69(14):1879-901.

37. Täuber MG, Moser B. Cytokines and chemokines in meningeal inflammation: biology and clinical implications. Clin Infect Dis. 1999 Jan;28(1):1-11.

38. Klugman KP, Friedland IR, Bradley JS. Bactericidal activity against cephalosporin-resistant Streptococcus pneumoniae in cerebrospinal fluid of children with acute bacterial meningitis. Antimicrob Agents Chemother. 1995 Sep;39(9):1988-92.

39. de Gans J, van de Beek D; European Dexamethasone in Adulthood Bacterial Meningitis Study Investigators. Dexamethasone in adults with bacterial meningitis. N Engl J Med. 2002 Nov 14;347(20):1549-56.

40. Peltola H. Prophylaxis of bacterial meningitis. Infect Dis Clin North Am. 1999 Sep;13(3):685-710.

CAPÍTULO 5.1.2

Abscesso cerebral

Marcos Felipe Camarinha de Almeida
Igor de Assis Franco
Hugo Almeida Chaves de Resende
Thiago Cardoso Vale

INTRODUÇÃO

O abscesso cerebral é caracterizado por uma coleção purulenta no parênquima encefálico envolta por uma capsula e que começa como uma área localizada de cerebrite. Pode ser causado por bactérias, micobactérias, fungos ou parasitas (protozoários e helmintos), e a incidência varia 0,4-0,9 casos por 100 mil habitantes[1,2]. Essa taxa torna-se maior em pacientes imunossuprimidos[3]. Na maioria dos casos, o abscesso cerebral é secundário a um fator predisponente, tais como comorbidades (*e.g.*, a infecção com o vírus da imunodeficiência humana [HIV]), uso de drogas imunossupressoras, comprometimento das barreiras naturais protetoras do cérebro (*e.g.*, procedimento cirúrgico, trauma, mastoidite, sinusite, infecção ou cirurgia dentária), ou uma fonte de infecção sistêmica (*e.g.*, endocardite ou bacteremia). As bactérias entram no cérebro por disseminação contígua em cerca de metade dos casos, por disseminação hematogênica em cerca de um terço dos casos e por mecanismos desconhecidos nos demais casos[4]. As infecções dentárias e sinusites são as fontes mais comuns de abscesso cerebral. A otite média crônica foi um fator predisponente comum para abscesso cerebral, mas o tratamento agressivo levou à diminuição na incidência. As bactérias deixaram de ser o agente etiológico mais comum em pacientes imunossuprimidos devido à profilaxia antimicrobiana durante os episódios de neutropenia. Entretanto, a única exceção acontece nos casos de infecção por *Nocardia asteroides*, que é responsável pelo aumento do número de casos de abscesso em pacientes com prejuízo na imunidade celular.

O abscesso cerebral ainda representa um desafio na clínica diária, apesar dos avanços nas técnicas de imagem, diagnóstico laboratorial, intervenções cirúrgicas e tratamento antimicrobiano.

EPIDEMIOLOGIA E PATOGENIA

A cerebrite representa a primeira fase do abscesso cerebral. Apresenta uma área necrótica cercada por edema secundário à resposta inflamatória na região perivascular. Posteriormente, o centro necrótico atinge o seu tamanho máximo e torna-se envolvido por uma cápsula formada por aglomerado de fibroblastos e neovascularização. A cápsula torna-se espessa pela produção excessiva de colágeno, e o processo inflamatório e edema estendem-se além da cápsula.

Mecanismos patogênicos da infecção são dependentes de condições predisponentes. A formação do abscesso cerebral pode ocorrer devido à propagação contígua de focos paramenínges de infecção (por exemplo, ouvido médio, mastoide e seios). É frequentemente causado por espécies de *Streptococcus*[5], mas, também, pode ser secundário a infecções estafilocócicas e polimicrobianas (incluindo aqueles causados por anaeróbios e bacilos gram-negativos)[6]. A infecção bacteriana dos seios paranasais espalha-se por via intracraniana para o lobo frontal ou temporal, seja por tromboflebite retrógrada das veias diploicas ou através de uma área contígua à osteomielite[7]. Nos casos secundários a mastoidite, ocorre por extensão direta da área infectada ou via tromboflebite retrógrada das veias emissárias localizadas dentro do osso temporal. Já as infecções do ouvido médio podem causar abscesso do lobo temporal, por difusão direta da infecção através do tégmen timpânico ou da porção petrosa do osso temporal[7]. Abscessos cerebrais associados a um procedimento odontológico ou abscessos dentários são, frequentemente, polimicrobianos[6] e os organismos associados são os anaeróbios e os estreptococos microaerófilos.

A disseminação hematogênica de bactérias está associada às doenças subjacentes cardíacas (*e.g.*, endocardite ou defeitos cardíacos congênitos), pulmonares (*e.g.*, fístulas arteriovenosas)[8], ou focos distantes de infecção (principalmente na pele, seios paranasais, dentes e trato urinário). Abscessos metastáticos são muitas vezes múltiplos[7] e tendem a se formar principalmente em áreas irrigadas pela artéria cerebral média (frontal posterior ou lobos parietais). Geralmente estão localizados na interface entre substância branca e cinzenta, onde o fluxo de sangue capilar é mais lento. Espécies de *Staphylococcus* e *Streptococcus* são frequentemente identificadas nesses casos[5].

A tetralogia de Fallot e a transposição de grandes vasos são as doenças cardíacas congênitas mais frequentemente associadas com abscesso cerebral. Como regra geral, um abscesso cerebral se desenvolve apenas em uma área de tecido cerebral isquêmico ou desvitalizado. Nos casos das cardiopatias congênitas, a policitemia e a presença de *shunt* da direita para esquerda facilitam a formação de abscesso. O primeiro, por predispor ao quadro de trombose intravascular, que gera hipoxia cerebral e infarto e, o último, por impedir a filtragem de bactérias virulentas pelos os pulmões. Ao atingir o cérebro, as bactérias são capazes de proliferarem-se nas áreas de dano cerebral isquêmico[9,10]. Anaeróbios e estreptococos microaerófilos são frequentemente isolados em abscessos associados com doença cardíaca congênita[11]. Abscesso cerebral neonatal normalmente ocorre secundário a uma complicação de meningite, porém a mesma relação não se estabelece quando são considerados os adultos e crianças mais velhas. As espécies de *Proteus* e de *Citrobacter* são as mais comumente associadas com abscesso cerebral bacteriano em recém-nascidos e lactentes[7]. Infecções neonatais por estreptococos do grupo B ou *E. coli* raramente complicam com abscesso cerebral.

O abscesso cerebral pode se desenvolver como uma complicação de trauma penetrante de cabeça ou de um procedimento neurocirúrgico. Nesses casos, a infecção é muitas vezes causada por bactérias colonizadoras da pele, tais como *Staphylococcus aureus* e *Staphylococcus epidermidis*, ou bacilos gram-negativos[12].

Abscesso cerebral bacteriano não é uma infecção comum em doentes imunodeprimidos devido à utilização de antibióticos profiláticos em pacientes que estão neutropênicos. Imunossupressão grave de pacientes que se submeteram a transplante de órgãos sólidos ou de células-tronco[3] ou de portadores do HIV[13] é frequentemente associada com o *Mycobacterium tuberculosis*, fungos ou parasitas. A infecção pelo HIV também está associada com abscesso cerebral causado pelo *Toxoplasma gondii*[13] ou pelo *Mycobacterium tuberculosis*[14]. Pacientes que receberam transplantes de órgãos sólidos estão em risco não só para abscesso cerebral por *Nocardia*, mas, também, por fungos (*e.g.*, infecção por *Aspergillus* ou espécies de *Candida*). Estes últimos são responsáveis por até 90% dos abscessos cerebrais em receptores de transplantes de órgãos sólidos[13,15]. Quando um abscesso cerebral bacteriano desenvolve-se no primeiro mês após o transplante de órgãos, a fonte é normalmente a infecção na ferida cirúrgica, nos pulmões, trato urinário ou acessos venosos[16].

Os fatores de risco para o desenvolvimento de abscesso cerebral por *Nocardia* incluem quimioterapia citotóxica, gravidez, tratamento com corticosteroides, transplante de órgãos e malignidade linfática[17]. O uso profilático de sulfametoxazol-trimetoprim para prevenção de pneumonia por *Pneumocystis carinii* reduz a incidência de abscesso cerebral secundário à *Nocardia* (Quadro 5.1.2.1).

Quadro 5.1.2.1 – Fator de risco e agente etiológico.

DISSEMINAÇÃO POR CONTIGUIDADE	
Trauma penetrante ou neurocirurgia	*Staphylococcus aureus, S. epidermidis*, espécies de estreptococos (anaeróbio e aeróbio), *Enterobacteriaceae*, espécies de clostridium
Otite média ou mastoidite	Espécies de estreptococos (anaeróbio e aeróbio), espécies bacteroides e *Prevotella* e *Enterobacteriaceae*
Sinusite paranasal	Espécies de estreptococos (anaeróbio e aeróbio), espécies bacteroides, *Enterobacteriaceae, S. aureus*, espécies de hemófilos
DISSEMINAÇÃO HEMATOGÊNICA	
Abscesso pulmonar, empiema, bronquiectasias	*Fusobacterium, Actinomyces*, bacteroides, Prevotella, Nocardia, espécies de estreptococos
Endocardite bacteriana	*S. aureus*, espécies de estreptococos
Doença cardíaca congênita	Espécies de estreptococos e de hemófilos
Infecção dental	Infecção mista com *Fusobacterium, Prevotella, Actinomyces*, bacteroides e espécies de estreptococos (anaeróbio e aeróbio)

APRESENTAÇÃO CLÍNICA

Cefaleia é a queixa mais comum em pacientes com abscesso cerebral; a febre (ocorre em menos de 50% dos pacientes) e a alteração do nível de consciência são frequentemente ausentes[5]. Até 25% dos pacientes apresentam crises epilépticas[5]. Os sinais neurológicos dependem da localização do abscesso e podem permanecer sutis durante dias a semanas, e tornam-se mais evidentes à medida que o abscesso e o edema aumentam. Os achados do exame neurológico estão relacionados tanto ao local do abscesso como à presença de hipertensão intracraniana. Abscessos localizados nos lobos frontal e temporal direito podem manifestar-se com alterações comportamentais. Os pacientes que apresentam acometimento do tronco cerebral ou do cerebelo podem apresentar paralisia de nervo craniano e ataxia de marcha. Hemiparesia é um sinal comum que topografa abscessos no lobo frontal ou parietal. O acometimento do lobo temporal pode estar associado com afasia ou déficit de campo visual (quadrantopsia homônima superior). Quando o abscesso cerebral é complicado pelo aumento da pressão intracraniana pode haver papiledema, déficits dos III e VI nervos cranianos e rebaixamento do nível de consciência.

DIAGNÓSTICO

Exame de neuroimagem deve ser realizado em todos os pacientes com quadro suspeito de abscesso cerebral. A tomografia computadorizada (TC) de crânio com contraste é um método rápido de detecção do tamanho, número e localização de abscessos. A ressonância magnética (RM) encefálica é o melhor método de neuroimagem para demonstrar um abscesso cerebral, especialmente um que esteja na fase inicial (cerebrite), e é uma valiosa ferramenta no diagnóstico diferencial de lesões císticas ou tumores necróticos. Nas imagens ponderadas em T2, cerebrite é evidenciada como uma área de hiperintensidade. O abscesso cerebral maduro aparece hipointenso em relação ao líquor na RM ponderada em T1, e demonstra realce anelar após a administração de gadolínio intravenoso. As imagens ponderadas em T2 demonstram uma área central de pus que é hiperintensa em relação ao líquor, cercado por uma cápsula hipointensa bem definida, e com uma área circundante de edema que é hiperintensa em relação ao líquor[18]. As imagens de RM encefálica sequência por difusão e as razões de transferência de magnetização (MTR) são úteis na diferenciação entre um abscesso cerebral de outros tipos de lesão cística, e de tumores primários ou metastáticos. O abscesso cerebral é hiperintenso na RM ponderada em difusão com baixos valores no mapa ADC[19]. Na ressonância por MT, a MTR de um abscesso cerebral é maior do que a de uma lesão cística (não abscesso)[20]. Em ambos os estágios de cerebrite e abscesso, um anel de realce marginal está presente nas imagens; no entanto, na fase de cerebrite, forma-se um "anel" não uniforme. Com a evolução para abscesso, a sua margem torna-se mais discreta e associada à captação mais homogênea. Na fase de cerebrite pode haver difusão do meio de contraste para o centro de baixa densidade (Figura 5.1.2.1).

O organismo etiológico de um abscesso cerebral é determinado pelo material proveniente do aspirado feito por agulha estereotáxica. Este procedimento não só fornece amostra para realização de gram e cultura, mas também permite a drenagem terapêutica do material purulento. As culturas de sangue e de líquor podem identificar o agente etiológico em cerca de um quarto dos pacientes[5]; essa última pode ser valiosa nos casos de associação com meningite[21]. No entanto, a punção lombar deve ser evitada em pacientes com infecções intracranianas focais conhecidas ou suspeitas, por causa

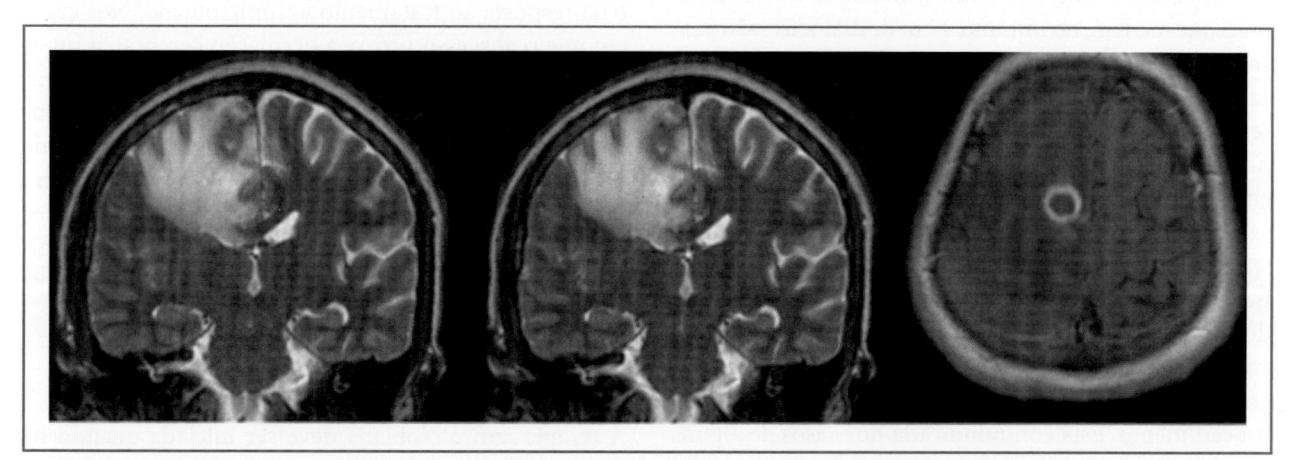

Figura 5.1.2.1 – Sequência coronal ponderada em T2 demonstra lesão nodular com hipossinal periférico no lobo frontal à direita; sequência ponderada em T1 pós-contraste por gadolínio demonstra captação anelar de contraste do abscesso.

do perigo de herniação. Só deve ser realizada quando há suspeita clínica de meningite ou ruptura do abscesso no sistema ventricular, e quando não há contraindicações para punção lombar, tais como desvio da linha média detectada em exame de neuroimagem, ou distúrbio de coagulação.

Cerca de 50% dos pacientes com abscesso cerebral apresentam leucocitose evidenciada no hemograma, e 60% têm aumento da velocidade de hemossedimentação.

A avaliação microbiológica do aspirado do abscesso, do líquor ou do sangue deve incluir coloração de Gram e culturas para bactérias aeróbias e anaeróbias[22]. Em pacientes imunocomprometidos e com fatores de risco para tuberculose pulmonar ou infecção oportunista, a bacterioscopia e a cultura devem ser ampliadas com a pesquisa de micobactérias, espécies de *Nocardia* e fungos, além de PCR para *T. gondii*. Nos casos de resultado de cultura negativo, mas com suspeita forte de abscesso cerebral bacteriano, o uso do sequenciamento do DNA ribossomal 16S por PCR pode ajudar no diagnóstico etiológico definitivo[23].

DIAGNÓSTICO DIFERENCIAL

O diagnóstico diferencial de um abscesso cerebral inclui lesões estruturais ou expansivas, como tumor, acidente vascular cerebral, empiema subdural, e trombose do seio sagital superior.

TRATAMENTO

Neurocirúrgico

Neurocirurgia torna-se importante em casos selecionados com o objetivo de reduzir o tamanho do abscesso e para identificação do agente etiológico, se ele não for determinado por outros meios. Utilizando-se de técnicas estereotáxicas modernas, quase todos os abscessos cerebrais que medem, no mínimo, 1 cm de diâmetro, são passíveis de aspiração por estereotaxia, independente da localização[4]. Sistemas de navegação estereotáxica podem ser usados para drenagem do abscesso[24], e para ajudar no processo de reconstrução de imagens tridimensionais em TC de crânio e RM encefálica volumétricas.

A aspiração estereotáxica deve ser realizada com objetivo de diagnóstico. Se o agente etiológico já foi identificado por outros métodos, a indicação para a aspiração do abscesso dependerá de seu tamanho e localização, da condição clínica do paciente e da probabilidade de concretização de descompressão significativa através de tal procedimento. Está contraindicada nos casos de alguns agentes etiológicos específicos (*e.g.*, paciente com HIV com quadro provável de toxoplasmose e com anticorpo

IgG positivo), em pacientes com instabilidade clínica ou com alto risco cirúrgico. Nos casos de suspeita de cerebrite, deve-se fazer uma escolha cuidadosa entre realizar biopsia estereotáxica e administração de terapia antimicrobiana empírica associada com controle por neuroimagem.

O planejamento do procedimento estereotáxico deve ser cuidadoso, de forma a evitar lesão de córtex eloquente. Se a navegação estereotáxica não estiver disponível, pode-se lançar mão de ultrassonografia no intraoperatório, que pode ser realizada através de um pequeno orifício de trepanação ou craniotomia, de forma a direcionar a drenagem do abscesso. Entretanto, esse método não é recomendado nos casos de abscessos pequenos com localização profunda[25].

A aspiração diagnóstica deve ser realizada com objetivo de drenar a maior quantidade possível do abscesso. A drenagem contínua pode ser realizada como meio de reduzir as taxas de novas abordagens cirúrgicas, mas essa técnica não é recomendada rotineiramente[26]. Alguns especialistas aconselham a administração, no pós-operatório, de antimicrobianos diretamente na cavidade do abscesso através do cateter de drenagem, uma vez que a penetração antimicrobiana nesse local, após a administração sistêmica, pode ser limitada, mas há poucos dados sobre os riscos e benefícios desta abordagem, logo ela não é rotineiramente recomendada[4].

Todos os abscessos que são maiores que 2,5 cm de diâmetro ou que estão causando efeito de massa significativo deve ser drenados por aspiração estereotáxica[27], porém os dados de estudos comparativos são escassos, e esse tamanho não pode ser considerado uma indicação definitiva para aspiração. Em pacientes com múltiplos abscessos cerebrais pequenos, o maior deles deve ser aspirado para fins diagnósticos; a decisão de aspirar aos outros deve ser feita com base no tamanho, no grau de edema circundante, nos sinais e sintomas do paciente e na resposta ao tratamento antimicrobiano. Nos casos em que o abscesso provoca herniação cerebral, a intervenção neurocirúrgica pode ser indicada, independentemente do tamanho do abscesso. Se um abscesso encontra-se adjacente ao sistema ventricular, porém ainda não se rompeu, a drenagem deve ser considerada para prevenir a sua ruptura e a ventriculite secundária. Nos casos de abscesso secundário *N. asteroides*, este geralmente requer intervenção cirúrgica associada à terapia antimicrobiana com sulfametoxazol-trimetoprim.

Antimicrobiano

A terapia antimicrobiana deve ser iniciada quando há suspeita clínica de abscesso cerebral, uma vez que o atraso no seu início pode levar a um pior prognóstico[28].

A administração de agentes antimicrobianos antes da aspiração estereotáxica do abscesso pode atrapalhar a identificação do agente etiológico através da cultura. Parece razoável adiar o tratamento até que a aspiração do material purulento seja executada, porém, apenas nos casos em que o paciente está clinicamente estável e tal procedimento pode ser realizado dentro de poucas horas. Essa conduta deve ser cercada de cautela, uma vez que o abscesso pode progredir rapidamente e de forma inesperada, independentemente do nível inicial da gravidade da doença.

A escolha de uma terapia antimicrobiana inicial deve basear-se no patógeno mais provável, determinado a partir dos mecanismos de infecção e condições de predisposição do paciente, em padrões de susceptibilidade antimicrobiana, e na capacidade de penetração do medicamento no abscesso.

Para pacientes com disseminação contígua a partir de um foco de infecção parameníngeo e sem histórico de neurocirurgia, o tratamento empírico é feito com cefotaxima ou ceftriaxona associado ao metronidazol, ou, como alternativa, o meropeném, em caso de contraindicação ao uso dos dois primeiros. Deve-se associar vancomicina ao esquema, nos casos de suspeita de infecção por *Staphylococcus aureus*, enquanto se aguarda a identificação do organismo pelos testes de sensibilidade *in vitro*. O tratamento inicial nos casos de abscesso secundário a procedimentos neurocirúrgicos ou a traumatismo craniano com fratura óssea consiste em uma associação de vancomicina com cefalosporina de terceira ou quarta geração e metronidazol. Nos casos de pacientes que foram submetidos a transplante de órgãos, deve-se iniciar, empiricamente, nos casos de suspeita de abscesso bacteriano, com cefalosporina de terceira geração e metronidazol; com sulfametoxazol-trimetoprim ou sulfadiazina para a infecção por espécies *Nocardia*, e voriconazol para a infecção com espécies de fungos, especialmente *Aspergillus*. No tratamento inicial de pacientes infectados pelo HIV, recomenda-se a associação de pirimetamina e sulfadiazina contra toxoplasmose, mas apenas para aqueles com resultado positivo para anticorpos IgG antitoxoplasma[13]. O tratamento para a tuberculose (isoniazida, rifampicina, pirazinamida e etambutol) deve ser considerado nos pacientes com infecção pelo HIV, provenientes de região endêmica e que tenham fatores de risco conhecidos para a tuberculose, enquanto se procede à investigação do agente etiológico[13] (Quadro 5.1.2.2).

A antibioticoterapia é baseada na cultura e nos testes de sensibilidade do organismo etiológico específico. Uma vez que o agente infeccioso foi isolado, a terapia antimicrobiana pode ser modificada, de forma a se tornar mais eficaz. Um dilema surge quando apenas um único

agente patogênico é identificado em culturas de sangue. Levando em consideração que 27% dos abscessos cerebrais são polimicrobianos, a terapia antimicrobiana de amplo espectro é aconselhada até que os resultados das culturas do abscesso, do sangue ou de outros locais de infecção não mostrem a presença de outro patógeno. No entanto, se a patogênese da infecção é a partir de um local contíguo, a terapia antimicrobiana de largo espectro deve ser usada para cobrir vários microrganismos (incluindo anaeróbios), mesmo se não existirem outros agentes infecciosos isolados.

A duração do tratamento do abscesso cerebral bacteriano é de 6 a 8 semanas de terapia antimicrobiana parenteral, seguido por um período adicional de 2 a 3 meses de terapia antimicrobiana oral. Tomografia computadorizada ou ressonância magnética pode ser realizada a cada 2 semanas e também deve ser realizada a qualquer sinal de deterioração clínica[27]. Uma pequena quantidade de realce pode ainda ser visto na imagem durante vários meses após o abscesso ser tratado com êxito.

Quadro 5.1.2.2 – Tratamento específico conforme o agente etiológico isolado.

BACTÉRIAS	ANTIBIÓTICOS
Actinomyces sp.	Penicilina G
Bacteroides fragilis	Metronidazol
Enterobacteriaceae	Cefotaxima ou ceftriaxona
Fusobacterium sp.	Metronidazol
Haemophilus sp.	Cefotaxima ou ceftriaxona
Listeria monocytogenes	Ampicilina ou penicilina G
Mycobacterium tuberculosis	Isoniazida, rifampicina, pirazinamida e etambutol
Nocardia sp.	Sulfametoxazol-trimetoprim ou sulfadiazina
Prevotella melaninogenica	Metronidazol
Pseudomonas aeruginosa	Ceftazidima ou cefepime
Staphylococcus aureus	
Meticilina-sensível	Nafcilina ou oxacilina
Meticilina-resistente	Vancomicina
Streptococcus anginosus (grupo) e outras espécies de *Streptococcus*	Penicilina G

COMPLICAÇÕES E PROGNÓSTICO

Nos casos de rebaixamento do nível de consciência, deve-se realizar estudo de neuroimagem de urgência por conta da suspeita de hidrocefalia ou herniação cerebral iminente. A ruptura do abscesso cerebral para o sistema ventricular pode complicar com ventriculite e está associada a alta mortalidade (de 27% a 85%). Nesses casos, a colocação de um cateter de derivação ventricular externa fornece um meio de drenagem e coleta de líquor e de monitoramento da pressão intracraniana, além de proporcionar um meio para a administração de antibióticos intraventricular, se necessário[29]. Hidrocefalia é uma complicação comum em casos de abscesso na fossa posterior[30]. O diagnóstico diferencial de rebaixamento do nível de consciência deve se feito com episódios de crises epilépticas e estado de mal epiléptico[31]. O tratamento anticonvulsivante é controverso. Alguns autores consideram o uso de anticonvulsivantes profiláticos por causa do alto risco de convulsões focais ou generalizadas, porém não existem estudos randomizados que comprovem a necessidade de tal conduta.

A terapia adjuvante com corticoide é recomendada apenas para aqueles pacientes com edema cerebral significativo e efeito de massa associada causando aumento da pressão intracraniana. Os esteroides não devem ser dados rotineiramente para todos os pacientes com abscesso cerebral, pois eles atrasam o processo de encapsulamento e podem reduzir a passagem dos antimicrobianos para o sistema nervoso central.

A mortalidade de pacientes com abscesso cerebral apresentou uma queda de 40% em 1960 para 15% na última década[5]. Atualmente, 70% dos pacientes têm bom prognóstico, sem ou com sequelas neurológicas mínimas[5], porém não existem dados na literatura a respeito da avaliação funcional e neuropsicológica após o episódio de abscesso cerebral.

REFERÊNCIAS

1. Nicolosi A, Hauser WA, Musicco M, Kurland LT. Incidence and prognosis of brain abscess in a defined population: Olmsted County, Minnesota, 1935-1981. Neuroepidemiology. 1991;10:122-31.

2. Helweg-Larsen J, Astradsson A, Richhall H, Erdal J, Laursen A, Brennum J. Pyogenic brain abscess, a 15 year survey. BMC Infect Dis. 2012;12:332.

3. Selby R, Ramirez CB, Singh R, Kleopoulos I, Kusne S, Starzl TE, et al. Brain abscess in solid organ transplant recipients receiving cyclosporine-based immunosuppression. Arch Surg. 1997;132(3):304-10.

4. Brouwer MC, Tunkel AR, McKhann II GM, van de Beek D. Brain Abscess. N Engl J Med. 2014;371:447-56.

5. Brouwer MC, Coutinho JM, van de Beek D. Clinical characteristics and outcome of brain abscess: systematic review and meta-analysis. Neurology. 2014;82:806-13.

6. Al Masalma M, Lonjon M, Richet H, Dufour H, Roche PH, Drancourt M, et al. Metagenomic analysis of brain abscesses identifies specific bacterial associations. Clin Infect Dis. 2012;54:202-10.

7. Osenbach RK, Loftus CM. Diagnosis and management of brain abscess. Neurosurg Clin North Am. 1992;3(2):403-20.

8. Mathis S, Dupuis-Girod S, Plauchu H, Giroud M, Barroso B, Ly KH, et al. Cerebral abscesses in hereditary haemorrhagic telangiectasia: a clinical and microbiological evaluation.. Clin Neurol Neurosurg. 2012;114:235-40.

9. Garvey G. Current concepts of bacterial infection of the central nervous system: bacterial meningitis and bacterial brain abscess. J Neurosurg. 1983 Nov;59(5):735-44.

10. Kagawa M, Takeshita M, Yato S, Kitamura K. Brain abscess in congenital cyanotic heart disease. J Neurosurg. 1983 Jun;58(6):913-7.

11. Brook I. Aerobic and anaerobic bacteriology of intracranial abscesses. Pediatr Neurol. 1992 May-Jun;8(3):210-4.

12. Yang KY, Chang WN, Ho JT, Wang HC, Lu CH. Postneurosurgical nosocomial bacterial brain abscess in adults. Infection. 2006;34:247-51.

13. Tan IL, Smith BR, von Geldern G, Mateen FJ, McArthur JC. HIV-associated opportunistic infections of the CNS. Lancet Neurol. 2012;11:605-17.

14. Nelson CA, Zunt JR. Tuberculosis of the central nervous system in immunocompromised patients: HIV infection and solid organ transplant recipients. Clin Infect Dis. 2011;53:915-26.

15. Baddley JW, Salzman D, Pappas PG. Fungal brain abscess in transplant recipients: epidemiologic, microbiologic, and clinical features. Clin Transplant. 2002;16:419-24.

16. Fishman JA, Rubin RH. Infection in organ-transplant recipients. N Engl J Med. 1998 Jun 11;338(24):1741-51.

17. Braun TI, Kerson LA, Eisenberg FP. Nocardial brain abscesses in a pregnant woman. Rev Infect Dis. 1991 Jul-Aug;13(4):630-2.

18. Mathisen GE, Johnson JP. Brain abscess. Clin Infect Dis. 1997 Oct;25(4):763-79; quiz 780-1.

19. Reddy JS, Mishra AM, Behari S, Husain M, Gupta V, Rastogi M, et al. The role of diffusion-weighted imaging in the differential diagnosis of intracranial cystic mass lesions: a report of 147 lesions. Surg Neurol. 2006 Sep;66(3):246-50; discussion 250-1.

20. Mishra AM, Reddy SJ, Husain M, Behari S, Husain N, Prasad KN, et al. Comparison of the magnetization transfer ratio and fluid-attenuated inversion recovery imaging signal intensity in differentiation of various cystic intracranial mass lesions and its correlation with biological parameters. J Magn Reson Imaging. 2006 Jul;24(1):52-6.

21. Jim KK, Brouwer MC, van der Ende A, van de Beek D. Cerebral abscesses in patients with bacterial meningitis. J Infect 2012;64:236-8.

22. Tunkel AR. Brain abscess. In: Mandell GL, Bennett JE, Dolin R, eds. Principles and practice of infectious diseases. 7th ed. Philadelphia: Churchill Livingstone, 2010. p. 1265-78.

23. Al Masalma M, Armougom F, Scheld WM, Dufour H, Roche PH, Drancourt M, et al. The expansion of the microbiological spectrum of brain abscesses with use of multiple 16S ribosomal DNA sequencing. Clin Infect Dis. 2009 May 1;48(9):1169-78.

24. Barlas O, Sencer A, Erkan K, Eraksoy H, Sencer S, Bayindir C. Stereotactic surgery in the management of brain abscess. Surg Neurol. 1999;52:404-10.

25. Hayashi K, Matsuo T, Suyama K, Nagata I. Usefulness of ultrasonography with a burr-hole transducer during surgery through a burr hole. Neurol Med Chir (Tokyo). 2012;52:165-8.

26. Shen H, Huo Z, Liu L, Lin Z. Stereotactic implantation of Ommaya reservoir in the management of brain abscesses. Br J Neurosurg. 2011;25:636-40.

27. Mamelak AN, Mampalam TJ, Obana WG, Rosenblum ML. Improved management of multiple brain abscesses: a combined surgical and medical approach. Neurosurgery. 1995 Jan;36(1):76-85.

28. Gutiérrez-Cuadra M, Ballesteros MA, Vallejo A, Miñambres E, Fariñas-Alvarez C, García-Palomo JD, et al. Brain abscess in a third-level hospital: epidemiology and prognostic factors related to mortality. Rev Esp Quimioter. 2009 Dec;22(4):201-6.

29. van de Beek D, Drake JM, Tunkel AR. Nosocomial bacterial meningitis. N Engl J Med. 2010;362:146-54.

30. Nathoo N, Nadvi SS, Narotam PK, van Dellen JR. Brain abscess: management and outcome analysis of a computed tomography era experience with 973 patients. World Neurosurg. 2011;75:716-26.

31. Chuang MJ, Chang WN, Chang HW, Lin WC, Tsai NW, Hsieh MJ, et al. Predictors and long-term outcome of seizures after bacterial brain abscess. J Neurol Neurosurg Psychiatry. 2010 Aug;81(8):913-7.

Empiema subdural e abscesso epidural intracraniano

Igor de Assis Franco
Marcos Felipe Camarinha de Almeida
Hugo Almeida Chaves de Resende
Thiago Cardoso Vale

INTRODUÇÃO

Empiema subdural é definido como uma coleção de pus no espaço entre a duramáter e a membrana aracnóidea. O abscesso epidural intracraniano desenvolve-se no espaço entre a duramáter e o osso do crânio[1].

ETIOLOGIA

O empiema subdural pode ser causado por complicações de infecções de áreas adjacentes (meningite, otite média, sinusite) ou por complicações de procedimentos neurocirúrgicos ou traumatismo cranioencefálico. A sinusite complicada com empiema subdural é responsável por 41% a 67% dos casos de infecção intracraniana, sendo o seio frontal o mais acometido, seguido pelo etmoide, esfenoide e maxilar[2]. A maioria dos casos ocorre na segunda década de vida em indivíduos saudáveis. Tal como acontece com outras complicações intracranianas, o sexo masculino tem uma predisposição acentuada, com uma relação homem-mulher de 3:1 e tão alto quanto 8:1 para os casos associados à sinusite[3].

O abscesso epidural pode se desenvolver como uma complicação de procedimentos neurocirúrgicos, traumatismo cranioencefálico ou como resultado da propagação de um foco infeccioso proveniente dos seios da face, ouvido médio, mastoide e órbita. Quando um abscesso epidural se desenvolve como uma complicação de um procedimento neurocirúrgico, ele é resultante de infecção direta do espaço epidural ou complicação de uma área contígua de osteomielite, que se desenvolveu a partir de uma infecção de ferida ou osso. Um abscesso epidural intracraniano raramente resulta de disseminação hematogênica a partir de um local distante de infecção[4].

Quando o abscesso epidural ou empiema subdural são secundários a uma complicação infecciosa dos seios paranasais ou ouvido médio, os organismos mais prováveis são os estreptococos aeróbios e microaerófilos e/ou bactérias anaeróbias, como espécies de *Peptostreptococcus* e *Propionibacterium*. Após procedimentos neurocirúrgicos, traumatismos cranianos ou drenagem de hematomas subdurais, os estafilococos, em especial o *Staphylococcus aureus*, e bactérias gram-negativas são os agentes infecciosos mais comuns. As coleções subdurais são complicações raras de meningites bacterianas, ocorrendo com mais frequência em crianças e lactentes, e ocasionalmente podem se infectar, tornando-se um empiema subdural.

MANIFESTAÇÕES CLÍNICAS

A cefaleia é a queixa mais frequente do indivíduo com empiema subdural. Localizada inicialmente ipsilateral ao local da infecção, pode evoluir para cefaleia generalizada devido à expansão do empiema. Devido à ausência de septos no espaço subdural, a evolução do empiema tende a ser rápida, levando a déficits neurológicos focais, como hemiparesia, hemiplegia e crises epilépticas. Inicialmente as crises são focais, podendo evoluir com generalização secundária pela expansão do empiema. Febre, rigidez de nuca, sintomas de otite e sinusite também podem fazer parte do quadro. O empiema não tratado adequadamente pode levar ao coma em 24 a 48 horas[5].

O abscesso epidural, ao contrário do empiema subdural, raramente manifesta-se com rigidez de nuca. Os sinais e sintomas desenvolvem-se como resultado da infecção e expansão lenta do abscesso, podendo eventualmente causar aumento da pressão intracraniana, papiledema e sinais neurológicos focais. Febre persistente e cefaleia hemicraniana de forte intensidade associada a náuseas e vômitos são sintomas frequentes[6]. A presença de sinais de hipertensão intracraniana, déficits neurológicos focais e crises epilépticas estarão presentes se a infecção se disseminar para o espaço subdural. Devido ao fato de o abscesso epidural geralmente surgir como complicação infecciosa secundária de outro processo infeccioso, como uma sinusite, a infecção primária pode tornar-se o foco de atenção, atrasando o diagnóstico.

DIAGNÓSTICO

As coleções subdurais, os abscessos epidurais e o empiema subdural podem ser detectados tanto pela tomografia computadorizada (TC) de crânio quanto pela ressonância magnética (RM) de encéfalo. A RM encefálica tem maior sensibilidade que a TC craniana, pois é livre de artefatos ósseos adjacentes à calota craniana[7]. O empiema geralmente manifesta-se na RM encefálica como coleções extra-axiais com forma "em crescente" e sinal maior do que o do líquor nas sequências ponderadas em T1. Na sequência ponderada em T1 pós-contraste, é visto realce nas bordas da coleção[8]. A presença de restrição à difusão sugere o diagnóstico de empiema subdural, auxiliando na diferenciação de uma coleção subdural simples[9].

Na RM encefálica ponderada em T1, o abscesso epidural tem uma intensidade de sinal que está entre a do parênquima cerebral normal e o líquor. Após a administração de gadolínio, uma impregnação significativa de contraste pela duramáter é vista nas imagens ponderadas em T1. O abscesso epidural aparece como coleção em formato de crescente ou lentiforme e hiperintenso em relação ao líquor nas imagens ponderadas em T2 (Figura 5.1.3.1).

Punção aspirativa por agulha guiada por TC ou drenagem aberta pode fornecer material para a coloração e cultura para bactérias, micobactérias e fungos.

TRATAMENTO

O tratamento bem-sucedido de um abscesso epidural intracraniano ou empiema subdural requer uma rápida combinação de um procedimento neurocirúrgico associado à terapia antimicrobiana. Na cirurgia, deve-se coletar o material para análise laboratorial, onde serão realizadas a coloração de Gram e cultura da amostra. Abscesso epidural intracraniano em crianças secundários a processos infecciosos dos seios paranasais pode ser tratado sem procedimentos neurocirúrgicos, quando houver adequada drenagem dos seios ou mínimo efeito de massa do abscesso. Isto foi ilustrado em um estudo de 8 crianças que comparou um procedimento de drenagem neurocirúrgica com a drenagem do seio sem procedimento intracraniano. Os pacientes receberam tratamento antibiótico específico contra o organismo isolado e tiveram resolução clínica e radiológica da infecção[6]. A terapia antimicrobiana empírica deve cobrir estreptococos aeróbios e microaerófilos, bactérias anaeróbias, estafilococos e bacilos gram-negativos, sendo

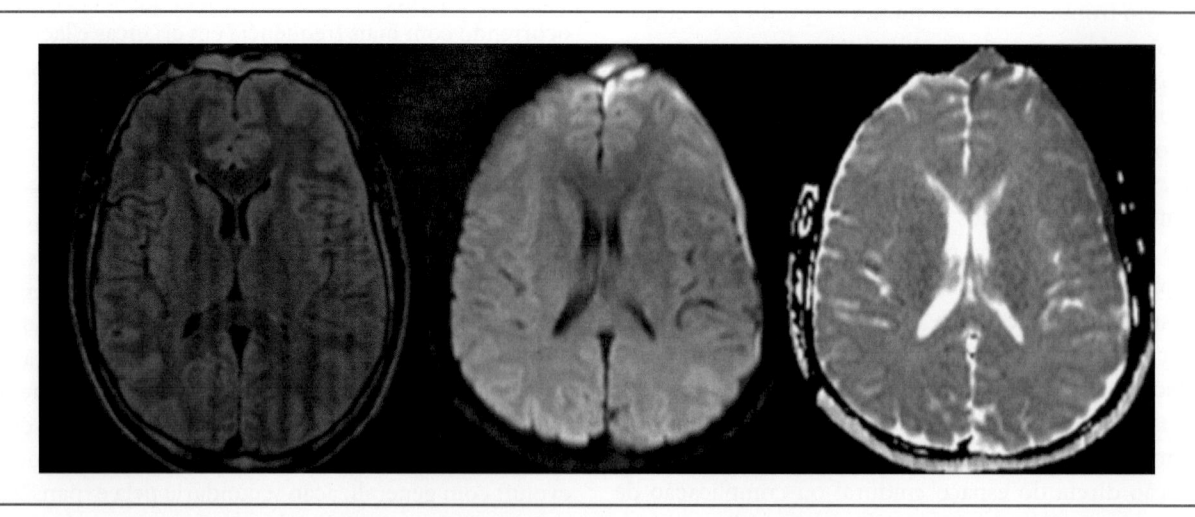

Figura 5.1.3.1 – Sequências de axial FLAIR, difusão e mapa de ADC demonstra coleção subdural na convexidade cerebral esquerda com restrição à difusão devido à presença de conteúdo purulento em caso de complicação de sinusopatia inflamatória bifrontal.

composta por uma combinação de uma cefalosporina de terceira geração (cefotaxima ou ceftriaxona), metronidazol e vancomicina. Ceftazidima deve ser substituída por cefotaxima ou ceftriaxona em pacientes neurocirúrgicos, pois fornece melhor cobertura de espécies de *Pseudomonas*. Antibioticoterapia específica deve ser introduzida após os resultados do Gram e culturas. Um curso de 4 semanas de antibioticoterapia endovenosa é recomendado para empiema subdural, seguido de um curso de 2 semanas de antibioticoterapia oral. Um abscesso epidural intracraniano é tratado durante 3 semanas com antibióticos por via parenteral, na ausência de osteomielite, e de 6 a 8 semanas, quando for uma complicação de uma área contígua de osteomielite. Com o manejo antibiótico e cirúrgico adequado e imediato, tem havido redução expressiva da mortalidade.

REFERÊNCIAS

1. Calik M, Iscan A, Abuhandan M, Yetkin I, Bozkuş F, Torun MF. Masked subdural empyema secondary to frontal sinusitis. Am J Emerg Med. 2012 Oct;30(8):1657.e1-4.

2. Clayman GL, Adams GL, Paugh DR, Koopmann CF Jr. Intracranial complications of paranasal sinusitis: a combined institutional review. Laryngoscope. 1991 Mar;101(3):234-9.

3. Osborn MK, Steinberg JP. Subdural empyema and other suppurative complications of paranasal sinusitis. Lancet Infect Dis. 2007 Jan;7(1):62-7.

4. Silverberg AL, Di Nubile MJ. Subdural empyema and cranial epidural abscess. Med Clin North Am. 1985 Mar;69(2):361-74.

5. Dill SR, Cobbs CG, McDonald CK. Subdural empyema: analysis of 32 cases and review. Clin Infect Dis. 1995 Feb;20(2):372-86.

6. Heran NS, Steinbok P, Cochrane DD. Conservative neurosurgical management of intracranial epidural abscesses in children. Neurosurgery. 2003 Oct;53(4):893-7; discussion 897-8.

7. Flohr TG, Schaller S, Stierstorfer K, Bruder H, Ohnesorge BM, Schoepf UJ. Multi-detector row CT systems and image-reconstruction techniques. Radiology. 2005 Jun;235(3):756-73.

8. Ressler JA, Nelson M. Central nervous system infections in the pediatric population. Neuroimaging Clin N Am. 2000 May;10(2):427-43.

9. Wong AM, Zimmerman RA, Simon EM, Pollock AN, Bilaniuk LT. Diffusion-weighted MR imaging of subdural empyemas in children. AJNR Am J Neuroradiol. 2004 Jun-Jul;25(6):1016-21.

Abscesso epidural espinhal

Igor de Assis Franco
Marcos Felipe Camarinha de Almeida
Hugo Almeida Chaves de Resende
Thiago Cardoso Vale

INTRODUÇÃO

O abscesso epidural espinhal (AEE) é uma doença rara, porém tem havido um aumento de sua incidência nas últimas décadas, devido ao envelhecimento da população, procedimentos neurocirúrgicas da coluna, uso de drogas injetáveis e imunossupressão. O diagnóstico é, por vezes, desafiador, e o atraso na conduta pode resultar em lesões neurológicas permanentes, com o paciente podendo evoluir para sepse grave e óbito. O diagnóstico precoce é realizado através de um adequado conhecimento da fisiopatologia e epidemiologia dessa complicação infecciosa com vistas a prevenir as sequelas neurológicas permanentes[1]. O AEE localiza-se mais frequentemente na região torácica entre a quarta e a oitava vértebra e no espaço epidural lombar inferior entre a terceira vértebra lombar e a segunda vértebra sacral, devido ao maior diâmetro anteroposterior do canal vertebral[2].

ETIOLOGIA

A maioria dos pacientes com AEE apresenta um ou mais fatores predisponentes, como uma doença de base (diabetes *mellitus*, alcoolismo, ou infecção pelo vírus da imunodeficiência adquirida), uma anormalidade ou procedimento vertebral (doença degenerativa articular, trauma, cirurgia, uso de drogas injetáveis ou colocação de cateteres), ou uma potencial fonte local ou sistêmica de infecção (infecções de pele e tecidos moles, osteomielite, infecção do trato urinário, sepse, presença de acesso vascular, uso de drogas endovenosas, tatuagem, anestesia epidural, ou bloqueio de nervos)[3-10]. Os fatores predispo-

nentes também possibilitam predizer o agente infeccioso, como podemos visualizar no Quadro 5.1.4.1.

Quadro 5.1.4.1 – Fatores de risco para abscesso epidural espinhal e microrganismos comumente associados.

FATORES DE RISCO	MICRORGANISMOS
Uso de drogas injetáveis	*Staphylococcus aureus, Pseudomonas aeruginosa*
Diabetes *mellitus*	Múltiplos agentes
Várias comorbidades	Múltiplos agentes
Procedimentos espinhais recentes	*Staphylococcus aureus, Staphylococcus epidermidis*
Trauma espinhal penetrante	*Staphylococcus aureus, Staphylococcus epidermidis*
Obesidade mórbida	Múltiplos agentes
Imunossupressão	Bactérias, micobactérias e fungos
Infecção de pele ou abscessos	*Staphylococcus aureus, Staphylococcus epidermidis*
Bacteremia transitória	Múltiplos agentes
Infecção do trato genitourinário ou intra-abdominal	Bacilos gram-negativos

O AEE desenvolve-se como resultado da disseminação hematogênica de bactérias a partir de um sítio primário de infecção (infecção da pele, trato urinário, infecção intra-abdominal, doença inflamatória pélvica, pneumonia, endocardite), por extensão da infecção por contiguidade (osteomielite ou úlceras de decúbito), por infecção direta do espaço epidural (procedimento cirúrgico da coluna vertebral ou anestesia epidural).

APRESENTAÇÃO CLÍNICA

As manifestações iniciais do AEE são inespecíficas na maioria das vezes, incluindo sinais e sintomas como febre e mal-estar, e também dependem da causa, pois os que se desenvolvem após procedimentos cirúrgicos diferem daqueles que se desenvolvem espontaneamente. Pacientes com AEE após procedimentos cirúrgicos são indivíduos previamente saudáveis, ou sem comorbidades notáveis, que desenvolvem o AEE dias ou semanas após o procedimento. A tríade clássica consiste em febre, dor lombar e déficits neurológicos. Poucos pacientes têm todos os três componentes na apresentação clínica[11]. A febre pode estar ausente em alguns pacientes, levando ao atraso ou ausência de diagnóstico[12].

Se não tratado, o AEE pode evoluir com uma sequência caracterizada por dor lombar, dor radicular descrita como "choques" na distribuição da raiz afetada, paresia em membros, alterações de sensibilidade, alterações de esfíncteres tanto urinário como fecal. Quanto mais precoce a intervenção, menor a chance de déficit neurológico irreversível.

DIAGNÓSTICO

Ressonância magnética de coluna vertebral com injeção de gadolínio é o exame diagnóstico de escolha, podendo identificar o AEE no início dos sintomas, auxiliando na localização e extensão da lesão inflamatória[13,14]. Preconiza-se a realização da RM da coluna torácica e lombar por serem os locais mais comuns de AEE, podendo-se estender a investigação para a coluna cervical caso haja suspeita clínica de acometimento cervical (Figura 5.1.4.1). A punção lombar deve ser evitada sob o risco de disseminação da infecção para o espaço subaracnóideo. O hemograma pode demonstrar aumento de células brancas, e a hemocultura pode identificar o agente infeccioso na maioria dos pacientes com AEE.

TRATAMENTO

O AEE é tratado com laminectomia imediata, com descompressão e drenagem do espaço epidural associado a antibioticoterapia empírica. O indicador mais importante do estado neurológico pós-cirúrgico do paciente é o estado neurológico imediatamente antes da cirurgia, ou seja, a imediata intervenção cirúrgica evita a evolução do AEE, predizendo melhor desfecho clínico[15]. A menos que ocorram complicações perioperatórias, a condição neurológica final em pacientes nos quais o AEE é devidamente drenado é tão boa ou melhor do que a condição pré-operatória. Terapêutica empírica depende da condição predisponente[15]. Devido ao fato de o *S. aureus* ser o agente etiológico mais comum e da crescente incidência de *S. aureus* resistente à meticilina, a terapia empírica deve incluir vancomicina. No paciente pós-procedimento neurocirúrgico, uma cefalosporina de terceira geração com atividade antipseudomonas deve ser adicionado ao tratamento empírico para cobrir bacilos gram-negativos. Quando o AEE é o resultado da extensão local de uma infecção adjacente, como uma úlcera de decúbito, a terapêutica empírica deve cobrir *S. aureus* e bacilos gram-negativos. Se a fonte for uma infecção abdominal, deve ser adicionada cobertura anaeróbia com metronidazol. Uma vez isolado o agente específico, o regime de antibióticos deve ser modificado com base no perfil de sensibilidade aos antimicrobianos. A duração da terapia intravenosa de antibióticos é geralmente de 3 a 4 semanas na ausência de osteomielite, e de 6 a 8 semanas na presença desta[16].

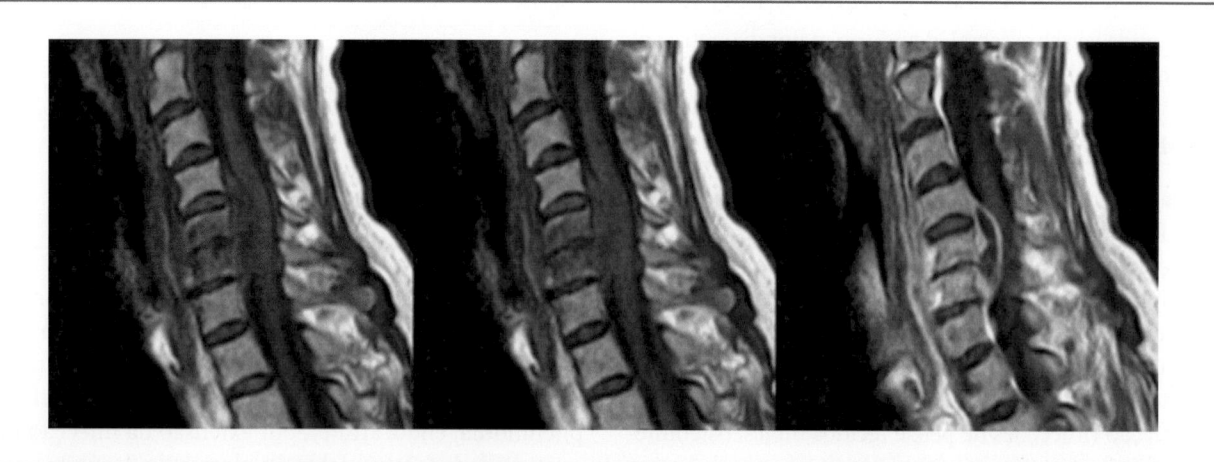

Figura 5.1.4.1 – Ressonância magnética de coluna cervical em cortes sagitais nas sequências ponderadas em T1, STIR e T1 pós-contraste por gadolínio (direita para esquerda) demonstra complicação de espondilodiscite piogênica no nível C5-C6, caracterizada pela presença de coleção epidural ventral com impregnação periférica espessa pelo contraste.

REFERÊNCIAS

1. Pradilla G, Ardila GP, Hsu W, Rigamonti D. Epidural abscesses of the CNS. Lancet Neurol. 2009 Mar;8(3):292-300.

2. Baker AS, Ojemann RG, Swartz MN, Richardson EP Jr. Spinal epidural abscess. N Engl J Med. 1975 Sep 4;293(10):463-8.

3. Pereira CE, Lynch JC. Spinal epidural abscess: an analysis of 24 cases. Surg Neurol. 2005;63:Suppl 1:S26-9.

4. Nussbaum ES, Rigamonti D, Standiford H, Numaguchi Y, Wolf AL, Robinson WL. Spinal epidural abscess: a report of 40 cases and review. Surg Neurol. 1992;38:225-31.

5. Davis DP, Wold RM, Patel RJ, Tran AJ, Tokhi RN, Chan TC, et al. The clinical presentation and impact of diagnostic delays on emergency department patients with spinal epidural abscess. J Emerg Med. 2004 Apr;26(3):285-91.

6. Tang HJ, Lin HJ, Liu YC, Li CM. Spinal epidural abscess – experience with 46 patients and evaluation of prognostic factors. J Infect. 2002 Aug;45(2):76-81.

7. Soehle M, Wallenfang T. Spinal epidural abscesses: clinical manifestations,prognostic factors, and outcomes. Neurosurgery. 2002;51:79-85.

8. Hlavin ML, Kaminski HJ, Ross JS, Ganz E. Spinal epidural abscess: a ten-year perspective. Neurosurgery. 1990;27:177-84.

9. Reihsaus E, Waldbaur H, Seeling W. Spinal epidural abscess: a meta-analysis of 915 patients. Neurosurg Rev. 2000;23:175-204.

10. Grewal S, Hocking G, Wildsmith JA. Epidural abscesses. Br J Anaesth. 2006;96:292-302.

11. Davis DP, Wold RM, Patel RJ, Tran AJ, Tokhi RN, Chan TC, et al. The clinical presentation and impact of diagnostic delays on emergency department patients with spinal epidural abscess. J Emerg Med. 2004 Apr;26(3):285-91.

12. Chen WC, Wang JL, Wang JT, Chen YC, Chang SC. Spinal epidural abscess due to Staphylococcus aureus: clinical manifestations and outcomes. J Microbiol Immunol Infect. 2008 Jun;41(3):215-21.

13. Rigamonti D, Liem L, Wolf AL, Fiandaca MS, Numaguchi Y, Hsu FP, et al. Epidural abscess in the cervical spine. Mt Sinai J Med. 1994 Sep;61(4):357-62.

14. Chen WC, Wang JL, Wang JT, Chen YC, Chang SC. Spinal epidural abscess due to Staphylococcus aureus: clinical manifestations and outcomes. J Microbiol Immunol Infect. 2008 Jun;41(3):215-21.

15. Darouiche RO. Spinal epidural abscess. N Engl J Med. 2006 Nov 9;355(19):2012-20.

16. Darouiche RO, Hamill RJ, Greenberg SB, Weathers SW, Musher DM. Bacterial spinal epidural abscess. Review of 43 cases and literature survey. Medicine (Baltimore). 1992 Nov;71(6):369-85.

Tromboflebite séptica intracraniana

Hugo Almeida Chaves de Resende
Marcos Felipe Camarinha de Almeida
Igor de Assis Franco
Thiago Cardoso Vale

INTRODUÇÃO

A tromboflebite séptica intracraniana consiste em trombose de veia ou seio venoso cerebral relacionada a um processo infeccioso, a exemplo da meningite bacteriana aguda (MBA), do empiema subdural, abscesso epidural, infecção da pele da face, dos seios paranasais, do ouvido médio, ou da mastoide[1,2]. Estudos realizados na Itália e Portugal[3,4], e um estudo multinacional[5] identificaram que apenas 10% a 15% de todas as tromboses venosas intracranianas estão associadas com um processo infeccioso. Apesar de a tromboflebite séptica intracraniana ser rara em locais com pronto acesso a atendimento médico de qualidade, quando ocorre pode resultar em altas taxas de morbidade e mortalidade. Em pacientes com MBA, o envolvimento das artérias e veias mais superficiais por pus pode resultar em lesões vasculares. O acidente vascular cerebral ocorre em cerca de 15% a 20% dos adultos com MBA, tipicamente na meningite pneumocócica[9-11]. Ocasionalmente, infartos da medula espinal e do tronco cerebral podem ocorrer na meningite meningocócica[9,10].

ETIOLOGIA

A ausência de válvulas nas veias e seios venosos cerebrais favorece a disseminação da infecção em qualquer direção. Geralmente, os seios durais são os territórios venosos mais acometidos, quer isolada ou concomitantemente a outras veias[1].

O seio sagital superior é o local mais frequentemente acometido pela trombose, mas normalmente não se associa a causa infecciosa[3,4,12]. Quando há trombose, meningite e sinusite frontais são as infecções subjacentes mais importantes[13].

A trombose séptica do seio transverso/sigmoide pode ser uma complicação tanto das otites médias (aguda e crônica) quanto da mastoidite.

Os seios esfenoidais e etmoidais são os locais mais comuns de infecção primária, resultando em trombose séptica do seio cavernoso. Desidratação, vômitos e estados de hipercoagulabilidade podem contribuir para a formação de trombose nos seios venosos cerebrais, assim como anormalidades imunológicas, incluindo a presença de anticorpos antifosfolípides.

APRESENTAÇÃO CLÍNICA

Devido às peculiaridades anatômicas de cada seio venoso, as manifestações clínicas da tromboflebite séptica cerebral variam conforme o seio comprometido.

Quando se tem o comprometimento do seio sagital superior ou dos seios laterais (responsáveis pela drenagem venosa superficial), cefaleia, náuseas e vômitos, paresia de membros inferiores (associada a sinal de Babinski bilateral), crises epilépticas focais ou generalizadas, e alteração no nível de consciência (com rápida evolução para coma) são os sintomas possíveis. Somam-se a esses, distúrbios visuais, paralisia do nervo abducente e papiledema[14].

A trombose de veias corticais (que promovem infarto venoso no parênquima cerebral) leva à ocorrência de síndromes focais com sinais localizatórios: crises epilépticas, paresias e afasias[14].

Já a tromboflebite séptica do seio cavernoso pode se manifestar com febre, cefaleia frontal e dor retro-orbital. Podem ocorrer alterações da motricidade ocular extrínseca, ptose ou proptose palpebral e neuralgia ou perda da sensibilidade trigeminal devido à estreita relação dos nervos oculomotor, troclear, abducente e dos ramos oftálmico e maxilar do nervo trigêmeo com o seio cavernoso na fissura orbitária superior.

Quando o comprometimento da drenagem venosa ocorre no sistema profundo, a encefalopatia marca o quadro clínico. Percebem-se déficits multifocais, crises epilépticas, rebaixamento do nível de consciência, *delirium* e abulia[14].

A síndrome de Gradenigo (otite média, paralisia do nervo abducente e dor retro-orbital ou facial) pode ser resultante de trombose séptica do seio transverso.

DIAGNÓSTICO

A ressonância magnética (RM) encefálica pode sugerir o diagnóstico de trombose no seio venoso ao evidenciar ausência de fluxo sanguíneo (ausência de *flowvoid*) dentro deste. A tomografia computadorizada (TC) de crânio com contraste, entretanto, também é útil e de mais fácil acesso[15,16,17]. Pode-se, ainda, contar com a venografia por RM, angiografia por TC, ou com a fase venosa da arteriografia cerebral, para confirmar a hipótese diagnóstica.

TRATAMENTO

O tratamento da tromboflebite séptica consiste no uso de antibióticos intravenosos e debridamento cirúrgico de qualquer fonte primária subjacente de infecção, tais como sinusite paranasal, mastoidite, ou infecção oral[1].

O tratamento deve ser sempre individualizado, mas pode-se considerar razoável a combinação de ceftriaxona e metronidazol. A adição de vancomicina pode ser considerada quando há possibilidade de o agente etiológico ser o *Staphylococcus aureus* resistente à meticilina[18]. O tratamento antimicrobiano dura pelo menos 4 semanas. Fatores como a resolução da trombose, erradicação da infecção primária e imunocompetência devem ser considerados[1].

A remoção do tecido infectado e do trombo pode ser necessária, especialmente quando envolvidos os seios transversos ou cavernoso.

Anticoagulantes e trombolíticos têm sido propostos como terapias válidas, mas seu uso é controverso[19,20]. A anticoagulação com heparina é usada quando os pacientes pioram clinicamente, apesar da terapêutica antimicrobiana e debridamento cirúrgico, e/ou quando a trombose é muito extensa[1,2].

REFERÊNCIAS

1. Laupland KB. Vascular and parameningeal infections of the head and neck. Infect Dis Clin North Am. 2007 Jun;21(2):577-90, viii.
2. Aminoff JA. Neurology and General Medicine. 4. ed. Philadelphia: Churchill Livinstone; 2008.
3. Ferro JM, Correia M, Pontes C, Baptista MV, Pita F; Cerebral Venous Thrombosis Portuguese Collaborative Study Group (Venoport). Cerebral vein and dural sinus thrombosis in Portugal: 1980-1998. Cerebrovasc Dis 2001;11(3):177-82.
4. Terazzi E, Mittino D, Rudà R, Cerrato P, Monaco F, Sciolla R, et al.; Cerebral Venous Thrombosis Group. Cerebral venous thrombosis: a retrospective multicentre study of 48 patients. Neurol Sci 2005;25(6):311-5.
5. Ferro JM, Canhão P, Stam J, Bousser MG, Barinagarrementeria F; ISCVT Investigators. Prognosis of cerebral vein and dural sinus thrombosis: results of the International Study on Cerebral Vein and Dural Sinus Thrombosis (ISCVT). Stroke. 2004;35(3):664-70.
6. van de Beek D, de Gans J, Spanjaard L, Weisfelt M, Reitsma JB, Vermeulen M. Clinical features and prognostic factors in adults with bacterial meningitis. N Engl J Med.2004;351:1849-59.
7. van de Beek D, de Gans J, Tunkel AR, Wijdicks EF. Community-acquired bacterial meningitis inadults. N Engl J Med. 2006;354(1):44-53.
8. Bentley P, Qadri F, Wild EJ, Hirsch NP, Howard RS. Vasculitic presentation of staphylococcal meningitis. Arch Neurol. 2007;64:1788-9.
9. O'Farrell R, Thornton J, Brennan P, Brett F, Cunningham AJ. Spinal cord infarction and tetraplegia – rare complications of meningococcal meningitis. Br J Anesth. 2000;84:514-7.
10. van de Beek D, Patel R, Wijdicks EFM. Meningococcal meningitis with brainstem infarction. Arch Neurol. 2007;64:1350-1.
11. Baehr M, Frotscher M. Duus' Topical Diagnosis In Neurology. Stuttgart: Thieme Medical Pub; 2012.
12. Virapongse C, Cazenave C, Quisling R, Sarwar M, Hunter S. The empty delta sign: frequency and significance in 76 cases of dural sinus thrombosis. Radiology. 1987;162(3):779-85.
13. DiNubile MJ. Septic thrombosis of the cavernous sinuses. Arch Neurol. 1988;45(5):567-72.
14. Rocha AJ, Vedolin L, Mendonça RA. Encéfalo. Série Colégio Brasileiro de Radiologia e Diagnóstico Por Imagem. São Paulo: Elsevier; 2014.
15. Ozsvath RR, Casey SO, Lustrin ES, Alberico RA, Hassankhani A, Patel M. Cerebral venography: comparison of CT andMR projection venography. AJR Am J Roentgenol. 1997 Dec;169(6):1699-707.
16. Chen JS, Mukherjee P, Dillon WP, Wintermark M. Restricted diffusion in bilateral optic nerves and retinas as an indicator of venous ischemia caused by cavernous sinus thrombophlebitis. AJNR Am J Neuroradiol. 2006;27(9):1815-6.
17. Ellie E, Houang B, Louail C, Legrain-Lifermann V, Laurent F, Drouillard J, et al. CT and high-field MRI in septic thrombosis of the cavernous sinuses. Neuroradiology. 1992;34(1):22-4.
18. Rutar T, Zwick OM, Cockerham KP, Horton JC. Bilateral blindness from orbital cellulitis caused by community-acquired methicillin-resistant Staphylococcus aureus. Am J Ophthalmol. 2005;140(4):740-2.
19. Levine SR, Twyman RE, Gilman S. The role of anticoagulation in cavernous sinus thrombosis. Neurology. 1988;38(4):517-22.
20. Harvey JE. Letter: streptokinase therapy and cavernous sinus thrombosis. Br Med J. 1974;4(5935):46.

Infecções virais do sistema nervoso central

Complicações neurológicas das infecções virais

Ellen de Souza Siqueira
Victor Hugo Rocha Marussi
Leonardo Furtado Freitas
Thiago Cardoso Vale

INTRODUÇÃO

O sistema nervoso central (SNC) é protegido de infecções por vírus por vários mecanismos, incluindo a barreira hematoencefálica e o sistema imunológico, de forma que a maioria dos vírus não tem capacidade de acometer o SNC. Quando os mecanismos de defesa falham, os vírus podem atingir o SNC de duas formas: por disseminação hematogênica (a mais frequente) ou por fluxo retrógrado dos axônios de nervos periféricos[1,2]. A invasão do SNC pelo vírus determina uma reação inflamatória mediada principalmente por linfócitos T e, em alguns casos, também envolvendo a imunidade celular. O local principal de acometimento do SNC depende de cada vírus, podendo haver predomínio de acometimento meníngeo, de substância branca ou de substância cinzenta[2,3].

MENINGITE VIRAL

A meningite viral (MV) é a principal causa de meningite asséptica, que também inclui inflamação meníngea secundária a algumas medicações (como ibuprofeno e imunoglobulina intravenosa) ou a microrganismos que não crescem em meios de cultura tradicionais (como *Leptospira icterohaemorrhagiae*, *Treponema pallidum*, *Mycoplasma pneumoniae*, *Toxoplasma gondii*, *Borreglia burgdorferi* e riquétsias)[4].

De acordo com o *Center for Disease Control* (CDC), a incidência de MV é de cerca de 30 casos para cada 100 mil indivíduos[5]. Os agentes patogênicos mais frequentes são os enterovírus. O vírus da imunodeficiência humana (HIV) deve ser considerado causador de MV em adultos jovens com fatores de risco e quadro de mononucleose-símile, enquanto o vírus *Herpes simplex* tipo 2 pode ser o agente em casos de meningite asséptica crônica[4,6].

O quadro clínico das MV, independente do agente etiológico, é caracterizado por febre, cefaleia e sinais meníngeos, além de fotofobia e alteração de nível de consciência com letargia e irritabilidade. Crianças podem apresentar quadro mais frustro, principalmente recém-nascidos, com predominância de irritabilidade, dificuldade para alimentação e frequentemente sem sinais meníngeos. Pacientes imunocomprometidos também podem se apresentar de forma atípica.

Exames laboratoriais podem demonstrar leucocitose. O eletroencefalograma pode evidenciar lentificação leve da atividade de base, e exames de neuroimagem são em geral normais. O líquor (LCR) pode estar com pressão de abertura normal ou elevada. Pleocitose é comum, inicialmente predominando os segmentados e, após 24 horas, os linfócitos. A glicorraquia está em geral normal, podendo haver discreta redução em casos de infecção por caxumba ou por alguns vírus herpes. Níveis inferiores a 25 mg/dL são indicativos de infecção por bactérias ou fungos. Os níveis de lactato no líquor também auxiliam, sendo níveis elevados sugestivos de infecção bacteriana[7]. Para determinar a etiologia, é necessário identificar o vírus por meio de reação em cadeia de polimerase (PCR) ou isolamento viral, exames que devem ser realizados preferencialmente no primeiro dia de doença. O PCR é o exame de escolha, com resultados rápidos e com raros falso-positivos[2,4,6].

Exames de sorologia são úteis em alguns casos, especialmente quando coletados na fase aguda e na fase de convalescença para comparação dos resultados. O vírus também pode ser identificado em esfregaço de orofaringe, no caso de enterovírus, ou em lesões genitais, no caso do vírus *Herpes simplex* tipo 2[4].

A evolução é benigna na maioria dos casos, com recuperação total em até 2 semanas. No entanto, crianças menores podem permanecer com sequelas auditivas, deficiência intelectual ou paralisia de nervos cranianos.

A caxumba é a causa mais frequente de MV no mundo, principalmente em pessoas não vacinadas. O vírus da caxumba é um paramixovírus de RNA esférico e grande, com 100 a 600 nm em diâmetro[8]. Sua transmissão ocorre por meio de gotículas respiratórias, replicando-se na via aérea superior e linfonodos regionais. A partir de então, há disseminação para glândulas parótidas, submaxilares, gônadas e leptomeninge. Cerca de metade dos pacientes apresenta pleocitose no líquor, podendo haver infecção meníngea sintomática, em geral 2 a 10 dias após o início da parotidite[9]. O quadro é autolimitado, com duração de cerca de 2 semanas e raramente evoluindo com sequelas, como surdez, ataxia cerebelar e estenose aquedutal. Pode haver ainda quadros de meningoencefalite em menos de 5% dos pacientes, em geral com recuperação completa[8,9].

O tratamento da MV é sintomático, sendo a internação hospitalar indicada somente em casos de vômitos incoercíveis ou suspeita de etiologia bacteriana para reavaliação do paciente e nova coleta de líquor, se necessário.

Meningite por vírus *Herpes simplex* deve ser tratada precocemente com aciclovir 15 mg/kg/dia a 30 mg/kg/dia em 3 doses diárias por via endovenosa por 10 dias. O tratamento oral não é indicado, pois não atinge concentrações adequadas no SNC[6].

ENCEFALITE VIRAL

Encefalite viral (EV) é a infecção do parênquima cerebral por vírus. A incidência estimada é de cerca 2 mil casos a cada 100 mil indivíduos, e o agente etiológico é evidenciado somente em 50% dos casos[10-13]. Entre os vírus que podem causar encefalite estão o varicela-zóster, o vírus Epstein-Barr, o citomegalovírus (em imunocomprometidos) e o vírus da rubéola. O vírus *Herpes simplex* tipo 1 é o agente mais frequente de encefalite infecciosa não endêmica, com incidência de 5 mil casos ao ano, de acordo com dados do CDC, acometendo todas as idades, porém com maior prevalência em pacientes maiores de 50 anos de idade e em menores de 20 anos[1,13,14].

O quadro clínico de EV é de alteração de nível de consciência, febre, cefaleia, podendo haver sinais meníngeos associados. A EV distingue-se da MV pela encefalopatia evidente, com confusão mental, *delirium*, letargia e coma. O quadro é mais grave em idosos e crianças menores. O paciente pode também apresentar crises epilépticas. É frequente a presença de estado prodrômico com febre, astenia e mialgia. O exame físico pode demonstrar sinais de liberação piramidal, papiledema ou sinais neurológicos focais. A encefalite herpética tem evolução mais rápida que a da meningite bacteriana aguda, mas, pela semelhança entre os sintomas, deve sempre ser diferenciada. Nesse contexto, adquirem relevante participação a ressonância magnética (RM) encefálica, o eletroencefalograma e a análise do LCR.

Os exames laboratoriais são variáveis, podendo haver leucocitose, hiponatremia decorrente de secreção inapropriada de hormônio antidiurético e aumento de ureia e enzimas hepáticas. O LCR evidencia pleocitose com predomínio linfomonocitária de 5 a 500 células/mm^3, glicorraquia normal ou levemente diminuída, proteinorraquia levemente ou moderadamente elevada e eventualmente elevação da pressão de abertura. Raramente é possível o isolamento viral a partir do líquor. Pode haver hemácias ou xantocromia, refletindo a natureza hemorrágica da encefalite. Os resultados das culturas virais de LCR para HSV-1 são quase sempre negativas. Testes sorológicos não são úteis, pois o contato com o vírus é praticamente universal (demonstrado pela positividade do IgG) e o IgM raramente é positivo em casos de encefalite herpética[11-14]. Os anticorpos para o HSV-1 aparecem no LCR em aproximadamente 8 a 12 dias após o início dos sintomas e podem ser detectados durante pelo menos 30 dias. Uma proporção de anticorpos contra o HSV-1 soro:LCR menor que 20:1 é considerada diagnóstica de síntese intratecal de anticorpos e encefalite pelo HSV-1. A PCR é geralmente positiva dentro de 72 horas do início dos sintomas, declinando após a primeira semana. Caso a PCR para HSV-1 no LCR seja negativa dentro das primeiras 72 horas de sintomas, e o HSV-1 continue sendo importante hipótese diagnóstica, nova amostra de LCR deve ser coletada, já que o resultado inicial pode ser um falso-negativo. A PCR também pode ser usada para orientar a duração do tratamento com aciclovir e tornou-se valiosa no diagnóstico de encefalites virais por outros vírus como citomegalovírus, vírus varicela-zóster, influenza e enterovírus.

O eletroencefalograma evidencia lentidão difusa da atividade de base, podendo haver descargas epileptiformes. A presença de complexos periódicos, estereotipados, de uma ou ambas as áreas temporais que ocorrem em intervalos regulares de 1 a 2 segundos, indica encefalite herpética, porém não é patognomônico. Essa alteração normalmente é observada entre o 2º e 15º dia da doença.

A RM de encéfalo pode demonstrar áreas de hiper-sinal em T2 em lobos temporais e quebra da barreira hematoencefálica[3,11,13]. Os lobos temporais devem ser observados, principalmente nas sequências ponderadas em T2 e FLAIR (*Fluid Attenuated Inversion Recovery*) da RM encefálica. Em pacientes com encefalite pelo HSV-1, lesões hiperintensas são vistas nas porções medial e inferior dos lobos temporais, podendo se estender para a ínsula. Caso 48 horas após o início dos sintomas tais alterações não sejam percebidas, deve-se considerar outro diagnóstico (Figura 5.2.1.1).

Todo paciente com quadro compatível com encefalite deve ser tratado inicialmente como se o agente etiológico fosse o vírus *Herpes simplex* tipo 1, pois o tratamento precoce está associado a melhor prognóstico. O tratamento é sintomático, com atenção para evitar e tratar complicações, como hipertensão intracraniana e crises epilépticas. O uso de corticoesteroides é controverso[13,14].

O aciclovir está indicado como tratamento para encefalite herpética, com ação inibitória sobre a timidina quinase e subsequente redução na replicação viral. O efeito ocorre principalmente sobre os vírus *Herpes simplex* tipo 1 e tipo 2. O uso de aciclovir está associado a menor morbimortalidade, em especial se o tratamento é iniciado precocemente. A dose é de 30 mg/kg/dia em 3 doses diárias por 14 a 21 dias, devendo a administração por via endovenosa ser lenta para evitar toxicidade renal[11-14]. Todo o paciente com quadro de encefalite deve ser tratado inicialmente com aciclovir, sendo este suspenso se o PCR no líquor for negativo e se a RM encefálica não evidenciar acometimento de lobos temporais.

Especialmente na região das Américas, infecções pelo vírus da dengue ocorrem frequentemente, com o maior surto no Brasil em 2013, com mais de um milhão de casos notificados e mais de 200 óbitos[15]. Em 2009, a Organização Mundial da Saúde incluiu manifestações neurológicas na definição de casos graves, como encefalopatia secundária a choque ou distúrbios metabólicos, hemorragias intracranianas, neuropatia óptica, síndrome de Guillain-Barré e encefalite por invasão direta do vírus no SNC[16,17]. O LCR nos casos de encefalite por dengue pode evidenciar pleocitose com predomínio linfomononuclear e discreta hiperproteinorraquia. Os exames de neuroimagem podem ser normais. O diagnóstico é feito pela dosagem de IgM sérica (preferencialmente após a primeira semana do início do quadro, para maior sensibilidade do exame) e pesquisa do RNA viral por PCR no líquor. Outra alternativa é a pesquisa do antígeno NS1 no plasma, cuja vantagem é a positividade mais precoce, podendo estar presente no primeiro dia dos sintomas[16,17].

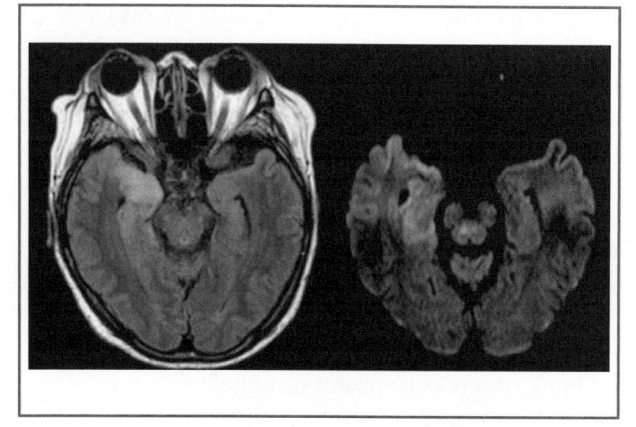

Figura 5.2.1.1 – **Ressonância magnética encefálica em cortes axiais nas sequências FLAIR** *(Fluid Attenuated Inversion Recovery)* **e difusão (direita para esquerda) demonstra hipersinal corticossubcortical com restrição à difusão e efeito expansivo no lobo temporal direito, sobretudo no aspecto mesial (amígdala, úncus e cabeça do hipocampo), em paciente com encefalite herpética.**

Outras arboviroses do gênero flavivírus merecem destaque, tais como os vírus da febre amarela, encefalite japonesa, encefalite do Nilo Ocidental, encefalite de Saint Louis, encefalite transmitida por carrapatos e encefalite pelo vírus Rocio[18]. Dentre as arboviroses causadas pelo alphavirus, destacam-se as encefalites equinas do leste, oeste e venezuelana[19,20]. Independente do vírus, o quadro clínico é característico e compreende inicialmente sintomas gripais como febre, mal-estar, mialgia, náuseas e vômitos, podendo evoluir para cefaleia, confusão mental, letargia e crises epilépticas. Além destes sintomas, a presença de alguns achados como conjuntivite e erupção cutânea maculopapular podem estar presentes na encefalite pelo vírus do Nilo Ocidental, assim como uma paresia flácida aguda de padrão assimétrico pode estar associada ao quadro clínico da encefalite de Saint Louis. É importante para o diagnóstico etiológico preciso uma anamnese detalhada incluindo viagens recentes, exposição a picadas de mosquito, transplante recente de órgãos e outras exposições não usuais. Nos Estados Unidos, podemos citar como causa mais comum de encefalites virais causadas por artrópodes o vírus *La Crosse*, o vírus da encefalite de Saint Louis e o vírus do Nilo Ocidental. O vírus da encefalite japonesa é a causa mais comum de encefalite humana transmitida por artrópodes em todo o mundo. O vírus da encefalite equina venezuelana é endêmico na América do Sul. No Brasil, a encefalite causada pelo vírus da febre amarela e Rocio também assumem grande importância[21]. A neuroimagem, especialmente a RM encefálica, pode revelar frequentemente lesões típicas de determinado agente etiológico, como lesões nos gânglios da base ou tálamo presente nas encefalites equina do leste e vírus Oeste do Nilo[22]. Na encefalite por arbovírus, o LCR pode apresentar uma pleocitose neutrofílica ou linfocítica, porém, ao contrário das MBA, a glicorraquia é normal. Para melhor elucidação diagnóstica também podem ser utilizados a pesquisa de anticorpos no soro, o isolamento do vírus a partir de tecido, sangue ou LCR, e a pesquisa de imunoglobulina M (IgM) específica no LCR.

O prognóstico da EV depende do agente etiológico. A infecção pelo vírus da raiva, por exemplo, é fatal. O prognóstico da encefalite pelo vírus da dengue é em geral bom, com poucos relatos de óbito[16,17].

POLIOMIELITE

A poliomielite é causada pelo poliovírus, membro da família dos enterovírus, que acomete seletivamente neurônios do corno anterior da medula. No Brasil, a poliomielite está erradicada desde 1989, quando o último caso por vírus selvagem ocorreu na Paraíba[18,19]. A transmissão é feita por via fecal-oral ou por gotículas, sendo o período de incubação de até 30 dias[23,24].

A infecção pelo poliovírus selvagem pode cursar de forma assintomática (até 90% dos casos), com sintomas inespecíficos como febre, cefaleia, tosse e sintomas gastrointestinais (em 5% dos casos), com meningite asséptica (em 1% dos casos) ou com a forma paralítica (em 1% dos casos)[24]. O quadro da forma paralítica é de paralisia flácida arreflexa súbita, frequentemente assimétrica, proximal e acometendo os membros inferiores, sem acometimento de sensibilidade. Até 15% dos pacientes desenvolvem fraqueza faríngea e diplegia facial. Pode haver acometimento respiratório e instabilidade autonômica[24].

O líquor evidencia tipicamente pleocitose linfomononuclear, hiperproteinorraquia e glicorraquia normal. O vírus pode ser isolado por meio de PCR em uma amostra de fezes.

Não há tratamento específico, mas deve haver vigilância rigorosa quanto à capacidade respiratória.

A síndrome pós-poliomielite ocorre em até 80% dos pacientes que apresentaram quadro agudo de poliomielite, com os sintomas surgindo cerca de 15 anos após[23-25]. Sua fisiopatologia exata ainda é desconhecida. O quadro clínico é de nova paresia muscular, fadiga, dor muscular e articular. Outros sintomas incluem intolerância ao frio, deformidades articulares, alterações de sono, alterações respiratórias e de fala.

O diagnóstico é feito em pacientes com quadro de poliomielite aguda que evoluem com novas queixas após período de estabilidade de cerca de 15 anos[25]. Não há tratamento específico, sendo indicadas terapias de reabilitação com fonoaudiologia e fisioterapia motora e respiratória.

LEUCOENCEFALOPATIA MULTIFOCAL PROGRESSIVA

A leucoencefalopatia multifocal progressiva (LEMP) é uma doença desmielinizante multifocal causada pelo vírus JC, um poliomavírus[26]. Apesar de o vírus estar presente em 50% da população mundial, a infecção do SNC ocorre somente em pacientes imunossuprimidos, como na infecção pelo HIV. A partir da década de 1980, houve grande aumento no número de casos relatados da doença, decorrente do uso do natalizumabe, um anticorpo monoclonal contra integrina 4 expressa em leucócitos, indicado no tratamento de pacientes com doença de Crohn e esclerose múltipla[26].

O quadro clínico é variável a depender da região acometida, sendo frequentes alterações de comportamento e cognitivas, déficits motores, alteração de marcha, defeitos de campo visual e distúrbios de linguagem.

A TC de crânio é menos sensível, mas pode demonstrar áreas de hipodensidade em substância branca. A RM encefálica evidencia lesões multifocais em substância branca hipointensas em T1 e hiperintensas em T2 e FLAIR, com realce pelo contraste em 15% dos casos. Quadros associados ao uso do natalizumabe são mais frequentemente monofocais, acometem os lobos frontais e apresentam realce pelo contraste em até 40% dos casos (Figura 5.2.1.2)[26].

O exame de líquor é normal, podendo haver pleocitose ou hiperproteinorraquia leves. O PCR para o vírus JC apresenta sensibilidade de 95%, porém um exame negativo não exclui a doença. Quadros sugestivos de LEMP

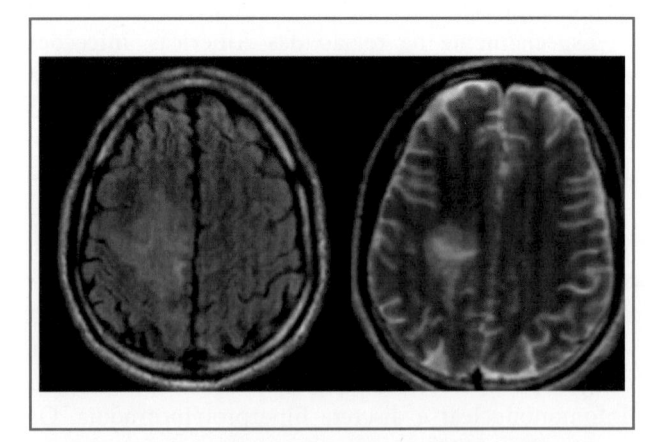

Figura 5.2.1.2 – **Ressonância magnética encefálica (direita para esquerda): sequência axial ponderada em FLAIR** (Fluid Attenuated Inversion Recovery) **e ponderada em T2 demonstra lesão hiperintensa assimétrica comprometendo a substância branca periventricular com extensão até a substância branca subcortical frontal bilateralmente, sendo mais importante a direita sem efeito de massa; sequência axial ponderada em T1, pós-contraste por gadolínio, sem evidências de impregnação anômala significativa pelo meio de contraste.**

com PCR para JC negativo podem ser investigados com biopsia cerebral para pesquisa de inclusões virais em oligodendrócitos. Não há critérios bem estabelecidos para o diagnóstico de LEMP, sendo este feito por dados clínicos e de neuroimagem associados ao PCR para o vírus no líquor[26]. Não há tratamento específico para a LEMP.

HERPES-ZÓSTER

O herpes-zóster é causado pelo vírus varicela-zóster, com incidência de cerca de 1 a 5 casos a cada 100 mil indivíduos ao ano[27]. É mais frequente em idosos e em imunodeprimidos. Após a infecção primária pelo vírus, este permanece latente nos gânglios da raiz dorsal. O quadro clínico é de dor e queimação em distribuição de dermátomo, em geral unilateral e mais frequente em tronco e cabeça. Após cerca de 5 dias, surgem lesões cutâneas, inicialmente máculas e após vesículas, pústulas e crostas. É frequente adenomegalia concomitante. A duração do quadro é de cerca de 30 dias[28].

O tratamento em pacientes imunocompetentes e oligossintomáticos deve ser feito somente com analgésicos. Pacientes com *rash* mais grave ou imunocomprometidos devem receber tratamento antiviral, com aciclovir via oral 800 mg 5 vezes ao dia, por 10 dias ou aciclovir via endovenosa 7,5 mg/dia por 7 dias. O tratamento antiviral reduz o tempo de sintomas, porém não interfere no surgimento ou na gravidade da neuralgia pós-herpética. Pode-se associar prednisona 40 mg/dia a 60 mg/dia por 10 dias para redução dos sintomas agudos[27,28].

Complicações do herpes-zóster incluem disseminação para o olho (*herpes zoster ophtalmicus*) e para a medula espinhal. A síndrome de Ramsay-Hunt (*herpes zoster oticus*) consiste em paralisia facial associada à otalgia e presença de vesículas no canal auditivo externo. Em indivíduos imunocomprometidos, pode haver acometimento da substância branca cerebral de forma progressiva com vasculite e desmielinização.

A neuralgia pós-herpética ocorre em até 14% dos pacientes, sendo os principais fatores de risco a idade avançada e quadros mais graves. Sua fisiopatologia exata ainda é desconhecida. A neuralgia pós-herpética consiste em dor que persiste por mais de 3 meses no local do *rash*. A dor pode ser em queimação e contínua ou lancinante e paroxística. É frequente a alodínia local. O tratamento consiste no uso de nortriptilina até 150 mg/dia, carbamazepina até 900 mg/dia, gabapentina até 2.400 mg/dia ou valproato de sódio até 1.000 mg/dia[27,28].

ENCEFALOMIELITE AGUDA DISSEMINADA

A encefalomielite aguda disseminada (ADEM, do inglês, *acute disseminated encephalomyelitis*) é uma doença desmielinizante monofásica que ocorre mais frequentemente em crianças e adolescentes, sendo a incidência de até 5 casos a cada 100 mil indivíduos[29-31].

Os sintomas surgem em até 4 semanas após vacinação ou quadro infeccioso viral, como varicela, rubéola, caxumba ou outros enterovírus. O quadro inclui sintomas de encefalopatia, com irritabilidade ou sonolência. Outros sintomas neurológicos surgem a depender da localização das lesões, sendo os mais comuns sinais de déficit e liberação piramidal, ataxia, paralisia de nervos cranianos e crises epilépticas.

O líquor pode evidenciar pleocitose e hiperproteinorraquia. A RM do encéfalo evidencia áreas de hipersinal em T2 e FLAIR em região cortical e subcortical, substância branca profunda, núcleos da base, tronco cerebral e medula cervical. As lesões podem ser pequenas ou grandes e confluentes, raramente acometendo a região periventricular e o corpo caloso, o que auxilia na diferenciação de quadros de esclerose múltipla, Figura 5.2.1.3[29-31].

O tratamento é feito com metilprednisolona 30 mg/kg/dia (dose máxima de 1 g/d) por 3 a 5 dias[29,30].

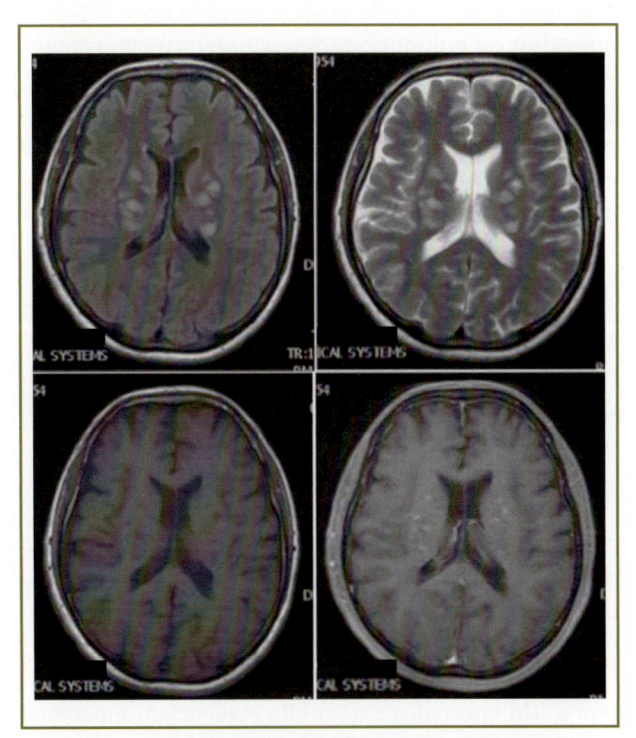

Figura 5.2.1.3 – Ressonância magnética encefálica em cortes axiais nas sequências axial ponderada em FLAIR *(Fluid Attenuated Inversion Recovery)*, T2, T1 e T1 com saturação de gordura pós-contraste por gadolínio demonstra múltiplas lesões síncronas, com mesma evolução temporal, com hipersinal na sequência ponderada em T2 na substância branca profunda da coroa radiada bilateral, com tênue impregnação por contraste, em paciente com quadro subagudo de encefalopatia, sem história infecciosa prévia.

Pode haver flutuação do quadro clínico e piora das lesões à neuroimagem nos primeiros 3 meses. Se isso ocorrer após 3 meses, o ADEM é denominado de multifásico. Cerca de 20% das crianças podem evoluir com múltiplos episódios, com diagnóstico final de esclerose múltipla[29-31].

Em casos de varicela, pode surgir ataxia cerebelar cerca de 3 semanas após o aparecimento das lesões cutâneas. O líquor pode evidenciar pleocitose e hiperproteinorraquia. Não há tratamento específico, com recuperação espontânea completa.

MIELITE TRANSVERSA PÓS-INFECCIOSA

A mielite transversa pode ocorrer após quadros de infecções virais, como influenza, enterovírus, vírus Epstein-Barr, herpesvírus, entre outros. O quadro clínico é de febre, mialgia, evoluindo com sintomas medulares de fraqueza flácida hiporreflexa ou arreflexa, alteração de esfíncter e de sensibilidade, frequentemente com nível medular ao exame físico. Com a evolução da doença, em algumas semanas surgem espasticidade, hiper-reflexia e sinais de liberação piramidal[32,33]. O líquor é normal em 25% dos casos ou pode evidenciar pleocitose linfomononuclear ou polimorfonuclear e hiperproteinorraquia. A RM de medula espinhal evidencia hipersinal em T2. Para o diagnóstico, é essencial a exclusão de causas compressivas ou neoplásicas[32,33]. O tratamento é feito com corticoesteroides em altas doses e cerca de 20% dos pacientes apresentam sequelas graves[32,33].

NEURITE ÓPTICA PÓS-INFECCIOSA

Várias infecções virais podem cursar com neurite óptica. O quadro é de perda subaguda da visão central associado a dor retrobulbar que piora com a movimentação ocular. Os sintomas surgem no período de convalescença de uma infecção viral. A perda visual é unilateral em 75% dos casos, podendo haver dessaturação para algumas cores, especialmente o vermelho[34]. O exame físico demonstra defeito pupilar aferente, pode haver edema de disco óptico com hemorragia (papilite) ou a fundoscopia pode estar normal (neurite retrobulbar).

O líquor e a TC de órbita são em geral normais, porém a RM encefálica e de órbita evidenciam hipersinal em T2 em nervo óptico. Ocorre recuperação espontânea da visão em até 3 meses, com acuidade visual final em geral melhor que 20/40. O tratamento endovenoso com metilprednisolona acelera a melhora, apesar de não influenciar na acuidade visual final. O risco de evolução para esclerose múltipla ou neuromielite óptica é de até 40%, sendo maior em pacientes que tenham lesões típicas visualizadas à RM encefálica[34].

SÍNDROME DE GUILLAIN-BARRÉ PÓS-INFECCIOSA

A síndrome de Guillain-Barré (SGB) é uma doença rara com incidência de 1,1 caso a cada 100 mil pessoas, e que acomete mais o sexo masculino (proporção de 3:2)[35,36]. É decorrente da produção de anticorpos antigangliosídeos produzidos após uma infecção viral e que lesam os nervos periféricos por mimetismo molecular. Relato de quadro infeccioso prévio está presente em cerca de 30% dos pacientes, incluindo sintomas do trato respiratório ou gastrointestinal[35,36]. O principal agente associado à resposta imune que ocasiona a SGB é o *Clostridium jejuni*, sendo também relatados o *Mycoplasma pneumoniae*, o citomegalovírus, o *Haemophilus influenzae* e o vírus Epstein-Barr. A SGB também pode raramente ocorrer após vacinação.

Os tipos mais frequentes de SGB são a neuropatia aguda inflamatória idiopática (AIDP) e a neuropatia axonal motora aguda (AMAN). O quadro clínico das duas formas é semelhante, porém na AIDP a lesão é na mielina, enquanto na AMAN a lesão é somente axonal.

O quadro clínico é monofásico, com nadir em cerca de 4 semanas. Os sintomas são de fraqueza muscular ascendente e simétrica associada a hiporreflexia ou arreflexia. Pode haver também sintomas sensitivos (como parestesia e dor) e paralisias de nervos cranianos. É frequente a evolução com instabilidade autonômica. O quadro clínico em crianças pode ser inespecífico, com recusa para deambular e queixas de dor[35,36].

Outras formas de SGB são a síndrome de Miller-Fisher (que consiste na tríade de oftalmoplegia, arreflexia e ataxia) e a encefalite de Bickerstaff (que se caracteriza por ataxia, oftalmoplegia e hipersonolência), ambas associadas à presença do anticorpo antiGQ1b[35,36].

O líquor evidencia a característica dissociação proteinocitológica, com hiperproteinorraquia e celularidade normal. Essa dissociação está presente em 80% dos pacientes após 10 dias do início do quadro. A eletroneuromiografia pode auxiliar no diagnóstico em especial nos quadros atípicos, além de proporcionar informações sobre o prognóstico, como a visualização de lesões axonais, que são em geral de evolução mais grave[35,36].

O tratamento consiste em suporte adequado com cuidados intensivos, pelo risco de evolução com instabilidade autonômica e insuficiência respiratória. A função respiratória deve ser monitorada com medida da capacidade vital. O uso de plasmaférese ou de imunoglobulina endovenosa na dose de 400 mg/kg por 5 dias é eficaz para a redução do tempo de assistência ventilatória e para a recuperação da função motora. Não há benefícios no uso de corticoesteroides[35,36].

O prognóstico é bom na maioria dos casos, especialmente em crianças. No entanto, há cerca de 10% de mortalidade e 20% dos pacientes permanecem com alguma sequela motora[35,36].

DOENÇA DE CREUTZFELDT-JAKOB

A doença de Creutzfeld-Jakob é a mais frequente das doenças priônicas, com incidência de 1 a 2 casos a cada milhão de habitantes[37,38]. A primeira fase do quadro clínico consiste em deterioração mental que evolui para demência, com alteração de personalidade, disfasia, apatia, irritabilidade e depressão. Na segunda fase surgem as mioclonias, podendo haver sinais de liberação piramidal, cegueira cortical e ataxia. A terceira fase consiste em piora progressiva dos sintomas, com óbito de 6 meses a 2 anos do início do sintomas[37,38].

O líquor é normal. O eletroencefalograma mostra padrão periódico com frequência de 1 Hz a 2 Hz. A RM de encéfalo evidencia áreas de hipersinal em núcleos da base, tálamo e córtex, evoluindo com atrofia global (Figura 5.2.1.4)[37,38]. O diagnóstico é feito pelo quadro clínico, padrão eletroencefalográfico e de neuroimagem e dosagem de proteína 14-3-3 no líquor. A confirmação do diagnóstico é feita somente com o histopatológico, que evidencia gliose e perda neuronal extensa com alterações espongiformes características devido à presença de vacúolos citoplasmáticos[37,38]. Não há tratamento específico.

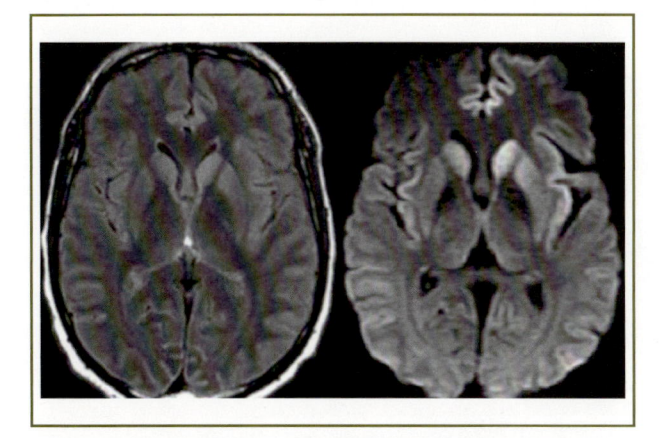

Figura 5.2.1.4 – Ressonância magnética encefálica em cortes axiais ponderados em FLAIR e difusão demonstra hipersinal com restrição à difusão no córtex dos hemisférios cerebrais, bem como nos núcleos da base com predomínio estriatal anterior. Em um contexto de demência rapidamente progressiva e mioclonia, esses achados de imagens são altamente sugestivos de doença de Creutzfeldt-Jakob.

REFERÊNCIAS

1. Shankar SK, Mahadevan A, Kovoor JME. Neuropathology of viral infections of the central nervous system. Neuroimag Clin N Am. 2008;18:19-39.
2. Fishman RA. Cerebrospinal fluid in diseases of the nervous system. 2. ed. Philadelphia, Saunders; 1992.
3. Rumboldt Z. Imaging of topographic viral central nervous system infections. Neuroimag Clin N Am. 2008;18:85-92.
4. Cho TA, Mckendall RR. Clinical approach to the syndromes of viral encephalitis, myelitis and meningitis. Handb Clin Neurol. 2014;123:89-121.
5. Centers for Disease Control (CDC). Annual summary 1984. Reported morbidity and mortality in the United States. MMWR Morb Mortal Wkly Rep. 1986 Mar;32:17.
6. Studahl M, Lindquist L, Eriksson BM, Günther G, Bengner M, Franzen-Röhl E, et al. Acute viral infections of the central nervous system in immunocompetent adults: diagnosis and management. Drugs. 2013 Feb;73(2):131-58.
7. Huy NT, Thao NT, Diep DT, Kikuchi M, Zamora J, Hirayama K. Cerebrospinal fluid lactate concentration to distinguish bacterial from aseptic meningitis: a systemic review and meta-analysis. Crit Care. 2010;14(6):R240.
8. Hviid A, Rubin S, Mühlemann K. Mumps. Lancet. 2008;15:923-44.
9. Tyor W, Harrison T. Mumps and rubella. Handb Clin Neurol. 2014;123:591-600.
10. Chaudhuri A, Kennedy PGE. Diagnosis and treatment of viral encephalitis. Postgrad Med J. 2002;78:575.
11. Davis LE. Diagnosis and treatment of acute encephalitis. Neurologist. 2000;6:145.
12. Kennedy PG. Viral encephalitis: causes, differential diagnosis, and management. J Neurol Neurosurg Psychiatry. 2004;75i10-5.
13. Steiner I, Budka H, Chaudhuri A, Koskiniemi M, Sainio K, Salonen O, et al. Viral encephalitis: a review of diagnostic methods and guidelines for management. Eur J Neurol. 2005 May;12(5):331-43.
14. Whitley RJ. Herpes simplex encephalitis: adolescents and adults. Antiviral Res. 2006;71:141-8.
15. Ministério da Saúde. Dengue, Chikungunya e Zika. Orientações gerais, prevenção e combate. Portal da Saúde. Disponível em: http://portalsaude.saude.gov.br/index.php/situacao-epidemiologica-dados-dengue. Acesso em: 26 nov. 2014.
16. Puccioni-Sohler M, Rosadas C, Cabral-Castro MJ. Neurological complications in dengue infection: a review for clinical practice. Arq Neuropsiquiatr. 2013;71(9-B):667-71.
17. Carod-Artal FJ, Wichmann O, Farrar J, Gascón J. Neurological complications of dengue virus infection. Lancet Neurol. 2013 Sep;12(9):906-19.
18. Aminoff JA. Neurology and General Medicine. 4 ed. Philadelphia: Churchill Livinstone; 2008.
19. Heinz FX, Stiasny K. Flaviviruses and flavivirus vaccines. Vaccine. 2012 Jun 19;30(29):4301-6.
20. Parikh V, Tucci V, Galwankar S. Infections of the nervous system. Int J Crit Illn Inj Sci. 2012 May-Aug;2(2):82-97.
21. Iversson LB, Coimbra TLM. Encefalite na região do Vale do Ribeira, São Paulo, Brasil, no período pós-epidêmico de 1978 a 1983: situação do diagnóstico etiológico e características epidemiológicas. Rev Saude Publica. 1984 Aug;18(4):323-32.
22. Ali M, Safriel Y, Sohi J, Llave A, Weathers S. West Nile virus infection: MR imaging findings in the nervous system AJNR Am J Neuroradiol. 2005 Feb;26(2):289-97.

23. Howard RS. Poliomyelitis and the postpolio syndrome. BMJ. 2005;330:1314-8.

24. Ministério da Saúde. Guia de vigilância epidemiológica. 7. ed. Brasília: Ministério da Saúde; 2009.

25. Oliveira ASB, Quadros AAJ (coord.). Síndrome pós-poliomielite (SSP): orientações para profissionais de saúde [versão para a Internet]. São Paulo, SES/SP; 2008. Disponível em: ftp://ftp.cve.saude.sp.gov.br/doc_tec/hidrica/doc/SPP08_manual.pdf. Acesso em: 20 nov 2014.

26. Berger JR, Aksamit AJ, Clifford DB, Davis L, Koralnik IJ, Sejvar JJ, et al. Progressive multifocal leukoencephalopathy diagnostic criteria – Consensus statement from the AAN Neuroinfectious Disease. Neurology. 2013; 80:1430-8.

27. Davis LE, King MK. Shingles (herpes zoster) and post-herpetic neuralgia. Curr Treat Options Neurol. 2001;3:401.

28. Argoff CE. Review of current guidelines on the care of postherpetic neuralgia. Postgrad Med. 2011;123:134.

29. Alper G. Acute disseminated encephalomielytis. J Child Neur. 2012;27(11):1408-25.

30. Davis LE, Booss J. Acute disseminated encephalomyelitis in children: a changing picture. Pediatr Infect Dis J. 2003 Sep;22(9):829-31.

31. Menge T, Hemmer B, Nessler S, Wiendl H, Neuhaus O, Hartung HP, et al. Acute disseminated encephalomyelitis: an update. Arch Neurol. 2005 Nov;62(11):1673-80.

32. Krishnan C, Kaplin AI, Deshpande DM, Pardo CA, Kerr DA. Transverse Myelitis: pathogenesis, diagnosis and treatment. Front Biosci. 2004 May 1;9:1483-99.

33. Beh SC, Greenberg BM, Frohman T, Frohman EM. Transverse myelitis. Neurol Clin. 2013;31:79-138.

34. Kernich CA. Optic neuritis. Neurologist. 2005;11:367.

35. van der Berg B, Walgaard C, Drenthen J, Fokke C, Jacobs BC, van Doorn PA. Guillain-Barré syndrome: pathogenesis, diagnosis, treatment and prognosis. Nat Rev Neurol. 2014;10:469-82.

36. Wakerley BR, Uncini A, Yuki N. Guillain-Barré and Miller Fisher syndromes – new diagnostic classification. Nat Rev Neurol. 2014;10:537-44.

37. Johson RT. Prion diseases. Lancet Neurol. 205;4:635.

38. Takada LT, Geschwind MD. Prion diseases. Semin Neurol. 2013;33(4):348-56.

Infecção pelo HTLV-1 e o sistema nervoso

Marcela Amaral Avelino
Thiago Cardoso Vale

INTRODUÇÃO

A infecção pelo vírus linfotrópico-T humano tipo 1 (HTLV-1) é um importante problema de saúde mundial. Apesar de parecer confinado em áreas e grupos de risco endêmico, o vírus pode ser encontrado cada vez com mais frequência em áreas anteriormente consideradas livres da sua transmissão, devido à migração crescente.

O HTLV-1 foi o primeiro retrovírus humano oncogênico a ser descoberto, em 1980[1]. É endêmico em regiões tropicais, como a América do Sul, África Central, Caribe, sul do Japão e do Oriente Médio (província de Khorasan, Irã, sul da Índia e África Ocidental). Estima-se que entre 10 e 20 milhões de pessoas em todo o mundo estejam infectadas com o HTLV-1. A soroprevalência aumenta com a idade, especialmente em mulheres[2].

Os três principais modos de transmissão são[3,5]:

- Perinatal (especialmente via amamentação prolongada).
- Sexual (predominantemente de masculino para feminino).
- Através da exposição de células linfoides infectadas, por exemplo, por transfusão de sangue, lesões com objetos cortantes ou compartilhamento de seringas por usuários de drogas intravenosas.

O período de latência entre a infecção e a manifestação da doença pode ser tão longo como 20-30 anos, mas mais curtos períodos de incubação foram descritos após a infecção adquirida através de produtos derivados de sangue, possivelmente indicando a exposição a uma maior carga viral[3,4].

A patogênese da infecção pelo HTLV-1 não é completamente compreendida, mas tanto a ativação de células T quanto a carga viral são determinantes da evolução da doença. As duas principais doenças associadas à infecção pelo vírus são a leucemia/linfoma de células T do adulto (LLTA) e a mielopatia associada ao HTLV-1/paraparesia espástica tropical (HAM/TSP, do inglês, *HTLV-1 associated myelopathy/tropical spastic paraparesis*). Os níveis de infecção estão elevados em populações endêmicas; no entanto, a maioria dos indivíduos soropositivos são assintomáticos, e menos de 2% desenvolvem doença neurológica, principalmente HAM/TSP[2]. O HTLV-1 está também associado a uveíte anterior (rara), dermatite infecciosa e miosite em algumas áreas endêmicas[5-8].

MIELOPATIA OU PARAPARESIA ESPÁSTICA TROPICAL

A HAM/TSP é uma mielopatia inflamatória crônica, que evolui ao longo de décadas, e geralmente apresenta-se como uma paraparesia espástica lentamente progressiva com bexiga neurogênica. Afeta mais comumente mulheres que homens. Em cerca de 60% dos casos, o primeiro sintoma é a fraqueza dos membros inferiores. Embora inicialmente assimétrica, a fraqueza progride para uma marcha espástica simétrica. Os sintomas geralmente começam na idade adulta, após os 30 anos. A mediana de tempo de início dos sintomas até a necessidade de apoio unilateral para caminhar é de 6 anos; para a necessidade de apoio bilateral, 13 anos; e dependência de cadeira de rodas, 21 anos. A HAM/TSP é incomum em crianças. Sintomas urinários são muito comuns: urgência, incontinência e/ou retenção podem ser vistos até mesmo antes do início da paraparesia. Dor nas costas, constipação, disfunção sexual e sintomas sensitivos (geralmente dos membros inferiores) também são comuns. Em muitos casos, a dor é grave[7].

O diagnóstico diferencial da HAM/TSP inclui mielopatia vacuolar associada ao HIV, mielopatia inflamatória idiopática e doenças desmielinizantes tais como a esclerose múltipla (especialmente do tipo primariamente progressiva), paraplegia espástica hereditária, deficiência de vitamina B12 e deficiência de niacina, adrenoleucodistrofia e adrenomielopatia, esclerose lateral primária, entre outras[5,8,9].

Ao exame neurológico, os pacientes com HAM/TSP apresentam marcha espástica com fraqueza dos membros inferiores, mais evidente proximal, além de liberação piramidal global. Alteração sensitiva, quando presente, é geralmente leve e consiste principalmente de parestesias dos pés e, ocasionalmente, das mãos. A discrepância notável entre os sinais motores evidentes e sensoriais leves é característica[7].

Maior velocidade de progressão da doença foi observada em pacientes com maior idade de início dos sintomas (> 50 anos), maior carga pró-viral e maiores títulos de anticorpos; além de casos pós-transfusionais e pós-transplante[7].

A ressonância magnética (RM) encefálica e de medula espinhal costuma ser normal na maioria dos pacientes com HAM/TSP. Em cerca de 10% a 15% dos pacientes, a RM de medula espinhal evidencia pequenas alterações, principalmente em coluna torácica (atrofia, hipersinal nas sequências ponderadas em T2 e FLAIR, realce e/ou edema), mas que não distinguem esta doença de outros processos desmielinizantes. Na RM encefálica podem ser observados hipersinais nas sequências ponderadas em T2 periventriculares e subcorticais inespecíficos[7,5].

O LCR costuma apresentar leve pleocitose linfocítica (< 50 células/mm³) e leve a moderada hiperproteinorraquia, com níveis normais de glicose, nos primeiros anos de doença. Bandas oligoclonais e anticorpos específicos para HTLV-1 podem estar presentes. Uma carga pró-viral maior que 10% e uma relação com a carga plasmática maior que 1:1 pode distinguir HAM/TSP de carreadores assintomáticos[5,7,8].

MIOSITE

Dois tipos de miopatia associada ao HTLV-1 foram descritas: miosite com corpos de inclusão[10] e polimiosite[11,12]. Polimiosite está associada com a infiltração do músculo por células T CD8 +. A polimiosite é reconhecida pelo aumento da creatinofosfoquinase. Em geral, é insidiosa e clinicamente latente[12]. Está presente em pacientes com HAM/TSP, mas não em portadores do vírus.

POLINEUROPATIA

Comprometimento de nervo periférico pode ser visto tanto em pacientes com HAM/TSP (cerca de 30%), principalmente sensitivo-motor e de predomínio axonal, quanto em pacientes sem HAM/TSP (6% com polineuropatia)[6].

DISFUNÇÃO AUTONÔMICA

Hipotensão postural, hipertensão, alterações na variabilidade da frequência cardíaca, impotência e retenção urinária são os distúrbios mais observados[6].

ALTERAÇÃO COGNITIVA

Lentidão psicomotora e déficit de atenção e habilidade visuoespacial têm sido relatados com mais frequência em indivíduos infectados pelo HTLV-1 que nos controles. Entretanto mais estudos ainda são necessários para afirmações mais consistentes[6,7].

DOENÇA DO NEURÔNIO MOTOR

Há vários relatos de casos com apresentação clínica similar à esclerose lateral amiotrófica (ELA) em pacientes com HTLV-1[12]. Entretanto, nesses casos, diferente da ELA clássica, os pacientes com HTLV-1 apresentam evolução lenta, ausência de achados patológicos característicos da ELA e presença de bexiga hiperativa.

MANIFESTAÇÕES NÃO NEUROLÓGICAS

- LLTA: manifestação hematológica caracterizada pelo envolvimento cutâneo e respiratório, hepatoesplenomegalia, linfadenopatia e várias alterações metabólicas, tais como hipercalcemia, com evolução fatal em muitos casos.
- Pneumonite intersticial: afeta portadores e pacientes com HAM/TSP de forma igual. É marcada por uma tosse irritativa crônica. A broncoscopia e lavagem brônquica sugerem o diagnóstico, se há um predomínio de macrófagos alveolares.
- Dermatite: é uma dermatite crônica que afeta as portadoras jovens durante a infância. Caracteriza-se por uma erupção cutânea generalizada com exsudato e crostas nas orelhas, pálpebras, pescoço, axila e virilha; acompanhada por uma

descarga nasal aquosa e linfadenopatia. As culturas são frequentemente positivas para estreptococo beta-hemolítico ou *Staphylococcus aureus*. É mais frequente em crianças nascidas de mães portadoras (transmissão vertical).

- Uveíte: geralmente afeta a câmara anterior ou segmentos intermediários, e não altera de maneira significativa a visão. Ceratoconjuntivite e ceratite podem ser vistas, e são muitas vezes parte da síndrome sicca.

- Associação com outras doenças autoimunes: diabetes melitus, doença de Graves, vitiligo e Sjögren.

DIAGNÓSTICO

Para o diagnóstico da infecção pelo HTLV-1 podemos utilizar:

- Testes sorológicos no sangue e no LCR.
- Reação em cadeia da polimerase (PCR) no sangue e no LCR: medem a carga pró-viral.
- Esfregaço do sangue periférico: evidencia linfócitos atípicos com núcleos convolutos, as denominadas *"flower cells"*.
- Sangue: hipergamaglobulinemia, aumento da beta2-microglobulina, aumento da contagem de CD4+.
- LCR: pleocitose linfocítica, hiperproteinorraquia, bandas oligoclonais.
- RM encefálica e de medula espinhal normal ou alterada (atrofia ou hipersinal na RM de medula cervical e/ou torácica, alterações inespecíficas na RM de encéfalo).

TRATAMENTO

Os únicos tratamentos avaliados em estudos randomizados controlados foram o interferon-alfa e a combinação da zidovudina com a lamivudina. Enquanto o uso do interferon-alfa mostrou algum benefício no tratamento de pacientes com HAM/TSP, a combinação de zidovudina com lamivudina foi ineficaz.

Na prática, os esteroides continuam a ser as drogas mais comumente prescritas, talvez por causa da premissa de que exista uma fase inflamatória significativa na fase precoce da doença, e pela existência de alguma evidência de eficácia, com um perfil de efeitos colaterais mais aceitável. Plasmaférese mostrou alguma melhora na marcha e nas alterações sensitivas apenas em estudos pequenos e não controlados.

O tratamento sintomático é feito com antiespasmódicos, laxantes, inibidores da fosfodiesterase para disfunção erétil, e tratamento medicamentoso e fisioterápico para disfunção urinária. Fisioterapia é fundamental. Infecção do trato urinário é comum e, se não adequadamente tratada, causa óbito por sepse.

REFERÊNCIAS

1. Poiesz BJ, Ruscetti FW, Gazdar AF, Bunn PA, Minna JD, Gallo RC. Detection and isolation of type C retrovirus particles from fresh and cultured lymphocytes of a patient with cutaneous T-cell lymphoma. Proc Natl Acad Sci U S A. 1980 Dec;77(12):7415-9.

2. Gessain A. Human retrovirus HTLV-I: descriptive and molecular epidemiology, origin, evolution, diagnosis and associated diseases. Bull Soc Pathol Exot. 2011;104:167-80.

3. Hino S, Doi H. Mechanisms of HTLV-1 transmission. In: Roman G, Vernant JC, Osame M, eds. HTLV-1 and the nervous system. In: New York: Alan R Liss Inc.; 1989. p. 495-501.

4. Manns A, Wilks RJ, Murphy EL, Haynes G, Figueroa JP, Barnett M, et al. A prospective study of transmission by transfusion of HTLV-I and risk factors associated with seroconversion. Int J Cancer. 1992 Jul 30;51(6):886-91.

5. Aminoff MJ. Neurology and General Medicine. 4. ed. [s.l.]: Elsevier; 2014. Chapter 47 – HTLV-I Infection and the Nervous System. p. 776-84.

6. Souza A, Tanajura D, Toledo-Cornel C, Santos S, Carvalho EM. Immunopathogenesis and neurological manifestations associated to HTLV-1 infection. Rev Soc Bras Med Trop. 2012 Sept/Oct;45(5).

7. Cooper SA, van der Loeff MS, Taylor GP. The neurology of HTLV-1 infection. Pract Neurol. 2009;9:16-26.

8. Shoeibi A, Etemadi M, Ahmadi AM, Amini M, Boostani R. "HTLV-I Infection" Twenty-Year Research in Neurology Department of Mashhad University of Medical Sciences. Iran J Basic Med Sci. 2013 Mar; 6(3):202-7.

9. Caskey MF, Morgan DJ, Porto AF, Giozza SP, Muniz AL, Orge GO, et al. Clinical manifestations associated with HTLV type I infection: a cross-sectional study. AIDS Res Hum Retroviruses. 2007;23:365-71.

10. Matsuura E, Umehara F, Nose H, Higuchi I, Matsuoka E, Izumi K, et al. Inclusion body myositis associated with human T-lymphotropic virus-type I infection: eleven patients from an endemic area in Japan. J Neuropathol Exp Neurol. 2008;67:41-9.

11. Scola RH, Werneck LC, Heinig ME, Milano JB, Almeida SM, Arruda WO. Inflammatory myopathy on HTLV-I infection: case report. Arq Neuropsiquiatr. 2001;59:119-22.

12. Ferreira AS, Costa CM, Dantas IK, Santos T de J, Costa SB, Câmara CC, et al. Polymyositis in childhood as clinical manifestation associated with HTLV-1. Arq Neuropsiquiatr. 2010 Dec;68(6):962-4.

13. Silva M, Leite AC, Alamy A, Chimelli L, Andrada-Serpa M, Araujo A. ALS syndrome in HTLV-l infection. Neurology. 2005;65:1332-3.

Capítulo 5.3

Manifestações neurológicas do HIV

SIDA e sistema nervoso central

Hugo Almeida Chaves de Resende
Marcos Felipe Camarinha de Almeida
Igor de Assis Franco
Thiago Cardoso Vale

O vírus da imunodeficiência humana (HIV) pode comprometer o sistema nervoso tanto de forma direta quanto indireta. A primeira ocorre devido ao caráter neurotrópico do vírus, que pode resultar em lesão neuronal e consequente encefalopatia, mielopatia, neuropatia periférica ou miopatia inflamatória. Já o acometimento indireto deve-se às características imunotrópicas do HIV, que compromete os linfócitos T CD4+ e tornam o paciente vulnerável a infecções oportunistas[1]. As complicações neurológicas no paciente HIV positivo podem, ainda, ser resultado da toxicidade pela terapia antirretroviral (TARV).

A toxoplasmose cerebral e a meningite criptocócica estão entre as complicações infecciosas mais comuns, ocorrendo por disseminação hematogênica ou reativação de uma infecção latente. Neoplasias primárias e metastáticas, complicações cerebrovasculares e distúrbios metabólicos e nutricionais também têm relação com a imunodeficiência causada pelo vírus[2].

A doença neurológica clinicamente aparente desenvolve-se em aproximadamente metade dos pacientes infectados pelo HIV, fato que em geral ocorre na fase avançada da enfermidade ou quando há grave imunossupressão. Pode, entretanto, ser a manifestação inicial da síndrome da imunodeficiência adquirida (SIDA).

Na infecção precoce (quando a contagem de células T CD4 + é maior que 500/mL) e em situações de estimulação excessiva do sistema imune, doenças autoimunes, tais como neuropatias desmielinizantes, podem se desenvolver. No estágio intermediário da infecção (contagem de células T CD4 + entre 200-500/mL), doenças primárias relacionadas ao HIV, como disfunção cognitiva associada ao vírus, e certas infecções oportunistas, podem aparecer. Em estágios avançados (contagem de células T CD4+ menores que 200/mL), o risco de demência, mielopatia e neuropatia dolorosa aumenta significativamente. Os pacientes tornam-se cada vez mais vulneráveis a infecções oportunistas como a toxoplasmose cerebral, leucoencefalopatia multifocal progressiva (LEMP), e meningite criptocócica, bem como a neoplasias[3]. A diminuição da contagem de células T CD4 + é o melhor preditor de desenvolvimento de infecções oportunistas, principalmente quando abaixo de 200 células/mm^3[4] (Tabela 5.3.1.1).

Observa-se doença neurológica com mais frequência à necropsia do que em estudos clínicos. Em algumas séries, alterações neuropatológicas têm sido demonstradas em mais de 90% dos pacientes que falecem por SIDA[5,6]. O exame neurológico cuidadoso, mesmo na ausência de queixas específicas do paciente infectado pelo HIV, frequentemente revela disfunção do sistema nervoso periférico (SNP) ou sistema nervoso central (SNC), sugerindo doença subclínica, subdiagnóstico, ou ambos, em muitos casos.

A introdução da TARV diminuiu a incidência das infecções oportunistas entre os pacientes com SIDA nos últimos anos, mas estas continuam a ser uma das principais causas de morbidade e mortalidade neste grupo de doentes[7].

O médico assistente deve ser vigilante para outras condições comuns que não são necessariamente associadas ao HIV. O diagnóstico preciso é fundamental, e frequentemente leva à terapia específica com consequente redução da morbidade e mortalidade, além da preservação da funcionalidade e da qualidade de vida.

Tabela 5.3.1.1 – Manifestações clínicas da SIDA.

	PRECOCE (> 500 CD4/MM^3)	INTERMEDIÁRIA (200-500 CD4/MM^3)	AVANÇADA (< 200 CD4/MM^3)
EVENTOS SISTÊMICOS	*Sintomas gripais*	– Linfadenopatia generalizada persistente – PTI – Doenças autoimunes – IO menores (tínea, candidíase)	– IO maiores (pneumocistose, tuberculose) – Neoplasias (sarcoma de Kaposi, LPSN, linfoma não Hodgkin)
EVENTOS NEUROLÓGICOS	*Infecções oportunistas*	– Meningite tuberculosa	– Meningite criptocócica – Toxoplasmose do SNC – LEMP – Doença de Chagas – CMV: polirradiculopatia, mononeurite múltipla, encefalite
	Efeito direto do HIV		
	– Meningite asséptica/ menigoencefalite – Síndrome de Guillain Barré	– Polirradiculoneuropatia desmielinizante crônica – Mononeuropatia múltipla – Polineuropatia sensitiva axonal simétrica distal – Polineuropatia sensitiva axonal simétrica distal relacionada à TARV – Cefaleia	– Mielopatia vacuolar – Neuropatia autonômica – Demência – LPSNC
	– Meningite relacionada ao HIV: asséptica (aguda ou recorrente) ou crônica – Alterações assintomática do LCR: elevação da proteína, pleocitose linfocítica, normoglicorraquia		
	Efeitos da TARV		
	– Neuropatia pelos nucleosídeos, miopatia pela zidovudina – Miopatia inflamatória		

Siglas: IO = infecções oportunistas, PT= púrpura trombocitopênica idiopática, LPSN = linfoma primário do sistema nervoso central, SNC = sistema nervoso central, LEMP = leucoencefalopatia multifocal progressiva, CMV = citomegalovírus, TARV = terapia antirretroviral, LCR = líquor cefalorraquidiano. Adaptada de Verma A, Berger JR[3].

REFERÊNCIAS

1. Croucher A, Winston A. Neurological complications of HIV. Medicine J. 2013 Aug;41(8):450-5.

2. Aminoff JA. Neurology and General Medicine. 4 ed. Philadelphia: Churchill Livinstone; 2008.

3. Verma A, Berger JR. Bradley's Neurology in Clinical Practice. 6. ed. [s.l.]: Elsevier; 2008.

4. Tan IL, McArthur JC. HIV-associated neurological disorders: a guide to pharmacotherapy. CNS Drugs. 2012 Feb 1;26(2):123-34.

5. Gray F, Gherardi R, Scaravilli F. The neuropathology of the acquired immune deficiency syndrome (AIDS). A review. Brain. 1988 Apr;111 (Pt 2):245-66.

6. Kure K, Llena JF, Lyman WD, Soeiro R, Weidenheim KM, Hirano A, et al. Human immunodeficiency virus-1 infection of the nervous system: an autopsy study of 268 adult, pediatric, and fetal brains. Hum Pathol. 1991 Jul;22(7):700-10.

7. Collazos J. Opportunistic infections of the CNS in patients with AIDS. CNS Drugs. 2003 Oct;17(12):869-88.

Transtornos neurocognitivos associados ao HIV

Igor de Assis Franco
Marcos Felipe Camarinha de Almeida
Hugo Almeida Chaves de Resende
Thiago Cardoso Vale

INTRODUÇÃO

As manifestações neurológicas acometem 40% a 70% dos pacientes portadores do HIV no curso da sua infecção, e, em estudos de necropsia, a frequência pode chegar a mais de 90%. A natureza das alterações neurológicas é muito variada e qualquer parte do neuroeixo pode ser acometida. O determinante mais importante de susceptibilidade é o grau de imunossupressão[1]. Alterações da memória, humor, atenção e habilidades motoras são comuns em pacientes infectados pelo HIV, sendo o diagnóstico preciso fundamental para o seu tratamento[2].

A terminologia usada para descrever os transtornos neurocognitivos nos pacientes infectados pelo HIV sofreu evolução considerável desde a sua caracterização inicial. O sistema de classificação anterior da Academia Americana de Neurologia, em 1991, definiu dois níveis de comprometimento neurológico em pacientes com HIV: demência associada ao HIV (HIV-D, do inglês, *HIV-associated dementia*) e transtorno cognitivo-motor menor associado ao HIV (MCMD, do inglês, *minor cognitive motor disorder*). O termo HIV-D, também chamado de encefalopatia do HIV ou complexo demencial da AIDS, refere-se à constelação de sinais e sintomas cognitivos, motores e comportamentais classificados como uma demência "subcortical" conforme estudos de neuroimagem e anatomopatológicos. Portanto, apresentam similaridades com a demência das doenças de Huntington e Parkinson. Sua característica principal é o comprometimento cognitivo que pode ser acompanhado de disfunção motora, comportamental ou ambas.

No entanto, alguns pacientes com alterações cognitivas podem não apresentar alterações comportamentais e outros podem não ter alterações motoras[1]. Graus menores de comprometimento cognitivo, motor e funcional não suficientes para o diagnóstico de demência são denominados MCMD. Este nem sempre evolui para demência franca[1].

Em 2007, foram propostos os "critérios de Frascati". Esta classificação mais recente tende a ser mais precisa e sensível, uma vez que permite uma melhor caracterização dos déficits neurocognitivos leves e não inclui comprometimento motor como um componente necessário da classificação[3]. São classificadas dentro dos distúrbios neurocognitivos associados ao HIV (HAND, do inglês, *HIV-associated neurocognitive disorders*) três condições:

- Deficiência neurocognitiva assintomática (ANI, do inglês, *asymptomatic neurocognitive impairment*) – definida por uma pontuação com pelo menos um desvio-padrão abaixo da média em pelo menos duas áreas cognitivas de testes neuropsicológicos padronizados sem que esse déficit cause um prejuízo funcional observável.
- Transtorno neurocognitivo leve (MND, do inglês, *mild neurocognitive disorder*) – definida por uma pontuação com um desvio-padrão abaixo da média em pelo menos duas áreas cognitivas de testes neuropsicológicos padronizados, com pelo menos comprometimento leve das atividades de vida diária.

- Demência associada ao HIV (HAD, do inglês, *HIV-associated dementia*) – definida por uma pontuação de pelo menos dois desvios-padrão abaixo da média em pelo menos duas áreas cognitivas de testes neuropsicológicos padronizados, com deficiência associada marcante nas atividades da vida diária.

As definições de todas essas condições excluem a possibilidade de *delirium* subjacente ou outra comorbidade que explique os defeitos cognitivos, incluindo outras infecções do SNC, neoplasias, doença cerebrovascular, outra doença neurológica e transtornos causados pelo uso de substâncias.

HAD raramente desenvolve-se antes de um estado avançado de imunossupressão, porém pode ser manifestação inicial da AIDS em 5% dos casos. A incidência anual, antes da terapia antirretroviral (TARV) altamente ativa, era de 7% a 14% após o diagnóstico de AIDS, sendo o risco cumulativo de desenvolver demência durante a vida de 5% a 20%[1]. A prevalência acumulada de HAD em um grupo de 5 mil homens homossexuais nos EUA foi de aproximadamente 15%[4]. No estágio terminal da doença, aproximadamente um terço dos pacientes com AIDS apresentarão HAD, embora estimativas sugiram mais de 50%[5].

A TARV prolonga a vida e restaura a resposta imune para patógenos não HIV, mas não previne a patologia direta relacionada ao HIV no cérebro, apesar de diminuir a gravidade dos achados anatomopatológicos em necropsias[1]. Nos últimos anos ocorreu diminuição da incidência de doenças neurológicas, tanto secundárias (oportunistas) quanto primárias (demência ligada ao HIV). No entanto, HAD continua a ser a causa mais comum de demência em jovens com idade inferior a 40 anos[1].

Os fatores de risco incluem a presença de carga viral elevada no início da infecção pelo HIV, baixa contagem de CD4, anemia, baixo índice de massa corpórea, idade (o risco aumenta com o aumento da idade), sintomas sistêmicos, uso de drogas injetáveis e sexo feminino[4].

Fatores genéticos podem estar associados à suscetibilidade à HAD. A isoforma E4 para apolipoproteína E em alguns estudos está associada com gravidade da demência, possivelmente tornando os neurônios mais vulneráveis ao estresse oxidativo[4]. Mutações do MCP-1 e mutações no seu receptor CCR2 (alelo 64-I) também se associam à demência, provavelmente ao afetar infiltração de monócitos no SNC[4].

O HIV difunde-se para o SNC logo após a infecção primária[6]. Propõe-se que o HIV entra no SNC através de monócitos infectados que atravessam a barreira hematoencefálica para reconstituir macrófagos perivasculares. Supõe-se que macrófagos cerebrais e células da micróglia são as células-chave envolvidas na patogênese do HAND[7]. Exames de necropsia em pacientes com encefalopatia pelo HIV mostraram a presença do vírus nos lobos frontais, substância branca subcortical e núcleos da base. Atrofia cerebral e desmielinização, principalmente na região periventricular e substância branca central, são achados frequentes, com fibrose meníngea podendo também estar presente. Células gigantes multinucleadas, provavelmente por fusão celular direta induzida pelo vírus, é a marca patológica da doença[5]. Os mecanismos fisiopatológicos que conduzem essa resposta inflamatória persistente são desconhecidos, embora diversos biomarcadores da ativação de células imunes têm sido implicados[8,9]. Entre eles estão os marcadores de regulação da transcrição e os associados com a infecção persistente ou latente pelo HIV no cérebro[10]. Outras comorbidades que são comuns em pacientes infectados pelo HIV também podem desempenhar um papel patogênico direto no desenvolvimento do comprometimento neurocognitivo. Um exemplo é a coinfecção com o vírus da hepatite C (HCV) que tem sido associada a um risco aumentado de HAND[11,12].

MANIFESTAÇÕES CLÍNICAS

Os distúrbios neurocognitivos que se associam ao HIV são caracterizados principalmente pela disfunção subcortical, com comprometimento da memória e velocidade de processamento, sintomas depressivos e transtornos do movimento. Os sintomas correlacionam-se com os achados patológicos, evidenciando-se afecção da substância branca subcortical e cinzenta profunda pelo HIV[13].

Os principais déficits cognitivos observados no HAND envolvem atenção, memória de trabalho, funcionamento executivo e velocidade de processamento de informação[3]. A maioria dos pacientes infectados pelo HIV que tem evidência de tais defeitos em testes neurocognitivos, na verdade, não tem sintomas evidentes ou prejuízo no funcionamento, sendo classificados como ANI. Para aqueles com doença sintomática leve, classificados como MND, os sintomas incluem dificuldade de leitura, compreensão, memória e habilidades matemáticas. Tais sintomas podem ser sutis, sendo muitas vezes negligenciados ou atribuídos à fadiga ou outra doença[14].

Características proeminentes de HAD incluem déficit de memória acentuado, personalidade negativa, alterações de humor, distúrbio do funcionamento executivo, falta de atenção e concentração, lentidão e apatia[11]. Além desses sintomas, a HAD, na sua forma mais avançada, está associada com imunossupressão grave.

Perturbação afetiva é frequentemente associada com HAND e pode ser uma manifestação precoce de HAD[15]. Outras manifestações iniciais podem incluir apatia, letargia, perda do desejo sexual, emocional e capacidade de resposta diminuída. Os pacientes com HAND frequentemente apresentam sintomas depressivos típicos, como anedonia, irritação, insônia, perda de peso, inquietação e ansiedade.

O quadro pode permanecer estático ou flutuar. Pode melhorar com a TARV e piorar na presença de graves distúrbios metabólicos.

O exame do paciente revela a presença de sinais de infecção avançada pelo HIV, como atrofia muscular, alopecia, dermatite seborreica e linfadenopatia generalizada. Características de uma demência subcortical são vistas no exame do estado mental, como bradipsiquismo e quase mutismo nas fases avançadas da doença. Alterações da motilidade ocular podem ser evidenciadas[16]. Diminuição da expressão facial, voz hipofônica e monótona estão frequentemente presentes. Devido ao acometimento dos gânglios basais pela HAD, a doença pode apresentar sinais e sintomas típicos da doença de Parkinson, como rigidez, bradicinesia e instabilidade postural ocasionando danos à coordenação e ao equilíbrio[17,18]. Sinais de liberação frontal podem estar presentes devido ao acometimento da substância branca no lobo frontal.

A HAD também pode manifestar-se nas crianças com infecção congênita pelo HIV. Alguns estudos estimam uma prevalência antes da TARV de 30% e uma sobrevida de 6 a 24 meses. Após o uso da TARV, houve uma redução da transmissão materna e fetal associada à queda da prevalência dessa encefalopatia progressiva. Os fatores de risco incluem baixa contagem de linfócitos CD8 e alta concentração de monócitos circulantes no sangue. Microcefalia, atraso ou perda dos marcos do desenvolvimento e paraparesia espástica fazem parte do quadro clínico[4].

EXAMES COMPLEMENTARES

Líquido cefalorraquiano

Punção lombar é indicada na propedêutica do HAND para afastar outras causas de comprometimento cognitivo. A análise do líquor (LCR) para avaliação da carga viral e resistência genotípica às drogas pode ser útil para decisão de tratamento em pacientes com HAND, porém esses testes não são amplamente disponíveis. O LCR apresenta uma pleocitose mononuclear em um quinto dos indivíduos, geralmente com celularidade menor do que 50 células/mm^3. Proteinorraquia, usualmente com níveis inferiores a 200 mg/dL, é encontrada em dois terços dos pacientes[19]. Síntese intratecal de anticorpo específico de HIV e bandas oligoclonais estão presentes com frequência, mas não são preditivos do desenvolvimento da doença no SNC[20]. Os marcadores substitutos potenciais no LCR para a encefalopatia pelo HIV relacionam-se com a gravidade da demência, mas não foram validados em doentes tratados com TARV e inclui antígeno HIV p24 elevado, níveis elevados de β2-microglobulina, neopterina e ácido quinolínico[21,22].

Exames de imagem

Os exames de imagem são utilizados tanto para excluir doenças oportunistas do SNC quanto para identificar alterações radiológicas características de HAD[23]. Em pacientes com HAD, atrofia cerebral é evidente, na maioria das vezes nos gânglios basais (especialmente o núcleo caudado) e na substância branca frontal. Na RM encefálica, na sequência ponderada em T2, a hiperintensidade periventricular simétrica bilateral pode correlacionar-se neuropatologicamente com altos níveis de HIV nessas regiões do cérebro. RM encefálica com espectroscopia mostra aumentos em colina, refletindo astrocitose, e a redução na N-acetil aspartato, sugerindo lesão neuronal. Esses dados relacionam-se fortemente com a gravidade da HAD, função cognitiva geral, contagem de células CD4, carga viral no plasma e carga viral no LCR[4].

Testes neuropsicológicos

Testes neuropsicológicos são sensíveis para detectar transtornos cognitivos na infecção pelo HIV-1 e devem incluir os seguintes domínios: atenção/concentração, rapidez do processamento da informação, função executiva, raciocínio/abstração, memória/aprendizado, habilidade visuoespacial e funcionamento motor. Na análise desses testes devem ser considerados possíveis fatores de confusão ou associados que podem alterá-los, como uso de álcool, drogas ilícitas e certas drogas terapêuticas, antecedentes de doenças neurológicas (como trauma craniano) ou psiquiátricas (como depressão maior ou transtornos de aprendizagem). Os testes neuropsicológicos são bastante úteis, mas sozinhos não são capazes de determinar a presença dos HAND[1].

TRATAMENTO

O tratamento padrão para os HAND é um esquema adequado de TARV combinado com tratamento agressivo dos transtornos psiquiátricos associados (como os transtornos de humor, ansiedade ou abuso de substâncias). As barreiras hematoencefálica e hemoliquórica alteram a capacidade de penetração dos agentes antirretrovirais no SNC, fazendo com que o vírus HIV fique protegido. Essa dificuldade de penetração na barreira hematoencefálica, especialmente pelas drogas hidrofílicas, predispõe à replicação espontânea local do HIV dentro deste "santuário viral" permitindo mutações independentes do vírus HIV[24].

Medicamentos antirretrovirais diferem na sua capacidade de atravessar a barreira hematoencefálica para penetrar no SNC. A eficácia da penetração no SNC é realizada através de uma classificação baseada nas propriedades químicas das drogas, concentração liquórica e eficácia da TARV em vários estudos clínicos de disfunção cognitiva, variando de 1, quando houver baixa penetração no SNC, a 4, quando houver a melhor penetração no SNC. A utilidade desse sistema de classificação é apoiada por estudos em que a carga viral detectada no LCR está associada de forma independente com o uso dos esquemas de TARV com baixa eficácia de penetração no SNC[25-27] (Tabela 5.3.2.1).

Alguns estudos têm demonstrado que TARV com escores mais elevados de penetração no SNC tendem a ser mais bem-sucedidos em atingir a supressão do RNA HIV[28]. Embora supressão mais potente do RNA HIV no SNC possa ser esperada para conduzir a melhores resultados cognitivos, os resultados têm sido mistos, com alguns estudos mostrando que esquemas com escores de penetração mais elevados levaram a um baixo desempenho neurocognitivo ou apenas beneficiaram aqueles pacientes tratados com mais do que o regime padrão de TARV de três drogas[29,30].

A longa duração da TARV (mais de 18 meses) está relacionada com melhor cognição[31]. O padrão de déficits neurocognitivos pode ser diferente com TARV, e alguns estudos sugerem que algumas funções neuropsicológicas melhoram, enquanto outras se deterioram,

talvez reflexo de dano irreversível ao invés de processo intracerebral ativo[32].

REFERÊNCIAS

1. Christo PP. Cognitive alterations associated with HIV-1 infection and AIDS. Rev Assoc Med Bras. 2010 Mar-Apr;56(2):242-7.
2. Shapshak P, Kangueane P, Fujimura RK, Commins D, Chiappelli F, Singer E, et al. Editorial NeuroAIDS review. AIDS. 2011 Jan 14; 25(2): 123–141.
3. Antinori A, Arendt G, Becker JT, Brew BJ, Byrd DA, Cherner M, et al. Updated research nosology for HIV-associated neurocognitive disorders. Neurology. 2007 Oct 30;69(18):1789-99.
4. McArthur JC, Brew BJ, Nath A. Neurological complications of HIV infection. Lancet Neurol. 2005 Sep;4(9):543-55.
5. Price RW, Brew B, Sidtis J, Rosenblum M, Scheck AC, Cleary P. The brain in AIDS: central nervous system HIV-1 infection and AIDS dementia complex. Science. 1988 Feb 5;239(4840):586-92.
6. McCutchan JA, Wu JW, Robertson K, Koletar SL, Ellis RJ, Cohn S, et al. HIV suppression by HAART preserves cognitive function in advanced, immune-reconstituted AIDS patients. AIDS. 2007 May 31;21(9):1109-17.
7. González-Scarano F, Martín-García J. The neuropathogenesis of AIDS. Nat Rev Immunol. 2005;5:69.
8. Burdo TH, Ellis RJ, Fox HS. Osteopontin is increased in HIV-associated dementia. J Infect. Dis 2008;198:715.
9. Kamat A, Lyons JL, Misra V, Uno H, Morgello S, Singer EJ, et al. Monocyte activation markers in cerebrospinal fluid associated with impaired neurocognitive testing in advanced HIV infection J Acquir Immune Defic Syndr. 2012 Jul 1;60(3):234-43.
10. Desplats P, Dumaop W, Smith D, Adame A, Everall I, Letendre S, et al. Molecular and pathologic insights from latent HIV-1 infection in the human brain. Neurology. 2013 Apr 9;80(15):1415-23.

Tabela 5.3.2.1 – Escore de efetividade de penetração da terapia antirretroviral no sistema nervoso central.

	4	3	2	1
ITRN	Zidovudina	Abacavir	Didanosina Lamivudina Estavudina	Tenofovir
ITRNN	Nevirapina	Efavirenz	Etravirina	
IP	Indinavir/r	Darunavir/r Fosamprenavir/r Indinavir Lopinavir/r	Atazanavir Atazanavir/r Tipranavir/r	Nelfinavir Ritonavir Saquinavir Saquinavir/r Tipranavir/r
INIBIDORES DA FUSÃO/ENTRADA		Maraviroc		Enfuvirtida
INIBIDORES DA INTEGRASE		Raltegravir		

Siglas: ITRN= inibidor da transcriptase reversa nucleosídeo, ITRNN = inibidor da transcriptase reversa não nucleosídeo, IP = inibidor da protease.
Adaptada do *Guia de investigação, manejo e prevenção das comorbidades associadas ao HIV*. 2. ed. São Paulo: Instituto Emilio Ribas; 2013.

11. Laskus T, Radkowski M, Bednarska A, Wilkinson J, Adair D, Nowicki M, et al. Detection and analysis of hepatitis C virus sequences in cerebrospinal fluid J Virol. 2002 Oct;76(19):10064-8.

12. Vivithanaporn P, Maingat F, Lin LT, Na H, Richardson CD, Agrawal B, et al. Hepatitis C virus core protein induces neuroimmune activation and potentiates Human Immunodeficiency Virus-1 neurotoxicity. PLoS One. 2010 Sep 21;5(9):e12856.

13. Valcour V, Paul R, Chiao S, Wendelken LA, Miller B. Screening for cognitive impairment in human immunodeficiency virus. Clin Infect Dis. 2011 Oct;53(8):836-42.

14. [No authors listed]. Nomenclature and research case definitions for neurologic manifestations of human immunodeficiency virus-type 1 (HIV-1) infection. Report of a Working Group of the American Academy of Neurology AIDS Task Force. Neurology. 1991 Jun;41(6):778-85.

15. Stern Y, McDermott MP, Albert S, Palumbo D, Selnes OA, McArthur J, et al.; Dana Consortium on the Therapy of HIV-Dementia and Related Cognitive Disorders. Factors associated with incident human immunodeficiency virus-dementia. Arch Neurol. 2001 Mar;58(3):473-9.

16. Nguyen N, Rimmer S, Katz B. Slowed saccades in the acquired immunodeficiency syndrome. Am J Ophthalmol. 1989 Apr 15;107(4):356-60.

17. Arendt G, Hefter H, Hoemberg V, Nelles HW, Elsing C, Freund HJ. Early abnormalities of cognitive event-related potentials in HIV-infected patients without clinically evident CNS deficits. Electroencephalogr Clin Neurophysiol Suppl. 1990;41:370-80.

18. Berger J, Nath A. HIV dementia and the basal ganglia Intervirology. 1997;40(2-3):122-31.

19. Price RW, Navia BA. Infections in AIDS and in other immunosuppressed patients. In: Kennedy PGE, Johnson RT (eds). Infections of the Nervous System. London: Butterworth; 1987.

20. Ho DD, Sarngadharan MG, Resnick L, Dimarzoveronese F, Rota TR, Hirsch MS. Primary human T-lymphotropic virus type III infection. Ann Intern Med. 1985 Dec;103(6):Pt 1:880-3.

21. Epstein LG, Goudsmit J, Paul DA, Morrison SH, Connor EM, Oleske JM, et al. Expression of human immunodeficiency virus in cerebrospinal fluid of children with progressive encephalopathy. Ann Neurol. 1987 Apr;21(4):397-401.

22. Goudsmit J, de Wolf F, Paul DA, Epstein LG, Lange JM, Krone WJ, et al. Expression of human immunodeficiency virus antigen (HIV-Ag) in serum and cerebrospinal fluid during acute and chronic infection. Lancet. 1986 Jul 26;2(8500):177-80.

23. Post MJD, Berger JR, Hensley GT. The radiology of central nervous system disease in acquired immunodeficiency syndrome. In: Taveras JM, Ferrucci JT, editors. Radiology: diagnosis-imaging-intervention. Philadelphia: JB Lippincott; 1988.

24. Coffin J, Swanstrom R. HIV pathogenesis: dynamics and genetics of viral populations and infected cells Cold Spring Harb Perspect Med. 2013;3:a012526.

25. Letendre S, FitzSimons C, Ellis R, et al. Correlates of CSF viral loads in 1221 volunteers of the CHARTER cohort. [Abstract 172.]. 17th Conference on Retroviruses and Opportunistic Infections (CROI); February 16–19, 2010; San Francisco, CA.

26. Cusini A, Vernazza PL, Yerly S, Decosterd LA, Ledergerber B, Fux CA, et al.; Swiss HIV Cohort Study. Higher CNS penetration-effectiveness of long-term combination antiretroviral therapy is associated with better HIV-1 viral suppression in cerebrospinal fluid. J Acquir Immune Defic Syndr. 2013 Jan 1;62(1):28-35.

27. Rawson T, Muir D, Mackie NE, Garvey LJ, Everitt A, Winston A. Factors associated with cerebrospinal fluid HIV RNA in HIV infected subjects undergoing lumbar puncture examination in a clinical setting. J Infect. 2012 Sep;65(3):239-45.

28. Letendre S, Marquie-Beck J, Capparelli E, Best B, Clifford D, Collier AC, et al.; CHARTER Group. Validation of the CNS Penetration-Effectiveness rank for quantifying antiretroviral penetration into the central nervous system. Arch Neurol. 2008 Jan;65(1):65-70.

29. Tozzi V, Balestra P, Salvatori MF, Vlassi C, Liuzzi G, Giancola ML, et al. Changes in cognition during antiretroviral therapy: comparison of 2 different ranking systems to measure antiretroviral drug efficacy on HIV-associated neurocognitive disorders. J Acquir Immune Defic Syndr. 2009 Sep 1;52(1):56-63.

30. Smurzynski M, Wu K, Letendre S, Robertson K, Bosch RJ, Clifford DB, et al. Effects of central nervous system antiretroviral penetration on cognitive functioning in the ALLRT cohort. AIDS. 2011 Jan 28;25(3):357-65.

31. Tozzi V, Balestra P, Galgani S, Narciso P, Ferri F, Sebastiani G, et al. Positive and sustained effects of highly active antiretroviral therapy on HIV-1-associated neurocognitive impairment. AIDS. 1999 Oct 1;13(14):1889-97.

32. Cysique LA, Maruff P, Brew BJ. Prevalence and pattern of neuropsychological impairment in human immunodeficiency virus-infected/acquired immunodeficiency syndrome (HIV/AIDS) patients across pre- and post-highly active antiretroviral therapy eras: a combined study of two cohorts. J Neurovirol. 2004 Dec;10(6):350-7.

Disfunção neurológica focal de origem central em HIV/SIDA

Hugo Almeida Chaves de Resende
Igor de Assis Franco
Marcos Felipe Camarinha de Almeida
Thiago Cardoso Vale

INTRODUÇÃO

Lesões cerebrais focais, tais como hemianopsia, hemiparesia e hemianestesia, ocorrem em até 17% dos indivíduos com síndrome de imunodeficiência adquirida (SIDA) e são mais frequentemente causadas por infecções oportunistas, tumores e doenças cerebrovasculares[1].

O paciente infectado pelo vírus da imunodeficiência humana (HIV) com sinais neurológicos focais beneficia-se da realização de tomografia computadorizada (TC) de crânio ou ressonância magnética (RM) encefálica com contraste, que são extremamente úteis para caracterizar a lesão e sugerir a etiologia do quadro. As lesões cerebrais focais podem advir de doença cerebral sem ou com efeito de massa, ou seja, presença de lesões grandes o suficiente ou com edema importante que causam compressão de estruturas vizinhas e/ou desvio de linha média.

DOENÇA CEREBRAL COM EFEITO DE MASSA

Entre as lesões focais com efeito de massa no paciente com HIV, a toxoplasmose do sistema nervoso central (SNC) é a mais frequente, seguida pelo linfoma primário do SNC (LPSNC). No Brasil, as formas focais da tuberculose e da doença de Chagas também têm importância.

Outros agentes infecciosos capazes de causar lesões com efeito de massa no SNC são a *Nocardia asteroides*, o *Aspergillus sp.*, o *Criptococcus neoformans* e o *Treponema pallidum*[1].

Toxoplasmose do sistema nervoso central

Conforme a localização geográfica, 15% a 85% dos adultos estão infectados pelo *Toxoplasma gondii* sob a forma de cistos intracelulares no cérebro, músculos ou olhos, onde podem permanecer latentes por anos[2].

Dias ou semanas antes do início da doença neurológica, os pacientes apresentam sintomas gripais, como mal-estar e febre. Entre os sintomas neurológicos, os déficits focais são os mais frequentes, sendo a hemiparesia o mais comum[3]. Muitas vezes os sintomas focais são encontrados sobrepostos à encefalopatia. Letargia, sintomas cerebelares e crises epilépticas também podem ocorrer[3]. Acredita-se que o aparecimento de coreia em pacientes com SIDA possa ser patognomônico de toxoplasmose[4]. Conforme a gravidade do quadro, as lesões podem resultar em sintomas característicos da hipertensão intracraniana.

Em cerca de 70% dos casos, a TC de crânio revela múltiplas lesões nodulares, preferencialmente em núcleos da base ou lobos frontal e parietal[5]. A captação de contraste em anel, presença de edema e efeito de massa são característicos[3]. Ocasionalmente, a TC de crânio é normal ou revela apenas uma lesão hipodensa que não realça com contraste. É possível que algumas lesões apresentem aspecto hemorrágico[6]. A TC de crânio é provavelmente o melhor método radiográfico para avaliar a resposta à terapia. A RM encefálica revela áreas de aumento leve da intensidade de sinal em imagens ponderadas em T2. Naquelas ponderadas em T1, pós-contraste, percebe-se o realce anelar.

As lesões com efeito de massa frequentemente inviabilizam a coleta de líquor (LCR). Este, em geral apresenta achados inespecíficos, mas pode ser útil para excluir a presença de outros agentes. Na maioria dos casos, observa-se elevação da concentração de proteína (50 mg/dL a 200 mg/dL). Em um terço dos pacientes, há pleocitose mononuclear (normalmente não superior a 100 células/mm³)[1]. A contagem de células superior a 100/mm³ sugere a presença de outra doença.

Recomenda-se o tratamento da toxoplasmose por 6 semanas, com cuidadosa monitoração clínica e acompanhamento radiográfico das lesões. Caso não ocorra melhora desses parâmetros em 2 a 3 semanas, indica-se a biopsia cerebral. O uso de corticosteroides deve ser evitado, uma vez que pode confundir a interpretação do teste terapêutico.

O tratamento antimicrobiano recomendado consiste na combinação de sulfadiazina (4 g a 6 g por dia, divididas em 4 tomadas) e pirimetamina (200 mg no primeiro dia e, a seguir, 50-70 mg ao dia)[7]. Para contrapor os efeitos supressivos dessas medicações sobre a medula óssea, recomenda-se o uso de ácido folínico (5 mg a 10 mg por dia). Os efeitos colaterais desses medicamentos são comuns, ocorrendo em até 60% dos pacientes[8]. A clindamicina (600 mg oral ou endovenosa a cada 6 horas) é usada em substituição à sulfadiazina para aqueles pacientes que não a toleram, como nos casos de alergia. A profilaxia secundária é necessária devido ao risco elevado de recidiva da encefalite pelo *Toxoplasma gondii*, e é feita com sulfametoxazol e trimetoprim (800 + 160 mg ao dia)[9].

Linfoma primário do sistema nervoso central

A infecção pelo HIV predispõe o paciente ao desenvolvimento de neoplasias, sendo o LPSNC uma das possibilidades atualmente reconhecidas, junto ao sarcoma de Kaposi, alguns tipos de linfoma não Hodgkin e ao carcinoma cervical invasor. Geralmente ocorrem quando a contagem de células T CD4+ é menor que 50/μL[10]. Quando presente, o LPSNC associa-se à presença do vírus Epstein Barr (EBV) na totalidade dos pacientes[1]. Propõe-se, hoje em dia, que a imunossupressão pelo HIV e a infecção pelo EBV favoreçam a expansão clonal de células B, permitindo a proliferação de células com alterações em oncogenes ou genes supressores de tumor.

A incidência de LPSNC no paciente com HIV é de 2% a 6%, sendo pelo menos mil vezes mais alta que na população geral[11,12]. Acomete mais homens que mulheres (9:1)[13] e geralmente tem início na quarta década de vida[14].

As manifestações clínicas são variadas, sendo possíveis as alterações do estado mental, o comprometimento da memória, hemiparesia, alterações da fala e da linguagem ou paralisias de nervos cranianos, em ordem de maior para menor frequência[1]. Os sintomas constitucionais ocorrem em mais de 80% dos pacientes[15].

O diagnóstico de LPSNC é auxiliado pelo exame de imagem, que assume papel importante na identificação de lesões e no diagnóstico diferencial. As lesões são múltiplas em metade dos casos[12,16], e a maioria é supratentorial[17], acometendo mais frequentemente o corpo caloso, regiões periventriculares e periependimárias[18]. A meningite linfomatosa está presente em 25% dos pacientes com LPSNC e SIDA[17]. A presença de calcificações, hemorragias e/ou cistos não são usuais no LPSNC[19]. Lesões situadas em fossa posterior e com mais de 4 cm são mais relacionadas a processos infecciosos (Figura 5.3.3.1)[18].

Para distinguir o LPSNC e toxoplasmose do SNC (principal diagnóstico diferencial), recomenda-se a análise do LCR, sorologia para toxoplasmose e reação em cadeia da polimerase (PCR) para EBV no LCR.

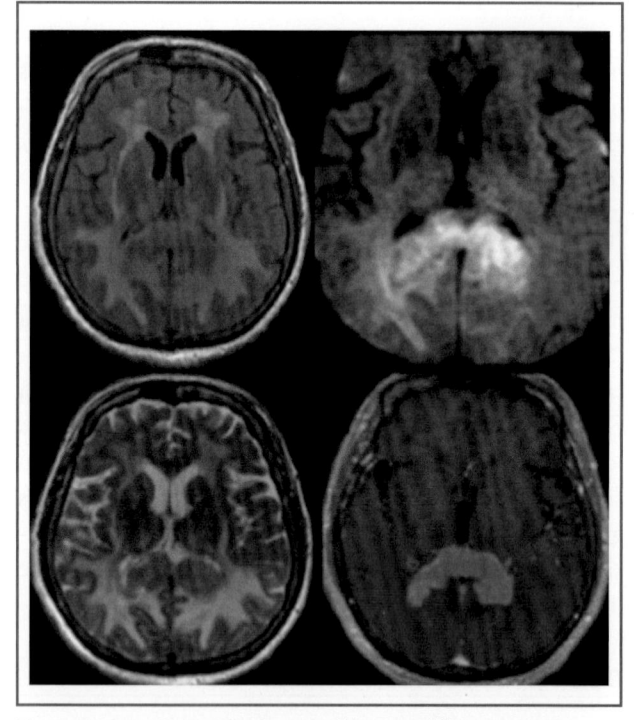

Figura 5.3.3.1 – **Ressonância magnética encefálica em cortes axiais nas sequências ponderadas em FLAIR *(fluid attenuated inversion recovery)*, T2, difusão e T1 pós-contraste por gadolínio (direita para esquerda) demonstra lesão sólida expansiva e infiltrativa no esplênio do corpo caloso, com extensão bi-hemisférica (aspecto em "asa de borboleta"), com baixo sinal em T2/FLAIR, restrição à difusão (hipercelularidade/alta relação núcleo-citoplasma) e impregnação de contraste relativamente homogêneo, com edema vasogênico e/ou infiltração tumoral na substância branca profunda em paciente com linfoma primário do sistema nervoso central.**

Em termos práticos, quando há duvida diagnóstica, o tratamento empírico para toxoplasmose é realizado. Acompanhamentos clínico e radiológico por até 2 semanas são necessários. A ausência de melhora em tais parâmetros motiva a realização de biopsia estereotáxica, método também com indicação pertinente quando as lesões são atípicas para toxoplasmose e a sorologia é negativa para tal[20].

O tratamento ideal para o LPSNC ainda não é definido. Tanto radioterapia quanto quimioterapia são utilizadas. Uma vez instituído o tratamento, a sobrevida média é de 3 a 4 meses[21].

O uso de corticoides em pacientes sintomáticos pode reduzir o tamanho do tumor em poucos dias, além de fazer com que lesões antes captantes de contraste não mais o façam. Existe a possibilidade de ainda comprometer a qualidade do material que venha a ser colhido para análise histopatológica (material necrótico ou não diagnóstico). Desta forma, a administração de corticoides restringe-se à presença de manifestações graves (como hérnia cerebral, por exemplo) e após o material para análise já ter sido coletado.

Tuberculose

A tuberculose é uma doença endêmica no Brasil, não sendo casual sua relação com a infecção pelo HIV. Ocorre devido à reativação de focos latentes e pode resultar em irritação meníngea, formação de tuberculomas ou abscessos tuberculosos. Os dois últimos são capazes de promover efeito de massa e podem ser distinguidos com auxílio dos exames de imagem: os abscessos geralmente são únicos, multilobulados e maiores do que 3 cm. A diferenciação definitiva, entretanto, só pode ser realizada após avaliação anatomopatológica.

Os tuberculomas são mais frequentemente observados em áreas de alta prevalência da tuberculose. Tipicamente, o paciente apresenta cefaleia ou crise epiléptica. Ocasionalmente, são observadas hemiplegia ou sinais de hipertensão intracraniana[22,23]. A TC de crânio com contraste demonstra, em estágios iniciais da doença, lesões com aspecto hipo ou isodenso, geralmente com edema desproporcional ao efeito de massa e leve aspecto de lesão encapsulada[24]. Em estágios mais avançados, os tuberculomas são bem encapsulados, iso ou hiperdensos com realce periférico em anel.

A importância em identificar corretamente o tipo de lesão consiste na necessidade de se somar a abordagem cirúrgica ao tratamento clínico dos abscessos.

O tratamento da tuberculose deve ser iniciado tão logo seja levantada a suspeita clínica. Recomenda-se administração diária de rifampicina, isoniazida, pirazinamida e etambutol por 2 meses. Pelos próximos 7 meses, são mantidas a isoniazida e rifampicina[25]. O tratamento da tuberculose do SNC resistente deve ser individualizado e de acordo com o padrão de sensibilidade do agente isolado. Aqueles pacientes HIV positivos que ainda não iniciaram a TARV deverão protelar o início desta até que o tratamento da tuberculose seja finalizado, dado o risco aumentado de ocorrência da síndrome inflamatória de reconstituição imune. A coinfecção com o HIV não altera as manifestações clínicas, o LCR ou resposta ao tratamento da tuberculose[26].

Doença de Chagas

Frente ao comprometimento da imunidade celular do paciente com HIV, o *Trypanossoma cruzi* encontra condições ideais para reativação e desenvolvimento de lesões expansivas no SNC. Deve ser considerado diagnóstico diferencial das lesões com efeito de massa nas áreas endêmicas, como em muitas regiões do Brasil. Para diagnóstico, são usadas a sorologia, a análise direta do LCR, do sangue e exames de imagem. O tratamento de escolha é o benzonidazol, mas a letalidade da doença é alta. Observou-se melhora do prognóstico após a introdução da TARV[27].

Doença cerebrovascular

A idade de acometimento dos pacientes infectados pela doença cerebrovascular tende a ser menor, sugerindo que a presença do vírus seja fator de risco para esse grupo ou que o mecanismo de AVC, nesse caso, seja diferente daqueles clássicos já conhecidos[28]. O Quadro 5.3.3.1 demonstra as possíveis causas de AVC relacionadas ao vírus.

A apresentação clínica do AVC no paciente com HIV é semelhante à da população em geral. As apresentações atípicas, entretanto, tendem a ocorrer mais nos primeiros: confusão aguda, febre, perda súbita da consciência[29].

O exame de imagem adquire papel ainda mais importante no diagnóstico desses pacientes, pois, além de diferenciar o evento isquêmico do hemorrágico, ajuda a descartar a presença de infecções oportunistas, por exemplo, que venham a mimetizar o AVC. São diagnósticos diferencias a neurotoxoplasmose, a neurocisticercose e neurotuberculose, além das doenças neoplásicas[30].

O papel da trombólise no paciente infectado pelo HIV que sofreu AVC é incerto. Não há evidências que sugiram malefício pelo uso de trombolíticos, mas é possível que ocorra aumento do risco de sangramento quando se considera a patogênese do AVC. A decisão pelo uso dessa opção terapêutica deve ser tomada caso a caso e levando-se em conta a decisão do paciente ou seus familiares até que se tenha mais estudos a esse respeito[28].

Quadro 5.3.3.1 – Causas de AVC possivelmente relacionadas ao HIV.

ISQUÊMICAS	*Vasculopatia associada ao HIV*
	– Formação de aneurismas (intra e extracranianos)
	– Vasculite
	– Aceleração da aterosclerose
	– Doença de pequenos vasos e alteração da vasorreatividade associada ao HIV
	Infecções oportunistas
	Neoplasias
	Cardioembolia
	– Endocardite bacteriana
	– Endocardite marântica
	– Disfunção cardíaca associada ao HIV
	– Doença cardíaca isquêmica
	Outras causas
	– Coagulopatias
	– Hiperviscosidade sanguínea associada ao HIV
HEMORRÁGICAS	– Vasculopatia associada ao HIV
	– Trombocitopenia associada ao HIV
	– Aneurismas micóticos (secundários à endocardite bacteriana).

Siglas: AVC = acidente vascular cerebral, HIV = vírus da imunodeficiência humana.
Adaptado de Benjamin LA, Bryer A, Emsley HC, Khoo S, Solomon T, Connor MD[27].

DOENÇA CEREBRAL SEM EFEITO DE MASSA

A leucoencefalopatia multifocal progressiva (LEMP), encefalite pelo HIV e encefalite pelo citomegalovírus (CMV) são as causas mais comuns de lesões intracranianas sem efeito de massa em pacientes infectados pelo HIV. Geralmente não captam contraste nem se associam a risco de formar hérnia cerebral. A LEMP é a única que normalmente se apresenta com distúrbios neurológicos focais.

Leucoencefalopatia multifocal progressiva

A LEMP é uma doença desmielinizante, com frequência fatal, que ocorre primordialmente em pacientes imunossuprimidos. Resulta da infecção pelo papilomavírus JC, geralmente na infância. Os anticorpos contra tal vírus podem ser encontrados em 86% dos adultos[31]. Na maioria dos infectados, o vírus permanece latente nos rins ou em órgãos linfoides. Durante a imunossupressão profunda, o vírus é reativado e dissemina-se para o cérebro.

O quadro clínico caracteriza-se pela ocorrência de déficits subagudos, como fraqueza em membros, disfunção cognitiva, alterações visuais, distúrbios da marcha, ataxia, distúrbios da fala e da linguagem, além de cefaleia (em ordem de maior para menor frequência)[1]. O curso da doença é usualmente fatal e progressivo, sendo a sobrevivência na atualidade mais longa devido à TARV. As sequelas, entretanto, são muito frequentes. Manifestações atípicas vêm sendo progressivamente reconhecidas, nem sempre apresentando caráter progressivo e podendo envolver a substância cinzenta cerebral[32].

O diagnóstico baseia-se no quadro clínico e imagens compatíveis, somados à presença do DNA viral detectado pela PCR em LCR[33].

As imagens típicas de LEMP correspondem a lesões de aspecto desmielinizante, multifocais, simétricas ou não, que não respeitam territórios vasculares, não se realçam pelo contraste e não exercem efeito de massa. Locais passíveis de acometimento são as regiões periventriculares, subcortical, corpo caloso, tronco, trato piramidal e cerebelo. Tálamos e núcleos da base podem ser acometidos em mais de 17% dos casos, mas sempre com lesões de substância branca associadas[34].

A biopsia é o exame padrão ouro. Envolve riscos de morbidade e mortalidade consideráveis: 8,4% e 2,9%, respectivamente[35].

O diagnóstico diferencial é feito, principalmente, com a encefalopatia pelo HIV e LPSNC. A comparação de tais entidades pode ser observada no Quadro 5.3.3.2. Outros diagnósticos diferenciais são a vasculite primária do SNC, leucoencefalopatia posterior reversível e encefalopatia pelo vírus varicela-zóster[36].

Não há droga efetiva contra o vírus JC. O uso de cidofovir não foi efetivo no combate ao vírus nem em melhorar as sequelas relacionadas à LEMP[37]. A descoberta de que em culturas o vírus JC infesta as células utilizando os receptores 5HT2a motivou o uso de mirtazapina, com a intenção de promover o bloqueio dos receptores de serotonina[38]. Tal medida, entretanto, não resultou em impacto clínico. Frente à inexistência de antiviral efetivo contra o vírus JC atualmente, resta-nos restaurar o sistema imune do paciente com uso da TARV, que melhora a sobrevida na LEMP associada ao HIV, principalmente se o paciente for virgem de tratamento.

CONCLUSÕES

Pacientes infectados pelo HIV que apresentam sintoma focal como queixa inicial devem ser submetidos a exames de imagem, seja TC de crânio ou RM encefálica (com e sem administração de contraste, sempre que possível). Entre as possibilidades diagnósticas, merecem destaque a toxoplasmose do SNC, o LPSNC e a LEMP.

Quadro 5.3.3.2 – Diagnósticos diferenciais de leucoencefalopatia multifocal progressiva.

LEUCOENCEFALOPATIA MULTIFOCAL PROGRESSIVA	ENCEFALOPATIA PELO HIV	LINFOMA PRIMÁRIO DO SISTEMA NERVOSO CENTRAL
Lesões assimétricas, em sua maioria	Lesões simétricas	Lesões nodulares
Comprometimento de substância branca	Periventriculares	Compromete o córtex cerebral e situa-se preferencialmente em núcleos da base ou lobos frontal e parietal
Lesões bem delimitadas	Lesões mal delimitadas	Lesões com edema circundante, captam contraste
Sintomas focais	Déficits cognitivos, sem sinais focais	Sintomas focais

A punção lombar deve ser realizada apenas se a lesão não apresentar efeito de massa. O exame do LCR tem valor limitado, sendo útil na detecção de células neoplásicas ou da presença de DNA do vírus JC, EBV e *Toxoplasma gondii*. O uso de corticoides em pacientes com lesões apresentando efeito de massa deve ser cauteloso, restringindo-se a situações de risco de herniação.

REFERÊNCIAS

1. Aminoff JA. Neurology and General Medicine. 4 ed. Philadelphia: Churchill Livinstone; 2008. Zunt JR. Central Nervous System infection during immunosuppression. Neurol Clin. 2002 Feb; 20(1): 1–v.

2. Navia BA, Petito CK, Gold JW, Cho ES, Jordan BD, Price RW. Cerebral toxoplasmosis complicating the acquired immune deficiency syndrome: clinical and neuropathological findings in 27 patients. Ann Neurol. 1986 Mar;19(3):224-38.

3. Nath A, Jankovic J, Pettigrew LC. Movement disorders and AIDS. Neurology. 1987 Jan;37(1):37-41.

4. Bousson V, Brunereau L, Meyohas MC, Lévy C, Arrivé L, Berthet K, et al. [Brain imaging in AIDS]. [Article in French]. J Radiol. 1999 Feb;80(2):99-107.

5. Post MJ, Chan JC, Hensley GT, Hoffman TA, Moskowitz LB, Lippmann S. Toxoplasma encephalitis in Haitian adults with acquired immunodeficiency syndrome: a clinical-pathologic-CT correlation. AJR Am J Roentgenol. 1983 May;140(5):861-8.

6. Luft BJ1, Remington JS. Toxoplasmic encephalitis in AIDS. Clin Infect Dis. 1992 Aug;15(2):211-22.

7. Singer EJ, Valdes-Sueiras M, Commins D, Levine A. Neurologic presentations of AIDS. Neurol Clin. 2010 Feb;28(1):253-75.

8. Thoden J, Potthoff A, Bogner JR, Brockmeyer NH, Esser S, Grabmeier-Pfistershammer K, et al.; Deutsche AIDS Gesellschaft; Österreichische AIDS-Gesellschaft. Therapy and prophylaxis of opportunistic infections in HIV-infected patients: a guideline by the German and Austrian AIDS societies (DAIG/ÖAG) (AWMF 055/066). Infection. 2013 Sep;41 Suppl 2:S91-115.

9. Koepper S, Gruenwald T, Ruf B, et al. Aerosolized pentamidine versus fansidar in the primary and secondary prophylaxis of Pneumocystiscarinii pneumonia. Seventh International Conference on AIDS, Florence, Italy; 1991.

10. Coté TR, Biggar RJ, Rosenberg PS, Devesa SS, Percy C, Yellin FJ, et al. Non-Hodgkin's lymphoma among people with AIDS: incidence, presentation and public health burden. AIDS/Cancer Study Group. Int J Cancer. 1997 Nov 27;73(5):645-50.

11. Raez LE, Patel P, Feun L, Restrepo A, Raub WA Jr, Cassileth PA Natural history and prognostic factors for survival in patients with acquired immune deficiency syndrome (AIDS)-related primary central nervous system lymphoma (PCNSL). Crit Rev Oncog. 1998;9(3-4):199-208.

12. Fine H, Mayer R. Primary central nervous system lymphoma. Ann Intern Med. 1993;119:1093-104.

13. Ruiz A, Post J, Bundschu C, Ganz W, Georgiou M. Primary central nervous system lymphoma in patients with AIDS. Neuro Imag Clin North Am. 1997;7:281-96.

14. Baumgartner JE, Rachlin JR, Beckstead JH, Meeker TC, Levy RM, Wara WM, et al. Primary central nervous system lymphomas: natural history and response to radiation therapy in 55 patients with acquired immunodeficiency syndrome. J Neurosurg. 1990 Aug;73(2):206-11.

15. Johnson BA, Fram EK, Johnson PC, Jacobowitz R. The variable MR appearance of primary lymphoma of the central nervous system: comparison with histopathologic features. AJNR Am J Neuroradiol. 1997 Mar;18(3):563-72.

16. Chamberlain M, Kormanik P. AIDS-related central nervous system Lymphomas. J Neuro Oncol. 1999;43:269-76.

17. Thurnher MM, Thurnher SA, Schindler E. CNS involvement in AIDS: spectrum of CT and MR findings. Eur Radiol. 1997;7(7):1091-7.

18. Forsyth PA, De Angelis LM. Biology and management of AIDS-associated primary CNS lymphomas. Hematol Oncol Clin North Am. 1996 Oct;10(5):1125-34.

19. Sparano J. Treatment of AIDS-related lymphomas. Curr Opin Oncol. 1995;7:442-9.

20. Cingolani A, De Luca A, Larocca LM, Ammassari A, Scerrati M, Antinori A, et al. Minimally invasive diagnosis of acquired immunodeficiency syndrome-related primary central nervous system lymphoma. J Natl Cancer Inst. 1998 Mar 4;90(5):364-9.

21. Harder E, Al-Kawi MZ, Carney P. Intracranial tuberculoma: conservative management. Am J Med. 1983 Apr;74(4):570-6.

22. Traub M, Colchester AC, Kingsley DP, Swash M. Tuberculosis of the central nervous system. Q J Med. 1984 Winter;53(209):81-100.

23. Whelan MA, Stern J. Intracranial tuberculoma. Radiology. 1981 Jan;138(1):75-81.

24. Hospital das Clínicas da Faculdade de Medicina da Universidade de São Paulo (FMUSP). Antimicrobianos.

25. Dubé MP, Holtom PD, Larsen RA. Tuberculous meningitis in patients with and without human immunodeficiency virus infection. Am J Med. 1992 Nov;93(5):520-4.

26. Oliveira ACP, Casseb JSR, Annes M, Bermúdez JEV. Manifestações neurológicas. 4. ed. São Paulo: Atheneu.

27. Benjamin LA, Bryer A, Emsley HC, Khoo S, Solomon T, Connor MD. HIV infection and stroke: current perspectives and future directions. Lancet Neurol. 2012 Oct;11(10):878-90.

28. Kieburtz KD, Eskin TA, Ketonen L, Tuite MJ. Opportunistic cerebral vasculopathy and stroke in patients with the acquired immunodeficiency syndrome. Arch Neurol. 1993;50:430-2.

29. Kumwenda JJ, Mateyu G, Kampondeni S, van Dam AP, van Lieshout L, Zijlstra EE. Differential diagnosis of stroke in a setting of high HIV prevalence in Blantyre, Malawi. Stroke. 2005;36:960-64.

30. Weber T, Trebst C, Frye S, Cinque P, Vago L, Sindic CJ, et al. Analysis of the systemic and intrathecalhumoral immune response in progressive multifocal leukoencephalopathy. J Infect Dis. 1997 Jul;176(1):250-4.

31. Koralnik IJ. Progressive multifocal leukoencephalopathy revisited: Has the disease outgrown its name? Ann Neurol. 2006 Aug;60(2):162-73.

32. Berger JR, Aksamit AJ, Clifford DB, Davis L, Koralnik IJ, Sejvar JJ, et al. PML diagnostic criteria: consensus statement from the AAN Neuroinfectious Disease Section. Neurology. 2013 Apr 9;80(15):1430-8.

33. Post MJ, Yiannoutsos C, Simpson D, Booss J, Clifford DB, Cohen B, et al. Progressive multifocal leukoencephalopathy in AIDS: are there any MR findings useful to patient management and predictive of patient survival? AIDS Clinical-TrialsGroup, 243 Team. AJNR Am J Neuroradiol. 1999 Nov-Dec;20(10):1896-906.

34. Sahraian MA, Radue EW, Eshaghi A, Besliu S, Minagar A. Progressive multifocal leukoencephalopathy: a review of the neuroimaging features and differential diagnosis. Eur J Neurol. 2012 Aug;19(8):1060-9.

35. Berger JR, Aksamit AJ, Clifford DB, Davis L, Koralnik IJ, Sejvar JJ, et al. PML diagnostic criteria: consensus statement from the AAN Neuroinfectious Disease Section. Neurology. 2013 Apr 9;80(15):1430-8.

36. De Luca A, Ammassari A, Pezzotti P, Cinque P, Gasnault J, Berenguer J, et al.; Gesida 9/99, IRINA, ACTG 363 Study Groups. Cidofovir in addition to antiretroviral treatment is not effective for AIDS-associated progressive multifocal leukoencephalopathy: a multicohort analysis. AIDS. 2008 Sep 12;22(14):1759-67.

37. Elphick GF, Querbes W, Jordan JA, Gee GV, Eash S, Manley K, et al. The human polyomavirus, JCV, uses serotonin receptors to infect cells. Science. 2004 Nov 19;306(5700):1380-3.

38. Marzocchetti A, Tompkins T, Clifford DB, Gandhi RT, Kesari S, Berger JR, et al. Determinants of survival in progressive multifocal leukoencephalopathy. Neurology. 2009 Nov 10;73(19):1551-8.

Doenças da medula espinhal no paciente com HIV

Igor de Assis Franco
Hugo Almeida Chaves de Resende
Marcos Felipe Camarinha de Almeida
Thiago Cardoso Vale

INTRODUÇÃO

O acometimento da medula espinhal é frequente na infecção pelo vírus da imunodeficiência humana (HIV), manifestando-se como mielite aguda no período de soroconversão, sintomas parecidos com a esclerose lateral amiotrófica ou mielopatia lentamente progressiva[1]. É possível classificar as mielites que ocorrem no paciente infectado pelo vírus do HIV de acordo com a presença do efeito de massa. Nas mielites com efeito de massa, o linfoma é a causa mais comum, manifestando-se através de uma lesão intramedular, linfomatose meníngea, lesão epidural, metástases ósseas ou combinação destas. Causas não linfomatosas, como infecções intramedulares, outros tipos de tumores e abscessos epidurais em usuários de drogas injetáveis também podem ser citados[2]. A mielopatia vacuolar (MV) é a causa mais comum de mielopatia sem efeito de massa e está ocorrendo com mais frequência devido ao aumento do uso da terapia antirretroviral combinada (TARV)[3]. Como seu diagnóstico é de exclusão, faz-se necessário descartar causas infecciosas, como citomegalovírus, *Herpes simplex* do tipo 2, herpes-zóster, vírus linfotrópico humano tipo 1 (HTLV1), micobactérias, sífilis e abscessos, além de causas vasculares, inflamatórias e tumorais. A MV é sintomática em 5% a 10% dos pacientes com síndrome de imunodeficiência humana adquirida (SIDA), ocorrendo tipicamente no estágio avançado da doença, estando associada em mais da metade dos casos a demência[4]. A patogênese da MV é ainda desconhecida, mas pode estar relacionada com mecanismos anormais de transmetilação induzidos por vírus ou citocinas[5].

QUADRO CLÍNICO

O acometimento medular no HIV é caracterizado por uma insidiosa e indolor paresia em membros inferiores evoluindo com marcha paraparética, parestesias e bexiga neurogênica. Os sintomas sensitivos são frustros quando comparados com os motores. Como ambos ocorrem muitas vezes nas fases avançadas, eles são frequentemente atribuídos a doenças intercorrentes e à debilitação associada. O exame neurológico revela paraparesia crural espástica e hiper-reflexa de caráter assimétrico, ausência de nível sensitivo e motor, diminuição da sensibilidade vibratória, ataxia da marcha, alteração da propriocepção secundária ao acometimento da coluna dorsal. É necessário atentar para comorbidades associadas, como a neuropatia periférica associada ao HIV, alterando a avaliação neurológica sensitiva.

EXAMES COMPLEMENTARES

A ressonância magnética (RM) da medula espinhal é geralmente normal, embora possam ser vistos atrofia ou hiperintensidade na sequência ponderada em T2. Discreta pleocitose linfocítica e leve aumento de proteínas podem estar presentes no líquor (LCR) (Quadro 5.3.4.1)[1].

TRATAMENTO

Estudos utilizando TARV não se mostraram eficazes para MV[4]. A maioria dos atuais tratamentos é destinada ao alívio da espasticidade, melhora da deambulação através de fisioterapia motora e postural e manejo da bexiga neurogênica[4].

Quadro 5.3.4.1 – Diagnóstico diferencial de mielopatia com ressonância magnética de medula espinhal normal.

DESMIELINIZANTE	ESPIROQUETAS	INFECÇÕES FÚNGICAS
Esclerose múltipla	Sífilis	Neurocriptococose
Neuromielite óptica (depois da resolução de um quadro agudo)	Doença de Lyme	Aspergilose
METABÓLICO E NUTRICIONAL	**MIELITES VIRAIS**	**MIELOPATIAS TÓXICAS**
Deficiência de vitamina B12	Herpes-zóster, Epstein-Barr, herpes simplex, citomegalovírus, adenovírus, enterovírus, vírus coxsackie B, herpes vírus tipo 6	Induzida por radiação
Doença hepática crônica		Doença descompressiva
Doença renal crônica		Injúria elétrica
Deficiência de cobre	Mielopatia associada ao HIV, mielopatia da soroconversão no HIV	Óxido nítrico
Deficiência de vitamina E	HTLV I e II	Metotrexato intratecal
VASCULAR	**AUTOIMUNE PÓS-INFECCIOSO**	**ARACNOIDITE**
Fístula/malformação arteriovenosa espinhal	Mielite transversa aguda	Química
Infarto da medula espinhal		Radiação
Vasculite do sistema nervoso central		
AUTOIMUNE	**NEOPLÁSICO**	**DOENÇA DO NEURÔNIO MOTOR**
Lúpus eritematoso sistêmico	Linfoma intravascular de células B	Esclerose lateral amiotrófica
Síndrome de Sjögren		Esclerose lateral primária
Sarcoidose		
Síndrome do homem rígido		
GENÉTICO	**LESÕES ESTRUTURAIS FORA DA MEDULA ESPINHAL**	**OUTROS**
Adrenomieloneuropatia	Meningioma parassagital	Distonia dopa-responsiva
Adrenoleucodistrofia	Malformação de Arnold-Chiari	Paraneoplásico
Leucodistrofia metacromática/ortocromática	Medula ancorada	
Paraplegia espástica hereditária		
Ataxia de Friedreich		
Neurodegeneração com acúmulo de ferro		
Deficiência de hexoaminidase		

Adaptado de Wong SH, Boggild M, Enevoldson TP, Fletcher NA[1].

Existem estudos que demonstram pequeno benefício com dose suplementar de metionina[6] e estudos em andamento com o uso de imunoglobulina intravenosa.

REFERÊNCIAS

1. Wong SH, Boggild M, Enevoldson TP, Fletcher NA. Myelopathy but normal MRI: where next? Pract Neurol. 2008 Apr;8(2):90-102.
2. Aminoff JA. Neurology and General Medicine. 4 ed. Philadelphia: Churchill Livinstone; 2008.
3. Santosh CG, Bell JE, Best JJ. Spinal tract pathology in AIDS: post-mortem MRI correlation with neuropathology. Neuroradiology. 1995;37:134-8.
4. McArthur JC, Brew BJ, Nath A. Neurological complications of HIV infection. Lancet Neurol. 2005 Sep;4(9):543-55.
5. Geraci A, Di Rocco A, Liu M, Werner P, Tagliati M, Godbold J, et al. AIDS myelopathy is not associated with elevated HIV viral load in cerebrospinal fluid. Neurology. 2000 Aug 8;55(3):440-2.
6. Dirocco A, Tagliati M, Danisi F, Dorfman D, Moise J, Simpson D. A pilot study of L-methionine for the treatment of AIDS-associated vacuolar myelopathy. Neurology. 1998;51:266-8.

Complicações neuromusculares da infecção pelo HIV

Igor de Assis Franco

Acary Souza Bulle Oliveira

Hugo Almeida Chaves de Resende

Marcos Felipe Camarinha de Almeida

Thiago Cardoso Vale

INTRODUÇÃO

As complicações do sistema nervoso periférico (SNP) na infecção pelo vírus da imunodeficiência humana (HIV) podem resultar de diferentes processos patológicos, e são as complicações neurológicas mais frequentes da infecção pelo HIV[2]. Tanto a porção autonômica quanto somática motora ou sensitiva podem ser afetadas pelo vírus. A análise detalhada da história clínica somada ao exame neurológico é fundamental para a obtenção de pistas suficientes para a correta localização da lesão e exclusão de diagnósticos diferenciais. Este capítulo será dividido de acordo com a topografia lesional.

AFECÇÕES DO CORNO ANTERIOR

O HIV pode causar uma doença semelhante à esclerose lateral amiotrófica através de vários mecanismos de agressão ao neurônio motor, como infecção da via neuronal, secreção viral de substâncias tóxicas, pela indução da secreção de toxinas pelo sistema imune e pela indução de uma doença autoimune. O quadro clínico caracteriza-se por início subagudo de fraqueza, atrofia muscular e fasciculações, incluindo uma variante confinada às extremidades superiores denominada *flail arm syndrome*. A melhora dos sintomas com o uso da terapia antirretroviral (TARV) estabelece uma relação causal, porém essa afirmação ainda necessita de mais estudos[3].

GANGLIONOPATIAS

Nos gânglios da raiz dorsal, há células inflamatórias, sobretudo linfócitos e macrófagos ativados, que levam à lesão e perda de células ganglionares. A replicação viral em gânglios da raiz dorsal também pode contribuir para o desenvolvimento da polineuropatia distal simétrica[1]. Ganglioneurite sensitiva aguda ou subaguda é um achado raro em pacientes infectados pelo HIV, ocorrendo geralmente em associação com a infecção aguda pelo HIV. A apresentação clínica é uma perda sensitiva para todas as modalidades, apresentando-se muitas das vezes como uma ataxia sensorial. Não há tratamento específico, devendo-se considerar o uso da TARV[4].

NEUROPATIA

Neuropatia axonal desmielinizante aguda e crônica

Tanto polirradiculoneuropatia desmielinizante inflamatória aguda (PDIA) quanto polirradiculopatia desmielinizante inflamatória crônica (PDIC) podem ocorrer como consequência da infecção pelo HIV[5,6]. Os sintomas são semelhantes aos de pacientes não infectados pelo vírus HIV. Estudos de condução nervosa são compatíveis com uma neuropatia desmielinizante. A interpretação do líquor (LCR) em indivíduos infectados pelo HIV deve ser feita com muito cuidado, pois as alterações do LCR, especialmente proteína elevada e pleocitose, são comuns em pacientes infectados pelo HIV, incluindo aqueles que não têm neuropatia periférica ou são assintomáticos. No entanto, valores de proteína total no LCR superior a 1,2 g/L e contagem de células superiores a 50/mm³ são inesperados na infecção assintomática pelo HIV, sugerindo doença clínica[6,7]. O estudo do LCR revela concentração de proteína normal a elevada (geralmente inferior a 200 mg/dL) com uma leve pleocitose mononuclear (em geral não mais do que 50 células/mm³) ou, mais raramente, uma contagem de células normais. Portanto, em contraste com a síndrome de Guillain-Barré típica, um LCR com dissociação albuminocitológica ocorre em uma minoria dos indivíduos afetados. O tratamento é semelhante ao de pacientes não infectados pelo HIV, com o uso de plasmaférese e imunoglobulina nos pacientes com síndrome Guillain-Barré. Plasmaférese e imunoglobulina intravenosa estão associadas com melhora significativa nos pacientes com PDIC. Podem ser usados também nos pacientes com PDIC, com maior cautela devido ao estado de imunossupressão, corticosteroides e imunomoduladores[5].

Mononeuropatia

Mononeuropatia é uma manifestação neurológica rara em pacientes com HIV podendo acometer os nervos cranianos ou periféricos[7,8]. O quadro clínico depende do nervo envolvido. "Mão caída" ou "pé caído", paralisia facial, perda auditiva neurossensorial e paralisia diafragmática foram todos relatados[7,9]. As etiologias incluem infecção, doença imunológica, e compressão.

Paralisia facial periférica pode estar presente na infecção aguda pelo vírus HIV e na fase avançada da doença é frequentemente associada ao vírus varicela-zóster ou linfomatose meníngea[10,11].

Os doentes com HIV podem estar predispostos às neuropatias compressivas devido à caquexia ou compressão externa por tumores como, por exemplo, o sarcoma de Kaposi[12]. Neuropatias compressivas comuns envolvem os nervos mediano, ulnar, e fibular.

O tratamento é semelhante ao de pacientes não infectados pelo HIV e, mesmo sem tratamento, o prognóstico é bom[13]. Se identificado o agente infeccioso, o tratamento deve ser direcionado.

Mononeurite múltipla

Mononeurite múltipla (MM), classicamente associada à vasculite, é uma apresentação incomum de neuropatia em pacientes infectados pelo HIV. Apresenta-se como uma polineuropatia sensitivo-motora assimétrica dolorosa afetando múltiplos nervos, muitas vezes em uma progressão gradual. Neuropatia craniana assimétrica também pode ocorrer. Com a progressão da doença, os déficits multifocais tornam-se confluentes, dando origem a uma polineuropatia generalizada mais simétrica[14,15]. Causas secundárias tais como herpes-zóster, citomegalovírus (CMV) e infiltração linfomatosa da raiz do nervo devem ser excluídas.

O tratamento da MM deve ser direcionado para a doença subjacente, como, por exemplo, o uso de plasmaférese na presença de crioglobulinas, ganciclovir nas infecções por CMV e imunomoduladores nos casos de vasculite, incluindo plasmaférese, prednisona e imunoglobulina. Para os pacientes com contagem de CD4 > 200 células/microL, recomendam-se cuidados de suporte, visto que muitos pacientes melhoram espontaneamente[16-18].

Polirradiculopatia por citomegalovírus

A polirradiculopatia por CMV vem apresentando um declínio progressivo após a introdução da TARV e da melhoria do quadro imunológico desses pacientes. A polirradiculomielopatia progressiva secundária à infecção pelo CMV é caracterizada pelo surgimento de parestesias sacrais e de membros inferiores evoluindo rapidamente com paraparesia progressiva, arreflexia, perda sensorial ascendente e disfunção esfincteriana[19,20]. Geralmente ocorre nos estágios avançados da imunodeficiência, embora possa se apresentar como uma manifestação precoce da infecção pelo HIV[21]. A maioria dos pacientes terá evidência da infecção por CMV em outros sítios, tais como retinite, hepatite, pneumonite, ou encefalite. A neuropatia dolorosa associada ao CMV tem sido atribuída à ganglionite da raiz dorsal. O CMV também pode estar associado à síndrome de Guillain-Barré[20]. No exame neurológico é evidente um nível sensitivo lombar, arreflexia e anestesia em sela[22-24]. A maioria dos indivíduos não tratada morre em poucas semanas. Um quadro similar pode ser encontrado em aracnoidite sifilítica ou tuberculosa ou na polirradiculopatia linfomatosa. O exame do LCR apresenta pleocitose polimorfonuclear, baixo nível de glicose e alto de proteína. O CMV pode ser identificado no LCR por cultura ou, mais rapidamente, pela análise através da amplificação por PCR do genoma viral. A eletroneuromiografia revela evidências de lesão radicular lombossacra. Alguns estudos de necropsia demonstraram extensa inflamação e necrose das raízes anteriores e posteriores[25]. O tratamento da síndrome da cauda equina induzida por CMV consiste em terapia anti-CMV, seguida por instituição ou modificação do esquema TARV para a supressão viral máxima. A terapia anti-CMV geralmente começa com ganciclovir intravenoso. Os regimes de ganciclovir intravenosos avaliados como eficazes incluem 2,5 mg/kg a cada 8 horas durante 10 dias, ou 5 mg/kg a cada 12 horas durante 14 dias, seguidos por tratamentos intravenosos de 5 mg/kg a 7,5 mg/kg durante 5 dias por semana[26,27]. O efeito colateral mais comum do ganciclovir é leucopenia. Novo LCR deve ser coletado para análise após 3 semanas e, se não houver uma diminuição significativa na contagem de polimorfonucleares, foscarnet deve substituir o ganciclovir. Os doentes que desenvolvem síndrome da cauda equina usando terapia venosa com ganciclovir, ou que não respondem ao ganciclovir, devem ser tratados com terapia combinada composta de ganciclovir-foscarnet[28]. Foscarnet é administrado através de um regime de indução com 60 mg/kg 3 vezes por dia por via intravenosa durante 3 semanas, seguido de manutenção de 90 mg/kg por dia. Seus principais efeitos colaterais são toxicidade renal e hipocalcemia. O diagnóstico precoce e o tratamento da síndrome da cauda equina secundária à infecção por CMV pode produzir melhora clínica significativa, assim como permitir que os pacientes acamados deambulem[26]. No entanto, apesar da melhora inicial com a terapia agressiva, o prognóstico em longo prazo é pobre, e a maioria dos pacientes morre dentro de 3 meses após o diagnóstico. Preditores de um pior desfecho após o início do ganciclovir incluem pleocitose neutrofílica persistente e hipoglicorraquia em análises de LCR seriadas e culturas de CMV persistentemente positivas no LCR ou sangue[29]. O tratamento é em geral exigido ao longo da vida. É desconhecido se a interrupção deste pode ser considerada após a reconstituição imunológica. No entanto, esta pode ser considerada uma abordagem razoável, utilizando-se como analogia a descontinuação da terapia de manutenção em pacientes com retinite por CMV, situação em que há um aumento sustentado da contagem de CD4 para mais de 100-150 células por mais de 6 meses.

Polineuropatia sensitiva distal

A polineuropatia sensitiva distal (PSD) associada ao HIV pode afetar até um terço dos pacientes com síndrome de imunodeficiência adquirida (SIDA). A patogênese da PSD não está plenamente estabelecida. Existe a possibilidade de agressão direta do vírus no nervo periférico e também um mecanismo mediado por citoquinas, além de fatores nutricionais, infecções concomitantes e utilização de drogas antirretrovirais, em especial os inibidores da trascriptase reversa, os quase estão frequentemente relacionados às neuropatias dolorosas em pacientes com SIDA[30].

Apesar de poder ocorrer em qualquer fase da doença, a PSD predomina nas fases avançadas. Os sintomas neuropáticos ocorrem de forma comprimento dependente e

com um gradiente proximal-distal. Disestesias aparecem inicialmente na região plantar e podem ascender até alcançar a metade da perna. Os sintomas podem ser dolorosos e incapacitantes, muitas vezes impedindo o paciente de deambular. No exame neurológico, o achado mais frequente é a redução ou ausência dos reflexos aquilianos. A fraqueza distal quando presente é em geral leve. A perda de sensibilidade é maior para a sensação vibratória, no entanto, outras modalidades sensoriais podem ser acometidas. As velocidades de condução nervosa costumam estar levemente diminuídas, e potenciais de ação sensitivos são de baixa amplitude ou ausentes, sugerindo uma neuropatia axonal, embora características de desmielinização também possam ser vistas no estudo de condução nervosa. A biopsia do nervo revela inflamação perivascular epineural e endoneural com degeneração axonal ou desmielinização[31]. Sempre que possível, na suspeita de PSD, é necessário a interrupção e substituição de drogas potencialmente neurotóxicas como didanosina, estavudina e talidomina, assim como descartar quaisquer déficits carenciais ou metabólicos que possam estar contribuindo para o quadro clínico. O manejo da PSD é em grande parte sintomático visando à melhora da disestesia. Podem ser utilizados anticonvulsivantes como a gabapentina, antidepressivos tricíclicos (nortriptilina e amitriptilina), analgésicos tópicos (capsaisina) e, na presença de refratariedade, os opioides (tramadol e morfina). Outros agentes potenciais incluem a venlafaxina e a duloxetina[32,33].

Neuropatia autonômica

O sistema nervoso autonômico pode ser envolvido tanto no SNC como no SNP nos pacientes com infecção pelo HIV. Neuropatias autonômicas graves geralmente acompanham outras formas de neuropatia da AIDS. Os sintomas clínicos dependem do nível e dos componentes do sistema autonômico envolvido. Falência do sistema parassimpático pode se apresentar clinicamente com taquicardia de repouso, palpitações e disfunções geniturinárias. Anormalidades do sistema simpático incluem ortostase, síncope, anidrose e distúrbios gastrointestinais[30]. Estudos autonômicos, como teste de inclinação, podem ser úteis para confirmar o diagnóstico da neuropatia autonômica. Pacientes com história sugestiva de arritmia cardíaca devem ser avaliados por um cardiologista. O manejo inicial de hipotensão ortostática é conservador e inclui a suspensão de qualquer medicamento que possa estar associado à hipotensão, aumento da ingesta de líquidos e sal, meias de compressão, assim como evitar a posição supina por tempo prolongado. Se as medidas conservadoras falharem, medicamentos, tais como midodrine e fludrocortisona, podem ser necessários.

JUNÇÃO NEUROMUSCULAR

Raros casos de miastenia *gravis* (MG) já foram relatados em pacientes infectados pelo HIV, como parte da síndrome de soroconversão[34]. Não está claro, entretanto, se tal associação é meramente casual ou resultado de manifestação imunomediada pela infecção pelo HIV. O manejo da MG nesse contexto não difere muito daquele realizado no paciente sem o HIV[35]. Apesar da imunossupressão relacionada à infecção pelo retrovírus, o uso de corticoides no tratamento da MG tem se mostrado relativamente seguro. Por aumentarem levemente o risco de infecções oportunistas, seu uso é indicado concomitantemente à TARV. Timectomia e agentes imunossupressores devem ser evitados, já que não se tem dados sobre a segurança dessas medidas terapêuticas[36]. Há relatos de melhora dos sintomas miastênicos com o tempo, durante a progressão da infecção pelo HIV[37].

MIOPATIA

Miopatia pelo HIV

Miopatias que ocorrem em pacientes infectados pelo HIV caracterizam-se por instalação subaguda, presença de mialgia, fraqueza de predomínio proximal e aumento dos valores séricos das enzimas musculares (creatinofosfoquinase, aldolase, transaminases)[38]. A polimiosite é a forma mais frequente, sendo clinicamente indistinguível da polimiosite idiopática. Além dos sintomas descritos acima, podem ocorrer perda de peso e atrofia muscular, mais evidente na região glútea. As características eletromiográficas são semelhantes à forma idiopática, e a biopsia muscular revela proliferação de tecido fibroso com necrose e fagocitose da fibra muscular associada a um intenso infiltrado inflamatório endomisial por linfócitos T CD8+ e macrófagos[39]. O tratamento é composto de prednisona na dose de 1 mg/kg/dia e, na ausência de resposta à terapia, imunossupressores como azatioprina e metotrexate podem ser utilizados, com muita cautela, devido ao estado imunológico do paciente[40,41].

Outras miopatias como miosite por corpúsculos de inclusão, miopatia nemalínica e síndrome da linfocitose infiltrativa difusa podem ser observadas na infecção pelo HIV[42].

Miopatia tóxica

Pacientes que fazem uso prolongado de zidovudina, geralmente em altas doses por mais de 6 meses, podem desenvolver um tipo de miopatia caracterizada por mialgia, dolorimento muscular, paresia muscular de predomínio proximal e intensa atrofia muscular[43]. Os exames laboratoriais evidenciam valores elevados de creatinofosfoquinase, geralmente acima de 10 vezes o valor da normalidade, e a eletromiografia pode ser normal ou demonstrar leves alterações miopáticas. Outras medicações tais como estatina, tenofovir, sulfametoxazol-trimetoprim têm sido associadas às doenças musculares incluindo rabdomiólise[44,45].

O uso da TARV, particularmente a estavudina, pode causar como efeito adverso uma inibição da enzima DNA polimerase gama, responsável exclusivamente pela replicação do DNA mitocondrial, resultando na disfunção da organela e comprometimento da fosforilação oxidativa[46]. O quadro clínico caracteriza-se por paresia muscular, acidose lática, esteatose hepática, pancreatite, sinais neurofisiológicos de acometimento de músculos e nervos periféricos. A biopsia muscular pode revelar inflamação e as alterações mitocondriais[47]. O tratamento consiste na suspensão da medicação e estabilização clínica com controle da acidose.

REFERÊNCIAS

1. Basilio-de-Oliveira CA (ed.). ATLAIDS: Atlas de Patologia da Síndrome da Imunodeficiência Adquirida. São Paulo: Editora Atheneu; 2005.

2. Wulff EA, Wang AK, Simpson DM. HIV-1-associated peripheral neuropathy – Epidemiology, pathophysiology and treatment. Drugs. 2000;59:1251-60.

3. Moulignier A, Moulonguet A, Pialoux G, Rozenbaum W. Reversible ALS-like disorder in HIV infection. Neurology. 2001 Sep 25;57(6):995-1001.

4. Elder G, Dalakas M, Pezeshkpour G, Sever J. Ataxic neuropathy due to ganglioneuronitis after probable acute human immunodeficiency virus infection. Lancet. 1986 Nov 29;2(8518):1275-6.

5. Cornblath DR, McArthur JC, Kennedy PG, Witte AS, Griffin JW. Inflammatory demyelinating peripheral neuropathies associated with human T-cell lymphotropic virus type III infection. Ann Neurol. 1987 Jan;21(1):32-40.

6. Simpson DM. Neuromuscular complications of human immunodeficiency virus infection. Semin Neurol. 1992 Mar;12(1):34-42.

7. Wechsler AF, Ho DD. Bilateral Bell's palsy at the time of HIV seroconversion. Neurology. 1989 May;39(5):747-8.

8. Grimaldi LM, Luzi L, Martino GV, Furlan R, Nemni R, Antonelli A, et al. Bilateral eighth cranial nerve neuropathy in human immunodeficiency virus infection. J Neurol. 1993 Jun;240(6):363-6.

9. Murr AH, Benecke JE Jr. Association of facial paralysis with HIV positivity. Am J Otol. 1991 Nov;12(6):450-1.

10. Serrano P, Hernández N, Arroyo JA, de Llobet JM, Domingo P. Bilateral Bell palsy and acute HIV type 1 infection: report of 2 cases and review. Clin Infect Dis. 2007 Mar 15;44(6):e57-61.

11. Morgan M, Nathwani D. Facial palsy and infection: the unfolding story. Clin Infect Dis. 1992 Jan;14(1):263-71.

12. Fuller GN, Jacobs JM, Guiloff RJ. Nature and incidence of peripheral nerve syndromes in HIV infection. J Neurol Neurosurg Psychiatry. 1993 Apr;56(4):372-81.

13. Brown MM, Thompson A, Goh BT, Forster GE, Swash M. Bell's palsy and HIV infection. J Neurol Neurosurg Psychiatry. 1988 Mar;51(3):425-6.

14. Gotman J. Localizing deep intracranial voltage sources by scalp-recorded EEG. Neurology. 1987 Jan;37(1):176.

15. Roullet E, Assuerus V, Gozlan J, Ropert A, Saïd G, Baudrimont M, et al. Cytomegalovirus multifocal neuropathy in AIDS: analysis of 15 consecutive cases. Neurology. 1994 Nov;44(11):2174-82.

16. So YT. Clinical subdivision of mononeuropathy multiplex in patients with HIV infection. Neurology. 1991;42:409.

17. Stricker RB, Sanders KA, Owen WF, Kiprov DD, Miller RG. Mononeuritis multiplex associated with cryoglobulinemia in HIV infection. Neurology. 1992 Nov;42(11):2103-5.

18. Bradley WG, Verma A. Painful vasculitic neuropathy in HIV-1 infection: relief of pain with prednisone therapy. Neurology. 1996 Dec;47(6):1446-51.

19. Eidelberg D, Sotrel A, Vogel H, Walker P, Kleefield J, Crumpacker CS 3rd. Progressive polyradiculopathy in acquired immune deficiency syndrome. Neurology. 1986 Jul;36(7):912-6.

20. Miller RG, Storey JR, Greco CM. Ganciclovir in the treatment of progressive AIDS-related polyradiculopathy. Neurology. 1990 Apr;40(4):569-74.

21. Mahieux F, Gray F, Fenelon G, Gherardi R, Adams D, Guillard A, et al. Acute myeloradiculitis due to cytomegalovirus as the initial manifestation of AIDS. J Neurol Neurosurg Psychiatry. 1989 Feb;52(2):270-4.

22. Eidelberg D, Sotrel A, Vogel H, Walker P, Kleefield J, Crumpacker CS 3rd. Progressive polyradiculopathy in acquired immune deficiency syndrome. Neurology. 1986 Jul;36(7):912-6.

23. Fuller GN. Cytomegalovirus and the peripheral nervous system in AIDS. J Acquir Immune Defic Syndr. 1992;5 Suppl 1:S33-6.

24. Behar R, Wiley C, McCutchan JA. Cytomegalovirus polyradiculoneuropathy in acquired immune deficiency syndrome. Neurology. 1987 Apr;37(4):557-61.

25. Cornblath DR, McArthur JC. Predominantly sensory neuropathy in patients with AIDS and AIDS- related complex. Neurology. 1988 May;38(5):794-6.

26. Miller RG, Storey JR, Greco CM. Ganciclovir in the treatment of progressive AIDS-related polyradiculopathy. Neurology. 1990 Apr;40(4):569-74.

27. Kim YS, Hollander H. Polyradiculopathy due to cytomegalovirus: report of two cases in which improvement occurred after prolonged therapy and review of the literature. Clin Infect Dis. 1993 Jul;17(1):32-7.

28. Anders HJ, Weiss N, Bogner JR, Goebel FD. Ganciclovir and foscarnet efficacy in AIDS-related CMV polyradiculopathy. J Infect. 1998 Jan;36(1):29-33.

29. Fiala M, Cone LA, Cohen N, Patel D, Williams K, Casareale D, et al. Responses of neurologic complications of AIDS to 3'-azido-3'-deoxythymidine and 9-(1,3-dihydroxy-2-propoxymethyl) guanine. I. Clinical features. Rev Infect Dis. 1988 Mar-Apr;10(2):250-6.

30. Alves LM. Biopsia de pele para estudo dos nervos intraepidérmicos na AIDS. São Paulo, 2003. Doutorado. Disponível em: http://www.bv.fapesp.br/pt/bolsas/84060/biopsia-de--pele-para-estudo-dos-nervos-intraepidermicos-na-aids. Acesso em: 7 abr. 2016.

31. Lipkin WI, Parry G, Kiprov D, Abrams D. Inflammatory neuropathy in homosexual men with lymphadenopathy. Neurology. 1985 Oct;35(10):1479-83.

32. Martin C, Sonnerborg A, Solders G. Improved sensory function in HIV-infected patients receiving highly active antiretroviral therapy. Neurology. 2000;54:2120.

33. McArthur JC, Yiannoutsos C, Simpson DM, Adornato BT, Singer EJ, Hollander H, et al. A phase II trial of nerve growth factor for sensory neuropathy associated with HIV infection. AIDS Clinical Trials Group Team 291. Neurology. 2000 Mar 14;54(5):1080-8.

34. Wessel H, Zitrelli B. Myasthenia gravis associated with HTL-VIII infection. Pediatr Neurol. 1987;3:238-9.

35. Strong J, Zochodne DW. Seronegative myasthenia gravis and human immunodeficiency virus infection: response to intravenous gamma globulin and prednisone. Can J Neurol Sci. 1998 Aug;25(3):254-6.

36. Gorthi SP, Shankar S, Johri S, Mishra A, Chaudhary NR. HIV infection with myasthenia gravis. J Assoc Physicians India. 2005 Nov;53:995-6.

37. Nath A, Kerman R, Novak I, Wolinsky J. Immune studies in HIV infection with myasthenia gravis: a case report. Neurology. 1990;40:581-3.

38. Rodrigues KM, Puccioni-Sohler M, Castineiras TM, Pereira MT, Papi JA, Schechter M, et al. [AIDS and myopathy: report of a case and review of the literature]. Arq Neuropsiquiatr. 1991 Sep;49(3):352-6.

39. Dalakas MC, Pezeshkpour GH, Gravell M, Sever JL. Polymyositis associated with AIDS retrovirus. JAMA. 1986 Nov 7;256(17):2381-3.

40. Johnson RW, Williams FM, Kazi S, Dimachkie MM, Reveille JD. Human immunodeficiency virus-associated polymyositis: a longitudinal study of outcome. Arthritis Rheum. 2003 Apr 15;49(2):172-8.

41. Reveille JD. The changing spectrum of rheumatic disease in human immunodeficiency virus infection. Semin Arthritis Rheum. 2000 Dec;30(3):147-66.

42. Authier FJ, Chariot P, Gherardi RK. Skeletal muscle involvement in human immunodeficiency virus (HIV)-infected patients in the era of highly active antiretroviral therapy (HAART). Muscle Nerve. 2005 Sep;32(3):247-60.

43. Bessen LJ, Greene JB, Louie E, Seitzman P, Weinberg H. Severe polymyositis-like syndrome associated with zidovudine therapy of AIDS and ARC. N Engl J Med. 1988 Mar 17;318(11):708.

44. Parsonage MJ, Wilkins EG, Snowden N, Issa BG, Savage MW. The development of hypophosphataemic osteomalacia with myopathy in two patients with HIV infection receiving tenofovir therapy. HIV Med. 2005 Sep;6(5):341-6.

45. Walker S, Norwood J, Thornton C, Schaberg D. Trimethoprim-sulfamethoxazole associated rhabdomyolysis in a patient with AIDS: case report and review of the literature. Am J Med Sci. 2006 Jun;331(6):339-41.

46. Brinkman K, Kakuda TN. Mitochondrial toxicity of nucleoside analogue reverse transcriptase inhibitors: a looming obstacle for long-term antiretroviral therapy? Curr Opin Infect Dis. 2000 Feb;13(1):5-11.

47. HIV Neuromuscular Syndrome Study Group. HIV-associated neuromuscular weakness syndrome. AIDS. 2004 Jul 2;18(10):1403-12.

Meningites em pacientes infectados pelo HIV

Marcos Felipe Camarinha de Almeida

Igor de Assis Franco

Hugo Almeida Chaves de Resende

Thiago Cardoso Vale

INTRODUÇÃO

Indivíduos portadores do vírus da imunodeficiência humana (HIV) têm um risco aumentado para o desenvolvimento de meningite quando comparados à população geral. Episódios de meningite aguda ou crônica, para os quais nenhuma causa é encontrada, podem ocorrer em qualquer estágio da síndrome da imunodeficiência adquirida (SIDA). A infecção pelo HIV predispõe o indivíduo a desenvolver meningite viral, bacteriana, fúngica, parasitária e por infiltrado linfomatoso. O quadro clínico geralmente apresenta-se com cefaleia, sinais de irritação meníngea e paralisia de nervos cranianos, associados ou não com febre. A suspeita de meningite pela neuroimagem ocorre quando se verifica um aumento da captação de contraste, difuso ou local, no espaço subaracnóideo na tomografia computadorizada (TC) de crânio ou ressonância magnética (RM) encefálica. Hidrocefalia comunicante, infartos arteriais ou venosos secundários a vasculite, trombose de seio e abscessos cerebrais constituem outras características de neuroimagem associadas com meningite em indivíduos com HIV. A análise do líquor (LCR) é de suma importância nesses pacientes. Podem-se fazer estudos microbiológicos detalhados no LCR, incluindo coloração e cultura para fungos e micobactérias, nanquim e pesquisa de antígenos nos casos de suspeita de *Cryptococcus*, e o *Venereal Disease Research Laboratory* (VDRL). Além disso, a realização de proteína C reativa (PCR) para *Mycobacterium tuberculosis*, vírus herpes simples tipos 1 e 2, citomegalovírus e varicela-zóster também são úteis para estabelecer o diagnóstico[1]. A investigação citológica também é essencial, tendo em vista a relativa frequência de meningite linfomatosa.

MENINGITE VIRAL

Meningite pelo HIV

A meningite asséptica é frequente no paciente com HIV, podendo ser causada pelo próprio vírus. A frequência das manifestações clínicas da meningite pelo HIV não corresponde às alterações laboratoriais, tais como pleocitose no LCR, e os indícios de inflamação das meninges evidenciados na necropsia cerebral. Na minoria dos indivíduos, a meningite aguda pode vir associada à infecção primária pelo HIV, cuja manifestação clínica se confunde com a de outras doenças virais, caracterizada por febre, linfadenopatia generalizada, esplenomegalia, exantema maculopapular e urticária. Em média, a infecção desenvolve-se no período de 8 a 12 semanas após a exposição ao vírus com o pico ocorrendo entre 3 e 6 semanas[2,3]. Meningite ou meningoencefalite podem sobrevir ao quadro de infecção aguda pelo HIV, manifestando-se com cefaleia, rigidez de nuca, fotofobia, crise epiléptica e alteração do estado mental. Nesses casos, o LCR revela uma hiperproteinorraquia (maior que 100 mg/dL), pleocitose à custa de células mononucleares (mais do que 200 células/mm^3) e glicorraquia normal[4]. O HIV pode ser isolado no sangue e no LCR. A detecção do vírus é feita, de forma mais confiável, a partir de amplificação do RNA por PCR.

Exame de LCR de indivíduos assintomáticos infectados com HIV normalmente apresenta alterações tais como pleocitose estéril por células mononucleares, aumento da concentração de proteína, aumento de IgG, e presença de bandas oligoclonais. Aparentemente, essas alterações não estão correlacionadas com o desenvolvimento posterior de doença neurológica, e sua interpretação requer cautela.

Nos casos de meningite asséptica, torna-se importante o teste de HIV. Meningite viral pode ser o primeiro sinal de infecção pelo HIV e, se não for identificado na fase inicial, o indivíduo pode permanecer assintomático e ser diagnosticado apenas nas fases avançadas da doença ou de SIDA. A detecção precoce de tais casos é importante para se obter melhor prognóstico.

MENINGITE BACTERIANA

Infecção por micobactérias

Pacientes com HIV apresentam infecção extrapulmonar causada pela *Mycobacterium tuberculosis*, *Mycobacterium avium-intracellulare* e, mais raramente, por outras micobactérias atípicas[5]. A frequência do acometimento do sistema nervoso central (SNC) varia de acordo com o organismo e população estudada. A meningite tuberculosa parece ocorrer com maior frequência nos países com baixas condições socioeconômicas, nos quais a população está sujeita a desnutrição, condições precárias de habitação e saneamento básico. A incidência é maior nos haitianos, negros americanos e usuários de drogas intravenosas[6]. No que diz respeito à faixa etária, a meningite tuberculosa apresenta incidência bimodal, acometendo crianças nos primeiros anos de vida, voltando a elevar-se na adolescência e no início da idade adulta.

O espectro clínico de acometimento do SNC pela tuberculose inclui, além da meningite, o abscesso cerebral e da medula espinhal[7] e o tuberculoma cerebral[8]. A forma clássica de apresentação da neurotuberculose é a meningite. Os tuberculomas cerebrais são formas raras de neurotuberculose e resultam da disseminação hematogênica de focos distantes de infecção pelo *M. tuberculosis*. O *M. avium-intracellulare* tipicamente provoca lesões com efeito de massa únicas ou múltiplas, já o *M. tuberculosis* frequentemente causa meningite.

As manifestações clínicas geralmente são insidiosas, com evolução em semanas ou meses, tornando difícil o diagnóstico. Os sintomas mais comuns da meningite tuberculosa em pacientes com HIV são febre, rigidez de nuca, crises epilépticas e alterações do nível e conteúdo da consciência[8]. Se não tratada, a doença pode evoluir em três estágios: estágio I, no qual as manifestações clínicas são bastante inespecíficas, tais como febre, cefaleia, mialgias, sonolência, apatia, irritabilidade, anorexia, vômitos e dor abdominal, sem alteração da consciência e

com duração de 1 a 2 semanas; estágio II, no qual começam a surgir sinais de comprometimento neurológico, caracterizados por paresias/plegias, estrabismo, ptose palpebral, irritação meníngea, hipertensão intracraniana, manifestações típicas de encefalite e distúrbios do movimento (tremores periféricos e coreia/atetose); estágio III, no qual os pacientes podem apresentar opistótono, rigidez de nuca, alterações do ritmo cardíaco e da respiração e alteração da consciência, incluindo coma. Crises epilépticas focais ou generalizadas podem ser observadas em qualquer estágio clínico da doença.

A infecção pelo HIV aumenta o risco de meningite por *M. tuberculosis*, porém não modifica as manifestações clínicas e a resposta à terapia[2]. Na TC de crânio, os tuberculomas apresentam paredes delgadas, lisas e espessura muito regular. Após a administração do contraste, é frequentemente observado realce das paredes da lesão e limitação do edema periférico, que está sempre presente. A análise do LCR desses pacientes pode ser normal[8] ou com características assépticas[2]. A biopsia cerebral pode ser útil em alguns casos, em vista da dificuldade em se estabelecer o diagnóstico.

Todos os pacientes infectados pelo HIV devem ser submetidos ao teste tuberculínico (PPD). Em caso de não reatividade, o PPD deve ser repetido anualmente, porém, nos casos em que a contagem de linfócitos T CD4+ for inferior a 200/mm^3 na avaliação anterior, deve-se repeti-lo após a reconstituição imune. Nos casos de PPD maior ou igual a 5 mm, deve-se iniciar quimioprofilaxia com isoniazida, que é bem tolerada em pacientes infectados pelo HIV e não está associada a aumento significativo de efeitos adversos hepáticos. A profilaxia primária contra *M. avium-intracellulare* está indicada para indivíduos em estágio avançado da infecção pelo HIV (linfócitos T CD4 < 50 células/mm^3). É feita, preferencialmente, com azitromicina, por ser mais bem tolerada e ter menos interações medicamentosas, porém a claritromicina também pode ser utilizada. A profilaxia secundária para *M. avium-intracellulare* deve ser mantida até que ocorra a reconstituição imunológica (T CD4+ acima de 100 células/mm^3 por pelo menos 3 meses) associada com supressão viral adequada. É importante salientar que, em ambos os casos, antes de iniciar a quimioprofilaxia, deve-se excluir a presença de infeção ativa por esses microrganismos, para evitar a possibilidade de resistência ao antimicrobiano que estaria, nesse caso, sendo utilizado como monoterapia.

Nos pacientes com tuberculose ativa, deve-se instituir um regime que envolve três ou mais drogas por no mínimo 9 meses. O esquema para pacientes maiores de 10 anos consiste na associação de rifampicina, isoniazida, pirazinamida e etambutol durante 2 meses, seguidos de 7 meses com apenas os dois primeiros. Para menores de 10 anos, o esquema é o mesmo com exceção ao uso do etambutol.

Infecção por *Treponema*

Sífilis é uma doença infecciosa crônica causada pelo *Treponema pallidum*, que sofreu um grande declínio da sua incidência após a introdução da penicilina em 1943[9]. No entanto, continua a ser um importante problema de saúde pública, com aumento da incidência no final dos anos 1990, sobretudo na Ásia e África subsaariana, ocorrendo também recrudescência na Europa e nos Estados Unidos[10], provavelmente relacionada com a alteração do comportamento sexual e da mobilidade populacional[11]. A Organização Mundial de Saúde estima que a incidência anual de sífilis no mundo é de cerca de 12 milhões[10]. O aumento da incidência de sífilis traduziu-se na elevação do número de casos de neurossífilis observados na prática clínica[12]. O acometimento do SNC é um dos marcos característicos da sífilis terciária. O *Treponema pallidum* pode atravessar a barreira hematoencefálica já nas fases primária e secundária e provocar sinais e sintomas neurológicos e oftalmológicos. Entretanto, neurossífilis somente se desenvolve na fase terciária e é caracterizada por goma sifilítica, alterações medulares (*tabes dorsalis*), comportamentais e cognitivas (paralisia geral progressiva). A neurossífilis deve ser sempre considerada em pacientes com infecção pelo HIV, mesmo na ausência de doença neurológica. Em algumas populações, entre 1% a 6% de todos os pacientes infectados com HIV têm neurossífilis, definida por teste VDRL positivo no LCR[13,14,15]. Isto é provavelmente uma incidência subestimada de neurossífilis em AIDS por causa da baixa sensibilidade relativa deste teste[16]. Meningite sintomática aguda durante o curso da sífilis secundária não é incomum. A ocorrência de neurossífilis em indivíduos infectados pelo HIV após administração de tratamento adequado com penicilina benzatina para sífilis secundária já foi relatado[17]. Outras manifestações incomuns da sífilis em associação com a infecção pelo HIV incluem febre inexplicável[18], neurite óptica bilateral[19], perda auditiva neurossensorial bilateral[20] e paralisia facial periférica grave, meningomielite sifilítica[21], polirradiculopatia sifilítica[22], e goma cerebral sifilítica apresentando-se como uma lesão de massa[23]. Embora ainda controverso, a infecção concomitante pelo HIV parece alterar o curso natural da sífilis[24-26].

Meningite sifilítica aguda é a primeira manifestação da sífilis em 25% dos casos. O período de incubação é inferior a 1 ano na maioria dos doentes. As manifestações clínicas são cefaleia, náuseas, vômitos e rigidez da nuca[27]. As principais alterações neurológicas incluem lesão dos nervos cranianos (II, VI, VII e VIII) e hiper-

tensão intracraniana[27]. A hidrocefalia sifilítica surge habitualmente 3 a 7 meses após a infecção primária aguda[28] e manifesta-se com sinais e sintomas de hipertensão intracraniana. O processo inflamatório pode afetar também o epêndima e os vasos cerebrais, originando endarterite, oclusão vascular e infarto cerebral, com consequentes sinais neurológicos focais como afasia e hemiplegia[28].

O LCR é o exame mais importante para identificação da neurossífilis. Classicamente, há aumento de proteínas totais, pleocitose e VDRL positivo. Pleocitose elevada (até 400 células/mm³) e hiperproteinorraquia (até 200 mg/dL) são observadas no LCR de pacientes com meningite sifilítica aguda ou meningovasculite sifilítica[29]. A presença de VDRL positivo no LCR confirma o diagnóstico de neurossífilis, exceto se houver contaminação com sangue, porém, a sua ausência não exclui o diagnóstico. Um TPHA (*Treponema pallidum particle agglutination assay*) reativo no LCR não estabelece, obrigatoriamente, o diagnóstico de neurossífilis, mas a sua negatividade o exclui[27,30].

O antibiótico indicado é a penicilina cristalina, com dose de 12 milhões de UI a 24 milhões de UI por dia, por via endovenosa, durante 10 a 14 dias. O controle liquórico deve ser feito em intervalos de 6 meses ao longo dos 2 anos subsequentes ao término do tratamento. O ideal é que o LCR apresente contagem de células normal e redução da concentração de proteínas. Entretanto, há que se enfatizar as alterações do LCR típicas da infecção pelo HIV e não confundi-las com falha no tratamento. Os títulos do VDRL devem reduzir e permanecer em baixos títulos.

Infecção por *Listeria*

Listeria monocytogenes é um bacilo gram-positivo que é transmitido principalmente através de alimentos contaminados. É uma causa rara de doença na população em geral, porém em crianças, grávidas, indivíduos com imunossupressão celular e idosos, a *Listeria* pode causar processos infecciosos graves, dos quais as infecções do SNC (meningite aguda[31], abscesso cerebral[32], meningoencefalite e encefalite de tronco) são as mais características. Apesar da importante diminuição da imunidade celular que a SIDA determina, a incidência de infecção por *Listeria monocytogenes* parece ser menor na SIDA do que em outras causas de imunossupressão celular.

Nos casos de meningite de causa desconhecida em um paciente com SIDA, o esquema antimicrobiano deve incluir medicamentos eficazes no combate a *L. monocytogenes*[33], tais como ampicilina, gentamicina ou sulfametoxazol-trimetoprim.

Outras bactérias

A imunossupressão celular da SIDA predispõe o indivíduo a infecções por *Salmonella* e *Streptococcus pneumoniae*. A meningite pneumocócica é particularmente comum entre crianças infectadas pelo HIV em regiões subdesenvolvidas do mundo. Essas e outras causas menos comuns de meningite devem ser consideradas em todos os pacientes com SIDA e clínica sugestiva.

MENINGITE POR FUNGOS

Meningite criptocócica

É causada pelo fungo encapsulado *Cryptococcus neoformans*. Manifesta-se frequentemente como uma meningite subaguda ou crônica (2 a 4 semanas), mas pode ser aguda (1 a 2 semanas), caracterizada por febre, rigidez de nuca, cefaleia, astenia, náusea e vômito, sudorese noturna, confusão mental e alterações de visão. Paralisias de nervo craniano, déficits motores focais, alterações de linguagem, crises epilépticas, sinais e sintomas cerebelares e psicose podem ocorrer em menor frequência. A incidência estimada de criptococose em pacientes com SIDA varia entre 1,9%[34] e 11%[35]. Os negros e usuários de drogas injetáveis parecem ser mais propensos à meningite criptocócica do que outras pessoas. Em algumas comunidades, meningite criptocócica é a doença neurológica mais comum em pacientes com HIV, superando a toxoplasmose[31].

A cefaleia é o sintoma mais comum da meningite criptocócica, podendo estar presente em 88% dos casos. A febre vem em segundo lugar, com 84%, seguido dos sinais meníngeos (36%), alterações do estado mental (12%), e outras manifestações neurológicas, tais como paralisia de nervo craniano, papiledema, ataxia e crises epilépticas (10%)[31]. Hipertensão intracraniana é observada em 50% a 75% dos pacientes, e comprometimento extracerebral (especialmente em pulmão, pele, medula óssea e trato geniturinário) pode acompanhar o quadro clínico, facilitando o diagnóstico[36]. Embora incomum, sinais e sintomas neurológicos focais podem ser observados na doença criptocócica[37,38,39].

A meningite por criptococo está inserida na lista das causas mais comuns de distúrbios neurológicos associados à síndrome inflamatória de reconstituição imune[40]. Geralmente, tem início dentro do período de 3,5 meses após o início da terapia antirretroviral (TARV) e, tipicamente, apresenta-se com aumento da pressão de abertura evidenciada na coleta do LCR, da glicorraquia e da contagem de leucócitos superior à dos pacientes com meningite típica por *Cryptococcus neoformans* associada ao HIV.

A punção lombar normalmente revela um aumento da pressão de abertura, pleocitose mononuclear, hiperproteinorraquia e hipoglicorraquia. No entanto, dois ou três parâmetros do LCR padrão (proteínas, glicose, a contagem de células) podem vir normais em até 50% dos casos[31]. O diagnóstico requer cultura (sensibilidade de 80%) ou tinta da China (sensibilidade 75-85%) positiva no LCR. Títulos maiores ou iguais a 1:16 do antígeno criptocócico no LCR devem ser avaliados criteriosamente. Considera-se o início do tratamento nessas circunstâncias, no contexto de alta suspeita clínica[36]. Os estudos de neuroimagem frequentemente não apresentam alterações. Eventualmente, lesões hipodensas bilaterais sem efeito expansivo, nem captação do contraste, especialmente nos espaços perivasculares dos núcleos da base, conhecidas como pseudocistos mucinosos, podem ser encontradas. Pode haver, também, lesões hipodensas com captação de contraste anelar ou nodular e efeito de massa variável, conhecidas como criptococomas[36]. A RM encefálica pode demonstrar lesões nos núcleos da base com hipossinal em T1 e hipersinal em T2 e que podem captar contraste. Numa série de casos, os criptococomas e a hidrocefalia foram observados em aproximadamente 10% dos pacientes, e edema cerebral difuso em 3%[41].

A mortalidade por meningite criptocócica é de cerca de 30%. Dentre os fatores que predizem um prognóstico ruim, podemos citar alteração do estado mental, tinta Nanquim positiva, baixa contagem de leucócitos no LCR (inferior a 20 células/µL), hemocultura positiva, criptococose disseminada, altos títulos do antígeno criptocócico no LCR (maior que 1:1.024), hipoglicorraquia e hipertensão intracraniana[36,42]. Um estudo descobriu que, dentre esses fatores, o mais importante preditor de mau resultado foi uma alteração do estado mental no momento do diagnóstico[43]. Entretanto, ainda resta uma importante controvérsia no que diz respeito à importância desses preditores de sobrevida[44].

As diretrizes atuais da *Infectious Diseases Society of America* (IDSA) para a terapia primária (indução e consolidação) de meningite criptocócica em pacientes infectados pelo HIV recomendam anfotericina B (0,7-1,0 mg/kg/dia endovensa) associada a fluocitosina (25 mg/kg de 6/6 h por via oral) durante pelo menos 2 semanas. Após o término desse esquema, inicia-se com fluconazol 400 mg por dia (6 mg/kg/dia) por via oral, por um período mínimo de 8 semanas[45]. A anfotericina B liposssomal (6 mg/kg/dia endovenosa) pode substituir a anfotericina B, sem prejuízo na qualidade do tratamento, no intuito de reduzir a toxicidade renal. Como controle de tratamento, devem-se obter duas culturas liquóricas negativas.

Um estudo randomizado comparou a efetividade das diferentes doses da anfotericina B (1 mg/kg contra 0,7 mg/kg) e associação com efeitos colaterais em pacientes infectados pelo HIV com meningite criptocócica. Observou-se que a dose de 1 mg/kg foi mais rapidamente fungicida e os efeitos colaterais foram semelhantes[46]. Os pacientes de ambos os braços do estudo também receberam fluocitosina.

Nos casos em que anfotericina B não está disponível, sugere-se que a associação de altas doses de fluconazol (1.200 mg/dia) associado com a fluocitosina durante 2 semanas é uma alternativa ideal para o tratamento da meningite criptocócica. A combinação provou ser mais eficaz do que o fluconazol sozinho e com boa tolerabilidade[47].

Já nos locais onde a fluocitosina não estiver disponível, a anfotericina B em combinação com o fluconazol (800-1.200 mg/dia) ou voriconazol (300 mg 2 vezes ao dia) é uma alternativa eficaz[48].

Um estudo duplo-cego, controlado, fase II sugeriu que a terapia adjuvante com o interferon-gama 1b recombinante (gama rIFN- 1b) pode induzir uma esterilização do LCR mais rápida em pacientes com meningite criptocócica associada ao HIV[49]. Em vista disso, as diretrizes da IDSA sugerem levar em consideração, nos casos refratários, o uso do 1b gama rIFN- (100 µg/m², 3 vezes por semana, durante 10 semanas), juntamente com terapia antifúngica padrão. Para os pacientes que pesam menos que 50 kg, considerar metade da dose[45].

A terapia de manutenção deve ser feita com fluconazol 200 mg/dia. Anfotericina B (1 mg/kg/semana) é menos eficaz do que o fluconazol, mas é uma alternativa para pacientes que sofreram recaídas com o uso do fluconazol ou para aqueles que não o toleram.

De acordo com as diretrizes da IDSA, os critérios para interrupção da terapia de manutenção em uso de TARV são: manutenção da contagem de células CD4 + acima de 100 células/mL e carga viral baixa ou indetectável por 3 meses ou mais (mínimo de 12 meses de tratamento antifúngico). As diretrizes aconselham o retorno da terapia de manutenção, se a contagem de células CD4+ cair abaixo de 100 células/mL[45].

Pacientes que sofrem recaídas devem ser tratados com esquema inicial, e a susceptibilidade do criptococo isolado deve ser determinada. Uma concentração inibitória mínima de 16 µg/mL ou mais por fluconazol ou 32 µg/mL ou mais por fluocitosina pode ser considerada resistência, e fármacos alternativos deve ser considerados[45].

Além do tratamento farmacológico, deve-se ficar atento ao controle da pressão intracraniana e da possível indicação de derivação ventriculoperitoneal (DVP). A punção liquórica de alívio deve reduzir em 50% a pressão inicial, com retirada média de 25 mL a 30 mL de LCR[36]. Nos casos em que a pressão de abertura encontra-se maior ou igual a 250 mmH$_2$O, a DVP está indicada, caso a TC de crânio apresente sinais de hidrocefalia. Se não houver, devem-se realizar punções lombares de alívio diárias, durante 10 dias. Em caso de pressão persistentemente alta, procede-se a DVP. Porém, em caso de pressão normal durante 2 dias consecutivos, passar a realizar punção semanalmente para aferição da pressão. Caso haja novo aumento da pressão, retorna-se ao esquema diário durante 10 dias, conforme descrito acima. Não está indicado o uso de corticoide e acetazolamida para controle de pressão intracraniana[36].

Outras meningites fúngicas

Outras infecções fúngicas, incluindo por *Candida albicans*, podem também resultar em meningite em pacientes com SIDA. Apesar de mais de 50% desses pacientes desenvolverem candidíase orofaríngea ou esofágica, ela é raramente observada na necropsia do cérebro. Meningite secundária a mucormicose tem sido observada em usuários de drogas injetáveis com SIDA[50,51] na ausência da tríade clássica de oftalmoplegia, necrose de tecido nasal e diabetes insípido. Outras características dessa doença são lesões intracerebrais grandes e com envolvimento vascular associado. A infeção por *Aspergillus fumigatus* apresenta-se, mais frequentemente, como abscesso cerebral, sendo a meningite uma forma mais rara. Outras causas raras de meningite fúngica em paciente com SIDA são a histoplasmose, a coccidioidomicose[31], e a blastomicose[52].

MENINGITE POR PARASITA

A toxoplasmose pode, em raras ocasiões, causar uma ventriculomeningite na ausência de lesões de massa[53]. O quadro clínico pode ser muito confuso, e o diagnóstico torna-se ainda mais problemático pela dificuldade de isolar o organismo no LCR. Nesse caso, o PCR para *T. gondii* pode ser útil[54,55]. Outras infecções parasitárias do SNC têm sido relatadas em associação com a infecção pelo HIV, incluindo a doença de Chagas (*Trypanosoma cruzi*[56,57] e a paracoccidiomicose[58].

MENINGITE LINFOMATOSA

Entre os pacientes com SIDA, 5% desenvolvem linfoma sistêmico, e aproximadamente um terço deles apresenta sintomas neurológicos no quadro inicial[59]. A forma mais comum de doença neurológica que ocorre em associação com linfoma sistêmico relacionado com a SIDA é a leptomeningite linfomatosa, que pode ser assintomática ou sintomática. Aproximadamente 20%

dos pacientes com linfoma apresentam meningite linfomatosa não suspeitada[59]. Assim, a punção lombar é obrigatória para todos os pacientes com SIDA e linfoma sistêmico. Desses pacientes, cerca de 5% a 10% apresentarão, também, envolvimento de nervos cranianos ou periféricos e massas paravertebrais[60]. As características clínicas da leptomeningite linfomatosa sintomática incluem cefaleia, confusão mental, crises epilépticas, neuropatias cranianas e radiculopatias.

O modo mais provável de entrada das células linfomatosas no SNC é propagação direta a partir de sítios extraneurais contíguos[61]. As manifestações neurológicas da meningite linfomatosa associada à SIDA, particularmente a neuropatia craniana, podem ser extraordinariamente sensíveis à administração de corticosteroides. O tratamento adequado requer quimioterapia intratecal.

REFERÊNCIAS

1. Castagna A, Cinque P, d'Amico A, Messa C, Fazio F, Lazzarin A. Evaluation of contrast-enhancing brain lesions in AIDS patients by means of Epstein-Barr virus detection in cerebrospinal fluid and 201thallium single photon emission tomography. AIDS. 1997 Oct;11(12):1522-3.

2. Berenguer J, Moreno S, Laguna F, Vicente T, Adrados M, Ortega A, et al. Tuberculous meningitis in patients infected with the human immunodeficiency virus. N Engl J Med. 1992 Mar 5;326(10):668-72.

3. Cooper DA, Gold J, Maclean P, Donovan B, Finlayson R, Barnes TG, et al. Acute AIDS retrovirus infection. Definition of a clinical illness associated with seroconversion. Lancet. 1985 Mar 9;1(8428):537-40.

4. Hollander H, Stringari S. Human immunodeficiency virus-associated meningitis. Clinical course and correlations. Am J Med. 1987 Nov;83(5):813-6.

5. Pumarola-Sune T, Navia BA, Cordon-Cardo C, Cho ES, Price RW. HIV antigen in the brains of patients with the AIDS dementia complex. Ann Neurol. 1987 May;21(5):490-6.

6. Chaisson RE, Schecter GF, Theuer CP, Rutherford GW, Echenberg DF, Hopewell PC. Tuberculosis in patients with the acquired immunodeficiency syndrome. Clinical features, response to therapy, and survival. Am Rev Respir Dis. 1987 Sep;136(3):570-4.

7. Doll DC, Yarbro JW, Phillips K, Klott C. Mycobacterial spinal cord abscess with an ascending polyneuropathy. Ann Intern Med. 1987 Feb;106(2):333-4.

8. Bishburg E, Sunderam G, Reichman LB, Kapila R. Central nervous system tuberculosis with the acquired immunodeficiency syndrome and its related complex. Ann Intern Med. 1986 Aug;105(2):210-3.

9. Scheck DN, Hook EW 3rd. Neurosyphilis. Infect Dis Clin North Am. 1994 Dec;8(4):769-95.

10. Bingham JS, Barton SE, Stary A. Sexually transmitted infections and human immunodeficiency virus infection in Europe: the way ahead? J Eur Acad Dermatol Venereol. 2001;15:402-4.

11. Dupin N. Syphilis, le retour. Ann Dermatol Venereol 2002; 129:849-51.

12. Barros AM, Cunha AP, Lisboa C, Sá MJ, Resende C. Neurossífilis. Revisão clínica e laboratorial. ArqMed. 2005;19(3):121-9.

13. Appleman ME, Marshall DW, Brey RL, Houk RW, Beatty DC, Winn RE, et al. Cerebrospinal fluid abnormalities in patients without AIDS who are seropositive for the human immunodeficiency virus. J Infect Dis. 1988 Jul;158(1):193-9.

14. Berger JR. Neurosyphilis in human immunodeficiency virus type 1-seropositive individuals. A prospective study. Arch Neurol. 1991 Jul;48(7):700-2.

15. Livramento JA, Machado LR, Spina-França A. [Cerebrospinal fluid abnormalities in 170 cases of AIDS]. [Article in Portuguese]. Arq Neuropsiquiatr. 1989 Sep;47(3):326-31.

16. Berger J. Diagnosing neurosyphilis: the value of the cerebrospinal fluid VDRL or lack thereof. J Clin Neuroophthalmol. 1989 Dec;9(4):234-5.

17. Berry CD, Hooton TM, Collier AC, Lukehart SA. Neurologic relapse after benzathine penicillin therapy for secondary syphilis in a patient with HIV infection. N Engl J Med. 1987 Jun 18;316(25):1587-9.

18. Chung WM, Pien FD, Grekin JL. Syphilis: a cause of fever of unknown origin. Cutis. 1983 May;31(5):537-40.

19. Zambrano W, Perez GM, Smith JL. Acute syphilitic blindness in AIDS. J Clin Neuroophthalmol. 1987 Mar;7(1):1-5.

20. Fernández-Guerrero ML, Miranda C, Cenjor C, Sanabria F. The treatment of neurosyphilis in patients with HIV infection. JAMA. 1988 Mar 11;259(10):1495-6.

21. Berger JR. Spinal cord syphilis associated with human immunodeficiency virus infection: a treatable myelopathy. Am J Med. 1992 Jan;92(1):101-3.

22. Lanska MJ, Lanska DJ, Schmidley JW. Syphilitic polyradiculopathy in an HIV-positive man. Neurology. 1988 Aug;38(8):1297-301.

23. Berger JR, Waskin H, Pall L, Hensley G, Ihmedian I, Post MJ. Syphilitic cerebral gumma with HIV infection. Neurology. 1992 Jul;42(7):1282-7.

24. Katz DA, Berger JR. Neurosyphilis in acquired immunodeficiency syndrome. Arch Neurol. 1989 Aug;46(8):895-8.

25. Musher DM, Hamill RJ, Baughn RE. Effect of human immunodeficiency virus (HIV) infection on the course of syphilis and on the response to treatment. Ann Intern Med. 1990 Dec 1;113(11):872-81.

26. Katz DA, Berger JR, Duncan RC. Neurosyphilis. A comparative study of the effects of infection with human immunodeficiency virus. Arch Neurol. 1993 Mar;50(3):243-9.

27. Roos KL. Non Viral Infections. In: Goetz CG, editors. Textbook of Clinical Neurology. 2nd ed. Philadelphia: Saunders; 2003. p. 919-43.

28. Swartz MN, Healy BP, Musher DM. Late syphilis. In: Holmes K, Mardh PA, Sparling PF, Lemon SM, Stamm WE, Piot P, et al., editors. Sexually transmitted diseases. 3rd ed. New York: McGraw Hill; 1998. p. 487-98.

29. [No authors listed]. 29-International CSF Consensus by an Internet-Based Group Discussion 2001. Neurosyphilis. Disponível em: http://www.teamspace.net/CSF. Acesso em: 7 abr 2016.

30. Gelderblom H, Pachner AR. Spirochetal Infections (Neurosyphilis and Lyme Neuroborreliosis). In: Evans RW, editors. Saunders Manual of Neurologic Practice. 1st ed. Philadelphia: Saunders; 2003. p. 730-35.

31. Pons V, Jacobs R, Hollander H. Nonviral Infections of the Central Nervous System in Patients With Acquired Immunodeficiency Syndrome. New York: Raven Press; 1988.

32. Harris JO, Marquez J, Swerdloff MA, Magana IA. Listeria brain abscess in the acquired immunodeficiency syndrome. Arch Neurol. 1989 Mar;46(3):250.

33. Kales CP, Holzman RS. Listeriosis in patients with HIV infection: clinical manifestations and response to therapy. J Acquir Immune Defic Syndr. 1990;3(2):139-43.

34. [No authors listed]. Cryptococcus in AIDS. Lancet. 1988 Jun 25;1(8600):1434-6.

35. Snider WD, Simpson DM, Nielsen S, Gold JW, Metroka CE, Posner JB. Neurological complications of acquired immune deficiency syndrome: analysis of 50 patients. Ann Neurol. 1983 Oct;14(4):403-18.

36. Oliveira ACP, Bermúdez JEV. Doenças neurológicas oportunistas em pacientes infectados pelo HIV-1. In: Bertolucci PHF, editores. Guias de Medicina Ambulatorial e Hospitalar da Unifesp-EPM: Neurologia. Barueri: Manole; 2011. p. 643-59.

37. Levy RM, Bredesen DE, Rosenblum ML. Neurological manifestations of the acquired immunodeficiency syndrome (AIDS): experience at UCSF and review of the literature. J Neurosurg. 1985 Apr;62(4):475-95.

38. Zuger A, Louie E, Holzman RS, Simberkoff MS, Rahal JJ. Cryptococcal disease in patients with the acquired immunodeficiency syndrome. Diagnostic features and outcome of treatment. Ann Intern Med. 1986 Feb;104(2):234-40.

39. Koppel BS, Wormser GP, Tuchman AJ, Maayan S, Hewlett D Jr, Daras M. Central nervous system involvement in patients with acquired immune deficiency syndrome (AIDS). Acta Neurol Scand. 1985 May;71(5):337-53.

40. Shelburne SA 3rd, Hamill RJ, Rodriguez-Barradas MC, Greenberg SB, Atmar RL, Musher DW, et al. Immune reconstitution inflammatory syndrome: emergence of a unique syndrome during highly active antiretroviral therapy. Medicine (Baltimore). 2002 May;81(3):213-27.

41. Popovich MJ, Arthur RH, Helmer E. CT of intracranial cryptococcosis. AJR Am J Roentgenol. 1990 Mar;154(3):603-6.

42. Diamond RD, Bennett JE. Prognostic factors in cryptococcal meningitis. A study in 111 cases. Ann Intern Med. 1974 Feb;80(2):176-81.

43. Powderly WG, Saag MS, Cloud GA, Robinson P, Meyer RD, Jacobson JM, et al. A controlled trial of fluconazole or amphotericin B to prevent relapse of cryptococcal meningitis in patients with the acquired immunodeficiency syndrome. The NIAID AIDS Clinical Trials Group and Mycoses Study Group. N Engl J Med. 1992 Mar 19;326(12):793-8.

44. Gal AA, Evans S, Meyer PR. The clinical laboratory evaluation of cryptococcal infections in the acquired immunodeficiency syndrome. Diagn Microbiol Infect Dis. 1987 Aug;7(4):249-54.

45. Perfect JR, Dismukes WE, Dromer F, Goldman DL, Graybill JR, Hamill RJ, et al. Clinical practice guidelines for the management of cryptococcal disease: 2010 update by the Infectious Diseases Society of America. Clin Infect Dis. 2010 Feb 1;50(3):291-322.

46. Bicanic T, Wood R, Meintjes G, Rebe K, Brouwer A, Loyse A. High-dose amphotericin B with flucytosine for the treatment of cryptococcal meningitis in HIV-infected patients: a randomized trial. Clin Infect Dis. Jul 1 2008;47(1):123-30.

47. Nussbaum JC, Jackson A, Namarika D, Phulusa J, Kenala J, Kanyemba C. Combination flucytosine and high-dose fluconazole compared with fluconazole monotherapy for the treatment of cryptococcal meningitis: a randomized trial in Malawi. Clin Infect Dis. Feb 1 2010;50(3):338-44.

48. Loyse A, Wilson D, Meintjes G, Jarvis JN, Bicanic T, Bishop L, et al. Comparison of the Early Fungicidal Activity of High-Dose Fluconazole, Voriconazole, and Flucytosine as Second-Line Drugs Given in Combination With Amphotericin B for the Treatment of HIV-Associated Cryptococcal Meningitis. Clin Infect Dis. 2012 Jan 1;54(1):121-8.

49. Pappas PG, Bustamante B, Ticona E, Hamill RJ, Johnson PC, Reboli A, et al. Recombinant interferon- gamma 1b as adjunctive therapy for AIDS-related acute cryptococcal meningitis. J Infect Dis. 2004 Jun 15;189(12):2185-91.

50. Cuadrado LM, Guerrero A, Garcia Asenjo JA, Martin F, Palau E, Garcia Urra D. Cerebral mucormycosis in two cases of acquired immunodeficiency syndrome. Arch Neurol. 1988 Jan;45(1):109-11.

51. Micozzi MS, Wetli CV. Intravenous amphetamine abuse, primary cerebral mucormycosis, and acquired immunodeficiency. J Forensic Sci. 1985 Apr;30(2):504-10.

52. Pappas PG, Pottage JC, Powderly WG, Fraser VJ, Stratton CW, McKenzie S, et al. Blastomycosis in patients with the acquired immunodeficiency syndrome. Ann Intern Med. 1992 May 15;116(10):847-53.

53. Bach M, Skarulis G. Acute toxoplasmic meningitis in a patient with AIDS. Clin Infect Dis. 1997 Dec;25(6):1482-3.

54. Rodríguez JC, Martínez MM, Martínez AR, Royo G. Evaluation of different techniques in the diagnosis of Toxoplasma encephalitis. J Med Microbiol. 1997 Jul;46(7):597-601.

55. Cingolani A, De Luca A, Ammassari A, Murri R, Linzalone A, Grillo R, et al. PCR detection of Toxoplasma gondii DNA in CSF for the differential diagnosis of AIDS-related focal brain lesions. J Med Microbiol. 1996 Dec;45(6):472-6.

56. Lages-Silva E, Ramirez LE, Silva-Vergara ML, Chiari E. Chagasic meningoencephalitis in a patient with acquired immunodeficiency syndrome: diagnosis, follow-up, and genetic characterization of Trypanosoma cruzi. Clin Infect Dis. 2002 Jan 1;34(1):118-23.

57. Pacheco RS, Ferreira MS, Machado MI, Brito CM, Pires MQ, Da-Cruz AM, et al. Chagas' disease and HIV co-infection: genotypic characterization of the Trypanosoma cruzi strain. Mem Inst Oswaldo Cruz. 1998 Mar-Apr;93(2):165-9.

58. Finamor LP, Muccioli C, Martins MC, Rizzo LV, Belfort R Jr. Ocular and central nervous system paracoccidioidomycosis in a pregnant woman with acquired immunodeficiency syndrome. Am J Ophthalmol. 2002 Sep;134(3):456-9.

59. Levine AM. Epidemiology, clinical characteristics, and management of AIDS-related lymphoma. Hematol Oncol Clin North Am. 1991 Apr;5(2):331-42.

60. Ziegler JL, Beckstead JA, Volberding PA, Abrams DI, Levine AM, Lukes RJ, et al. Non-Hodgkin's lymphoma in 90 homosexual men. Relation to generalized lymphadenopathy and the acquired immunodeficiency syndrome. N Engl J Med. 1984 Aug 30;311(9):565-70.

61. Levitt LJ, Dawson DM, Rosenthal DS, Moloney WC. CNS involvement in the non-Hodgkin's lymphomas. Cancer. 1980 Feb;45(3):545-52.

Infecções fúngicas e parasitárias do sistema nervoso central

Infecções parasitárias

Pedro Braga Neto
Victor Hugo Rocha Marussi
Thiago Cardoso Vale

INFECÇÕES POR PROTOZOÁRIOS

Malária cerebral

Malária deve ser considerada em qualquer paciente com febre e sintomas neurológicos que tenha passado por zonas endêmicas nos últimos 3 meses. O parasita *Plasmodium falciparum* é o responsável por quase todos os casos de complicações neurológicas[1] devido à sua capacidade de sequestração e redução da deformabilidade de eritrócitos infectados nas vênulas de vários órgãos, incluindo o cérebro. Isto determina redução do fluxo sanguíneo da região microvascular, oclusão de artérias cerebrais e formação de petéquias hemorrágicas difusas.

No entanto, a necrose tecidual é incomum na maioria dos casos com boa reversibilidade do quadro isquêmico, mas podem existir infartos cerebrais corticais localizados e trombose venosa cerebral[1,2].

O quadro clínico da malária cerebral é caracterizado por cefaleia, vômitos, irritabilidade, agitação, crises epilépticas, psicose e rebaixamento do nível de consciência, assemelhando-se a uma encefalopatia difusa como visto em quadros metabólicos. O estado de mal epiléptico não é comum, mas múltiplas crises epilépticas podem ocorrer. Quase todos os pacientes têm febre durante a apresentação neurológica[1].

O diagnóstico é baseado no quadro clínico associado à presença do *Plasmodium sp.* no exame de gota espessa. O exame de tomografia computadorizada (TC) de crânio pode evidenciar edema cerebral difuso, hipodensidades talâmicas e em regiões subcorticais. A ressonân-cia magnética (RM) encefálica pode também demonstrar lesões isquêmicas corticais e micro-hemorragias[1].

Cerca de 6% a 29% dos casos de malária cerebral podem ocasionar algum grau de sequela neurológica, sendo mais frequente em crianças do que em adultos. Os pacientes podem permanecer com déficit cognitivo, epilepsia ou transtornos do comportamento. Há também descrição de ataxia cerebelar com recuperação espontânea ao longo de meses. Já a síndrome neurológica pós-malária, consiste em um estado confusional agudo, psicose e crises epilépticas generalizadas, além de tremor, vistos em 0,1% dos casos de malária grave. Esta condição associa-se ao uso de mefloquina[1,2].

O atraso no diagnóstico pode ser fatal devido à piora rápida do quadro clínico. Deve-se rapidamente identificar se o paciente reside ou teve contatos em região endêmica para malária onde existam infecções por *Plasmodium falciparum* resistentes à cloroquina. Geralmente, nos casos de malária cerebral, indica-se o tratamento com drogas antimaláricas endovenosas. Além disso, devem-se reconhecer e tratar precocemente complicações associadas como: hipoglicemia, distúrbio hidroeletrolítico, crises epilépticas, anemia, acidose e distúrbios respiratórios e renais[1].

Neurotoxoplasmose

A neurotoxoplasmose é causada por um protozoário intracelular obrigatório denominado *Toxoplasma gondii* que penetra no organismo através da via oral ou transplacentária. Mecanismos comuns de infecção são por carnes mal cozidas, como de porco e cordeiro, que contenham cistos viáveis, ou por ingesta de oócitos do solo contaminado, ou água, leite de cabra ou vegetais contaminados. Em adultos, a toxoplasmose é geralmente subclínica. Cerca de 10% a 20% apresentam sintomas como adenopatia cervical, febre, sudorese, dor na garganta, hepatoesplenomegalia e linfocitose. Em indivíduos imunocompetentes, as manifestações clínicas são autolimitadas. A toxoplasmose também é uma importante causa de coriorretinite, usualmente quando a transmissão é congênita. No entanto, manifestações clínicas graves ocorrem em pacientes imunocomprometidos. O envolvimento do sistema nervoso central (SNC) pode resultar em encefalite com efeito de massa que se manifesta clinicamente como cefaleia, febre, epilepsia, hemiparesia, psicose e déficit cognitivo. Os sítios mais comumente afetados são os núcleos da base, tálamo e junção corticomedular. O quadro de encefalite é particularmente comum em pacientes com infecções pelo vírus da imunodeficiência humana (HIV) e pode resultar em destruição tecidual ou abscessos cerebrais.

O diagnóstico é baseado no quadro clínico, exames sorológicos, líquor e exames de neuroimagem. O exame de PCR pode ser um dos métodos mais sensíveis para o diagnóstico, podendo ser sérico ou liquórico além da presença de IgG para toxoplasmose no líquor. Os exames de neuroimagem tipicamente demonstram imagens nodulares múltiplas ou com captação anelar de contraste com efeito expansivo no córtex cerebral, região subcortical, núcleos da base, cerebelo, tronco cerebral com edema cerebral focal (Figura 5.4.1.1). O diagnóstico diferencial mais importante é com o linfoma primário do SNC[2].

A neurotoxoplasmose tem melhor resposta ao tratamento com a combinação de pirimetamina, sulfadizina e ácido folínico. Outros agentes que podem ser utilizados são clotrimazol ou sulfadizina com clindamicina e ácido folínico. O tratamento é feito por 4 a 6 semanas após a resolução do quadro clínico e radiológico[2].

Doença de Chagas

A doença de Chagas ou tripanossomíase americana é uma zoonose causada por um protozoário denominado *Trypanosoma cruzi*. A área endêmica da doença de Chagas estende-se da região sudeste dos EUA até a região sul da América do Sul. A doença é transmitida geralmente por insetos hematófagos da subfamília *Triatominae*, popularmente conhecidos como barbeiros. A transmissão pelo barbeiro é mais comum em áreas rurais com condições sanitárias precárias. Outros mecanismos de transmissão menos comuns incluem hemotransfusão, via transplacentária, transplante de órgãos e acidentes por materiais perfurocortantes, ou ainda compartilhamento de agulhas e seringas contaminadas[3].

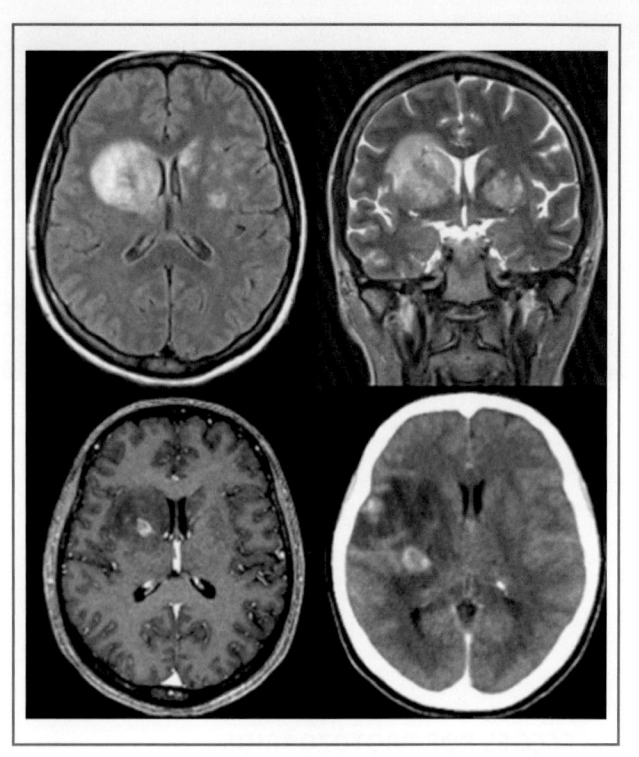

Figura 5.4.1.1 – **Ressonância magnética encefálica (direita para esquerda) em corte axial ponderado em FLAIR** *(fluid attenuated inversion recovery)*, **coronal ponderado em T2 e axial ponderado em T1 pós-contraste por gadolínio demonstra múltiplas pequenas lesões captantes de contraste na profundidade dos hemisférios cerebrais, sendo a maior delas localizada no núcleo lentiforme. Imagem à extrema direita é de tomografia computadorizada craniana pós-contraste, demonstrando o sinal do "alvo excêntrico", sugestivo de neurotoxoplasmose em indivíduo com vírus da imunodeficiência humana.**

As manifestações neurológicas agudas associadas à doença de Chagas são raras e mais frequentes em crianças abaixo de 2 anos de idade. Nesta faixa etária, as manifestações neurológicas incluem confusão mental, cefaleia, hipertonia, crises epilépticas e meningismo. A presença de meningoencefalite nesta faixa etária é sinal de pior prognóstico, sendo quase sempre fatal quando associado a miocardite e insuficiência cardíaca. A meningoencefalite pode se apresentar como meningite aguda indistinguível de um quadro bacteriano, ou ainda como quadro de encefalite multifocal nodular, ocasionalmente apresentando-se como abscesso cerebral. Existe ainda a descrição de apresentação clínica de uma formação expansiva denominada chagoma[3].

A manifestação neurológica mais frequente na doença de Chagas é o acidente vascular cerebral (AVC) cardioembólico, sendo uma causa a ser considerada na América Latina[3]. A presença de manifestações neurológicas crônicas no SNC é controversa na doença de Chagas. Existem relatos raros de demência, quadro confusional, encefalopatia crônica e déficits sensoriais e motores. A neuropatia pode se manifestar na forma de neurite, resultando em parestesias, diminuição ou ausência de reflexos, prejuízos na vibração e posição segmentar. A presença de fraqueza não é usualmente observada[3].

O tratamento específico para a doença de Chagas na fase aguda é feito com o nifurtimox ou benzonidazol, mas o medicamento não é de fácil acesso em todo o mundo. A dose diária de benzonidazol é de 5-7 mg/kg enquanto para nifurtimoz é de 8-10 mg/kg divididas em 2 doses diárias. Para a fase crônica da infecção, o tratamento é de suporte e específico para o quadro neurológico do paciente[3].

Ameba

As amebas de vida livre habitam principalmente lagos, lagoas, solos úmidos e esgotos. A *Acanthamoeba spp.* e a *Balamuthia mandrillaris* podem ocasionar a meningoencefalite ameabiana granulomatosa (MAG), a *Naegleria fowleri*, a meningoencefalite ameabiana primária (MAP) e a *Entamoeba hystolytica* está associada ao abscesso amebiano cerebral[2].

A MAG é geralmente decorrente de infecções de nasofaringe, assim como infecções disseminadas da pele, seios da face, pulmões, próstata e útero. A *Acanthamoeba spp.* está também associada à ceratite. A MAG é rara e quase sempre uma encefalite fatal, ocorrendo no contexto de infecções de imunodeprimidos (HIV ou transplantados) ou em pacientes com doenças crônicas. Os pacientes com MAG geralmente apresentam cefaleia, febre e alterações do comportamento. O diagnóstico em geral é feito *post-mortem,* devido à dificuldade de se incluir essa doença no diagnóstico diferencial e ao consequente atraso no diagnóstico. A presença de lesões subcutâneas caracterizadas como nódulos semelhantes à paniculite associada a eosinofilia e história de rinite ou sinusite crônica tornam a infecção ameabiana provável. O diagnóstico de MAG pode ser realizado através de exame histopatológico, imunofluorescência indireta e PCR. O exame de neuroimagem demonstra geralmente uma massa solitária com realces lineares e giriformes enquanto o padrão multifocal pode demonstrar captações anelares. Nenhum medicamento tem sido descrito como realmente efetivo no tratamento da MAG. Geralmente indica-se um tratamento com múltiplas drogas, como fluconazol, itraconazol, cetoconazol, pentamidina, trimetropim e sulfadiazina. A terapia hiperbárica também pode ser benéfica. Além disso, o tratamento cirúrgico das lesões, seguido de quimioterapia, pode dar chance de sobrevivência para alguns paciente. Quando a MAG for ocasionada pela *Balamuthia mandrillaris,*

pode haver resposta ao tratamento com pentamidina, sulfadiazina, azitromicina e fluconazol[2].

A MAP é também uma manifestação neurológica rara, estando associada a infecções pela *Naegleria fowleri* em crianças e adultos jovens imunocompetentes. O mecanismo de entrada do organismo é pelo trato olfatório através de água contaminada ou inalação de poeira ou solo contaminados. A manifestação clínica da MAP é de cefaleia, febre e rigidez de nuca. A doença progride rapidamente, também associada a alta letalidade e diagnóstico tardio *post-mortem*. Os achados neuropatológicos desta condição incluem: congestão de vasos meníngeos, edema cortical podendo evoluir para herniação cerebelar, além de exsudato leptomeníngeo purulento com sangramento e necrose. Há envolvimento predominante da região frontotemporal, bulbo olfatório e espaço subaracnóideo. Exames de cultura e PCR podem identificar o parasita. Os exames de neuroimagem são inespecíficos, mas podem demonstrar edema, hidrocefalia, obliteração de cisternas e exsudatos basilares, podendo ocorrer também a presença de lesões isquêmicas. O medicamento de escolha para o tratamento da MAP é a anfotericina B, com melhor prognóstico quando realizado tanto endovenoso quanto intratecal. Um efeito sinérgico pode ocorrer com o uso concomitante do miconazol[2].

Por último, infecções no SNC por *Entamoeba histolytica* são raras, mas, quando presentes, a manifestação clínica é através de um abscesso cerebral. O achado clínico geralmente é de déficits neurológicos focais, crises epilépticas, redução do nível de consciência e aumento da pressão intracraniana. O diagnóstico é estabelecido pelo quadro clínico associado à presença de anticorpos contra a *Entamoeba histolytica* liquóricos e séricos. O exame de neuroimagem geralmente demonstra achados típicos de um abscesso cerebral. O tratamento mais indicado nesses casos é a cirurgia para exérese do abscesso, associado ao antibiótico[2].

INFECÇÕES POR HELMINTOS

Neurocisticercose

A neurocisticercose é a infecção por helmintos mais comum no SNC e também uma das grandes causas de epilepsia adquirida no mundo, especialmente em regiões com condições hidrossanitárias precárias[4].

A doença ocorre quando os homens são hospedeiros intermediários da *Taenia solium,* através da ingesta de ovos do parasita em alimentos contaminados, ou pela transmissão direta dos ovos de pacientes já infectados com *Taenia solium* adulta e ingerindo ovos pela via fecal-oral[4].

O quadro clínico da neurocisticercose é bastante pleomórfico e relacionado a diferenças individuais, número e localizações das lesões no SNC e gravidade da atividade das lesões. Crises epilépticas são a manifestação clínica mais comum da doença e podem representar sua única manifestação m até 70% dos pacientes. Cerca de 20% dos pacientes podem apresentar crises epilépticas focais. Além disso, sinais piramidais, déficits sensoriais, distúrbios da linguagem, movimentos involuntários, parkinsonismo e sinais de disfunção do tronco cerebral podem ser outras manifestações clínicas associadas e de instalação subaguda e crônica. Alguns pacientes com neurocisticercose apresentam ainda hipertensão intracraniana, sendo a hidrocefalia uma causa importante e associada a aracnoidite, ependimite e cistos ventriculares. Por último, manifestações neuropsiquiátricas podem ocorrer, variando desde transtorno cognitivo leve até quadro demencial[4].

Exames de neuroimagem como TC de crânio ou RM encefálica evidenciam informações importantes, como número e topografia das lesões, bem como estágio de evolução de cada lesão. O cisticerco na forma vesicular aparece na TC ou RM como cistos arrendondados bem definidos (Figura 5.4.1.2). Em muitas lesões é possível visualizar o escólex no interior do cisto. Com a degeneração do cisticerco, o cisto evolui para uma fase coloidal e granular, caracterizando-se como uma lesão pobremente definida e cercada de edema e captação de contraste nodular. O cisticerco na forma calcificada aparece na TC como nódulos hiperdensos sem edema ao redor ou captação de contraste. Pacientes com neurocisticercose no espaço subaracnóideo apresentam exames de neuroimagem com hidrocefalia. Lesões císticas localizadas nas cisternas apresentam-se com aspecto multilobulado, comprimindo estruturas vizinhas. Cisticercos medulares aparecem na RM de coluna como lesões arredondadas e nódulos hiperintensos excêntricos que são o escólex[4].

Os anticorpos específicos para antígenos da *Taenia solium* podem ser detectados por ensaio de imunoeletrotransferência, sendo um teste bastante confiável, porém com taxa de falso-negativo de até 50%. A detecção de antígenos parasitas utilizando anticorpos monoclonais tem uma baixa sensibilidade como teste de rastreio, mas pode ser importante para medir resposta à terapia cisticida. A frequência da positividade de exames parasitológico de fezes para ovos de *Taenia solium* varia de acordo com a intensidade da infecção. Testes específicos para detecção de antígenos nas fezes pelo ELISA e PCR vão melhorar os métodos de triagem para portadores de *Taenia solium* entre indivíduos saudáveis em áreas endêmicas[4].

A terapia antiparasitária específica para neurocisticercose ainda é controversa, mas sabe-se que ela não

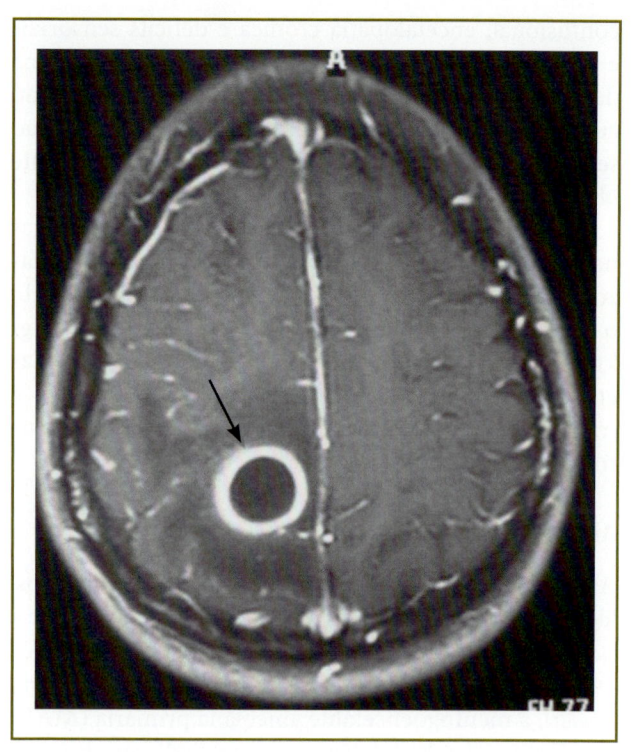

Figura 5.4.1.2 – Ressonância magnética encefálica em sequência axial ponderada em T1 pós-contraste por gadolínio demonstra lesão hipointensa frontoparietal direita com captação espessa de contraste em forma de anel (seta preta) associada a importante edema perilesional em paciente com neurocisticercose em fase vesicular.

é indicada para todos os casos. Cerca de 90% dos pacientes apresentam bom prognóstico sem qualquer tratamento específico para a doença. O uso de anticonvulsivantes associado a corticoide para redução do edema e procedimentos de drenagem ventricular nos casos de hidrocefalia apresentam bons resultados no tratamento da doença. Quando indicada a terapia antiparasitária, utiliza-se o albendazol na dose de 10 mg/kg/dia a 15 mg/kg/dia durante 8 dias, ou praziquantel na dose de 25 mg/kg/dia a 50 mg/kg/dia durante 15 a 30 dias. No entanto, estudos têm demonstrado superioridade do albendazol por destruir também cistos ventriculares e subaracnóideos. Deve ser lembrado ainda que algumas formas de neurocisticercose não devem ser tratadas com drogas cisticidas. Estas podem exacerbar uma síndrome de hipertensão intracraniana. Pacientes com hidrocefalia e cistos parenquimatosos devem ser submetidos primeiramente à drenagem ventricular, para evitar aumento da pressão intracraniana. O uso de drogas cisticidas deve ser realizado com cautela em pacientes com grandes cisticercos em região subaracnóidea devido ao risco de oclusão de vasos leptomeníngeos ao redor do cisticerco, sendo mandatória a utilização de corticoide concomitante para evitar infartos cerebrais. Do mesmo modo que o albendazol destrói com sucesso muitos cistos ventriculares, a reação inflamatória também pode ocasionar hidrocefalia se o cisto estiver localizado no quarto ventrículo ou próximo ao forame de Monro. Por último, pacientes que apresentam apenas calcificações isoladas no exame de neuroimagem não devem receber terapia cisticida, já que as lesões representam apenas parasitas mortos[4].

Equinococose ou cisto hidático

A equinococose é também conhecida como cisto hidático, e é causada pela larva *Echinococcus granulosus*, uma tênia que requer cães como hospedeiros definitivos e herbívoros ou humanos como hospedeiros intermediários. Trata-se de uma condição clínica geralmente autolimitada, com envolvimento do SNC em apenas 1% a 3% dos casos. A localização dos cistos é preferencialmente no parênquima, espaço subaracnóideo ou ventrículos. Os pacientes apresentam cefaleia, vômitos, hemiparesia, crises epilépticas ou outros sinais neurológicos localizatórios. Raramente os cistos podem estar localizados dentro da medula espinhal, gerando quadro clínico de paraplegia ou síndrome medular transversa. O diagnóstico é estabelecido através do quadro clínico associado a exames sorológicos, liquóricos e achados de neuroimagem. Anticorpos específicos para o parasita podem ser detectados via *Western Blot* ou PCR. O exame histopatológico da lesão após a retirada do cisto pode também confirmar o diagnóstico. O exame de TC ou RM pode demonstrar múltiplas imagens císticas esféricas ou ovaloides com paredes finas não captantes de contraste e sem calcificações. A terapia é baseada no uso de albendazol e ressecção dos cistos[2].

A equinococose alveolar central trata-se de outra forma clínica de equinococose transmitida pela tênia *Echinococcus multilocularis*, com a mesma característica de serem o hospedeiro definitivo o cão e o intermediário, animais herbívoros e humanos. A invasão dessas larvas no SNC é raramente descrita. O quadro clínico é de hipertensão intracraniana com cefaleia, vômitos e edema de papila. O diagnóstico é feito também pelo quadro clínico associado a exames sorológicos, liquóricos e de neuroimagem. Anticorpos contra o parasita via *Western Blot* ou PCR podem ser detectados, e o exame de neuroimagem demonstra imagens císticas calcificadas com edema e captação anelar heterogênea ou nodular. Além disso, pode haver a presença de estruturas alveolares com inúmeros cistos agrupados. O tratamento de escolha é cirurgia associado a albendazol ou metronidazol. Um diagnóstico diferencial importante é com processos neoplásicos[2].

Estrongiloidíase disseminada

O parasita *Strongyloides stercoralis* é um nematoide endêmico em regiões tropicais e subtropicais úmidas. O ciclo desse parasita é complexo e único devido à capacidade de causar autoinfecção, resultando em infecções crônicas. O quadro clínico da estrongiloidíase é bem heterogêneo, variando de casos quase assintomáticos até síndromes de hiperinfecção. As síndromes de hiperinfecção são mais comuns em pacientes imunocomprometidos devido a terapia com corticoide, coinfecção com vírus linfotrópico humano (HTLV-1), paciente transplantados ou em esquema de quimioterapia. O envolvimento do SNC é visto geralmente nas síndromes de hiperinfecção. Os pacientes apresentam rebaixamento do nível de consciência associado à meningite piogênica. Alternativamente, os pacientes podem apresentar uma instalação subaguda de meningoencefalite. O diagnóstico é feito através do exame parasitológico de fezes para detecção das larvas, necessitando, por vezes, de repetição. A pesquisa de anticorpos somente é válida se o paciente residir em zonas não endêmicas. O tratamento é feito com ivermectina e, em casos de hiperinfecções, poderá ser necessário ministrar doses repetidas do medicamento e, caso possível, suspensão de terapias imunossupressoras[5].

Neurotoxocaríase

A toxocaríase é causada pela ingesta de ovos do parasita *Toxocara canis* ou *Toxocara cati* que infestam cachorros e gatos. Ocasionalmente, os homens são infectados por ovos embrionados no solo ou após exposição a alimentos ou mãos contaminadas. Apesar de o *Toxocara canis* sabidamente atravessar a barreira hematoencefálica, a infecção no SNC é rara. As larvas de toxocara são capazes de ocasionar reação inflamatória exuberante. As manifestações clínicas da neurotoxocaríase incluem meningite eosinofílica, encefalite, meningoencefalite, ependimite, aracnoidite, vasculite, meningomielite, meningorradiculite, epilepsia, demência e neurite óptica. O diagnóstico é feito através de apresentação clínica, dados epidemiológicos, eosinorraquia, presença de anticorpos IgG para *Toxocara canis* no ELISA, antígenos para *Toxocara canis* pelo *Western Blot*. Além disso, os exames de neuroimagem demonstram lesões corticais e subcorticais multifocais, lesões captantes de contraste e homogêneas. Essas lesões são hipodensas na TC e hipointensas no T1 da RM. O medicamento mais comumente utilizado para neurotoxocaríase é o albendazol em combinação com corticoide. A terapia anti-helmíntica geralmente causa redução marcante das lesões centrais[2].

Triquinose

A infecção por *Trichinella spiralis* é encontrada em todas as regiões do mundo e é adquirida pela ingesta de carne de porco ou outros animais contaminados. Os cistos são encontrados na musculatura estriada dos animais e são digeridos, liberando formas maduras de *Trichinella sp.* dentro do trato digestivo humano. Dias ou semanas depois, esses vermes adultos liberam larvas no intestino. Estas formas imaturas penetram a parede do intestino, entram na circulação e iniciam a síndrome clínica da doença invadindo diversos tecidos. O envolvimento do SNC é encontrado em cerca de 10% a 15% dos casos. O mecanismo patogênico responsável pelo desenvolvimento da doença inclui a obstrução de vasos arteriais pela larva, cistos ou granulomas, vasculite tóxica com trombose secundária ou sangramento, inflamação granulomatosa cerebral ou reação alérgica. O quadro clínico inicial da triquinose é de sintomas tipo gripais associado a gastroenterite febril. Os sintomas neurológicos iniciais são de sinais e sintomas de uma encefalopatia difusa com desorientação e sonolência. Posteriormente, os pacientes desenvolvem sinais neurológicos focais, como hemiparesia, meningite, polirradiculoneurite. Raramente, os pacientes podem complicar com trombose venosa cerebral. O diagnóstico é estabelecido de acordo com a apresentação clínica, presença de hipereosinofilia, anticorpos contra triquinela no soro ou líquor, e testes de imunofluorescência, identificação microscópica de larvas ou exames de neuroimagem. Estes últimos, por sua vez, demonstram lesões multifocais pequenas no córtex e substância branca. Essas lesões estão mais associadas a isquemia do que inflamação no SNC. Casos isolados podem também representar múltiplos infartos em zonas de fronteira, região periventricular e corpo caloso. O tratamento da triquinose é feito como albendazol ou mebendazol[2].

Neuroesquistossomose

A esquistossomose é um grupo de parasitas transmitido pelo contato com água infectada com o parasita. As larvas infectantes (cercárias) são liberadas pelos caracóis, que servem como hospedeiros intermediários. Há três espécies principais: *Schistosoma mansoni,* comum na África e no Brasil, *Schistosoma haematobium,* encontrado no Egito, Oriente Médio e África tropical, e *Schistosoma japonicum,* encontrado na Ásia, Indonésia e Filipinas. Após a penetração da cercária na pele, o parasita migra para os vasos mesentéricos (*Schistosoma mansoni* e *Schistosoma japonicum*) ou para o sistema venoso ao redor do ureter e bexiga (*Schistosoma haemotobium*). A morbidade do hospedeiro resulta em liberação de ovos do parasita em tecidos do hospedeiro com inflamação granulomatosa e formação de cicatrizes. As complicações neurológicas durante o curso da infecção ocorrem através da deposição aberrante dos ovos dentro do tecido nervoso, tanto por migração de formas adultas do parasita no SNC ou por transporte dos ovos para o SNC via veias colaterais, como no fluxo retrógrado do plexo venoso de Batson[6,7].

A presença do ovo no SNC ocasiona uma reação granulomatosa. O processo inflamatório resultante causa as manifestações neurológicas como hipertensão intracraniana, mielopatia e radiculopatia. Em especial, a mielite transversa e a mielorraduculopatia subaguda da região lombossacral são as manifestações neurológicas mais comuns dos pacientes com infecção por *Schistosoma mansoni* e *Schistosoma haematobium,* enquanto a encefalite aguda associada a lesões subcorticais, substância branca, núcleos da base e cápsula interna são mais típicas de infecções pelo *Schistosoma japonicum.* As manifestações clínicas do acometimento cerebral incluem encefalopatia com cefaleia, déficit visual, *delirium,* crises epilépticas, déficits motores e ataxia, enquanto os sintomas medulares incluem dor lombar, dor radicular, fraqueza, déficit sensitivo e disfunção na bexiga. O quadro medular pode ser também associado a evento vascular agudo da medula espinhal com mielonecrose associada. A presença de ovos de esquistossoma nas fezes ou sorologia sugere o diagnóstico, mas não confirma o diagnóstico de neuroesquistossomose. Os exames de neuroimagem feitos pela TC de crânio usualmente mostram lesões hiperdensas circundadas por áreas hipodensas decorrentes de edema com captação de contraste variável. Já a RM encefálica pode demonstrar áreas nodulares com edema e captação de contraste. A imagem da esquistossomose medular tipicamente revela edema predominante no cone medular e cauda equina, hipersinal inespecífico na medula, cone e cauda equina, espessamento e padrões de captação de contraste heterogênios. O granuloma intramedular também pode ser visto na medula espinhal como imagens nodulares. O diagnóstico definitivo só pode ser feito através de estudo histopatológico, demonstrando ovos de esquistossoma com os granulomas. O tratamento é feito geralmente com praziquantel, corticoides e é cirúrgico em algumas situações. Durante a fase aguda da doença, o tratamento é feito com corticoides em esquema de pulsoterapia seguido da droga antiparasitária. A cirurgia está indicada em casos de síndromes medulares compressivas e naqueles pacientes que deterioram apesar do tratamento clínico[6].

REFERÊNCIAS

1. Mishra SK, Newton CR. Diagnosis and management of the neurological complications of falciparum malaria. Nat Rev Neurol. 2009;5(4):189-98.

2. Finsterer J, Auer H. Parasitoses of the human central nervous system. J Helminthol. 2013;87(3):257-70.

3. Córdova E, Maiolo E, Corti M, Orduña T. Neurological manifestations of Chagas' disease. Neurol Res. 2010;32(3):238-44.

4. Del Brutto OH. Neurocysticercosis: a review. Scientific World Journal. 2012;2012:159821.

5. Woll F, Gotuzzo E, Montes M. Strongyloides stercoralis infection complicating the central nervous system. Handb Clin Neurol. 2013;114:229-34.

6. Ross AG, McManus DP, Farrar J, Hunstman RJ, Gray DJ, Li YS. Neuroschistosomiasis. J Neurol. 2012;259(1):22-32.

7. Vale TC, de Sousa-Pereira SR, Ribas JG, Lambertucci JR. Neuroschistosomiasis mansoni: literature review and guidelines. Neurologist. 2012;18(6):333-42.

Infecções fúngicas do sistema nervoso central

Gabriel Henrique A. A. Bienes

Thiago Cardoso Vale

INTRODUÇÃO

As infecções fúngicas do sistema nervoso central (SNC) representam uma condição com alta morbidade e mortalidade[1] e geralmente envolvem pacientes com algum grau de imunossupressão. A incidência e o reconhecimento das infecções fúngicas vêm aumentando nas últimas décadas, decorrente da maior prevalência e sobrevida das pessoas com imunossupressão, maior número de transplantes, internações prolongadas, bem como melhoria das técnicas diagnósticas.

Os fungos são organismos ubíquos[2] que se apresentam na forma de leveduras, bolor e organismos dimórficos, e a exposição a esses organismos ocorre pelo contato com a pele, ingestão ou inalação.

O SNC possui barreiras anatômicas que o protegem de microrganismos invasores e até mesmo da ação de componentes do sistema imune, porém alguns fatores podem comprometer essa proteção e favorecer a invasão de microrganismos, entre eles os fungos. A principal porta de entrada dos fungos no corpo humano é o trato respiratório, seguido pela disseminação hematogênica e invasão do SNC pelo patógeno. Entre os fatores que favorecem a invasão fúngica estão a imaturidade da barreira hematoencefálica nos recém-nascidos, alto grau de fungemia, uso prolongado de antibióticos de amplo espectro e endocardite fúngica. Fatores como uso de cateteres ligando o SNC ao meio externo, uso de nutrição parenteral, lesões de continuidade (trauma e ferimentos por armas), punção liquórica com medicações contaminadas também podem agir como porta de entrada para os fungos[3,4].

Entre todos os fatores que predispõem à infecção por fungos no SNC, o mais importante é a presença de imunossupressão do hospedeiro, sendo o tipo de imunossupressão mais relacionado com determinada espécie fúngica (Quadro 5.4.2.1)

Quadro 5.4.2.1 – Fatores predisponentes a infecções fúngicas do sistema nervoso central.

IMUNOSSUPRESSÃO	FUNGOS (ESPÉCIES)
Neutropenia (principalmente por quimioterapia)	*Candida, Aspergillus*
Infecção pelo HIV/SIDA	*Cryptococcus*
Diabetes (principalmente com cetoacidose)	*Mucormicose*
Corticoide	*Cryptococcus, Aspergillus*
Uso de desferoxamina	*Mucormicose*
Transplantados	*Cryptococcus, Candida, Aspergillus*

Sigla: HIV/SIDA = vírus da imunodeficiência humana/síndrome da imunodeficiência humana adquirida.

INCIDÊNCIA E EPIDEMIOLOGIA

Estudos de necropsia indicam que a incidência de infecções fúngicas do SNC é subestimada[5]. Estima-se em 72 a 228 infecções anuais por *Candida sp.* por milhão de habitantes, 30 a 66 para *Criptococcus neoformans* e 12 a 34 para *Aspergillus sp.*[6].

Embora ubíquos, algumas espécies de fungos estão mais relacionadas com determinado tipo de local ou fator[7] (Quadro 5.4.2.2).

Quadro 5.4.2.2 – Fungos mais relacionados com determinados fatores de exposição.

FUNGO	RELACIONADO
Histoplasmose	Fezes de aves e morcegos
Criptococose	Pombos, periquitos, eucalipto
Paracoccidioidomicose	Contato com terra (agricultura, jardinagem)

APRESENTAÇÃO CLÍNICA

A história clínica é o aspecto mais importante da investigação, uma vez que a presença dos fatores de risco supracitados torna a possibilidade de infecção fúngica mais plausível. Os antecedentes ocupacionais e patológicos podem fornecer importantes pistas para o diagnóstico, bem como para a etiologia específica. As infecções fúngicas podem ter apresentação aguda, subaguda ou crônica e compreender diversas síndromes de acordo com as características do hospedeiro, da via de entrada e do fungo (tamanho e virulência). Fungos menores como espécies de Candida e Criptococos atingem a microcirculação causando meningite e microabscessos, enquanto fungos como Mucormicose e *Aspergillus* podem ocluir vasos maiores causando infartos extensos[8].

Meningite e meningoencefalite

As leveduras são os fungos que particularmente mais se associam a meningites por atingirem a microcirculação, o espaço subpial e subaracnóideo[9]. A manifestação clínica é variada, cursando com febre, letargia, cefaleia, confusão mental, rigidez de nuca, sinais focais e demência. A hipertensão intracraniana pode ocorrer principalmente nas infecções por *Cryptococcus sp.*

Lesões cerebrais focais

Os fungos podem invadir o parênquima encefálico, sendo em geral decorrentes de disseminação hematológica. *Aspergillus sp.*, *Candida sp.*, *Blastomyces dermatitidis* e espécies de *Cryptococcus* são comumente causadoras de lesões cerebrais focais. Invasão de artérias resulta em arterite com subsequente oclusão e embolização. Extensão direta de lesões fúngicas nos seios paranasais, órbita ou orelha média pode levar a abscessos no lobo temporal e frontal, apresentando-se na forma de lesões com efeito de massa. As micoses que mais se associam com a formação de abscessos incluem espécies de *Candida*, *Aspergillus* e *Zygomycetes*[2,9,10].

Síndromes medulares

São muito menos comuns que lesões que acometem o encéfalo. Incluem mielites e abscessos epidurais com compressão medular e acometimento de raízes nervosas. O acometimento da cauda equina também é descrito, principalmente na infecção por *Cryptococcus neoformans* e *Cryptococcus immitis*[1].

NEUROCRIPTOCOCOSE

Cryptococcus sp. é uma levedura encapsulada e a principal causa de meningite fúngica em geral[11,12]. O fungo é encontrado no solo, excretas de aves[12,13,14] (principalmente pombos e periquitos), animais e mesmo em seres humanos. Eucaliptos e outras arvores também podem abrigar algumas espécies (principalmente *Cryptococcus gatti*[12,13]) e há estudos comprovando a presença de *Cryptococcus* em amostras de locais com alta circulação populacional no nosso meio[13].

Existem quatro sorotipos (A a D) de *Cryptoccocus* baseado no polissacarídeo capsular, que são divididos em várias espécies: *C. neoformans* var. *grubii* ou *neoformans* (sorotipos A e D), e *C. gatti* (sorotipo B e C)[15]. A grande maioria dos pacientes que adquire infecção criptocócica tem algum grau ou tipo de imunossupressão, principalmente pela via da imunidade celular (infecção pelo vírus da imunodeficiência humana-HIV, transplantados, neoplasias hematológicas, sarcoidose e uso de imunossupressores em geral), sendo estimado que apenas 10% dos pacientes não têm nenhum grau de imunossupressão[15]. Dentre os imunocompetentes, o *Cryptococcus gatti* responde por grande parte das infecções.

É provável que a contaminação ocorra por via respiratória, e pode, dependendo da imunidade do hospedeiro, causar pneumonia ou um complexo pneumônico linfonodal que permanece dormente (resposta em geral nos imunocompetentes) ou criptococcemia, infecção generalizada e meningite criptocócica (em imunossuprimidos).

Os pacientes com meningite criptocócica apresentam-se de forma subaguda ou crônica com cefaleia, associada ou não a febre (baixa em geral), astenia, alteração do nível de consciência ou cognitiva[15]. Sinais e sintomas de hipertensão intracraniana são comuns[16,17], bem como sinais de irritação meníngea[12]. A presença de sinais focais está relacionada com a presença de lesões com efeito de massa (criptococoma), sendo esta apresentação mais frequente na espécie *C. gatti*[12,18]. A presença de coinfecção pulmão e cérebro também é mais frequente no *C. gatti* do que no *C. neoformans* (32% *vs.* 10%) bem como criptococomas maiores, tanto no pulmão como no cérebro[18,19].

Nos exames de imagem, os criptococomas apresentam-se como lesão única ou múltipla, com ou sem edema ou captação de contraste. Têm localização preferencial nos núcleos da base, tálamo e cerebelo, podendo causar hidrocefalia obstrutiva. Além disso, alargamento dos espaços de Virchow-Robin pode ser visto em até 50% dos casos, tipicamente afetando os núcleos da base[20].

Ao exame do líquido cefalorraquidiano (LCR), o aumento de pressão de abertura é comumente encontrado (cerca de 70% dos pacientes com HIV)[21], podendo apresentar glicose e proteína aumentada e celularidade de predomínio mononuclear de valor variável (em geral até 50 células nos imunossuprimidos e 200 nos imunocompetentes). A coloração com tinta da China evidencia as leveduras encapsuladas em cerca de 50% a 75% dos casos de *C. neoformans*[22] e até 95% para *C. gatti*[16]. O diagnóstico é estabelecido pelo exame de cultura, necessitando de cerca de 3 a 7 dias para o crescimento, com sensibilidade de até 90% com o uso de quantidades maiores de LCR para cultura (Figura 5.4.2.1).

A pesquisa de antígeno criptocócico no LCR pelo método ELISA ou por aglutinação por látex tem sensibilidade de 93% a 100% e especificidade de 93% a 98% para a presença do antígeno[23], e permite a quantificação de antígenos, porém não é um marcador confiável de resposta à terapia.

O tratamento (Tabela 5.4.2.1) é baseado no uso de antifúngicos e compreende uma primeira fase de indução e uma segunda fase de consolidação e manutenção, variando em alguns aspectos de manutenção de acordo com o estado imunológico do paciente. Em geral, a duração da fase de indução é de 2 semanas, período após o qual deve ser realizada nova punção lombar com tinta da China e cultura para fungos. Se ambas as pesquisas se mostrarem negativas, dá-se início à fase de consolidação e manutenção. Em caso de positividade para fungos, a terapia de indução é estendida por mais 2 semanas com nova punção lombar e realização da mesma conduta. A piora clínica do paciente também

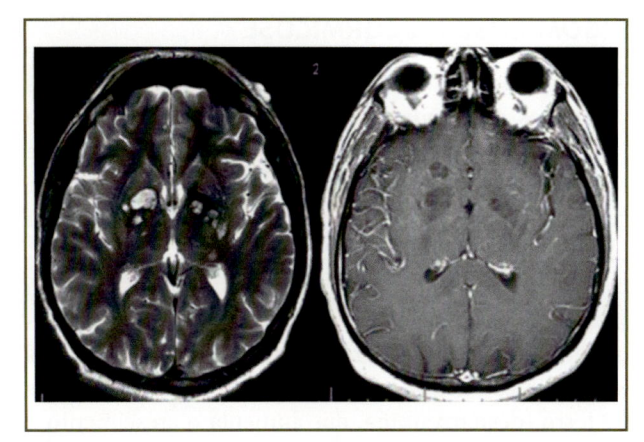

Figura 5.4.2.1 – **Ressonância magnética encefálica em sequências axial ponderada em T2 e ponderada em T1 pós-contraste por gadolínio (esquerda para direita) demonstram pseudocistos, caracterizados por áreas arredondadas de hipersinal em T2, que não se impregnam pelo contraste, nos núcleos da base, em projeção dos espaços perivasculares, em paciente com síndrome de imunodeficiência humana adquirida e neurocriptococose.**

pode ser utilizada como critério para extensão da fase de indução.

No tratamento nos pacientes com criptococomas pode ser necessária abordagem cirúrgica em caso de lesões com tamanho maior que 3 centímetros, resistência aos antifúngicos ou lesões compressivas sintomáticas[24].

Na ausência de tratamento, a mortalidade é de 100%. O prognóstico depende da restauração da imunidade em geral. Fatores de mau prognóstico durante as primeiras semanas de tratamento no paciente com HIV incluem presença de estado mental alterado, celularidade no LCR menor que 20 células/mm³ e antígeno criptocócico no LCR maior que 1:1.024[25]. Nos pacientes sem HIV, fatores de mau prognostico incluem positividade para tinta da China inicial (com grande número de patógenos), líquor inicial com menos que 20 células, antígeno criptocócico em altos títulos (> 1/32) no soro ou LCR e presença de alta pressão de abertura no líquor[26].

Tabela 5.4.2.1 – **Esquema de tratamento para neurocriptococose.**

	INDUÇÃO	CONSOLIDAÇÃO	MANUTENÇÃO
MENINGITE CRIPTOCÓCICA NO PACIENTE COM HIV	2 semanas – anfotericina B (0,7 mg/kg/dia a 1 mg/kg/dia IV) + flucitosina (100 mg/dia VO)*/fluconazol 400 mg/dia a 1.200 mg/dia	Fuconazol 800 mg por 8 semanas (mínimo)	Fluconazol 200 mg/dia até CD 4 >100
MENINGITE CRIPTOCÓCICA NO PACIENTE NÃO IMUNOSSUPRIMIDO	2 semanas – anfotericina B (0,7/mg/kg/dia a 1 mg/kg dia IV) + flucitosina (100 mg VO)*/fluconazol 200 mg/dia a 1.200 mg/dia	Fluconazol 400 mg/dia a 800 mg/dia por 8 semanas	Fluconazol 200 mg/dia a 400 mg/dia VO por 6 a 12 meses
CRIPTOCOCOMA	Nfotericina B 5 mg/kg/dia IV + flucitosina 100 mg por 6 semanas	Fluconazol 400 mg/dia a 800 mg/dia por 6 a 18 meses	

*Não disponível no Brasil.

ZIGOMICOSE/MUCORMICOSE

A zigomicose ou mucormicose compreende vários patógenos que podem causar doença no ser humano (*Mucor, Rhizopus, Rhizomucor* e *Absidi*), sendo uma de suas principais manifestações clínicas a mucormicose rino-orbitocerebral. Embora também presente de forma ubíqua, esses microrganismos têm baixa virulência[27], causando doença em pacientes com imunossupressão (neoplasias hematológicas, uso de corticoides, receptores de transplantes de órgãos), pacientes com diabetes *mellitus* e cetoacidose e pacientes em uso de quelantes de ferro (desferoxamina, que aumenta o crescimento e a patogenicidade do fungo[1,28,29], embora existam casos em pacientes hígidos.

Transmitido pelo ar, o fungo se aloja nos seios paranasais ou no pulmão[1], tendo rápido crescimento e afinidade por vasos sanguíneos. A infecção por contiguidade pelos seios, palato, órbita e cérebro (geralmente lobo frontal) causa necrose local, apresentando-se como escaras enegrecidas. A invasão de vasos sanguíneos pode causar aneurismas micóticos, vasculite e infarto hemorrágico[28]. É reconhecido também o envolvimento isolado do SNC, tendo esta apresentação menor prevalência, relacionado em geral com usuários de drogas ilícitas endovenosas[30].

A mucormicose apresenta-se clinicamente com dor facial, cefaleia e febre inicialmente. O acometimento orbitário pode levar a quadro agudo de oftalmoparesia, diminuição da acuidade visual (invasão da artéria central da retina) e proptose. O acometimento do seio cavernoso pode levar à alteração dos nervos oculomotor, abducente, troclear e trigêmeo, bem como da artéria carótida.

O diagnóstico é realizado pela identificação do microrganismo na cultura ou na análise histopatológica. A análise de PCR do fungo tem-se mostrado útil conforme alguns estudos e pode vir a ser uma importante opção nos casos em que a cultura é negativa[31].

O tratamento da mucormicose envolve combinação de cirurgia para desbridamento, drogas antifúngicas e correção do fator predisponente.

O antifúngico de escolha é a anfotericina B na dose de 5 mg/kg/dia a 10 mg/kg/dia, mantido por várias semanas (até que o paciente demonstre sinais de melhora), seguido pelo uso de posaconazol[33] 300 mg de 12 em 12 h no primeiro dia e manutenção com 300 mg/dia (tomado junto com alimento). O tratamento deve ser mantido até que haja melhora clínica e não haja mais sinais radiológicos de infecção, e o estado de imunossupressão tenha se resolvido[32]. O uso de caspofungina[34] e deferasirox[35] como terapia associada à anfotericina B também pode trazer resultados benéficos. O uso de câmara hiperbárica de oxigênio não tem benefício estabelecido. O desbridamento cirúrgico deve ser precoce e compreender a retirada de todo tecido necrótico, o que pode ser desfigurante. A mortalidade da doença pode chegar a 62%[36].

PARACOCCIDIOIDOMICOSE

A paracoccidiodomicose (PCM) é causada pelo fungo *Paracoccidioides brasiliensis*, um fungo dimórfico restrito à América Latina, descrito por Adolfo Lutz em 1908, sendo a principal micose sistêmica no Brasil[37]. Acredita-se que a incidência anual em zonas rurais endêmicas varie de 3 a 4 novos casos por 1 milhão de habitantes até 1 a 3 novos casos por 100 mil habitantes. É considerada a terceira causa de morte por doença infecciosa crônica, resultando em uma taxa de mortalidade de 1,65 casos/1 milhão de habitantes[38]. A doença pode ser adquirida por viajantes que visitam áreas endêmicas e, por poder apresentar longos períodos de latência, alguns casos não autóctones podem desenvolver a doença após 30 anos do contato[39]. O fungo é adquirido por via inalatória na forma de clamidósporos (forma infectante), que se tornam leveduras dentro do organismo, causando infecção em geral benigna e transitória (em imunocompetentes) nos pulmões ou cavidade oral. Havendo episódio ou condição imunossupressora, há reativação da infecção, causando pneumonia e disseminação fúngica atingindo principalmente as glândulas adrenais, linfonodos, mucosas e o SNC. Por se apresentar na forma de levedura dentro do organismo, a PCM não é contagiosa por contato interpessoal[40]. O envolvimento do SNC é variável na PCM, sendo em geral secundário à disseminação linfática ou hematogênica, podendo ser a primeira manifestação da doença em cerca de 21% dos casos[41]. A apresentação na forma de granulomas predomina no SNC (96%), e a sua localização será responsável pelos sinais e sintomas do paciente. A associação de granuloma e meningite pode ser vista em 17% dos casos. Seu diagnóstico é realizado pela visualização do *P. brasiliensis* em microscopia óptica, isolamento do fungo em culturas (escarro, biopsia, amostras de abscessos) e sorologias (útil no acompanhamento do tratamento). O exame de LCR em geral evidencia hiperproteinorraquia e gamaglobulinas, celularidade baixa ou normal e glicose normal. O isolamento do fungo em cultura ou visualização direta é negativo na maior parte das vezes[42]. O fungo secreta uma glicoproteína denominada gp-43, e a detecção desta proteína no soro ou LCR possui alta sensibilidade e especificidade para a infecção[40,43], porém o método não se encontra disponível comercialmente.

Os granulomas podem ser visualizados na tomografia computadorizada (TC) de crânio como imagens hipodensas, com realce nodular ou anelar ao meio de contraste. Os granulomas apresentam-se como lesão única em 35% das vezes e múltiplas em 65%, tendo localização em hemisfério cerebral em 67% dos casos, cerebelo e tronco encefálico em 25% e medula espinhal em 4%[41,44].

O tratamento é realizado com antifúngicos, tendo o sulfametoxazol-trimetoprim (800/160 mg, 3 vezes por dia, VO) como primeira escolha, sendo a anfotericina B reservada para casos mais graves. O tempo de tratamento é variável, porém longos períodos são necessários para evitar recidivas (acima de 2 anos). Procedimentos cirúrgicos podem ser indicados para pacientes que não respondem à terapêutica medicamentosa, com granuloma sintomático ou hipertensão intracraniana e hidrocefalia não comunicante[45].

ASPERGILLUS

Os fungos pertencentes à espécie *Aspergillus* são ubíquos e podem ser encontrados no ar de muitos edifícios, incluindo hospitais[40]. Das espécies de *Aspergillus*, o principal causador de acometimento de SNC é o *A. fumigatus*[46]. Entre as infecções fúngicas do SNC, a aspergilose corresponde a cerca de 5%[47]. O fungo na forma de conídio, em geral e é inalado, podendo atingir o SNC por disseminação hematogênica ou contiguidade pelos seios paranasais. Inoculação direta por ferida operatória ou em medicações intratecais[48] contaminadas também apresentam-se como porta de entrada.

Um dos principais fatores associados com infecção do SNC é a imunossupressão, uma vez que, após a inalação dos conídios e sua germinação em hifas, a ativação macrofágica leva ao recrutamento de neutrófilos (que liberam espécies reativas do oxigênio e substâncias proteolíticas) e ativação da imunidade adquirida e complemento. Alterações (qualitativas ou quantitativas) dessas células podem levar à disfunção na capacidade de eliminação dos conídios e morte das formas invasivas[49]. Uma particularidade na infecção por *Aspergillus* é o acometimento de vasos, causando infarto e necrose dos tecidos (Quadro 5.4.2.3).

O acometimento do SNC pode cursar com formação de abscessos cerebrais, isquemia cerebral por invasão vascular, aneurisma micótico e seu rompimento causando hemorragia subaracnóidea, acidente vascular cerebral hemorrágico e ou formação de empiema. A manifestação clínica pode ser bastante variável, sendo a mais frequente cefaleia seguida por febre, sinais neurológicos focais, alteração do estado mental e crises epilépticas[46]. Aos exames de neuroimagem, podem-se evidenciar as lesões causais da clínica supracitada, bem como o espessamento da mucosa de seios paranasais com hipersinal meníngeo secundário à invasão por contiguidade[50].

Quadro 5.4.2.3 – Fatores de risco para infecção por *Aspergillus sp*.

FATOR DE RISCO	MAIOR RISCO QUANDO ASSOCIADO
Transplante de células tronco	Neutropenia persistente, infecção por citomegalovírus, doença enxerto *versus* hospedeiro grave
Transplante de órgãos sólidos (principalmente fígado, coração e pulmão)	Infecção por citomegalovírus, hemodiálise
Transplante de pulmão em pacientes com fibrose cística	Colonização de via aérea
Deficiência de ligador de manose, doença granulomatosa crônica, uso crônico de corticoide, neutropenia e diabetes *mellitus*	

Por ser altamente prevalente, o fungo é constantemente inalado. O isolamento da via aérea não pode ser considerado necessariamente doença. Demonstração de elementos de hifas invadindo tecidos à analise histopatológica e cultura evidenciando o fungo em amostra de local estéril representam a maior evidência de infecção por *Aspergillus*, porém esses exames possuem baixa sensibilidade e, algumas vezes, impossibilidade técnica. A galactomanana é um polissacarídeo constituinte da parede celular do *Aspergillus* e outros fungos, e sua pesquisa no soro e no lavado broncoalveolar pelo ensaio imunoenzimático duplo sanduíche (EIA) tem boa sensibilidade (73%) e especificidade (89%)[51] para integrar o esforço diagnóstico adjuntivo da aspergilose, tendo melhores resultados em pacientes com neoplasia hematológicas ou que receberam transplante de célula tronco. A detecção de galactomanana por EIA pode anteceder os sintomas de infecção por *Aspergillus*, apresentar diminuição da sensibilidade em pacientes que estejam recebendo antifúngicos, e falso-positivo em pacientes que estejam recebendo antibióticos betalactâmicos (como piperacilina-tazobactam) e outros fungos, como *Histoplasma capsulatum* e ascomicetos filamentosos.

A detecção de 1,3-beta-D-glucana, um componente da parede celular de muitos fungos, através do ensaio de beta-D-glucana, não é especifico para *Aspergillus*, porém pode ser utilizado para evidenciar infecção fúngica invasiva antes mesmo do início das manifestações clínicas em pacientes de alto risco.

A terapia inicial de escolha para aspergilose invasiva é o voriconazol 6 mg/kg de 12 em 12 h no primeiro dia, seguido por 4 mg/kg de 12 em 12 h, intravenosos até que o paciente consiga receber a medicação via oral. A dose deve ser ajustada pelo nível sérico, iniciando-se a dosagem 5 a 7 dias após início da terapia. As equinocandinas podem ser adicionadas à terapia com voriconazol, em geral são bem toleradas e não necessitam de ajuste de dose pela função renal. As equinocandinas e sua dose na aspergilose são:

- Caspofungina – 70 mg IV no primeiro dia seguida de 50 mg/dia.
- Micafungina – 100 mg a 150 mg IV diários.
- Anidulafungina – 200 mg IV no primeiro dia, seguido por 100 mg IV diários.

A terapia deve ser mantida até que haja melhora sintomática e que a imunossupressão tenha sido revertida, e em geral o tratamento é mantido por meses a anos. Para pacientes não respondedores ou com efeitos colaterais intoleráveis, a anfotericina B pode ser utilizada como segunda linha. O prognóstico da infecção do SNC por *Aspergillus* é reservado, com taxa de mortalidade de 86% a 99%[52,53].

HISTOPLASMOSE

O *Histoplasma capsulatum* é um fungo dimórfico que cresce como bolor na natureza e carrega esporos pequenos e grandes. Comumente é encontrado no solo e em fezes de aves e morcegos[54]. Os esporos são inalados e nos pulmões transformam-se em leveduras que podem causar infecção assintomática e transitória pulmonar ou pneumonia crônica e doença disseminada[55]. Embora a disseminação hematogênica ocorra precocemente, antes mesmo de a imunidade celular se desenvolver, a doença progressiva é incomum, exceto nos extremos de idade e nos pacientes imunossuprimidos[56]. O envolvimento do SNC ocorre em 5% a 10% dos casos de histoplasmose disseminada, e apenas 20% a 30% dos pacientes com envolvimento do SNC são imunocompetentes[57]. O envolvimento do SNC pode ocorrer raramente e na forma isolada ou na forma de recidiva de doença disseminada por ter pouca penetração da terapia antifúngica[58].

A manifestação clínica mais comum é na forma de meningite crônica, em geral com envolvimento meníngeo em base de crânio e hidrocefalia. Outras manifestações menos comuns incluem meningite aguda, encefalite, lesões com efeito de massa (pequenas lesões com captação anelar de contraste e abscessos maiores) no cérebro e na medula espinhal e acidente vascular cerebral por êmbolo infeccioso[57,59]. Além dos achados do SNC, sinais e sintomas de infecção disseminada podem ser encontrados e incluem pancitopenia, hepatoesplenomegalia, lesões cutâneas (10% a 15%[60,61]), insuficiência adrenal (10%[62]), lesões orofaríngeas e gastrintestinais (ulcerações e massas polipoides).

O LCR é semelhante ao de outras infecções fúngicas, com hiperproteinorraquia, leve diminuição de glicose e pleocitose de predomínio mononuclear de cerca de 50 células/mm³ a 200 células/mm³[59,62,63]. A cultura do LCR é positiva em cerca de 50% dos casos, porém colorações para fungo são raramente positivas[62]. A sensibilidade é maior quando grandes volumes (10-20mL) de LCR são utilizados para cultura. Culturas de sangue periférico e de medula óssea podem ser consideradas se houver evidência de infecção disseminada. Pesquisa de anticorpos anti-histoplasma podem ser realizados no soro e no LCR, com sensibilidade e especificidade superior a 80% para meningite por Histoplasma[64,65]. Testes para antígeno de Histoplasma podem ser realizados na urina, LCR e sangue[65] com sensibilidade variando de 38% a 71% e especificidade de 96% a 99%[67,68].

O tratamento do acometimento do SNC é difícil pela baixa penetração das drogas no LCR, e apenas 60% a 80% dos pacientes respondem à anfotericina B e metade dos respondedores sofrerão recidiva da doença nos anos subsequentes[62]. A anfotericina lipossomal (5 mg/kg/dia, IV, por 4 a 6 semanas) atinge maiores concentrações no sangue e no LCR, tendo teoricamente melhor ação na histoplasmose do SNC[69]. Após o uso da anfotericina, deve ser realizada terapia de manutenção com itraconazol (400 mg/dia a 600 mg/dia, VO) ou fluconazol (600 mg/dia a 800 mg/dia, VO) por ao menos 1 ano para prevenção de recidivas. Em paciente cuja imunossupressão não possa ser revertida, o uso prolongado de itraconazol (200 mg/dia a 400 mg/dia, VO pode ser utilizado como terapia supressiva[70]. O tratamento de lesões com efeito de massa (histoplasmoma) não difere do supracitado e não há necessidade de terapia cirúrgica[58].

CANDIDÍASE

As espécies de *Candida* fazem parte da microbiota normal humana e raramente causam doença invasiva[40], sendo assim os pacientes acometidos são em geral imunossuprimidos, neonatos prematuros ou pós-neurocirúrgicos[71]. As infecções por *Candida* que acometem o SNC quase sempre são causadas por *C. albicans*, porém pode ocorrer também por outras espécies, como C. parapsilosis, C. tropicalis e C. glabrata[72,73].

O envolvimento do SNC ocorre em geral de forma secundária à infecção de corrente sanguínea (candidemia), uma vez que a presença de Candida em cultura de sangue nunca deve ser considerada contaminação e deve-se sempre procurar o foco primário. Infecções por Candida têm se apresentado como importante etiologia de infecções associadas ao tratamento em saúde, sendo o quarto patógeno mais frequente a causar infecções de corrente sanguínea nos Estados Unidos[74]. Outra forma de acometimento ao SNC ocorre pela infecção de dispositivos de drenagem (*shunts*) liquóricos, e esta infecção acontece após vários meses da implantação do dispositivo e provavelmente é causada pela contaminação do dispositivo durante sua implantação[75].

O envolvimento das meninges é a forma mais comum de infecção do SNC pela Candida[76], podendo apresentar-se de forma aguda ou, mais raramente, de forma crônica. Os sintomas da meningite aguda são iguais aos da meningite bacteriana. Abscessos intracranianos podem ocorrer associados com meningite ou de forma isolada, e usualmente apresentam-se como pequenos microabscessos múltiplos e associados com infecção disseminada em pacientes imunocomprometidos[77]. Nestes pacientes, a manifestação pode ser na forma de encefalopatia. Nos neonatos prematuros, a manifestação clínica principal é na forma de sepse e falência de múltiplos órgãos. A média de idade de acometimento é de neonatos com 26 semanas, e o início da doença acontece em média no oitavo dia de vida[78].

Em pacientes com disseminação hematológica podem ser encontrados sinais de acometimento sistêmico, como endoftalmite (coriorretinite com ou sem vitreíte), endocardite, lesões cutâneas (pústulas indolores, com base eritematosa), abscessos musculares e envolvimento renal.

A análise do LCR apresenta em geral pleocitose neutrofílica ou mononuclear, hipoglicorraquia, hiperproteinorraquia[79] e cultura é positiva para Candida em 80% dos casos[77]. Na meningite crônica, a sensibilidade da cultura tende a ser menor e maiores volumes (10 mL a 20 mL) devem ser obtidos. Dependendo da forma de apresentação (aguda ou crônica) e do paciente acometido (neonato, imunocomprometido), pode haver variações nos achados de celularidade e bioquímica[78].

O tratamento das infecções do SNC por Candida é realizado com anfotericina B (3 mg/kg/dia a 5 mg/kg/dia, IV, em adultos e 1 mg/kg/dia, IV, em neonatos) associado ou não à flucitosina[80,81] (100 mg/dia, VO) com monitoramento do nível sérico após 3 a 5 dias do início da terapia, colhido após 2 horas da administração da dose e monitorização do hemograma e leucograma de forma periódica. Essa terapia deve ser mantida por várias semanas, até que haja melhora clínica do paciente ou até que o exame do LCR, que deve ser feito a cada 1 a 2 semanas, apresente retorno à normalidade e cultura negativa. Se houver algum dispositivo intracraniano infectado, este deverá ser removido[82]. Após essa fase inicial do tratamento e melhora clínica, a terapêutica deve ser trocada para fluconazol 6 mg/kg/dia a 12 mg/kg dia, VO)[80] e este deve ser mantido por tempo prolongado. Nos casos em que haja abscessos, a ressonância magnética encefálica deve ser solicitada após 2 semanas e então mensalmente até que ocorra melhora (ou antes, se piora do paciente)[81]. A terapia antifúngica deve ser mantida até a resolução dos abscessos. O uso da caspofungina e posaconazol não é indicado no tratamento das infecções do SNC por Candida por não atingirem nível adequado no LCR[77,83]. A mortalidade da infecção do SNC por Candida varia de acordo com as características dos pacientes acometidos, variando entre 10%[82] a 44%[84].

REFERÊNCIAS

1. Rauchway AC1, Husain S, Selhorst JB. Neurologic Neurologic presentations of fungal infections. Neurol Clin. 2010 Feb;28(1):293-309.

2. Shankar SK, Mahadevan A, Sundaram C, et al. Pathobiology of fungal infections. Clin Microbiol Infect. 2008;14(Suppl 4):S5-24.

3. Smith RM, Schaefer MK, Kainer MA, Wise M, Finks J, Duwve J, et al.; Multistate Fungal Infection Outbreak Response Team. Fungal infections associated with contaminated methylprednisolone injections. N Engl J Med. 2013 Oct 24;369(17):1598-609.

4. Kainer MA, Reagan DR, Nguyen DB, Wiese AD, Wise ME, Ward J, et al.; Tennessee Fungal Meningitis Investigation Team. Fungal infections associated with contaminated methylprednisolone in Tennessee. N Engl J Med. 2012 Dec 6;367(23):2194-203.

5. Bodey G, Bueltmann B, Duguid W, Gibbs D, Hanak H, Hotchi M, et al. Fungal infections in cancer patients: an international autopsy survey. Eur J Clin Microbiol Infect Dis. 1992 Feb;11(2):99-109.

6. Pfaller MA, Pappas PG, Wingard JR. Invasive fungal pathogens: current epidemiological trends. Clin Infect Dis. 2006;43(Suppl 4):S3-14.

7. Ferreira MS, Borges AS. [Histoplasmosis]. [Article in Portuguese]. Rev Soc Bras Med Trop. 2009 Mar-Apr;42(2):192-8.

8. Khandelwal N, Gupta V, Singh P. Central nervous system fungal infections in tropics. Neuroimag Clin N Am. 2011;21:859-66.

9. Murthy JMK. Fungal inections of central nervous system: the clinical syndromes. Neurol India. 2007;55(3):221-5.

10. Cortez KJ, Walsh TJ. Space-occupying fungal lesions. In: Scheld WM, Whitley RJ, Marra CM, editors. Infections of central nervous system. 3rd edition. Philadelphia: Lippincott Williams & Wilkins; 2004. p. 713-35.

11. Brizendine KD, Pappas PG. Cryptococcal meningitis: current approaches to management in patients with and without AIDS. Curr Infect Dis Rep. 2010;12:299-305.

12. McMullan BJ, Sorrell TC, Chen SC-A. Cryptococcus gattii infections: contemporary aspects of epidemiology, clinical manifestations and management of infection, Future Microbiol. 2013;8(12):1613-31.

13. Montenegro H, Paula CR. Environmental isolation of Cryptococcus neoformans var. gattii and C. neoformans var. neoformans in the city of São Paulo, Brazil. Med Mycol. 2000 Oct;38(5):385-90.

14. Springer DJ, Chaturvedi V. Projecting global occurrence of Cryptococcus gattii. Emerg Infect Dis. 2010 Jan;16(1):14-20.

15. Aminoff MJ, Josephson SA. Aminoff's Neurology and General Medicine, Oxford: Elsevier; 2014.

16. Chen SC, Slavin MA, Heath CH, Playford EG, Byth K, Marriott D, et al.; Australia and New Zealand Mycoses Interest Group (ANZMIG)-Cryptococcus Study. Clinical mani-

festations of Cryptococcus gattii infection: determinants of neurological sequelae and death. Clin Infect Dis. 2012 Sep;55(6):789-98.

17. Graybill JR, Sobel J, Saag M, van Der Horst C, Powderly W, Cloud G, et al. Diagnosis and management of increased intracranial pressure in patients with AIDS and cryptococcal meningitis. The NIAID Mycoses Study Group and AIDS Cooperative Treatment Groups. Clin Infect Dis. 2000 Jan;30(1):47-54.

18. Speed B, Dunt D. Clinical and host differences between infections with the two varieties of Cryptococcus neoformans. Clin Infect Dis. 1995;21:28-34.

19. Seaton RA, Verma N, Naraqi S, Wembri JP, Warrell DA. Visual loss in immunocompetent patients with Cryptococcus neoformans var. gattii meningitis. Trans R Soc Trop Med Hyg. 1997;91:44-9.

20. Smith AB, Smirniotopoulos JG, Rushing EJ. Central nervous system infections associated with human immunodeficiency virus infection: radiologic-pathologic correlation. Radiographics. 2008;28:2033-58.

21. Cox GM, Perfect JR. Cryptococcus neoformans var neoformans and gattii and Trichosporon species. In: Topley WWC. Topley and Wilson's Microbiology and Microbial Infections. 9th ed. London: Arnold Press; 1997.

22. Dismukes WE, Cloud G, Gallis HA, Kerkering TM, Medoff G, Craven PC, et al. Treatment of cryptococcal meningitis with combination amphotericin B and flucytosine for four as compared with six weeks. N Engl J Med. 1987 Aug 6;317(6):334-41.

23. Tanner DC, Weinstein MP, Fedorciw B, Joho KL, Thorpe JJ, Reller L. Comparison of commercial kits for detection of cryptococcal antigen. J Clin Microbiol. 1994 Jul;32(7):1680-4.

24. Hospenthal DR, Bennett JE. Persistence of cryptococcomas on neuroimaging., Clin Infect Dis. 2000 Nov;31(5):1303-6.

25. Saag MS, Powderly WG, Cloud GA, Robinson P, Grieco MH, Sharkey PK, et al. Comparison of amphotericin B with fluconazole in the treatment of acute AIDS-associated cryptococcal meningitis. The NIAID Mycoses Study Group and the AIDS Clinical Trials Group. N Engl J Med. 1992 Jan 9;326(2):83-9.

26. Diamond RD, Bennett JE. Prognostic factors in cryptococcal meningitis. A study in 111 cases. Ann Intern Med. 1974 Feb;80(2):176-81.

27. Rangel-Guerra RA, Martínez HR, Sáenz C, Bosques-Padilla F, Estrada-Bellmann I. Rhinocerebral and systemic mucormycosis; clinical experience with 36cases. J Neurol Sci. 1996 Nov;143(1-2):19-30.

28. Sundaram C, Mahadevan A, Laxmi V, Yasha TC, Santosh V, Murthy JM, et al. Cerebral zygomycosis. Mycoses. 2005 Nov;48(6):396-407.

29. Boelaert JR, Van Cutsem J, de Locht M, Schneider YJ, Crichton RR. Deferoxamine augments growth and pathogenicity of Rhizopus, while hydroxypyridinone chelators have no effect. Kidney Int. 1994 Mar;45(3):667-71.

30. Siddiqi SU, Freedman JD. Isolated central nervous system mucormycosis. South Med J. 1994 Oct;87(10):997-1000.

31. Hammond SP, Bialek R, Milner DA, Petschnigg EM, Baden LR, Marty FM. Molecular methods to improve diagnosis and identification of mucormycosis. J Clin Microbiol. 2011 Jun;49(6):2151-3.

32. Kontoyiannis DP, Lewis RE. How I treat mucormycosis. Blood. 2011 Aug;118(5):1216-24.

33. Spanakis EK, Aperis G, Mylonakis E. New agents for the treatment of fungal infections: clinical efficacy and gaps in coverage. Clin Infect Dis. 2006 Oct 15;43(8):1060-8.

34. Ibrahim AS, Bowman JC, Avanessian V, Brown K, Spellberg B, Edwards JE Jr, et al. Caspofungin inhibits Rhizopus oryzae 1,3-beta-D-glucan synthase, lowers burden in brain measured by quantitative PCR, and improves survival at a low but not a high dose during murine disseminated zygomycosis. Antimicrob Agents Chemother. 2005 Feb;49(2):721-7.

35. Spellberg B, Andes D, Perez M, Anglim A, Bonilla H, Mathisen GE, et al. Safety and outcomes of open-label deferasirox iron chelation therapy for mucormycosis. Antimicrob Agents Chemother. 2009 Jul;53(7):3122-5.

36. Roden MM, Zaoutis TE, Buchanan WL, Knudsen TA, Sarkisova TA, Schaufele RL, et al. Epidemiology and outcome of zygomycosis: a review of 929 reported cases. Clin Infect Dis. 2005 Sep 1;41(5):634-53.

37. Wanke B, Aidê MA. Chapter 6 – paracoccidioidomycosis. J Bras Pneumol. 2009 Dec;35(12):1245-9.

38. Shikanai-Yasuda MA, Telles Filho FQ, Mendes RP, Colombo AR, Moretti MA. Consenso de paracoccidioidomicose. Rev Soc Bras Med Trop. 2006;39:297-310.

39. Restrepo AM. Paracoccidioides brasiliensis. In: Mandel GL, Bennett JE, Dolin R, eds. Principles and practice of infectious diseases. 4th ed. New York: Churchill Livingstone; 1995.

40. de Almeida SM. Central Nervous System Paracoccidioidomycosis: An Overview. Braz J Infect Dis. 2005;9(2):126-13.

41. de Almeida SM, Queiroz-Telles F, Teive HA, Ribeiro CE, Werneck LC. Central nervous system paracoccidioidomycosis: clinical features and laboratorial findings. J Infect. 2004 Feb;48(2):193-8.

42. Sandhu GS, Aleff RA, Kline BC, da Silva Lacaz C. Molecular detection and identification of Paracoccidioides brasiliensis. J Clin Microbiol. 1997 Jul;35(7):1894-6.

43. Marques da Silva SH, Colombo AL, Blotta MH, Lopes JD, Queiroz-Telles F, Pires de Camargo Z. Detection of circulating gp43 antigen in serum, cerebrospinal fluid, and bronchoalveolar lavage fluid of patients with paracoccidioidomycosis, J Clin Microbiol. 2003 Aug;41(8):3675-80.

44. Gasparetto E.L., Liu C.B., Carvalho Neto A., Rogacheski E. Central Nervous System Paracoccidioidomycosis: imaging findings in 17 cases. Journal of Computer Assisted Tomography 2003;27:12-7

45. Franco M, Lacaz CS, Restrepo-Moreno A, Del Negro G. Paracoccidioidomycosis. Boca Raton: CRC Press; 1994.

46. Kourkoumpetis TK, Desalermos A, Muhammed M, Mylonakis E. Central nervous system aspergillosis: a series of 14 cases from a general hospital and review of 123 cases from the literature. Medicine (Baltimore). 2012 Nov;91(6):328-36.

47. Gottfredsson M, Perfect JR. Fungal meningitis. Semin Neurol. 2000;20(3):307-22.

48. Genzen JR, Kenney B. Central nervous system Aspergillus infection after epidural analgesia: diagnosis, therapeutic challenges, and literature review. Diagn Microbiol Infect Dis. 2009 Nov;65(3):312-8.

49. Segal BH. Aspergillosis. N Engl J Med. 2009 Apr 30;360(18):1870-84.

50. McCarthy M, Rosengart A, Schuetz AN, Kontoyiannis DP, Walsh TJ. Mold infections of the central nervous system. N Engl J Med. 2014 Jul 10;371(2):150-60.

51. Pfeiffer CD, Fine JP, Safdar N. Diagnosis of invasive aspergillosis using a galactomannan assay: a meta-analysis. Clin Infect Dis. 2006 May 15;42(10):1417-27.

52. Walsh TJ, Hier DB, Caplan LR. Aspergillosis of the central nervous system: clinicopathological analysis of 17 patients. Ann Neurol. 1985;18:574-82.

53. Pongbhaesaj P, Dejthevaporn C, Tunlayadechanont S, Witoonpanich R, Sungkanuparph S, Vibhagool A. Aspergillosis of the central nervous system: a catastrophic opportunistic infection. Southeast Asian J Trop Med Public Health. 2004 Mar;35(1):119-25.

54. Nguyen FN, Kar JK, Zakaria A, Schiess MC. Isolated central nervous system histoplasmosis presenting with ischemic pontine stroke and meningitis in an immune-competent patient. JAMA Neurol. 2013 May;70(5):638-41.

55. Zalduondo FM, Provenzale JM, Hulette C, Gorecki JP. Meningitis, vasculitis, and cerebritis caused by CNS histoplasmosis: radiologic-pathologic correlation. AJR Am J Roentgenol. 1996 Jan;166(1):194-6.

56. Wheat LJ, Connolly-Stringfield PA, Baker RL, Curfman MF, Eads ME, Israel KS, et al. Disseminated histoplasmosis in the acquired immune deficiency syndrome: clinical findings, diagnosis and treatment, and review of the literature. Medicine (Baltimore). 1990 Nov;69(6):361-74.

57. Wheat LJ, Batteiger BE, Sathapatayavongs B. Histoplasma capsulatum infections of the central nervous system: a clinical review. Medicine (Baltimore). 1990;69:244-60.

58. Wheat LJ, Musial CE, Jenny-Avital E. Diagnosis and management of central nervous system histoplasmosis. Clin Infect Dis. 2005 Mar 15;40(6):844-52.

59. Ramireddy S, Wanger A, Ostrosky L. An instructive case of CNS histoplasmosis in an immunocompetent host. Med Mycol Case Rep. 2012 Aug 28;1(1):69-71.

60. Assi MA, Sandid MS, Baddour LM, Roberts GD, Walker RC. Systemic histoplasmosis: a 15-year retrospective institutional review of 111 patients. Medicine (Baltimore). 2007 May;86(3):162-9.

61. Goodwin RA Jr, Shapiro JL, Thurman GH, Thurman SS, Des Prez RM. Disseminated histoplasmosis: clinical and pathologic correlations. Medicine (Baltimore). 1980 Jan;59(1):1-33.

62. Wheat LJ, Batteiger BE, Sathapatayavongs B. Histoplasma capsulatum infections of the central nervous system. A clinical review. Medicine (Baltimore). 1990 Jul;69(4):244-60.

63. Livramento JA, Machado LR, Nóbrega JP, Vianna LS, Spina-França A. Histoplasmose do sistema nervoso central: estudo do líquido cefalorraqueano em 8 pacientes. Arq Neuropsiquiatr. 1993 Mar;51(1):80-6.

64. Wheat LJ, French MLV, Batteiger B, Kohler RB. Cerebrospinal fluid Histoplasma antibodies in central nervous system histoplasmosis. Arch Intern Med. 1985;145:1237-40.

65. Wheat J, French ML, Kohler RB, Zimmerman SE, Smith WR, Norton JA, et al. The diagnostic laboratory tests for histoplasmosis: analysis of experience in a large urban outbreak. Ann Intern Med. 1982 Nov;97(5):680-5.

66. Wheat LJ, Kohler RB, Tewari RP, Garten M, French MLV. Significance of Histoplasma antigen in the cerebrospinal fluid of patients with meningitis. Arch Intern Med. 1989;149:302-4.

67. Durkin MM, Connolly PA, Wheat LJ. Comparison of radioimmunoassay and enzyme-linked immunoassay methods for detection of Histoplasma capsulatum var. capsulatum antigen. J Clin Microbiol. 1997;35:2252-5.

68. Wheat LJ. Current diagnosis of histoplasmosis. Trends Microbiol. 2003;11:488-9.

69. Johnson PC, Wheat LJ, Cloud GA, Goldman M, Lancaster D, Bamberger DM, et al.; U.S. National Institute of Allergy and Infectious Diseases Mycoses Study Group. Safety and efficacy of liposomal amphotericin B compared with conventional amphotericin B for induction therapy of histoplasmosis in patients with AIDS. Ann Intern Med. 2002 Jul 16;137(2):105-9.

70. Freifeld AG, Iwen PC, Lesiak BL, Gilroy RK, Stevens RB, Kalil AC. Histoplasmosis in solid organ transplant recipients at a large Midwestern university transplant center. Transpl Infect Dis. 2005 Sep-Dec;7(3-4):109-15.

71. O'Brien D, Stevens NT, Lim CH, O'Brien DF, Smyth E, Fitzpatrick F, et al. Candida infection of the central nervous system following neurosurgery: a 12-year review. Acta Neurochir (Wien). 2011 Jun;153(6):1347-50.

72. Sánchez-Portocarrero J, Pérez-Cecilia E, Corral O, Romero-Vivas J, Picazo JJ. The central nervous system and infection by Candida species. Diagn Microbiol Infect Dis. 2000 Jul;37(3):169-79.

73. McCullers JA, Vargas SL, Flynn PM, Razzouk BI, Shenep JL. Candidal meningitis in children with cancer. Clin Infect Dis. 2000 Aug;31(2):451-7.

74. Wisplinghoff H, Bischoff T, Tallent SM, Seifert H, Wenzel RP, Edmond MB. Nosocomial bloodstream infections in US hospitals: analysis of 24,179 cases from a prospective nationwide surveillance study. Clin Infect Dis. 2004;39:309-17.

75. Sánchez-Portocarrero J, Martín-Rabadán P, Saldaña CJ, Pérez-Cecilia E. Candida cerebrospinal fluid shunt infection. Report of two new cases and review of the literature. Diagn Microbiol Infect Dis. 1994 Sep;20(1):33-40.

76. Mattiuzzi G, Giles FJ. Management of intracranial fungal infections in patients with haematological malignancies. Br J Haematol. 2005 Nov;131(3):287-300.

77. Sánchez-Portocarrero J, Pérez-Cecilia E, Corral O, Romero-Vivas J, Picazo JJ. The central nervous system and infection by Candida species. Diagn Microbiol Infect Dis. 2000 Jul;37(3):169-79.

78. Fernandez M, Moylett EH, Noyola DE, Baker CJ. Candidal meningitis in neonates: a 10-year review. Clin Infect Dis. 2000 Aug;31(2):458-63.

79. Voice RA, Bradley SF, Sangeorzan JA, Kauffman CA. Chronic candidal meningitis: an uncommon manifestation of candidiasis. Clin Infect Dis. 1994 Jul;19(1):60-6.

80. Pappas PG, Kaufmann CA, Andes D, Benjamin DK, Calandra TF, Edwards JE, et al. Clinical practice guidelines for the management of Candidiasis: 2009 update by the Infectious Diseases Society of America. Clin Infect Dis. 2009;48:503-35.

81. Pappas PG, Kauffman CA, Andes D, Benjamin DK Jr, Calandra TF, Edwards JE Jr, et al.; Infectious Diseases Society of America. Clinical practice guidelines for the management of candidiasis: 2009 update by the Infectious Diseases Society of America. Clin Infect Dis. 2009 Mar 1;48(5):503-35.

82. Nguyen MH, Yu VL. Meningitis caused by Candida species: an emerging problem in neurosurgical patients. Clin Infect Dis. 1995 Aug;21(2):323-7.

83. Deresinski SC, Stevens DA. Caspofungin. Clin Infect Dis. 2003 Jun 1;36(11):1445-57.

84. Lee BE, Cheung PY, Robinson JL, Evanochko C, Robertson CM. Comparative study of mortality and morbidity in premature infants (birth weight, <1,250 g) with candidemia or candidal meningitis. Clin Infect Dis. 1998 Sep;27(3):559-65.

85. Deresinski SC, Stevens DA, Caspofungin, Clin Infect Dis. 2003;36(11):1445

86. Lee BE, Cheung PY, Robinson JL, Evanochko C, Robertson CM, Comparative study of mortality and morbidity in premature infants (birth weight,<1,250 g) with candidemia or candidal meningitis, Clin Infect Dis. 1998;27(3):559.

Capítulo 5.5

Neurotuberculose, hanseníase e infecção do sistema nervoso por espiroquetas

Neurotuberculose

Lucas Victor Alves
Leonardo Furtado Freitas
Thiago Cardoso Vale

INTRODUÇÃO

A tuberculose (TB) é uma doença infectocontagiosa de evolução crônica e de transmissão respiratória. A maioria dos casos de neurotuberculose é causada pelo *Mycobacterium tuberculosis,* ou bacilo de Koch. O *M. bovis* e o *M. africanum* são responsáveis por um pequeno número de casos, especialmente em países em desenvolvimento.

O termo neurotuberculose refere-se às várias formas de TB intracranianas (meningoencefalite, meningite, encefalopatia, tuberculoma e abscesso) e espinhais (aracnoidite, mielorradiculite e tuberculoma). A forma de início clínico e a evolução da doença em cada categoria são altamente variáveis.

Embora a forma mais frequente de TB seja a pulmonar, a neurotuberculose é a mais grave e causa morte ou sequelas neurológicas importantes em mais de 50% dos pacientes, apesar do tratamento.

Segundo dados da Organização Mundial da Saúde, 2 bilhões de pessoas estão infectadas pelo bacilo da TB. O Brasil ocupa o 14º lugar entre os 22 países responsáveis por 80% do total de casos de TB no mundo, com uma prevalência de 60 mil casos/100 mil habitantes, incidência de 92 mil casos/ano e letalidade anual de 8.400 casos.

A incidência de neurotuberculose é um indicador epidemiológico importante, já que guarda estreita relação com a prevalência de casos bacilíferos associada com as condições sociais, econômicas e higiênicas da população. Cerca de 8% dos pacientes com TB têm envolvimento do sistema nervoso central (SNC).

A infecção tuberculosa ocorre principalmente pelas vias respiratórias, e o pulmão é em geral o primeiro órgão envolvido. O *Mycobacterium tuberculosis* é fagocitado pelos macrófagos alveolares podendo resultar na contenção da infecção ou progressão para a doença. Devido à alta resistência a destruição, as micobactérias replicam-se dentro desses macrófagos de modo lento e contínuo, e disseminam-se pelos linfonodos hilares. Nessa fase, ocorre a disseminação do bacilo pela corrente sanguínea, podendo atingir diferentes órgãos do corpo, principalmente aqueles onde há grande oferta de oxigênio.

Quando a resposta imunológica do organismo não pode conter a replicação do bacilo, ocorre a doença ativa. Essa evolução é mais comum nas crianças abaixo dos 5 anos de idade e em imunocomprometidos.

Meningite tuberculosa resulta da ruptura para o espaço subaracnóideo de um foco caseoso situado dentro do parênquima cerebral, meninges ou uma estrutura óssea adjacente. Estudo clássico, de Rich e McCordock, publicado em 1933, mostra que em necropsia de 77 dos 82 pacientes falecidos por meningoencefalite tuberculosa, foram encontrados focos caseosos antigos no parênquima cerebral e meninges. Esses focos de tuberculose são estabelecidos no cérebro durante a fase bacilífera. Número, característica e localização da lesão no cérebro variam de acordo com a susceptibilidade do indivíduo, condições ambientais e patogenicidade do *M. tuberculosis*.

A distribuição generalizada de focos infecciosos na tuberculose miliar aumenta a possibilidade de que um tubérculo justaependimário seja estabelecido, evento crítico para o desenvolvimento de meningite tuberculosa, pois é a partir desta localização que a infecção progride para o espaço subaracnóideo. Essa é a sequência habitual da meningite tuberculosa na infância, devido à imaturidade do sistema imune da criança, aumentando a susceptibilidade para a disseminação hematogênica após a infecção primária. Adultos também podem desenvolver infecção no SNC a partir da tuberculose miliar ou a partir de outros focos menos evidentes ou ocultos e, também, de tuberculose crônica. Reativação de focos latentes resultando em disseminação hematogênica secundária pode ser intermitente ou crônica e progressiva. Em qualquer circunstância, a propagação do bacilo para diferentes órgãos produz tubérculos de tamanhos variados, incluindo alguns adjacentes ao espaço subaracnóideo. Focos subependimários decorrentes desta disseminação podem permanecer latentes por meses ou anos, com potencial para penetrar no espaço subaracnóideo, como resultado da patogenicidade da lesão local ou depressão da imunidade do paciente. Condições que levam a queda da imunidade, como idade avançada, alcoolismo, neoplasias e síndrome da imunodeficiência adquirida (SIDA) aumentam o risco da síndrome de reativação e tuberculose generalizada.

Uma proporção significativa dos adultos com tuberculose no SNC não apresenta infecção extracraniana evidente ou alterações imunológicas. Ocasionalmente, há uma história de traumatismo craniano algumas semanas ou meses anteriores ao início dos sintomas, o que sugere que focos caseosos intracranianos possam ser desestabilizados por fatores físicos.

O quadro clínico da neurotuberculose depende da apresentação das lesões no SNC. Três características dominam o quadro patológico e são fundamentais para as manifestações clínicas: processo proliferativo, predominantemente aracnoidite basilar, vasculite de artérias e veias que atravessam o exsudato e alterações na circulação ou reabsorção do líquido cefalorraquidiano (LCR), levando à hidrocefalia.

Aracnoidite proliferativa é mais evidente na base do cérebro e, em poucos dias, produz um exsudato espesso, gelatinoso que se estende desde a ponte até o quiasma óptico. No decorrer da cronicidade, a zona optoquiasmática evolui para um processo fibroso envolvendo os nervos cranianos adjacentes e vasos penetrantes.

Vasculite resultando em trombose e infarto hemorrágico pode se desenvolver em vasos que atravessam o exsudato basilar ou espinhal. A reação inflamatória vascular é iniciada por invasão direta da adventícia por micobactérias ou por extensão secundária da aracnoidite adjacente. Uma reação precoce polimorfonuclear seguida de infiltração de linfócitos, células do plasma e macrófagos leva a uma progressiva destruição da adventícia, rompimento das fibras elásticas e à extensão do processo inflamatório, atingindo a camada íntima. Eventualmente, degeneração fibrinoide nas pequenas

artérias e veias produz aneurismas, múltiplos trombos e hemorragia focal. Dependendo da localização e extensão da vasculite, uma variedade de sintomas pode ser apresentada. Envolvimento de vasos perfurantes para os gânglios da base e ponte pode produzir distúrbios do movimento ou simular infartos lacunares. Múltiplas lesões isquêmicas são comuns, sendo as áreas mais frequentemente acometidas os gânglios da base, córtex cerebral, ponte e cerebelo. Vasculite intracraniana é um achado frequente em estudos de necropsia, representando um dos principais determinantes de sequela neurológica após o tratamento.

Extensão do processo inflamatório para as cisternas basilares pode impedir a circulação e reabsorção do LCR, levando à hidrocefalia comunicante. O tipo menos observado é a hidrocefalia obstrutiva causada pelo estreitamento ou oclusão do aqueduto ou pelo bloqueio dos forames de saída do quarto ventrículo. O estreitamento do aqueduto é devido geralmente ao edema do cérebro médio ou compressão do tronco encefálico pelo exsudato meníngeo circundante. De forma pouco comum, um tuberculoma subependimário ou uma rolha de exsudato ependimário pode bloquear o aqueduto por dentro. Em alguns casos, o aumento da pressão intracraniana pode causar compressão do tronco cerebral e herniação cerebral.

SINAIS E SINTOMAS

A doença apresenta, usualmente, um pródromo de início insidioso caracterizado por mal-estar, astenia, cefaleia e febre baixa. Em seguida, normalmente dentro de 2 a 3 semanas, surgem sinais e sintomas neurológicos mais proeminentes, tais como meningismo, cefaleia prolongada, vômitos, confusão mental e paralisia de nervos cranianos. A evolução da doença pode ser rápida e provocar coma, crises epilépticas ou déficits focais. A maior parte dos pacientes segue um ritmo mais insidioso, com um curso mais lentamente progressivo, ao longo de semanas ou meses. Em crianças, a condição é caracterizada por irritabilidade, falta de interesse pelo meio ambiente, anorexia, cefaleia e vômitos. Crises epilépticas generalizadas são mais comuns em crianças e tendem a ser uma manifestação inicial da doença.

Os estágios definidos pelo British Medical Research Council (BRMC) em 1948 e que posteriormente sofreram pequenas alterações são preditores acurados de sequelas e letalidade (Quadro 5.5.1.1).

O estágio clínico da apresentação da doença está relacionado a sua duração, embora alguns pacientes possam progredir rapidamente para estágios avançados dentro de poucos dias. A resposta ao tratamento é influenciada pelo estágio clínico na qual a terapêutica é iniciada, sendo melhor o prognóstico no estágio I.

Quadro 5.5.1.1 – Estágios definidos pelo *British Medical Research Council.*

ESTÁGIO	QUADRO CLÍNICO
I	Sintomas inespecíficos, como febre, anorexia, cefaleia, vômitos, seguidos de sonolência e alterações comportamentais, como apatia ou irritabilidade
II	Exacerbação da cefaleia e vômitos, sinais de irritação meníngea, rebaixamento do nível de consciência, acometimento dos nervos cranianos
III	Sinais de doença avançada, como *delirium*, coma, crises epilépticas e déficits focais

Apresentações atípicas

Em alguns adultos, o pródromo pode ser uma demência lentamente progressiva ao longo de meses ou mesmo anos, caracterizada pela mudança de personalidade, isolamento social, perda da libido e amnésia. No entanto, alguns pacientes podem apresentar um quadro clínico agudo, caracterizado por uma síndrome meníngea rapidamente progressiva. Por vezes, essa forma acelerada está sobreposta a uma doença demencial crônica. Crises epilépticas e distúrbios neurológicos focais como paralisia de nervo craniano ou hemiparesia podem ocorrer mais precocemente e dominar o quadro clínico. Dos nervos cranianos, o sexto é o mais comumente envolvido, seguido pelo terceiro e quarto. Ocasionalmente, os sinais e sintomas de hidrocefalia (cefaleia, papiledema, diplopia, e alteração visual) precedem os sinais de irritação meníngea.

Apresentação encefálica em crianças, caracterizada por letargia, coma e crises epilépticas, sem sinais meníngeos é descrita na literatura. O LCR pode evidenciar uma discreta pleiocitose e hiperproteinorraquia. Essa síndrome de encefalopatia tuberculosa também pode ser ocasionalmente encontrada em adultos.

MENINGITE TUBERCULOSA E INFECÇÃO PELO HIV

A coinfecção com o HIV é encontrada em 21% dos pacientes com tuberculose extrapulmonar. O quadro clínico da meningoencefalite tuberculosa é o mesmo, entretanto as complicações são mais presentes e graves. Em pacientes com infecção pelo vírus da imunodeficiência humana (HIV), a TB extrameníngea também é mais frequente e apresenta maior letalidade.

DIAGNÓSTICO

Uma vez que a possibilidade de neurotuberculose tenha sido considerada, a tarefa central é a avaliação diagnóstica, rápida e completa, seguida por uma decisão imediata sobre a terapêutica. Pistas para o diagnóstico incluem história familiar positiva para tuberculose, exposição recente a outros pacientes com tuberculose ativa (especialmente em crianças e adultos imunodeprimidos), história recente de traumatismo cranioencefálico e alcoolismo. Evidência de tuberculose ativa em outras partes do corpo é encontrada em 20% a 70% dos casos. Exame físico deve ser minucioso, com cuidadosa atenção aos achados de linfadenopatia e lesões articulares da coluna vertebral. Em pacientes com tuberculose miliar, o exame de fundo de olho geralmente demonstra tubérculos na coroide. Alterações na radiografia de tórax incluem infiltrado pulmonar miliar e, menos comumente, adenopatia hilar ou infiltrados nodulares nos lobos superiores, especialmente na infância e em cerca de 50% dos adultos.

Pacientes com meningite tuberculosa podem apresentar uma discreta anemia e leucocitose, mas muitas vezes o hemograma é normal. Hiponatremia e outras alterações bioquímicas características da síndrome da secreção inapropriada do hormônio antidiurético têm sido observadas em alguns casos.

Líquor

Um LCR bem realizado é a chave para o diagnóstico na maioria dos casos. A pressão de abertura geralmente é elevada e o aspecto do líquido é levemente opalescente. Classicamente, o LCR demonstra uma proteína elevada, glicose baixa e pleiocitose mononuclear. Na maioria dos pacientes, a concentração de proteína varia de 100 mg/dL a 500 mg/dL, e a contagem de células, entre 100/mm^3 a 500/mm^3. Pacientes com bloqueio subaracnóideo podem exibir concentrações elevadas de proteínas, de 2 g/dL a 6 g/dL. A concentração de glicose no LCR normalmente é baixa, sendo menor do que 45 mg/dL em cerca de 80% dos casos. Embora o achado celular característico seja de linfocitose, no início do curso de meningite os resultados são muitas vezes atípicos com apenas algumas células, uma pleiocitose mista, ou predomínio de polimorfonucleares. Casos com achados atípicos do exame do LCR devem ter esse exame repetido.

Durante o curso da doença, pode ser observada uma reação predominante de leucócitos polimorfonucleares, aguda e transitória, muitas vezes associada a uma deterioração clínica do paciente – um "paradoxo terapêutico" que se diz ser quase patognomônico da meningoencefalite tuberculosa.

Bacteriologia

O diagnóstico específico baseia-se na demonstração do *Mycobacterium tuberculosis* no LCR. A cultura continua a representar a forma mais específica de confirmação, embora com tempo de determinação longo e uma baixa sensibilidade. As culturas são positivas entre 45% a 90% dos casos, a depender da quantidade de LCR examinado e das condições do laboratório.

Recomenda-se que um mínimo de três amostras de LCR seja submetido à cultura. Não é necessário adiar o tratamento, pois o crescimento permanece elevado durante vários dias após a instituição terapêutica. A sensibilidade para a detecção do bacilo pode ser otimizada com o seguimento das seguintes diretrizes:

- Bacilos álcool-ácido resistentes podem ser demonstrados mais facilmente em um esfregaço do coágulo ou sedimento do LCR.
- É preferível usar o último fluido removido da punção lombar (10 mL a 15 mL).
- Se não ocorrer a formação de um coágulo, devem ser adicionados 2 mL de álcool a 95%, o que leva ao aumento da precipitação da proteína com a centrifugação, levando os bacilos ao fundo do tubo.
- Do depósito centrifugado, 0,02 mL deve ser aplicado a uma lâmina de vidro em uma área não superior a 1 cm de diâmetro, e corado pelo método de Ziehl-Neelsen.

Técnica de amplificação do ácido nucleico

Uma abordagem mais recente e promissora de diagnóstico tem sido o teste de amplificação do ácido nucleico, baseado na reação em cadeia da polimerase (PCR), para a rápida detecção do DNA de bactérias específicas. Embora simples e rápido, a confiabilidade do PCR para a identificação de micobactérias não está bem estabelecida, principalmente devido a problemas metodológicos e a falta de um sistema eficaz de monitoramento da sensibilidade e especificidade. Em um estudo comparativo de 7 diferentes laboratórios, a taxa de resultados falso-positivos variou de 3% a 20%, e os níveis de sensibilidade também variaram amplamente. Ainda há poucos estudos com elevado número de pacientes comparando a PCR com o Ziehl-Neelsen e culturas do LCR. A adenosina deaminase pode estar aumentada no LCR, mas carece de especificidade.

Avaliação neurorradiológica

A tomografia computadorizada (TC) de crânio e a ressonância magnética (RM) encefálica têm ajudado bastante na compreensão da fisiopatologia, avaliação clínica e tratamento da neurotuberculose. A TC de crânio pode definir a presença e extensão da aracnoidite, edema cerebral, acidentes vasculares isquêmicos e hidrocefalia.

Hidrocefalia está associada a uma maior duração dos sintomas antes do tratamento e é mais frequente em crianças do que adultos. Os achados tomográficos são úteis no acompanhamento da terapia adjuvante com corticosteroides e procedimentos neurocirúrgicos.

Em função da vasculite, na fase subaguda da doença, podem ser visualizadas áreas de infarto nos núcleos da base e tálamo. O hipotálamo e o núcleo caudado são as áreas mais frequentemente acometidas. Os tuberculomas podem ser visualizados preferencialmente na junção corticocortical. Realce basilar na RM encefálica é indicativo de uma extensa meningite basilar e está frequentemente associada a vasculite e risco aumentado de infarto dos gânglios da base (Figura 5.5.1.1).

Cerca de 30% dos pacientes no estágio I de meningite tuberculosa e 8% no estágio II apresentam neuroimagem normal. No estágio III, praticamente todos os pacientes apresentam alterações ao exame de imagem. Assim, uma TC de crânio com contraste normal em um paciente comatoso torna a meningite tuberculosa um diagnóstico pouco provável.

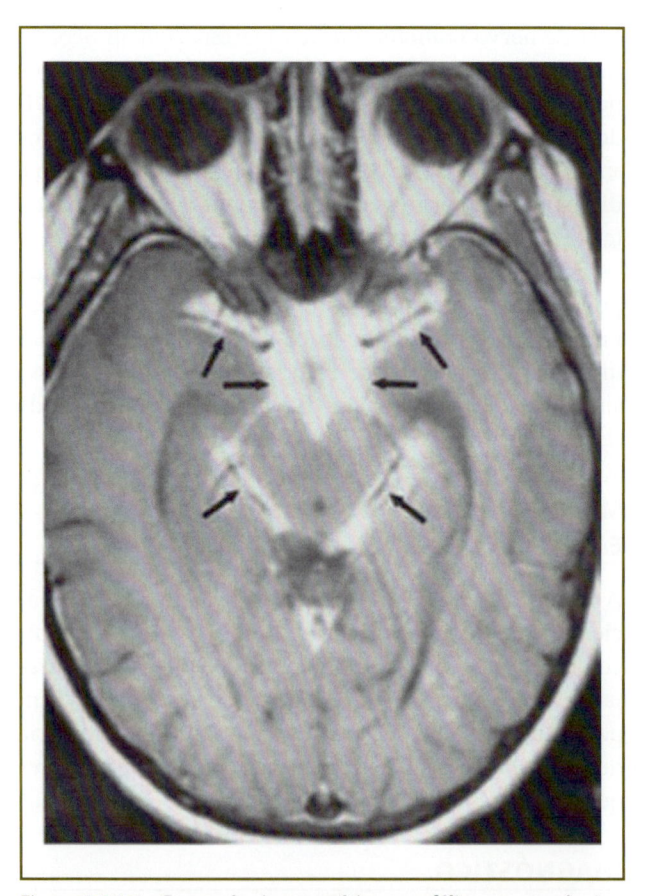

Figura 5.5.1.1 – Ressonância magnética encefálica em sequência axial ponderada em T1 pós-contraste com gadolínio demonstra realce de contraste nas cisternas basais, sugerindo presença de exsudato inflamatório da neurotuberculose (setas pretas).

Diagnóstico diferencial

O diagnóstico diferencial de neurotuberculose inclui uma variedade de doenças inflamatórias, vasculares e condições neoplásicas. A apresentação clínica da meningite tuberculose, juntamente, com os achados característicos do LCR, também pode ser encontrada em infecções fúngicas, sífilis e brucelose. A síndrome é igualmente encontrada entre os pacientes com focos supurativos paramenígeos, secundários a sinusite e abscesso cerebral. Os pacientes com *Herpes simplex e* encefalite por caxumba representam o maior desafio, porque podem apresentar febre, rápida deterioração neurológica e pequena redução da concentração de glicose no LCR. Avaliação clínica cuidadosa deve ser feita em todos os pacientes com suspeita de qualquer um dos outros diagnósticos citados.

Erro ou atraso no diagnóstico pode resultar de achados não característicos do LCR, como discretas alterações da glicose e ou proteínas, e um predomínio neutrofílico. Repetição do exame frequentemente demonstra um declínio da glicose, aumento da proteína e uma mudança para predomínio mononuclear. Concentração de proteína acima de 150 mg/dL no LCR raramente é vista em meningite viral e deve levantar a suspeita de infecção tuberculosa ou fúngica.

Tuberculoma

Tuberculomas são massas granulomatosas, esféricas e avasculares, resultantes da aglomeração de pequenos tubérculos. Um tubérculo consiste em uma área central de células epiteliais, circundadas por linfócitos e células gigantes de Langerhans. O interior dessa massa pode conter áreas necróticas compostas de material caseoso, ocasionalmente espesso e purulento. Quando localizados em áreas centrais, as lesões ativas pode atingir tamanho considerável, sem produzir meningite. Em condições de baixa resistência do hospedeiro, esse processo pode resultar em áreas focais de cerebrites ou formação de abscessos, embora o curso mais usual seja a coalescência de focos caseosos e o encapsulamento fibroso (tuberculoma).

O achado característico na TC de crânio é um realce da lesão nodular com uma área hipodensa central. Na RM encefálica, a lesão depende do estágio de evolução do tuberculoma: cerebrite focal manifesta-se por edema inespecífico com realce mal definido ao contraste, e as lesões caseosas tipicamente demonstram uma hipointensidade central com realce periférico em T2. As lesões macroscópicas do parênquima são mais comuns na tuberculose miliar e na meningite tuberculosa (Figura 5.5.1.2). Essas alterações geralmente desaparecem

com a terapia específica, embora sejam relatados casos de ocorrência de tuberculomas durante o tratamento medicamentoso.

O diagnóstico e tratamento do tuberculoma intracraniano tiveram um grande avanço com o uso da TC craniana com contraste. Estágios precoces são caracterizados por lesões hipo ou isodensas, com a presença de edema e leve encapsulamento. Fases avançadas apresentam um encapsulamento bem definido, com lesões hiper ou isodensas com anel periférico. TC de crânio é especialmente útil para avaliar a presença de edema cerebral, risco de herniação e resposta à medicação.

Em locais onde a ocorrência de tuberculomas intracranianas é uma causa comum de lesões cerebrais, um diagnóstico etiológico presuntivo é feito com base em dados epidemiológicos, critérios clínicos e achados de imagem. A intervenção cirúrgica para fins diagnósticos e terapêuticos apresenta um elevado risco de complicações, em especial as meningites graves. Embora o tratamento prévio para tuberculose reduza o risco de complicações, a terapêutica médica é sempre preferível à intervenção cirúrgica. No entanto, a cirurgia pode ser exigida quando as lesões produzem hidrocefalia obstrutiva ou compressão do tronco cerebral.

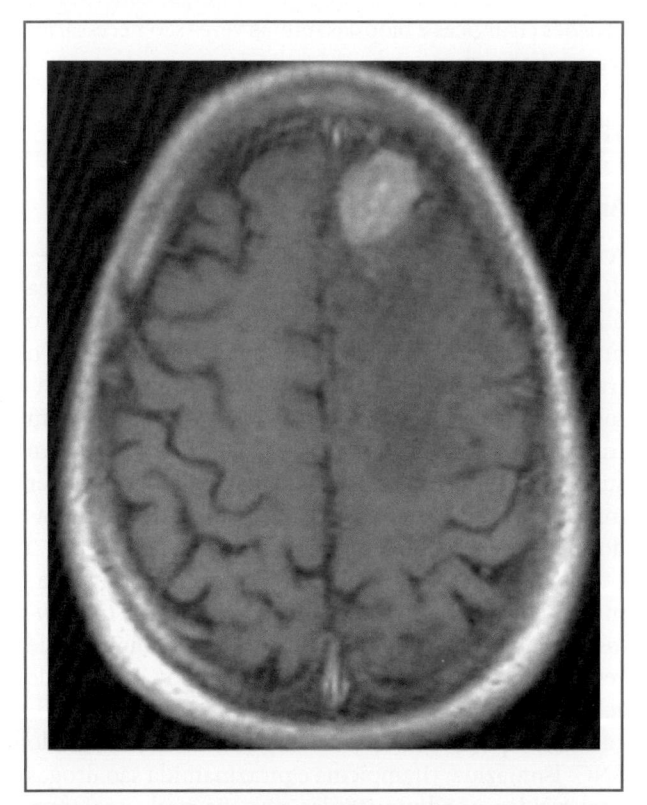

Figura 5.5.1.2 – **Ressonância magnética encefálica em sequência axial ponderada em T1 demonstra imagem hiperintensa arredondada, de limites bem definidos, em topografia frontal à esquerda, com hipointensidade subjacente, sugerindo edema secundário a tuberculoma.**

ARACNOIDITE TUBERCULOSA ESPINHAL

Aracnoidite tuberculosa ou tuberculomas podem atingir qualquer nível da medula espinhal. Usualmente, o processo inflamatório é no início confinado ao local e, gradualmente, um exsudato fibrinoso vai revestindo parcial ou totalmente a medula espinhal. Em outros casos, tuberculomas extradurais, intradurais, ou intramedulares podem produzir sintomas de um tumor compressivo. Os pacientes com aracnoidite em estágio avançado geralmente apresentam uma mielorradiculopatia. A maioria dos casos evolui dentro de 2 meses, muito embora este período possa variar de poucos dias a anos. Os sintomas incluem dor, hiperestesia ou parestesia na distribuição da raiz nervosa e incontinência esfincteriana. Ocasionalmente, associação com vasculite pode resultar em trombose da artéria espinhal anterior. Independentemente da localização da lesão, todas as formas de aracnoidite espinhal tuberculosa podem causar bloqueio subaracnóideo, caracterizado por elevadas concentrações de proteína no LCR.

O diagnóstico de aracnoidite tuberculosa espinhal deve ser considerado em qualquer paciente com os seguintes achados clínicos e laboratoriais: início subagudo de quadro medular, mielopatia transversa rapidamente ascendente, aumento da proteína e celularidade no LCR e evidência de TB em outra parte do organismo. Intervenções cirúrgicas e biopsias muitas vezes são necessárias para o diagnóstico.

TRATAMENTO

Antituberculostáticos

A decisão de começar o tratamento deve ser feita imediatamente, muitas vezes baseada em suspeita clínica e ainda sem confirmação diagnóstica, uma vez que o prognóstico está associado ao estágio clínico em que o tratamento é iniciado. Atraso da terapia ou tratamentos inadequados, mesmo de apenas alguns dias, podem trazer grandes prejuízos ao paciente. Nos pacientes com suspeita diagnóstica, o tratamento específico deve ser iniciado, desde que os esforços não sejam descontinuados para confirmar o diagnóstico.

Os principais objetivos da terapia múltipla medicamentosa são de combater a infecção pelo *M. tuberculosis*, concomitantemente cobrindo a possibilidade de resistência aos medicamentos e reduzindo o risco de resistência durante a terapia, além de tratar mais eficazmente qualquer foco de doença tuberculosa fora do SNC. Isoniazida, rifampicina e pirazinamida são drogas bactericidas e, administradas por via oral, penetram através das meninges inflamadas, atingindo concentrações necessárias no LCR para o tratamento.

A isoniazida é a pedra angular do tratamento. Difunde-se rapidamente no LCR e atinge concentração elevada para a atividade bactericida. A dose recomendada para crianças é de 10 mg/kg, administrada 1 vez por dia. Para adultos, é aconselhável começar com 10 mg/kg por dia (máximo de 600 mg) até ajustar a dose para 300 mg por dia. A isoniazida pode diminuir os níveis plasmáticos da piridoxina, recomendando-se que a vitamina seja reposta na dose de 25 mg a 50 mg por dia. Uma forma injetável de isoniazida está disponível quando não pode ser administrada por via oral ou por sonda nasogástrica. Ela pode ser administrada por injeção intramuscular ou infusão intravenosa (300 mg, durante 5 a 10 minutos).

A dose diária da rifampicina em crianças e adultos é de 10 mg/kg (máximo de 600 mg). A rifampicina é efetiva contra organismos latentes e contribui para a resolução de focos residuais no SNC e em outras partes do organismo.

A pirazinamida deve ser incluída no regime de tratamento para meningite tuberculosa durante os primeiros 2 meses de terapia. Em crianças, a dose diária é de 15 mg/kg a 20 mg/kg (máximo de 2.000 mg). Em adultos, a dose é baseada no peso: 40 kg a 55 kg, 1.000 mg; 56-75 kg, 1.500 mg; 76-90 kg, 2.000 mg. Estudos de tuberculose pulmonar demonstraram que a adição de pirazinamida (25 mg/kg a 35 mg/kg) nos tratamentos que incluem isoniazida e rifampicina aumenta o efeito tuberculostático, sem aumentar a incidência de hepatotoxicidade quando a duração da pirazinamida é restrita a 2 meses. Possui excelente penetração na barreira hematoencefálica, tanto na presença como na ausência de inflamação e é extremamente ativa contra micobactérias intracelulares.

Com o advento de outros agentes eficazes e menos tóxicos, a estreptomicina deixou de fazer parte da primeira linha de tratamento da meningite tuberculosa. A sua associação com isoniazida era recomendada para diminuir a incidência de organismos resistentes. Mesmo na presença de meninges inflamadas, a estreptomicina apresenta baixa concentração no LCR. É mais eficaz por via intramuscular (1 g/dia) e combinada com administração intratecal (50 mg). A estreptomicina deve ser considerada em situações especiais como acesso limitado aos medicamentos alternativos, suspeita de resistência a múltiplas drogas e rápida deterioração clínica (fase II para a fase III), apesar da terapêutica convencional.

O etambutol atinge concentração moderada no espaço subaracnóideo, na dose diária recomendada de 15 mg/kg.

Regime recomendado

De acordo com o Ministério da Saúde, o esquema recomendado é da associação da rifampicina, isoniazida, pirazinamida e etambutol por 2 meses, seguido de rifampicina e isoniazida por 7 meses (Tabela 5.5.1.1).

Tabela 5.5.1.1 – Regime recomendado de tratamento de neurotuberculose.

REGIME	MEDICAMENTO	PESO	POSOLOGIA	DURAÇÃO
Fase intensiva	RHZE 150/75/400/275	20 a 35 kg	2 comprimidos	2 meses
		36 a 50 kg	3 comprimidos	
		> 50 kg	4 comprimidos	
Fase manutenção	RH 300/200 ou 150/100	20 a 35 kg	1 comprimido (300)	7 meses
		36 a 50 kg	1 + ½ comprimido (300)	
		> 50 kg	2 comprimidos (300)	

Siglas: R = rifampicina, H = isoniazida, Z = pirazinamida, E = etambutol.

Toxicidade

A taxa de hepatotoxicidade em adultos recebendo isoniazida é de 1%. Associação com a rifampicina dobra essa taxa. Pacientes com cirrose hepática não têm modificadas as suas indicações para isoniazida e rifampicina. Quando se desenvolve toxicidade hepática durante o tratamento com isoniazida e rifampicina, frequentemente é possível reintroduzir uma ou ambas as drogas com sucesso. Essa reintrodução é feita de forma escalonada, habitualmente após 2 a 3 semanas, desde que os testes de função hepática tenham retornado ao normal.

A rifampicina acelera o metabolismo de um importante número de agentes farmacológicos (cortisol, ciclosporina, varfarina, teofilina, metadona, fenitoína, cetoconazol e contraceptivos). A pirazinamida pode causar artralgia associada à hiperuricemia e, raramente, gota. Neurite óptica é o principal efeito colateral do etambutol, ocorrendo em até 3% dos pacientes que usam a dose de 25 mg/kg. É rara com a dose diária recomendada de 15 mg/kg. Quando o etambutol é utilizado, avaliação oftalmológica deve ser realizada de forma periódica.

Terapia adjuvante

Corticosteroides

Corticoterapia nos primeiros meses de tratamento é recomendada para todos os pacientes com diagnóstico de neurotuberculose. Os corticoides ajudam na prevenção da vasculite e no tratamento da hipertensão intracraniana e do edema cerebral. Prednisona oral (dose de 1 mg/kg/dia a 2 mg/kg/dia), por 4 semana,s ou dexametasona endovenosa nos casos graves (dose de 0,3 mg/kg/dia a 0,4 mg/kg/dia), por 4 a 8 semanas, devem ser prescritas. A redução deve ser gradual nas 4 semanas subsequentes.

Cirurgia

Hidrocefalia é uma complicação comum da neurotuberculose. Pode levar a danos neurológicos permanentes, quando ocorre por um período prolongado. Tratamento com corticosteroides, punção lombar de repetição e diuréticos, pode ser suficiente inicialmente. No entanto, a descompressão cirúrgica do sistema ventricular não deve ser adiada naqueles casos de comprometimento neurológico progressivo, apesar do tratamento medicamentoso.

PROGNÓSTICO

O resultado clínico em qualquer indivíduo é influenciado pela idade, estado imunológico, duração da doença, estágio clínico no início da terapia e complicações vasculares. Em geral, quando o tratamento é iniciado nos estágios I ou II, taxas de cura de 85% a 90% podem ser alcançadas. Pacientes com menos de 5 anos de idade e mais de 50 anos apresentam pior prognóstico, e a taxa de mortalidade observada é superior a 50% nessa faixa etária. A presença de tuberculose miliar é fator de pior prognóstico. A frequência de déficits neurológicos residuais após a recuperação da meningite tuberculosa varia de 10% a 30% e incluem paralisia de nervos cranianos, alterações da marcha, amaurose, surdez, deficiência mental e alterações relacionadas à disfunção da hipófise e hipotálamo.

REFERÊNCIAS

1. Aminoff JA. Neurology and General Medicine. 4 ed. Philadelphia: Churchill Livinstone; 2008.
2. Rock RB, Olin M, Baker CA, Molitor TW, Peterson PK. Central nervous system tuberculosis: pathogenesis and clinical aspects. Clin Microbiol Rev. 2008;21(2):243-61.
3. Ministério da Saúde, Secretaria de Vigilância em Saúde, Programa Nacional de Controle de Tuberculose. Manual de recomendação para o controle de tuberculose no Brasil. Brasília: Ministério da Saúde; 2010.
4. Barkovich AJ, Raybaud C. Pediatric neuroimaging. 5 ed. Philadelphia: Lippincott Williams & Wilkins; 2012.
5. Rich AR, McCordock HA. Pathogenesis of tuberculous meningitis. Bull Johns Hopkins Hosp. 1933;52:5.

6. Thwaites GE, van Toorn R, Schoeman J. Tuberculous meningitis: more questions, still too few answers. Lancet Neurol. 2013 Oct;12(10):999-1010.

7. Bernaerts A, Vanhoenacker FM, Parizel PM, Van Goethem JW, Van Altena R, Laridon A, et al. Tuberculosis of the central nervous system: overview of neuroradiological findings. Eur Radiol. 2003 Aug;13(8):1876-90.

8. DeLance AR, Safaee M, Oh MC, Clark AJ, Kaur G, Sun MZ, et al. Tuberculoma of the central nervous system. J Clin Neurosci. 2013 Oct;20(10):1333-41.

9. Donald PR. Cerebrospinal fluid concentrations of antituberculosis agents in adults and children. Tuberculosis (Edinb). 2010 Sep;90(5):279-92.

10. Rodrigues MG, Lin J, Masruha MR, Vilanova LC, Minett TSC. Fatores prognósticos de letalidade da neurotuberculose em crianças HIV-negativas. Arq Neuro-Psiquiatr. 2010;68:755-60.

11. Matas SLDA. Meningoencefalite tuberculosa. In: Bertolucci PHF, Ferraz HB, Félix EPV, Pedroso JL (eds.). Guia de Neurologia. Barueri: Manole; 2011. p. 591-7.

Complicações neurológicas da hanseníase

Marcela Amaral Avelino
Thiago Cardoso Vale

INTRODUÇÃO

A hanseníase, causada pelo *Mycobacterium leprae,* e conhecida desde os tempos bíblicos, é uma doença crônica, infectocontagiosa, que atinge principalmente pele e nervos periféricos, podendo levar a sérias incapacidades físicas. É uma das causas mais comuns de doença do nervo periférico no mundo e, no Brasil, uma doença de notificação compulsória e de investigação obrigatória.

Segundo dados da Organização Mundial de Saúde (OMS), a eliminação da hanseníase em nível mundial foi alcançada no ano 2000 (ou seja, uma taxa de prevalência menor que 1 caso por 10 mil pessoas). Perto de 16 milhões de pacientes com hanseníase foram curados com poliquimioterapia (PQT) ao longo dos últimos 20 anos. Entretanto, 95% dos casos ainda registrados estão concentrados em 16 países, entre eles Índia, Brasil, Burma, Indonésia, Madagascar e Nepal[1,2].

Em 2011, a prevalência de hanseníase no Brasil chegou a 1,54 casos por 10 mil habitantes. A maior proporção de casos por habitante é vista nas regiões Norte e Centro-oeste, entretanto, em número absoluto, destacam-se os estados do Pará e Maranhão[3].

ETIOPATOGENIA

O agente etiológico, o *Mycobacterium leprae (M. leprae),* foi identificado pelo médico norueguês Gerhard Armauer Hansen, em 1873. Por isso, é também chamado de bacilo de Hansen. É um parasita intracelular obrigatório, álcool-ácido resistente, com afinidade por células cutâneas e dos nervos periféricos (células de Schwann).

A temperatura necessária para a sobrevivência e proliferação do bacilo é entre 27ºC e 30ºC. Isto explica a sua maior incidência em áreas de superfície, tais como a pele, os nervos periféricos, testículos e vias aéreas superiores, e menor envolvimento visceral[4].

O *M. leprae* tem alta infectividade e baixa patogenicidade, isto é, infecta muitas pessoas, mas somente poucas adoecem. Mais de 95% dos indivíduos são naturalmente imunes à hanseníase. Além das condições individuais, outros fatores relacionados aos níveis de endemia e às condições socioeconômicas desfavoráveis, assim como condições precárias de vida e de saúde e o elevado número de pessoas convivendo em um mesmo ambiente, influem no risco de adoecer[5,6].

A principal via de eliminação do bacilo e a mais provável porta de entrada são as vias aéreas superiores, através de contato direto com pacientes multibacilíferos não tratados, já que as primeiras doses da medicação tornam o indivíduo incapaz de transmitir a infecção. Menos comumente, a transmissão pode ocorrer através de erosões na pele. Outras vias de transmissão, como o sangue, a transmissão vertical, o leite materno e picadas de insetos também são possíveis[6,7]. O aparecimento da doença e sua apresentação clínica vão depender da relação parasita/hospedeiro e pode ocorrer após um longo período de incubação, de 2 a 7 anos[5,6].

IMUNOPATOLOGIA

A ampla variedade de manifestações clínicas e histopatológicas da hanseníane deve-se à capacidade do hospedeiro de desenvolver diferentes graus de resposta imune celular contra o *M. leprae*[8,9]. A primeira barreira contra a infecção pelo *M. Leprae* é a imunidade inata, representada pela integridade dos epitélios, secreções e a superfície da imunoglobulina A. Além disso, as células exterminadoras naturais, os linfócitos T citotóxicos e macrófagos ativados podem destruir os bacilos, independentemente da ativação da imunidade adaptativa. Logo após instalada a infecção, a resposta imune do hospedeiro ainda é indefinida. A regulação de citocinas inflamatórias e quimiocinas pode conduzir a proliferação de linfócitos T auxiliares 1 (Th1) ou 2 (Th2), que vai direcionar a resposta imune celular ou humoral ao *M. leprae,* respectivamente. Isto irá determinar a evolução da doença para o forma tuberculoide ou virchowiana.

A imunidade celular, além de ser ineficaz para prevenir o desenvolvimento da doença, é exacerbada nos indivíduos que desenvolvem a forma tuberculoide, estando diretamente envolvida no aparecimento das lesões cutâneas. A imunidade humoral dos indivíduos que desenvolvem a forma lepromatosa da doença também não oferece proteção, permitindo a disseminação do bacilo.

A investigação do fenótipo dos linfócitos T, utilizando técnicas de imuno-histoquímica, demonstra uma predominância de linfócitos T auxiliares CD4+ nas lesões tuberculoides e CD8+ nas lesões virchowianas. Os padrões de citocinas produzidas pelas subclasses CD8+ e CD4+ também são diferentes. Os clones de células T CD4+ de pacientes tuberculoides produzem altos níveis de interferon gama (IFN-γ), interleucina-2 e TNF-α (a chamada resposta padrão Th1). Os clones de células T CD8+ dos pacientes virchowianos produzem altos níveis de citocinas supressoras da atividade de macrófagos, interleucina-4, interleucina-5 e interleucina-10, bem como baixos níveis de IFN-γ (resposta padrão Th2).

MANIFESTAÇÕES CLÍNICAS

A hanseníase manifesta-se principalmente através de sinais e sintomas dermatológicos e neurológicos, mas olhos, trato respiratório e outros órgãos também podem ser atingidos. As alterações neurológicas, quando não diagnosticadas e tratadas adequadamente, podem causar incapacidades físicas que podem evoluir para deformidades.

O quadro clínico depende muito mais da resposta imune do hospedeiro que da capacidade de penetração e multiplicação do bacilo. Assim, baseando-se em um conceito espectral da doença, temos dois pólos de apresentação clínica, um tuberculoide e outro virchowiano, com formas intermediárias de permeio, conforme a resposta imune do hospedeiro.

Em pacientes com alta resistência, a forma que se desenvolve é a tuberculoide (TT), onde há preponderância da imunidade celular, com doença limitada. Os pacientes apresentam uma ou poucas lesões cutâneas, assimétricas, caracterizadas por placas eritematosas, muitas vezes com bordas externas elevadas e centro hipocrômico, com alterações significativas de sensibilidade. As lesões podem ter alopécia e anidrose por causa da desnervação dos anexos da pele, e espessamento da bainha dos nervos nas proximidades, além de hiperqueratose e ulceração nas áreas de compressão. Mudança sensível no trajeto do nervo, com ou sem espessamento claro, pode ser a única manifestação, caracterizando a forma neural isolada da doença[6,8].

Na forma virchowiana (VV) da doença, o *M. leprae* multiplica-se e espalha-se através do sangue, devido à ausência de resposta imune celular ao bacilo. Os anticorpos são produzidos, mas eles não são defesas efetivas à proliferação e disseminação do bacilo. As lesões de pele tendem a ser múltiplas e simétricas, de preferência localizadas nas áreas mais frias do corpo. São hipocrômicas, eritematosas ou manchas acastanhadas brilhantes com bordas indefinidas. Podem não ter alteração de sensibilidade. Por vezes, o único sinal visível é a pele seca. Vários nervos periféricos são comprometidos, mas não há espessamento, a menos que o paciente desenvolva as formas limítrofes da doença (*borderline*). Conforme a doença progride, as lesões infiltram-se formando placas e nódulos. Edema nas pernas e pés e hipoestesia dos membros são outros sintomas comuns. Nos estágios avançados da doença, a face do paciente tem uma aparência peculiar (fácies leonina), caracterizada por infiltração difusa e perda dos cílios (madarose). Membranas mucosas, olhos, ossos, articulações, gânglios linfáticos, vasos sanguíneos, vias aéreas superiores, dentes, e os órgãos internos podem ser afetados[6].

O grupo indeterminado/*borderline* tem diferentes manifestações clínicas por causa de diferentes graus de resposta imune celular ao *M. leprae*. As lesões cutâneas do subgrupo tuberculoide *borderline* (BT) assemelham-se à forma TT em termos de aparência e perda de sensibilidade, mas ocorrem em maior número e são menores. Espessamento dos troncos nervosos tende a ser irregular, menos intenso, e aparece em um número maior de nervos. As lesões de pele do subgrupo BB têm características das lesões de ambos os grupos, TT e VV, com distribuição assimétrica e moderado comprometimento nervoso. As lesões cutâneas do subgrupo BV assemelham-se à forma VV, que tende a ocorrer em um grande número, mas não tão simétricas e com perda de sensibilidade em algumas áreas[6].

ESTADOS REACIONAIS

Alguns pacientes desenvolvem estados inflamatórios agudos, resultantes da perda do equilíbrio imunológico entre o hospedeiro e o *M. leprae*. Podem ocorrer em qualquer fase da doença; antes, durante ou após o seu tratamento. Os estados reacionais são classificados em dois tipos[6,8,10]:

- Reação tipo 1: devida a hipersensibilidade celular tardia do tipo IV. Típica dos pacientes imunologicamente "instáveis" (BB, BT e *borderline* virchowiana [BV]). Costuma ocorrer nos primeiros meses de tratamento, mas pode ocorrer em pacientes não tratados, evoluindo, geralmente, para algum grau de melhora da doença (em direção ao pólo TT). As lesões preexistentes tornam-se mais eritematosas, edemaciadas e, por vezes, ulceradas e numerosas. Febre, mal-estar, dor, anorexia, edema de membros e face também podem ocorrer. Neurite é comum, costuma recorrer, podendo ser muito grave e gerar deformidade. Quando ocorre em um paciente não tratado, pode evoluir desfavoravelmente para o pólo VV.
- Reação tipo 2: é uma reação sistêmica, resultante da deposição de imunocomplexos nos tecidos. Caracteriza-se por piora súbita, especialmente durante o tratamento nos indivíduos VV e, mais raramente, em pacientes BV. Manifesta-se por eritema nodoso, nódulos inflamatórios ou lesões eritematomas subcutâneas simetricamente distribuídas em qualquer região do corpo. Há sintomas gerais, como febre, mal-estar, mialgia, edema, artralgia e linfadenomegalia, neurite e hepatopatia. Pode haver vasculite com leucocitoclasia devido à deposição de complexos imunes no interior das paredes dos vasos, com a formação de trombos e isquemia.

COMPLICAÇÕES NEUROLÓGICAS

Entre as manifestações neurológicas da hanseníase destacam-se o comprometimento das terminações nervosas livres cutâneas, responsáveis pelas alterações de sensibilidade superficial, e dos troncos nervosos, causando neurites, com espessamento dos nervos, dor e disfunção. A sensibilidade térmica é classicamente a primeira a se alterar, devendo ser pesquisada, mesmo que as sensibilidades tátil e dolorosa estejam preservadas[5].

A neuropatia periférica da hanseníase costuma ser mista (sensitiva, motora e autonômica), e pode manifestar-se como mononeuropatia ou mononeuropatia múltipla. Os nervos podem tornar-se espessados e do-

lorosos à palpação. Alteração de sensibilidade, redução da força muscular, amiotrofia, retrações, rigidez articular, disfunção vasomotora, diminuição da secreção das glândulas sebáceas e sudoríparas podem ocorrer com a progressão da doença. Esses danos neurológicos podem contribuir para a ocorrência frequente de lesões, principalmente em mãos, pés e olhos, com ressecamento da pele, fissuras e ulcerações, infecção secundária, e reabsorção óssea, causando deformidades. Neurites podem levar a dor crônica de caráter neuropático[6,8,10,11].

A hanseníase pode raramente manifestar-se como polineuropatia, acometendo principalmente as fibras amielínicas e mielínicas finas. Assim, a infecção manifesta-se quase exclusivamente por alterações sensitivas, caracteristicamente térmica e dolorosa. Ocorre, sobretudo, na forma virchowiana da doença[8,10].

Os principais nervos periféricos acometidos na hanseníase são[5,6,8,10,11]:

- Trigêmeo e facial: causando perda da sensibilidade facial, alteração do reflexo córneo-palpebral e lagoftalmo, com lesões oculares e mesmo cegueira.
- Ulnar (mais comum), radial e mediano: que podem causar alterações de força, sensibilidade e deformidades (mão em garra, mão caída e mão simiesca, respectivamente).
- Fibular comum e tibial posterior: que podem causar alterações de força, sensibilidade e deformidades nas pernas e pés, predispondo a ulcerações e infecções secundárias.

Devido ao potencial incapacitante secundário ao comprometimento dos nervos periféricos, a avaliação neurológica do paciente com hanseníase deve ser realizada no momento do diagnóstico (mesmo na ausência de queixas), semestralmente e na alta do tratamento, na ocorrência de neurites e reações, ou quando houver suspeita destas, e sempre que houver queixas[5].

DIAGNÓSTICO

Segundo o Guia do Ministério da Saúde (2002), um caso de hanseníase é um indivíduo que apresenta uma ou mais das seguintes características[5]:

- Lesão(ões) de pele com alteração de sensibilidade (térmica, tátil e/ou dolorosa).
- Acometimento de nervo(s) com espessamento neural.
- Baciloscopia positiva (lóbulos auriculares, cotovelos ou lesões).

Apesar de o diagnóstico ser essencialmente clínico, alguns testes clínicos e laboratoriais fornecem suporte para o diagnóstico. A baciloscopia é útil na classificação e manejo da doença, bem como no acompanhamento da resposta ao tratamento. Na forma paucibacilar, a baciloscopia é negativa. O teste de intradermorreação de Mitsuda baseia-se na resposta imunológica do indivíduo através de reação retardada do tipo celular, de alta especificidade, frente ao bacilo *M. leprae*, inoculado por via intradérmica. Existe boa correlação deste teste com o estado imunológico do paciente[11]. O teste da histamina avalia a integridade dos ramúsculos nervosos da pele. Altera-se antes da hipoestesia térmica. Ocorre a tríplice reação de Lewis (eritema primário, eritema reflexo secundário e pápula). Na lesão hansênica, a prova da histamina é incompleta. Não ocorre o eritema reflexo secundário por comprometimento das terminações nervosas, observando-se somente o eritema discreto no local da puntura e a pápula. Pode ser incompleta em áreas de neuropatias periféricas, como as decorrentes de trauma, diabetes ou neuropatia alcoólica. O teste da pilocarpina é semelhante ao anterior. Quando íntegros e estimulados pelo cloridrato ou nitrato de pilocarpina a 0,5% ou 1%, os ramúsculos nervosos periféricos levam à sudorese. Na ausência de sudorese ou hipo-hidrose, a prova é incompleta, o que é observado na hanseníase.

O exame histopatológico é o "padrão-ouro" para o diagnóstico, mas pouco realizado na prática pela facilidade de diagnóstico clínico na maioria dos casos, e pelas dificuldades de interpretação do exame histopatológico[10,11].

A presença de anticorpos específicos para o *M. leprae* PGL-I (*phenolic glycolipid-1*) correlaciona-se com a carga bacteriana. A maioria dos pacientes paucibacilares (PB) é soronegativa, enquanto a maioria dos multibacilares (MB) é soropositiva. Contatos dos pacientes PGL-I soropositivos têm um maior risco de desenvolver hanseníase em comparação com os contatos PGL-I soronegativos e, quando os primeiros desenvolvem a doença, esta é principalmente multibacilar. Identificação de anticorpos contra PGL-I em contatos de hanseníase pode levar à detecção precoce da doença e contribuir para a prevenção da transmissão. Além disso, estimativa dos títulos de PGL-1 podem ser usados para o acompanhamento desses pacientes e para monitorar o sucesso da quimioterapia. No entanto, estes ensaios ainda não estão facilmente disponíveis[11].

Reação em cadeia da polimerase (PCR) é, talvez, o teste mais sensível e específico para confirmar a presença de DNA de *M. leprae* em qualquer amostra de tecido ou fluido. Entretanto é um exame caro e de difícil acesso[10,11].

À eletroneuromiografia, a velocidade de condução nos nervos motores e sensitivos apresenta uma marcada desaceleração em um grande número de pacientes com evidência clínica de envolvimento dos nervos, independentemente da forma clínica de hanseníase[11].

DIAGNÓSTICO DIFERENCIAL

O diagnóstico diferencial dividi-se em:

Forma indeterminada
- Nevo acrômico, nevo anêmico, pitiríase alba, pitiríase versicolor, vitiligo, dermatite seborreica, máculas hipocrômicas residuais, dermatose solar hipocromiante.

Hanseníase tuberculoide e lesões limítrofes
- Pitiríase rósea de Gilbert, líquen plano, dermatite seborreica, reação persistente a picada de inseto, esclerodermia, alopécia areata, psoríase, farmacodermias, dermatofitose, eritema pigmentar fixo, eritema anular centrífugo, granuloma anular, sífilis, tuberculídes, sarcoidose, paracoccidioidomicose, esporotricose, leishmaniose.

Hanseníase virchowiana
- Lúpus eritematoso sistêmico, linfomas cutâneos, sífilis, dermatomiosite, farmacodermia, dermatite seborreica, ictiose, alopecia areata, xantomatose, neurofibromatose, metástases cutâneas, paracoccidioidomicose, doença de Jorge Lobo, leishmaniose cutânea difusa.

Reações tipo 1
- Celulite, erisipela, urticária, farmacodermias, psoríase, sarcoidose, linfomas e paralisias súbitas: facial do tipo periférico, garras, pé caído, mão caída e a própria recidiva da hanseníase.

Reações tipo 2
- Diferenciais do eritema nodoso (sarcoidose, tuberculose, estreptococcias, Behçet, drogas), febre de origem indeterminada, linfomas, lúpus eritematoso sistêmico, vasculite necrotizante, diferencial das episclerites e iridociclites (colagenoses, tuberculose, toxoplasmose, tuberculose, infecções viróticas).

As formas neurais primárias assemelham-se às doenças que causam mononeuropatia ou mononeuropatia múltipla, incluindo inflamatórias, metabólicas, doenças infecciosas, congênitas ou hereditárias, tumores e traumas. Quando há manifestações sistêmicas específicas na hanseníase multibacilar, é importante descartar doenças que também podem causar tais manifestações, incluindo o lúpus eritematoso sistêmico, artrite reumatoide, dermatopolimiosite e vasculite sistêmica. O diagnóstico diferencial das lesões dos troncos nervosos dos membros deve ser estabelecido com base em lesões causadas por trauma, infecção, hemorragia, degeneração e tumores nesses troncos nervosos, que também podem causar amiotrofia e paralisia.

TRATAMENTO

Para fins de tratamento, os casos de hanseníase são classificados, operacionalmente, em:

- Paucibacilares (PB): casos com até 5 lesões de pele.
- Multibacilares (MB): casos com mais de 5 lesões de pele.

Esquema paucibacilar (PQT-PB):

- Rifampicina: 1 dose mensal de 600 mg (2 cápsulas de 300 mg) com administração supervisionada.
- Dapsona: 1 dose mensal de 100 mg supervisionada e 1 dose diária autoadministrada.
- Duração do tratamento: 6 doses mensais supervisionadas de rifampicina.
- Critério de alta: 6 doses supervisionadas em até 9 meses.

Esquema multibacilar (PQT-MB):

- Rifampicina: 1 dose mensal de 600 mg (2 cápsulas de 300 mg) com administração supervisionada.
- Clofazimina: 1 dose mensal de 300 mg (3 cápsulas de 100 mg) com administração supervisionada e 1 dose diária de 50 mg autoadministrada.
- Dapsona: 1 dose mensal de 100 mg supervisionada e 1 dose diária autoadministrada.
- Duração do tratamento: 12 doses mensais supervisionadas de rifampicina.
- Critério de alta: 12 doses supervisionadas em até18 meses.

Casos MB que iniciam o tratamento com numerosas lesões e/ou extensas áreas de infiltração cutânea poderão apresentar uma regressão mais lenta das lesões de pele. A maioria desses doentes continuará melhorando após a conclusão do tratamento com 12 doses. É possível, no entanto, que alguns desses casos demonstrem pouca melhora e, por isso, poderão necessitar de 12 doses adicionais de PQT-MB.

O tratamento dos estados reacionais tipo 2 deve ser feito com altas doses de corticoide (prednisona 60-80 mg/dia), principalmente se na presença de neurite, ou com talidomida (300-400 mg/dia). Quando os sintomas são controlados, a medicação deve ser retirada gradualmente, muitas vezes sendo necessário manter pequenas doses de talidomida (100 mg/dia) por longos períodos. É essencial lembrar-se do altíssimo poder teratogênico desta medicação.

Quanto às reações do tipo 1, estas respondem ao tratamento com elevadas doses de corticoide, mas não à talidomida.

A reabilitação é um aspecto importante do tratamento. Exame oftalmológico frequente pode detectar danos precoces em pacientes com reflexo córneo-palpebral alterado ou lagoftalmo. Exame diário dos pés e calçados especiais podem prevenir e tratar deformidades e ulcerações plantares. A educação do paciente é importante para o sucesso de qualquer programa de reabilitação[5,11].

REFERÊNCIAS

1. [No authors listed]. World Health Organization. Leprosy. Media Centre. Fact sheet n. 101. Disponível em: http://www.who.int/mediacentre/factsheets/fs101/en. Acesso em: 14 nov 2014.
2. [No authors listed]. World Health Organization. Leprosy: global situation. Disponível em: http://www.who.int/lep/situation/en. Acesso em: 14 nov 2014.
3. Ministério da Saúde. Portal da Saúde SUS. Situação epidemiológica da hanseníase no Brasil. Disponível em: http://portalsaude.saude.gov.br/index.php/o-ministerio/principal/leia-mais-o-ministerio/705-secretaria-svs/vigilancia-de-a-a-z/hanseniase/11298-situacao-epidemiologica-dados. Acesso em: 14 nov 2014.
4. Rees RJW, Young DB. The microbiology of leprosy. In: Hastings RC, editor. Leprosy. 2nd ed. New York: Churchill Livingstone; 1994. p. 49-83.
5. Ministério da Saúde. Secretaria de Políticas de Saúde. Departamento de Atenção Básica. Guia para o Controle da hanseníase. 3a ed. Brasília: Ministério da Saúde;, 2002 (Série A. Normas e Manuais Técnicos; n. 111.)
6. Lastoria JC, Abreu MAMM. Leprosy: review of the epidemiological, clinical, and etiopathogenic aspects – Part 1. An Bras Dermatol. 2014 Mar-Apr;89(2):205-18.
7. Pedley JC. The presence of M. leprae in human milk. Lepr Rev. 1967;38:239-42.
8. Aminoff MJ, Josephson SA. Aminoff's Neurology and General Medicine. 5. ed, San Diego: Elsevier; 2014. p. 845-56.
9. Mendonça VA, Costa RD, Melo GEBA, Antunes CM, Teixeira AL. Immunology of leprosy. An Bras Dermatol. 2008;83:343-50.
10. Brasil-Neto JN, Takayanagu OM. Hanseníase. Tratado de Neurologia da Academia Brasileira de Neurologia. [s.l.]: Elsevier; 2013; p. 767-71.
11. Agrawala A, Panditb L, Dalalc M, Shettyd JP. Neurological manifestations of Hansen's disease and their management. Clin Neurol Neurosurg. 2005;107(6):445-54.

Infecções do sistema nervoso por espiroquetas

Marcelo de Melo Aragão
Igor de Assis Franco
Thiago Cardoso Vale

INTRODUÇÃO

Denominam-se espiroquetas as bactérias que se apresentam sob a forma de espiral. São bactérias anaeróbias gram-negativas e são divididas em três grandes gêneros: *Leptospira*, *Treponema* e *Borrelia*. Causam inúmeras doenças nos seres humanos e, especificamente, sífilis e doença de Lyme acometem preferencialmente o sistema nervoso.

Existem algumas semelhanças entre a sífilis e a doença de Lyme. Sua transmissão dá-se apenas por contato íntimo com o vetor, refletindo a dificuldade de sobrevivência *in vitro*. As manifestações iniciais são lesões cutâneas indolores. Disseminam-se rapidamente pela barreira hematoencefálica, mas provocam sintomas somente em alguns pacientes. Causam doença neurológica crônica com uma miríade de sintomas, cujo conjunto depende da parte do sistema nervoso envolvida.

SÍFILIS

A sífilis é causada pelo *Treponema pallidum*, que tem o homem como hospedeiro primário. Pode ser transmitida por via sexual, vertical ou através de transfusão de sangue. A invasão do sistema nervoso ocorre precocemente na maioria dos pacientes.

Os primeiros relatos da doença datam do século XVI e por longo período foi um grande problema de saúde pública. Teve sua prevalência reduzida drasticamente após a descoberta da penicilina na década de 1940. Entretanto, desde meados da década de 1980, sua incidência vem aumentando consideravelmente. Um estudo evidenciou prevalência de 7% entre moradores de rua de São Paulo[1].

Manifestações clínicas

A sífilis tem um amplo espectro de manifestações, sendo chamada de "a grande imitadora". Assim disse Sir William Osler: "*The physician who knows syphilis knows medicine*" (o médico que conhece sífilis conhece medicina). O período de incubação é de aproximadamente 3 semanas. A sífilis primária é caracterizada pelo cancro duro. A sífilis secundária manifesta-se com sintomas inespecíficos, lesões cutâneas e linfadenomegalia.

A neurossífilis é dividida em quatro grandes grupos: meningite sifilítica, sífilis meningovascular, paralisia geral progressiva e *tabes dorsalis*, sendo as duas últimas chamadas de formas parenquimatosas. Há também uma fase de neurossífilis assintomática, definida como a presença de alterações liquóricas compatíveis com a doença num paciente assintomático e com sorologia positiva para sífilis. A Figura 5.5.3.1 resume esses estágios e seus respectivos tempos de aparecimento em relação ao momento da infecção[2].

Meningite sifilítica

Os sinais e sintomas são de uma meningite aguda e incluem cefaleia, fotofobia, náuseas, vômitos, neuropatia craniana e crise epiléptica. Esta forma teve aumento de frequência após o surgimento do vírus da imunodeficiência humana (HIV).

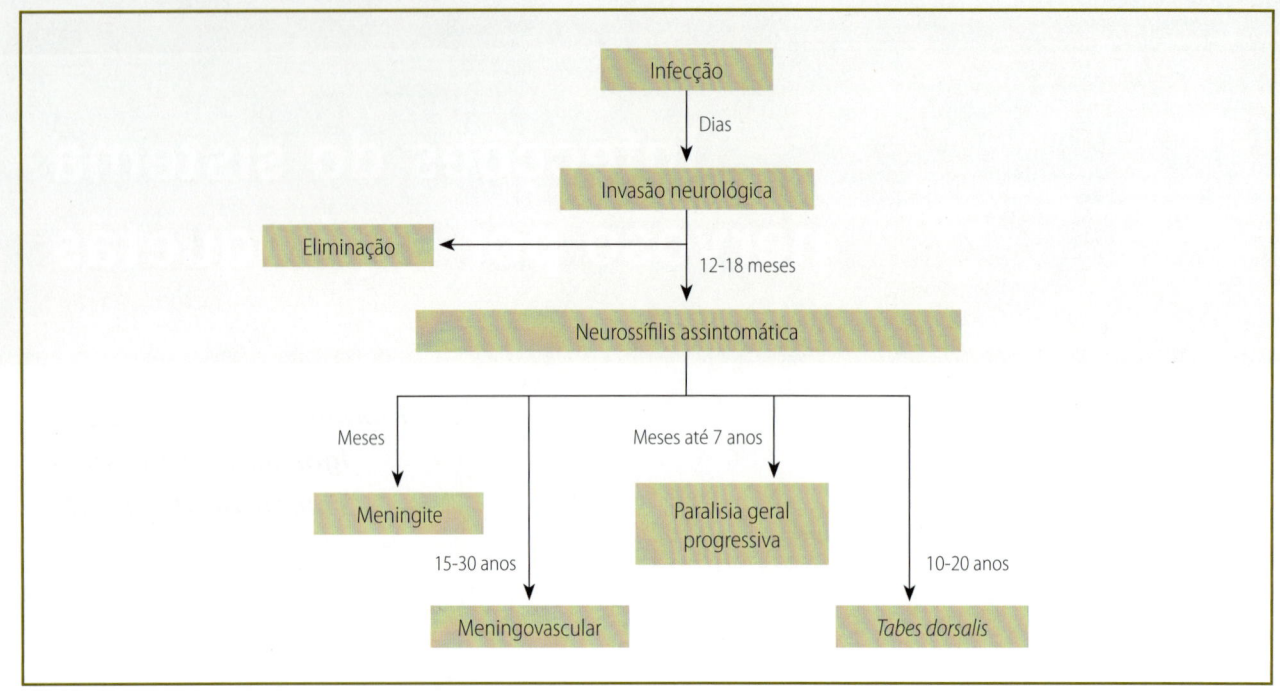

Figura 5.5.3.1 – Estágios e tempos de aparecimento em relação ao momento da infecção por sífilis.

Sífilis meningovascular

Nesta fase ocorre arterite de vasos do encéfalo e da medula espinhal e apresenta-se subitamente com sintomas que dependem do vaso acometido, sendo mais comum o envolvimento da artéria cerebral média. Podem ocorrer múltiplos infartos, demência vascular e parkinsonismo.

Paralisia geral progressiva

Caracteriza-se por um conjunto de sintomas neuropsiquiátricos variados, que incluem demência, psicose, mania, irritabilidade, depressão e apatia. Ao exame físico, podem-se notar hiper-reflexia, reflexos de liberação frontal e pupila de Argyll-Robertson (ausência do reflexo fotomotor direto, porém com preservação do reflexo de acomodação).

Tabes dorsalis

Romberg foi o primeiro a descrever as manifestações clássicas do *tabes dorsalis*, que consistem em marcha atáxica, dor e parestesias em membros inferiores, disfunção vesical e perda visual. Os sinais incluem alterações pupilares, sendo mais comum a pupila de Argyll-Robertson, atrofia óptica, hiporreflexia e redução da sensibilidade vibratória e propriocepção. Patologicamente, há degeneração das raízes posteriores e da coluna posterior da medula espinhal.

Manifestações oculares

O envolvimento ocular geralmente resulta em atrofia óptica ou uveíte. Esta última parece estar associada com sífilis secundária.

Diagnóstico

O diagnóstico é baseado em três pilares: a síndrome clínica, a imunologia no sangue e no líquor (LCR), e nos marcadores de atividade no LCR.

Num paciente com sintomas que podem corresponder à neurossífilis, sem história conhecida de sífilis, o primeiro passo é a confirmação da infecção, que se faz através da imunologia no sangue. Caso seja negativa, exclui-se o diagnóstico de neurossífilis. Se for positiva, deve-se confirmar o envolvimento do sistema nervoso através da análise do LCR. Assim, fecha-se o diagnóstico quando há uma síndrome clínica compatível e um dos seguintes itens:

- VDRL positivo no LCR.
- FTA-ABS positivo no LCR e:
  - Pleocitose (> 5/mL).
  - Hiperproteinorraquia (> 45 mg/dL).
  - Índice de IGg no LCR > 0,6.

A seguir, comentaremos cada um dos métodos diagnósticos.

Imunologia sérica

A sífilis induz à produção de dois tipos de anticorpos, específicos e não específicos, mensurados a partir de testes treponêmicos (FTA-ABS e TPHA) e não treponêmicos (RPR e VDRL), respectivamente.

O FTA-ABS é muito sensível, o que significa que um resultado negativo exclui o diagnóstico. Entretanto permanece positivo por muitos anos, o que dificulta na diferenciação entre sífilis tardia e sífilis tratada. O VDRL tende a ficar negativo ao longo dos anos, e sua sensibilidade cai para cerca de 70% na sífilis tardia.

Investigação liquórica

O FTA-ABS no LCR tem alta sensibilidade para neurossífilis, entretanto carece de especificidade. Um resultado negativo praticamente excluiu o diagnóstico. O VDRL positivo no LCR tem alta especificidade, mas é pouco sensível.

Os marcadores de atividade no LCR incluem celularidade, proteinorraquia e índice de IgG. O aumento de células e proteínas geralmente é leve, podendo até não haver pleocitose. O índice de IgG costuma estar bastante elevado.

Nos pacientes infectados pelo HIV, a análise do LCR torna-se mais complexa por alguns motivos: a sensibilidade do VDRL é ainda menor; a própria infecção pelo HIV pode cursar com pleocitose e hiperproteinorraquia leves, dificultando a interpretação destes achados no contexto de suspeita de neurossífilis. Alguns autores sugerem valores de celularidade acima de 20/mm^3 como marcadores de atividade nestes pacientes.

Imagem

As alterações de imagem na neurossífilis são variadas, na maioria das vezes inespecíficas, e dependem da forma da doença, embora haja sobreposição entre os subtipos. Na forma parenquimatosa, habitualmente encontra-se atrofia cerebral difusa ou localizada nas regiões frontotemporais. Pode haver também hipersinal em T2 na região temporal mesial, substância branca e corpo caloso, assim como hipossinal em T2 nos núcleos da base e áreas de infarto. Na forma meningovascular, lesões isquêmicas únicas ou múltiplas, em topografias de grandes ou pequenos vasos, podem ocorrer. Menos comum é o achado de realce meníngeo. A angiografia pode mostrar estreitamentos vasculares. Na forma mielopática pode-se encontrar alteração de sinal medular, mais comum na medula torácica, captante ou não de contraste. O padrão de impregnação na superfície da medula é muito sugestivo.

Uma lesão característica é a goma sifilítica, atualmente rara, que consiste de processo granulomatoso cuja imagem mostra hipossinal em T1 e T2, com realce periférico.

Tratamento

O tratamento é realizado com penicilina G cristalina 3-4 milhões de unidades por via endovenosa a cada 4 horas por 10-14 dias. A ceftriaxona 1-2 gramas por via endovenosa ou intramuscular por 10-14 dias, ou a doxiciclina 100 miligramas a cada 12 horas por 28 dias podem ser alternativas, porém com dados limitados.

A melhor forma de avaliar a resposta ao tratamento é a evolução clínica. Entretanto, recomenda-se realizar exame do LCR a cada 6 meses até sua normalização. Se no sexto mês não houver redução do número de células ou no final do segundo ano o LCR ainda estiver alterado, recomenda-se retratamento[2].

Prognóstico

Na forma meningovascular, o prognóstico habitualmente é melhor em relação às demais etiologias de acidente vascular cerebral. O tratamento previne novos eventos. Nos pacientes com a forma parenquimatosa, o tratamento impede a progressão da doença, porém pode não reverter os sintomas já estabelecidos.

DOENÇA DE LYME

A doença de Lyme é causada por espiroquetas do gênero *Borrelia*. Foi reconhecida como uma entidade nosológica distinta em 1976, quando várias crianças de Lyme apresentaram uma doença que lembrava a artrite reumatoide juvenil. Em 1982 conseguiu-se isolar a espiroqueta de carrapatos e pacientes infectados. É endêmica na América do Norte, na Europa e na Ásia, cujo agente etiológico é a *Borrelia burgdorferi sensu lato*, transmitida por carrapatos do complexo *Ixodes ricinus*.

No Brasil, os casos descritos da doença têm características peculiares quanto ao agente etiológico, ao vetor e às manifestações clínicas, sendo denominada borreliose brasileira ou síndrome de Baggio-Yoshinari (SBY). Ainda não se conseguiu isolar borrelia a partir de espécies humanas no Brasil, e estudos iniciais com PCR foram negativos para *B. burgdorferi*. Entretanto, recentemente, obteve-se PCR positivo empregando como *primer* um fragmento do gene *flgE*[4]. Estes dados sugerem que o agente etiológico da SBY seja uma nova espécie de espiroqueta pertencente ao complexo *B. burgdorferi sensu lato* ou a própria *B. burgdorferi sensu stricto* desprovida de múltiplos genes. O vetor é o carrapato pertencente à espécie *Amblyomma cajennense*, não se podendo descartar carrapatos da espécie *Rhipicephalus microplus*. Este capítulo vai enfatizar os aspectos da SBY.

Manifestações clínicas

Na fase aguda, cerca de 50% dos pacientes apresentam o eritema migratório (EM), caracterizado por lesão macular ou papular de crescimento centrífugo e bordas eritematosas com centro claro, que dura em média 30 dias. Na fase de disseminação dos microrganismos ocorrem sintomas *flu-like* e aparecimento de múltiplas lesões cutâneas menores que a inicial. Quando o tratamento não é realizado até semanas após o contágio, complicações neurológicas, articulares ou cardíacas podem ocorrer, com alta frequência de recidivas. A artrite é geralmente de grandes articulações, com padrão de oligoartrite. O surto inflamatório dura semanas a meses e pode ser contínuo, lembrando artrite reumatoide. A manifestação característica do envolvimento cardíaco é a arritmia (mais comum é o bloqueio atrioventricular).

As manifestações neurológicas podem se iniciar no estágio precoce da SBY (até 3 meses da picada do carrapato) ou na fase tardia. Comumente estão associadas a comprometimento articular. As síndromes mais frequentes são meningite, neuropatia craniana e radiculopatia, podendo haver coexistência entre elas.

A meningite geralmente é oligossintomática, com cefaleia leve e febre baixa. O LCR evidencia pleocitose linfomononuclear leve, podendo haver elevação de proteínas, e glicose normal. A radiculopatia pode ser sensitiva ou motora. Os nervos cranianos mais afetados são o oculomotor, o facial e o abducente.

A SBY pode manifestar-se também como encefalite, mielite, ataxia, mononeurite múltipla, sintomas psiquiátricos (transtorno de humor e psicose) e cognitivos[5].

Diagnóstico

Os critérios diagnósticos da SBY são mostrados no Quadro 5.5.3.1. São necessários três critérios maiores ou dois critérios maiores e dois critérios menores[6].

Os exames laboratoriais devem ser interpretados com cautela. As provas de atividade inflamatória podem estar normais. Os exames sorológicos (ELISA e Western-blotting) utilizam a cepa americana de *Borrelia burgdorferi*, e os títulos podem ser baixos e flutuantes. Pode haver também falso-positivo em indivíduos normais ou portadores de doenças infecciosas (sífilis, leishmaniose) e autoimunes. A positividade é de 65% nos indivíduos com a SBY e 16% em indivíduos normais. Deve-se ter cuidado também na interpretação de autoanticorpos, pois pode haver positividade no fator antinuclear e anticardiolipina, assim como hipergamaglobulinemia e elevação de IgE.

Tratamento

O tratamento depende da fase da doença, o que nem sempre é fácil determinar. Na fase precoce, o tratamento é realizado com doxiciclina 100 mg, 2 vezes ao dia, por pelo menos 30 dias. Crianças podem receber amoxicilina

Quadro 5.5.3.1 – Critérios diagnósticos da SBY.

CRITÉRIOS MAIORES
Epidemiologia compatível quando do início da infecção: picada, visita às áreas de risco, visualização de carrapatos no ambiente ou animais, animais doentes no local
Sorologia positiva para Borrelia burgdorferi (ELISA ou WB)
Clínica pertinente: eritema migratório ou complicação sistêmica (articular, neurológica, cardíaca, ocular)

CRITÉRIOS MENORES
Episódios de recorrência
Visualização de espiroquetas à microscopia de campo escuro
Síndrome da fadiga crônica

ou azitromicina pelo mesmo período. Surtos recorrentes podem ser tratados com os mesmos antibióticos, porém por período de 3 meses.

Na presença de complicações neurológicas ou artrite recorrente, pode-se empregar a ceftriaxona 2 g/dia por via endovenosa por 30 dias, seguida de 2 meses adicionais de doxiciclina 100 mg, 2 vezes ao dia[6].

Não existe um consenso sobre o tratamento da SBY de evolução clínica prolongada com episódios de recidiva, a despeito da antibioticoterapia. Alguns autores recomendam o uso de anti-inflamatórios e drogas modificadoras da evolução da artrite reumatoide em pacientes com envolvimento articular recorrente.

REFERÊNCIAS

1. Pinto VM, Tancredi MV, De Alencar HD, Camolesi E, Holcman MM, Grecco JP, et al. Prevalence of syphilis and associated factors in homeless people of Sao Paulo, Brazil, using a Rapid Test. Rev Bras Epidemiol. 2014 Apr-Jun;17(2):341-54.
2. Ghanem KG. Review – Neurosyphilis: a historical perspective and review. CNS Neurosci Ther. 2010 Oct;16(5):e157-68.
3. O'Donnell JA, Emery CL. Neurosyphilis: a current review. Curr Infect Dis Rep. 2005 Jul;7(4):277-84.
4. Mantovani E, Marangoni RG, Gauditano G, Bonoldi VL, Yoshinari NH. Amplification of the flgE gene provides evidence for the existence of a Brazilian borreliosis. Rev Inst Med Trop Sao Paulo. 2012 May-Jun;54(3):153-7.
5. Mantovani E, Costa IP, Gauditano G, Bonoldi VL, Higuchi ML, Yoshinari NH. Description of Lyme disease-like syndrome in Brazil. Is it a new tick borne disease or Lyme disease variation? Braz J Med Biol Res. 2007 Apr;40(4):443-56.
6. Yoshinari NH, Mantovani E, Bonoldi VL, Marangoni RG, Gauditano G. [Brazilian lyme-like disease or Baggio-Yoshinari syndrome: exotic and emerging Brazilian tick-borne zoonosis]. Rev Assoc Med Bras. 2010 May-Jun;56(3):363-9.

COMPLICAÇÕES NEUROLÓGICAS DAS DOENÇAS RENAIS

Complicações neurológicas das doenças renais

Orlando Graziani Povoas Barsottini
José Luiz Pedroso

INTRODUÇÃO

Neste capítulo serão abordadas as complicações neurológicas mais frequentes das doenças renais e do transplante renal. Para ordenar as várias complicações possíveis, faremos a divisão das múltiplas complicações, como segue no Quadro 6.1.1.

Quadro 6.1.1 – Divisão de complicações renais e do transplante.

ENCEFALOPATIA URÊMICA
1. Neuropatia urêmica
2. Miopatia urêmica
3. Transtornos do movimento
4. Alterações neuro-oftalmológicas
5. Acidente vascular cerebral
6. Complicações da síndrome nefrótica
7. Complicações da diálise
8. Transplante renal
9. Doenças hereditárias com envolvimento renal

ENCEFALOPATIA URÊMICA

Pacientes com insuficiência renal podem tornar-se encefalopáticos por uma série de razões, incluindo a própria encefalopatia urêmica, que é a causa mais comum, ou secundariamente a distúrbios hidroeletrolíticos, deficiências vitamínicas, encefalopatia hipertensiva, complicações do uso de drogas, desidratação, além de complicações secundárias da diálise e do transplante renal[1,2].

A apresentação clínica da encefalopatia urêmica pode variar desde quadros discretos de leve confusão mental, com comprometimento da atenção e concentração, até o coma em situações mais extremas. Apesar de a fisiopatologia da situação não ser totalmente esclarecida, acredita-se que esta encefalopatia relaciona-se a uma variedade de anormalidades metabólicas, levando ao acúmulo de inúmeros metabólitos tóxicos ao sistema nervoso central, como, por exemplo, ureia, ácido úrico e componente guanidínicos; existe também um desbalanço entre neurotransmissores inibitórios (GABA) e excitatórios (NMDA), além de disfunções hormonais. A falta de clara correlação entre o grau de azotemia e a gravidade da encefalopatia traz à tona a possibilidade de que apenas a presença de toxinas urêmicas não seja a única responsável pelo quadro clínico. A insuficiência renal também resulta em alterações do metabolismo cerebral, alterações do metabolismo do hormônio da paratireoide (PTH) e do consumo de oxigênio. A encefalopatia pode ocorre em pacientes com insuficiência renal aguda ou crônica, mas comumente ocorre quando a taxa de filtração glomerular declina abaixo dos 10% da taxa normal. Os sintomas dessa encefalopatia podem ser de rápida evolução, porém na maioria das vezes são discretos e insidiosos no seu início[1-4].

Os sintomas iniciais mais comuns são fadiga, apatia, parestesias, irritabilidade e dificuldades da atenção e concentração. Se nenhuma medida terapêutica for realizada neste momento inicial, os sintomas tendem a se agravar com o passar das horas ou dias, e os pacientes passam a apresentar franca confusão mental, desorientação, alucinações visuais e agitação psicomotora, evoluindo na maioria das vezes para estupor e coma. Alterações motoras como tremores, tanto posturais como de ação, e o asterixis, além de sinais de comprometimento do lobo frontal são comuns, mas podem aparecer em outras formas de encefalopatia metabólicas, incluindo a encefalopatia hepática. Outros achados frequentes nestes pacientes incluem disartria, cefaleia, alterações do humor e diminuição do apetite[4,5,6].

A presença de mioclonias estímulo-sensíveis é comum na encefalopatia urêmica e em outras formas de encefalopatias e resultam do aumento da excitabilidade cerebral. Convulsões são comuns, podendo ser tanto generalizadas como focais, e na maioria das vezes sua etiologia é resultado de múltiplos fatores. No exame neurológico podemos encontrar paratonia, hipertonia, hiper-reflexia, clônus, instabilidade de marcha e sinal de Babinski, simulando algumas vezes a presença de lesões intracranianas[1,2].

A maioria dos exames laboratoriais é anormal, incluindo ureia, creatinina e taxa de filtração glomerular, porém curiosamente a gravidade das alterações laboratoriais pode não se correlacionar com a gravidade do quadro encefalopático. O eletroencefalograma (EEG) frequentemente mostra um alentecimento difuso da atividade elétrica cerebral, especialmente nas regiões frontais, com presença de ondas lentas delta e teta. Ondas trifásicas, especialmente em regiões anteriores também podem ser observadas. Existe uma boa correlação entre os achados do EEG e o grau de comprometimento na encefalopatia urêmica, pois à medida que a encefalopatia vai piorando existe um piora do alentecimento e uma diminuição da voltagem no EEG. O líquor cefalorraquidiano pode mostrar pleiocitose e um aumento da taxa de proteínas de até 100 mg/dL, porém sua solicitação em casos de encefalopatia urêmica deve-se limitar à exclusão de quadros infecciosos e hemorrágicos do sistema nervoso central. Os potenciais evocados visuais, auditivos e somatossensitivos também se mostram alterados em boa parte dos pacientes. Exames de neuroimagem, incluindo tomografia ou ressonância magnética, são solicitados, na maioria das vezes, para excluir outros diagnósticos diferenciais e situações que poderiam simular um quadro encefalopático, já que não existe um achado de neuroimagem que seja considerado patognomônico desta situação clínica[3,4,5,7].

Uma variante da encefalopatia urêmica, que aparece em pacientes com insuficiência renal associada à diabetes *mellitus*, apresenta lesões bilaterais nos gânglios da base em geral associada a parkinsonismo, alterações do estado mental, disartria e disfagia. A neuroimagem revela um hipersinal bilateral nos gânglios da base nas sequências FLAIR e T2 da ressonância magnética. Essa síndrome, que inicialmente foi descrita em pacientes asiáticos, ocorre após o aparecimento de insuficiência renal e uremia em pacientes com diabetes *mellitus* de longa data[8].

Vale lembrar também que pacientes em esquema de hemodiálise também têm uma predisposição maior ao aparecimento da encefalopatia de Wernicke, mesmo aqueles sem histórico de alcoolismo. Isto poderia ser atribuído a anorexia, vômitos, dieta pobre em tiamina e infecções recorrentes. Pacientes com encefalopatia e doença renal, nos quais a piora da função renal não seja a responsável pelo quadro encefalopático, devem receber suplementação parenteral com tiamina.

O tratamento dessa situação envolve a correção da insuficiência renal e dos distúrbios metabólicos associados. Algumas vezes, a melhora dea situação clínica só é possível com a realização de diálise, peritoneal ou hemodiálise, ou mesmo com um transplante renal bem-sucedido. Em pacientes que apresentam crises convulsivas, o uso de antiepilépticos é sempre recomendado. É necessário lembrar que alguns anticonvulsivantes, como topiramato, pregabalina e gabapentina, têm sua excreção basicamente pelos rins e sua utilização nestes pacientes deverá ser sempre cautelosa. A fenitoína parece ser uma boa opção nestes casos e, quando há a presença de mioclonias, o ácido valproico também pode ser utilizado[1,2,3,4].

NEUROPATIA URÊMICA

Esta neuropatia em geral tem um início insidioso e progressivo no transcorrer de meses, e sua presença tem sido estimada em 50% até 100 % dos pacientes já em processo de diálise. Pelo fato de a neuropatia urêmica apresentar melhora após o início da hemodiálise, acredita-se que esta neuropatia possa, em parte, ser resultado de acúmulo de metabólitos dialisáveis[9,10].

Do ponto de vista clínico, esta neuropatia é muito semelhante a outras formas de neuropatias metabólicas, sendo predominantemente distal, simétrica, lentamente progressiva e com predomínio sensitivo. Existe o envolvimento tantos de fibras finas como grossas, com os pacientes apresentando abolição de reflexos, parestesias, queimação, além de dificuldades de marcha, secundárias a ataxia sensitiva e alterações vibratórias. Outros achados, como pernas inquietas, câimbras, disautonomia (com envolvimento simpático e parassimpático) e fraqueza muscular, são frequentes. Vale lembrar que a presença de túnel do carpo e de neuropatia ulnar é mais frequente em pacientes em hemodiálise do que em pacientes sem acometimento renal[9,10,11].

Pacientes com uremia e que podem apresentar tanto hipotensão quanto hipertensão, aterosclerose acelerada e anemia têm uma predisposição maior ao aparecimento de quadros de neuropatia óptica isquêmica anterior, pelo acometimento da artéria ciliar posterior. Perda auditiva em fases avançadas de insuficiência renal também é comum. Neuropatias isquêmicas monomélicas, raramente, podem resultar da presença de fístulas arteriovenosas na região do antebraço em pacientes submetidos à diálise[1,2].

O diagnóstico deve ser considerado especialmente em pacientes em estágios avançados de insuficiência renal, com creatinina maior do que 5 mg/dL ou com *clearance* menor do que 12 mL/min. Os estudos com eletroneuromiografia mostram diminuição da velocidade de condução e das amplitudes de resposta, achados comumente associados a neuropatias axonais. O exame histopatológico de nervos desses pacientes mostra o predomínio de alterações axonais com desmielinização secundária, embora em alguns casos a desmielinização possa ser o achado predominante[9,10,11].

A polineuropatia urêmica pode estabilizar ou mesmo ter algum grau de melhora após o início da diálise. Pacientes com dor podem ser tratados com antiepilépticos ou antidepressivos adequados, enquanto pacientes com a síndrome das pernas inquietas podem utilizar drogas como os agonistas dopaminérgicos.

MIOPATIA URÊMICA

Pacientes com uremia crônica desenvolvem uma forma não específica de miopatia com fraqueza muscular proximal, atrofia e intolerância ao exercício. O envolvimento parece maior na região da cintura pélvica do que na cintura escapular. O envolvimento muscular é mais comum em pacientes submetidos à diálise por tempo prolongado. A etiologia da fraqueza proximal nesses pacientes não é totalmente esclarecida, mas parece relacionar-se à presença de hiperparatireoidismo ou osteodistrofia. Fatores relacionados ao aparecimento da miopatia seriam o uso crônico de corticosteroides, anemia, desnutrição, deficiências vitamínicas, em especial a vitamina D, deficiência de carnitina, hipercalcemia e hipocalemia e hipercalemia[1,12].

O tratamento desta forma de miopatia é focado na causa subjacente, e aparentemente a suplementação vitamínica com vitamina D em pacientes com miopatia e em esquema de hemodiálise parece trazer benefícios aos pacientes[12].

TRANSTORNOS DO MOVIMENTO

Muitos transtornos do movimento podem aparecer em pacientes com insuficiência renal, em especial aqueles com neuropatia periférica e diabetes. De maneira mais comum, o envolvimento cortical pode precipitar o apa-

recimento de mioclonias, que em geral são multifocais, além de crises convulsivas e encefalopatia. Recentemente foi descrita uma forma rara de doença hereditária chamada síndrome de mioclonias de ação associada à insuficiência renal, que é resultado de mutações no gene SCARB2. Esta doença se caracteriza pela associação de mioclonias, insuficiência renal, ataxia e epilepsia. Já o envolvimento dos núcleos da base, agora mais frequentemente reconhecido nos pacientes com insuficiência renal, pode causar quadros de parkinsonismo, em geral simétrico e sem tremores de repouso, associado à disartria. Em geral, nestes casos a imagem cerebral mostra um realce dos núcleos da base, com edema vasogênico e efeito de massa[1,2,13,14].

A uremia pode associar-se ao aparecimento de coreia, em especial acometendo pacientes diabéticos e de origem asiática. O tratamento, intensificando-se as sessões de diálise, em geral diminui os movimentos coreicos. A hiponatremia, em pacientes com insuficiência renal, quando corrigida de maneira muita rápida pode resultar em quadros graves de mielinólise pontina e extrapontina, podendo resultar em quadros de tetraparesia, anartria e grave comprometimento da consciência[1,2,13,14].

A síndrome das pernas inquietas ou síndrome de Ekbom, frequentemente presente em pacientes em hemodiálise, é uma causa comum de distúrbio do sono, e deve ser sempre reconhecida, pois se trata de situação bastante incapacitante e que apresenta terapêutica em geral eficaz. Estima-se que até 40% dos pacientes com insuficiência renal apresentem esta síndrome, cuja etiologia ainda não está totalmente esclarecida, mas se supõe que se relacione a anemia, níveis séricos elevados de fósforo e deficiência de ferro nestes pacientes. A utilização de clonazepan, agonistas dopaminérgicos, levodopa e alguns anticonvulsivantes, como, por exemplo, a gabapentina, pode trazer alívio aos pacientes[1,2,4,5].

ALTERAÇÕES NEURO-OFTALMOLÓGICAS

Nas fases finais da doença renal, uma neuropatia acometendo um dos olhos ou mesmo ambos pode ocorrer, sendo a perda visual acompanhada de papilite e diminuição do reflexo pupilar à luz. A etiologia deste quadro pode ser isquêmica, relacionada ao uso de certas medicações, inflamatória ou relacionada à hipertensão intracraniana. Como já citado acima, pacientes com uremia têm uma predisposição maior ao aparecimento de quadros de neuropatia óptica isquêmica anterior, pelo acometimento da artéria ciliar posterior[15,16].

ACIDENTE VASCULAR CEREBRAL

Baixas taxas de filtração glomerular em pacientes admitidos com quadros agudos de acidente vascular cerebral é fator preditivo de mortalidade nestes pacientes. A hipertensão, frequentemente presente em pacientes com insuficiência renal, é fator de risco relevante tanto para isquemias quanto para hemorragia cerebral. As presenças de síndromes nefróticas ou nefríticas aumentam o risco de eventos vasculares arteriais e venosos. A trombose arterial costuma ser mais comum em pacientes com glomerulonefrite membranosa[17,18,19,20].

Pacientes com acidentes vasculares ateroscleróticos podem se beneficiar com o uso de antiagregantes plaquetários, e aqueles pacientes com fibrilação atrial são, em geral, candidatos ao uso de anticoagulantes, desde que as condições clínicas permitam sua utilização. O uso de estatinas em pacientes em programação de diálise geralmente não é indicado pela sua baixa eficácia nestes pacientes[19,20].

Pacientes com a síndrome hemolítico-urêmica, causa comum de microangiopatia trombótica, podem apresentar várias formas de comprometimento neurológico, como encefalopatia hipertensiva, crises convulsivas, tromboses e infartos. O tratamento pode incluir medidas de suporte, suplementação com cobalamina e plasmaférese[18].

COMPLICAÇÕES DA SÍNDROME NEFRÓTICA

A síndrome nefrótica é caracterizada pela presença de proteinúria excessiva na ausência de hematúria e em geral está associada com a presença de edema, hiperlipidemia e hipoalbuminemia. A síndrome nefrótica aumenta consideravelmente o risco de doenças cerebrovasculares, tanto arteriais quanto venosas. Um estado de hipercoagulabilidade, secundária a alterações de vários fatores da coagulação, também pode ocorrer, predispondo ao risco particularmente elevado de trombose venosa cerebral[21,22].

A síndrome da encefalopatia posterior reversível pode estar relacionada tanto à presença da síndrome nefrótica quanto ao uso de drogas imunossupressoras (especialmente tacrolimus e ciclosporina), em pacientes adultos e crianças. Esta síndrome é frequentemente relacionada a imagens típicas nas regiões posteriores dos hemisférios cerebrais e cerebelo na ressonância magnética, especialmente na sequência FLAIR. Caracteriza-se clinicamente por cefaleia, náuseas, vômitos, dificuldades visuais, déficits neurológicos focais e crises epilépticas. O tratamento consiste no controle da hipertensão, controle das crises epilépticas, quando estas ocorrerem, e na suspensão ou diminuição de drogas possivelmente causadoras desta síndrome[22].

Alguns distúrbios neuromusculares, como miastenia *gravis* e síndrome de Guillain-Barré, podem ocorrer associados à síndrome nefrótica. Ambas as síndromes associadas à síndrome nefrótica podem ser tratadas com corticoides e plasmaférese[21].

É importante lembrar que, especialmente em crianças, a associação de síndrome nefrótica não responsiva a corticoterapia e quadros neurológicos, incluindo ataxia, miopatia, encefalopatia e neuropatia, pode ocorrer em doenças mitocondriais relacionadas à deficiência da coenzima Q10. A suplementação de coenzima Q10 nestes pacientes, geralmente em doses elevadas, pode resultar em melhora das alterações neurológicas[1-5].

COMPLICAÇÕES DA DIÁLISE

A diálise por si só é associada a uma série de situações que podem causar encefalopatia, incluindo a síndrome de desequilíbrio osmótico ou disequilibrium, hematomas subdurais e raramente até a encefalopatia de Wernicke, como já mencionado. Os sintomas da síndrome do disequilibrium geralmente ocorrem após o início da hemodiálise, em pacientes em estágios finais de insuficiência renal. Os sintomas em geral ocorrem a qualquer momento, desde o início da hemodiálise até 8 horas após seu término. Os sintomas podem ser leves, com náuseas, vômitos, fadiga e cefaleia, até quadros mais graves como arritmias cardíacas, desorientação, tremores e convulsões[1-7,23]. Em geral é uma síndrome autolimitada, voltando o paciente espontaneamente ao normal após algumas horas, porém quadros mais graves, com lesões permanentes, também são descritos[23].

Pacientes em diálise têm um risco aumentado de deficiência de tiamina e do desenvolvimento da encefalopatia de Wernicke (ataxia, oftalmoplegia e alteração da consciência). O uso preventivo de tiamina endovenosa nestes pacientes pode ser indicado[1-7].

A demência dialítica, hoje raramente observada, é uma forma progressiva e normalmente fatal de encefalopatia vista em pacientes em hemodiálise crônica. Acredita-se que se relaciona à rápida mobilização do alumínio durante a diálise. Achados típicos, além do quadro encefalopático, são a disartria, mutismo e o "*facial grimacing*", uma espécie de distonia acometendo músculos da face[1,2].

A incidência de hematoma subdural em pacientes em diálise é até 20 vezes maior do que na população em geral, e seus sintomas podem se confundir com os da síndrome de disequilibrium e da demência dialítica. O risco de eventos cerebrovasculares em pacientes com diálise também é elevado em virtude da aterosclerose acelerada, má nutrição, diabetes, hipertensão e hiperlipidemia. A presença de distúrbios do sono, como sonolência excessiva diurna, apneia obstrutiva do sono, parassonias e síndrome das pernas inquietas são comuns em pacientes dialíticos[1-4].

TRANSPLANTE RENAL

Crises epilépticas são complicações comuns em pacientes transplantados, ocorrendo em até 5-10% dos pacientes, e em geral são indicativos de alterações metabólicas ou estruturais do cérebro. As causas mais comuns de crises estão relacionadas à toxicidade de imunossupressores (especialmente OKT3 e ciclosporina), infecções, alterações metabólicas, acidente vascular cerebral e tumores[1].

As crises em geral aparecem nas primeiras semanas pós-transplantes, e podem ser focais ou generalizadas, porém, mais comumente são do tipo tônico-clônicas. O *status* epiléptico, embora raro, é uma possibilidade em pacientes com comprometimento importante da consciência sem outra explicação clínica, fazendo com que o eletroencefalograma seja fundamental para o diagnóstico. O diagnóstico diferencial das crises epilépticas inclui o *delirium* (encefalopatia metabólica) ou transtornos do movimento não epilépticos, como mioclonias (focal ou multifocal) e tremores secundários a distúrbios metabólicos ou drogas. O uso em longo prazo de drogas antiepilépticas em pacientes transplantados, em especial as indutoras enzimáticas do sistema P450, deve ser evitado, pelo risco de interação medicamentosa com as drogas imunossupressoras[1-7].

Neuropatia femoral é uma complicação pouco frequente (2%) em pacientes que realizam o transplante renal. A compressão deste nervo, em geral, ocorre durante a cirurgia, em virtude do uso e retratores cirúrgicos, e a recuperação pode levar de semanas a meses. O linfoma não Hodgkin, especialmente os linfomas de células B, é o linfoma mais comum em pacientes transplantados. O acometimento também pode envolver o rim transplantado, levando à insuficiência renal. O linfoma primário do sistema nervoso central também pode ocorrer, e é mais frequente em pacientes idosos, envolvendo mais comumente os núcleos da base e corpo caloso[24,25].

Nos transplantados renais, o uso crônico de imunossupressores aumenta consideravelmente o risco de neoplasias e infecções do SNC. Vários fatores influenciam o risco do desenvolvimento de infecções, como a idade do paciente, presença de diabetes, estado nutricional e uso concomitante de vários imunossupressores. Meningites agudas, mais comumente são causadas por *Listeria monocytogenes*, enquanto as meningites crônicas estão mais relacionadas à presença de *M. tuberculosis*, *Cryptococcus neoformans* e *H. capsulatum*. O risco de leucoencefalopatia multifocal progressiva, secundária ao JC vírus, também é comum, levando a alterações cognitivas, convulsões e déficits neurológicos focais. A imunossupressão também aumento o risco de acometimento do

SNC pelo herpes simplex e Epstein-Barr, principalmente relacionado ao uso do tacrolimus e ciclosporina[26].

Dados importantes a serem lembrados são que 3% a 12% das mortes após transplantes estão relacionadas a acidente vascular cerebral, e que, na evolução do transplante, até 9,5% dos pacientes terão um acidente vascular. Estes quadros podem estar relacionadas a hipertensão não controlada após transplante, diabetes, doença policística renal e presença de aneurisma, elevações de colesterol e triglicérides e deficiência de antitrombina III secundária à proteinúria[1].

Os quadros de encefalopatia metabólica podem se relacionar à mielinólise pontina secundária à correção rápida de hiponatremia, uremia, encefalopatia porto-sistêmica e encefalopatia relacionada à rejeição do órgão transplantado.

DOENÇAS HEREDITÁRIAS COM ENVOLVIMENTO RENAL

Doença de von Hippel-Lindau

Doença autossômica dominante (gene VHL) com marcada variabilidade intra e interfamiliar. Os tumores, principais característica desta entidade, são na sua maioria vasculares, incluindo o hemangioblastoma do SNC e da retina, além de carcinoma renal e feocromocitoma. Cistos renais e pancreáticos também podem estar presentes. A monitorização do envolvimento renal pode ser realizada com ultrassom de abdome e tomografia computadorizada[27].

Doença de Fabry

É uma doença genética ligada ao X, sendo considerada um fator de risco para acidente vascular cerebral e doença cardíaca. Está incluída dentro do grupo das chamadas doenças lisossomais, e resulta da deficiência da alfagalactosidase. Pode acometer coração, rins, pele, nervos e sistema nervoso central. Esta doença leva ao acúmulo de glicoesfingolipídios nos glomérulos e túbulos renais, sendo associada à proteinúria e progressiva perda de função renal[28].

Doença policística renal

Doença autossômica dominante cujas manifestações podem incluir hipertensão, infecção do trato urinário, hematúria, poliúria, nefrolitíase e perda da função renal. Os pacientes têm risco aumentado de presença de aneurismas cerebrais, por vezes múltiplos, levando a um risco elevado e hemorragia subaracnóidea durante a evolução da doença[29].

Síndrome HANAC

Rara síndrome genética com presença da angiopatia hereditária, nefropatia, aneurismas e câimbras associadas a mutações no gene COL4A1. Estes pacientes apresentam um risco elevado de doenças cerebrovascular tanto isquêmica como hemorrágica[30].

REFERÊNCIAS

1. Aminoff MJ. Neurologic dysfunction and kidney disease. Aminoff MJ, Josephson SA (eds). Aminoff's Neurology and General Medicine. 5th ed. Cambridge: Elsevier; 2014. p. 293.

2. Baumgaertel MW, Kraemer M, Berlit P. Neurologic complications of acute and chronic renal disease. Handb Clin Neurol. 2014;119:383-93.

3. Mahoney CA, Arieff AI. Uremic encephalopathies: clinical, biochemical, and experimental features. Am J Kidney Dis. 1982;2(3):336-42.

4. Seifter JL, Samuels MA. Uremic encephalopathy and other brain disorders associated with renal failure. Semin Neurol. 2011;31(2):139-43.

5. Battaglia F, Quartarone A, Bagnato S, Rizzo V, Morgante F, Floccari F, et al. Brain dysfunction in uremia: a question of cortical hyperexcitability? Clin Neurophysiol. 2005 Jul;116(7):1507-14.

6. Smogorzewski MJ. Central nervous dysfunction in uremia. Am J Kidney Dis. 2001;38(suppl1):S122.

7. Yavuz A, Tetta C, Ersoy FF, D'intini V, Ratanarat R, De Cal M, et al. Uremic toxins: a new focus on an old subject. Semin Dial. 2005 May-Jun;18(3):203-11.

8. Kang E, Jeon SJ, Choi SS. Uremic encephalopathy with atypical magnetic resonance features on diffusion-weighted images. Korean J Radiol. 2012;13(6):808-11.

9. Krishnan AV, Kiernan MC. Uremic neuropathy: clinical features and new pathophysiological insights. Muscle Nerve. 2007 Mar;35(3):273-90.

10. Said G. Uremic neuropathy. Handb Clin Neurol. 2013;115:607-12.

11. Aggarwal HK, Sood S, Jain D, Kaverappa V, Yadav S. Evaluation of spectrum of peripheral neuropathy in predialysis patients with chronic kidney disease. Ren Fail. 2013;35(10):1323-9.

12. Gordon PL, Sakkas GK, Doyle JW, Shubert T, Johansen KL. Relationship between vitamin D and muscle size and strength in patients on hemodialysis. J Ren Nutr. 2007;17(6):397-407.

13. Li JY, Yong TY, Sebben R, Khoo E, Disney AP. Bilateral basal ganglia lesions in patients with end-stage diabetic nephropathy. Nephrology. 2008;13(1):68-72.

14. Lee PH, Shin DH, Kim JW, Song YS, Kim HS. Parkinsonism with basal ganglia lesions in a patient with uremia: Evidence of vasogenic edema. Parkinsonism Relat Disord. 2006;12(2):93-6.

15. Seo JW, Jeon DH, Kang Y, Lee DW, Lee HJ, Yoo WS, et al. A case of end-stage renal disease initially manifested with visual loss caused by uremic optic neuropathy. Hemodial Int. 2011;15(3):395-8.

16. Winkelmayer WC, Eigner M, Berger O, Grisold W, Leithner C. Optic neuropathy in uremia: an interdisciplinary emergency. Am J Kidney Dis. 2001;37(3):E23.

17. Prencipe MA, Del Giudice A, Di Giorgio G, Aucella F. Uremic encephalopathy in regular dialysis treatment: uremic stroke? G Ital Nefrol. 2014 Mar-Apr;31(2). pii: gin/31.2.9.

18. Webster K, Schnitzler E. Hemolytic uremic syndrome. Handb Clin Neurol. 2014;120:1113-23.

19. Brouns R, De Deyn PP. Neurological complications in renal failure: a review. Clin Neurol Neurosurg. 2004;107(1):1-16.

20. Bhoobun S, Jalloh AA, Jacobsen KH. Cerebral venous thrombosis in a child with nephrotic syndrome: case report. Pan Afr Med J. 2012;13:57.

21. Kitamura H, Nakano T, Kakihara M, Nishino M, Isshiki K, Kawano K, et al. A case of Guillain-Barré syndrome developed minimal change nephrotic syndrome simultaneously. Am J Nephrol. 1998;18(2):151-4.

22. Graham BR, Pylypchuk GB. Posterior reversible encephalopathy syndrome in an adult patient undergoing peritoneal dialysis: a case report and literature review. BMC Nephrol. 2014 Jan 13;15:10.

23. Rizzo MA, Frediani F, Granata A, Ravasi B, Cusi D, Gallieni M. Neurological complications of hemodialysis: state of the art. J Nephrol. 2012;25(2):170-82.

24. Kasiske BL, Snyder JJ, Gilbertson DT, Wang C. Cancer after kidney transplantation in the United States. Am J Transplant. 2004;4(6):905-13.

25. Penn I, Porat G. Central nervous system lymphomas in organ allograft recipients. Transplantation. 1995 Jan 27;59(2):240-4.

26. Fishman JA, Rubin RH. Infection in organ-transplant recipients. N Engl J Med. 1998 Jun 11;338(24):1741-51.

27. Haas NB, Nathanson KL. Hereditary kidney cancer syndromes. Adv Chronic Kidney Dis. 2014;21(1):81-90.

28. El-Abassi R, Singhal D, England JD. Fabry's disease. J Neurol Sci. 2014;344(1-2):5-19.

29. Lozano AM, Leblanc R. Cerebral aneurysms and polycystic kidney disease: a critical review. Can J Neurol Sci. 1992;19(2):222-7.

30. Vahedi K, Alamowitch S. Clinical spectrum of type IV collagen (COL4A1) mutations: a novel genetic multisystem disease. Curr Opin Neurol. 2011;24(1):63-8.

SEÇÃO **VII**

COMPLICAÇÕES NEUROLÓGICAS DAS DOENÇAS HEMATOLÓGICAS

Anemia e o sistema nervoso

Pedro Braga Neto
Thiago Cardoso Vale
Orlando Graziani Povoas Barsottini
Riguel Jun Inaoka

ANEMIAS

Anemia por deficiência de ferro

Sintomas neurológicos inespecíficos, como cansaço, fadiga, fraqueza, cefaleia, irritabilidade, sensação de desmaio, tontura e zumbidos, são comuns na anemia por deficiência de ferro. Sintomas neurológicos mais específicos, como hipertensão intracraniana benigna (HIB), trombose venosa cerebral (TVC) e síndrome das pernas inquietas (SPI) ocorrem menos comumente[1-3]. Não existe mecanismo ainda claro para o aparecimento de HIB e TVC em pacientes com anemia por deficiência de ferro. Na ausência de TVC, a HIB poderia estar associada a um estado de hiperviscosidade ou hipoxia tecidual que altere a hemodinâmica cerebral[1]. No caso da TVC, existem pelo menos três possíveis mecanismos em pacientes com anemia por deficiência de ferro: trombocitose, estado de hipercoagulabilidade e hipoxia em ramos terminais das artérias[2]. Por outro lado, a SPI é uma condição neurológica comum presente em até 5% da população, e com critérios clínicos diagnósticos bem estabelecidos com importante impacto no sono, qualidade de vida e aumento nos riscos cardiovasculares. A prevalência da SPI parece ser quatro a cinco vezes maior em pacientes com anemia por deficiência de ferro. O mecanismo patogênico associado à SPI ainda não está bem esclarecido, mas a deficiência de ferro no cérebro tem sido observado e associado à desregulação dopaminérgica[4].

O desenvolvimento neurocognitivo também pode estar prejudicado em crianças com anemia ferropriva, causando dificuldades de aprendizagem e memorização que podem persistir até a idade adulta[5]. Estudos prévios demonstraram que adolescentes mulheres com deficiência de ferro sem anemia tiveram melhora no aprendizado verbal e memória após reposição com sulfato ferroso por 8 semanas comparado com grupo que recebeu placebo[6]. Estudos em países em desenvolvimento demonstraram aumento da produtividade em trabalhadores que receberam reposição de ferro comparados com um grupo placebo[7].

Anemia por deficiência de vitamina B12

A anemia perniciosa é uma das principais etiologias da deficiência de B12, porém outras causas também são importantes, como a deficiência dietética (principalmente em vegetarianos), as síndromes malabsortivas, as ressecções gástricas e ileais, a síndrome da alça cega e a parasitose pelo *Diphyllobothrium latum* (ingesta de peixe contaminado pelo parasita). É importante ressaltar que as manifestações neurológicas da deficiência de vitamina B12 podem ocorrer na ausência de alterações hematológicas[8].

O diagnóstico clínico é geralmente claro na presença de manifestações neurológicas típicas, anemia macrocítica e níveis séricos baixos de vitamina B12. No entanto, o diagnóstico torna-se mais difícil quando as manifestações neurológicas são incompletas, o nível sérico de vitamina B12 é limítrofe ou o quadro hematológico está ausente. Quando o nível sérico de vitamina B12 é duvidoso, outros achados laboratoriais, como elevação dos níveis séricos de lactato desidrogenase, homocisteína e ácido metilmalônico, podem auxiliar no diagnóstico. O estudo da medula óssea, se realizado, pode revelar hiperplasia dos precursores eritroides, assincronia de maturação núcleo-citoplasmática, presença de metamielócitos gigantes e neutrófilos hipersegmentados[8].

No sistema nervoso, a vitamina B12 atua como coenzima da reação da metilmalonil-coenzima A mutase, necessária para a síntese de mielina. A deficiência da vitamina B12 gera, portanto, uma deficiência de síntese de mielina, levando a disfunções do sistema nervoso central (SNC) e periférico (SNP). As síndromes neurológicas associadas à deficiência de vitamina B12 incluem: neuropatia periférica, mielopatias, anormalidades neuropsiquiátricas e, menos comumente, neuropatia óptica[9], Figura 7.1.1.

Os sintomas iniciais da neuropatia periférica associada à deficiência de vitamina B12 são geralmente parestesias e diminuição da sensibilidade distal que evolui para proximal em membros inferiores e em seguida para membros superiores. O exame neurológico evidencia hipoestesia de predomínio distal, hipopalestesia e alteração na propriocepção. A presença de hiporreflexia e fraqueza de predomínio distal confirmam o quadro de neuropatia periférica. Os achados neurofisiológicos são geralmente de uma neuropatia axonal de predomínio sensitivo. No entanto, podemos encontrar também no exame neurológico hiper-reflexia, caso exista também comprometimento medular associado. Nesta situação, podemos encontrar paraparesia espástica acompanhada de disfunção autonômica vesical, intestinal e sexual. Quando encontramos o quadro medular com acometimento combinado dos tratos piramidais e do cordão posterior da medula, denominamos de degeneração combinada subaguda da medula. Sintomas neuropsiquiátricos podem ocorrer sob várias apresentações, estando estes associados a déficits cognitivos e alterações do afeto[8].

Deficiência de folato

O ácido fólico é importante para reações necessárias para a síntese de grupos metil, o que, por sua vez, é essencial para metilações genônimas e não genômicas via S-adenosil metionina e, indiretamente, na síntese de purinas e timinas que são constituintes do DNA e RNA. Da mesma forma que na deficiência de vitamina B12, o quadro de anemia macrocítica pode não estar presente, e os sintomas neurológicos podem aparecer isoladamente[8].

Os sinais e sintomas neurológicos, incluindo as queixas cognitivas, associados à deficiência de ácido fólico são semelhantes ao da deficiência de vitamina B12. A depressão é duas vezes mais comum na deficiência de ácido fólico, enquanto a neuropatia periférica é duas

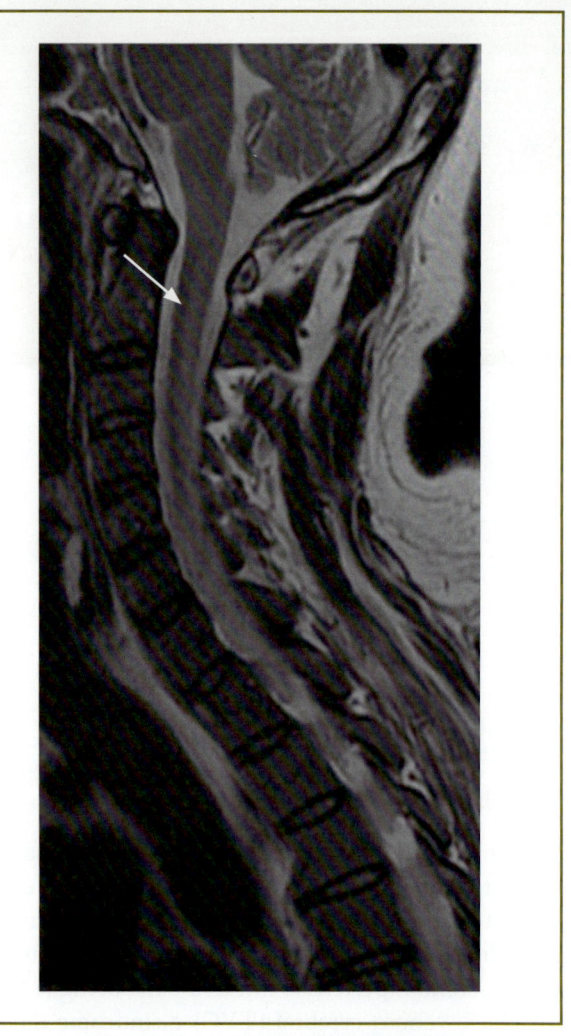

Figura 7.1.1 – Alteração de sinal no cordão posterior observado em paciente com degeneração combinada subaguda por deficiência de vitamina B12.

Créditos: imagem cedida pelo Dr. Victor Hugo Rocha Marussi, Medimagem, Beneficência Portuguesa de São Paulo.

vezes mais comum na deficiência de vitamina B12. A degeneração combinada subaguda é bem rara na deficiência de ácido fólico. A neuropatia periférica é caracteristicamente axonal e sensitiva, da mesma forma que na deficiência de vitamina B12. Pacientes com epilepsia e em uso de fenitoína podem apresentar deficiência de ácido fólico associada a alterações neuropsiquiátricas, especialmente apatia, depressão, declínio cognitivo e retardo no desenvolvimento neuropsicomotor[8].

Doenças das células falciformes

As doenças das células falciformes (DCF) são uma condição sindrômica associada a um grupo de doenças associadas a hemoglobinopatias hereditárias. Em seu formato de herança homozigótica com formação de hemoglobina S, ocasiona a anemia falciforme. No entanto, quando transmitida de forma heterozigota, também pode estar associada à mutação do gene da hemoglobina C, do gene da ß-talassemia ou de outras variantes das ß-globinas. A formação de células falcizadas nas DCF ocasiona oclusão vascular através da adesão das células no endotélio vascular, causando agregação plaquetária, ativação inflamatória e fenômenos trombóticos. As complicações neurológicas nas DCF estão associadas a essas alterações vasculares[10]. O aumento de risco para acidentes vasculares encefálicos (AVC) isquêmicos e hemorrágicos já é bem descrito na literatura. O AVC isquêmico em pacientes com DCF está associado a ataques isquêmicos transitórios (AIT) prévios, aumento da pressão arterial sistólica, síndromes coronarianas agudas, AVC isquêmico prévio silencioso e hipoxemia noturna. Por outro lado, os AVCs hemorrágicos estão associados a idade mais avançada, baixo nível de hemoglobina basal, leucopenia, transfusões nas últimas 2 semanas e tratamento com corticoide ou anti-inflamatórios não esteroidais nas últimas 2 semanas. Por sua vez, o AVC isquêmico silencioso está associado a leucocitose, crises epilépticas, baixo nível de hemoglobina, sexo masculino e hipertensão. O AVC isquêmico é geralmente secundário a vasculopatia e estenose de grandes artérias intracranianas (Figura 7.1.2). O AVC hemorrágico corresponde a cerca de um terço dos AVCs associados à DCF, podendo apresentar-se como hemorragia subaracnóidea (HSA), intraparenquimatosa ou uma combinação delas. Muitos AVCs hemorrágicos em pacientes com DCF estão associados a aneurismas, que tendem a ser múltiplos e romper mesmo quando pequenos. A síndrome de moyamoya está presente em cerca de 20% a 30% dos pacientes com DCF[11,12]. O tratamento para AVC em pacientes com DCF deve seguir o mesmo preconizado para todos os pacientes com AVC. No entanto, alguns cuidados especiais devem ser realizados. O uso de contraste endovenoso hiperosmolar pode precipitar novos AVCs. Os pacientes devem ser hidratados e transfundidos para manter uma porcentagem de hemoglobina S inferior a 20% a 50% antes de realizarem contraste iodado. Além disso, o objetivo é sempre manter uma porcentagem de hemoglobina S inferior a 30% em pacientes com AVC agudo. Podem ser considerados tratamentos alternativos o uso de hidroxiureia e transplante de medula óssea[12]. Podemos ainda citar outras complicações neurológicas associadas à DCF e associadas a alterações do fluxo cerebral, como mielopatias isquêmicas, crises epilépticas, cefaleia, neuropatia óptica isquêmica e neuropatias cranianas[11].

Talassemias

As talassemias são desordens da hemoglobina que estão associadas a mutações nas cadeias de globina alfa ou beta. O resultado é uma anemia hemolítica crônica associada a eritropoiese ineficaz e hiperestimulação da medula óssea. Em especial, complicações neurológicas associadas às ß-talassemias estão sendo mais descritas na literatura. A hipoxia crônica, expansão da medula óssea, sobrecarga de ferro e a neurotoxicidade da desferroxamina estão entre os mecanismos associados às manifestações neurológicas das ß-talassemias. O envolvimento neurológico é geralmente leve. A formação de tecidos hematopoiéticos extramedulares pode resultar em efeitos de massa que podem comprimir estruturas vizinhas. Nesse contexto, podemos citar quadros de

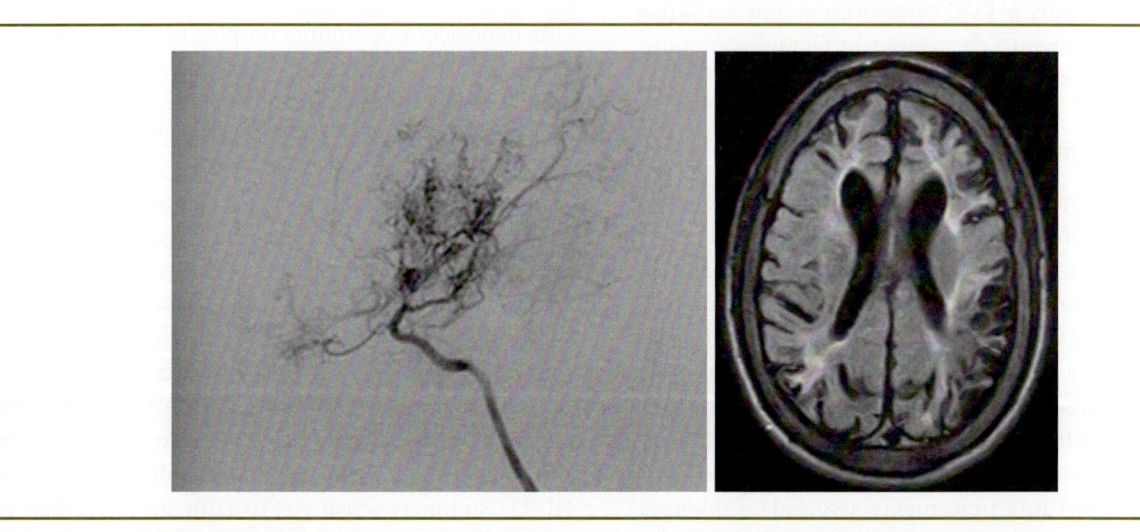

Figura 7.1.2 – Arteriografia de paciente com anemia falciforme, mostrando vasculopatia. Ressonância do crânio evidenciando lesões isquêmicas antigas.

Créditos: imagens cedidas pelo Dr. Victor Hugo Rocha Marussi, Medimagem, Beneficência Portuguesa de São Paulo.

neuropatia óptica, neuropatias cranianas e neuropatias periféricas. Perdas auditivas podem estar relacionadas à compressão do tecido hematopoiético no ouvido médio. Da mesma forma, síndromes mielorradiculares podem estar associadas a formações de tecidos hematopoiéticos. A hipoxia prolongada também pode ser uma explicação para quadros de neuropatia periférica. Apesar de não ser frequente, a hipoxia associada à anemia pode também resultar em quadros de AVCs isquêmicos. A hemosiderose é outro mecanismo associado a manifestações neurológicas da doença, como neuropatia periférica e déficits cognitivos devido à toxicidade do ferro no SNC e SNP. O uso da desferroxamina no tratamento das ß-talassemias também pode gerar efeitos adversos neurológicos como neuropatia periférica, perda auditiva neurossensorial e visual[13].

Hemoglobinúria paroxística noturna

A hemoglobinúria paroxística noturna é uma anemia hemolítica rara ocasionada pela mutação no gene da fosfatidilinositolglicano classe-A (*phosphatidyl inositol glycan-class A, PIG-A*), localizado no cromossomo X. A tríade clínica da doença é caracterizada por falência da medula óssea, fenômenos trombóticos graves e hemólise intravascular mediada pelo complemento. Uma das complicações mais comuns da doença são os fenômenos trombóticos, que podem afetar até 50% dos casos e se responsabilizam por causar as manifestações neurológicas[14]. Os fenômenos trombóticos ocorrem mais comumente em territórios venosos, envolvendo em especial as veias hepáticas, cerebrais e veias profundas dos membros inferiores. A TVC usualmente envolve o seio sagital superior com tendência à transformação hemorrágica. Clinicamente, a TVC caracteriza-se por sintomas associados a aumento da pressão intracraniana, como cefaleia, vômitos e papiledema[15].

Crioglobulinemias

Crioglobulinemia é caracterizada por um grupo de doenças com presença de crioglobulinas, que são, por sua vez, imunoglobulinas que precipitam a uma temperatura inferior a 37 graus Celsius. Crioglobulinemia monoclonal (tipo I) envolve apenas um único tipo de imunoglobulina monoclonal IgM ou IgG, enquanto as crioglobulinemias mistas envolvem tanto uma mistura de imunoglobulinas policlonais IgG e monoclonal IgM (tipo II) ou policlonal IgG e IgM (tipo III). A crioglobulinemia tipo I está tipicamente associada a doenças linfoproliferativas de células B, como macroglobulinemia de Waldenström e mieloma múltiplo. A precipitação dessas crioglobulinas pode resultar em oclusão de vasos, síndrome da hiperviscosidade e necrose de extremidades. Enquanto isso, as criogulinemias tipo II estão fortemente associadas a infecções pelos vírus da hepatite C e a síndrome de Sjögren, mas podem também estar associadas a outras infecções virais e doenças autoimunes (Figura 7.1.3).

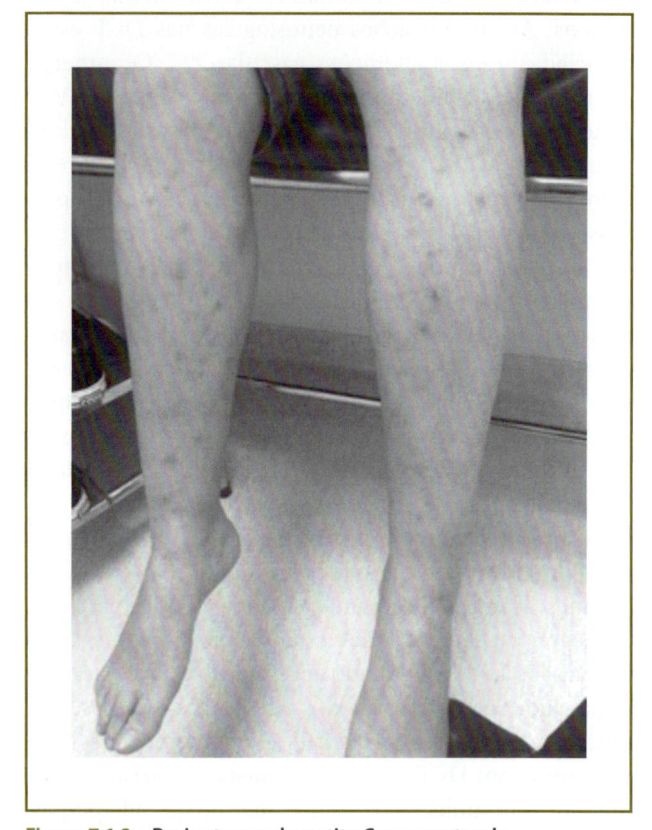

Figura 7.1.3 – Paciente com hepatite C apresentando polineuropatia, lesões de pele sugestivas de vasculite e presença de crioglobulinas no sangue.

As deposições de imunocomplexos ocorrem predominantemente nos capilares, vênulas e arteríolas, sendo responsáveis pelo processo inflamatório na pele, articulações, SNP e rins. Por fim, as crioglobulinemias tipo III são consideradas um estado de transição entre as hipergamaglobulinemias policlonais e a crioglobulinemia tipo II, estando frequentemente associadas a infecções virais e doenças reumatológicas, compartilhando as mesmas manifestações de vasculite que nas crioglobulinemias tipo II[16]. Entre as manifestações neurológicas associadas às crioglobulinemias, a polineuropatia é a mais comum, e ocorre em cerca de 17% a 56% dos pacientes. Formas mais leves podem ser descritas em até 80% dos pacientes com crioglobulinemias tipo II e III. Os sintomas sensitivos usualmente precedem os motores. A apresentação pode ser sob a forma de polineuropatia aguda, subaguda distal e simétrica ou mononeuropatia múltipla. Na maioria das vezes encontramos degeneração axonal, mas a apresentação desmielinizante pode estar presente tanto como processo primário ou secundário à degeneração axonal. Quando realizada, a biopsia do nervo revela muito frequentemente vasculite epineural[17]. Os sintomas neurológicos associados ao mieloma múltiplo ou à macroglobulinemia de Waldenström serão discutidos em tópico a parte.

Anemias hemolíticas autoimunes por aglutininas frias

As anemias hemolíticas autoimunes (AHAI) por aglutininas frias são consideradas uma forma rara de AHAI não bem conhecida e presente em cerca de 15% dos casos. O processo hemolítico é mediado por aglutininas frias IgM em 90% dos casos e acontece quando as hemácias atingem a circulação periférica, havendo uma diminuição da temperatura, ligação das aglutininas frias IgM às hemácias, ativação do complemento e hemólise. As aglutininas frias podem ser monoclonais ou policlonais. Quando policlonais, estão geralmente associadas a processos infecciosos que se resolvem após o controle do quadro infeccioso. Quando monoclonais, são vistas mais em idosos, sendo mais persistentes e associadas a processos linfoproliferativos[18]. Neuropatia periférica é uma manifestação neurológica possível nas anemias AHAI por aglutininas frias, podendo ser secundário à vasculite ou a infiltração de doenças linfoproliferativas[19].

Kernicterus

A bilirrubina não conjugada é sabidamente uma neurotoxina. Em concentrações elevadas, ela causa um dano neuronal permanente em recém-nascidos chamado encefalopatia crônica da bilirrubina ou *kernicterus*. As manifestações neurológicas incluem perda auditiva, déficits visuais, cognitivos, comportamentais, motores e de motricidade ocular, além de alterações na articulação da fala e linguagem. O quadro de neurotoxicidade é encontrado geralmente nos núcleos da base, vias auditivas centrais e periféricas, hipocampo, diencéfalo, núcleo subtalâmico, mesencéfalo, centros pontinos respiratórios, centros do controle neuro-humoral e eletrolítico, tronco cerebral (função oculomotora e auditiva) e cerebelo (mais proeminente no vérmis)[20].

REFERÊNCIAS

1. Mollan SP, Ball AK, Sinclair AJ, Madill SA, Clarke CE, Jacks AS, et al. Idiopathic intracranial hypertension associated with iron deficiency anaemia: a lesson for management. Eur Neurol. 2009;62(2):105-8.

2. Ogata T, Kamouchi M, Kitazono T, Kuroda J, Ooboshi H, Shono T, et al. Cerebral venous thrombosis associated with iron deficiency anemia. J Stroke Cerebrovasc Dis. 2008;17(6):426-8.

3. Garcia-Borreguero D, Williams AM. An update on restless legs syndrome (Willis-Ekbom disease): clinical features, pathogenesis and treatment. Curr Opin Neurol. 2014;27(4):493-501.

4. Dauvilliers Y, Winkelmann J. Restless legs syndrome: update on pathogenesis. Curr Opin Pulm Med. 2013;19(6):594-600.

5. Radlowski EC, Johnson RW. Perinatal iron deficiency and neurocognitive development. Front Hum Neurosci. 2013;7:585.

6. Bruner AB, Joffe A, Duggan AK, Casella JF, Brandt J. Randomised study of cognitive effects of iron supplementation in non-anaemic iron-deficient adolescent girls. Lancet. 1996;348(9033):992-6.

7. Adams RJ, McKie VC, Hsu L, Files B, Vichinsky E, Pegelow C, et al. Prevention of a first stroke by transfusions in children with sickle cell anemia and abnormal results on transcranial Doppler ultrasonography. N Engl J Med. 1998;339(1):5-11.

8. Reynolds E. Vitamin B12, folic acid, and the nervous system. Lancet Neurol. 2006;5(11):949-60.

9. Briani C, Dalla Torre C, Citton V, Manara R, Pompanin S, Binotto G, et al. Cobalamin deficiency: clinical picture and radiological findings. Nutrients. 2013;5(11):4521 39.

10. Prengler M, Pavlakis SG, Prohovnik I, Adams RJ. Sickle cell disease: the neurological complications. Ann Neurol. 2002;51(5):543-52.

11. Switzer JA, Hess DC, Nichols FT, Adams RJ. Pathophysiology and treatment of stroke in sickle-cell disease: present and future. Lancet Neurol. 2006;5(6):501-12.

12. Talahma M, Strbian D, Sundararajan S. Sickle cell disease and stroke. Stroke. 2014;45(6):e98-100.

13. Zafeiriou DI, Economou M, Athanasiou-Metaxa M. Neurological complications in beta-thalassemia. Brain Dev. 2006;28(8):477-81.

14. Risitano AM. Paroxysmal nocturnal hemoglobinuria and other complement-mediated hematological disorders. Immunobiology. 2012;217(11):1080-7.

15. Memon AR, Khan R, Rauf MU, Shafique K. Paroxysmal nocturnal hemoglobinuria presenting as cerebral venous sinus thrombosis: a case report. Int Arch Med. 2014;7:39.

16. Damoiseaux J. The diagnosis and classification of the cryoglobulinemic syndrome. Autoimmun Rev. 2014;13(4-5):359-62.

17. Dispenzieri A, Kyle RA. Neurological aspects of multiple myeloma and related disorders. Best Pract Res Clin Haematol. 2005;18(4):673-88.

18. Swiecicki PL, Hegerova LT, Gertz MA. Cold agglutinin disease. Blood. 2013;122(7):1114-21.

19. Riva N, Bezzi G, Ponzoni M, Epis R, Previtali SC, Cerri F, et al. Lymphomatous neuropathy in cold agglutinin disease. Neurology. 2008;70(19):1715-6.

20. Johnson L, Bhutani VK. The clinical syndrome of bilirubin-induced neurologic dysfunction. Semin Perinatol. 2011;35(3):101-13.

Anormalidades das células vermelhas associadas a distúrbios neurodegenerativos: síndrome de neuroacantocitose

Pedro Braga Neto

Thiago Cardoso Vale

Orlando Graziani Povoas Barsottini

Riguel Jun Inaoka

ANORMALIDADES DAS CÉLULAS VERMELHAS ASSOCIADAS A DISTÚRBIOS NEURODEGENERATIVOS: SÍNDROME DE NEUROACANTOCITOSE

As síndromes de neuroacantocitose representam um grupo bastante heterogêneo de doenças neurodegenerativas que compartilham a característica da presença de acantocitose. Esta, por sua vez, é uma alteração estrutural da membrana dos eritrócitos, tornando-os deformados e com o formato semelhante a protrusões com espículas. Existem dois subgrupos de síndromes clínicas de neuroacantocitose. O primeiro grupo de doenças é caracterizado pela degeneração dos núcleos da base, distúrbios do movimento, déficits cognitivos e sintomas psiquiátricos (coreoacantocitose, síndrome de McLeod, doença Huntington-símile tipo 2 e neurodegeneração associada a pantotenatoquinase). Já o segundo grupo de doenças está associado a problemas no metabolismo das lipoproteínas (abetalipoproteinemia e hipobetalipoproteinemia)[1].

Coreoacantocitose

A coreoacantocitose é uma doença autossômica recessiva com início dos sintomas geralmente após a segunda década de vida. As manifestações clínicas podem ser bem variáveis. Os sintomas iniciais estão frequentemente associados a déficit cognitivo e alteração psiquiátrica, mas o aumento da enzima creatinofosfoquinase e a hepatoesplenomegalia podem preceder os sintomas neuropsiquiátricos. Entre os sintomas neurológicos, podemos citar as crises epilépticas até mesmo décadas antes de outros sintomas como o aparecimento de distúrbios do movimento. No entanto, a maioria dos pacientes desenvolve os sintomas de coreia, distonia oromandibular da alimentação, protrusão de língua, discinesias orofaciais, vocalizações involuntárias e disartria. O prejuízo na função executiva e na memória é bastante frequente. Sintomas de miopatia e neuropatia axonal são usualmente leves. Sintomas psicóticos e de transtorno obsessivo-compulsivo estão entre as principais manifestações psiquiátricas[1].

Síndrome de McLeod

A síndrome de McLeod é uma doença de transmissão ligada ao X com idade média de início dos sintomas entre os 30 e 40 anos. É caracterizada clinicamente pela presença de coreia, crises epilépticas generalizadas, miocardiopatia, anormalidades neuropsiquiátricas, anemia hemolítica com acantocitose e hepatoesplenomegalia. As manifestações neuropsiquiátricas assemelham-se àquelas da coreoacantocitose. Diferentemente da coreoacantocitose, é raro que os pacientes com síndrome de McLeod apresentem movimentos oromandibulares como os de língua e lábios. Mulheres heterozigotas também podem apresentar os sintomas neurológicos[1,2].

Doença de Huntington-símile tipo 2 (HDL2)

A doença de Huntington-símile tipo 2 (HDL2) é uma desordem autossômica dominante e causada por uma expansão de trinucleotídeos CAG/CTG descrita apenas em descendentes de africanos. Os sintomas são semelhantes aos da doença de Huntington, começando na fase de adulto jovem. O paciente pode começar com sintomas psiquiátricos e depois desenvolver coreia, parkinsonismo e distonia. A doença pode se apresentar com um fenótipo de coreia, bradicinesia/distonia ou de parkinsonismo. Porém, ao contrário da doença de Huntington, esses fenótipos não dependem do tamanho da expansão do trinucleotídeo. Não existem sintomas neuromusculares associados ao quadro clínico, bem como crises epilépticas. Os acantócitos são encontrados em apenas 10% dos casos e os níveis de creatinofosfoquinase são normais. Os estudos de neuroimagem geralmente revelam atrofia estriatal e em particular da cabeça do núcleo caudado[1,2].

Neurodegeneração associada a pantotenatoquinase (PKAN)

A neurodegeneração associada a pantotenatoquinase (PKAN) é uma condição autossômica recessiva e incluída no grupos das doenças conhecidas como neurodegeneração com acúmulos de ferro (NBIA, do inglês, *neurodegeneration with brain iron accumulation*). É a única NBIA conhecidamente associada à presença de acantócitos. Trata-se de uma doença de início na infância e com manifestações clínicas iniciais associadas à distonia orofacial e de língua, coreoatetose e espasticidade. A distonia de língua pode ser proeminente, porém não é com o padrão associado à distonia da alimentação. A maioria dos pacientes desenvolve retinopatia pigmentar e um terço deles apresenta déficit cognitivo. O exame de ressonância magnética do encéfalo pode demonstrar o sinal do olho de tigre, caracterizado por uma lesão dos globos pálidos mediais com deposição de ferro periférica (hipossinal) e gliose central (hipersinal), bastante sugestivo da doença[1,2], Figura 7.2.1.

Abetalipoproteinemia

Abetalipoproteinemia é uma doença genética autossômica recessiva rara que afeta a absorção intestinal de lipídios e vitaminas lipossolúveis. A doença é causada por mutações no gene para a proteína microssomal de transferência de triglicerídeos, necessária para a produção de apolipoproteína-B contendo lipoproteínas de muito baixa densidade (VLDL) e quilomícrons. O paciente evolui com deficiência de vitaminas lipossolúveis, especialmente a vitamina E, o que explica a maioria das complicações neurológicas e oftalmológicas. Os sinais e sintomas da abetalipoproteinemia costumam aparecer logo nos primeiros meses de vida, e incluem déficit de ganho ponderoestatural, diarreia e esteatorreia. Os sintomas neurológicos iniciam-se antes dos 20 anos e são similares aos da ataxia de Friedreich, mas geralmente a doença apresenta-se associada a hipocolesterolemia, acantocitose e retinose pigmentar, além da presença de síndrome malabsortiva intestinal de lipídios[3].

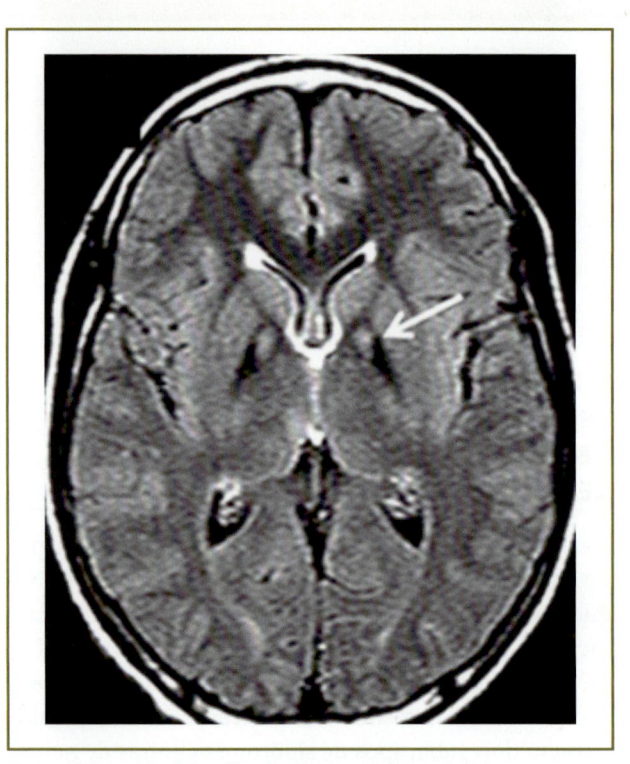

Figura 7.2.1 – Sinal do olho de tigre em paciente com neurodegeneração associada a pantotenatoquinase (PKAN).

REFERÊNCIAS

1. Mollan SP, Ball AK, Sinclair AJ, Madill SA, Clarke CE, Jacks AS, et al. Idiopathic intracranial hypertension associated with iron deficiency anaemia: a lesson for management. Eur Neurol. 2009;62(2):105-8.
2. Ogata T, Kamouchi M, Kitazono T, Kuroda J, Ooboshi H, Shono T, et al. Cerebral venous thrombosis associated with iron deficiency anemia. J Stroke Cerebrovasc Dis. 2008;17(6):426-8.
3. Garcia-Borreguero D, Williams AM. An update on restless legs syndrome (Willis-Ekbom disease): clinical features, pathogenesis and treatment. Curr Opin Neurol. 2014;27(4):493-501.

Doenças proliferativas e o sistema nervoso

Pedro Braga Neto

Thiago Cardoso Vale

Orlando Graziani Povoas Barsottini

Riguel Jun Inaoka

DOENÇAS PROLIFERATIVAS

Leucemias e linfomas

Linfomas e leucemias são um grupo diverso de neoplasias de células hematológicas, envolvendo a medula óssea e as células do tecido sanguíneo. As neoplasias hematológicas podem afetar o SNP e SNC através de efeito direto, como por compressão de massas, infiltração e oclusão de vasos, ou por efeito indireto, como a sintomatologia associada às síndromes paraneoplásicas, infecções, neurotoxicidade associada a radiação ou quiomioterapia e distúrbio hidroeletrolítico.

O efeito direto por massas deve-se à capacidade das neoplasias hematológicas de formarem infiltração tanto no cérebro como na medula espinhal. Os sintomas vão depender da localização, e incluem cefaleia, sinais neurológicos focais, encefalopatia, distúrbios visuais e síndromes mielorradiculares. Lesões cerebrais intraparenquimatosas são incomuns nas leucemias, apesar de as leucemias mieloides e outras desordens mieloproliferativas serem capazes de desenvolver massas compostas de células precursoras mieloides denominadas sarcoma granulocítico (ou cloroma). Lesões intramedulares são menos comuns que metástases cerebrais, mas respondem a cerca de 10% das metástases medulares. Os sintomas estão geralmente associados a uma síndrome medular progressiva.

O SNC pode ser também o sítio primário para os linfomas, particularmente os linfomas não Hodgkin de células B. Os linfomas primários do SNC respondem a cerca de 10% dos tumores primários. Há uma relação clara com a infecção pelo HIV bem como pelo vírus Epstein-Barr. Os linfomas primários do SNC podem envolver o cérebro, medula, meninges ou tecido ocular. As lesões cerebrais podem ser únicas ou múltiplas e apresentam predileção para a região periventricular, corpo caloso e zona de transição da substância branca e cinzenta (Figura 7.3.1). Os sintomas neurológicos estão associados a um aumento da pressão intracraniana, papiledema, demência e crises epilépticas. O diagnóstico pode ser feito por biopsia cerebral, líquor ou biopsia do vítreo através da identificação das células neoplásicas. O uso do corticoide pode resultar em lise tumoral e obscurecer o diagnóstico.

A principal causa de lesão direta pelas neoplasias hematológicas é a infiltração leptomeníngea. Ocorre principalmente nas leucemias e linfomas não Hodgkin. Pacientes podem apresentar neuropatia craniana, rebaixamento do nível de consciência, cefaleia, papiledema ou dor radicular. Os nervos cranianos mais acometidos são o segundo, terceiro, sexto, sétimo e oitavo. O linfoma de Burkitt pode também ocasionar síndromes medulares compressivas por lesões meníngeas.

As neoplasias hematológicas, principalmente os linfomas não Hodgkin, podem infiltrar o SNP, assim como os nervos cranianos. Os sintomas mais comuns são: dor radicular, hipoestesia e paresia. Exames de neuroimagem e eletroneuromiografia com estudos de condução da velocidade podem ajudar no diagnóstico.

As neoplasias hematológicas também podem ocasionar sintomas neurológicos através de efeito oclusivo vascular direto, resultando em quadro neurológico focal.

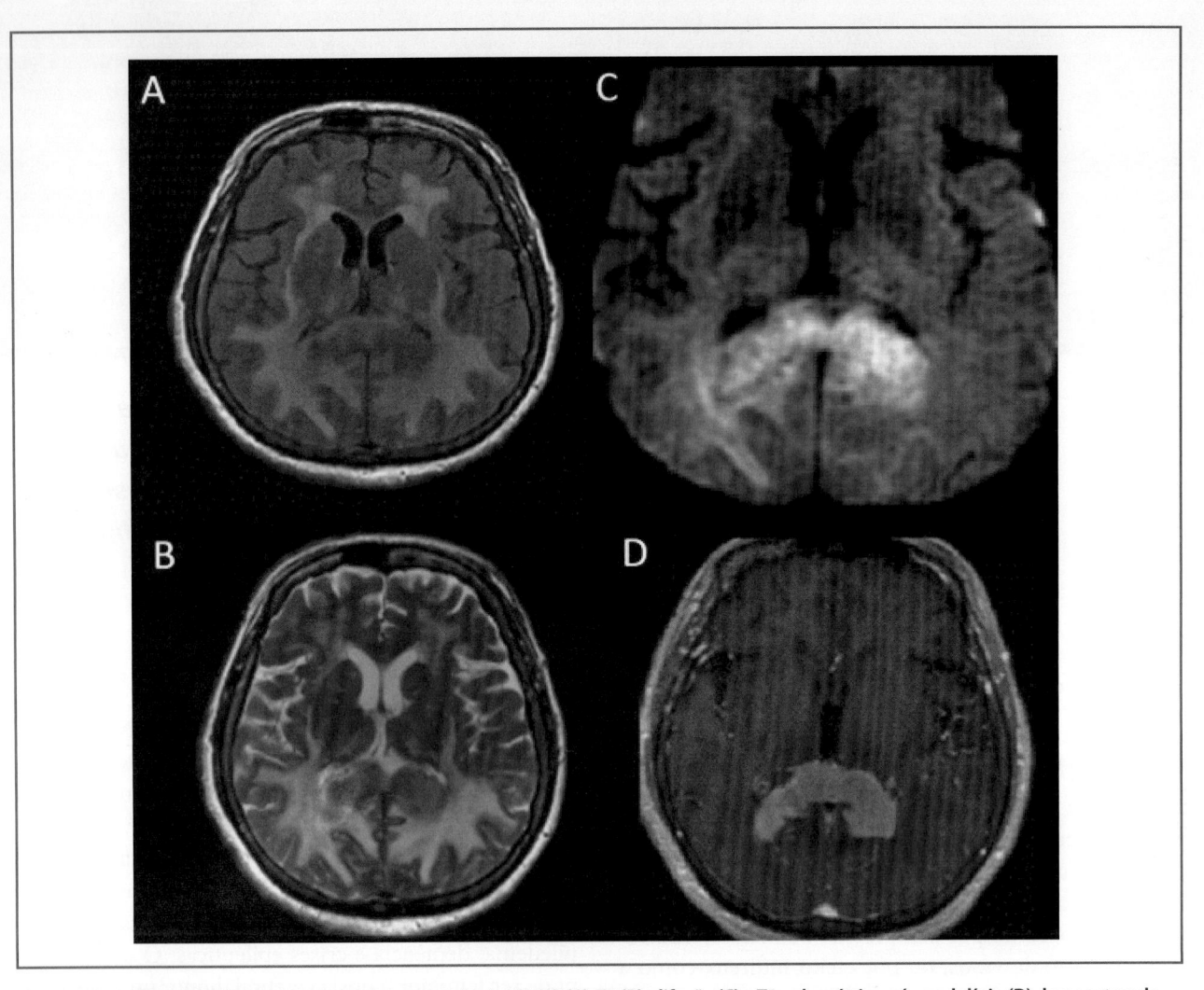

Figura 7.3.1 – Ressonância com cortes axiais nas sequências FLAIR (A), T2 (B), difusão (C) e T1 volumétrico pós-gadolínio (D) demonstrando lesão sólida expansiva/infiltrativa no esplênio do corpo caloso, com extensão bi-hemisférica (aspecto em "asa de borboleta"), com baixo sinal em T2/FLAIR, restrição à difusão (hipercelularidade/alta relação núcleo-citoplasma) e impregnação relativamente homogênea, com edema vasogênico e/ou infiltração tumoral na substância branca profunda.

Créditos: imagens cedidas pelo Dr. Victor Hugo Rocha Marussi, Medimagem, Beneficência Portuguesa de São Paulo.

O linfoma de células grandes angiotrópico apresenta uma característica de se agregar dentro do lúmen dos vasos. O paciente pode apresentar sinais neurológicos focais, encefalopatia, mielopatia, polirradiculopatias progressivas, mononeuropatia periférica, mononeuropatia múltipla ou miopatia. Já a granulomatose linfomatoide é um linfoma angiocêntrico e angiodestrutivo de células T que é capaz de envolver o SNC. É mais comumente visto em pacientes imunossuprimidos, e a infecção pelo vírus Epstein-Barr pode ser um dos mecanismos patogênicos propostos. O SNC é afetado em cerca de 25% dos casos, mas pode também ocorrer envolvimento do SNP com extensa infiltração de meninges, vasos sanguíneos e nervos periféricos. Os sintomas podem incluir: encefalopatia, crises epilépticas, polineuropatia periférica e craniana, neuropatia óptica e moneuropatia múltipla. O linfoma intravascular é raramente encontrado, mas a sua característica principal é a sua capacidade de ocluir arteríolas, capilares e vênulas. Mais de 50% dos pacientes apresentam sintomas neurológicos sugestivos de doença vascular. A biopsia cerebral é definidora no diagnóstico desses pacientes.

A síndrome da hiperviscosidade compreende um grupo complexo de sintomas neurológicos que incluem distúrbios visuais e auditivos, cefaleia, letargia, ataxia, AVCs e rebaixamento do nível de consciência. Todas as leucemias, agudas ou crônicas, podem ocasionar essa sintomatologia, que está associada a um aumento dos leucócitos. No entanto, os sintomas neurológicos acontecem a uma contagem inferior de leucócitos nas leucemias mieloides do que nas linfoides. Este achado muito provavelmente é devido ao tamanho maior das células neoplásicas de linhagem mieloide.

As neoplasias hematológicas também podem ocasionar síndromes paraneoplásicas com manifestações neurológicas. Por definição, as síndromes paraneoplásicas são sintomas sistêmicos associados à doença que não estão diretamente ligados ao tumor, e sim a substâncias produzidas pelo tumor, como citocinas, anticorpos e hormônios. As manifestações neurológicas associadas às síndromes paraneoplásicas podem incluir neuropatia periférica, encefalomiopatia, ataxia, poliomiosite, leucoencefalopatia multifocal progressiva e mielopatia aguda necrotizante. Existe ainda relato de disautonomia associada à doença de Hodgkin, bem como à neuromiotonia, miastenia *gravis*, síndrome de Guillain-Barré, opsoclonia-mioclonia e oftalmoplegia externa progressiva.

O tratamento específico das neoplasias hematológicas também pode gerar manifestações neurológicas, como complicações. A quimioterapia mielossupressiva aumenta o risco de eventos infecciosos. A meningite bacteriana é um exemplo de quadro infeccioso relativamente frequente, tanto como infecção direta como por disseminação hematogênica. Pacientes que são submetidos a esplenectomia como parte do tratamento da doença são mais susceptíveis a infecções por bactérias encapsuladas como: pneumococos, *Haemophilus influenzae*, e *Neisseria meningitidis*. Infeções oportunistas podem também ser encontradas em pacientes com deficiência de células T, podendo incluir a meningite criptocócica, aspergilose, nocardiose, toxoplasmose, leucoencefalopatia multifocal progressiva, além de encefalites virais por herpes simples e vírus da varicela-zóster. A instalação do quadro infeccioso para esses pacientes pode ser fulminante, devendo ser conduzida rapidamente.

Os distúrbios da coagulação podem ocorrer devido a um efeito direto do tumor na medula óssea e fígado. O envolvimento da medula óssea pode resultar em trombocitopenia, e o envolvimento hepático em distúrbio na coagulação, predispondo os pacientes a eventos hemorrágicos, como hemorragia intracraniana. A coagulação intravascular disseminada, por sua vez, pode ser uma complicação do tratamento, mas o tumor também pode ser o responsável. Os pacientes podem apresentar eventos hemorrágicos e trombóticos no SNC e SNP.

Os distúrbios hidroeletrolíticos e metabólicos também podem ocorrer no contexto do tratamento para as neoplasias hematológicas ou como efeito direto do tumor, como a hipercalcemia e hipernatremia. A hipercalcemia pode ocorrer principalmente nos linfomas linfoblásticos, linfomas não Hodgking e neoplasias plasmocitárias (este último descrito em tópico específico).

Os sinais neurológicos incluem rebaixamento do nível de consciência, fadiga, fraqueza e alteração no tônus e reflexos. A hiponatremia pode ocorrer devido a uma síndrome de secreção do hormônio antidiurético, por distúrbios gastrointestinais ou por efeitos colaterais de medicamentos. A hiponatremia está associada a sintomas neurológicos, como rebaixamento do nível de consciência, estado confusional agudo, cefaleia e crises epilépticas.

O tratamento para as neoplasias hematológicas está geralmente associado a tratamento intensivo com quimioterapia e radioterapia. O efeito tóxico desses tratamentos também pode explicar alguns dos sintomas neurológicos. Um exemplo disso é a meningite química ocasionada pela quimioterapia intratecal. O metotrexato e a citarabina estão associados a um risco de 10% de toxicidade. A citarabina lipossomal é aprovada para o tratamento de meningite linfomatosa, mas carrega um risco de 40% de meningite química. O uso de dexametasona intratecal está associado à diminuição do risco de meningite química. Um efeito colateral menos comum da quimioterapia intratecal é a mielopatia transversa, caracterizado como um quadro progressivo de dor lombar que irradia para membros inferiores e associado a paraparesia, nível sensitivo e disfunção esfincteriana. A recuperação é variável[1].

Neoplasias plasmocitárias

As neoplasias das células plasmocitárias são um grupo amplo de doenças com a característica comum de produção anormal de clones de células plasmocitárias. O mieloma múltiplo é o tipo mais frequente e importante na prática clínica, mas podemos citar ainda a gamopatia monoclonal de significado indeterminado, o plasmocitoma, a macroglobulinemia de Waldenström, a síndrome POEMS (polineuropatia, organomegalia, endocrinopatia, gamopatia monoclonal e distúrbios de pele) e a amiloidose primária (doença das cadeias leves). As manifestações neurológicas são bem variáveis, sendo as mais frequentes a neuropatia periférica, mielorradiculopatias, encefalopatias, lesões intracranianas e distúrbios hidroeletrolíticos, especialmente a hipercalcemia, e metabólicos associados diretamente à neoplasia[2].

Uma das manifestações neurológicas do mieloma múltiplo mais comum é a dor radicular. A compressão da medula espinhal ou da cauda equina está presente em cerca de 5% dos pacientes. Pode ocorrer dor radicular, paresia de membros inferiores, colabamento de vértebras ou, menos comumente, infiltração leptomeníngea. No caso de compressão da medula espinhal, esta é causada pela extensão da lesão mielomatosa para região extradural. A região torácica é mais comumente envolvida, e a paresia em membros inferiores e dor na coluna são sintomas proeminentes. Os pacientes podem ainda apresentar distúrbios esfincterianos, espasticidade e ataxia. A suspeita clínica deve ser o mais precoce possível, e confirmada com exames de neuroimagem e a ressonância magnética da coluna. O tratamento deve ser iniciado imediatamente com altas doses de corticoide, como dexametasona. Em seguida, o tratamento mais recomendado é a radioterapia, devido ao melhor prognóstico, porém o procedimento cirúrgico também é uma opção. O envolvimento dos nervos cranianos é uma complicação rara do mieloma múltiplo e ocorre mais comumente com a progressão da doença. O envolvimento do sexto e do oitavo nervos pode ocorrer quando o plasmocitoma invade o seio petroso e a sela. O quinto nervo também pode estar envolvido quando as lesões líticas do mieloma atingem a mandíbula, comprimindo o nervo mandibular e seus ramos. O paciente pode evoluir com queixas sensitivas na distribuição desses nervos. O envolvimento orbital causa proptose, que pode vir acompanhada de perda visual. Já a infiltração tumoral para região da dura e o envolvimento das leptomeninges é uma característica incomum da doença, estando associado a prognóstico desfavorável, grande massa tumoral e mieloma extramedular. Assim como nas leucemias, a síndrome da hiperviscosidade pode estar presente também no mieloma múltiplo. A turvação visual pode ser o sintoma inicial, e os sintomas neurológicos ainda incluem cefaleia, tontura, vertigem, nistagmo, perda auditiva e visual, parestesias, diplopia, sonolência, coma e AVC hemorrágico. Apesar de raro, a neuropatia periférica pode ser também uma manifestação neurológica do mieloma múltiplo, presente em 1% a 2% dos pacientes e geralmente de predomínio em membros inferiores. Quando presente, deve-se pensar na síndrome POEMS ou amiloidose. Por fim, a própria quimioterapia para o mieloma múltilplo pode causar sintomas neurológicos, sendo o mais frequente a neuropatia periférica associada a talidomida, lenalidomida, bortezomibe e vincristina[12].

O plasmocitoma, por sua vez, é uma neoplasia mais rara das células plasmocitárias, sendo responsável por cerca de 3% a 5% dos casos. O quadro neurológico está geralmente associado a síndromes compressivas radiculares, medulares ou em nervo periférico (mononeuropatias). O tratamento das síndromes compressivas segue as mesmas recomendações do mieloma múltiplo[12].

A síndrome POEMS é também chamada mieloma osteoclerótico. O quadro clínico dominante na doença geralmente é a polineuropatia periférica, associado a lesões ósseas osteocleróticas. Os sintomas de neuropatia geralmente manifestam-se no início como pa-

restesias e disestesias distais em membros inferiores. Os sintomas motores aparecem em seguida de forma gradual, até incapacidade para andar. A impotência pode ocorrer, mas os sintomas autonômicos não são habituais. Os estudos de eletroneuromiografia habitualmente revelam uma polineuropatia do tipo axonal e desmielinizante e simétrica[12].

As gamopatias monoclonais de significado indeterminado são encontradas em cerca de 3% dos pacientes acima de 50 anos e em 5% dos pacientes acima de 70 anos. O prognóstico é geralmente bom, mas a taxa de evolução de malignidade é de 1% ao ano, com um terço dos pacientes evoluindo para mieloma múltiplo, macroglobulinemia de Waldenström, amiloidose ou uma doença linfoproliferativa ao longo de 20 anos. Aproximadamente 5% dos pacientes vão apresentar neuropatia, sendo a maioria delas associadas a IgM. Tipicamente a polineuropatia é de instalação insidiosa, lentamente progressiva, simétrica e caracterizada como uma polineuropatia sensitivo-motora simétrica sem envolvimento de nervos cranianos e de início entre os 60 e 70 anos de vida. A ataxia e o tremor podem estar presentes e dominar a sintomatologia. Metade ou dois terços dos pacientes apresentarão o anticorpo antiMAG como marcador da doença[12].

Estima-se que cerca de 25% dos pacientes com macroglobulinemia de Waldenström apresentem sintomas neurológicos, sendo a neuropatia periférica o principal sintoma e associado muitas vezes à síndrome de hiperviscosidade. A polineuropatia é lentamente progressiva, simétrica e de predomínio sensitivo. Os pacientes também podem evoluir para AVCs hemorrágicos associados à síndrome de hiperviscosidade[12].

A polineuropatia sensitivo-motora geralmente é a manifestação clínica isolada em cerca de 15% dos pacientes com amiloidose primária. Os pacientes queixam-se de sintomas sensitivos como parestesias e disestesias em queimação e formigamento enquanto os sintomas motores paréticos são menos proeminentes. Os sintomas autonômicos, por sua vez, podem ser importantes, como hipotensão postural, síncope e impotência. O exame de eletroneuromiografia pode ser normal, pois a amiloidose primária envolve essencialmente fibras finas. No entanto, quando a doença progride, há sinais de neuropatia axonal. A síndrome do túnel do carpo é um achado frequente[12]. Em particular, a amiloidose por cadeias leve de imunoglobulina kappa ou gama é um grupo de doenças que ocasiona sinais clínicos multissistêmicos, como miocardiopatia restritiva, síndrome nefrótica, insuficiência hepática, mieloma múltiplo atípico e neuropatia periférica com componente autonômico associado[3].

Doenças mieloproliferativas

As doenças mieloproliferativas formam um grupo complexo de desordens mieloproliferativas decorrentes de uma anormalidade de uma população de clones das células-tronco. Podemos dividir nesse grupo a trombocitemia essencial (TE), policitemia *vera* (PV), mielofibrose e a leucemia mieloide crônica (LMC)[27].

Trombocitemia essencial (TE)

A TE é caracterizada por trombocitose sustentada no sangue periférico e aumento de megacariócitos na medula óssea. Diante de um paciente com trombocitose, é importante o diagnóstico diferencial para causas primárias e secundárias de trombocitose (Quadro 7.3.1). Um grupo significativo de pacientes permanece assintomático. No entanto, a maioria dos pacientes sintomáticos apresenta fenômenos trombóticos. Oclusão arterial de grandes vasos está associada a quadros clínicas mais graves, como AVC e AIT. Quadros trombóticos microvasculares podem estar associados a cefaleia do tipo migranosa, sintomas visuais, como cegueira monocular transitória, e perda da acuidade auditiva. Hemorragia é outra complicação possível. O maior fator de risco associado a eventos hemorrágicos são quadros de trombocitose extensos. As hemorragias intracranianas estão geralmente associadas a TVC com hemorragia secundária. O quadro clínico desses pacientes geralmente é de cefaleia com padrão de hipertensão intracraniana, sinais neurológicos focais e rebaixamento do nível de consciência[4].

Quadro 7.3.1 – Principais causas de trombocitose.

TROMBOCITOSE PRIMÁRIA	TROMBOCITOSE SECUNDÁRIA
Trombocitemia essencial	Infecções
Policitemia *vera*	Processos inflamatórios
Mielofibrose idiopática	Doenças do tecido conjuntivo
Leucemia mieloide crônica	Deficiência de ferro
Mielodisplasia	Cirurgia
Leucemias agudas	Neoplasias malignas
	Pós-esplenectomia
	Anemia hemolítica
	Hemorragias

Policitemia vera

A policitemia *vera* (PV) é caracterizada por uma eritrocitose variavelmente associada a leucocitose e trombocitose. A PV é quase sempre associada à mutação da JAK2, que pode ajudar no diagnóstico diferencial das eritrocitoses secundárias. Entre as causas secundárias de eritrocitose, podemos citar a doença pulmonar obstrutiva crônica, o tabagismo e as doenças renais[28].

Alguns pacientes com PV descrevem sintomas neurológicos inespecíficos como cefaleia, paresia, parestesias, alterações visuais e auditivas. A eritromelalgia é talvez a manifestação mais bem descrita, e é associada a fenômenos oclusivos microcirculatórios. Os pacientes relatam queimação nas extremidades, vermelhidão seguida de cianose e que eventualmente progride para isquemia. Por outro lado, cerca de um terço dos pacientes com policitemia *vera* apresenta eventos trombóticos maiores, como AVCs isquêmicos ou AITs. Os pacientes podem também apresentar fenômenos trombóticos venosos. Tais eventos cerebrovasculares estão associados à hiperviscosidade decorrente do aumento das células vermelhas. Mais raramente, os AVCs hemorrágicos podem também ocorrer[5].

Os pacientes podem ainda apresentar sintomas neurológicos decorrentes da hematopoiese extramedular, gerando síndromes mielorradiculares e de nervos cranianos compressivas[5].

Por último, a coreia é uma manifestação neurológica rara na PV, mas é o distúrbio do movimento mais descrito, podendo ser a manifestação clínica inicial da doença. Os sintomas da coreia costumam melhorar após o tratamento da doença de base[5].

Mielofibrose

A mielofibrose é caracterizada pela associação de anemia, esplenomegalia e aumento de células imaturas no sangue periférico (granulócitos, células progenitoras e eritroblastos) e a presença de células em formato de lágrima. A trombocitose também é frequente. Cerca de um quarto dos pacientes é assintomático na época do diagnóstico. As complicações neurológicas são raras. Quando presentes, a manifestação clínica mais comum é a compressão medular devido ao tecido hematopoiético extramedular. Há também relatos de fenômenos compressivos no cérebro e cauda equina. Além disso, os pacientes podem apresentar quadros compatíveis com AVC isquêmico, AIT e TVC[6].

Leucemia mieloide crônica (LMC)

A leucemia mieloide crônica (LMC) responde a cerca de 15% das leucemias em adultos. Ela é causada por uma translocação balanceada dos cromossomos (9;22) (q34;q11.2), denominado cromossomo Filadélfia. Cerca de 30% a 50% dos pacientes são assintomáticos. Os sinais e sintomas mais comuns da LMC estão associados ao quadro de anemia e esplenomegalia e incluem perda de peso, mal-estar, desconforto abdominal e fraqueza generalizada. Manifestações mais raras podem incluir sangramentos e fenômenos trombóticos, inclusive do SNC. Os sintomas de leucostase incluem dispneia, tontura, perda da coordenação e confusão mental devido à diminuição da perfusão cerebral e pulmonar. Esses sintomas são incomuns e presentes só quando o número de leucócitos está acima de 100 mil. Sintomas de cefaleia mais intensos, febre e sangramentos podem ser indicativos de transformação para leucemia aguda[7].

Síndrome hipereosinofílica (reacional, clonal ou idiopática)

A síndrome hipereosinofílica é um distúrbio raro do sistema hematopoiético, caracterizado por contagem elevada de eosinófilos ($> 1,5 \times 10^9$/L) continuamente por mais de 6 meses. A prevalência é desconhecida e há predomínio de acometimento no sexo masculino (4-9:1). Existem diversas causas de hipereosinofilia, como doenças alérgicas, infecciosas, parasitárias, neoplásicas e doença de Churg-Strauss, que devem ser afastadas para se chegar ao diagnóstico de síndrome hipereosinofílica idiopática[8,9].

As manifestações clínicas mais comuns são pulmonares, dermatológicas, gastrointestinais, cardíacas e neurológicas. Várias lesões neurológicas já foram identificadas, com envolvimento tanto do SNC quanto do SNP. As seguintes complicações neurológicas já foram descritas: mononeurite múltipla, polineuropatia sensorial, radiculopatia, mialgia, miosite e perimiosite, neuropatia, ataxia, paraplegia, anormalidades oftalmológicas, neurite óptica, hemiplegia-hemiparesia, tetraplegia, crises epilépticas, meningite, AVC isquêmico, distúrbios psiquiátricos, arterite temporal, disseminação leptomeníngea, déficits de memória e disartria[8].

Síndromes mielodisplásicas (SMD)

As síndromes mielodisplásicas (SMD) são distúrbios clonais da medula óssea caracterizados por hematopoiese ineficaz, causando pancitopenias e progressão para leucemia mieloide aguda em cerca de um terço dos pacientes. Cerca de 15% dos casos ocorrem após quimioterapia ou radioterapia por um câncer prévio. Mais comum em idosos, a síndrome cursa com manifestações clínicas secundárias a citopenias (anemia, infecções e sangramento). O diagnóstico é firmado pela demonstração de citopenias em sangue periférico, com medula óssea em geral hipercelular com alterações displásicas, com ou sem excesso de blastos. Alterações citogenéticas são frequentemente encontradas e ajudam na definição prognóstica do paciente[10]. Complicações neurológicas são raras e incluem infecções e sangramento do SNC. Cabe ressaltar que a neurofibromatose tipo 1 (doença de von Recklinghausen) é fator de risco para o desenvolvimento de síndrome mielodisplásica, assim como o quimioterápico temozolomide, utilizado para o tratamento dos gliomas cerebrais[11].

REFERÊNCIAS

1. Glass J. Neurologic complications of lymphoma and leukemia. Semin Oncol. 2006;33(3):342-7.
2. Gertz MA. Immunoglobulin light chain amyloidosis: 2013 update on diagnosis, prognosis, and treatment. Am J Hematol. 2013;88(5):416-25.
3. Sobol U, Stiff P. Neurologic aspects of plasma cell disorders. Handb Clin Neurol. 2014;120:1083-99.
4. Miller TD, Farquharson MH. Essential thrombocythaemia and its neurological complications. Pract Neurol. 2010;10(4):195-201.
5. Landolfi R, Nicolazzi MA, Porfidia A, Di Gennaro L. Polycythemia vera. Intern Emerg Med. 2010;5(5):375-84.
6. de Lacerda JF, Oliveira SN, Ferro JM. Chronic myeloproliferative diseases. Handb Clin Neurol. 2014;120:1073-81.
7. Jabbour E, Kantarjian H. Chronic myeloid leukemia: 2014 update on diagnosis, monitoring, and management. Am J Hematol. 2014;89(5):547-56.
8. Titlic M, Kodzoman K, Loncar D. Neurologic manifestations of hypereosinophilic syndrome--review of the literature. Acta Clin Croat. 2012;51(1):65-9.
9. Roufosse FE, Goldman M, Cogan E. Hypereosinophilic syndromes. Orphanet J Rare Dis. 2007;2:37.
10. Ades L, Itzykson R, Fenaux P. Myelodysplastic syndromes. Lancet. 2014;383(9936):2239-52.
11. Momota H, Narita Y, Miyakita Y, Shibui S. Secondary hematological malignancies associated with temozolomide in patients with glioma. Neuro Oncol. 2013;15(10):1445-50.
12. Dispenzieri A, Kyle RA. Neurological aspects of multiple myeloma and related disorders. Best Pract Res Clin Haematol. 2005;18(4):673-88.

Distúrbios hemorrágicos com manifestações neurológicas

Pedro Braga Neto

Thiago Cardoso Vale

Orlando Graziani Povoas Barsottini

Riguel Jun Inaoka

DISTÚRBIOS HEMORRÁGICOS COM MANIFESTCÕES NEUROLÓGICAS

Hemofilias

As hemofilias são parte do espectro de distúrbios hemorrágicos congênitos associados à deficiência do fator VIII (hemofilia A) ou do fator IX (hemofilia B ou doença de Christmas). As manifestações da hemofilia dependem da concentração do fator. A maioria da morbidade e mortalidade em hemofilia é vista em pacientes com grave hemofilia (nível do fator menor do que 1%). O tratamento e a profilaxia são direcionados a este grupo de hemofílicos graves[1]. Estima-se que de 5% a 10% dos hemofílicos graves apresentam, ao menos, um episódio de AVC hemorrágico durante sua vida[2]. Com níveis do fator VIII entre 1% e 5%, sangramento espontâneo pode ocorrer, mas é menos frequente. Sangramento em excesso é precipitado por pequenos traumas, mas pacientes com níveis de fator VIII acima de 10% podem levar vida normal, pois um sangramento excessivo ocorre apenas após trauma grave ou cirurgia[3].

O AVC hemorrágico é a principal causa de morte entre hemofílicos. A incidência do AVC hemorrágico nessa população varia entre 2,2% e 13,8%[3]. Estudo brasileiro publicado em 2003 encontrou 8,6% de mortalidade por AVC hemorrágico em uma amostra com 401 hemofílicos[4]. Sangramento tende a ocorrer predominantemente em hemofílicos jovens. O fator mais comumente associado ao sangramento é o trauma (53%), com hipertensão arterial sistêmica sendo também importante em pacientes mais idosos[3]. O AVC hemorrágico pode ocorrer no espaço subdural, extradural ou subaracnóideo ou no próprio parênquima cerebral, cerebelar ou no tronco encefálico. Os sinais e sintomas dependem do local da hemorragia e de sua extensão.

O prognóstico de AVC hemorrágico em hemofílicos melhorou consideravelmente com o uso precoce de concentrado de fator VIII, e hoje não há contraindicações para intervenções cirúrgicas caso o paciente mantenha um controle adequado dos fatores de coagulação. Os sangramentos subdural e subaracnóideo possuem um prognóstico melhor do que a hemorragia intraparenquimatosa. Crises epilépticas ocorrem em 25% dos sobreviventes de AVC hemorrágico e aumentam o risco de ressangramento. Outras sequelas como hemiparesia, afasia, hemianopsia, ataxia e retardo mental podem ocorrer, dependendo da localização do sangramento[3].

Sangramento no canal espinhal é raro. Nas hemorragias espinhais epidurais, sintomas radiculares, especialmente dor, são acompanhados de paraparesia progressiva ou quadriparesia, dependendo do local do sangramento. Os pacientes com sinais não progressivos de disfunção da medula espinhal decorrentes de pequenas hemorragias epidurais espinhais podem se recuperar completamente com terapia de reposição intensiva de fator VIII. Com sinais de compressão da medula mais graves, a descompressão com evacuação do coágulo é também necessária[3].

As lesões de nervos periféricos são as complicações mais frequentes da hemofilia. Na maioria dos casos, o envolvimento do nervo advém da complicação de hemorragia intramuscular, mais comumente em músculo iliopsoas, glúteo, gastrocnêmio e músculos do antebraço. Em estudo Indiano[5] com 20 hemofílicos com complicação de neuropatia periférica, o nervo femoral foi o mais envolvido (75%), seguido pelo ciático (20%) e fibular (5%). O envolvimento do nervo femoral associou-se a sangramento do músculo ilíaco, enquanto o do nervo ciático associou-se a hematoma do músculo glúteo. Neuropatias do mediano, ulnar e radial resultam de hemorragias nos músculos do braço ou antebraço. Compressão nervosa por pseudotumores (hemorragias subperiosteais produzindo lesões expansivas) também podem ocorrer. Artropatia hemofílica grave do cotovelo, por exemplo, pode resultar em paralisia do nervo ulnar. A frequência de lesões de nervo periférico correlaciona-se com a gravidade da hemofilia e com o avançar da idade[3].

Doença de von Willebrand

A doença de von Willebrand consiste em uma família de distúrbios relacionados caracterizados por deficiência ou mau funcionamento do fator de von Willebrand. A doença surge de uma anormalidade qualitativa (tipo 2) ou quantitativa (tipos 1 e 3) na produção ou liberação do fator von Willebrand. Esta glicoproteína multimérica grande é sintetizada por células endoteliais e megacariócitos, atuando como promotor da agregação plaquetária e transportador do fator de coagulação VIII[6].

A maioria dos casos são decorrentes do tipo 1, herdados com transmissão autossômica dominante, manifestados principalmente por sangramento mucoso. As complicações hemorrágicas são relativamente leves, e as hemorragias espontâneas nas articulações e músculos podem não ocorrer. Início agudo de disfunção neurológica não é uma característica da doença. A despeito disto, hemorragia grave pode resultar de trauma, e pacientes que sustentam traumas cranianos devem receber imediatamente a terapia de reposição com o fator VIII. Os raros tipos 2 e 3 são herdados com transmissão autossômica recessiva e resultam em sangramentos mais expressivos[3].

Deficiência de outros fatores de coagulação

Hemorragias espontâneas e pós-traumáticas são características de distúrbios resultantes da deficiência de outros fatores da coagulação. A evacuação cirúrgica de qualquer hemorragia intracraniana deve ser realizada com cobertura de terapia de reposição com o fator deficiente ou plasma ou ainda crioprecipitado, se o fator específico não estiver disponível. O mesmo deve ser realizado de rotina após traumatismo cranioencefálico[3].

Hemofilias adquiridas

Hemofilia adquirida é uma condição rara resultante da produção de autoanticorpos, conhecidos como "inibidores", que neutralizam ou inativam a atividade dos fatores de coagulação. O fator VIII é o mais comumente neutralizado, levando à hemofilia adquirida A (HAA). A incidência de HAA tem sido relatada de 0,2 a 2,0 casos por 1 milhão de pessoas ao ano[7,8]. Ao contrário da incidência de hemofilia A congênita, uma doença recessiva ligada ao X, a incidência de HAA não tem predileção por sexo. Tem distribuição bifásica, exibindo um pico pequeno de incidência entre 20 a 30 anos, e outro maior após os 60 anos de idade. No primeiro grupo de incidência, a doença acomete mais o sexo feminino por estar associada a gravidez e doenças autoimunes[8].

Indivíduos com HAA geralmente apresentam-se com sangramento grave ou maciço, o que gera alta mortalidade. Os órgãos mais comumente afetados são a pele, especialmente no local de injeção ou contusão, que geralmente manifesta-se com grave equimose. Em seguida, sangramentos intramusculares ou gastrointestinais/intra-abdominais. HAA também associa-se a sangramentos pós-parto ou pós-operatório. Embora incomum, o sangramento intracraniano leva a prognóstico ruim com alta mortalidade. O sangramento nas articulações não é uma característica importante da forma adquirida[8]. O envolvimento neurológico na HAA não é muito relatado, mas um caso de neuropatia do ulnar associado a sangramento resultando em síndrome do compartimento em uma senhora com hipotireoidismo autoimune já foi relatado[9].

Em aproximadamente 50% dos indivíduos com HAA, particularmente os idosos, o desenvolvimento de autoanticorpos contra o fator VIII é idiopático, indicando que a autoimunidade produz os inibidores adquiridos do fator de coagulação. No restante dos casos, há várias condições que podem se responsabilizar pela produção dos autoanticorpos (Quadro 7.4.1). Entre elas, destacam-se as doenças autoimunes, gravidez, uso de medicamentos e doenças neoplásicas. A HAA associa-se comumente a doenças autoimunes como artrite reumatoide, lúpus eritematoso sistêmico, miastenia *gravis*, esclerose múltipla, tireoidopatia e AHAI. Neoplasias, sólidas ou não, associam-se a HAA em cerca de 10% dos casos e comumente envolvem indivíduos idosos. Doenças linfoproliferativas, como leucemia linfocítica crônica, linfoma não Hodgkin e mieloma múltiplo, podem coexistir com doenças autoimunes como a HAA. Medicamentos como penicilinas, fenitoína, fenilbutazonas ou cloranfenicol também têm sido implicados no desenvolvimento de autoanticorpos contra o fator VIII[8].

Quadro 7.4.1 – Condições associadas a hemofilia adquirida A[8].

IDIOPÁTICO	GRAVIDEZ
Doenças autoimunes	Neoplasias
– Artrite reumatoide	– Células escamosas
– Lúpus eritematoso sistêmico	– Linfoproliferativas
– Miastenia *gravis*	Leucemia linfocítica crônica
– Esclerose múltipla	Linfoma não Hodgkin
– Tireoidopatias	Mieloma múltiplo
– Anemia hemolítica autoimune	Drogas
– Doenças inflamatórias intestinais	– Antibióticos
– Pênfigo	Penicilinas
– Doença enxerto-*vs.*-hospedeiro	Sulfonamidas
	Cloranfenicol
	– Antiepilépticos (fenitoína)
	– Anti-hipertensivos (metildopa)

Doenças hemorrágicas do recém-nascido

Sangramento intracraniano representa a mais preocupante complicação de doença hemorrágica do recém-nascido e ocorre particularmente após partos em apresentação pélvica. O sangramento ocorre após lesões de capilares ao invés de vasos maiores. Hemorragias subaracnóidea e subdural são as formas mais frequentes de sangramento intracraniano, sendo rara a hemorragia intraparenquimatosa. O sangramento no SNC parece ocorrer mais precocemente e com maior frequência em recém-nascidos de mães recebendo terapia antiepiléptica, provavelmente por interferência da medicação com fatores de coagulação dependentes de vitamina K. Ocasionalmente, uma síndrome hemorrágica relacionada à deficiência de vitamina K ocorre em crianças além do período neonatal e está associada a maior incidência de hemorragia intracraniana[3].

Trombocitopenia e distúrbios de função plaquetária

Com a função plaquetária normal, hemorragias espontâneas significativas usualmente não ocorrem se a contagem plaquetária estiver acima de 25 mil/mm^3. Quando inferior a 20 mil/mm^3, hemorragias espontâneas podem ocorrer, e as hemorragias cerebrais, subaracnóideas e subdurais constituem as mais graves complicações[3].

Em pacientes com púrpura trombocitopênica idiopática, o risco de hemorragia intracraniana espontânea é maior durante as primeiras 2 semanas da doença[10]. Hemorragia intracraniana espontânea também pode acometer pacientes com trombocitopenia secundária a anemia aplástica, coagulação intravascular disseminada e leucemia aguda, com risco maior para as duas últimas. Na anemia aplástica, o sangramento torna-se um pro-

blema maior na presença de infecções, provavelmente devido à associação de alterações secundárias na hemostasia ou coagulação intravascular disseminada.

As trombocitopenias induzidas por drogas ocorrem quando a droga funciona como um hapteno, ligando-se a plaquetas e resultando em fixação do complemento e lise intravascular ou remoção do sistema reticuloendotelial. A contagem plaquetária se reduz dentro de 7 ou mais dias após o início da medicação e entre 2 a 3 dias após exposição repetida. As drogas que comumente são envolvidas incluem quininas, sais de ouro, fenitoína, ácido valproico, carbamazepina, sulfonamida e algumas cefalosporinas.

A trombocitopenia induzida por heparina é o distúrbio mais comum. A trombocitopenia induzida por heparina do tipo 1 é caracterizada por redução moderada de contagem plaquetária, usualmente entre o primeiro e terceiro dia da terapia com heparina. A contagem se reduz abaixo de 100 mil/mm^3 e normaliza a despeito da continuidade do tratamento. A trombocitopenia induzida por heparina do tipo 2 é imunologicamente mediada. É definida por contagem abaixo de 100 mil/mm^3, excluídas outras causas exceto pela administração da heparina. De 30% a 60% ou mais desenvolvem complicações trombóticas graves, incluindo isquemia de membros, no SNC, miocárdio e pulmão[11]. Pohl *et al.*[11] relataram 9% de complicações neurológicas em 120 casos de trombocitopenia induzida por heparina do tipo 2. Entre essas complicações, AVC isquêmico ocorreu em 6%, TVC em 2,5% e estado confusional agudo em apenas 1 caso. Hemorragia intracerebral primária não foi observada. Ressalta-se que em 3 casos as complicações neurológicas precederam o início de trombocitopenia.

Em casos graves, hemorragia intracraniana maciça pode ocorrer de modo súbito. O início do sangramento é geralmente marcado por cefaleias de intensidade variável. Nessas circunstâncias, a transfusão plaquetária deve ser instituída sem atraso, e também após traumatismo cranioencefálico, em pacientes com contagem plaquetária muito reduzida[3].

Independente da contagem plaquetária, estados de sangramento anormal podem resultar de anormalidades de função plaquetária, como distúrbios de adesão plaquetária, agregação, secreção e atividade pró-coagulante ou ainda uma combinação de anormalidades em número e função.

A síndrome de Bernard-Soulier é uma doença hereditária autossômica recessiva rara, caracterizada por trombocitopenia com plaquetas gigantes por falta da glicoproteína Ib na superfície das plaquetas, sítio de ligação do fator de von Willebrand[12]. A trombastenia de Glanzmann é uma síndrome hemorrágica autossômica recessiva também rara, na qual as plaquetas carecem de glicoproteína IIb/IIIa, receptor que medeia a ligação das proteínas de adesão que asseguram a formação do agregado plaquetário. Com isso há aumento do tempo de sangramento, e os indivíduos apresentam desde pequenas equimoses até hemorragias frequentes, graves e potencialmente fatais, logo após o nascimento, na maioria dos casos[13]. Hemorragia cerebral fatal já foi relatada nesta doença. Outras doenças que determinam disfunção plaquetária, como a síndrome das plaquetas cinzas (alterações nos grânulos alfa das plaquetas), síndrome de Scott (falência de ativação de fatores de coagulação), síndrome de Wiskott-Aldrich (imunodeficiência M e alterações no tamanho plaquetário) e síndrome de Alport (alterações na síntese de colágeno), são raras e há escassez de dados sobre o risco de hemorragia intracraniana. No geral, o sangramento é tratado com transfusões plaquetárias[3].

Coagulação intravascular disseminada

Coagulação intravascular disseminada (CIVD) é uma complexa desregulação do sistema de coagulação que complica diferentes estados patológicos, incluindo infecções, neoplasias, traumas e doenças obstétricas[14]. A CIVD não deve ser considerada uma doença distinta, mas indicativa da presença de uma doença sobreposta. As síndromes clínicas são variadas e resultam da obstrução vascular levando a isquemia tecidual e necrose com disfunção de órgãos e tecidos. Cérebro, rins, trato gastrointestinal e pulmões são usualmente os locais mais frequente e gravemente acometidos na CIVD. Dois mecanismos explicam a associação entre CIVD e distúrbios neurológicos. Lesão cerebral primária libera grande quantidade de tromboplastina na circulação, o que pode precipitar CIVD, ou o próprio distúrbio da coagulação pode afetar o SNC[3]. Quando isto ocorre, tanto na forma aguda ou crônica, quadros de hemorragias e tromboses podem ocorrer.

Os indivíduos que apresentam CIVD geralmente estão sob cuidados intensivos resultantes de uma grave doença primária, choque ou sangramento. Quando sintomas de disfunção cerebral difusa ou focal aparecem, pode ser difícil determinar se tais alterações são atribuíveis à doença sobrejacente, distúrbios metabólicos ou à CIVD. Schwartzman et al.[14] estudaram 24 pacientes com CIVD, sendo 10 deles com evidência de lesão hemorrágica ou isquêmica no início do quadro. As complicações neurológicas mais comuns foram oclusão de grandes vasos cerebrais, coma, HSA e múltiplas hemorragias e infartos corticais e no tronco encefálico. Quadros de confusão mental, desorientação temporoespacial, *delirium*, letargia, estupor, coma, hemiparesia, afasia, cegueira cortical, crises epilépticas focais ou generalizadas, ataxia cerebelar e doença focal do tronco encefálico podem ocorrer, de-

pendendo da localização da isquemia ou hemorragia. A medula espinhal também pode ser afetada com hematomas subdurais, epidurais ou ainda mielopatia isquêmica.

No CIVD secundário a carcinoma, obstrução microvascular cerebral pode produzir sinais indistinguíveis daqueles de depósitos metastáticos. As complicações neurológicas do CIVD podem anteceder a apresentação clínica de uma neoplasia sobrejacente. Na ausência de uma causa definida metabólica, infecciosa, paraneoplásica ou metastática para quadros de encefalopatia, especialmente se acompanhados por anormalidades focais neurológicas flutuantes, CIVD deve ser extensamente investigada[3].

Púrpura trombocitopênica trombótica e síndrome hemolítico-urêmica

As microangiopatias trombóticas incluem a síndrome hemolítico-urêmica (SHU) e a púrpura trombocitopênica trombótica (PTT). Embora exista controvérsia se elas são entidades distintas ou espectro de uma mesma doença, ambas resultam no quadro clínico de trombocitopenia, anemia hemolítica e vários graus de acometimento neurológico e renal.

A SHU é uma doença que afeta crianças, e caracteriza-se por envolvimento renal, trombocitopenia e anemia hemolítica microangiopática. É tipicamente precedida por dor abdominal ou diarreia. O envolvimento do sistema nervoso é encontrado em cerca de 30% das crianças com SHU. A maioria dos casos ocorre como complicação da infecção por organismos que produzem as toxinas Shiga, como *Escherichia coli* O157:H7 ou *Shigella*. Casos esporádicos, não infecciosos resultantes de doenças autoimunes, familiares ou idiopáticas, drogas (ciclosporina, mitomicina e outros quimioterápicos) ou tumores podem ocorrer. Estes casos associam-se mais frequentemente com SHU em adultos. A manifestação neurológica mais comum é crise epiléptica, predominantemente do tipo convulsiva tônico-clônica generalizada, mas ocasionalmente pode ser focal[15]. Alterações comportamentais, diplopia, tontura, coma, ataxia cerebelar, hemiparesia, hemianopsia, cegueira cortical e paralisia de nervos cranianos já foram descritos. Envolvimento estriatal por infartos lacunares em núcleos da base com movimentos anormais já foi relatado[16], assim como quadros compatíveis com leucoencefalopatia posterior reversível[17] e síndrome de vasoconstricção reversível[18]. Crianças com complicações neurológicas da SHU têm um risco residual maior de hipertensão e doença renal crônica. As crises epilépticas isoladas ou associadas às complicações neurológicas têm sido associadas a maior mortalidade ou sequelas neurológicas[3].

A PTT é uma doença rara, potencialmente fatal, caracterizada por microangiopatia (fragmentação das hemácias), anemia hemolítica e tromboses. Isso resulta em trombocitopenia e dano isquêmicos aos órgãos e tecidos. O desenvolvimento desse estado pró-trombótico é consequência da presença de um número anormalmente elevado de multímeros de fator de von Willebrand na circulação, devido à alteração de sua homeostase. O fator etiológico principal na PTT é a deficiência de uma enzima de clivagem denominada ADAMTS-13 (desintegrina, repetições de trombospondina tipo 1, número 13). Esta enzima normalmente cliva os multímeros de fator de von Willebrand em pequenos peptídeos, evitando o acúmulo excessivo desses multímeros. A atividade da enzima ADAMTS-13 pode ser reduzida por diversos mecanismos, sendo a maioria resultante de autoanticorpos contra a enzima[19]. A PTT ocorre predominantemente em mulheres adultas (20 a 50 anos), usualmente ocorrendo em associação a infecção, preparações contendo estrógeno e gravidez. Os achados clínicos são diversos e variam de acordo com a presença de microtrombos nos órgãos e tecidos, e com o grau de trombocitopenia.

Comumente, os sintomas são inespecíficos na apresentação e incluem fraqueza, náusea, vômitos e dor abdominal. Febre é comum, assim como insuficiência renal. Cerca de 60% dos indivíduos com PTT apresentam manifestações neurológicas.

Como resultado de envolvimento de qualquer parte do SNC, uma longa lista de síndromes neurológicas pode advir. Entretanto, as manifestações mais comuns são cefaleia, coma, paresia, afasia, disartria, síncope, vertigem, ataxia, sintomas visuais, parestesias, crises epilépticas e paralisias de nervos cranianos. Estes sintomas são tipicamente transitórios e flutuantes e, em alguns casos, assemelham-se a AITs[20]. O tratamento é realizado com plasmaférese, que reduziu mortalidade da doença de 90% para 22% ao remover os autoanticorpos contra ADAMTS13[21]. A imunossupressão é usualmente realizada em concomitância com a plasmaférese, para proporcionar maior duração da resposta.

Doença de Gaucher

A doença de Gaucher é a doença de depósito lisossomal mais comum. É autossômica recessiva e causada por uma deficiência de glucocerebrosidase que ocorre por mais de 300 mutações no gene GBA, determinando acúmulo de glucosilceramida nos macrófagos de vários órgãos[22].

O tipo 1 é não degenerativo e resulta em acúmulo nos ossos, fígado, baço e pulmões e é caracterizado por hepatoesplenomegalia, dor óssea e fraturas, tromboci-

topenia e diátese hemorrágica. Pode-se desenvolver a qualquer momento durante a infância, sendo 60% dos casos diagnosticados antes dos 20 anos de idade. Ocorre mundialmente, mas 60% dos casos são encontrados em população de judeus ashkenazi.

No tipo 2, forma neurodegenerativa, não há predileção étnica. É o tipo mais grave e apresenta-se nos primeiros dias ou meses de vida com hepatoesplenomegalia e acometimento importante do SNC, especialmente com sintomas bulbares e paresia oculomotora. Podem ocorrer posturas em opistótono e trismos em resposta a estímulos nocivos, e espasticidade difusa e regressão do desenvolvimento neuropsicomotor. Causa deterioração rápida com uma média de sobrevida de apenas 9 meses.

O tipo 3, forma juvenil crônica ou subaguda, acomete indivíduos na infância ou adultos jovens. Sem predileção étnica, estima-se que ocorra em 1 a cada 50 mil nascidos vivos. Os sintomas neurológicos progridem lentamente, e aparecem mais tardiamente na infância quando comparado com o tipo 2. Tem um curso mais crônico, com hepatoesplenomegalia variável e progressiva incoordenação motora, crises mioclônicas e deterioração mental. Os déficits cognitivos variam de leves distúrbios de memória a demência grave, o que é mais frequente. As crises epilépticas podem ser tônico-clônicas, parciais complexas ou mioclônicas. Mioclonia progressiva na face, membros ou palato pode ser achado proeminente, assim como sinais piramidais, ataxia cerebelar e paralisia de nervos cranianos. Trombocitopenia e aumento do tempo de protrombina e tempo de tromboplastina parcial podem levar a tendência ao sangramento. O tipo 3 pode ainda ser subdividido em tipos 3a e 3b, com base na extensão do envolvimento neurológico e presença de miotonia progressiva e demência (tipo 3a), e paralisia do olhar supranuclear isolada (tipo 3b)[3,23].

Nas últimas duas décadas, evidências epidemiológicas e científicas básicas relacionaram as mutações no gene da β-glucocerebrosidase com o desenvolvimento da doença de Parkinson. Embora a específica contribuição do gene mutante para a fisiopatologia do parkinsonismo permaneça incerta, as evidências sugerem que tanto a perda de função quanto o ganho de função tóxica da β-glucocerebrosidase anormal pode ser importante e implica uma relação próxima com a α-sinucleína. Além disso, várias linhas de evidência sugerem que, embora a doença de Parkinson associada à mutação da β-glucocerebrosidase mimetize a doença de Parkinson idiopática, ela ocorre mais precocemente e causa com mais frequência declínio cognitivo[24].

REFERÊNCIAS

1. Mishra P, Naithani R, Dolai T, Bhargava R, Mahapatra M, Dixit A, et al. Intracranial haemorrhage in patients with congenital haemostatic defects. Haemophilia. 2008;14(5):952-5.

2. Ghosh K, Nair AP, Jijina F, Madkaikar M, Shetty S, Mohanty D. Intracranial haemorrhage in severe haemophilia: prevalence and outcome in a developing country. Haemophilia. 2005;11(5):459-62.

3. Aminoff MJ. Neurology and general medicine. 4th ed. Philadelphia: Churchill Livingstone; 2008.

4. Antunes SV, Vicari P, Cavalheiro S, Bordin JO. Intracranial haemorrhage among a population of haemophilic patients in Brazil. Haemophilia. 2003;9(5):573-7.

5. Saraf SK, Singh OP, Singh VP. Peripheral nerve complications in hemophilia. J Assoc Physicians India. 2003;51:167-9.

6. Ziv O, Ragni MV. Bleeding manifestations in males with von Willebrand disease. Haemophilia. 2004;10(2):162-8.

7. Franchini M, Gandini G, Di Paolantonio T, Mariani G. Acquired hemophilia A: a concise review. Am J Hematol. 2005;80(1):55-63.

8. Sakurai Y, Takeda T. Acquired hemophilia A: a frequently overlooked autoimmune hemorrhagic disorder. J Immunol Res. 2014;2014:320674.

9. Meiklejohn DJ, Watson HG. Acquired haemophilia in association with organ-specific autoimmune disease. Haemophilia. 2001;7(5):523-5.

10. Woerner SJ, Abildgaard CF, French BN. Intracranial hemorrhage in children with idiopathic thrombocytopenic purpura. Pediatrics. 1981;67(4):453-60.

11. Pohl C, Harbrecht U, Greinacher A, Theuerkauf I, Biniek R, Hanfland P, et al. Neurologic complications in immune-mediated heparin-induced thrombocytopenia. Neurology. 2000;54(6):1240-5.

12. Andrews RK, Berndt MC. Bernard-Soulier syndrome: an update. Semin Thromb Hemost. 2013;39(6):656-62.

13. Nurden AT, Pillois X, Wilcox DA. Glanzmann thrombasthenia: state of the art and future directions. Semin Thromb Hemost. 2013;39(6):642-55.

14. Schwartzman RJ, Hill JB. Neurologic complications of disseminated intravascular coagulation. Neurology. 1982;32(8):791-7.

15. Sheth KJ, Swick HM, Haworth N. Neurological involvement in hemolytic-uremic syndrome. Ann Neurol. 1986;19(1):90-3.

16. Hue V, Leclerc F, Martinot A, Vallee L, Saunier P. [Striatal involvement with abnormal movements in hemolytic-uremic syndrome]. Arch Fr Pediatr. 1992;49(4):369-71.

17. Li-ping Y, Bo Y, Ming G, Qin Z, Ling L, Bo H. Reversible posterior leukoencephalopathy syndrome in a child with hemolytic uremic syndrome. J Clin Hypertens. 2014;16(7):538-9.

18. Agarwal R, Davis C, Altinok D, Serajee FJ. Posterior reversible encephalopathy and cerebral vasoconstriction in a patient with hemolytic uremic syndrome. Pediatr Neurol. 2014;50(5):518-21.

19. Moake JL. Moschcowitz, multimers, and metalloprotease. N Engl J Med. 1998;339(22):1629-31.

20. Austin S, Cohen H, Losseff N. Haematology and neurology. J Neurol Neurosurg Psychiatr. 2007;78(4):334-41.

21. Nishimura M, Sakai K, Akaza T, Mitomi Y, Nieda M, Minami M, et al. Anti-idiotypic antibody to T-cell receptor in multiply transfused patients may play a role in resistance to graft-versus-host disease. Transfusion. 1992;32(8):719-28.

22. Thomas AS, Mehta A, Hughes DA. Gaucher disease: haematological presentations and complications. Br J Haematol. 2014;165(4):427-40.

23. Stern G. Niemann-Pick's and Gaucher's diseases. Parkinsonism Relat Disord. 2014;20(S1):S143-6.

24. Swan M, Saunders-Pullman R. The association between ss-glucocerebrosidase mutations and parkinsonism. Curr Neurol Neurosci Rep. 2013;13(8):368.

Trombofilias e o sistema nervoso

Pedro Braga Neto

Thiago Cardoso Vale

Orlando Graziani Povoas Barsottini

Riguel Jun Inaoka

TROMBOFILIAS E O SISTEMA NERVOSO

A trombose pode ser causada por anormalidades na parede dos vasos sanguíneos, alterações na composição sanguínea e na dinâmica do fluxo sanguíneo. O sangue possui componentes com propriedades pró-trombóticas e antitrombóticas que funcionam em harmonia em circunstâncias normais, com equilíbrio entre produção de trombina e o sistema fibrinolítico. Há várias circunstâncias que alteram esse equilíbrio. A lesão tecidual pode levar a aumento da síntese do inibidor do ativador do plasminogênio tipo 1, com risco aumentado de trombose. As deficiências congênitas de proteínas anticoagulantes podem causar eventos trombóticos. Os anticorpos antifosfolípides estão associados à trombose venosa e arterial. A gravidez, particularmente em seus estágios avançados, associa-se a uma variedade de mudanças de componentes hemostáticos, aumentando o risco de trombose. O tabagismo, uso de estrógeno, infecções e inflamações resultam em aumento da produção de componentes da cascata de coagulação, em especial do fibrinogênio, aumentando também o risco de trombose. A redução do fluxo sanguíneo pode determinar acúmulo local de plaquetas e trombina e, se a estase for importante, a hipoxia endotelial pode resultar em prejuízo nas propriedades antitrombóticas do endotélio. A estase venosa é o principal fator determinante de trombose venosa, enquanto o dano endotelial responde pela maioria dos casos de trombose arterial, comumente associada a aterosclerose[1].

Trombofilias hereditárias

As trombofilias hereditárias (TH) referem-se a uma tendência genética ao tromboembolismo venoso. A causa mais comum de TH é a presença do fator V de Leiden, responsável por cerca de 40% a 50% dos casos. A mutação do gene da protrombina e as deficiências das proteínas S, C e antitrombina III respondem pela maioria dos casos restantes. Disfibrinogenemias também são descritas como causas raras de TH[2-4].

O efeito das TH sobre o risco de trombose arterial, manifestado AVCs ou AITs recorrentes, não é completamente conhecido. Os estudos da literatura estão limitados a relatos de casos, série de casos e pequenos estudos caso-controle em pacientes com AVC. As TH raramente contribuem para o AVC em adultos, mas têm uma participação maior no AVC em crianças. A incidência de estados pró-trombóticos em crianças com AVC é relatada entre 10% a 50%[5]. A resistência à proteína C ativada, causada pela mutação no fator V de Leiden, mais comumente associada a tromboembolismo venoso, tem sido relacionada a AVC em crianças em relatos de casos e pequenos estudos de caso-controle[6,7]. Metanálise publicada em 2004 demonstrou associação estatisticamente significativa entre fator V de Leiden e AVC com risco relativo de 1,33[8]. O polimorfismo do gene da protrombina G20210A ocorreu em 6% dos casos comparado a 1% de controles em estudo de caso-controle europeu envolvendo 148 AVCs em crianças[9,10]. Associações com deficiência de proteína S, C e antitrombina III são menos consistentes. Os distúrbios de outros fatores envolvidos na cascata de coagulação, incluindo níveis de fatores de coagulação V, VII, VIII, IX e XI e deficiências de plasminogênio e cofator II, não foram sistematicamente avaliados em relação à ocorrência de AVC isquêmico[11].

Uma metanálise explorou a associação entre fator V de Leiden e mutação do gene da protrombina G20210A e evento trombótico arterial (infarto do miocárdio, AVC ou doença vascular periférica) e encontrou relação não significativa entre o fator V de Leiden e associação modesta entre a mutação da protrombina (risco relativo 1,32 com intervalo de confiança de 95% de 1,03 a 1,69). Estas associações foram maiores em indivíduos mais jovens (< 55 anos de idade)[7]. Portanto, embora seja possível haver uma associação fraca entre as mutações pró-trombóticas e AVC isquêmico, particularmente em jovens, o assunto é controverso, e questões maiores, como mecanismo de risco, efeito da interação do gene-ambiente e estratégias para prevenção de AVC, nesses casos, permanecem sem resposta.

Embora testes laboratoriais para detecção de TH sejam disponíveis, o seu valor clínico é incerto. A Sociedade Britânica de Hematologia sugere que testar as TH tem valor preditivo incerto para determinar risco de recorrência após o primeiro episódio de trombose venosa cerebral. Portanto, a sociedade sugere que não se testem rotineiramente as TH em crianças com AVC[12]. Na prática, a investigação de TH deve ser restrita aos pacientes sem fatores de risco cardiovasculares convencionais e naqueles com história ou sintomas clínicos associados a hipercoagulabilidade e/ou doenças autoimunes.

A incidência de TH excede a incidência de trombose venosa, sugerindo que fatores adicionais são necessários para que a trombose ocorra. O uso de contraceptivos orais é forte e independentemente associado a TVC. A presença do gene de mutação da protrombina e o uso de contraceptivo oral aumenta o risco de TVC. Em mulheres que usam contraceptivo oral e que são portadoras de mutação do fator V de Leiden, deficiências de proteína C, S ou antitrombina III, a chance de risco para TVC é cerca de 30 quando comparado a mulheres sem as mutações e sem utilizar contraceptivos. Em estudo de interação entre vários fatores de risco para TVC em crianças, 56,4% tinham ao menos um risco pró-trombótico comparado a 20,8% dos controles. Uma condição predisponente sobrejacente foi encontrada em 70,5% de 149 crianças[1].

Trombofilias adquiridas

Síndrome do anticorpo antifosfolípide

A síndrome do anticorpo antifosfolípide (SAAF) foi descrita na década de 1980 como uma forma peculiar de trombofilia induzida por autoanticorpos antifosfolípides (lúpus anticoagulante e anticardiolipina). Caracteriza-se por eventos trombóticos venosos e, menos comumente, arteriais e de pequenos vasos recorrentes,

associados a história de abortos precoces recorrentes e/ou outras complicações da gravidez[13]. As células endoteliais, os monócitos, as plaquetas e o complemento têm papel central na indução da trombose na SAAF. A ativação das células endoteliais e monócitos pelos anticorpos antifosfolípides com atividade anti-β2-glicoproteica-1 induziria um estado pró-coagulante, basicamente mediado pelo aumento da síntese do fator tecidual e tromboxano A2.

Títulos baixos e geralmente não patogênicos de anticorpos antifosfolípides são encontrados em 5% a 10% dos indivíduos sadios, e podem estar transitoriamente elevados após infecções virais ou exposições a drogas. Títulos altos e persistentes são detectados em menos de 2% dos indivíduos sadios[14]. A SAAF pode ser uma síndrome isolada ou manifestação de doença sistêmica, como o lúpus eritematoso sistêmico (LES) que, em 40% dos casos, têm anticorpos antifosfolípides associados[15]. Fatores de risco cardiovasculares tradicionais como tabagismo, inflamação e estrógeno estão presentes em cerca de 50% dos pacientes com SAAF[16]. Na população geral, anticorpos antifosfolípides podem ser detectados em aproximadamente 1 a cada 5 pacientes com passado de AVC com menos de 50 anos de idade[17].

As manifestações clínicas da SAAF afetam ambos os sexos e todas as idades, e correspondem a cerca de 20% das tromboses recorrentes em adultos jovens e 15% dos abortos recorrentes[14]. A trombose venosa seguida de embolia é a manifestação mais frequente associada à SAAF[18]. No leito arterial, o SNC é o mais afetado, usualmente na forma de AVCs ou AITs. Anticorpos antifosfolípides também têm sido associados a TVC, mielopatia, coreia, migrânea, atrofia óptica, síndrome de Guillain-Barré, epilepsia e distúrbios psiquiátricos[19,14,20]. O AVC secundário à SAAF comumente envolve o território da artéria cerebral média, porém pode acometer qualquer território vascular cerebral. É a principal causa de morbimortalidade em pacientes com SAAF, podendo ser a apresentação inicial em cerca de 20% dos casos. Eventos isquêmicos de pequenos vasos recorrentes e crônicos podem predispor os pacientes com SAAF a desenvolver demência por múltiplos infartos. Independente disto, a presença de anticorpo anticardiolipina associa-se a declínio cognitivo em pacientes com LES. Nesta população, estudos prospectivos associam a positividade persistente do anticorpo antifosfolípide com declínio cognitivo em áreas de atenção, velocidade de processamento psicomotor e funções executivas[20-22]. Pequeno estudo transversal revelou disfunções cognitivas semelhantes nos domínios executivos, amnésticos e visuoespaciais em pacientes com SAAF primária anticardiolipina positivos[23]. Cerca de 40% dos pacientes com SAAF têm forte associação com lesões da substância branca, principalmente aquelas semelhantes à esclerose múltipla[24]. As lesões de substância branca podem acometer os núcleos da base e causar distúrbios de movimento. Coreia é o movimento anormal mais comum em pacientes com LES, com prevalência de 2% a 3%, e usualmente aparece no primeiro ano do início do LES, por vezes precedendo o diagnóstico definitivo reumatológico. Coreia foi relatada em 13 de 1 mil (1,3%) pacientes com SAAF, sendo mais comum em menores de 15 anos de idade[25]. O papel do anticorpo antifosfolípide na fisiopatologia do LES e da SAAF permanece desconhecido, mas postula-se que os anticorpos acessam o SNC através de lesão da barreira hematoencefálica e se liga a estruturas ricas em fosfolipídeos, particularmente nos núcleos da base, prejudicando sua função. Outros distúrbios de movimento têm sido relatados na SAAF, como discinesias paroxísticas não cinesiogênicas, hemidistonia, câimbra do escrivão, parkinsonismo, síndrome corticobasal e ataxia[26].

Livedo reticularis está presente em cerca de um quarto dos pacientes com SAAF, constituindo um sinal físico que permite ao médico suspeitar do diagnóstico de SAAF no contexto clínico apropriado. Além disso, o *livedo reticularis* pode ser um marcador de alto risco de trombose arterial. Quando associado a AVC, temos a rara síndrome de Sneddon[27].

Para se realizar o diagnóstico de SAAF, devemos nos embasar no critério clínico (um ou mais episódios clínicos de trombose, comprovados por estudos de imagem ou patológicos) e laboratorial (anticorpo lúpus anticoagulante ou anticardiolipina IgM ou IgG ou anti-β2-glicoproteína-1 presente no plasma em duas ocasiões separadas por ao menos 12 semanas). Desses anticorpos, o anticorpo anticoagulante lúpico é o que mais fortemente se associa a eventos trombóticos.

Hiper-homocisteinemia

Homocisteína é um aminoácido contendo súlfur não essecial que é a metabolizado por duas grandes vias: remetilação à metionina, que necessita dos cofatores vitamínicos ácido fólico e vitamina B12, e transulfuração à cistationina, que necessita da vitamina B6 como cofator. Vários raros erros inatos do metabolismo de hemocisteína são conhecidos por causar níveis altos de homocisteína (> 100 μmol/L). Pacientes com a forma geneticamente determinada de hiper-homocisteinemia têm risco aumentado de trombose venosa e arterial em idades muito precoces, podendo desencadear aterosclerose prematura e estado protrombótico[11,28]. Concentrações de homocisteína moderadamente elevadas (> 15 μmol/L) ocorrem mais frequentemente e podem ser causadas por idade, deficiência dietética de vitaminas do complexo B e insuficiência renal. Vários estudos epidemiológicos demonstraram relação entre hiper--homocisteinemia leve e aumento do risco de doença trombótica venosa e arterial. Metanálise de 12 estudos prospectivos e 18 retrospectivos demonstraram que a redução de 25% dos níveis de homocisteína estava associada a redução significativa do risco de AVC[29]. Outra metanálise, baseada em oito estudos prospectivos, também revelou associação estatisticamente significativa entre níveis de homocisteína e o risco de AVC. Além disso, os mesmos autores relataram um aumento do risco de AVC associado ao genótipo metilenotetraidrofolato redutase (MTHFR) 677TT, que causa uma hiper-homocisteinemia leve[30]. A suplementação com ácido fólico, vitamina B12 e vitamina B6 reduz as concentrações de homocisteína, mas vários estudos randomizados falharam em demonstrar o efeito da suplementação vitamínica no risco de doença cardiovascular ou aterosclerose. Esses resultados desapontadores têm levantado a questão quanto ao fato de a hiper-homocisteinemia realmente ter relação causal com risco cardiovascular ou se seria um epifenômeno ou marcador de outro processo patológico, como deficiências de vitaminas do complexo B ou ácido fólico. De fato, revisão da Cochrane publicada em 2013 concluiu que não há evidência para se utilizar intervenções que diminuem os níveis de homocisteína na forma de suplemento de vitaminas B6, B9 ou B12 isolada ou em combinação para prevenir eventos cardiovasculares[31].

Fibrinogenemia

O fibrinogênio é uma proteína insolúvel produzida por hepatócitos, e é convertida em fibrina solúvel pela trombina. Em vários estudos prospectivos, níveis de fibrinogênio total elevados foram associados a risco aumentado de AVC[32]. Como o fibrinogênio é um dos componentes das placas ateroscleróticas que medeiam a agregação plaquetária e afetam a viscosidade sanguínea, uma relação causal com AVC parece plausível. Entretanto, o fibrinogênio é uma proteína de fase aguda, e níveis elevados de fibrinogênio podem refletir reação inflamatória associada a aterosclerose. Não há papel de agentes depletores de fibrinogênio no AVC agudo, de acordo com revisão Cochrane[33].

REFERÊNCIAS

1. Aminoff MJ. Neurology and general medicine. 4th ed. Philadelphia: Churchill Livingstone; 2008.
2. Greaves M. Thrombophilia. Pract Neurol. 2002;3:161-7.
3. Ferro JM, Massaro AR, Mas JL. Aetiological diagnosis of ischaemic stroke in young adults. Lancet Neurol. 2010;9(11):1085-96.

4. Yang JY, Chan AK. Pediatric thrombophilia. Pediatr Clin North Am. 2013;60(6):1443-62.

5. deVeber G, Monagle P, Chan A, MacGregor D, Curtis R, Lee S, et al. Prothrombotic disorders in infants and children with cerebral thromboembolism. Arch Neurol. 1998;55(12):1539-43.

6. Furie KL, Kasner SE, Adams RJ, Albers GW, Bush RL, Fagan SC, et al.; American Heart Association Stroke Council, Council on Cardiovascular Nursing, Council on Clinical Cardiology, and Interdisciplinary Council on Quality of Care and Outcomes Research. Guidelines for the prevention of stroke in patients with stroke or transient ischemic attack: a guideline for healthcare professionals from the American Heart Association/American Stroke Association. Stroke. 2011;42(1):227-76.

7. Kim RJ, Becker RC. Association between factor V Leiden, prothrombin G20210A, and methylenetetrahydrofolate reductase C677T mutations and events of the arterial circulatory system: a meta-analysis of published studies. Am Heart J. 2003;146(6):948-57.

8. Casas JP, Hingorani AD, Bautista LE, Sharma P. Meta-analysis of genetic studies in ischemic stroke: thirty-two genes involving approximately 18,000 cases and 58,000 controls. Arch Neurol. 2004;61(11):1652-61.

9. Strater R, Vielhaber H, Kassenbohmer R, von Kries R, Gobel U, Nowak-Gottl U. Genetic risk factors of thrombophilia in ischaemic childhood stroke of cardiac origin. A prospective ESPED survey. Eur J Pediatr. 1999;158 Suppl 3:S122-5.

10. Nowak-Göttl U, Sträter R, Heinecke A, Junker R, Koch HG, Schuierer G, et al. Lipoprotein (a) and genetic polymorphisms of clotting factor V, prothrombin, and methylenetetrahydrofolate reductase are risk factors of spontaneous ischemic stroke in childhood. Blood. 1999;94(11):3678-82.

11. de Lau LM, Leebeek FW, de Maat MP, Koudstaal PJ, Dippel DW. Screening for coagulation disorders in patients with ischemic stroke. Expert Rev Neurother. 2010;10(8):1321-9.

12. Baglin T, Gray E, Greaves M, Hunt BJ, Keeling D, Machin S, et al.; British Committee for Standards in Haematology. Clinical guidelines for testing for heritable thrombophilia. Br J Haematol. 2010;149(2):209-20.

13. Hughes GR. The antiphospholipid syndrome: ten years on. Lancet. 1993;342(8867):341-4.

14. Muscal E, Brey RL. Neurologic manifestations of the antiphospholipid syndrome: integrating molecular and clinical lessons. Curr Rheumatol Rep. 2008;10(1):67-73.

15. Ruiz-Irastorza G, Egurbide MV, Ugalde J, Aguirre C. High impact of antiphospholipid syndrome on irreversible organ damage and survival of patients with systemic lupus erythematosus. Arch Intern Med. 2004;164(1):77-82.

16. Ruiz-Irastorza G, Crowther M, Branch W, Khamashta MA. Antiphospholipid syndrome. Lancet. 2010;376(9751):1498-509.

17. Bushnell CD, Goldstein LB. Diagnostic testing for coagulopathies in patients with ischemic stroke. Stroke. 2000;31(12):3067-78.

18. Cervera R, Piette JC, Font J, Khamashta MA, Shoenfeld Y, Camps MT, et al.; Euro-Phospholipid Project Group. Antiphospholipid syndrome: clinical and immunologic manifestations and patterns of disease expression in a cohort of 1,000 patients. Arthritis Rheum. 2002;46(4):1019-27.

19. Sanna G, Bertolaccini ML, Cuadrado MJ, Khamashta MA, Hughes GR. Central nervous system involvement in the antiphospholipid (Hughes) syndrome. Rheumatol. 2003;42(2):200-13.

20. Appenzeller S, Lapa AT, de Carvalho JF, Peres FA, Shoenfeld Y. Cognitive dysfunction and antiphospholipid antibodies. Curr Rheumatol Rep. 2012;14(1):95-8.

21. Menon S, Jameson-Shortall E, Newman SP, Hall-Craggs MR, Chinn R, Isenberg DA. A longitudinal study of anticardiolipin antibody levels and cognitive functioning in systemic lupus erythematosus. Arthritis Rheum. 1999;42(4):735-41.

22. McLaurin EY, Holliday SL, Williams P, Brey RL. Predictors of cognitive dysfunction in patients with systemic lupus erythematosus. Neurology. 64(2):297-303.

23. Jacobson MW, Rapport LJ, Keenan PA, Coleman RD, Tietjen GE. Neuropsychological deficits associated with antiphospholipid antibodies. J Clin Exp Neuropsychol. 1999;21(2):251-64.

24. Cuadrado MJ, Khamashta MA, Ballesteros A, Godfrey T, Simon MJ, Hughes GR. Can neurologic manifestations of Hughes (antiphospholipid) syndrome be distinguished from multiple sclerosis? Analysis of 27 patients and review of the literature. Medicine. 2000;79(1):57-68.

25. Cervera R, Asherson RA, Font J, Tikly M, Pallarés L, Chamorro A, Ingelmo M. Chorea in the antiphospholipid syndrome. Clinical, radiologic, and immunologiç characteristics of 50 patients from our clinics and the recent literature. Medicine. 1997;76(3):203-12.

26. Baizabal-Carvallo JF, Jankovic J. Movement disorders in autoimmune diseases. Mov Disord. 2012;27(8):935-46.

27. Dutra LA, Braga-Neto P, Pedroso JL, Barsottini OG. Sneddon's syndrome: case report and review of its relationship with antiphospholipid syndrome. Einstein. 2012;10(2):230-2.

28. Lonn E. Homocysteine in the prevention of ischemic heart disease, stroke and venous thromboembolism: therapeutic target or just another distraction? Curr Opin Hematol. 2007;14(5):481-7.

29. Homocysteine Studies C. Homocysteine and risk of ischemic heart disease and stroke: a meta-analysis. JAMA. 2002;288(16):2015-22.

30. Wald DS, Law M, Morris JK. Homocysteine and cardiovascular disease: evidence on causality from a meta-analysis. BMJ. 2002;325(7374):1202.

31. Marti-Carvajal AJ, Sola I, Lathyris D, Karakitsiou DE, Simancas-Racines D. Homocysteine-lowering interventions for preventing cardiovascular events. Cochrane Database Syst Rev. 2013;1:CD006612.

32. Rothwell PM, Howard SC, Power DA, Gutnikov SA, Algra A, van Gijn J, et al. Fibrinogen concentration and risk of ischemic stroke and acute coronary events in 5113 patients with transient ischemic attack and minor ischemic stroke. Stroke. 2004;35(10):2300-5.

33. Hao Z, Liu M, Counsell C, Wardlaw JM, Lin S, Zhao X. Fibrinogen depleting agents for acute ischaemic stroke. Cochrane Database Syst Rev. 2012;3:CD000091.

NEUROLOGIA E ONCOLOGIA

Síndromes neurológicas paraneoplásicas

Kellen Paiva Fermon
Adrialdo José Santos

INTRODUÇÃO

As síndromes neurológicas paraneoplásicas (SNPN) constituem um grupo heterogêneo de desordens neurológicas causadas por danos indiretos, imunomediados, ao sistema nervoso central, periférico ou autonômico, relacionados a diversos tipos de câncer sistêmicos ou, menos comumente, do próprio sistema nervoso central, como nos casos de neuroblastoma[1,2,3]. Nervos cranianos, retina, junção neuromuscular e músculos também podem ser acometidos[4]. Frequentemente, no momento do diagnóstico da síndrome neurológica paraneoplásica, o paciente não apresenta história conhecida de câncer, sendo necessária ampla investigação para se estabelecer o diagnóstico[1]. Alguns anticorpos podem ser detectados no líquor ou no soro e ajudar na correta caracterização da síndrome. A possível associação autoimune das síndromes paraneoplásicas é conhecida há mais de 40 anos, e em 1985 descreveu-se o anticorpo anti-Hu[5]. Desde então, diversos outros têm sido descritos e chamados de anticorpos onconeurais[5]. Contudo, deve-se ressaltar que a despeito de uma ampla investigação diagnóstica, em muitos casos, o resultado poderá ser negativo para a pesquisa de neoplasia associada, pois os sintomas neurológicos paraneoplásicos podem preceder o surgimento do tumor em meses ou até vários anos[2], podendo ser detectado o anticorpo sem neoplasia evidente. Neste caso, o paciente deve ser permanentemente acompanhado e investigado[2]. Algumas síndromes possuem associação importante com determinados tipos de câncer, podendo direcionar a investigação inicial e os exames de seguimento. Da mesma forma, quando um paciente está em remissão de câncer e surge uma síndrome paraneoplásica, deve-se considerar a possibilidade de recorrência do tumor. Em muitos casos, o tratamento da neoplasia pode ser mais eficaz no controle dos sintomas que o tratamento direcionado à paraneoplasia[1].

EPIDEMIOLOGIA

Apesar de ser um grupo com diversas entidades e variadas apresentações, são síndromes raras e acometem menos de 0,1% dos pacientes com neoplasias[2]. Alguns tipos de câncer têm maior probabilidade de associação com síndromes paraneoplásicas, e certas síndromes se associam a tipos específicos de neoplasias, podendo surgir antes desta em até 5 anos[1,5]. Nem todos os tipos de câncer tem associação com síndrome paraneoplásica, e se observa que aqueles tumores que expressam proteínas neuroendócrinas, como o câncer de pequenas células do pulmão e tumores que contêm células nervosas, como o teratoma, são mais habitualmente relacionados[1]. Tumores que ocorrem em órgãos que participam de funções imunológicas como o timo, também têm forte associação, e leucemias e linfomas podem manifestar-se com acometimento de nervos periféricos pela expressão de anticorpos contra a glicoproteína associada à mielina (GAM)[1].

PATOGÊNESE

A natureza imunomediada está presente na maioria das síndromes paraneoplásicas, sendo possível identificar alguns antígenos e anticorpos típicos. Muitos tumores, especialmente os neuroectodérmicos, podem expressar antígenos do sistema nervoso central ou periférico, embora todos os mecanismos envolvidos ainda não tenham sido estabelecidos[2,6,7]. Alguns fatores dependem do paciente, como o complexo maior de histocompatibilidade e antígenos humanos leucocitários (HLA-DQ2 e HLA-DR3)[2,7], enquanto outros são relacionados ao tipo de tumor e às propriedades deste e da sua capacidade de produzir mecanismos de interação com o sistema imunológico do paciente. De acordo com o mecanismo imunológico básico envolvido, as síndromes paraneoplásicas podem ser classificadas em dois grandes grupos: grupo 1, aquelas em que a resposta do anticorpo é dirigida contra proteínas neuronais ou neurogliais intracelulares, chamados anticorpos onconeurais, nas quais os antígenos não são acessíveis diretamente aos anticorpos, devido à sua localização intracelular, acreditando-se que os antígenos sejam carreados para fora da célula através de células T citotóxicas, com a consequente morte neuronal; grupo 2, no qual a resposta imunomediada é dirigida contra proteínas localizadas na membrana da célula neuronal. Neste grupo 2, o mecanismo pode envolver ligação e internalização do antígeno, sendo seu exemplo mais conhecido o *anti-N-methyl-D-aspartic acid* (NMDA) *receptor encephalitis*. A resposta terapêutica é diferente nos dois subgrupos[2,5].

Deve-se ressaltar que, embora diversos antígenos e anticorpos associados a estas doenças sejam descritos, não se pode afirmar que somente a interação antígeno--anticorpo seja responsável pelo dano neurológico em todos os casos, já que células T citotóxicas antígeno--específicas podem ser encontradas em associação[5,6]. Em algumas situações, como o anti-Hu associado ao carcinoma de pequenas células do pulmão, a neoplasia tende a ser mais limitada e, assim, com prognóstico oncológico melhor[5,6].

ASPECTOS CLÍNICOS

O paciente que se apresente com qualquer das manifestações neurológicas descritas para as síndromes paraneoplásicas deve ser investigado exaustivamente, já que o diagnóstico diferencial é sempre necessário e depende da clínica e da história. Descartadas outras causas sistêmicas, a investigação deverá prosseguir com a pesquisa da natureza imunomediada. Com o intuito de facilitar o estudo e a investigação dos pacientes, as síndromes são divididas em clássicas e não clássicas. Em geral, os sintomas apresentados nas síndromes não clássicas são manifestações de outra doença e não de uma paraneoplasia. O diagnóstico de paraneoplasia é mais facilmente suspeitado diante de um paciente com uma síndrome clássica e história de

alguns fatores de alarme, como, por exemplo, perda de peso, tabagismo ou história de neoplasia[2].

As síndromes clássicas principais são: degeneração cerebelar, encefalite límbica, encefalomielite, opsoclonias-mioclonias, síndrome miastênica de Lambert--Eaton, neuronopatia sensorial, pseudo-obstrução intestinal, dermatomiosite. As principais síndromes não clássicas são: encefalite de tronco cerebral, neurite óptica, retinopatia associada ao melanoma, síndrome da pessoa rígida, mielite, mielopatia necrosante, síndromes do neurônio motor, miastenia *gravis*, neuropatia sensitivo-motora, neuropatia e paraproteinemia, neuropatia com vasculite, neuromiotonia adquirida, neuropatias autonômicas, polimiosite e miopatia necrosante aguda[2].

DIAGNÓSTICOS DIFERENCIAIS

Os diagnósticos diferenciais dependem da história e da apresentação clínica, e são formulados individualmente. Assim, por exemplo, em um caso de paciente com sintomas e sinais sugestivos de encefalite límbica, devem ser afastadas outras causas (infecciosas, metabólicas, degenerativas), sendo, portanto, um diagnóstico de exclusão. Após essa avaliação inicial, pode-se prosseguir a investigação com a pesquisa de anticorpos, já que para muitos destes há testes diagnósticos comercialmente disponíveis.

EXAMES COMPLEMENTARES

RM de crânio e/ou medula

Especialmente útil na exclusão dos diagnósticos diferenciais. Na síndrome paraneoplásica, a RMC pode exibir hiperintensidade em T2/FLAIR principalmente nas regiões mediais dos lobos temporais (Figura 8.1.1). É incomum haver captação de contraste. Pode também ser completamente normal, como em algumas encefalites com anticorpos contra antígenos de superfície da membrana da célula neuronal (por exemplo, encefalite anti-NMDA).

Na degeneração cerebelar paraneoplásica, a RM inicial geralmente é normal, mas pode exibir atrofia cerebelar nos casos avançados. Em alguns casos de síndromes paraneoplásicas afetando o sistema nervoso periférico, como a neuronopatia sensitiva, pode haver alterações na RMC que são semelhantes às encontradas na encefalite límbica. Plexopatias paraneoplásicas devem ser estudadas radiologicamente com RM de nervo periférico/raiz de nervo periférico para exclusão de doença metastática[5].

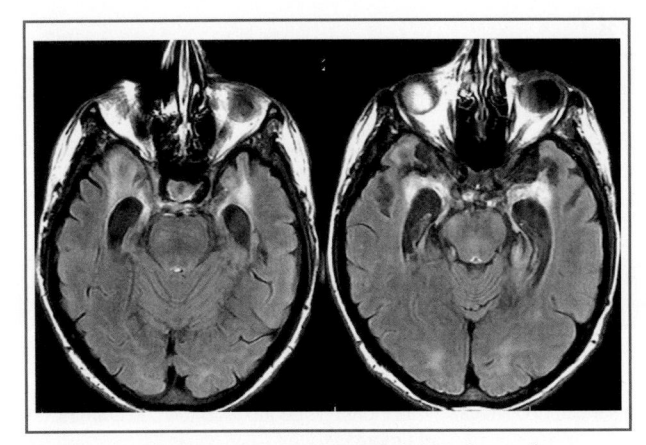

Figura 8.1.1 – Hipersinal temporal medial além de atrofia importante nos lobos temporais. Paciente com encefalopatia autoimune relacionada ao anticorpo anti-NMDA.

Créditos: imagens cedidas pelo Dr. Victor Hugo Rocha Marussi e pelo Dr. Lazáro do Amaral, Medimagem, Beneficência Portuguesa de São Paulo.

Líquor

Deve ser realizado em todos os pacientes suspeitos de ter paraneoplasia. Nos casos em que temos o acometimento do SNC, de raízes nervosas e gânglios espinhais sensitivos encontramos, em 90% dos casos, pelo menos uma das seguintes alterações: pleocitose linfocítica, elevação de proteínas e presença de bandas oligoclonais. A pleocitose linfocítica é mais importante nos primeiros 3 meses de manifestações clínicas, e vai diminuindo com o tempo, diferentemente do que ocorre com a proteína do líquor, em que temos maior probabilidade de encontrar alterações nas punções liquóricas realizadas após as primeiras semanas. Bandas oligoclonais são encontradas em cerca de 60% dos casos. Os casos em que o LCR é completamente normal costumam ser um desafio diagnóstico[5].

Anticorpos

Deve-se fazer um screening para os antígenos relevantes em cada caso. Após identificado o antígeno, é importante conhecer se este é um antígeno intracelular (onconeural) ou antígeno da membrana celular. Estes últimos costumam ter uma melhor resposta a imunoterapia. Os principais anticorpos direcionados contra os antígenos de membrana são: N-metil-D-aspartato (NMDA, NR1), ácido alfa-amino-3-hidroxi-5-metil-4-isoxazol-propiônico (AMPA), ácido gama-aminobutírico (GABA-b), alfa-1 glicina (Gly-R), metabotrópico de glutamato tipo 5 (mGluR5), r-leucina, glioma inativado 1 (Lgil1), CASPR2, entre outros[5]. Os principais anticorpos intracelulares são: anticorpos aos receptores Hu (anticorpo antinuclear antineuronal-1, ANNA-1), CV2/CRMP5, Yo (anticorpo anticélulas de Purkin-

je, PCA-1), antififisina. A detecção destes anticorpos contra antígenos intracelulares, no contexto de quadro clínico sugestivo de paraneoplasia, tem alta especificidade para o diagnóstico. Porém, o grupo de anticorpos contra antígenos da membrana neuronal, como anti-NMDA, mesmo sendo específicos para determinada síndrome, podem ocorrer de forma idiopática. Assim, em muitos casos, o anticorpo é encontrado mesmo nos pacientes que não têm neoplasia e não desenvolverão neoplasia. Independente do grupo, quando detectados, os anticorpos podem estar presentes tanto no LCR quanto no sangue. Há relatos de casos falso-positivos e falso-negativos. Podemos ter uma síndrome e não termos os anticorpos, podemos ter os anticorpos sem a síndrome. A relevância do teste varia de acordo com a síndrome clínica. Alguns anticorpos podem estar presentes em pacientes que têm tumor e não possuem a síndrome paraneoplásica, e até estarem presentes em outras doenças imunomediadas, sem relação com neoplasia. Muitas síndromes podem estar associadas com diferentes anticorpos, e diferentes síndromes podem ocorrer com o mesmo anticorpo. Como ocorre no carcinoma de pequenas células do pulmão, observa-se que em uma mesma neoplasia podem existir diversos anticorpos diferentes, a depender da síndrome clínica, e também que um mesmo anticorpo pode ser encontrado em diversas situações diferentes[5,6]. Os principais anticorpos, neoplasias e síndromes relacionados estão resumidos na Tabela 8.1.1.

SÍNDROMES QUE AFETAM O SISTEMA NERVOSO CENTRAL

Degeneração cerebelar paraneoplásica

É uma das principais síndromes paraneoplásicas clássicas, com diagnóstico diferencial com inúmeras condições mais comuns, e não costuma responder bem aos tratamentos atualmente disponíveis, embora em geral não seja muito incapacitante. É a síndrome paraneoplásica mais comum que se associa a anticorpos onconeurais. O quadro clínico é o início subagudo de ataxia axial e apendicular, disartria, nistagmo e osciloscopia. Nas primeiras semanas, o paciente vai somando déficits e piorando até atingir certa estabilidade clínica. Pode haver sintomas bulbares, demência e neuropatia periférica. Em geral, os estudos de imagem são normais, mas pode haver hipersinal cerebelar difuso nas sequências ponderadas em T2. Pode ainda haver intensificação das folhas cerebelares após administração do gadolínio. Nas fases avançadas, podemos observar atrofia no cerebelo. Neste caso, há correlação anatomopatológica com a perda das células de Purkinje.

Tabela 8.1.1 – Principais anticorpos, síndromes e neoplasias relacionados.

ANTICORPO	SÍNDROMES PRINCIPAIS	TUMORES MAIS ASSOCIADOS
Anti-Hu	Encefalomielite, encefalite límbica, degeneração cerebelar paraneoplásica, encefalite de tronco, mielite multissegmentar, neuronopatia sensitiva, neuropatia sensitivo-motora, neuropatia autonômica	Pulmão (especialmente carcinoma de pequenas células), neuroblastoma, carcinoma de próstata
Anti-Yo	Degeneração cerebelar paraneoplásica	Mama e cânceres ginecológicos
Anti-Ri	Degeneração cerebelar paraneoplásica, encefalite de tronco, opsoclonias-mioclonias	Carcinoma de pequenas células do pulmão, mama e cânceres ginecológicos
Anti-Tr (PCA-Tr)	Degeneração cerebelar paraneoplásica	Linfoma de Hodgkin e linfoma não Hodgkin
Anti-CV2/CRMP5	Encefalites, degeneração cerebelar paraneoplásica, coreia, neuropatia periférica	Carcinoma de pequenas células do pulmão, timoma
Antiproteínas Ma	Encefalites, degeneração cerebelar paraneoplásica	Câncer de testículo (Ma2), tumores de células germinativas, outros tumores sólidos
Antififisina	Síndrome da pessoa rígida, encefalites	Carcinoma de pequenas células do pulmão, mama
Antirrecoverina	Retinopatia	Carcinoma de pequenas células do pulmão
Anticélulas bipolares da retina	Retinopatia	Melanoma
Anti-Zic-4	Degeneração cerebelar paraneoplásica	Carcinoma de pequenas células do pulmão
Anti-mGluR1	Degeneração cerebelar paraneoplásica	Linfoma de Hodgkin
ANNA-3	Encefalites, síndrome miastênica de Lambert-Eaton, polineuropatia	Carcinoma de pequenas células do pulmão
PCA-2	Várias manifestações neurológicas paraneoplásicas	Carcinoma de pequenas células do pulmão
Anti-CCVD (anticanal de cálcio voltagem dependente)	Síndrome miastênica de Lambert-Eaton, degeneração cerebelar paraneoplásica	Carcinoma de pequenas células do pulmão
Anti-CPVD (anticanal de potássio voltagem dependente)	Hiperexcitabilidade de nervos periféricos	Timoma, outros
Anti-AChR (antirreceptor de acetilcolina)	Miastenia *gravis*	Timoma
Anti-GAD (antidescarboxilase do ácido glutâmico)	Síndrome da pessoa rígida, encefalites, ataxia cerebelar	Timoma, outros
Anti-NR1 e NR2 do NMDA	Encefalite	Teratoma (geralmente ovariano)
Anti-GAM (glicoproteína associada à mielina)	Neuropatias periféricas	Doenças linfoproliferativas
Anti-nAChR (receptor neuronal de acetilcolina)	Neuropatia autonômica	Carcinoma de pequenas células do pulmão, outros
Anti-RACh	Miastenia *gravis*	Timoma
Anti-nRACh	Pandisautonomia subaguda	Carcinoma de pequenas células, outros

No líquor, geralmente há pleocitose leve a moderada e hiperproteinorraquia, e pode haver aumento das imunoglobulinas e presença de bandas oligoclonais. Os tipos de câncer mais comumente relacionados são carcinoma de pequenas células do pulmão, mama, ovário e doença de Hodgkin. Anticorpos mais relacionados são o anti-Hu, relacionado ao câncer de pequenas células do pulmão, o anti-Yo (antígeno contra células de Purkinje tipo 1, PCA-1), no câncer de ovário e mama, o anti-Tr e o anti-GluR1 na doença de Hodgkin, e o anti-Ri no câncer de mama. O antígeno detectado pelos anticorpos anti-Tr é um de crescimento epidérmico (DNER). Outros anticorpos comumente relacionados são o CV2/CRMP5, Ma, antififisina, VGCC[5,6,8].

Encefalomielites paraneoplásicas

São diversas síndromes que podem vir isoladas ou combinadas entre si. Geralmente os sintomas surgem antes do diagnóstico da neoplasia. Entre elas temos encefalite (encefalite límbica sendo um subtipo), encefalite de tronco (bulbar), disfunção cerebelar (exceto a degeneração cerebelar paraneoplásica, que é uma entidade diferente), mielite e disfunção autonômica. A seguir, descrevemos as principais entidades[5,6].

Encefalite paraneoplásica e encefalite límbica

Início agudo ou subagudo de gravidade variável de manifestações encefálicas difusas, desde confusão e alterações da memória e da personalidade a convulsões de difícil controle e coma. A encefalite límbica é o principal representante do grupo e também é chamada encefalite anti-NMDA, pela associação com anticorpos contra os receptores N-metil-D-aspartato. Inicialmente, são observadas alterações na personalidade e no humor e, em alguns dias ou semanas, evoluem para desorientação e demência, nas quais a memória é o principal domínio afetado. Pode vir acompanhada de neuropatia sensitiva. Na RM de crânio, pode haver hiperintensidade leve nos lobos temporais, especialmente a parte medial. Nos estudos anatomopatológicos, há perda neuronal, infiltração leucocitária perivascular e proliferação microglial no córtex, especialmente no córtex límbico e da ínsula. No líquor, costuma haver pleocitose linfocítica leve[2].

Alguns anticorpos podem ser encontrados no sangue e no líquor. O principal, como já citado, é o anti-NMDA, mas outros também são encontrados, como aqueles contra Hu, Ma2, CV2/CRMP5, Ri, antififisina, Lgil, CASPR2, GABA(b)-, AMPA-, mGluR5, glyR, GAD. O anti-Ma2 fala a favor de neoplasia testicular subjacente, assim como o anti-Hu tem forte associação com carcinoma de pequenas células do pulmão[5,6].

Encefalite de tronco cerebral (bulbar)

É raro que a disfunção de tronco venha isoladamente, pois, em geral, faz parte de uma encefalomielite mais disseminada, associada a anticorpos anti-Hu ou anti-Ma1. A disfunção de tronco geralmente antecede os outros sintomas, com sintomas oculomotores, nistagmo, disfonia e distúrbios respiratórios[5,6].

Mielite

Sintomas e sinais medulares de instalação aguda/subaguda. Pode ser apenas mielite ou encefalomielite. Líquor evidencia pleocitose com glicose normal e elevação de proteínas, podendo haver presença de bandas oligoclonais. Alguns casos evoluem com a forma necrosante aguda, forma mais grave. A mielite e a mielopatia necrosante aguda são síndromes paraneoplásicas não clássicas, ao passo que a encefalomielite é a forma clássica. Na mielite, podem ser encontrados anticorpos contra antififisina e CV2/CRMP5 e associação com o carcinoma de pequenas células do pulmão e o câncer de mama[5,6].

Síndromes extrapiramidais e distúrbios do movimento

Distúrbios do movimento hipercinéticos são manifestação comum de várias doenças autoimunes do SNC (McKean). Coreia é classicamente descrita em pacientes com manifestações da autoimunidade na coreia de Synderham e na síndrome do anticorpo antifosfolípide. Tem sido descrita também associada a neoplasias como uma manifestação de síndrome paraneoplásica nos pacientes com *collapsin-response mediator protein 5* (CRMP5)- IgG e carcinoma de pequenas células do pulmão e em pacientes com teratoma e anticorpos anti-NMDA[6]. Mioclonias podem ser observadas isoladamente ou fazer parte da síndrome do opsoclonus-mioclonus, a qual pode estar associada a diversas neoplasias como câncer de pequenas células do pulmão, câncer de mama, adenocarcinoma gástrico[9]. Síndromes extrapiramidais têm maior associação com anticorpos da membrana (especialmente anti-NMDA) que com anticorpos intracelulares. Por outro lado, coreia, distonias e hemibalismo podem ser a manifestação inicial de neoplasias que se associam com anticorpos onconeurais (Hu, CV2/CRMP5)[5,6].

Retinopatia paraneoplásica

É rara, e pode ter associação com vários carcinomas (especialmente o carcinoma de pequenas células do pulmão) ou melanomas. Pode haver também uveíte e neuropatia óptica paraneoplásica. A causa mais comum de acometimento visual nos pacientes com câncer não é paraneoplásica. Clinicamente, a retinopatia manifesta-se por fotossensibilidade e redução progressiva da acuidade visual em ambos os olhos, comprometendo a percepção para cores, escotoma central, cegueira noturna, fotopsias. Já a neurite, costuma ser subaguda, indolor e bilateral. Ressonância e líquor geralmente são normais e ajudam na exclusão dos principais diagnósticos diferenciais. Os anticorpos séricos encontrados são a antirrecoverina e anticélulas bipolares[10].

Opsoclonia-mioclonia

É atribuída a um processo inflamatório do tronco encefálico e possui amplo espectro de gravidade, podendo haver flutuações e períodos de remissão espontânea. Nos adultos, os principais tumores associados são o carcinoma de pequenas células do pulmão e também os carcinomas de mama e ovário[9]. Nas crianças, há associação com o neuroblastoma[3,9]. Clinicamente, é caracterizada por surgimento agudo ou subagudo de movimentos oculares multidirecionais, involuntários e abruptos, associados a mioclonias que apresentam-se como contrações musculares repentinas e arrítmicas das extremidades. Nos casos avançados, também há contração de musculatura do tronco e pescoço. A marcha pode estar atáxica tanto pela disfunção no tronco encefálico como pelo componente ocular e/ou muscular. Em alguns casos, o diagnóstico não é feito no início, pois os sintomas podem ser muito discretos. Em crianças pequenas, hipotonia e irritabilidade podem preceder a opsoclonia e a mioclonia. Em geral, a ressonância de crânio é normal, mas pode haver alteração nas sequências T2/FLAIR no tronco encefálico. Se presentes, estas alterações não captam contraste e não exercem efeito de massa. Em crianças, é incomum haver anticorpos antineuronais marcadores. Nos adultos, o mais comum é o anti-Ri (ANNA-2), que pode ser pesquisado no líquor e no sangue, e tem grande associação com neoplasia de mama. Outros anticorpos que também podem estar presentes, mas os menos relacionados são o anti-Hu, anti-Ma-2, anti-Yo, anti-Ma e anti-NMDA. O anti-Hu é encontrado principalmente quando a neoplasia associada é o carcinoma de pequenas células do pulmão ou neuroblastoma, nas crianças. O tratamento da neoplasia subjacente é fundamental. Em muitos casos, há boa resposta a corticoides, imunoglobulina IV e quimioterapia. Em crianças, com a associação com o neuroblastoma, pode ser benéfico o uso de adrenocorticotrófico[3].

Ataxia

A ataxia paraneoplásica pode surgir no contexto de diversas neoplasias e estar presente antes da manifestação do tumor, como nas outras síndromes paraneoplásicas. Possui associação importante com o carcinoma de pequenas células do pulmão, câncer de próstata, neuroblastoma, mama, ovário, bexiga, timoma e doença de Hodgkin. Os principais anticorpos detectados são: anti-Hu (pequenas células do pulmão, próstata e neuroblastoma), anti-Yo (mama, ovário, pulmão), anti-Ri (mama, pequenas células do pulmão, ovário e bexiga), anti-Ma1 (pulmão), CV2 ou CRMP (no carcinoma de pequenas células do pulmão e timoma), receptor antiglutamase e anti-Tr (doença de Hodgkin), anti-PCA2 (carcinoma de pequenas células do pulmão)[5,6].

Síndrome da pessoa rígida

Acomete mais as mulheres, numa proporção de 7:3. Pode ser paraneoplásica ou não, e embora esta última seja mais frequente, o rastreio de neoplasia deve ser feito em todos os casos. Assim como nas outras síndromes paraneoplásicas, o câncer pode ser evidenciado apenas nos exames de seguimento. Quando há associação com neoplasia, são relatados vários tipos de câncer, incluindo carcinoma de pequenas células do pulmão, carcinoma de mama, doença de Hodgkin e timomas. Podem ser detectados os anticorpos contra a antififisina, glyR e GAD (descarboxilase do ácido glutâmico)[5,6]. Estes dois últimos são comuns nas síndromes idiopáticas. Já nas paraneoplásicas, podem ser encontrados anticorpos aantififisina isolados ou em associação a outros anticorpos. Clinicamente, a apresentação pode ser bastante variável, dificultando o diagnóstico nas fases iniciais da doença. Há o início subagudo de espasmo muscular doloroso envolvendo a musculatura paravertebral e os membros inferiores. Os espasmos tendem a aumentar a frequência e a intensidade à medida que a doença progride, e podem favorecer posturas anormais, deformidades, fraturas ósseas e incapacidade. Os fatores que desencadeiam as contraturas podem ser estímulos de diversas naturezas, como táteis, auditivos e até emocionais. Há associação com diabetes *mellitus* tipo 1, compartilhando a mesma natureza imunomediada. Anticorpos contra a descarboxilase do ácido glutâmico (anti-GAD) são dirigidos contra as células das ilhotas pancreáticas, e também são encontrados nos terminais pré-sinápticos dos interneurônios da medula espinhal que secretam os neurotransmissores inibitórios glicina e gama-aminobutírico[6]. Os anticorpos antififisina, associados ao câncer de mama, bem como à síndrome da pessoa rígida, também são vistos em maior quantidade nestes terminais pré-sinápticos. A ressonância de encéfalo e medula geralmente é normal, exceto quando a síndrome da pessoa rígida é um dos componentes da encefalomielite paraneoplásica. O tratamento com imunoterapia, com imunoglobulina intravenosa, pode ser benéfico em alguns casos, especialmente naqueles não relacionados a neoplasia[5,11].

SÍNDROMES AFETANDO A JUNÇÃO MIONEURAL

Síndrome miastênica de Lambert-Eaton

Distúrbio da fenda pré-sináptica da junção neuromuscular. Pode ocorrer em qualquer idade, sendo mais comum após os 50 anos. É associada com neoplasia em mais da metade dos casos. O principal câncer relatado é o carcinoma de pequenas células do pulmão. O quadro clínico clássico caracteriza-se por fraqueza que acomete principalmente os membros inferiores, associado a hipo ou arreflexia. Sintomas autonômicos estão presentes na maior parte dos casos, ao diagnóstico. Está presente o fenômeno da facilitação muscular, que consiste em uma melhora da força após algumas contrações. O diagnóstico é clínico e eletroneuromiográfico. No estudo de condução nervosa, a estimulação rápida repetitiva (maior que 20 Hz) geralmente revela alteração no incremento da amplitude do potencial de ação muscular composto. O anticorpo contra canais de cálcio dependentes de voltagem é encontrado no sangue destes pacientes e produz bloqueio da liberação de acetilcolina. Quando a etiologia é paraneoplásica, o anticorpo detectado é o VGCC-P/Q (mais de 90% dos casos). Como em qualquer outra síndrome paraneoplásica, as manifestações neurológicas podem surgir antes da neoplasia , mas geralmente a neoplasia surge nos primeiros dois anos de seguimento[12].

Miastenia *gravis*

Distúrbio da fenda pós-sináptica da junção neuromuscular. Existem várias formas de apresentação e gravidade da miastenia. Uma minoria dos casos, ao contrário da síndrome miastênica de Lambert-Eaton, é considerada paraneoplásica. Caracteriza-se por fraqueza proximal que pode acometer qualquer músculo dos membros e também o pescoço. Os membros superiores são mais afetados que os inferiores. É comum haver disfagia, disfonia, ptose e diplopia. Há o fenômemo da fatigabilidade, em que a força muscular passa a piorar após contrações. Na eletrofisiologia, temos o oposto do observado na síndrome miastênica de Lambert Eaton, ou seja, atividade decremental da amplitude do potencial de ação muscular composto. Os reflexos tendinosos profundos apresentam-se normais. Em mais de 90% dos casos, não tem associação com neoplasia. Em 85-90% dos pacientes com miastenia, são encontrados anticorpos antirreceptores nicotínicos de acetilcolina (anti-AChR). Nos pacientes que não possuem estes anticorpos, devemos pesquisar anticorpos contra quinase músculo-específica (anti-MuSK). Quando associada a neoplasia (cerca de 10% dos casos), esta geralmente é timoma (tumor epitelial do timo), mas também pode ser carcinoma de timo ou outros carcinomas. Podemos encontrar também hiperplasia do timo[6]. Nos pacientes que têm associação com timoma, sua ressecção é fundamental para o tratamento, junto com corticosteroides e drogas anticolinesterásicas. Em alguns casos, também é feita imunomodulação com imunoglobulina intravenosa e plasmaférese. A timectomia nos pacientes que não possuem timoma permanece controversa. Em pacientes jovens, elevados níveis de anticorpos contra músculo estriado, têm especificidade em torno de 60% para timoma. E os anticorpos contra as proteínas musculares titina e rianodina (antititina e antirrianodina) são ainda mais específicos para a presença de timoma. O principal diagnóstico diferencial da miastenia é com a síndrome miastênica de Lambert-Eaton.

SÍNDROMES QUE AFETAM O SISTEMA NERVOSO PERIFÉRICO

Em geral, as neuropatias apresentadas no paciente com câncer não são manifestações de paraneoplasias, mas sim de outras causas como metástases, distúrbios metabólicos, complicações da quimioterapia. As síndromes paraneoplásicas clássicas dos nervos periféricos incluem neuronopatia sensitiva e neuropatia autonômica (pseudo-obstrução intestinal crônica). Nestes casos, em geral, são encontrados anticorpos onconeurais como o anti-Hu, o anti-CV2/CRMP5 ou antififisina. Relatou-se também CASPR2 e Lgil em pacientes com neuromiotonia. Nos pacientes com síndromes periféricas nãoclássicas, os anticorpos podem não ser detectados[5].

Neuronopatia dorsal sensitiva

Caracterizada pela instalação subaguda e assimétrica de parestesias dolorosas e perda sensitiva difusa de todas as modalidades, que costuma ser grave e levar à ataxia sensitiva. Pode haver também surdez neurossensorial[13]

Hiperexcitabilidade dos nervos periféricos

Abrange um grupo de doenças, também conhecida como neuromiotonia, mioquimia ondulatória, síndrome de Isaacs e síndrome da cãibra-fasciculação. Possui associação a diversas neoplasias, sendo as mais comuns o timoma, o carcinoma de pequenas células do pulmão, neoplasias linfoides malignas. Há atividade espontânea e contínua das fibras musculares, com origem no nervo periférico e podendo ser desencadeadas pela contração muscular voluntária. Os pacientes manifestam-se com cãibras, fraqueza e rigidez, podendo haver sudorese excessiva, mioquimia ondulatória e alterações hipertróficas[14].

Neuropatia sensitivo-motora

Pode ser desmielinizante ou axonal, e esta última tende a ter curso menos flutuante e mais agressivo[13].

Outras formas de acometimento do sistema nervoso periférico

Neuronopatia autonômica, manifestada por hipotensão ortostática, gastroparesia, que pode simular pseudo-obstrução intestinal, e outros sintomas de disautonomia e também a vasculite paraneoplásica dos nervos periféricos, a qual pode se manifestar como mononeurite múltipla[5].

DOENÇA DO NEURÔNIO MOTOR

Há o conceito de que doença do neurônio motor e câncer ocorrem com maior frequência em pacientes idosos.

Casos em que estas condições coexistiam em um mesmo paciente foram vistos, durante muito tempo, como condições isoladas, sem relação entre si. Entretanto, há diversos relatos em que o tratamento da neoplasia melhorou a doença do neurônio motor, e hoje é bem conhecida a associação de sinais de neurônio motor com neoplasias, especialmente as doenças linfoproliferativas. Podem ser encontrados sinais de neurônio motor inferior, com ou sem sinais de acometimento de neurônio motor superior, em associação com encefalomielite paraneoplásica, justificando os sinais e sintomas encontrados nestes pacientes. Esclerose lateral amiotrófica típica ou esclerose lateral primária já foram relatadas em pacientes com neoplasia de mama. Dosagem de anticorpos específicos, associados aos estudos eletroneuromiográficos e alto índice de suspeição clínica facilitam o diagnóstico nessa situação[15].

MIOPATIAS

A dermatomiosite e a polimiosite são as principais síndromes paraneoplásicas que envolvem a musculatura esquelética. Em geral, o padrão de comprometimento é da musculatura apendicular proximal, envolvendo musculatura cervical (flexores do pescoço) e musculatura faríngea e respiratória. Podem ocorrer em qualquer idade e em ambos os sexos. Quando surgem após os 40 anos, devem ser pesquisadas malignidades, e estas, podem ser de qualquer tipo, mas geralmente têm origem no pulmão, ovário, mama ou estômago. A associação com neoplasias é mais bem documentada na dermatomiosite que na polimiosite[16].

DIAGNÓSTICO

O diagnóstico é estabelecido após a demonstração de anticorpo específico em um paciente com uma síndrome clínica típica que tenha sido investigado para exclusão de outras doenças que possam ter manifestações semelhantes. RM de crânio geralmente é normal. O LCR pode ser normal, embora em geral evidencie pleocitose linfocítica, com glicorraquia dentro dos parâmetros. Diante de LCR alterado (em termos bioquímicos e citológicos), deve-se ter especial atenção para a possibilidade de comprometimento meníngeo (carcinomatose meníngea).

TRATAMENTO

O planejamento do tratamento do paciente pode ser feito em 4 etapas: tratamento da neoplasia, tratamento de suporte para os sintomas clínicos e neurológicos, tratamento agudo e e tratamento crônico da síndrome paraneoplásica. O tipo de abordagem terapêutica e a resposta ao tratamento variam conforme a síndrome clínica e as características do paciente. O tratamento do tumor pode melhorar os sintomas da síndrome paraneoplásica, sendo o fator que mais influencia no controle ou estabilidade dos sintomas neurológicos[4,1]. Em outros casos, pode ser tentado tratamento direcionado não ao tumor, mas à síndrome paraneoplásica. O subgrupo que melhor responde ao tratamento é aquele que se associa a anticorpos direcionados a antígenos da superfície da célula neuronal, da membrana (grupo 2), como os que se associam ao anti-NMDA. Respondem melhor que aqueles que ficam intracelular (grupo 1), como o PCA-1 (anti-Yo). Em geral, as síndromes de SNC (como a encefalite anti-NMDA) são mais refratárias ao tratamento que as síndromes que têm anticorpos que agem na periferia[1].

Os transtornos periféricos de polineuropatia sensório-motora, SMLE e miastenia *gravis* costumam responder a imunoglobulina IV, plasmaférese ou imunossupressores, incluindo os tratamentos direcionados a células B, como o rituximabe[1]. Algumas síndromes são raras e podem não terem sido feitos estudos comparativos em relação aos tratamentos disponíveis. Em muitos casos, o tratamento é feito empiricamente, baseado na natureza imunomediada das síndromes, em analogia a outras doenças imunomediadas com fisiopatologia semelhante, mesmo que não paraneoplásicas[6]. O ideal é que o tratamento seja instituído o mais breve possível, seja o tratamento do tumor, quando possível, seja o tratamento direcionado para a síndrome paraneoplásica. Este, é imunossupressor ou imunomodulador[1]. A precocidade do tratamento tem o benefício de tentar controlar os sintomas antes de termos um déficit neurológico bem estabelecido[6].

Inicialmente, o tratamento da síndrome paraneoplásica pode ser feito com corticosteroides em altas doses, imunoglobulina intravenosa, plasmaférese e rituximabe. Imunossupressão mais agressiva (como ciclofosfamida, tacrolimus e ciclosporina) é feita em casos selecionados que não respondem ao tratamento inicial. Qual destes tratamentos ou em qual ordem ou combinação deve ser usado irá depender do tipo de síndrome, do paciente, da resposta esperada ao tratamento e da disponibilidade destes tratamentos[1].

Na fase aguda, o tratamento inicialmente é feito com corticosteroides em altas doses, se o paciente tolerar bem e não possuir contraindicações. Em adultos, em geral, é feita uma dose de 1 g/dia por 3 a 5 dias, podendo ou não ser seguida de dose de manutenção de prednisona 1 mg/kg, avaliando-se caso a caso. Na encefalite autoimune grave, por exemplo, costuma-se manter o paciente com prednisona oral em dose alta (1 mg/kg) por um período variável. Nos pacientes com contraindicação ao corticosteroide, a imunoglobulina intravenosa é potencialmente benéfica.

O exato mecanismo de ação não é bem estabelecido, mas parece reduzir a proliferação de células T, atuando na supressão da diferenciação das células B, e reduzindo os níveis de citocinas inflamatórias. Existem diversos protocolos diferentes para o uso da imunoglobulina intravenosa[1].

Se a resposta ao corticoide ou à imunoglobulina não for satisfatória nos primeiros dias, em 10 a 15 dias é considerada a plasmaférese. Os pacientes que não evoluem bem, podem se beneficiar das terapias de segunda linha, como o rituximabe com ou sem ciclofosfamida. Azatioprina e micofenolato de mofetila também são feitos em alguns casos. A ciclofosfamida é um imunossupressor agressivo, tem efeito na imunidade humoral e celular e é feito por via intravenosa.

A dose e os protocolos variam entre os serviços. Os esquemas disponíveis para tratamento de segunda linha só devem ser administrados por equipe de especialistas, que saibam conduzir e monitorar os potenciais efeitos adversos, que são geralmente graves[1].

O tratamento sintomático e a terapia de suporte também são avaliados individualmente, pois há grande diversidade de sintomas e heterogeneidade de manifestações entre as síndromes e entre pacientes com a mesma síndrome. Muitas vezes, o tratamento dos sintomas pode ser um dos principais fatores a reduzir a morbidade destas condições.

A resposta ao tratamento deve ser monitorada por avaliações neurológicas seriadas e exames complementares em casos selecionados que tenham alterações no EEG ou RM, por exemplo. Os títulos de anticorpos não têm sido usados com o fim de monitorar a resposta ao tratamento, pois carecem de padronização e podem ter os títulos reduzidos após a instituição do tratamento, mesmo que o paciente não esteja melhorando clinicamente[6]. As opções terapêuticas encontram-se resumidas na Tabela 8.1.2.

CONCLUSÕES

As síndromes paraneoplásicas constituem um grupo heterogêneo de desordens neurológicas imunomediadas e associadas com vários tipos de cânceres, ocorrendo concomitantemente com a neoplasia ou precedendo o seu diagnóstico em meses e até anos. Considerando-se a sua raridade, é sempre um diagnóstico de exclusão. A descoberta e a descrição dos autoanticorpos nessas síndromes demonstrou a sua natureza imunomediada, além de permitir a sua classificação baseada no tipo de autoanticorpo associado, e isso também possibilitou derivar informação prognóstica. Novos estudos são necessários para o completo entendimento dessas desordens e a sua adequada abordagem terapêutica.

Tabela 8.1.2 – Opções terapêuticas usadas nas síndromes paraneoplásicas.

TRATAMENTO	DOSE	CONTRAINDICAÇÕES	EFEITOS ADVERSOS	COMENTÁRIOS
Corticoesteroides	Pulsoterapia (metilprednisolona 1 g/dia por 3-5 dias, seguida por manutenção com prednisona 1 mg/kg, com retirada gradativa	Diabetes sem controle adequado, hipertensão arterial severa , infecção em atividade	Hiperglicemia, hipertensão, leucocitose, trombocitose, alterações do humor, osteoporose	Baixo custo
Ciclofosfamida	Doses variáveis: 750 mg/m²/SC/a cada 4 semanas ou 500 mg/dia (2-4 dias/mês) ou 1,0 g/mês	Atenção quando utilizada em pacientes com diabetes, hipertensão arterial severa, infecção em atividade, úlcera péptica	Náuseas, vômitos, cefaleia, cistite hemorrágica, mielossupressão	Interação com alopurinol Maior risco de doenças linfo e mieloproliferativas Baixo custo
Rituximabe	375 mg/m²SC/ semanalmente a cada 4 semanas	Cardiopatia, alergia ao componente	Hipersensibilidade no primeiro uso (febre, calafrios, cefaleia e hipotensão)	Alto custo
Micofenolato	1-1,5 g/dia de 12/12 horas	Gestação ,doença renal ou gastrointestinal	Sintomas gastrointestinais, mielossupressão	Interação com antibióticos, antivirais, vacinas Alto custo
Plasmaférese	5 a 6 sessões, 1 vez/dia	Coagulopatia, insuficiência cardíaca grave	Instabilidade hemodinâmica, distúrbios metabólicos, infecção do cateter	Alto custo, necessidade de equipe especializada

REFERÊNCIAS

1. Rosenfeld MR, Dalmau J. Diagnosis and management of paraneoplastic neurologic disorders. Curr Treat Options Oncol. 2013 Dec;14(4):528-38.

2. Dalmau J, Rosenfeld MR. Paraneoplastic syndromes of the CNS. Lancet Neurol. 2008 Apr;7(4):327-40.

3. Alavi S. Paraneoplastic neurologic syndromes in children: a review article. Iran J Child Neurol. 2013 Summer;7(3):6-14.

4. de Beukelaar JW, Sillevis-smith PA. Managing paraneoplastic neurological disorders. Oncologist. 2006 Mar;11(3):292-305.

5. Leypoldt F, Wandinger KP. Paraneoplastic neurological syndromes. Clin Exp Immunol. 2013;175:336-48.

6. McKeon A. Paraneoplastic and other autoimmune disorders of the central nervous system. Neurohospitalist. 2012;3(2):53-64.

7. Breenlee JE. Treatment of paraneoplastic neurologic disorders. Curr Tret Options Neurol. 2010 May;12(3):212-30.

8. Peterson K, Rosenblum MK, Kotanides H, Posner JB. Paraneoplastic cerebellar degeneration. A clinical analysis of 55 anti-Yo antibody-positive patients. Neurology. 1992 Oct;42(10):1931-7.

9. Bataller L, Graus F, Saiz A, Vilchez JJ. Clinical outcome in adult onset idiopathic or paraneoplastic opsoclonus-myoclonus. Brain. 2001 Feb;124(Pt 2):437-43.

10. Bataller L, Dalmau J. Neuro-ophthalmology and paraneoplastic syndromes. Curr Opin Neurol. 2004 Feb;17(1):3-8.

11. Dalakas MC. Progress and stiff challenges in understanding the role of GAD-antibodies in stiff-person syndrome. Exp Neurol. 2013 Sep;247:303-7.

12. Mason WP, Graus F, Lang B, Honnorat J, Delattre JY, Valldeoriola F, et al. Small-cell lung cancer, paraneoplastic cerebellar degeneration and the Lambert-Eaton myasthenic syndrome. Brain. 1997 Aug;120(Pt 8):1279-300.

13. Antonie JC, Honnorat J, Camdessanché JP, Magistris M, Absi L, Mosnier JF, et al. Paraneoplastic anti-CV2 antibodies react with peripheral nerve and are associated with a mixed axonal and demyelinating peripheral neuropathy. Ann Neurol. 2001 Feb;49(2):214-21.

14. Hart IK, Maddison P, Newsom-Davis J, Vincent A, Mills KR. Phenotypic variants of autoimmune peripheral nerve hyperexcitability. Brain. 2002 Aug;125:1887-95.

15. Ogawa M, Nishie M, Kurahashi K, Kaimori M, Wakabayashi K. Anti-Hu associated paraneoplastic sensory neuropathy with upper motor neurone involvement. J Neurol Neurosurg Psychiatry. 2004 Jul;75(7):1051-3.

16. Stockton D, Doherty VR, Brewster DH. Risk of cancer in patients with dermatomyositis or polymyositis, and follow-up implications: a Scottish population-based cohort study. Br J Cancer. 2001 Jul;85(1):41-5.

Complicações neurológicas da quimioterapia e da radioterapia

Adrialdo José Santos
Tiago Costa de Pádua

COMPLICAÇÕES NEUROLÓGICAS DA QUIMIOTERAPIA

Introdução

Nas últimas décadas, em decorrência do maior conhecimento da doença e da utilização de tratamentos mais específicos, com o consequente aumento da sobrevida dos pacientes com câncer, notou-se uma maior frequência de complicações neurológicas associadas à quimioterapia, com impacto significativo na qualidade de vida destes pacientes. As complicações podem ser agudas ou tardias, transitórias ou permanentes, afetando tanto o sistema nervoso central (SNC) quanto o sistema nervoso periférico (SNP) e, na maioria dos casos, são dose-dependentes, tornando necessários ajustes de dose que, eventualmente, reduzem a eficácia destas modalidades de tratamento. A despeito dos inúmeros relatos encontrados na literatura, os mecanismos celulares desta toxicidade ainda não foram definitivamente compreendidos, e acredita-se que sejam decorrentes dos efeitos tóxicos diretos sobre as células, ou indiretamente ligados às alterações metabólicas e aos distúrbios cerebrovasculares induzidos pelos quimioterápicos. Além dos agentes citotóxicos tradicionalmente empregados, os protocolos atuais incluem a utilização de diferentes drogas, como agentes hormonais, agentes biológicos, anticorpos monoclonais e pequenas moléculas inibitórias da transdução de sinais. Como muitos destes agentes são empregados há pouco tempo, os seus efeitos sobre o sistema nervoso ainda não são completamente conhecidos. Deve-se ressaltar que outras modalidades terapêuticas habitualmente empregadas no tratamento do câncer, como a radioterapia e a cirurgia, também estão associadas a complicações neurológicas.

Os efeitos tóxicos dos quimioterápicos sobre o SNC são diversos, variando em função das drogas utilizadas, das vias de administração (oral, intravascular, intratecal), da associação com outras modalidades de tratamento e, deve-se ressaltar, o uso concomitante de vários agentes pode apresentar efeito sinérgico, potencializando os efeitos neurotóxicos. A permeabilidade seletiva da barreira hematoencefálica (BHE), que impossibilita a passagem de moléculas maiores e/ou hidrofílicas para o tecido nervoso, pode ter sua integridade comprometida com a utilização simultânea de quimioterápicos, com o uso da radioterapia e com a administração direta dos agentes no compartimento liquórico (quimioterapia intratecal) ou no sistema vascular (quimioterapia intra-arterial), resultando em maior toxicidade, muitas vezes de modo irreversível. O comprometimento cognitivo visto em pacientes com longa sobrevida é um exemplo deste tipo de toxicidade tardia e permanente, mesmo com o término do tratamento, com significativo impacto na funcionalidade.

As complicações neurológicas decorrentes do uso de quimioterápicos incluem crises convulsivas, encefalopatias agudas (em graus variáveis) e crônicas, cefaleia, doenças cerebrovasculares (arteriais e venosas), neuropatias periféricas e de nervos cranianos, síndromes extrapiramidais, toxicidade ocular/perda visual, leucoencefalopatia posterior reversível, comprometimento cognitivo (de leve até quadros demenciais), síncopes, mielopatias e meningite asséptica.

O reconhecimento precoce destas complicações é extremamente necessário, devendo-se fazer diagnóstico diferencial com situações decorrentes do comprometimento metastático do sistema nervoso, da progressão da doença, de síndromes paraneoplásicas, de infecções oportunistas e de toxicidade decorrente do emprego da radioterapia. A abordagem diagnóstica inicia-se com história clínica minuciosa, detalhando-se os sintomas, sua relação temporal com o uso de agentes antineoplásicos e/ou outras drogas, o modo de aparecimento e sua evolução. O exame neurológico minucioso pode fornecer informações sobre o comprometimento, se central e/ou periférico, e exames complementares (de neuroimagem como tomografia computadorizada e ressonância magnética, coleta e análise do líquido cefalorraquidiano, eletroneuromiografia (ENMG) e eventualmente biopsias) são muitas vezes requeridos para confirmação diagnóstica e diferenciação de outras situações clínicas. Com o diagnóstico precoce, podem-se adotar novas estratégias terapêuticas, desde a redução da dose até suspensão do agente, além de tratamento complementar, visando a um menor comprometimento funcional com decorrente melhora da qualidade de vida dos pacientes.

Comprometimento do sistema nervoso central: aspectos clínicos

Os sintomas e sinais sugestivos de comprometimento do SNC podem apresentar-se de modo agudo ou crônico, com graus variáveis de reversibilidade e estão associados com a via de administração do agente antineoplásico, quer sistêmica ou localizada (Quadro 8.2.1).

As encefalopatias agudas, caracterizadas por comprometimento do nível e conteúdo de consciência, cefaleia e crises convulsivas são comumente observadas e, de modo geral, reversíveis, muitas vezes associadas com distúrbios hidroeletrolíticos (hiper-hidratação, hiponatremia, hipomagnesemia, hipercalcemia, secreção inapropriada do hormônio antidiurético ADH). As crises convulsivas podem decorrer de efeitos tóxicos diretos ou de alterações metabólicas secundárias (toxicidade renal com uso de cisplatina, secreção inapropriada de ADH por vincristina, por exemplo). O uso concomitante de outras medicações (drogas antiepilépticas, antidepressivos, fatores de crescimento, benzodiazepínicos) pode acentuar o comprometimento. A investigação por neuroimagem pode ser normal (como nos casos de encefalopatia dose-dependente associada ao uso de ifosfamida, clorambucil, procarbazina, car-

mustina, paclitaxel, metotrexato – MTX –, nos quais ocorre uma inibição transitória do sistema dopaminérgico) ou alterada, como nos casos de leucoencefalopatia posterior reversível (LPR), relacionada à utilização de MTX, ifosfamida, gemcitabina, ciclofosfamida, e de leucoencefalopatia inflamatória desmielinizante (associada com 5-fluoracil – 5-FU –, tacrolimus). Caracteristicamente, os pacientes com LPR apresentam-se com cegueira cortical aguda, cefaleia e alterações do estado mental. Sua fisiopatologia, ainda não completamente definida, está associada com edema vasogênico e hipertensão arterial. As alterações observadas nas sequências T2/FLAIR da ressonância magnética (caracteristicamente hipersinal envolvendo as regiões occipitais e parietais posteriores, com distribuição subcortical) tendem a desaparecer com a melhora clínica. Com a suspensão do agente causador e tratamento da hipertensão, observa-se reversão do quadro em cerca de 2 semanas. Muitas vezes, o tratamento dos quadros de encefalopatias agudas relacionadas ao uso de quimioterápicos é basicamente de suporte clínico, corrigindo-se distúrbios metabólicos por vezes associados. Em algumas situações de encefalopatia induzida pela ifosfamida, utiliza-se o azul de metileno como tratamento. Este agente inibe a monoamino-oxidase, evitando a formação de um metabólito neurotóxico que é o cloroacetoaldeído, promovendo assim a oxidação do NADH a NAD$^+$ e estimulando o metabolismo da ifosfamida. Habitualmente, a solução de azul de metileno a 1% é administrada por via intravenosa, com dose inicial de 50 mg e têm sido descritos vários esquemas de utilização diária. Contudo, ainda não há consenso sobre o real benefício dessa conduta, com resultados diversos na literatura.

Crises convulsivas são observadas nos casos de encefalopatias agudas/subagudas, mas também nos pacientes com comprometimento estrutural encefálico tanto por neoplasias primárias como metastáticas. Vários agentes quimioterápicos estão relacionados com a ocorrência de crises convulsivas, tais como alcaloides da vinca, asparaginase, BCNU, Busulfan, clorambucial, dacarbazina, docetaxel, etoposide, 5FU, gemcitabina, hidroxiureia, ifosfamida, MTX, paclitaxel e temozolomida. Além das medidas necessárias para a correção de distúrbios metabólicos muitas vezes encontrados nessa situação, deve-se escolher cuidadosamente a droga antiepiléptica (DAE) a ser utilizada, visto que muitas são indutoras do sistema citocromo P450 (sobretudo das isoenzimas CYP 3A4, CYP 2C8 e CYP 2C9), o que potencializa o risco de interação medicamentosa com quimioterápicos.

O comprometimento cognitivo progressivo é observável nas encefalopatias crônicas, muitas vezes relacionadas

Quadro 8.2.1 – Complicações neurológicas relacionadas ao uso de quimioterapia.

SÍNDROMES CLÍNICAS	DROGAS	QUADRO CLÍNICO	TRATAMENTO	EVOLUÇÃO	OBSERVAÇÃO
Crise convulsiva	MTX, VP-16, cisplatina, vincristina, ciclofosfamida, L-asparaginase, carmustina, bussulfan, dacarbazina, paclitaxel	Crise convulsiva	Redução da dose ou suspensão da droga. Benzodiazepínicos podem ser úteis. Tratamento sintomático das crises	Usualmente boa, com a retirada da droga	MTX: principalmente em altas doses ou por via IT (intratecal). VP-16 (alta dose). Bussulfan (alta dose)
Doença cerebrovascular (Isquêmica/hemorrágica)	MTX, derivados de platina, ciclosporina, CEB (cisplatina,etoposide bleomicina), bevacizumabe, imatinib, L-asparaginase	Alteração de consciência, sinais localizatórios,	Suporte clínico, correção dos distúrbios de coagulação (no caso de hemorragias), suspensão da droga	Variável, a depender da gravidade do caso	L-asparaginase: maior frequência de trombose venosa cerebral
Encefalopatia aguda	MTX, 5-fluoracil, ifosfamida, citosina-arabinosídeo (Ara-C) nitrosureias, tamoxifeno, etoposide, VP16, paclitaxel poliquimioterapia associada ao transplante com células-tronco	Alteração de nível e conteúdo de consciência, sinais localizatórios (déficit motor, afasia)	Suspensão da droga. Benzodiazepínicos podem ser úteis	Usualmente boa	Sinais e sintomas aparecem horas ou dias após a quimioterapia
Encefalopatia subaguda	MTX, cisplatina	Alteração de nível e conteúdo de consciência, sinais localizatórios (déficit motor, afasia)	Redução da dose e/ou suspensão da droga. Suporte clínico	Usualmente boa, raramente fatal	Menos frequente, sintomas e sinais aparecem dias a semanas após a quimioterapia. Crianças são mais acometidas que adultos
Encefalopatia crônica	MTX (sistêmico, intratecal) poliquimioterapia (CHOP) em altas doses	Variável, desde déficit cognitivo leve até quadro demencial	Sem tratamento específico definido	Frequentemente irreversível e progressiva	A radioterapia de encéfalo total é o principal fator de risco associado
Meningite asséptica	MTX, Ara-C (via intratecal)	Cefaleia, sinais de irritação meníngea, febre	Sintomáticos, redução e/ou suspensão da droga	Usualmente boa	Pode ocorrer em até 10% das quimioterapias intratecais
Mielopatia	Cisplatina, Ara-C, MTX	Alteração de sensibilidade, déficit motor, comprometimento esfincteriano (vesical e retal), sinal de Lhermitte (principalmente com cisplatina)	Sintomáticos, redução e/ou suspensão da droga	Usualmente boa	Fatores de risco: comprometimento meníngeo pela neoplasia, radioterapia do sistema nervoso central. Crianças e pacientes idosos
Síndrome cerebelar	Ara-C, 5-fluoracil, vincristina, ciclosporina	Ataxia, alteração de equilíbrio, dismetria, nistagmo	Redução da dose	Variável, desde recuperação total até quadros irreversíveis	Fatores de risco: alteração de função renal, idade avançada e fosfatase alcalina aumentada
Síndrome de encefalopatia posterior reversível (PRES)	Ciclosporina, poliquimioterapia (ciclofosfamida, Ara-C, cisplatina, ifosfamida, Vincristina, Gencitabina)	Cefaleia, distúrbios visuais (alteração de campo, cegueira cortical), quadro confusional, crises convulsivas, coma, hipertensão arterial	Tratamento sintomático, correção de distúrbios hidroeletrolíticos associados	Variável	Exame de imagem (ressonância magnética) mostra lesões hiperintensas em T2 nas regiões parieto-occipitais comprometendo regiões córtico e subcorticais
Neuropatia periférica e neuropatia craniana	Compostos de platina (cisplatina, carboplatina, oxiplatina), taxanos (paclitaxel, docetaxel), alcaloides da vinca (vincristina, vindesina, vimblastina, vinorelbina), imunomoduladores, alquilantes (procarbazina, ifosfamida), VP-16, 5-fluoracil, capecitabina, gencitabina, fludarabina, citarabina	Neuropatia sensitiva pura, sensitivo-motora, neuropatia sensorial (toxicidade vestibulococlear com cisplatina), parestesias tanto simétricas quanto assimétricas	Redução e/ou suspensão da droga. Sintomáticos	Variável, desde recuperação completa até sequelas definitivas	Fatores de Risco: dose e tempo de tratamento. Neuropatia periférica prévia. Quadro irreversível em cerca de 50% dos casos associados com uso de cisplatina

com a administração de antineoplásicos por via intratecal (MTX), intra-arterial (sais de platina, carmustina), potencializados pela radioterapia. Esta forma de toxicidade é dependente da dose de radiação empregada concomitantemente, bem como da dose acumulada do MTX. No caso de pacientes com neoplasias primárias e/ou metastáticas do sistema nervoso central, também se observa comprometimento cognitivo após a utilização da radioterapia associada ou não ao uso de quimioterápicos. Nesse contexto, se observa declínio cognitivo e funcional principalmente nos casos em que se utiliza radioterapia de encéfalo total associada ao uso do MTX em altas doses. Até o presente momento ainda não se estabeleceu o tratamento definitivo para esta complicação, e é fundamental que os novos estudos incluam avaliação complementar da cognição, a fim de que novas e efetivas abordagens sejam incorporadas à prática clínica. Alguns estudos pequenos avaliaram o uso do cloridrato de memantina, profilaticamente, em pacientes submetidos à radioterapia de encéfalo total, com diagnóstico de metástases intracranianas, e observaram redução do dano cognitivo quando comparado ao grupo que não recebeu essa medicação. Outros autores recomendam o uso do metilfenidato e, mais recentemente, o modafinil, um psicoestimulante aprovado pelo FDA, em 1998, para o tratamento de déficit de atenção, vem sendo utilizado para o tratamento de sintomas relacionados ao câncer (fadiga, depressão e disfunção cognitiva). Todavia, esses resultados decorrem de séries pequenas e, até o momento, não há recomendação definitiva. Deve-se ressaltar que é fundamental uma avaliação cognitiva, com objetivo de identificar déficits prévios, a fim de que se possa determinar a real contribuição da terapia antineoplásica na evolução desse quadro.

Distúrbios do movimento como discinesias focais ou difusas e síndromes parkinsonianas já foram relacionadas com o emprego de citarabina, doxorubicina, ciclosporina e 5-FU, assim como quadros de coreia, em geral transitórios. Sinais de comprometimento cerebelar (tanto axiais como apendiculares) ocorrem após adminstração de altas doses de citarabina, 5-FU (dose-dependente, geralmente de 2 semanas até 6 meses após o tratamento), com resolução após suspensão destes agentes. O uso de vincristina, procarbazina e nitrosureias tem sido relacionado com quadros de ataxia sem outros sinais de disfunção cerebelar.

Acidentes vasculares cerebrais, tanto arteriais como venosos, relacionam-se com uso intratecal de MTX, infusão contínua de 5-FU, ciclofosfamida, gemcitabina, sais de platina, alcaloides da vinca e bleomicina, assim como o uso de L-asparaginase, mitomicina e de drogas anti-VEGF como o bevacizumabe associa-se com quadros de trombose venosa cerebral (TVC) e de hemorra-

gias intraparenquimatosas e meníngeas. A L-asparaginase pode induzir hiperfibrinogenemia, resultando em trombose de seios venosos e/ou veias corticais, com o consequente infarto venoso, necessitando de anticoagulação como medida terapêutica. O uso de bevacizumabe nos pacientes com coagulopatia conhecida aumenta o risco de lesões hemorrágicas. Deve-se ressaltar que as hemorragias intraparenquimatosas são mais comuns em pacientes com leucemias agudas, tanto no diagnóstico quanto na evolução, e decorrem de coagulação intravascular disseminada, infiltração leucêmica, trombocitopenia, em decorrência do uso de L-asparaginase, ou secundárias às infecções oportunistas (aspergilose e mucormicose disseminadas). Hemorragias intraparenquimatosas são mais frequentes nos pacientes com tumores metastáticos que nos primários, destacando-se as metástases de melanoma, câncer renal, tireoide e tumores de células germinativas. O tratamento das hemorragias intraparenquimatosas é direcionado para a correção dos distúrbios de coagulação existentes e, nos casos de infiltração leucêmica e leucocitose elevada, pode-se utilizar quimioterapia sistêmica e/ou radioterapia (Figuras 8.2.1 e 8.2.2).

A administração intratecal, por meio de punção lombar ou uso de dispositivos como cateteres espinhais e/ou reservatório de Ommaya, de agentes quimioterápicos como o MTX, citarabina, tiotepa, pode ocasionar meningite asséptica e mais raramente mielopatia transversa. A utilização concomitante de corticosteroides minimiza este risco, mas ainda não existe consenso em relação a esta conduta. Os sintomas decorrentes da meningite asséptica (cefaleia, febre, dor radicular) geralmente aparecem de 2 a 3 horas após a administração intratecal, regridem espontaneamente em 48 horas e não necessariamente serão recorrentes em utilizações posteriores desta via.

Comprometimento do sistema nervoso periférico

O comprometimento do sistema nervoso periférico (SNP) é uma complicação frequentemente relacionada às terapias antineoplásicas, resultando em significativo prejuízo funcional e da qualidade de vida dos pacientes, e cuja severidade pode limitar a utilização de quimioterápicos e a consequente eficácia do tratamento. Embora vários agentes estejam relacionados, classicamente observam-se sinais e sintomas compatíveis com neuropatia periférica após a utilização de alcaloides da vinca, derivados de platina (cisplatina e oxaliplatina) e taxanos (paclitaxel, docetaxel). De modo geral há uma relação entre a severidade de acometimento do SNP (Tabela 8.2.1).

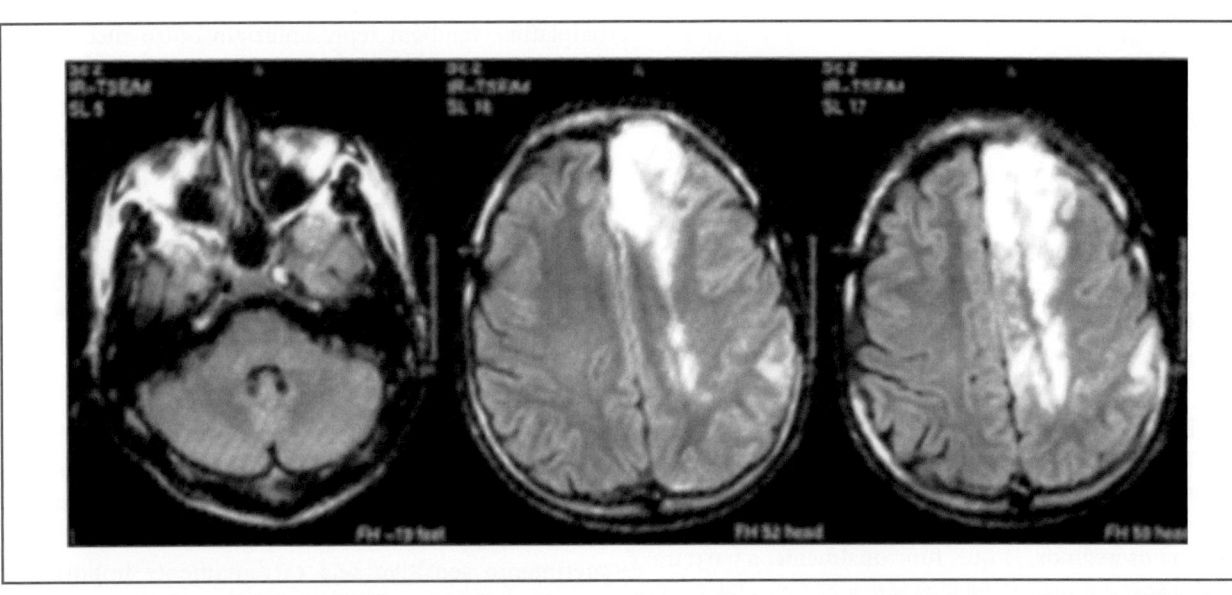

Figura 8.2.1 – RM de encéfalo (axial FLAIR) mostrando trombo na artéria carótida interna esquerda e infarto envolvendo território das artérias cerebral anterior e média esquerdas e zonas limítrofes.
Créditos: imagens do arquivo pessoal do Dr. Adrialdo José Santos.

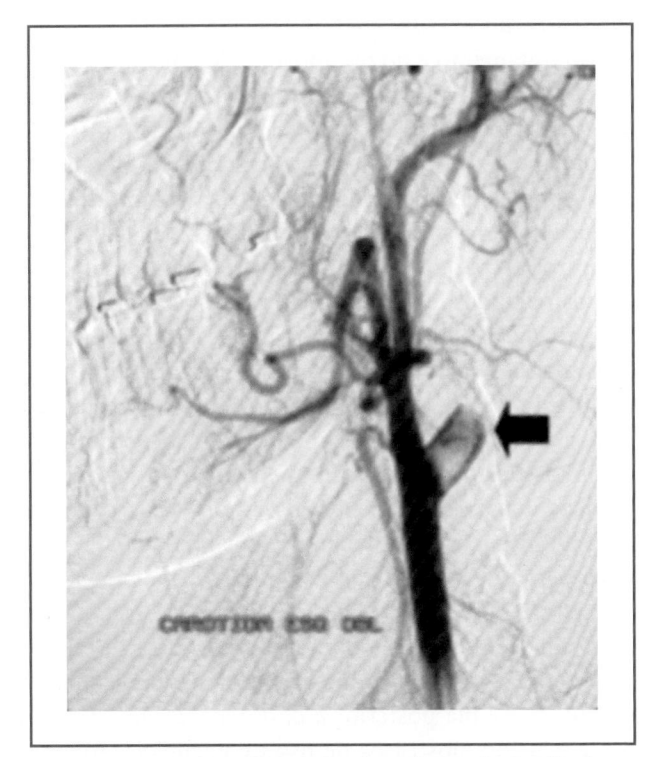

Figura 8.2.2 – Angiografia digital mostrando trombo localizado na origem da artéria carótida interna esquerda com a sua oclusão.
Créditos: imagem do arquivo pessoal do Dr. Adrialdo José Santos.

Embora observada na prática clínica e considerada a complicação neurológica mais frequentemente associada ao tratamento do câncer, a real incidência de neuropatia periférica induzida pela quimioterapia ainda não foi estabelecida, e os vários estudos já realizados apresentam diferenças com relação aos métodos empregados, com incidências variáveis (de 10% a 100%), o que limita a realização de comparações ou mesmo de metanálise. De modo geral, estima-se que cerca de 30-40% dos pacientes sob tratamento quimioterápico apresentem algum grau de comprometimento do SNP, com taxas mais altas, em torno de 60%, quando da utilização de agentes como cisplatina, paclitaxel, docetaxel, vincristina, oxiplatina e bortezomib. As alterações observadas incluem quadros de plexopatia (embora mais comumente descrita em associação com infiltração direta do tumor e/ou decorrente da radioterapia), radiculopatia (por vezes secundária à infecção por herpes-zóster, em situações de imunossupressão severa secundária ao uso de quimioterápicos, corticosteroides e da própria neoplasia) e neuropatia. O aparecimento de miopatia, com padrão proximal, acometendo principalmente os membros inferiores e histologicamente caracterizada por atrofia de bandas tipo 2, é relacionado sobretudo ao uso de corticosteroides, bem como ao tempo e dose utilizados. Mais recentemente, alguns autores têm proposto a substituição do termo amplamente empregado neuropatia periférica induzida pela quimioterapia por neurotoxicidade periférica induzida pela quimioterapia (NPIQ). Para eles não é apenas uma questão puramente semântica, visto que esse segundo termo seria mais abrangente e contemplaria todos os sinais e sintomas experimentados pelos pacientes, além de considerar todos os possíveis mecanismos fisiopatológicos envolvidos nessa situação. Em consonância com esta visão, neste capítulo será utilizado o termo NPIQ.

Fisiopatologia

O estágio atual de conhecimento da fisiopatologia da NPIQ decorre de resultados de estudos pré-clínicos com experimentos *in vitro* e *in vivo*, tendo sido o primeiro modelo *in vivo* de NPIQ publicado em 1992, no qual se avaliou a neurotoxicidade periférica da cisplatina. Desde então, diversos modelos foram desenvolvidos e confirmaram, em experimentos com roedores, que animais tratados com oxaliplatina cronicamente apresentavam lesão neuronal nos gânglios dorsais, assim como experimentos de curto tempo reproduziram sintomas de hipersensibilidade aguda ao frio e alodínia. E, em decorrência dos resultados destes estudos, atribui-se a toxicidade ao fato de que vários agentes antineoplásicos possam comprometer os neuronônios ganglionares dorsais e/ou os axônios, já que, funcionalmente, a barreira hematoneural é menos seletiva que a barreira hematoencefálica (BHE), o que resultaria em maior toxicidade. O acometimento dos gânglios dorsais poderia explicar o predomínio de sintomas sensitivos frequentemente relatados pelos pacientes. Entretanto, deve-se ressaltar que os mecanismos fisiopatológicos ainda não foram devidamente estabelecidos para todas as drogas possivelmente relacionadas, e, de modo geral, estão relacionados com o modo de ação do quimioterápico empregado. Como exemplo podem ser citadas as drogas antitibulinas, como os alcaloides da vinca, cujo mecanismo de ação resulta em despolimerização microtubular, o que ocasionaria disfunção do transporte axonal e, consequentemente, a lesão neuronal, e, experimentalmente, já se demonstrou que os sais de platina (cisplatina, oxaplatina) induzem apoptose de neurônios ganglionares posteriores por meio da ativação da via da ciclina D1 de sinalização intracelular das proteínas quinases ativadoras de mitógenos (*mitogen-activated protein kinases*, MAPK). Estas proteínas são pró-mitóticas e poderiam ativar o ciclo celular, levando a mecanismos apoptóticos com o intuito de se evitar a divisão de uma célula já previamente diferenciada. Certamente há outros mecanismos envolvidos, como deficiência de fatores de crescimento como o NGF (*nerve growth factor*), como proposto por alguns autores, e também causas vasculares, já que em modelos experimentais de neuropatia induzida por cisplatina e paclitaxel-talidomida, observou-se apoptose das células endoteliais dos *vasa nervorum*, com a decorrente isquemia das fibras nervosas. Também se deve ressaltar que a maioria dos antineoplásicos, em última análise, promove estresse oxidativo, resultando em apoptose neuronal. As mudanças da excitabilidade neuronal, decorrentes da disfunção transitória e não necessariamente estrutural dos canais de sódio transmembrana, como observado em modelos experimentais de neuropatia induzida por oxiplatina, também representariam outro mecanismo. Nestes modelos, verificou-se que o oxalato liberado pela oxiplatina ocasiona quelação do cálcio intracelular, com a consequente interferência na despolarização dos canais de sódio, resultando na inibição da passagem das moléculas de sódio para o compartimento intracelular. Além dos mecanismos acima descritos, é importante notar que os pacientes com neuropatia periférica preexistente apresentam maior risco de desenvolver neurotoxicidade periférica induzida pela quimioterapia.

Quadro clínico

Os sinais e sintomas apresentados pelos pacientes com NPIQ podem ser puramente sensitivos, sensitivo-motores ou motores, embora muitas vezes o comprometimento sensitivo seja extremamente importante, com limitação funcional significativa. Além disto, em decorrência dos sintomas, muitas vezes torna-se necessário retardar a realização de um próximo ciclo de tratamento, redução da dose empregada e até mesmo suspensão do seu uso, com potencial redução da eficácia do tratamento e do prognóstico do paciente. Os sinais e sintomas podem ser agudos ou subagudos, com apresentação clínica em qualquer momento do tratamento, e deve-se estabelecer o diagnóstico diferencial com comprometimento decorrente da progressão da doença, quadros infecciosos, distúrbios metabólicos e síndromes paraneoplásicas. Dentre os sintomas sensitivos relatados, observam-se parestesias e distúrbios da percepção dolorosa como disestesias, alodínea e hiperalgesia. Também já foram descritos movimentos pseudoatetóticos espontâneos nos dedos e artelhos decorrentes de comprometimento proprioceptivo grave em associação ao uso de sais de platina. Os sinais clínicos mais precocemente observados nos pacientes com NPIQ são a diminuição da sensibilidade vibratória e perda do reflexo aquileu, com padrão simétrico ou assimétrico. Outros sinais e sintomas observáveis são o sinal de Lhermitte (sobretudo nos casos de NPIQ relacionada com cisplatina, refletindo comprometimento da coluna posterior e desmielinização associada) e prurido, nos casos de uso de paclitaxel. Alguns quimioterápicos como vincristina, paclitaxel, e bortezomib, também estão associados à neuropatia autonômica, em graus variáveis, desde hipotensão ortostática, íleo metabólico, disfunção erétil e vesical e bradicardia, transitoriamente, e por vezes concomitantemente aos sintomas sensitivos e/ou motores. O comprometimento de nervos cranianos é menos comum, sendo descrito o envolvimento de nervos oculomotes, trigêmio, facial e recorrente laríngeo, resultando em oftalmoparesia, paralisia facial, ptose, diplopia, paralisia de cordas vocais e dor facial.

O diagnóstico de NPIQ é essencialmente clínico, baseado na história e exame físico cuidadoso, e a investigação com exames neurofisiológicos, como eletroneuromiografia (ENMG), eletromiografia (EMG) pode ser útil tanto para confirmação diagnóstica quanto para seguimento evolutivo dos pacientes. Ainda não foi definida a obrigatoriedade de investigação complementar, alguns autores consideram que é necessária, mas ainda não há consenso e, de modo geral, estes exames são realizados com o intuito de graduar a severidade do comprometimento, além de permitir o diagnóstico precoce, sobretudo nos casos de neuropatia subclínica, o que teria importância no planejamento terapêutico. Raramente são requeridas biopsias de nervos periféricos.

Como descrito anteriormente, a NPIQ resulta em significativo comprometimento funcional, mas a quantificação do grau de comprometimento ainda não foi devidamente estabelecida, e as escalas comumente utilizadas são limitadas, muitas vezes, com perda da objetividade, o que limita estudos comparativos. Dentre as escalas citam-se a NCI-CTC v3 (*National Cancer Institute-Common Toxicity Criteria* versão 3), a escala TNS (*Total Neuropathy Score*) e encontra-se em andamento o estudo CI-PERINONS (*Chemotherapy-Induced Peripheral Neuropathy Outcome Measures Standardisation Study*), multicêntrico, com o objetivo de melhor definição de uma escala.

Tratamento

A abordagem terapêutica dos pacientes com NPIQ é, até o momento, essencialmente sintomática, incluindo a redução da dose do antineoplásico em uso, ou mesmo sua suspensão, visando à neuroproteção e o tratamento dos sintomas apresentados. Ainda não existe consenso em relação ao uso de fatores neuroprotetores como antioxidantes, glutamina, magnésio, tiamina, drogas antiepilépticas e vitamina B12, e há vários estudos em andamento. O tratamento sintomático, visando ao alívio dos sintomas álgicos, com uso de drogas como amitriptilina, gabapentina, lamotrigina, venlafaxina, pregabalina, carbamazepina, oxicarbazepina e topiramato apresenta resultados variáveis, com limitação da comparação dos resultados devido às diferenças dos estudos. Um aspecto que deve ser ressaltado é que a maioria dos pacientes apresenta remissão espontânea e prognóstico favorável, embora alguns permaneçam com comprometimento funcional, como na NPIQ relacionada ao uso da cisplatina, nos quais a situação é irreversível em cerca de metade dos casos.

COMPLICAÇÕES NEUROLÓGICAS DA RADIOTERAPIA

Introdução

A radioterapia (RT) é uma das principais modalidades terapêuticas no tratamento do câncer, e consiste no emprego da radiação ionizante gerada por aparelhos ou emitida por radioisótopos naturais ou artificiais, sendo amplamente utilizada no tratamento adjuvante de tumores primários e metastáticos do sistema nervoso central, permitindo controle dos sintomas, redução do volume das lesões e aumento da sobrevida. Todavia, deve-se ressaltar que a radioterapia não é isenta de efeitos adversos, tanto a curto como a médio e longo prazo, os quais podem resultar em sequelas permanentes com significativa limitação funcional.

Alguns fatores envolvidos no aparecimento das complicações neurológicas da RT são a dose total utilizada, o esquema de fracionamento, o volume total e local do tratamento, a associação com quimioterapia, além de características individuais do paciente, como idade (crianças e idosos são mais vulneráveis), comorbidades e talvez fatores genéticos. Embora estas complicações sejam mais frequentemente associadas ao uso da RT convencional, tanto na modalidade de encéfalo total como nas aplicações localizadas, elas também ocorrem em outras formas de aplicação, tais como radiocirurgia e braquiterapia, as quais estão relacionadas com o risco de uma complicação, a radionecrose, em até 5-24% dos casos. Nos últimos anos, verificou-se aumento na utilização da radiocirurgia no tratamento de metástases intracranianas, o qual consiste no emprego de múltiplos feixes convergentes de radiação, permitindo assim uma concentração maior e um melhor direcionamento para um único alvo em uma única fração (dose única). Dependendo do local tratado e da dose utilizada (relação volume-dose empregada), podem ocorrer complicações como edema, crises convulsivas e radionecrose. Deve-se notar que essa neurotoxicidade não é restrita ao uso da RT para tratamento de tumores do sistema nervoso central, sendo também descrita em pacientes com câncer de cabeça e pescoço, mama e pulmão, nos quais o campo irradiado pode incluir vasos cervicais, base do crânio e medula espinhal.

Fisiopatologia e classificação

Os mecanismos envolvidos no aparecimento das complicações neurológicas da RT ainda não foram completamente estabelecidos, já que o estudo histopatológico é limitado pela pequena disponibilidade de material para estudo. Acredita-se que a radiação cause lesão direta das células endoteliais, resultando em fenômenos de trombose, hemorragia, exsudatos fibrinosos, teleangectasias e fibrose vascular com estenose luminal. Além do dano vascular, também ocorre lesão de células neurais progenitoras, de neurônios já diferenciados e células gliais. As alterações vasculares induzidas pela RT resultam em alteração de permeabilidade da barreira hematoencefálica, com consequente edema vasogênico e reação inflamatória com liberação de citocinas como o TNF-alfa, levando a dano celular e apoptose e desmielinização.

As complicações neurológicas relacionadas à radioterapia podem ser classificadas de acordo com o tempo de aparecimento em agudas, tardias precoces e tardias, assim como em agudas, subagudas e tardias. A primeira classificação é a mais amplamente utilizada e, em decorrência disso, será adotada neste capítulo. Outra forma de categorização é preconizada pelo RTOG/EORTC (*Radiation Therapy Oncology Group/European Organization for Research and Treatment of Cancer*), de acordo com a severidade das complicações apresentadas e vem sendo utilizada em estudos de fase 2 e fase 3.

Complicações agudas

Estas complicações ocorrem nas primeiras horas e dias do início do tratamento e são decorrentes do edema vasogênico e quadro inflamatório secundário à disfunção da barreira hematoencefálica. A forma mais frequentemente observada é a encefalopatia aguda, vista em até 50% dos pacientes, e caracterizada por cefaleia, náuseas, vômitos, tontura e sonolência. Geralmente relaciona-se com o emprego de altas doses por fração, e seu risco diminui consideravelmente com a utilização de doses menores. De modo geral é autolimitada e pode ser tratada com corticoterapia, com melhora dos sintomas. Alguns pacientes apresentam uma forma mais leve, com cefaleia moderada e náuseas horas após a radioterapia, e casos mais graves, com herniação e óbito, têm sido descritos em pacientes com lesões volumosas e com sintomas e sinais de hipertensão intracraniana. Nos casos de encefalopatia aguda, não há alterações específicas nos exames de neuroimagem. Outras complicações agudas são fadiga, dermatite e alopecia, mucosite, crises convulsivas, parotidite, perda auditiva e mielossupressão.

Complicações tardias precoces

São observadas no período de 1 a 4 meses após o término do tratamento e incluem a síndrome de sonolência, transtornos cognitivos transitórios e o fenômeno conhecido como pseudoprogressão, sendo relacionadas com alteração da permeabilidade capilar, desmielinização, inflamação e radionecrose tumoral.

A síndrome da sonolência, vista principalmente em crianças, se caracteriza por sono excessivo, náuseas e ocasionalmente febre e papiledema, com melhora espontânea, em 3-6 semanas ou após introdução de corticosteroides.

Alterações cognitivas transitórias são vistas em até 35% dos pacientes, provavelmente relacionadas com desmielinização e caracterizadas por distúrbios de atenção e memória de curto prazo. De modo geral, é uma situação temporária, com melhora espontânea ou com uso de corticosteroides, assim como na síndrome de sonolência. A investigação complementar com ressonância magnética (RM) pode evidenciar mudanças de sinal na sequência T2, com aumento do hipersinal.

A pseudoprogressão pode ser definida como um aumento no realce preexistente por meio de contraste na área irradiada ou o surgimento de novas áreas de realce, em decorrência do aumento da permeabilidade vascular, simulando progressão tumoral. De modo geral ocorre entre 4 semanas e 3 meses após o término da radioterapia e, embora não existam estudos comparativos, parece ser mais frequente nos pacientes tratados com radioterapia concomitante à quimioterapia, como nos protocolos utilizados no tratamento de gliomas de alto grau (protocolo Stupp). Estudos prospectivos demonstraram que essa complicação é vista em até 30% dos pacientes que receberam RT combinada com a temozolomida. Os pacientes podem ser assintomáticos ou apresentarem piora de déficits preexistentes e/ou novos sinais e sintomas. Essa complicação é um dos grandes desafios na prática neuro-oncológica já que, até o momento, não há exame de neuroimagem (RM, PET, *single photon emission computed tomography* – SPECT) que permita, com segurança absoluta, a diferenciação dessa condição da progressão tumoral verdadeira. O seguimento clínico e radiológico rigorosos, com exames periódicos para controle, pode ser útil nesta situação. Vale ressaltar que muitas vezes há concomitância de pseudoprogressão e lesão residual, o que pode dificultar a interpretação dos resultados dos exames. A avaliação clínica cuidadosa e o emprego de técnicas de RM como perfusão e espectroscopia auxiliam na tomada de decisões. De modo geral, nos casos de pseudoprogressão não se verifica aumento do estudo perfusional, o qual é frequente nos casos de recidiva. Há também a ocorrência concomitante de necrose e tumor residual, como demonstrado nos casos em que há comprovação histopatológica. Outro aspecto importante é que a pseudoprogressão possivelmente é mais frequente nos pacientes que apresentam o gene promotor MGMT (metilguanina-metiltransferase) metilado, o que diminui a capacidade das células tumorais de reparar o dano induzido pela terapia alquilante. Deste modo, observa-se que a ocorrência de pseudoprogressão está correlacionada com aumento da sobrevida global, o que torna fundamental o reconhecimento desta complicação, a fim de que o tratamento não seja interrompido.

Complicações tardias

As complicações tardias ocorrem tipicamente a partir de 4 meses após o tratamento e até anos depois. De modo geral, são quadros crônicos, irreversíveis, vistos no longo prazo. As principais complicações são a radionecrose e a disfunção congnitiva secundária à leucoencefalopatia, explicadas pelo dano direto a células endoteliais dos capilares e degeneração microvascular, ocasionando atrofia cortical e necrose do tecido nervoso.

A alteração mais frequentemente relacionada com a radioterapia é o dano cerebral difuso, acarretando a longo prazo um declínio das funções cognitivas. Esta complicação ocorre mais comumente nos casos de longa sobrevida global, não sendo observada com a mesma frequência nos pacientes com diagnóstico de gliobastomas ou outras neoplasias mais agressivas, o que pode ser explicado pelo menor tempo de sobrevida. Por outro lado, aqueles pacientes que têm uma sobreviva maior geralmente evoluem com atrofia cortical difusa, com consequente dilatação ventricular e alterações da substância branca, clinicamente manifesta por disfunção cognitiva. Vários estudos têm mostrado que esses efeitos estão diretamente relacionados com a dose utilizada e o volume da área irradiada.

O quadro geralmente é intensificado quando associado à quimioterapia, como visto nos pacientes com diagnóstico de linfoma primário do SNC, que, além de radioterapia de crânio total também recebem metotrexate em altas doses. Mais de 25 % desses pacientes evoluem com quadro demencial progressivo. Outro exemplo de exposição à irradiação de crânio total é a utilizada nos casos de carcinoma de pulmão do tipo pequenas células, habitualmente empregada nos pacientes que apresentaram resposta parcial ou completa após quimioterapia inicial, com finalidade profilática. Estudos sugerem uma redução das funções cognitivas nesses pacientes.

Deve-se ressaltar que o declínio cognitivo observado nos pacientes é de etiologia multifatorial, decorrendo das alterações causadas pela radioterapia, mas também da quimioterapia, idade do paciente, comorbidades, localização da lesão, uso concomitante de outras medicações (anticonvulsivantes). Outro aspecto importante é que, embora seja frequentemente observada na prática clínica, a real incidência dessa complicação tende a ser subestimada, variando em função dos métodos e testes utilizados no diagnóstico. Com a maior sobrevida verificada nos últimos anos, em decorrência dos avanços no tratamento do câncer, é necessário que os estudos incorporem medidas de avaliação de qualidade de vida, quantitativas e qualitativas, a fim de que estes danos possam ser minimizados.

Outra complicação tardia é a radionecrose, com evolução subaguda-crônica, muitas vezes assintomática, diagnosticada por meio de exames de imagem, durante o seguimento, como uma lesão captante de contraste, com edema adjacente significativo, dificultando a diferenciação entre recidiva tumoral e complicação por radioterapia. Tipicamente surge próximo à área irradiada, com relatos na literatura mostrando incidência variando entre 5% a 24%, após doses convecionais, com aumento na incidência com doses maiores. A histopatologia se caracteriza por focos confluentes de necrose coagulativa, desmielinização, perda de oligodendrócitos e axônios, calcificações focais, além de infiltrado mononuclear perivascular, comprometendo predominantemente a substância branca, poupando o córtex.

Geralmente a radionecrose ocorre entre 12 e 15 meses após a RT, mas este intervalo pode variar de poucos meses até mais de 5 anos após. O único meio para diagnóstico preciso, com a diferenciação entre recidiva tumoral e/ou radionecrose , é a realização de biopsia, mas alguns exames podem auxiliar nessa diferenciação, como o PET-CT. Tipicamente, os gliomas anaplásicos recorrentes ou as metástases cerebrais são hipermetabólicos ao PET, e a radionecrose é geralmente hipometabólica. Por outro lado, a ocorrência concomitante de recidiva e alterações necróticas não é infrequente.

Outra possível complicação é o surgimento de outra neoplasia, histologicamente não relacionada com a que foi tratada previamente, induzida pela radioterapia. O exemplo mais comum é o meningioma, mas vários outros tipos de tumores podem ocorrer, como gliomas, tumores hipofisários, sarcomas, neoplasias germinativas. No caso dos meningiomas, geralmente são tumores múltiplos, com maior grau de anaplasia. Tal complicação é mais preocupante na população infantil, devido à maior sobrevida e ao maior tempo de seguimento. Em um grande estudo, envolvendo 10 mil crianças com diagnóstico de leucemia aguda, submetidas a RT SNC, surgiram 43 neoplasias secundárias, dessas, 24 no SNC. Estima-se que este risco seja 22 vezes maior no caso de neoplasias do SNC, como os gliomas e PNETs (tumores neuroectodérmicos primitivos).

Além das complicações já citadas, esses pacientes também estão sob um risco maior de evoluírem com doenças cerebrovasculares, como AVC, vasculopatias difusas (por exemplo, moyamoya) e possível surgimento de angiomas cavernosos. A irradiação pode acarretar estenose ou oclusão de artérias intracranianas ou extracranianas, ocasionando infartos cerebrais ou acidentes isquemicos transitórios, geralmente 5 a 10 anos após RT.

Além das alterações supracitadas, os pacientes ainda podem apresentar distúrbios auditivos, visuais e hormonais, em decorrência das estruturas irradiadas.

Tratamento e prevenção

O tratamento baseia-se principalmente em terapia de suporte, incluindo analgésicos, anticonvulsivantes e corticoterapia quando indicado.

Algumas medicações têm sido estudadas na tentativa de prevenção do declínio cognitivo, como o metilfenidado e donezepil, mas, até o momento, foram realizados apenas estudos pequenos e não randomizados, com resultados conflitantes.

Com relação à radionecrose, o uso de corticosteroides geralmente proporciona alívio sintomático e melhora do padrão de imagem, ainda que muitas vezes se torne necessária a manutenção por longos períodos de tempo, com consequentes efeitos adversos. Evidências crescentes mostram benefício com uso de bevacizumabe, um anticorpo monoclonal contra o VGEF, com melhora radiológica e clínica. Várias outras terapias já foram utilizadas, como uso de anticoagulação com varfarina, oxigenioterapia hiperbárica, uso de pentoxifilina e vitamina E, com resultados diversos, não permitindo conclusões definitivas.

REFERÊNCIAS

1. Acute Radiation Morbidity Scoring Criteria. RTOG: Radiation Therapy Oncology Group. Disponível em: http://www.rtog.org/researchassociates/adverseeventreporting/acuteradiationmorbidityscoringcriteria.aspx. Acesso em: 8 abr 2016.

2. Al-Mefty O, Topsakal C, Pravdenkova S, Sawyer JR, Harrison MJ. Radiation-induced meningiomas: clinical, pathological, cytokinetic, and cytogenetic characteristics. J Neurosurg. 2004;100(6):1002-13.

3. Argyriou AA, Bruna J, Marmiroli P, Cavaletti G. Chemotherapy-induced peripheral neurotoxicity (CIPN): An update. Crit Rev Oncol/Hematol. 2011; doi:10.1016/j.critrevonc.2011.04.012 (In Press).

4. Armstrong CL, Hunter JV, Ledakis GE, Cohen B, Tallent EM, Goldstein BH, et al. Late cognitive and radiographic changes related to radiotherapy: initial prospective findings. Neurology. 2002;59(1):40-8.

5. Belka C, Budach W, Kortmann RD, Barmberg M. Radiation induced CNS Toxicity – Molecular and cellular mechanisms. Br J Cancer 2001;85(9):1233-9.

6. Brandsma D, Stalpers L, Taal W, Sminia P, van den Bent MJ. Clinical features, mechanisms, and management of pseudoprogression in malignant gliomas. Lancet Oncol. 2008;9(5):453-61.

7. Brandes AA, Franceschi E, Tosoni A, Blatt V, Pession A, Tallini G, et al. MGMT promoter methylation status can predict the incidence and outcome of pseudoprogression after concomitant radiochemotherapy in newly diagnosed glioblastoma patients. J Clin Oncol. 2008;26(13):2192-7.

8. Brown PD, Buckner JC, O'Fallon JR, Iturria NL, Brown CA, O'Neill BP, et al. Effects of radiotherapy on cognitive function in patients with low-grade glioma measured by the folstein mini-mental state examination. J Clin Oncol. 2003;21(13):2519-24.

9. Burger PC, Mahley MS, Dudka L, Vogel FS. The morphologic effects of radiation administered therapeutically for intracranial gliomas: a postmortem study of 25 cases. Cancer. 1979;44(4):1256-72.

10. Cavaletti G, Alberti P, Frigeni B, Piatti M, Susani E. Chemotherapy-Induced Neuropathy. Curr Treat Options in Neurology. 2011;13:180-90.

11. Cavaletti G. Chemotherapy-induced peripheral neurotoxicity (CIPN): what we need and what we know. J Peripheral Nervous System. 2014;19:66-76.

12. Chamberlain MC. Neurotoxicity of Cancer Treatment. Curr Oncol Rep. 2010;12:60-7.

13. Chao ST, Suh JH, Raja S, Lee SY, Barnett G. The sensitivity and specificity of FDG PET in distinguishing recurrent brain tumor from radionecrosis in patients treated with stereotactic radiosurgery. Int J Cancer. 2001;96(3):191-7.

14. Coderre JA, Morris GM, Micca PL, Hopewell JW, Verhagen I, Kleiboer BJ, et al. Late effects of radiation on the central nervous system: role of vascular endothelial damage and glial stem cell survival. Radiat Res. 2006;166(3):495-503.

15. Crossen JR, Garwood D, Glatstein E, Neuwelt EA. Neurobehavioral sequelae of cranial irradiation in adults: a review of radiation-induced encephalopathy. J Clin Oncol. 1994;12(3):627-42.

16. Dietrich J, Klein JP. Imaging of cancer therapy-induced central nervous system toxicity. Neurol Clin. 2014;32(1):147-57.

17. Dorresteijn LD, Kappelle AC, Boogerd W, Klokman WJ, Balm AJ, Keus RB, et al. Increased risk of ischemic stroke after radiotherapy on the neck in patients younger than 60 years. J Clin Oncol. 2002;20(1):282-8.

18. Dropcho EJ. Neurotoxicity of radiation therapy. Neurol Clin. 2010;28(1):217-34.

19. Gehring K, Sitskoorn MM, Aaronson NK, Taphoorn MJ. Interventions for cognitive deficits in adults with brain tumours. Lancet Neurol. 2008;7(6):548-60.

20. Grill J, Couanet D, Cappelli C, Habrand JL, Rodriguez D, Sainte-Rose C, et al. Radiation-induced cerebral vasculopathy in children with neurofibromatosis and optic pathway glioma. Ann Neurol. 1999;45(3):393-6.

21. Grosshans DR, Meyers CA, Allen PK, Davenport SD, Komaki R. Neurocognitive function in patients with small cell lung cancer: effect of prophylactic cranial irradiation. Cancer. 2008;112(3):589-95.

22. Hildebrand J. Neurological complications of cancer chemotherapy. Curr Opin Oncol. 2006;18:321-4.

23. Kalery TJ, De Angelis LM. Therapy of chemotherapy-induced peripheral neuropathy. British J Haematol. 2009;145:3-14.

24. Kumar AJ, Leeds NE, Fuller GN, Van Tassel P, Maor MH, Sawaya RE, et al. Malignant gliomas: MR imaging spectrum of radiation therapy- and chemotherapy-induced necrosis of the brain after treatment. Radiology. 2000;217(2):377-84.

25. Lacy J, Saadati H, Yu JB. Complications of brain tumors and their treatment. Hematol Oncol Clin North Am. 2012;26(4):779-96.

26. Lebrun C, Frenay M. Complications neurologiques des chimiothérapies. La Rev Medicine Interne. 2010;31:295-304.

27. Lee EL , Westcarth L. Neurotoxicity Associated with Cancer Therapy. J Adv Pract Oncol. 2012;3:11-21.

28. Livshits Z, Rao RB, Smith SW. An Approach to Chemotherapy-Associated Toxicity. Emerg Med Clin N Am. 2014;32:167-203.

29. Meyers CA. How chemotherapy damages the central nervous system. J Biology. 2008;7:11-3.

30. Omura M, Aida N, Sekido K, Kakehi M, Matsubara S. Large intracranial vessel occlusive vasculopathy after radiation therapy in children: clinical features and usefulness of magnetic resonance imaging. Int J Radiat Oncol Biol Phys. 1997;38(2):241-9.

31. Omuro AM, Ben-Porat LS, Panageas KS, Kim AK, Correa DD, Yahalom J, et al. Delayed neurotoxicity in primary central nervous system lymphoma. Arch Neurol. 2005;62(10):1595-600.

32. Ricard D, Soussain C, Psimaras D. Neurotoxicity of the CNS: Diagnosis, treatment and prevention. Rev Neurol. 2011;167:737-45.

33. Ross DA, Sandler HM, Balter JM, Hayman JA, Archer PG, Auer DL. Imaging changes after stereotactic radiosurgery of primary and secondary malignant brain tumors. J Neurooncol. 2002;56(2):175-81.

34. RTOG/EORTC – Late Radiation Morbidity Scoring Schema. RTOG: Radiation Therapy Oncology Group [homepage on the Internet]. Disponível em: https://www.rtog.org/ResearchAssociates/AdverseEventReporting/RTOGEORTCLateRadiationMorbidityScoringSchema.aspx. Acesso em: 8 abr 2016.

35. RTOG – Radiation Therapy Oncology Group. [homepage on the Internet]. Disponível em: http://www.rtog.org/researchassociates/adverseeventreporting/acuteradiaionmorbidityscoringcriteria.aspx. Acesso em: 8 abr 2016.

36. Ruben JD, Dally M, Bailey M, Smith R, McLean CA, Fedele P. Cerebral radiation necrosis: incidence, outcomes, and risk factors with emphasis on radiation parameters and chemotherapy. Int J Radiat Oncol Biol Phys. 2006;65(2):499-508.

37. Sadetzki S, Flint-Richter P, Ben-Tal T, Nass D. Radiation-induced meningioma: a descriptive study of 253 cases. J Neurosurg. 2002;97(5):1078-82.

38. Santos AJ, Malheiros SMF, Borges LRR, Dzik C, Nalli DG, et al. Acidente vascular cerebral isquêmico após quimioterapia com cisplatina, etoposide e bleomicina. Arq Neuropsiquiatria. 2003;61:129-33.

39. Schlegel U. Central nervous system toxicity of chemotherapy. Eur Assoc Neurooncol Mag. 2011;1:25-9.

40. Sheline GE. Radiation therapy of brain tumors. Cancer. 1977;39(2 Suppl):873-81.

41. Soussain C, Ricard D, Fike J, Mazeron JM, Psimaras D, et al. CNS complications of radiotherapy and chemotherapy. Lancet. 2009;374:1639-51.

42. Taal W, Brandsma D, de Bruin HG, Bromberg JE, Swaak-Kragten AT, Smitt PA, et al. Incidence of early pseudo-progression in a cohort of malignant glioma patients treated with chemoirradiation with temozolomide. Cancer. 2008;113(2):405-10.

43. Torcuator R, Zuniga R, Mohan YS, Rock J, Doyle T, Anderson J, et al. Initial experience with bevacizumab treatment for biopsy confirmed cerebral radiation necrosis. J Neurooncol. 2009;94(1):63-8.

44. Velasco R, Bruna J. Neuropatía inducida por quimioterapia: um problema no resuelto. Neurología. 2010;25:116-31.

45. Wolf S, Barton D, Kottschade L, Grothey A, Loprinzi C. Chemotherapy-induced neuropathy: Prevention and treatment strategies. Eur J Cancer. 2008;44:1507-15.

46. Wong CS, Van der Kogel AJ. Mechanisms of radiation injury to the central nervous system: implications for neuroprotection. Mol Interv. 2004;4(5):273-84.

SEÇÃO IX

NEUROLOGIA E PNEUMOLOGIA

Alterações respiratórias causadas por lesões neurológicas

Heitor Ettori
Rodrigo Athanazio
José Luiz Pedroso

INTRODUÇÃO

O sistema nervoso tem um papel fundamental no controle da respiração, pois possui funções autonômicas e voluntárias. As doenças neurológicas podem levar a diferentes espectros de distúrbios respiratórios, e dependendo da etiologia este acometimento ocorre agudamente ou em um curso crônico (Quadro 9.1.1). Lesões nas diferentes topografias do sistema nervoso, como cérebro, medula e sistema nervoso periférico, apresentam mecanismos distintos para a evolução do desconforto respiratório.

SISTEMA NERVOSO CENTRAL

Doenças do controle ventilatório

Lesões neurológicas específicas podem causar diferentes alterações no controle e ritmo respiratório, a depender de sua localização (Figura 9.1.1). A respiração de Cheyne-Stokes se caracteriza por um padrão hiperventilatório periódico progressivo fusiforme, associado a períodos de apneia. É uma característica reconhecida em lesões corticais extensas, porém não possui valor localizatório, visto que outras patologias, como a insuficiência cardíaca congestiva, distúrbios metabólicos e lesões talâmicas bilaterais podem apresentar este padrão. O ritmo de Cheyne-Stokes também pode ser visto em idosos hígidos durante o sono e em indivíduos em elevadas altitudes. A hiperventilação central neurogênica resulta em hiperpneia prolongada, rápida e regular em doenças que afetam a formação reticular paramediana mesence-

Quadro 9.1.1 – Doenças neurológicas com comprometimento respiratório.

LOCALIZAÇÃO	DOENÇA
Córtex cerebral	Neoplasias
	AVC
	Doenças extrapiramidais
Tronco encefálico	Doenças desmielinizantes
Medula	Trauma
	Tétano
	Doenças desmielinizantes
Corno anterior da medula	Atrofia muscular espinhal
	Esclerose lateral amiotrófica
	Síndrome pós-pólio
Nervos periféricos	Síndrome de Guillain-Barré
	Porfiria
	Neuropatia do doente crítico
Junção neuromuscular	Miastenia *gravis*
	Síndrome de Eaton-Lambert
	Botulismo
	Toxinas e medicamentos
Músculo	Distrofias musculares congênitas
	Distrofias miotônicas
	Polimiosite
	Miopatia do doente crítico
	Rabdomiólise
	Hipocalemia
	Paralisias periódicas

fálica e ponte superior. Um padrão no qual ocorre uma pausa expiratória prolongada após cada inspiração é característico da respiração apnêustica, e ocorre em lesões dos tegmentos laterais pontinos baixos. A respiração de Biot, ou em salvas, apresenta uma periodicidade irregular e pode resultar de lesões na transição bulbopontina. Na ataxia respiratória, o padrão das respirações também é irregular, com movimentos respiratórios superficiais e profundos erráticos, e pode indicar respirações agônicas iminentes e apneia em pacientes com lesões bulbares dorsomediais. Padrões respiratórios anormais podem ocorrer como consequência de doenças sistêmicas, como cetoacidose diabética.

INSUFICIÊNCIA RESPIRATÓRIA AGUDA

Edema pulmonar agudo neurogênico

Um dos efeitos neurológicos mais graves na respiração é a redução da troca alveolar devido ao aumento do fluido pulmonar e intersticial, chamado edema pulmonar agudo neurogênico.

Esta entidade é descrita em diversas patologias neurológicas como trauma cranioencefálico, hemorragia subaracnóidea, hemorragia intraparenquimatosa, doenças desmielinizantes e infecciosas do SNC, *status* epilético, entre outras. Seu mecanismo permanece incerto, e uma

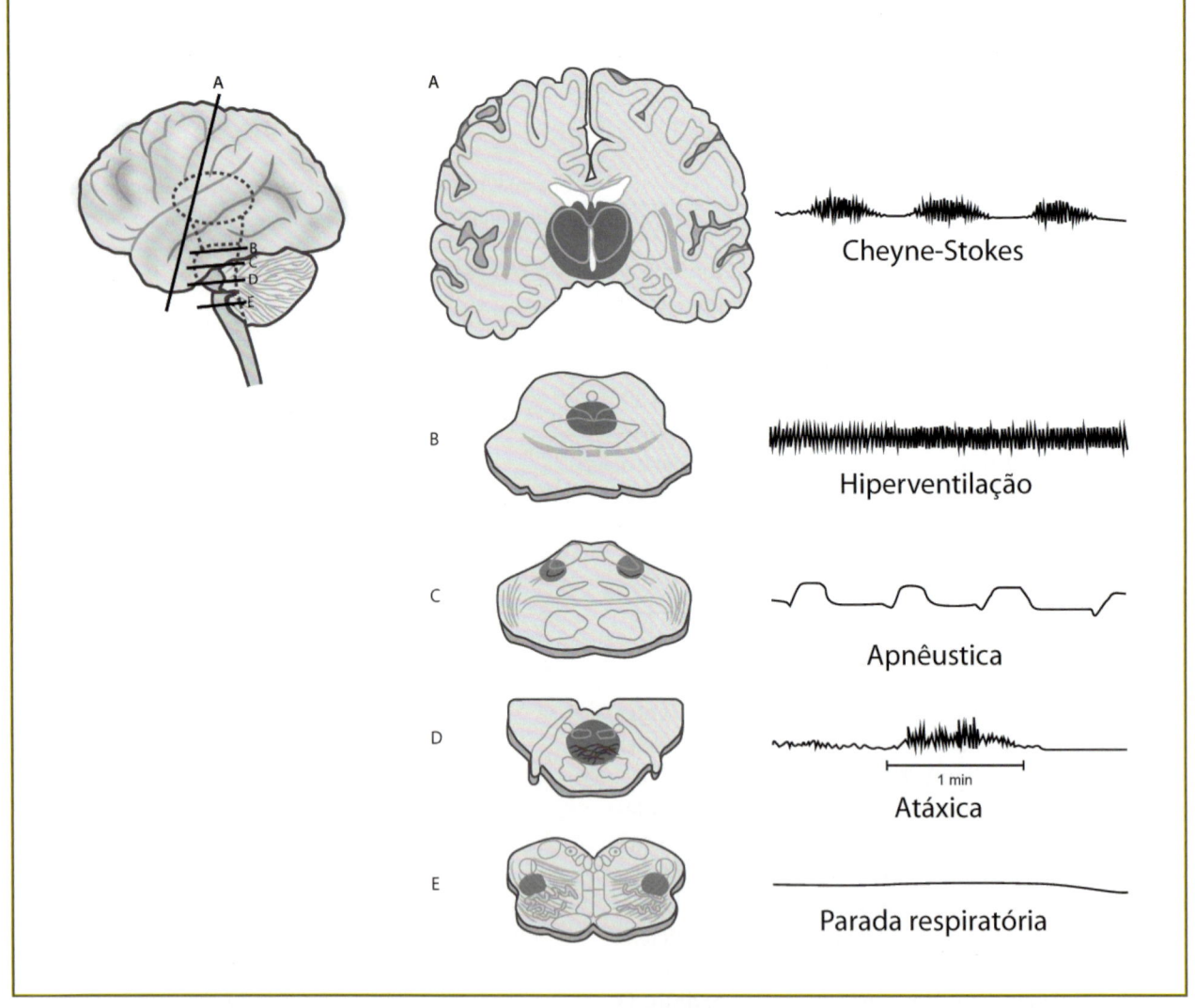

Figura 9.1.1 – Padrões respiratórios de acordo com a localização da lesão. Em casos de lesões difusas ou metabólicas, a respiração pode assumir um padrão fusiforme com períodos de apneia, chamada respiração de Cheyne-Stokes (A). Lesões mesencefálicas (B) podem causar hiperventilação. Acometimento pontino baixo (C) produz um padrão conhecido como respiração apnêustica e lesões com acometimento bulbopontino causam um padrão atáxico, ou respiração de Biot (D). Na figura (E), é demonstrada a parada respiratória.

Adaptada de Kandel ER, Schwartz JH, Jessell TM. Principles of neural science. 4th ed. New York: McGraw-Hill; 2000.

das teorias seria a presença de descarga simpática hipotalâmica e do tronco encefálico com estímulos em regiões conhecidas como "zonas-gatilho", como núcleo do trato solitário, área postrema e núcleo dorsal do vago. Estímulo simpático nessas regiões levaria à vasoconstrição sistêmica e aumento do fluxo sanguíneo pulmonar, associado a redução da complacência cardíaca e aumento do volume nas câmaras esquerdas. Como consequência, há aumento da pressão capilar pulmonar com lesão endotelial e perda de fluidos para o espaço intersticial e alveolar[1].

Outro possível mecanismo de insuficiência respiratória aguda são as lesões diretas nas vias neurais e seus centros respiratórios. Lesões traumáticas e não traumáticas medulares (como exemplo temos etiologias vasculares, imunomediadas, compressivas e infecciosas) levam à disfunção respiratória com gravidade variável, dependendo do grau e da topografia desta lesão. Lesões medulares altas podem acometer o mecanismo voluntário e involuntário da respiração, com necessidade de suporte ventilatório através de ventilação mecânica e realização de traqueostomia.

INSUFICIÊNCIA RESPIRATÓRIA CRÔNICA

Doenças extrapiramidais

Alterações respiratórias sintomáticas ou assintomáticas são relativamente comuns, porém pouco diagnosticadas nas diversas síndromes extrapiramidais.

Disritmias respiratórias são comuns na doença de Parkinson, e a gravidade do quadro se correlaciona ao grau de bradicinesia e rigidez. Alterações autonômicas e distúrbios do sono também influenciam na disfunção respiratória, assim como a presença de discinesias relacionadas ao uso de levodopa. Discinesias respiratória podem vir acompanhadas de movimentos coreiformes, e são uma importante causa de dispneia subjetiva na doença de Parkinson e nas distonias[2].

Em casos mais avançados, alterações das vias aéreas superiores e disfagia são fatores precipitantes de retenção de secreções e aspirações, levando a processos infecciosos que colaboram para a disfunção respiratória.

O acometimento respiratório é a principal causa de morte na atrofia de múltiplos sistemas. Apneia do sono ocorre em 15-30% destes pacientes. Estridor respiratório, principalmente noturno, pode ocorrer em qualquer fase da doença, e é uma importante causa de morte súbita[3]. Outras anormalidades encontradas na atrofia de múltiplos sistemas incluem hipoventilação central levando a hipercapnia e irregularidades do ritmo respiratório[4].

SISTEMA NERVOSO PERIFÉRICO

Patologias neuromusculares podem acometer os músculos propriamente ditos, nervos periféricos e as junções neuromusculares. Essas doenças também podem seguir um curso agudo, como a síndrome de Guillain-Barré e as síndromes miastênicas, ou um curso crônico como a maioria das distrofias musculares.

A insuficiência respiratória nas doenças neuromusculares se dá principalmente pela fraqueza dos músculos responsáveis pela respiração. O diafragma é o principal músculo e contribui com quase 70% do volume inspiratório em um indivíduo normal. A musculatura intercostal externa e demais músculos acessórios (esternocleiodomastóideo, escaleno, peitorais maiores e menores, trapézio, latíssimo do dorso) auxiliam na inspiração, enquanto a musculatura intercostal interna e abdominal auxilia na expiração e no reflexo da tosse. A musculatura bulbar mantém a patência das vias aéreas.

Os testes de função pulmonar nas doenças neuromusculares geralmente demonstram redução da pressão máxima expiratória e inspiratória, padrão restritivo na espirometria, aumento do volume residual e preservação da capacidade vital funcional. A fraqueza muscular reduz o fluxo aéreo, causando redução gradual na capacidade vital e consequentemente levando à hipoventilação, hipercapnia e insuficiência respiratória do tipo 2 (hipoxemia com retenção de CO_2).

Doenças do neurônio motor

Esclerose lateral amiotrófica (ELA)

Insuficiência respiratória é a principal causa de morte nos estágios avançados de ELA. A patogênese é multifatorial e inclui fraqueza diafragmática, devido à perda de células do corno anterior da medula cervical, fraqueza da caixa torácica, por perda de neurônios motores torácicos, e acometimento bulbar. Indicadores de envolvimento bulbar incluem fala anasalada, redução do reflexo nauseoso, paresia da elevação do palato e da musculatura facial, disfagia e aspirações se manifestando como novos episódios de tosse. Provas pulmonares são eficazes no monitoramento da evolução da doença[5].

Uma das avaliações de função pulmonar mais amplamente utilizadas em pacientes com doenças do neurônio motor é a capacidade vital forçada (CVF). O uso de ventilação não invasiva deve ser instituído no início da queixa de dispneia, quando ocorrer queda de 50% do valor da normalidade do CVF ou quando houver rápido decremento em análises comparativas[6]. A sensibilidade da análise da CVF pode ser reduzida em paciente com grave acometimento bulbar ou apraxia dos músculos faciais. Nessa ocasião, pressões nasais inspiratórias menores que 40 cmH$_2$0 podem ser um indicador sensível para a insuficiência respiratória.

O maior avanço em qualidade de vida e sobrevida até o momento para esses pacientes é a formação de uma equipe multidisciplinar especializada. Um estudo populacional realizado na Irlanda demonstrou que indivíduos assistidos por estas equipes obtiveram uma sobrevida 7,5 meses maior em comparação aos pacientes que receberam acompanhamento apenas por um neurologista clínico. A mortalidade em 1 ano reduziu aproximadamente 30%, o que é comparável à redução de mortalidade em 1 ano observada nos ensaios clínicos com o uso do riluzol, na mesma época[7].

O uso de ventilação não invasiva se provou como uma terapia modificadora de doença em esclerose lateral amiotrófica, assim como a otimização do *status* nutricional. A ventilação não invasiva geralmente é realizada através de mecanismos de pressão positiva em dois níveis (BiPAP), e a realização de traqueostomia pode ser indicada em estágios mais avançados.

Neuropatias

Síndrome de Guillain-Barré

O grupo das polirradiculopatias desmielinizantes inflamatórias agudas, tendo a síndrome de Guillain-Barré como etiologia principal, representa uma importante causa de insuficiência respiratória. A patogênese inclui a desmielinização do nervo frênico com consequente paresia diafragmática, fraqueza dos músculos intercostais e demais músculos acessórios da respiração. Outro fator contribuinte é a disautonomia apresentada por parte dos acometidos.

Sinais precoces de desconforto respiratório, como tosse fraca, fala entrecortada, taquipneia, uso de musculatura acessória, dificuldade em contar números com uma respiração, devem ser avaliados frequentemente para não se retardar a necessidade de ventilação mecânica. Outros achados que indicam a necessidade da ventilação mecânica incluem capacidade vital forçada (CVF) menor que 20 mL/kg ou abaixo de 50% do valor de base, pressão inspiratória máxima acima de −30 cmH$_2$O e pressão expiratória máxima abaixo de 40 cmH$_2$O[8].

Neuropatia do doente crítico

Em um ambiente de terapia intensiva, a dificuldade em desmame da ventilação mecânica pode representar inúmeras condições neuromusculares que ocorrem em pa-

ciente com síndrome da resposta inflamatória sistêmica (SIRS).

Esse é o principal quadro clínico apresentado em indivíduos com neuropatia ou miopatia do doente crítico. A SIRS está presente em 20-50% dos pacientes com necessidade de cuidados intensivos, e o acometimento do sistema nervoso periférico se relaciona possivelmente à liberação de citocinas e demais mediadores inflamatórios.

A neuropatia do doente crítico apresenta um predomínio motor, como uma polineuropatia axonal e igualmente distribuída como fraqueza em grupos musculares proximais e distais. A musculatura facial geralmente encontra-se preservada. A presença de atrofia muscular está presente em até 30% dos casos, e o acometimento sensitivo distal em menos de 1/3 destes[9].

Os estudos eletrofisiológicos são consistentes com uma polineuropatia axonal sensitivo-motora de predomínio distal. Os achados iniciais incluem a redução da amplitude dos potenciais de ação musculares compostos (CMAP) e dos potenciais de ação sensitivos (SNAP), com velocidade de condução e latência distal normal ou discretamente reduzida. Atividade espontânea anormal se inicia em torno de 14 dias após a resposta inflamatória sistêmica.

A condição sistêmica associada à neuropatia é responsável por uma mortalidade de até 50% dos pacientes, e as recomendações para o manejo clínico incluem a prevenção e tratamento agressivo da sepse e disfunção orgânica, não havendo evidências no benefício do uso e imunoglobulinas ou demais imunomoduladores[10].

Patologias da junção neuromuscular

Doenças da junção neuromuscular (JNM) podem ocorrer em qualquer idade em pacientes com fraqueza da musculatura respiratória, e suas causas mais comuns são doenças autoimunes, paraneoplásicas e alterações toxicometabólicas.

A flutuabilidade dos sintomas durante o dia pode sugerir um quadro de miastenia *gravis*. Até 20% dos pacientes com sua forma generalizada irão desenvolver crise miastênica, caracterizada por insuficiência respiratória com necessidade de ventilação mecânica. As descompensações do quadro miastênico ocorrem frequentemente por infecções, uso de medicações, uso de contraste iodado ou algum outro fator estressor, como cirurgias e gestação. O diagnóstico precoce de insuficiência respiratória em pacientes com doenças da junção neuromuscular deve ser realizado, e a ventilação mecânica invasiva não deve ser postergada em casos selecionados. Sinais que auxiliam no diagnóstico precoce e na consideração de intubação orotraqueal eletiva incluem redução da capacidade vital abaixo de 20 mL/kg do peso ideal, redução da pressão inspiratória máxima abaixo de -30 cmH$_2$0, sinais de desconforto respiratório ou dificuldade no manejo de secreções orais e tosse ineficaz[11].

Quadros de desconforto respiratório em pacientes miastênicos também podem estar relacionados ao tratamento da doença, devido ao uso excessivo de drogas anticolinesterásicas. Ocorre um aumento das secreções, com sialorreia, miose, sudorese, diarreia e fasciculações, caracterizando uma crise colinérgica. Podem ocorrer broncoespasmos e, devido à diminuição do reflexo de tosse, broncoaspiração.

Nos pacientes em ventilação mecânica, a retirada dos anticolinesterásicos é indicada para reduzir a secreção das vias aéreas, e o tratamento do fator precipitante, com realização de terapia específica com imunoglobulina humana ou plasmaférese está indicado.

Miopatias

Distrofias musculares

As distrofias musculares são entidades genéticas, degenerativas e progressivas, com acometimento muscular como principal sintoma. As distrofinopatias podem se manifestar com diferentes fenótipos, e têm a distrofia muscular de Duchenne como uma de suas principais representantes.

Redução progressiva da função pulmonar é a principal causa de morte nos pacientes acometidos pela distrofia muscular de Duchenne. O quadro se inicia geralmente por volta dos 3 a 5 anos de idade, com atraso do desenvolvimento dos marcos motores e quedas frequentes, com dificuldade para corridas e saltos. Sinais respiratórios se iniciam por volta dos 8 anos de idade, com fraqueza progressiva da musculatura inspiratória e expiratória, deformidades torácicas por cifoescoliose progressiva, e congestão pulmonar por insuficiência cardíaca, além de quadro associado a infecções pulmonares de repetição.

A função pulmonar deve ser monitorizada regularmente por um pneumologista, com realização de espirometria em posição supina e ortostática. Ventilação não invasiva, principalmente no período noturno, associada a frequente higiene pulmonar, reduz o risco de infecções com melhora da qualidade de vida. Traqueostomia e ventilação mecânica são escolhas por vezes realizadas por pacientes e familiares em estágios mais avançados da doença.

As distrofias miotônicas são doenças autossômicas que devem ser caracterizadas como distúrbios sistêmicos com envolvimento de múltiplos sistemas. Descrita há mais de 100 anos, a distrofia miotônica do tipo 1 pode afetar a força muscular, tônus, sistema cardíaco, sistema respiratório, cognição, sono, visão e sistema endócrino. A fraqueza da musculatura respiratória predispõe a infecções e hipoxemia noturna. Mais de 30% dos pacientes com distrofia miotônica do tipo 1 apresentam fadiga e sonolência excessiva diurna; queixas pouco valorizadas nesta população. A investigação de distúrbios do sono e seu tratamento pode melhorar a qualidade de vida destes pacientes.

Miopatia do doente crítico

Como referido sobre neuropatia do doente crítico, a miopatia também pode se apresentar em unidades intensivas como dificuldade do desmame ventilatório, principalmente em indivíduos expostos a altas doses de corticosteroides ou bloqueadores neuromusculares. A distinção entre neuropatia e miopatia do doente crítico por vezes é difícil, e em muitos casos, há a combinação dessas duas entidades.

Em uma grande série de casos relacionados a fraqueza em unidades de terapia intensiva, a presença de miopatia do doente crítico foi 3 vezes maior em comparação à neuropatia[12].

O exame físico mais comumente se caracteriza por fraqueza de tronco e musculatura proximal dos membros. Os níveis da enzima CPK podem estar normais ou discretamente alterados. Estudos neurofisiológicos podem complementar a investigação e, nos pacientes com ausência de neuropatia, as amplitudes dos potenciais de ação sensitivos (SNAP) são normais, com uma redução importante na amplitude dos potenciais de ação musculares compostos (CMAP). O estudo eletromiográfico apresenta características de miopatia, e a biopsia muscular demonstra atrofia de fibras do tipo 1, fibras musculares necróticas e perda dos filamentos de miosina visualizados na coloração com adenosina trifosfatase (ATPase)[13].

Outras miopatias

Muitas miopatias podem levar à disfunção respiratória por mecanismos diversos, levando à fraqueza muscular, disfunção das vias aéreas e deformidades anatômicas, como cifoescoliose e rigidez torácica. Essas alterações causam disfunções respiratórias de padrão restritivo, com redução da CVF, redução do volume pulmonar total e em sua complacência. Pacientes portadores de miopatias crônicas devem ter avaliações da sua função pulmonar desde o início do diagnóstico, e um monitoramento frequente, de acordo com sua patologia de base.

As pressões inspiratórias e expiratórias são úteis para detectar precocemente essas disfunções, e o uso da pressão de pico (*peak flow*) e volume expiratório forçado no 1º segundo (VEF$_1$) podem auxiliar no monitoramento, dependendo das características peculiares de cada paciente[14].

REFERÊNCIAS

1. Ridenti FAS. Neurogenic pulmonary edema: a current literature review. Rev Bras Ter Intensiva. 2012;24:91.

2. Braun N, Abd A, Baer J, Blitzer A, Stewart C, Brin M. Dyspnea in dystonia. A functional evaluation. Chest 1995;107:1309.

3. Silber MH, Levine S. Stridor and death in multiple system atrophy. Mov Disord. 2000;15:699.

4. Isozaki E, Naito A, Horiguchi S, Kawamura R, Hayashida T, Tanabe H. Early diagnosis and stage classification of vocal cord abductor paralysis in patients with multiple system atrophy. J Neurol Neurosurg Psychiatry. 1996;60:399.

5. Lyall RA, Donaldson N, Polkey MI, Leigh PN, Moxham J. Respiratory muscle strength and ventilatory failure in amyotrophic lateral sclerosis. Brain. 2001;124:2000-13.

6. Chen R, Grand'Maison F, Strong MJ, Ramsay DA, Bolton CF. Motor neuron disease presenting as acute respiratory failure: a clinical and pathological study. J Neurol Neurosurg Psychiatry. 1996;60:455-8.

7. Traynor BJ, Alexander M, Corr B, Frost E, Hardiman O. Effect of a multidisciplinary amyotrophic lateralsclerosis (ALS) clinic on ALS survival: a population based study, 1996-2000. J Neurol Neurosurg Psychiatry. 2003;74(9):1258-61.

8. Chevrolet JC, Deleamont P. Repeated vital capacity measurements as predictive parameters for mechanical ventilation need and weaning success in the Guillain-Barré syndrome. Am Rev Respir Dis. 1991;144:814-8.

9. Zifko UA, Zipko HT, Bolton CF. Clinical and electrophysiological findings in critical illness polyneuropathy. J Neurol Sci. 1998;159:186-93.

10. de Jonghe B, Sharshar T, Lefaucheur JP, Authier FJ, Durand-Zaleski I, Boussarsar M, et al.; Groupe de Réflexion et d'Etude des Neuromyopathies en Réanimation. Paresis acquired in the intensive care unit: a prospective multicenter study. JAMA. 2002 Dec 11;288(22):2859-67.

11. Jani-Acsadi A, Lisak RP. Myasthenic crisis: guidelines for prevention and treatment. J Neurol Sci 2007; 261:127-33.

12. Lacomis D, Petrella JT, Giuliani MJ. Causes of neuromuscular weakness in the intensive care unit: a study of ninety-two patients. Muscle Nerve. 1998;21(5):610-7.

13. King WM, Kissel JT. Multidisciplinary approach to the management of myopathies. Conttinuum (Minneap). 2013;19(6):1650-73.

14. Birnkrant DJ, Bushby KM, Amin RS, Bach JR, Benditt JO, Eagle M, et al. The respiratory management of patients with duchenne muscular dystrophy: a DMD care considerations working group specialty article. Pediatr Pulmonol. 2010;45(8):739-48.

Efeitos neurológicos das disfunções respiratórias

Heitor Ettori

Rodrigo Athanazio

José Luiz Pedroso

INTRODUÇÃO

O cérebro, assim como diversos outros órgãos do corpo humano, sofre influência do mau funcionamento do sistema respiratório. Diversas doenças pulmonares, assim como alterações fisiológicas, como, por exemplo, grandes altitudes, podem afetar negativamente o funcionamento cerebral. As manifestações neurológicas podem ocorrer agudamente ou de forma insidiosa a depender das características de lesão ou adaptação pulmonar.

É válido ressaltar que o cérebro é amplamente regulado pelo equilíbrio acidobásico do corpo. O controle deste equilíbrio sofre influência direta de uma adequada capacidade ventilatória e de troca gasosa do indivíduo, podendo sofrer influência de alterações tanto agudas como crônicas. Repercussões neurológicas importantes em decorrência de hipoxemia aguda são vistas com períodos tão curtos quanto 30 minutos. Por outro lado, pneumopatias crônicas que cursam com declínio progressivo da PaO_2 e/ou aumento da $PaCO_2$ também impactam no adequado funcionamento cerebral. Desta forma, a interação entre cérebro e pulmão deve ser cuidadosamente avaliada durante a investigação das doenças neurológicas, tanto pela possibilidade de as alterações pulmonares serem causas de manifestações neurológicas como por agirem como fatores de agravamento do quadro clínico.

HIPOXIA

Diversas doenças tanto pulmonares como cardíacas podem cursar com hipoxia. Disfunção cerebral geralmente ocorre quando ocorre redução da pressão parcial de oxigênio abaixo de 40 mmHg. Hipoxia aguda resulta em alteração transitória da função cognitiva semelhante à induzida pela intoxicação alcóolica.

É importante diferenciar as alterações cerebrais induzidas apenas pela redução da oferta de oxigênio daquelas decorrentes de isquemia que são consequência de períodos maiores de hipoxia e estão associadas a alteração estrutural cerebral. Pacientes com parada cardiorrespiratória podem desenvolver encefalopatia anóxica, que é caracterizada por isquemia das células neuronais e alterações irreversíveis[1,2].

Alterações relacionadas meramente a hipoxia cerebral podem ser visualizadas em indivíduos que se expõem a altas altitudes. Sintomas como cefaleia, insônia, anorexia, náuseas, vômitos e redução da capacidade cognitiva podem ocorrer, principalmente em altitudes acima de 2.500 metros. Os sintomas podem ser ainda mais intensos quanto mais abruptamente ocorrer a exposição a grandes altitudes e quanto maior for a altura. Em altitudes acima de 3 mil metros, podem ocorrer cefaleia intensa, *delirium*, alucinações, ataxia e até mesmo convulsão. Nestes casos, tratamento profilático com acetazolamida e dexametasona pode ser eficaz. Entretanto, uma vez instalados os sintomas, doses maiores de dexametasona podem ser usados com o objetivo de minimização dos sintomas[3].

Estudos com alpinistas revelaram que as alterações relacionadas à exposição a hipoxia ocorrem agudamente e podem persistir por longos períodos. Testes simples de memória e coordenação motora estão alterados no momento em que estes indivíduos atingem elevadas altitudes como o pico do monte Everest (8.854 metros) e persistem, em menor intensidade, até 12 meses após[3].

Desta forma, diversos estudos na literatura vêm revelando uma alta associação entre pneumopatias crônicas e diminuição da capacidade cognitiva. Tais descrições já foram relatadas em pacientes com doenças fibrosantes pulmonares, hipertensão pulmonar e doença pulmonar obstrutiva crônica (DPOC)[4].

HIPERCAPNIA

A hipercapnia (elevação da $PaCO_2$ acima de 46 mmHg) pode se instalar tanto aguda como cronicamente.

Hipercapnia aguda

A instalação aguda da elevação dos níveis de CO_2 está associada a manifestações neurológicas ainda mais graves. Quanto mais rápida e mais intensa esta elevação, piores serão as manifestações clínicas. Encefalopatia e até mesmo crises convulsivas já foram relatadas com níveis de CO_2 acima de 75 mmHg.

O CO_2 é um gás de extrema difusibilidade pela barreira hematoencefálica. Desta forma, o cérebro está particularmente vulnerável a alterações séricas do pH em detrimento de acúmulo rápido de gás carbônico. O mesmo não ocorre nos casos de acidose metabólica, quando o processo de consumo de bases se instala de forma mais lenta, permitindo uma melhor adaptação do sistema neurológico e compensação do pH cerebral. O processo de narcose induzida pelo CO_2 leva à acidose sérica e cerebral. Um potente efeito inibitório dos íons de hidrogênio no receptor pós-sináptico de glutamina foi descrito, e pode ser uma das vias responsáveis pela encefalopatia aguda da hipercapnia, uma vez que a glutamina é um dos mais importantes neurotransmissores excitatórios do organismo[5].

Hipercapnia crônica

A insuficiência respiratória crônica é a causa mais comum de hipercapnia. Pacientes portadores de insuficiência respiratória crônica podem apresentar uma síndrome caracterizada por cefaleia, papiledema, asterixis e alteração de consciência com tremores de extremidades. Estas manifestações tendem a ser reversíveis à medida que tratamentos que resultem em redução dos níveis de gás carbônico sejam instituídos.

A cefaleia está associada ao aumento da pressão intracraniana que ocorre em decorrência da vasodilatação induzida pela hipercapnia e consequente edema cerebral. O aumento da pressão intracraniana também é responsável pelo papiledema, que, em alguns casos, pode progredir com perda visual. Alterações do eletroencefalograma também podem ser observadas em alguns casos, comumente caracterizadas por lentificação de ondas delta e teta.

Apesar de o corpo humano conseguir suportar níveis elevados de $PaCO_2$ quando instalados de forma lenta e progressiva, os níveis normalmente encontrados não ultrapassam 68 mmHg. O sistema de equilíbrio ácido-base é fundamental para manutenção da homeostase corporal, com participação dos rins na produção de bicarbonato com o intuito de tamponar a elevada produção de ácido carbônico.

Esses pacientes devem ter uma abordagem terapêutica agressiva que envolva o tratamento e compensação da pneumopatia subjacente. Pacientes com DPOC devem receber terapia broncodilatadora, e indivíduos obesos com apneia do sono devem ser orientados a perda de peso e uso de CPAP (*continuous positive airway pressure*). Além disso, todos os pacientes com hipercapnia crônica devem ser avaliados quanto à necessidade de suporte ventilatório não invasivo com dois níveis de pressão (BIPAP), e orientados quanto ao risco de uso de drogas sedativas que podem inibir ainda mais a ventilação[6].

HIPOCAPNIA

A hipocapnia também pode se instalar tanto aguda como cronicamente. O volume-minuto respiratório é dependente tanto da frequência respiratória como do volume corrente. A taquipneia e hiperventilação, isoladamente ou em conjunto, podem levar ao aumento da ventilação pulmonar com consequente redução dos níveis de CO_2.

Hipocapnia aguda

A redução rápida dos níveis de CO_2 podem levar a sintomas como tontura, síncope, parestesias e alteração do nível de consciência. Estes mesmos sintomas podem ser reproduzidos em indivíduos normais durante manobras de hiperventilação, corroborando uma relação de causa-efeito entre hipocapnia aguda e sintomas relacionados à síndrome de hiperventilação (Tabela 9.2.1)[7].

Pacientes asmáticos apresentam alta incidência de hipocapnia, principalmente durante eventos de agudização da doença (crise asmática). Contudo, é importante ressaltar que em crises graves pode ocorrer falência respiratória e fadiga muscular. Consequentemente, ocorre redução da ventilação, acúmulo de CO_2 e alterações relacionadas à hipercapnia. Desta forma, pacientes asmáticos em crise devem ser cuidadosamente avaliados quanto aos níveis de CO_2 através de gasometria arterial.

A síndrome de hiperventilação primária é uma doença idiopática que geralmente ocorre na terceira década de vida e, predominantemente, em mulheres. Os sintomas em decorrência da hipocapnia induzida podem ser tão graves como desenvolvimento de síncope. Para o diagnóstico diferencial de epilepsia e crise convulsiva, o eletroencefalograma pode ser realizado durante a crise, excluindo anormalidades no traçado eletroencefalográfico. Além disso, muitas vezes podem ocorrer manifestações de parestesias assimétricas que merecem investigação adicional.

A hipocapnia resulta em vasoconstrição cerebral, desequilíbrio no balanço iônico do cálcio e desvio da curva de dissociação da oxi-hemoglobina com redução da oferta de oxigênio para o tecido periférico. A curva de dissociação da oxi-hemoglobina é altamente dependente do pH sérico. Desta forma, a redução da $PaCO_2$ leva a uma alcalose sérica dificultando a liberação do oxigênio da hemoglobina e, consequentemente, dificultando o metabolismo na microcirculação.

Tabela 9.2.1 – Principais sintomas descritos em pacientes com síndrome de hiperventilação.

SINTOMAS	PORCENTAGEM (N=78)
Neurológicos	
Tontura	59
Parestesias	36
Perda de consciência	31
Distúrbio visual	28
Cefaleia	22
Ataxia	18
Tremor	10
Zumbido	3
Cardiorrespiratórios	
Dispneia	53
Palpitações	42
Desconforto torácico	8
Gastrointestinais	
Náuseas	16
Dor abdominal	1
Vômitos	1

Hipocapnia crônica

Alcalose respiratória sustentada é um achado comum e, muitas vezes diagnóstico, de algumas doenças metabólicas. Encefalopatia hepática, sepse e intoxicação por salicilatos são algumas das doenças metabólicas que podem cursar com hipocapnia.

Apesar de manifestações neurológicas induzidas por hipocapnia crônica não estarem totalmente elucidadas, acredita-se que a alcalose induzida por esta manifestação esteja relacionada com alteração do balanço do fosfato sérico (mais precisamente hipofosfatemia) e diminuição da oferta periférica de O_2 decorrente da alteração da dissociação da curva da oxi-hemoglobina.

ESPIRRO

O espirro é um importante mecanismo de defesa da via aérea, agindo como ato reflexo para eliminação de vírus e bactérias. O ato coordenado do espirro é centralmente regulado por uma região caudal do cérebro, próximo ao núcleo ambíguo. Estímulos do lobo temporal podem induzir a crises de espirro, sugerindo relação cortical com o ato de espirrar.

Um reflexo comum relacionado ao desencadeamento do ato de espirrar ocorre quando alguns indivíduos se expõem subitamente a intensa luminosidade. Num estudo envolvendo estudantes de medicina, este reflexo foi encontrado em 80% das famílias dos alunos que apresentavam espirros induzidos por exposição súbita à luz. Desta forma, foi sugerido que este reflexo seja determinado por uma herança autossômica dominante[8].

SOLUÇO

O soluço caracteriza-se por um ato inspiratório violento, ocorrendo devido a uma súbita contração involuntária (espasmódica) e repetida do diafragma (de uma ou das duas hemicúpulas) e da musculatura intercostal externa, interrompido por um fechamento repentino, momentâneo e concomitante das pregas vocais, que suspende o intercâmbio aéreo, produzindo um ruído rouco. Trata-se de um reflexo sobreposto a uma respiração normal que desencadeia um arco reflexo transmitido pelo nervo vago e por fibras sensitivas do nervo frênico, em seu ramo aferente, e pelas fibras motoras, em seu ramo eferente.

A fisiopatologia e conexões centrais deste ato reflexo não são bem definidas. Tem-se que o arco reflexo possa estar relacionado ao nervo frênico numa cadeia simpática e ao nervo vago e suas ramas. Hipoteticamente, o ramo aferente do arco reflexo tem uma continuação em centrais cerebelares respiratórias, na formação reticular ativadora ascendente e no hipotálamo, que agem como mediadores centrais e, finalmente, os nervos da glote e músculos intercostais como ramo eferente. O rombencéfalo também participa deste evento, pois faz parte do sistema parassimpático bulbar e relaciona as fibras eferentes compostas pelos nervos frênico, vago, laríngeo, recorrente e intercostais, entre as vértebras torácicas

1 e 11. O nervo vago e o frênico são membros do reflexo do soluço, e as fibras simpáticas torácicas de 6 a 12, associam o soluço a uma variedade de distúrbios intra-abdominais e intratorácicos[9].

Diversas doenças sistêmicas e neurológicas, assim como alguns medicamentos, estão associadas a soluço persistente ou de difícil controle. Alterações diafragmáticas como hérnias, neoplasia cerebral, esclerose múltipla, herpes-zóster torácico e infarto agudo do miocárdio são algumas doenças relacionadas a esta manifestação. Soluço de difícil controle ocorre mais comumente em homens do que em mulheres.

A frequência, mas não a amplitude, do soluço é modulada pela $PaCO_2$. A frequência do soluço é reduzida conforme níveis sérios de CO_2 se elevam e vice-versa.

Estimulação faríngea pode ser usada na tentativa de controle dos sintomas de soluço. Esta manobra aumenta o tônus vagal. Desta forma, o soluço ocorre com maior frequência em situações de inspiração máxima, visto que o estímulo vagal é inibido durante insuflação pulmonar máxima.

Atualmente, o medicamento mais comumente utilizado para o controle de soluço é a clorpromazina, apesar do aumento do uso de baclofeno e gabapentina[10].

APNEIA OBSTRUTIVA DO SONO

A síndrome da hipopneia ou apneia obstrutiva do sono (SAOS) é caracterizada por episódios repetidos de apneia e hipopneia que ocorrem durante o sono, levando à hipersonolência diurna e a alterações cardiorrespiratórias. Estima-se que 2% a 4% da população adulta de meia-idade sejam afetados por esta síndrome. A apneia obstrutiva do sono pode conduzir, a longo prazo, a importantes alterações cardiovasculares e neuropsicológicas, com implicações socioeconômicas graves. O ronco, por sua vez, pode interferir de forma significativa na vida social do paciente.

Queixas comuns desses pacientes incluem fadiga, hipersonolência diurna, muitas vezes com relatos de acidentes de trânsito ou de trabalho em virtude da dificuldade para prestar atenção, irritabilidade, diminuição da libido e impotência, além de cefaleia matutina (relacionada à hipercapnia noturna e alterações na pressão e no fluxo sanguíneo cerebral). Algumas características físicas chamam a atenção para o diagnóstico de SAOS: retrognatia, palato mole redundante, hipertrofia amigdaliana, obesidade, hipertensão arterial e desvio de septo nasal[11].

A SAOS está relacionada a diversas alterações endoteliais induzidas por estado de ativação simpática exacerbado durante um sono não reparador. As alterações vasculares levam a um aumento considerável do risco

cardiovascular, estando mais associado a cardiopatias como hipertensão arterial, arritmias e doença coronariana. Consequentemente, o leito vascular cerebral também pode ser acometido. O ronco é um fator de risco independente para acidente vascular cerebral (AVC), assim como a frequência de eventos de hipopneia e apneia durante o sono de portadores de SAOS se correlacionou com risco aumentado de AVC e ataque isquêmico transitório[12].

Outras manifestações neurológicas também já foram descritas relacionadas a SAOS. Como os pacientes apresentam risco aumentado de infartos cerebrais, assim como são submetidos a diversos episódios de hipoxia durante a noite, é plausível a possibilidade de maior ocorrência de distúrbios cognitivos neste grupo de pacientes. Quanto maior a gravidade da SAOS, maior o déficit cognitivo observado. Diversas funções cognitivas podem ser afetadas, tais como coeficiente de inteligência, atenção, memória imediata e tardia e função motora coordenada.

O tratamento da apneia obstrutiva do sono consiste na maioria dos casos no uso de suporte ventilatório não invasivo. O CPAP é eficaz em reduzir e, em muitos casos, até mesmo eliminar os eventos de apneia. O tratamento da SAOS mostrou-se eficaz em reduzir o risco de eventos cardíacos e vasculares cerebrais. Além disso, é importante ressaltar que comumente estes pacientes apresentam excesso de peso, sendo fundamental a orientação de perda de peso.

EXAMES DE AVALIAÇÃO PULMONAR NO CONTEXTO DAS DOENÇAS NEUROLÓGICAS

Abaixo a descrição dos principais exames que devem ser solicitados durante avaliação pulmonar do paciente com doenças neurológicas.

Gasometria arterial

A gasometria arterial é um exame simples e amplamente disponível que fornece informações relevantes sobre a troca gasosa do paciente. É fundamental para confirmação da presença de hipoxemia através níveis de PaO_2 < 60 mmHg ou saturação de oxigênio ($SatO_2$) < 90% que devem ser anteriormente avalidos por medidas não invasivas de oximetria de pulso.

Além disso, dados sobre os níveis de $PaCO_2$ são extremamente relevantes para análise da ventilação pulmonar. Inúmeras doenças neurológicas cursam com redução de força muscular e diminuição do volume-minuto pulmonar. Desta forma, a retenção crônica de CO_2 é um marcador importante de progressão da doença, tendo inclusive valor prognóstico em várias doenças. Os pacientes com hipoventilação crônica tendem a apresentar níveis crescentes de CO_2, evoluindo para insuficiência respiratória crônica do tipo 2.

O organismo possui mecanismos compensatórios para manter o equilíbrio acidobásico. Como a retenção de CO_2 leva a um aumento de ácidos circulantes, existe um estímulo da produção renal de bicarbonato para manutenção do pH corporal. Desta forma, os pacientes crônicos tendem a apresentar níveis elevados de CO_2 associados a pH normal e níveis elevados de bicarbonato. A avaliação do pH é uma medida importante nos pacientes que são portadores de hipoventiação crônica, uma vez que a mudança de um pH normal para níveis mais baixos (ácido) está relacionado a quadros de agudização da doença de base.

Função pulmonar

A avaliação funcional do pulmão pode ser feita por diversas técnicas com finalidades distintas. Apresentaremos os principais exames que auxiliam no acompanhamento dos pacientes com doenças neurológicas.

A espirometria associada à medida de pressões respiratórias estáticas máximas devem ser os exames inicialmente solicitados. São exames simples e de fácil acesso.

A espirometria geralmente identifica um distúrbio restritivo nas doenças neuromusculares. O paciente não apresenta limitação obstrutiva ao fluxo aéreo e, consequentemente, apresenta uma relação entre o volume expiratório forçado no primeiro segundo (VEF1) e capacidade vital forçada (CVF) normal (acima de 70%). Uma vez afastada a presença de um distúrbio obstrutivo com uma relação VEF1/CVF > 70%, a avaliação dos valores de CVF são importantes para determinação da ocorrência ou não de uma doença restritiva. Valores abaixo de 80% do predito são sugestivos de doença restritiva (Figura 9.2.1). Diante de uma suspeita clínica associada ao achado de redução de valores de CVF, a probabilidade de se tratar de um distúrbio restritivo é alta, entretanto é necessária uma confirmação através da medida de volumes pulmonares (pletismografia).

Muitas doenças como esclerose lateral amiotrófica e miopatias utilizam valores seriados da CVF na espirometria como protocolo de seguimento dos pacientes. A redução gradual dessa medida está relacionada a pior prognóstico e deve ser usada como determinante para indicação de ventilação não invasiva como medida terapêutica.

A medida de pressões respiratórias estáticas máximas (pressão inspiratória máxima [PImáx] e pressão expiratória máxima [PEmáx]) é uma forma não invasiva e

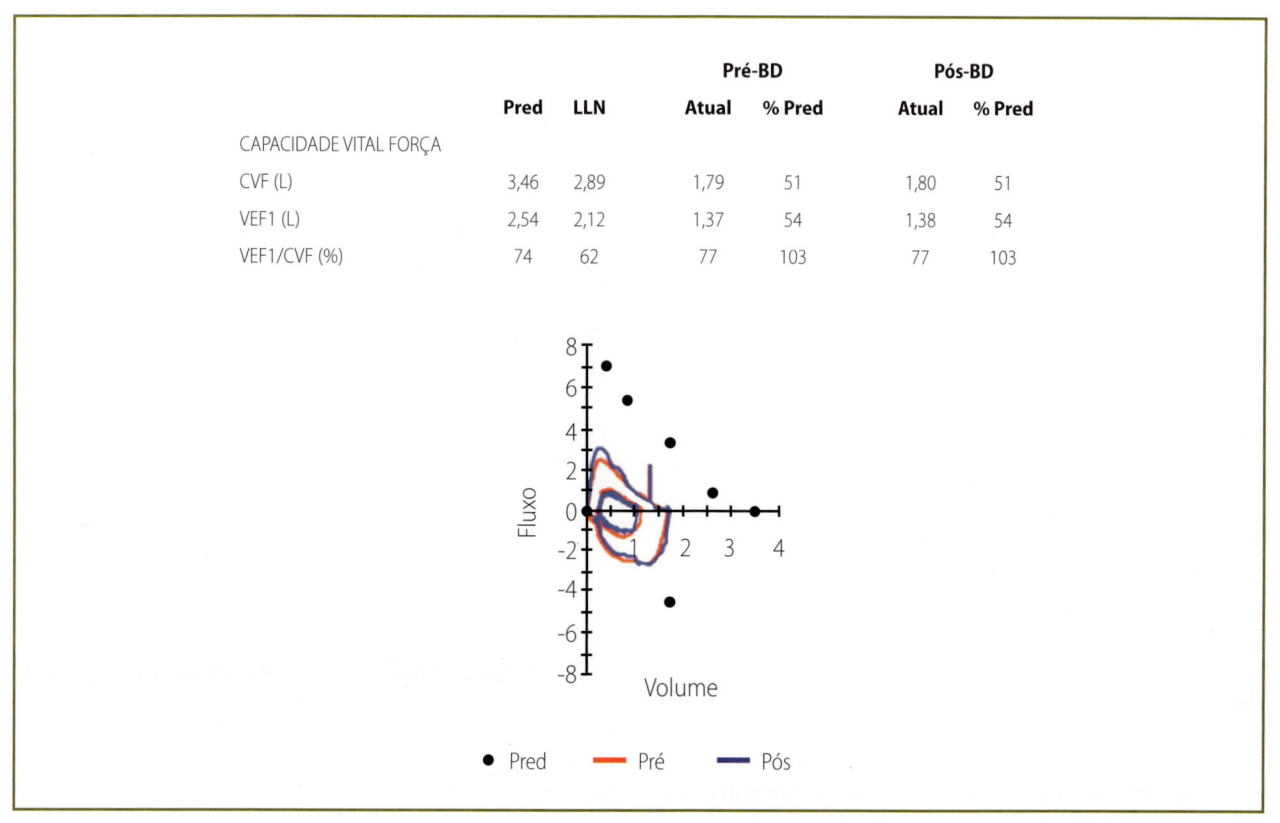

	Pred	LLN	Pré-BD		Pós-BD	
			Atual	% Pred	Atual	% Pred
CAPACIDADE VITAL FORÇA						
CVF (L)	3,46	2,89	1,79	51	1,80	51
VEF1 (L)	2,54	2,12	1,37	54	1,38	54
VEF1/CVF (%)	74	62	77	103	77	103

Figura 9.2.1 – Espirometria de um paciente com distrofia muscular apresentando redução da CVF. Observar o formato da curva fluxo-volume mostrando redução de valores esperados em relação ao predito (linha pontilhada).

objetiva de avaliação da força dos músculos respiratórios. Diversas doenças do neurônio motor, assim como miopatias, podem cursar com alteração dessas medidas. Assim como a CVF na espirometria, essas medidas podem ser usadas como ferramenta de seguimento clínico dos pacientes. Valores abaixo de 60% do predito estão relacionados a sintomas pulmonares.

A pletismografia é um exame mais complexo, no qual o paciente realiza manobras ventilatórias numa cabine. Desta forma, é possível mensurar o volume de ar que permanece nos pulmões ao final de uma expiração completa. Este volume é denominado volume residual (VR) e, uma vez medido, permite a avaliação da capacidade pulmonar total (CPT). A CPT é a medida mais fidedigna para confirmar se o paciente possui doença pulmonar restritiva ou não. Valores de CPT abaixo de 80% confirmam o diagnóstico de doença restritiva pulmonar.

Um achado patognomônico de doenças neuromusculares é a associação na pletismografia de um VR aumentado com CPT reduzida. O achado de VR aumentado na pletismografia sugere um distúrbio obstrutivo com aprisionamento aéreo. Entretanto essas doenças cursam com CPT normal ou aumentada. Por outro lado, achado de CPT reduzida ocorre nas doenças restritivas que cursam com VR também reduzido. Essa associação de VR aumentado e CPT reduzida nas doenças neuromusculares é explicada pela fraqueza muscular tanto do estímulo inspiratório como expiratório. Uma vez que o paciente não apresenta força muscular adequada, ele não consegue obter manobras máximas tanto na inspiração como na expiração. Desta forma, nem o VR diminui o esperado na expiração como a CPT não se eleva o suficiente na inspiração.

Por fim, o teste de difusão de monóxido de carbono pode ser realizado para avaliação da troca gasosa pulmonar. Pacientes com hipoxemia tendem a apresentar níveis baixos de difusão do CO (DLCO). Entretanto, é importante relembrar que a maior parte das doenças neurológicas não afeta a membrana alveolocapilar. A hipoxemia é decorrente da hipoventilação. Desta forma, o distúrbio primário não é o pulmão, mas a caixa torácica. A simples divisão do DLCO pelo volume alveolar (medido também nesta técnica) leva a uma normalização dos valores esperados do DLCO. Este achado corrobora a suspeita de doença neuromuscular, uma vez que sugere que a membrana alveolocapilar está intacta e que a hipoxemia encontrada é decorrente de distúrbio ventilatório.

Exames de imagem

Geralmente as doenças neurológicas não costumam afetar o parênquima pulmonar, mantendo a transparência normal nos exames radiológicos. Entretanto, como a força muscular da caixa torácica pode estar acometida, elevação das cúpulas diafragmáticas é um achado comum nos pacientes com distrofias musculares e doenças do neurônio motor. Consequentemente, estrias atelectásicas nas bases pulmonares podem ser visualizadas devido à hipomotilidade diafragmática.

Nos casos de edema pulmonar neurogênico, opacificações pulmonares bilaterais de predomínio central podem ser visualizadas associadas a reticulado periférico conhecido como linhas B de Kerley. Diante de sua instalação habitualmente aguda, derrame pleural não é visualizado.

A tomografia computadorizada, na maioria dos casos, não acrescenta informações diagnósticas. Seu valor é muito maior para exclusão de outras doenças pulmonares relacionadas que possam estar associadas na busca da explicação dos sintomas pulmonares em pacientes com doença neurológica. Achados de elevação da cúpula diafragmática e atelectasias laminares também são notados da mesma forma no exame de raios X de tórax.

Em casos de piora aguda dos sintomas respiratórios, a tomografia pode auxiliar na avaliação de complicações pulmonares. Pacientes com doenças neurológicas crônicas estão em risco aumentado de pneumonia aspirativa podendo agravar os sintomas de base. Além disso, devido à restrição de mobilidade de muitos desses pacientes, a ocorrência de embolia pulmonar é mais prevalente, necessitando em alguns casos suspeitos de angiotomografia de tórax para esclarecimento diagnóstico.

DOENÇAS SISTÊMICAS QUE PODEM AFETAR O SISTEMA RESPIRATÓRIO E O SISTEMA NERVOSO SIMULTANEAMENTE

Doenças com envolvimento simultâneo do sistema nervoso e do pulmão (Quadro 9.2.1):

- Doenças autoimunes: sarcoidose, lúpus eritamatoso sistêmico, granulomatose de Wegener, esclerose sistêmica, histiocitose, vasculites.
- Doenças infecciosas: bactérias (tuberculose, Nocárdia), fungos (criptococus, histoplasmose), vírus (citomegalovírus) e parasitas (esquistossomose).
- Neoplasias: metástases, doenças linfoproliferativas.
- Outras doenças: amiloidose, apneia do sono.

Tais doenças serão descritas de forma detalhada em capítulos específicos.

Quadro 9.2.1 – Doenças sistêmicas que podem afetar pulmão e sistema nervoso simultaneamente.

INFECÇÕES
Micobactérias
– Tuberculose
– Micobactérias não tuberculosas
Fungos
– Criptococose
– Histoplasmose
Vírus
– Citomegalovirose
Bacterianas
– Nocardiose
– Estafilococcemia
– Doença de Whipple
Parasitoses
– Esquistossomose

DOENÇAS AUTOIMUNES
Vasculites sistêmicas
– Granulomatose de Wegener
– Churg-Strauss
Sarcoidose
Histiocitose
Lúpus eritematoso sistêmico
Doença mista do tecido conjuntivo

DOENÇAS NEOPLÁSICAS
Doenças linfoproliferativas
Esclerose tuberosa
Metástases

REFERÊNCIAS

1. Pearigen P, Gwinn R, Simon RP. The effects in vivo of hypoxia on brain injury. Brain Res. 1996;725:184-91.

2. Miyamoto O, Auer RN. Hypoxia, hyperoxia, ischemia, and brain necrosis. Neurology. 2000;54:362-71.

3. West JB. Do climbs to extreme altitude cause brain damage? Lancet. 1986;2:387-8.

4. Martinez CH, Richardson CR, Han MK, Cigolle CT. Chronic obstructive pulmonary disease, cognitive impairment, and development of disability: the health and retirement study. Ann Am Thorac Soc. 2014;11(9):1362-70.

5. Tang CM, Dichter M, Morad M. Modulation of the N--methyl-D-aspartate channel by extracellular H+. Proc Natl Acad Sci U S A. 1990 Aug;87(16):6445-9.

6. Austen FK, Carmichael MW, Adams RD. Neurologic manifestations of chronic pulmonary insufficiency. N Engl J Med. 1957 Sep 26;257(13):579-90.

7. Hornsveld HK, Garssen B, Dop MJ, van Spiegel PI, de Haes JC. Double-blind placebo-controlled study of the hyperventilation provocation test and the validity of the hyperventilation syndrome. Lancet. 1996 Jul 20;348(9021):154-8.

8. Peroutka SJ, Peroutka LA. Autosomal dominant transmission of the "photic sneeze reflex". N Engl J Med. 1984 Mar 1;310(9):599-600.

9. Launois S1, Bizec JL, Whitelaw WA, Cabane J, Derenne JP. Hiccup in adults: an overview. Eur Respir J. 1993 Apr;6(4):563-75.

10. Friedman NL. Hiccups: a treatment review. Pharmacotherapy. 1996 Nov-Dec;16(6):986-95.

11. Deak MC, Kirsch DB. Sleep-disordered breathing in neurologic conditions. Clin Chest Med. 2014;35(3):547-56.

12. Dyken ME1, Somers VK, Yamada T, Ren ZY, Zimmerman MB. Investigating the relationship between stroke and obstructive sleep apnea. Stroke. 1996 Mar;27(3):401-7.

COMPLICAÇÕES NEUROLÓGICAS DA GRAVIDEZ E DO PUERPÉRIO

Complicações neurológicas da gestação e do puerpério

Ademir Aragão Moura

Felipe Favorette Campanharo

Flávia Godoy Amed

José Luiz Pedroso

Orlando Graziani Povoas Barsottini

INTRODUÇÃO

A ocorrência de complicações neurológicas na gestação pode ser relacionada a alterações próprias desta condição ou à exacerbação de doenças neurológicas preexistentes. A gravidez promove alterações na fisiologia materna que predispõem a desordens neurológicas únicas como a eclâmpsia. Por sua vez, o conhecimento de uma doença neurológica preexistente como epilepsia ou miastenia *gravis* em mulheres em idade fértil requer aconselhamento pre-concepcional por uma equipe multiprofissional envolvendo neurologistas, obstetras e enfermeiros. O tratamento dessas condições é desafiador, considerando-se os riscos de possíveis efeitos adversos ao feto[1,14]. Abordaremos neste capítulo as principais doenças neurológicas passíveis de ocorrer na gestação ou de serem profundamente influenciadas por ela.

EPILEPSIA

A gravidez pode afetar a história natural e o manejo de pacientes com epilepsia de diversas formas. Em adição, drogas antiepilépticas (DAE) podem afetar o desenvolvimento fetal e o manejo obstétrico.

Efeitos da gestação sobre crises

Não é possível predizer a ocorrência de crises na gestação. É mais provável que elas aumentem em pacientes com crises fora de controle previamente à gestação e naqueles com crises focais. Qualquer aumento de frequência de crises é mais provável no primeiro trimestre, e em geral essa tendência se reverte no período pós-parto. Para pacientes sem crises nos 9 meses preconcepção, a chance de ficar livre de crises na gravidez varia de 84% a 92%[2].

Status epilético pode complicar a gravidez, podendo ocorrer em pacientes mesmo sem epilepsia de difícil controle. É classificado em estado de mal convulsivo ou não convulsivo. Não há evidência de que drogas utilizadas via endovenosa para tratamento de *status* afetem o feto adversamente[2].

A gravidez pode alterar nível sérico de DAEs, por vezes havendo necessidade de doses maiores das medicações. Há aumento do *clearance* e redução das concentrações de lamotrigina, fenitoína e, em menor extensão, de carbamazepina. Possivelmente estão diminuídos os níveis de levetiracetam e do metabólito ativo da oxcarbazepina. Não há evidências de mudança de *clearance* ou nível sérico de fenobarbital, valproato, primidona e etossuximida.

Outras possíveis razões para aumento da necessidade de DAE na gestação incluem pobre adesão ao regime terapêutico, alteração da absorção e excreção das medicações, além do efeito dilucional do aumento do volume plasmático.

Efeitos da epilepsia materna sobre o feto

Malformações fetais

Há uma preocupação crescente sobre os riscos de teratogenicidade das medicações antiepilépticas na gestação. Numerosos relatos sugerem que certas DAEs são teratogênicas em humanos, e o risco de malformação na prole de pacientes portadoras de epilepsia é aproximadamente o dobro do risco entre pacientes não epilépticas (Quadro 10.1.1). Em um estudo prospectivo, a taxa de malformação foi de 3,5% entre mulheres com epilepsia que não tomavam qualquer medicação antiepiléptica comparada com 4,2% entre aquelas que tomavam (3,7% entre aquelas recebendo monoterapia, e ao redor de 6% para aquelas que estavam em politerapia). É provável que o risco aumente quando polifarmácia é utilizada, e a combinação de lamotrigina e valproato é particularmente teratogênica. Alterações cognitivas são maiores com valproato, fenitoína e fenobarbital[3].

O risco absoluto de malformações congênitas é maior com valproato, que é associado com alta taxa (em torno de 1%) de defeitos do tubo neural e também pode causar fenda palatina, polidactilia, hipospádia, defeito do septo atrial, atraso do desenvolvimento, entre outros. Existem dados associando fenda palatina com uso de fenitoína ou carbamazepina e a ocorrência de malformações cardíacas com fenobarbital. Uma síndrome específica que se assemelha com a síndrome do álcool fetal tem sido descrita em recém-nascidos de mães tomando fenitoína, fenobarbital ou carbamazepina[3].

Quadro 10.1.1 – Estratificação de risco de teratogênese com uso de DAE.

PARA TODAS AS DAES
História pessoal ou familiar de malformações congênitas confere maior risco de malformações com exposição a DAEs
DAES PROVAVELMENTE SEGURAS
Lamotrigina, carbamazepina, fenitoína, levetiracetam
RISCO MENOR QUE VALPROATO
Oxcarbazepina, zonisamida, gabapentina
RISCO SIGNIFICATIVAMENTE MAIOR QUE OUTRAS DAES
Topiramato (fenda palatina), fenobarbital (defeitos cardíacos), valproato (espinha bífida e hipospádia)

Adaptado de Harden CL[13].

Hemorragias

Sangramento clínico (ou mesmo subclínico) pode ocorrer em neonatos expostos a DAE *in utero* de mães sem história de coagulopatia. Os fatores II, VII, IX e X são diminuídos, enquanto V e VIII são normais. O sangramento ocorre geralmente nas primeiras 24 h em localização não habitual (pleura e cavidade abdominal). Profilaxia materna com vitamina K é injustificada. A administração de vitamina K intramuscular em recém-nascidos de mães com epilepsia parece ser suficiente para evitar tais complicações[4].

Sintomas de abstinência

O uso materno de barbitúricos tem sido associado a sintomas de abstinência como irritabilidade, tremor e dificuldade de sono.

Amamentação

Apesar de certas DAEs, como primidona, etossuximida, gabapentina, lamotrigina, levetiracetam e topiramato, tomadas pela mãe poderem atingir o leite, não há evidência de que elas tenham qualquer efeito sintomático sobre o recém-nascido. A amamentação não deve ser desencorajada. Entretanto, se sinais de sedação desenvolvem-se no recém-nascido por provável influência das DAEs, a amamentação deverá ser descontinuada e a criança observada.

Manejo da epilepsia

Deverá ser instituída a monoterapia sempre que possível com seleção da DAE apropriada para o tipo de crise. Trimetadiona e ácido valproico devem ser evitados. Recomenda-se a suplementação de folato (4 mg/dia), que pode ajudar a reduzir o risco de teratogenicidade, mas a dose ótima é incerta.

A monitorização dos níveis séricos das DAEs deve ser feita de forma seriada dependendo a medicação em uso. As pacientes devem ser vistas mensalmente. Se aumentos de dose forem feitos na gravidez, a redução da dose será necessária em algum momento (geralmente 4-8 semanas) depois do parto, para evitar toxicidade. Tal avaliação é feita caso a caso, a depender da correlação com níveis séricos da DAE em uso.

Se perguntado, o médico deverá alertar a mãe de que há um risco discretamente aumentado de que o RN tenha malformações seja pelo uso das DAEs ou pela epilepsia em si. Por outro lado, há ainda uma grande chance de que o bebê não tenha qualquer malformação (90-95%). Um exame de USG morfológico deve ser realizado entre 12-22 semanas de gestação para rastreio de defeitos do tubo neural[5].

Manejo obstétrico

Para mulheres com epilepsia tomando DAE, não há risco substancialmente aumentado de parto cesariano ou sangramento de terceiro trimestre, ou mesmo de parto prematuro. Um aumento crescente do número de partos cesarianos tem sido justificado pela percepção errônea do aumento do risco de complicações[5].

Interações entre DAE e contraceptivos orais

Certos anticonvulsivantes, incluindo carbamazepina, fenitoína, felbamato, topiramato, oxcarbazepina, fenobarbital e primidona, podem afetar a efetividade dos contraceptivos orais levando a gravidez não desejada.

Ácido valproico e as novas DAEs (lamotrigina, levetiracetam, gabapentina, vigabatrina, pregabalina) não têm sido relacionados com falência dos contraceptivos orais. Para mulheres tomando DAE e contraceptivo oral, uma dose de no mínimo 50 microgramas de etinilestradiol deve ser utilizada (Tabela 10.1.1)[5].

Tabela 10.1.1– Resumo do manejo da epilepsia durante a gravidez.

ACONSELHAMENTO PRÉ-GESTACIONAL
Se a epilepsia estiver em remissão, considerar a possibilidade de desmame da medicação ou até suspensão se risco de recorrência for baixo
Revisar história pessoal ou familiar de malformações congênitas em gestações prévias. Se positiva, discutir o alto risco de malformações e tentar usar DAE diferente da DAE já utilizada
Revisar as medicações. Se a paciente está em uso de valproato, a mudança da DAE deverá ser considerada
Assegurar-se da existência de níveis estáveis da medicação através de níveis séricos seriados
Recomendar uso de ácido fólico 4 mg/dia
Qualquer mudança de tratamento com as DAE deve ser instituída preferencialmente neste período

GESTAÇÃO
Continuar o ácido fólico
Evitar mudança da DAE. A menos que as crises não estejam bem controladas
Monitorizar a ocorrência de crises regularmente
Se a DAE utilizada for lamotrigina, obter níveis séricos mensais e considerar o aumento da dose da medicação a níveis terapêuticos pré-gestacionais. Obter níveis livres e totais da droga em mulheres tomando fenitoína ou ácido valproico
Um USG gestacional deverá ser realizado entre 14-22 semanas, para visualização detalhada das estruturas fetais à procura de malformações
Atentar para o fato de que nem toda crise convulsiva na gravidez é epilepsia. Eclâmpsia e outras crises sintomáticas podem ocorrer. O tratamento específico da condição subjacente é recomendado
Se as crises ocorrem tardiamente na gestação com níveis terapêuticos de DAE, investigar pré-eclâmpsia e discutir indução do parto

PUERPÉRIO
Se a paciente estiver estável e um aumento da dose da DAE foi necessário durante a gestação, diminuir a dose da DAE depois de 10 dias do parto a uma dose discretamente acima dos níveis pré-gravídicos. Um retorno mais rápido a doses menores pode ser necessário com lamotrigina, para evitar efeitos adversos dose-dependentes no período pós-parto (risco de intoxicação)
Incentivar a amamentação, mas informar que efeitos adversos podem ocorrer se a mãe estiver em uso de fenobarbital
Aconselhar a mãe a manter qualidade de sono adequado e evitar desencadeantes de crise.

Adaptada de Harden CL[13].

MIGRÂNEA

A migrânea geralmente sofre influências da gestação. Mais comumente os sintomas melhoram depois do terceiro trimestre. O tratamento da migrânea na gravidez é similar ao tratamento em outras épocas, com ênfase no uso de analgésicos simples se necessário e em evitar fatores desencadeantes.

Tratamento sintomático

Deve ser dada preferência ao acetaminofeno. AINES devem ser evitados e usados apenas em casos de dor mais severa. Seu uso no terceiro trimestre pode levar a fechamento precoce do ducto arterioso e oligo-hidrâmnio.

O uso de triptanos pode ser recomendado para tratamento agudo se nenhum outro tratamento for efetivo. Apesar de não haver relato de efeitos adversos graves, não há segurança comprovada para seu uso de rotina.

Derivados do ergot estão contraindicados por aumentarem o tônus uterino, podendo provocar abortamento. Os opiáceos podem agravar as náuseas e além disso reduzir a motilidade gástrica.

Se há indícios de uso excessivo de medicação analgésica, um pequeno curso de esteroides de 6 dias pode ser utilizado para *whash out* (60 mg/dia por 2 dias, 40 mg/dia por 2 dias e 20 mg/dia por mais 2 dias). A exposição crônica aos corticoides na gestação deverá ser evitada, pelo risco de supressão adrenal fetal.

No pronto-socorro a clorpromazina intramuscular pode ser utilizada na dose de 25 mg IM, para casos de cefaleia refrataria. Os antieméticos como metoclopramida e prometazina têm sido usados largamente sem relatos de efeitos adversos importantes[6].

Tratamento profilático

Há uma restrição maior às drogas utilizadas para tratamento profilático em relação àquelas utilizadas no tratamento sintomático.

O uso de baixas doses de amitriptilina, entre 10 mg/dia e 25 mg/dia, é uma opção. Enquanto dados são conflitantes com respeito a deformidades dos membros associadas a altas doses de amitriptilina, nenhuma associação tem sido relatada com o uso de doses entre 10-50 mg/dia para manejo de dor. Quando possível, é recomendado fazer desmame da medicação 3 a 4 semanas antes do parto. O uso de inibidores seletivos da recaptação de serotonina está associado a malformações cardíacas.

As drogas antiepilépticas comumente utilizadas para profilaxia de migrânea, tais como topiramato e ácido valproico, são contraindicadas. Bloqueadores do canal de cálcio têm efeito tocolítico e devem ser evitados. Não há dados em humanos confirmando a segurança do uso de toxina botulínica na gestação.

O uso de propranolol deve ser evitado, porque estudos com animais têm mostrado que pode provocar restrição do crescimento fetal, além de o bloqueio beta-adrenérgico poder inibir a resposta fisiológica à hipoxia.

TUMORES

Apesar de qualquer tumor poder se apresentar de novo na gestação, adenomas pituitários, meningeomas, neurofibromas, hemangioblastomas e certas malformações vasculares podem surgir ou recidivar na gestação com mais frequência. O crescimento de certos adenomas hipofisários pode ser devido a efeitos tróficos de aumento do estradiol circulante. Mesmo um mínimo crescimento tumoral pode provocar sintomas neurológicos, a depender da localização do tumor.

Pacientes grávidas com neoplasias intracranianas devem ser manejadas como outras pacientes não gestantes. A ressonância magnética é a melhor ferramenta diagnóstica. O tratamento cirúrgico, se indicado, não deve ser adiado. Por outro lado, cirurgia de pequenos adenomas pituitários ou outros tumores benignos descobertos no fim da gravidez pode ser adiada para o pós- parto.

Radioterapia ou quimioterapia podem ser necessárias durante a gravidez. A radioterapia pode ser associada a perda fetal ou teratogenicidade, a depender do nível de exposição fetal, especialmente se administrada no primeiro trimestre[7]. Aborto terapêutico pode ser cogitado em pacientes com alguns tumores malignos, a depender da terapia requerida, especialmente se o tratamento não pode ser adiado ou quando sintomas significantes como crises convulsivas intratáveis estão complicando a gravidez.

Coriocarcinoma pode se desenvolver depois de uma gestação normal ou molar. Metástases intracranianas deste tipo de tumor são comuns, e hemorragias podem ocorrer em lesões cerebrais.

A via de parto é de decisão obstétrica em geral.

PSEUDOTUMOR CEREBRAL

Hipertensão intracraniana idiopática tem uma clara relação com a gestação. Sua ocorrência é mais provável no primeiro trimestre ou no pós-parto.

Mulheres com tal desordem devem ter sua doença controlada antes da gravidez, e gestantes com cefaleia nova devem ter avaliação fundoscópica detalhada para excluir este diagnóstico.

O quadro clínico consiste em cefaleia e distúrbios visuais, podendo ser acompanhado de diplopia por paralisia do VI nervo. A investigação por imagem não revela qualquer lesão expansiva, mas a pressão liquórica encontra-se elevada. O tratamento, como em mulheres não grávidas, consiste de medidas para reduzir a pressão intracraniana e prevenir a atrofia óptica secundária. Isso pode ser obtido com o uso de acetazolamida, punções liquóricas repetidas ou derivação. Se não houver redução da pressão liquórica, poderá ser necessário lançar mão da fenestração do nervo óptico ou mesmo antecipação do parto.

DOENÇA CEREBROVASCULAR

A gravidez está associada a um risco aumentado de AVC. Os hormônios sexuais podem estar envolvidos com a ocorrência de fenômenos tromboembólicos ou infarto venoso na gestação. O estrógeno aumenta a coagulabilidade e a agregação plaquetária, além de predispor à formação de aneurismas e sua ruptura. A gestação pode ainda complicar fístulas arteriovenosas. A eclâmpsia e pré-eclâmpsia são as causas mais comuns de AVC na gravidez[8].

Doença arterial oclusiva

As causas são as mais diversas: formação de trombos ou placas ateromatosas; desordens inflamatórias como arterite e sífilis meningovascular; distúrbios hematológicos como policitemia e anemia falciforme, além de desordens cardíacas como cardiomiopatia, endocardite, arritmias.

Na gestação, há aumento de todos os fatores pró-coagulantes, exceto XI e XIII, e os inibidores da coagulação, como proteína C e S, estão reduzidos, bem como a atividade do sistema fibrinolítico. Pacientes falcêmicas estão em alto risco de crises vaso-oclusivas.

A SAAF está associada a eventos trombóticos arteriais e venosos e complicações obstétricas como pré-eclâmpsia atípica precoce e aborto espontâneo. O tratamento envolve baixas doses de aspirina e heparina de baixo peso.

Cardiomiopatia periparto pode se manifestar com toxemia e hipertensão pós-parto, e às vezes se apresenta com fenômenos tromboembólicos, necessitando de anticoagulação. Mecanismos hormonais, virais e imunológicos têm sido sugeridos.

Angiopatia cerebral pós-parto pode ser associada com hipertensão e uso de drogas vasoconstritoras, e pode ser confundida com vasculite. A apresentação é comumente com cefaleia súbita – *thunderclap headache*. Déficits focais e convulsão podem ocorrer. Essa condição tem curso autolimitado, mas pode se apresentar com hemorragia cerebral, infarto ou edema e evolução letal. O tratamento é com bloqueadores de canal de cálcio, mas o benefício é incerto. A recuperação completa ocorre em muitos pacientes, mas em outros a desordem tem um curso fulminante.

A embolia de fluido amniótico é uma causa de AVC e morte materna. Cursa com choque, dispneia e encefalopatia. Embolização paradoxal de veias pélvicas por FOP é outra causa rara de AVC na gestação.

O papel de trombolíticos para tratamento de AVC em gestantes é incerto. Complicações hemorrágicas são mais frequentes, especialmente nos primeiros dias de puerpério.

A investigação de AVC isquêmico e AIT segue os padrões da paciente não gestante, tomando-se as devidas precauções com os exames de imagem. Se na investigação é identificada estenose carotídea severa (70%-99%), a cirurgia deve ser indicada. Por outro lado, na impossibilidade de realização do procedimento cirúrgico, é recomendável o uso de antiagregantes. Fontes cardíacas de êmbolos devem ser tratadas com varfarina, devendo esta ser evitada no primeiro trimestre, pelo risco de teratogenicidade. Nesses casos, manter a paciente em regime de heparina subcutânea.

A via de parto não é consenso. Monitorização estrita da pressão arterial e parto vaginal assistido por fórceps são satisfatórios.

Doença venosa oclusiva

Diversas causas são postuladas: hipercoagulabilidade, dano aos seios durais, alterações nos constituintes do sangue periférico. Na maioria dos casos não há evidência de trombose nos membros inferiores.

Deficiência de proteínas C e S, antitrombina III e fator V de Leiden, além de hiper-homocisteinemia são causas de trombofilias herdadas. Outras causas apontadas são SAAF e malignidades sistêmicas.

A trombose venosa cerebral ocorre mais no terceiro trimestre e puerpério, às vezes em relação com pré-eclâmpsia. Quando ocorre precocemente, está relacionada a alguma complicação como aborto espontâneo ou terapêutico. O quadro clínico consiste de cefaleia, convulsões, obnubilação e déficits neurológicos focais, dentre eles papiledema, que comumente está presente. Sinais de irritação meníngea podem ser encontrados se houver HSA secundária a infarto cortical. A pressão liquórica geralmente está aumentada. Exames de imagem auxiliam no diagnóstico.

O tratamento é controverso quanto ao papel da terapia trombolítica. Anticonvulsivantes e agentes antiedema podem ser necessários. A anticoagulação com heparina é o tratamento de eleição. A via de parto deve ser por cesárea se a trombose ocorre nos períodos que antecedem o parto[9].

Infarto hipofisário e apoplexia pituitária

Tratam-se de condições graves, podendo levar ao óbito. Também podem cursar com hipopituitarismo severo nas pessoas sobreviventes. Ocorrem com mais frequência em pacientes com diabetes *mellitus* preexistente ou naquelas que experimentaram complicações obstétricas como hemorragia pós-parto. Podem ocorrer em paciente com coagulopatia ou adenoma pituitário. O sintoma inicial pode ser de falência de lactação. O tratamento urgente com esteroides e descompressão pode ser necessário, para preservar a vida e a visão. Terapias de reposição hormonal podem ser indicadas. A Figura 10.1.1 mostra a imagem de ressonância magnética de uma paciente no puerpério imediato com apoplexia pituitária.

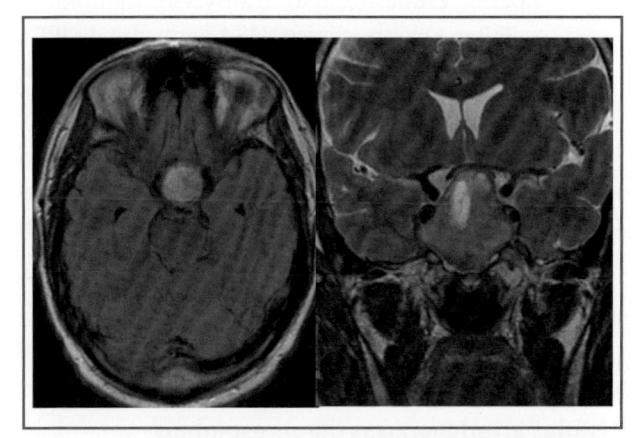

Figura 10.1.1 – Paciente no puerpério imediato, com cefaleia súbita e dificuldade visual. RM do crânio mostra macroadenoma hipofisário associado a sangramento agudo (apoplexia pituitária).

Créditos: imagens cedidas pelo Dr. Victor Hugo Rocha Marussi, Setor de Neurorradiologia, Medimagem, do Hospital Beneficência Portuguesa de São Paulo.

HSA e anomalias vasculares intracranianas

A hemorragia subaracnóidea pode decorrer de aneurismas ou malformações arteriovenosas (MAV). É incerto se MAVs tendem a sangrar mais na gravidez.

Os sintomas e sinais são os mesmos. A hemorragia pode ser o primeiro sintoma da doença subjacente. A tomografia de crânio é o primeiro exame a ser realizado, e a arteriografia confirma a lesão e fornece mais detalhes anatômicos.

O tratamento de aneurismas rotos não deve ser postergado, ao passo que MAVs rotas podem ser tratadas depois do termino da gestação.

Via de parto: se o aneurisma foi tratado ou a ruptura ocorreu antes do último trimestre, deverá ser por via normal. Pacientes não tratadas ou com aneurismas incompletamente obliterados durante o último trimestre devem programar cesárea com 38 semanas. Para MAVs, não há consenso.

Hemorragia intracraniana também pode ocorrer em associação com hipertensão, vasculite, desordens hematológicas, aneurismas micóticos, abuso de cocaína, doença de moyamoya e como manifestação de coriocarcinoma.

Fístulas arteriovenosas durais intracranianas

Podem ser decorrentes de anomalias do desenvolvimento ou adquiridas após traumatismo. São divididas em:

- Fístulas de grupo anteroinferior de seios durais: cavernoso, esfenoparietal, petroso superior e inferior, plexo basilar. Quadro clínico: dor orbital unilateral e cefaleia, diplopia, proptose, olho vermelho, tinitus.
- Fístulas de grupo posterossuperior: seio sagital superior e inferior, reto, transverso, sigmoide e occipital. Quadro clínico: HSA, aumento da PIC, tinitus, convulsões e déficits neurológicos focais por isquemia cerebral.

Em ambos os casos pode haver papiledema, e um sopro é geralmente presente no olho (seios anteroinferiores) ou na região da mastoide (envolvimento dos seios posterossuperiores).

A arteriografia é necessária para localizar o *shunt* definitivamente. A ligadura ou embolização de vasos alimentadores ajuda a preservar a visão e aliviar os sintomas.

Fístulas arteriovenosas durais espinhais

Podem levar a hemorragia subaracnóidea ou mielorradiculopatia de apresentação aguda ou insidiosa. Os sintomas são progressivos e podem ter relação clara com postura e exercício. O exame físico revela um misto de alterações de neurônio motor superior e inferior nas pernas, geralmente com um distúrbio sensitivo associado, que ocasionalmente tem uma distribuição radicular. Pode haver malformação cutânea coexistente e ainda sopro espinhal.

Fístulas AV durais não rotas e MAVS espinhais provavelmente produzem sintomas por causar hipertensão venosa. Apesar de serem geralmente extramedulares, suas veias de drenagem conectam-se com veias de drenagem espinhais. O aumento da pressão venosa leva à redução no gradiente de pressão AV, e então a uma redução do fluxo sanguíneo espinhal. A pressão aumentada nas veias abdominopélvicas pelo útero gravídico pode dessa forma agravar os sintomas, por reduzir o retorno venoso, reduzindo então ainda mais o gradiente de pressão AV.

A RM é o primeiro exame a ser solicitado, enquanto a arteriografia espinhal é o *gold-standard*. O tratamento é indicado em pacientes com sintomas progressivos, incapacidade funcional ou história de hemorragia, e consiste em embolização, excisão cirúrgica ou ambos[10].

INFECÇÕES

A gravidez interfere com a resistência a agentes infecciosos específicos, e o tratamento pode ser influenciado pela dificuldade em utilizar certos antibióticos que são proscritos na gestação.

Pólio

Há aumento da susceptibilidade à pólio, especialmente no final da gestação. Durante o primeiro trimestre pode ocorrer abortamento espontâneo. Aborto ou óbito fetal pode ocorrer em fases mais tardias, mas especialmente com pólio severa. Uma gestação bem-sucedida, no entanto, pode ocorrer mesmo em pacientes dependentes de ventilação mecânica. Há casos de transmissão materno-fetal por via transplacentária.

Tétano

O tétano é uma importante complicação e está associado com alta mortalidade. O tétano neonatal resulta de infecção do cordão umbilical, e seu diagnóstico é feito geralmente nos primeiros 10 dias. A história é de aumento de irritabilidade nas primeiras 48 h, seguida de sucção pobre e choro acompanhado de convulsões e, eventualmente, febre. Melhores instalações em maternidades e acesso a vacinação para mulheres grávidas ou para aquelas em idade fértil são medidas importantes para conter esta doença.

Infecção materna por *Listeria*

Infecção materna por *Listeria* pode levar a aborto espontâneo ou a um natimorto, como também a outras diversas manifestações como meningite e septicemia em neonatos. Os achados bacteriológicos e sorológicos sugerem o diagnóstico, e o tratamento é feito com antibióticos apropriados.

Rubéola materna

Rubéola materna pode levar a malformações fetais congênitas. Anormalidades oculares, convulsões, retardo mental, surdez, déficits neurológicos focais e outras anormalidades, incluindo anomalias cardíacas, ocorrem em uma variedade de combinações. Mais raramente, uma panencefalite tem sido relatada durante a segunda década de vida em pacientes com rubéola congênita, e leva a sinais piramidais e extrapiramidais, convulsões e demência. Altos títulos de anticorpos são encontrados no sangue e líquor.

Toxoplasmose congênita

A toxoplasmose congênita causa meningoencefalite, coriorretinite, hidrocefalia obstrutiva e calcificações cerebrais. Mulheres grávidas deveriam então ser aconselhadas a manterem-se longe de fezes de gatos e evitar ingestão de carnes ou ovos malpassados ou crus.

Infecção fetal por citomegalovírus

Esta infecção pode levar a uma variedade de manifestações. O envolvimento neurológico é caracterizado por malformações cerebrais, microcefalia, retardo mental, convulsões, hidrocefalia obstrutiva, calcificações cerebrais, surdez e coriorretinite.

Infecção neonatal por herpes

Leva a envolvimento visceral primeiramente. Quando há envolvimento neurológico, pode incluir: convulsões, irritabilidade, aumento da pressão intracraniana, diminuição do nível de consciência e déficits motores.

Sífilis materna

A sífilis materna é uma importante desordem a ser reconhecida e tratada. É associada a aumento da taxa de aborto espontâneo e tem alta mortalidade perinatal. A infecção fetal usualmente ocorre na segunda metade da gravidez. O tratamento em um estágio precoce da gestação, portanto, previne o envolvimento fetal, devendo-se enfatizar a necessidade de testagem sorológica antenatal. As características clínicas são similares àquelas de neurossífilis em adultos, podendo se tornar aparentes desde as primeiras semanas de vida ou até anos após o nascimento. O tratamento é feito com penicilina benzatina.

AIDS

Crianças nascidas de mulheres com AIDS estão em risco de desenvolver a doença depois de um intervalo que varia de diversos meses a anos. Recém-nascidos infectados pela via transplacentária podem nascer com AIDS congênita. A infecção pode ocorrer ainda ao nascimento pela via de parto ou através do aleitamento. As manifestações neurológicas são frequentes, incluindo encefalopatia progressiva, que leva a atraso do desenvolvimento com evidência de atrofia cortical em exames de imagem. Calcificação dos núcleos da base também pode ocorrer. Outras manifestações incluem pneumonite intersticial, hepatoesplenomegalia e aumento de susceptibilidade a infecções bacterianas.

Infecções oportunistas secundárias da mãe imunodeficiente trazem riscos potenciais para o feto. A disponibilidade de agentes antirretrovirais efetivos e o acesso a fórmula infantil têm reduzido a incidência de infecções perinatais. A combinação de terapia antirretroviral de mulheres infectadas e terapia com nevirapina (com ou sem zidovudina) por 6 a 14 semanas a neonatos são úteis para prevenir a transmissão materno-fetal sem aumento de efeitos adversos fetais. Comparada com HAART ou monoterapia com zidovudina, a terapia combinada não parece ter sido associada com risco de prematuridade ou outros eventos adversos à gravidez.

Por causa do efeito teratogênico de muitos antirretrovirais, crianças nascidas de mães tratadas com eles durante a gravidez podem ter malformações decorrentes do seu uso ou mesmo pelo próprio vírus HIV. O vírus invade células endoteliais e causa vasculite levando a microinfartos no cérebro do feto. Seu efeito teratogênico depende do estágio de infecção, mas mesmo infecções gestacionais tardias podem afetar o desenvolvimento cerebral fetal.

Filhos de mulheres infectadas por HTLV 1 podem adquirir a infecção através do aleitamento materno e desenvolver mielopatia na vida adulta[14].

Recentemente, vários relatos de microcefalia em neonatos infectados pelo zika vírus durante a gestação têm sido reportados.

DESORDENS TÓXICAS E METABÓLICAS

Deficiência de B12

Esta deficiência pode ser obscurecida pela suplementação de ácido fólico. O tratamento deve ser feito com reposição parenteral. Crianças afetadas exibem apatia, atraso do desenvolvimento, movimentos involuntários, pigmentação cutânea e anemia megaloblástica. O tratamento é feito com suplementação vitamínica.

Fenilcetonúria

Com seu padrão de herança autossômico recessivo, a fenilcetonúria é uma importante causa de retardo mental. Programas de screening podem detectar a doença antes da deterioração intelectual. Crianças afetadas têm alta incidência de dismorfismo facial, atraso do desenvolvimento, microcefalia e doença cardíaca congênita. O planejamento familiar e o aconselhamento preconcepção são importantes, bem como o tratamento dietético preconcepcional. A prole homozigota de mulheres afetadas deve ter dieta pobre em fenilalanina. Mulheres afetadas não deveriam amamentar, devido à quantidade aumentada de fenilalanina no leite materno.

Síndrome alcoólica fetal

Excesso de álcool no organismo materno pode levar a esta síndrome caracterizada por retardo do crescimento intrauterino e fácies dismórfica. Anormalidades cerebrais (alterações corticais, hipoplasia ou agenesia do corpo caloso e microcefalia) podem levar a convulsões, deficiência mental e déficits motores[14].

DISTÚRBIOS DO MOVIMENTO

Coreia gravídica

Ocorre mais frequentemente em primíparas, frequentemente sem evidência de doença estreptocócica precedente, como uma variante de coreia de Sydenham. Aproximadamente dois terços das pacientes têm história de coreia ou febre reumática, e a maioria das outras tem sinais de doença cardíaca reumática. Os sintomas geralmente começam precocemente na gravidez. Eles remitem depois do parto, mas podem recorrer em gestações subsequentes. Alterações nos hormônios femininos na gravidez podem provocar coreia por seus efeitos em núcleos da base previamente lesados.

A coreia melhora depois do parto ou aborto, quando os níveis de hormônio retornam aos valores pré-gravídicos. O prognóstico tem relação com o acometimento cardíaco, e em geral há boa resposta com repouso e sedação. Não há indicação para término da gestação nem complicações obstétricas específicas.

Coreia que se desenvolve pela primeira vez na gestação não necessariamente representa uma variante de coreia de Sydenham. Coreia de Huntington pode ocasionalmente se apresentar na gravidez. Outras causas de coreia na gravidez são LES, policitemia *vera* rubra, tireotoxicose, hipocalcemia, encefalites, doença cerebrovascular, doença de Wilson ou coreia medicamentosa.

Coreia pode ser induzida por anticoncepcionais em mulheres com anormalidades preexistentes em núcleos da base, e começa geralmente após 3 meses do início da medicação. Tende a evoluir de forma subaguda, assimétrica ou unilateral, e se resolve com a descontinuação do agente causal. Sua base fisiopatológica é desconhecida, mas mecanismos vasculares, imunológicos e alterações hormônio-dependentes na atividade dopaminérgica central têm sido propostos.

Síndrome das pernas inquietas

Outro distúrbio do movimento comum no período gestacional é a síndrome das pernas inquietas, que ocorre tardiamente na gestação, por motivos incertos. As pacientes experimentam sensação de agulhadas nas pernas e menos comumente nos braços, em geral à noite ou durante o relaxamento, levando a uma necessidade de movê-las. A causa é desconhecida, e o exame neurológico é normal. O tratamento de anemia coexistente ou deficiência de ferro pode melhorar os sintomas. Outras drogas que podem ajudar são carbidopa/levodopa, pramipexol, ropinirol, gabapentina, carbamazepina, propranolol, mas estas drogas são geralmente evitadas na gravidez. Os sintomas melhoram nas primeiras semanas de pós-parto[11].

Distonia aguda

Pode ocorrer secundariamente ao uso de um antiemético antagonista da dopamina ou com neurolépticos. Quanto à doença de Parkinson na gestação, apesar de algumas pacientes piorarem os sintomas neurológicos, em geral não há evolução desfavorável.

ESCLEROSE MÚLTIPLA

Estudos epidemiológicos sugerem que a taxa de surtos reduz na gestação, mas aumenta nos 3-6 meses após o parto, o que pode ser explicado pelo aumento da fadiga, estresse ou redução da imunossupressão antenatal.

Nem a gravidez por si só nem o número de gestações afeta a gravidade da doença. Pacientes recebendo interferon beta, quando se tornam grávidas têm uma alta taxa de perda fetal ou de feto com baixo peso ao nascer. Se possível as pacientes deveriam parar a medicação antes de engravidar. Não parar a medicação não necessariamente implica pior prognóstico, e a maioria das pacientes pode ter um bebê saudável. Outras drogas modificadoras do curso da doença (DMDs) como acetato de glatirâmer, natalizumab, fingolimode e mitoxantrona devem ser evitados por mulheres que estão grávidas ou planejam ficar, porque uma limitada informação sobre sua segurança está disponível atualmente. Eles podem ser começados ou reiniciados no período puerpério. Os corticoides são usados para tratar surtos agudos[12].

Há grande preocupação das mulheres portadoras de esclerose múltipla com respeito à possibilidade de transmissão da doença a sua prole. Apesar da EM poder apresentar-se de forma familiar, esta associação é mais frequente envolvendo irmãos do que filhos. A gravidez não deve ser desencorajada. Pacientes com disfunção esfincteriana ou paraparesia podem ter problemas no parto, mas ainda assim a via de parto segue indicação obstétrica.

Neurite óptica (NO)

Neurite óptica de qualquer tipo pode ocorrer durante a gravidez. O envolvimento do nervo óptico é uma complicação rara da hiperêmese gravídica e vômitos incontroláveis podem demandar término da gestação. A NO pode ocorrer durante a gravidez ou período pós-parto em pacientes com esclerose múltipla ou com tumores que crescem durante o período gestacional[12].

PARAPLEGIA TRAUMÁTICA

A possibilidade de gravidez deve ser aventada sempre que o trauma envolver mulheres em idade fértil. As prioridades no atendimento e tratamento de gestantes são as mesmas da paciente não grávida, e havendo a suspeita de lesão raquimedular, estudos radiológicos específicos deverão ser conduzidos visando ao interesse materno.

Em grávidas com lesão medular já estabelecida, algumas medidas são fundamentais, como a vigilância redobrada quanto a infecções de urina (procurar garantir à paciente o menor resíduo pós-miccional possível) e a prevenção de úlceras de pressão.

O parto nessa condição pode ser um verdadeiro desafio à equipe obstétrica, sendo fundamental o conhecimento do nível da lesão medular. Nas lesões abaixo de T10, as contrações são percebidas normalmente pela paciente, porém, em lesões completas acima desse nível, o trabalho de parto é indolor (sendo difícil determinar seu início). Disautonomias podem ocorrer (especialmente em lesões acima de T5) cursando com cefaleia, sudorese, hipertensão/bradicardia reflexa, vasodilatação e piloereção. Esses achados podem ser confundidos com a ocorrência de pré-eclâmpsia nessas pacientes. Um bloqueio anestésico (por mais intrigante que seja realizar um bloqueio numa paciente que não sente dor) pode prevenir essa hiper-reflexia autonômica. A cesárea encontra-se indicada apenas naquelas pacientes com deformidades ósseas/vícios pélvicos.

LESÕES RADICULARES E DE PLEXOS

Dor lombar baixa é uma das queixas mais frequentes na gravidez, e a maioria dos casos não tem uma etiologia única ou uma causa neurológica específica, sendo o manejo conservador. O surgimento de uma hérnia de disco durante a gestação é evento raro, mas que exige propedêutica radiológica para seu esclarecimento. A realização de RM durante a gravidez é segura, devendo porém ser evitado o contraste, se possível.

Lesões do plexo lombossacral são, em geral, resultantes da compressão das raízes ciáticas pelo polo cefálico fetal ou por fórceps. Essa situação ocorre especialmente naqueles casos onde há pequena desproporção cefalopélvica ou apresentações anômalas. Sintomas são em geral unilaterais e se iniciam logo após o parto, havendo envolvimento em especial das fibras fibulares (sensitivas e motoras). O prognóstico a longo prazo é excelente.

DESORDENS DO NERVO PERIFÉRICO

Neuropatia por aprisionamento

Neste tópico, duas situações devem ser especialmente consideradas na gravidez: a síndrome do túnel do carpo (STC) e a meralgia parestésica (MP).

A STC ocorre com elevada frequência e se deve à retenção de líquidos. Dor e parestesia, em topografia típica e especialmente à noite, sugerem o diagnóstico. Usualmente surge no terceiro trimestre e melhora 2 semanas após o parto. O tratamento deve ser conservador, com o uso de imobilização de punho (que deverá permanecer em posição neutra ou levemente fletido). Dieta hipossódica, diuréticos ou injeção local de corticoides podem ajudar. O desenvolvimento da STC no puerpério está em geral ligada à posição adotada para amamentação.

MP ocorre devido ao aprisionamento do nervo cutâneo femoral lateral, esse puramente sensitivo. Dor, adormecimento e parestesias na face lateral da coxa são as queixas mais comuns, sendo o exame físico normal (exceto em casos extremos). Os sintomas em geral regridem algumas semanas após o parto.

Mononeuropatias traumáticas

Algumas lesões nervosas são passíveis de ocorrer como consequência de manobras/posturas obstétricas, ou de condições como nuliparidade ou o período expulsivo prolongado.

O nervo obturatório, por exemplo, pode ser comprimido diretamente entre o polo cefálico e a pelve óssea, ou mesmo ser lesado devido à angulação que assume quando deixa o forame obturatório, estando a paciente em posição ginecológica. O nervo fibular comum também é susceptível a esse tipo de lesão, sendo lesado na região da cabeça da fíbula devido a "perneiras" mal ajustadas, em especial em pacientes anestesiadas.

Paralisia de Bell

O acometimento do motoneurônio inferior do 7º par craniano é bem comum, sendo a gestação considerada fator de risco para tal. Hipertensão arterial (e pré-eclâmpsia), diabetes e infecções virais (herpes vírus tipo I) também já foram relacionadas a essa ocorrência.

O quadro clínico inclui, além da paralisia, dor cervical (que precede o quadro) e perda de paladar nos dois terços anteriores da língua.

Tratamento inclui corticoterapia (prednisona 1 mg/kg/dia), em geral por 7 dias. Terapia antiviral com aciclovir também é defendida por alguns autores. Fundamental é o suporte fisioterápico e as medidas de proteção ocular.

Polineuropatias

Embora não exista uma polineuropatia especialmente ligada à gestação, qualquer uma delas poderá acontecer na gravidez. A deficiência de vitamina B1 (tiamina), por exemplo, devido ao quadro de hiperêmese, pode levar ao acometimento de nervos periféricos.

A síndrome de Guillain-Barré[16] – polineuropatia desmielinizante inflamatória aguda – é uma doença rara, de etiologia autoimune, caracterizada pela fraqueza muscular progressiva e ascendente, e ausência de reflexos tendinosos, com parestesias e acometimento de nervos cranianos frequentes.

É usualmente precedida em 2-3 semanas por um quadro infeccioso (viral – citomegalovírus ou bacteriano – *Campylobacter jejuni)* ou vacinal (*influenza,* incidência menor que 1 caso a cada 100 mil vacinas).

Sua ocorrência durante a gestação traz riscos aumentados de complicações respiratórias, com necessidade de ventilação mecânica em até 34,5% dos casos, além de riscos envolvendo a prematuridade. O curso da doença em si parece não ser afetado pelo parto.

Além dos achados no exame físico, o exame do líquor é esclarecedor, mostrando a clássica dissociação albuminocitológica. Estudos controlados já demonstraram a efetividade da plasmaférese no tratamento dessa entidade, porém, embora factível na gravidez, seu uso implica riscos (hipotensão e sepse, por exemplo). A imunoglobulina hiperimune, embora tenha eficácia similar à plasmaférese, tem menor índice de complicação, sendo a terapia de escolha durante a gestação.

Durante a gestação, especialmente no ultimo trimestre e no puerpério pode ocorrer recidiva da polineuropatia crônica inflamatória desmielinizante, assim como de outras polineuropatias, por exemplo, a porfiria. Preocupação adicional deverá ser dada ao tratamento, visto o potencial toxicidade medicações de manutenção.

Miastenia *gravis*[14]

Doença da placa motora, podendo ser de etiologia congênita (familiar) ou autoimune adquirida. Sua fisiopatologia adquirida inclui a formação de autoanticorpos antirreceptores de acetilcolina. Acomete mais mulheres que homens, numa proporção de 2-4:1, tendo a doença curso imprevisível na gravidez – um terço das pacientes apresenta remissão, um terço mantém-se estável e um terço apresenta piora clínica.

Manifestações clínicas incluem diplopia e ptose palpebral, além de fraqueza e "fatigabilidade" da musculatura estriada, especialmente a musculatura proximal dos membros. Crise miastênica, exigindo suporte intensivo, pode ocorrer em qualquer momento da gestação ou também no puerpério, quando parece especialmente grave. O acometimento da musculatura respiratória coloca ambos, mãe e feto, em situação de risco. Isso é ainda mais importante em gestações avançadas, nas quais há certo grau de restrição à incursão diafragmática pela presença do feto.

O tratamento é feito com anticolinesterásicos (piridostigmina – classe B), podendo a paciente apresentar necessidade de aumento da dose durante gravidez. Agentes imunossupressores, prednisona (classe B), azatioprina (classe D) e imunoglobulina (classe C) são também utilizados.

A via de parto é obstétrica, havendo cuidados quanto à condução anestésica. Bloqueios são mais bem tolerados que a anestesia geral, e o uso de bloqueadores neuromusculares é contraindicado. Contraindicado também é o uso de sulfato de magnésio em pacientes miastênicas, visto seu efeito na transmissão neuromuscular.

Outra particularidade da MG durante a gestação inclui a passagem transplacentária dos autoanticorpos, com ocorrência de MG neonatal em 10-15% dos recém-nascidos. Todos os RNs deverão ser observados quanto à ocorrência de choro fraco, dificuldades em mamar (por sucção prejudicada) e dificuldade respiratória. Esse quadro é transitório, e em geral regride em até 6 semanas de vida. A amamentação não deve ser contraindicada.

Distrofia miotônica (DM)

Distúrbio autossômico dominante de múltiplos sistemas, que afeta musculatura estriada, lisa e cardíaca. É a distrofia muscular mais comum, afetando 13,5/100 mil nascidos vivos. A fraqueza muscular é o sintoma mais comum, embora pacientes possam se queixar de rigidez ou dificuldade de relaxamento da musculatura (abrir a mão, por exemplo). Essa fraqueza parece se acentuar durante a gestação (tanto na DM tipo I quanto na DM tipo II).

Na DM tipo I, aspectos relevantes na gestação são maior índice de abortamentos e mortes fetais/neonatais, e deve-se ao acometimento fetal pela herança genética dessa condição. Polidrâmnio poderá ocorrer devido à redução da deglutição fetal.

Na DM tipo II, os sintomas da doença – até então desconhecidos ou ignorados – podem se tornar evidentes durante a gestação, e piorarem em gestações subsequentes (por motivos ainda não esclarecidos). O parto leva a melhora significativa. Aqui, os riscos obstétricos são semelhantes aos da população geral.

O risco de recorrência da doença em gestações subsequentes é alto (próximo a 100%, caso a paciente tenha tido filho acometido previamente). Os achados clínicos sugestivos da doença no neonato incluem a diplegia facial, hipotonia, dificuldades respiratórias e na amamentação, atraso no desenvolvimento neuropsicomotor e alterações cognitivas.

Aconselhamento genético e planejamento familiar são fundamentais na assistência integral a essas pacientes.

PRÉ-ECLÂMPSIA E ECLÂMPSIA[17]

Pré-eclâmpsia é uma síndrome heterogênea, de etiologia ainda mal definida, ampla diversidade de formas clínicas e acometimento de múltiplos sistemas. Sua definição atual envolve disfunção endotelial, intensa resposta inflamatória e estado antiangiogênico, cujas características mais comuns são o desenvolvimento de hipertensão e proteinúria. Além da elevação dos níveis pressóricos, e da proteinúria (que poderá estar ausente em até 20% das vezes), fazem parte da síndrome as disfunções orgânicas maternas (insuficiência renal, acometimento hepático, complicações neurológicas e hematológicas) e acometimento fetal (restrição de crescimento fetal/centralização fetal) (Tabela 10.1.2).

A pré-eclâmpsia pode se apresentar nas formas leve ou grave. Na pré- eclâmpsia grave, ocorre uma variedade de manifestações clínicas devido ao envolvimento de diferentes órgãos como rins, fígado, coração, sistema nervoso central e a cascata de coagulação, além de alterações fetais, decorrentes, por exemplo, da insuficiência

placentária – restrição do crescimento fetal/centralização fetal, descolamento prematuro de placenta e prematuridade.

Observa-se na pré-eclâmpsia redução do fluxo arterial e do metabolismo dos neurônios, traduzida pelo menor consumo de oxigênio. O edema cerebral decorre provavelmente de lesão endotelial, que se apresenta em intensidade variável, determinando alterações na permeabilidade capilar. Podem ocorrer, ainda, rompimento e extravasamento de eritrócitos, formando pequenos focos hemorrágicos. A síndrome HELLP é uma complicação das formas graves de pré-eclâmpsia e ocorre principalmente no 3º trimestre da gestação. A evolução da síndrome HELLP pode ser desfavorável, aumentando a mortalidade materna. Esta é caracterizada por alterações laboratoriais, como hemólise, elevação de enzimas hepáticas e plaquetopenia e, frequentemente tem consequências neurológicas, como a hemorragia intracerebral. O risco de ocorrência de eclâmpsia deve ser considerado e, na dúvida, o sulfato de magnésio deve ser administrado.

A eclâmpsia caracteriza-se por convulsões tônico--clônicas com alto risco de morte materna, e deve ser encarada como situação terminal da doença. A fisiopatologia básica das convulsões ou coma que ocorrem em pacientes com eclâmpsia não é clara, mas a disfunção

Tabela 10.1.2 – Critérios diagnósticos para pré-eclâmpsia[18].

PRESSÃO ARTERIAL	PAS ≥ 140 mmHg ou PAD ≥ 90 mmHg, em 2 ocasiões com intervalo de 4 horas, após a 20ª semana de gestação em uma mulher com níveis pressóricos previamente normais
	PAS ≥ 160 mmHg ou PAD ≥ 110 mmHg, confirmada em curto intervalo de tempo (minutos) de modo a permitir adequada introdução de terapia anti-hipertensiva
E	
PROTEINÚRIA	Proteinúria 24 h ≥ 300 mg
	ou
	Urina I proteinúria ++ ou
	Relação proteinúria/creatinúria acima de 0,3 mg/mg
NA AUSÊNCIA DE PROTEINÚRIA, SURGIMENTO DE HIPERTENSÃO COM QUALQUER DOS SEGUINTES	
TROMBOCITOPENIA	Plaquetas < 100.000/mL
INSUFICIÊNCIA RENAL	Creatinina ≥ 1,2 mg/dL
	ou
	Dobrar o valor da creatinina prévia (na ausência de outra doença renal)
ALTERAÇÃO DA FUNÇÃO HEPÁTICA	Elevação de transaminases hepáticas (dobro do normal)
EDEMA AGUDO DE PULMÃO	Conforme achados clássicos
SINTOMAS VISUAIS OU CEREBRAIS	Cefaleia, diplopia, turvação visual ou escotomas

cerebral tem sido atribuída a inúmeros fatores, incluindo intensa vasoconstrição, dano endotelial, edema cerebral e coagulação intravascular disseminada na microcirculação cerebral. A relação entre hipertensão, convulsões e disfunção cerebral ainda não está elucidada e é imprevisível, mas um incremento adicional em uma pressão previamente aumentada ou uma piora da cefaleia pode ser notada. Os exames de imagem como tomografia e ressonância magnética podem revelar edema cerebral, isquemia, infarto ou hemorragia e, evidências de vasoespamo às vezes são encontradas na angiografia. Os achados radiológicos se assemelham aos encontrados na encefalopatia hipertensiva.

O tratamento consiste em controlar a hipertensão, e o medicamento de escolha para controle das convulsões é o sulfato de magnésio, podendo ser realizado esquema endovenoso com dose de ataque de 4 g e dose de manutenção de 1-2 g/hora. Se após a dose de ataque ocorrer nova convulsão, administra-se dose adicional de 2 g EV, em infusão lenta. O nível plasmático seguro de magnésio está entre 4,5 mEq/L e 7,5 mEq/L, e deve ser monitorizado quando há a presença de insuficiência renal. Diante de recorrência de convulsões ou piora das condições neurológicas, é preciso considerar a ocorrência de acidente vascular. Nessas situações, a adição de anticonvulsivante adicional, como a fenitoína, deve ser considerada.

Clinicamente, a pré-eclâmpsia pode ser de difícil distinção da púrpura trombocitopênica trombótica (em que acometimento do SNC é frequente!) e da síndrome hemolítica urêmica. A diferenciação pode ser feita através de exames hematológicos que demonstram presença de coagulação intravascular disseminada e redução da atividade da antitrombina III na pré-eclâmpsia. A púrpura trombocitopênica trombótica é caracterizada por febre, anemia hemolítica com teste de Coombs negativo, púrpura trombocitopênica, envolvimento neurológico e doença renal, podendo simular pré-eclâmpsia. Pode se desenvolver no período pré-natal, antes de 24 semanas de gestação, aproximadamente, e pode resultar na morte neonatal. O tratamento é feito pela troca ou infusão do plasma, e a transfusão de plaquetas deve ser evitada, pois pode ser um gatilho para uma exacerbação. Agentes antiplaquetários não são efetivos, mas o tratamento com corticoide pode ser útil. No puerpério, a síndrome hemolítico-urêmica é similar à púrpura trombocitopênica trombótica, e muitos consideram essas doenças parte de um mesmo espectro.

Pacientes com pré-eclâmpsia grave e eclâmpsia podem apresentar encefalopatia hipertensiva, em que os achados são idênticos aos encontrados na síndrome da encefalopatia posterior reversível (PRES), também conhecida como síndrome da leucoencefalopatia posterior reversível. A PRES é definida como uma forma de edema cerebral, predominantemente vasogênico, de localização parietoccipital que é tipicamente reversível, com apresentação clínica variável e algumas vezes considerada indicativa de eclâmpsia. Embora a etiologia dessa síndrome permaneça incerta, acredita-se ser multifatorial, e envolve fatores circulatórios citotóxicos, levando a disrupção da autorregulação cerebral, aumento da permeabilidade do endotélio vascular e edema vasogênico. Essa síndrome é caracterizada pelo aparecimento gradual de cefaleia, confusão ou um prejuízo da consciência, alterações visuais e convulsões. Nos exames de imagens é associada com edema da substância branca cerebral posterior (parietoccipital), vasoespasmo e hemorragia intracraniana. Tipicamente ocorre no 3º trimestre e nas 6-8 semanas do puerpério e, quando relacionada à pré-eclâmpsia, pode apresentar grande quantidade de áreas cerebrais afetadas, mas como ocorre em mulheres jovens com menos comorbidades, a tendência é que tenha uma melhor evolução e maior reversibilidade do que a PRES devido a outras causas. O tratamento é o mesmo do realizado para pré-eclâmpsia e eclâmpsia.

A análise do sistema endotelial pode ser realizada através da técnica *sidestream dark field* (SDF), em que a microcirculação sistêmica pode ser analisada através da microcirculação sublingual. A lesão às células endoteliais rompe a cadeia microvascular, podendo impedir a perfusão tecidual. Existe uma variedade de situações clínicas que podem levar a alterações na microcirculação, causando disfunções dos órgãos e morte, entre elas a síndrome HELLP. Porém ainda persiste na literatura muita dúvida a respeito da relação que existe entre os graus de alterações na microcirculação que determinam resultados de morbimortalidade materno-fetais desfavoráveis.

REFERÊNCIAS

1. Haider B, Von Oertzen J. Neurological Disorders. Best Pract Res Clin Obstet Gynaecol. 2013 Dec;27(6):867-75.

2. Harden CL, Hopp J, Ting TY, Pennell PB, French JA, Hauser WA, et al.; American Academy of Neurology; American Epilepsy Society. Practice parameter update: management issues for women with epilepsy--focus on pregnancy (an evidence-based review): obstetrical complications and change in seizure frequency: report of the Quality Standards Subcommittee and Therapeutics and Technology Assessment Subcommittee of the American Academy of Neurology and American Epilepsy Society. Neurology. 2009 Jul 14;73(2):126-32.

3. Perucca E. Birth defects after prenatal exposure to antiepileptic drugs. Lancet Neurol. 2005 Nov;4(11):781-6.

4. Hey E. Effect of maternal anticonvulsant treatment on neonatal blood anticoagulation. Arch Dis Child Fetal Neonatal Ed. 1999 Nov;81(3):F208-10.

5. Zupanc ML. Antiepileptic drugs and hormonal contraceptives in adolescent women with epilepsy. Neurology. 2006 Mar 28;66(6 Suppl 3):S37-45.

6. Silberstein SD. Headaches and women: treatment of the pregnant and lactating migraineur. Headache. 1993 Nov-Dec;33(10):533-40.

7. Kal HB, Struikmans H. Radiotherapy during pregnancy: fact and fiction. Lancet Oncol. 2005 May;6(5):328-33.

8. Kittner SJ, Stern BJ, Feeser BR, Hebel R, Nagey DA, Buchholz DW, et al. Pregnancy and the risk of stroke. N Engl J Med. 1996 Sep 12;335(11):768-74.

9. Leonhardt G, Gaul C, Nietsch HH, Buerke M, Schleussner E. Thrombolytic therapy in pregnancy. J Thromb Thrombolysis. 2006 Jun;21(3):271-6.

10. Aminoff MJ. Spinal vascular disease. In: Critchley EMR, Eisen A, eds. Diseases of the Spinal Cord. 2. ed. London: Springer; 1997; p. 423.

11. Manconi M, Govoni V, De Vito A, Economou NT, Cesnik E, Casetta I, et al. Restless legs syndrome and pregnancy. Neurology. 2004 Sep 28;63(6):1065-9.

12. Vukusic S, Hutchinson M, Hours M, Moreau T, Cortinovis-Tourniaire P, Adeleine P, et al., The Pregnancy In Multiple Sclerosis Group; Pregnancy In Multiple Sclerosis Group. Pregnancy and multiple sclerosis (the PRIMS study): clinical predictors of post- partum relapse. Brain. 2004 Jun;127(Pt 6):1353-60.

13. Harden CL. Pregnancy and epilepsy. Continuum neurology (Minneap Minn). 2014;20(1):60-79.

14. Aminoff MJ. Pregnancy and disorders of the nervous system. Aminoff's neurology and general medicine. 5. ed. Cambridge: Elsevier; 2014; p. 652-78.

15. Castro JS, Lourenço C, Carrilho M. Successful pregnancy in a woman with paraplegia. BMJ Case Rep. 2014 Mar 26;2014.

16. Campanharo FF, Santana EF, Sarmento SG, Mattar R, Sun SY, Moron AF. Guillain-Barré Syndrome after H1N1 Shot in Pregnancy: Maternal and Fetal Care in the Third Trimester-Case Report. Case Rep Obstet Gynecol. 2012;2012:323625.

17. Sarmento SG, Santana EF, Campanharo FF, Araújo Junior E, Machado FR, Sass N, et al. Microcirculation Approach in HELLP Syndrome Complicated by Posterior Reversible Encephalopathy Syndrome and Massive Hepatic Infarction. Case Rep Emerg Med. 2014;2014:389680.

18. The American College of Obstetricians and Gynecologists. Hypertension in pregnancy. Obstet Gynecol. 2013;122(5):1122-31.

SEÇÃO XI

SÍNDROMES NEUROCUTÂNEAS

Síndromes neurocutâneas

Wladimir Bocca Vieira de Resende Pinto
José Luiz Pedroso
Orlando Graziani Povoas Barsottini

INTRODUÇÃO

As facomatoses, neuroectodermoses ou síndromes neurocutâneas são condições clínicas individualmente raras, mas relativamente comuns como grupo na prática neurológica. Outras denominações previamente utilizadas como neurocristopatias e displasias neuroectodérmicas atualmente não devem ser mais empregadas, por sua inadequação terminológica e fisiopatológica. Agrupam-se afecções neurológicas genéticas que têm em comum o fato de estarem associadas a alterações tegumentares que podem ser de natureza absolutamente distinta. As facomatoses clássicas incluíam condições clínicas sistêmicas em que, por sua natureza displásica, existiam predisposições ao surgimento de lesões pigmentadas ou angiomatosas na pele e no sistema nervoso, manifestos de forma bastante heterogênea clinicamente. As formas clássicas caracterizam-se por malformações congênitas com comprometimento de estruturas de origem embriofetal ectodérmica (e eventualmente mesodérmica e endodérmica), levando a sinais variáveis de envolvimento cutâneo, neurológico e oftalmológico, tendo em comum o caráter genético hereditário autossômico dominante com expressividade variável, apesar da alta penetrância. Isso permite avaliar histórico familiar sempre bastante significativo, especialmente para as neurofibromatoses, mas com comprometimento mínimo em boa parte dos familiares ditos oligossintomáticos. Não é rara também a ocorrência de casos esporádicos nestas condições, corroborando quase 40% dos pacientes deste grupo. É bastante comum também a ocorrência de neoplasias malignas neuroectodérmicas neste grupo, dado bastante corroborado pelo envolvimento significativo de tais doenças com mutações em genes relacionados ao desenvolvimento, ao controle do ciclo celular (mitótico) e a genes supressores tumorais[1].

Há muitos anos, incluíam-se aqui apenas a doença de von Recklinghausen (neurofibromatose tipo 1) e a esclerose tuberosa de Bourneville, e há algumas décadas apenas passaram a ser incluídas a neurofibromatose tipo 2, a doença de von Hippel-Lindau, a síndrome de Sturge-Weber, a incontinetia pigmenti e a hipomelanose de Ito. Contudo, hoje mais de 50 diferentes condições clínicas sob a denominação de síndromes neurocutâneas são descritas. Atualmente, passaram a ser aceitas dentre as síndromes neurocutâneas, as doenças com alterações angiomatosas, hamartomatosas, blastomatoses benignas ou malignas, e condições metabólicas hereditárias ou neurodegenerativas em que os achados cutâneos são cardinais para o diagnóstico, assim como condições clínicas em que estes são achados menores (Tabela 11.1.1). Atualmente o antigo critério comentado de disrupção do processo de formação a partir de origem embrionária ectodérmica está suplantado por doenças envolvendo dois ou mais folhetos na filogênese dos sinais e sintomas observados (Tabela 11.1.2)[2]. Muitas das doenças hoje englobadas dentre as síndromes neurocutâneas são muito antigas, inclusive se comparadas às facomatoses clássicas, mas apenas na atualidade vêm sendo incluídas neste grupo como diagnósticos diferenciais[3].

Tabela 11.1.1 – Grupos de doenças componentes das síndromes neurocutâneas clássicas e das novas facomatoses[1,2].

SÍNDROMES NEUROCUTÂNEAS CLÁSSICAS (OU MAIORES)
Neurofibromatoses tipos 1 e 2 (NF1, NF2), complexo da esclerose tuberosa, doença de von Hippel-Lindau, hipomelanose de Ito, síndrome de Sturge-Weber, *incontinentia pigmenti* (síndrome de Bloch-Sulzberger)

NOVAS FACOMATOSES

1. Doenças metabólicas hereditárias

Doença de Menkes, deficiência da biotinidase, doença de Fabry, fucosidose, aspartilglicosaminúria, galactosialidose, manosidoses, gangliosidose GM1, doença de Refsum, xantomatose cerebrotendínea, síndrome de Sjögren-Larsson, deficiência de múltiplas sulfatases (doença de Austin), síndrome CHILD, doença de Conradi-Hünermann, síndrome de Richner-Hanhart (deficiência da tirosina transaminase), síndrome de Lesch-Nyhan, acidúria mevalônica, deficiência da holocarboxilase sintetase, deficiência da prolidase, acidúrias propiônica e metilmalônica, síndrome de Chanari-Dorfman, doença de Gaucher tipo II, CDG tipo Ia, adrenomieloneuropatia/ALD-X, doença de Hartnup, porfirias com envolvimento cutâneo e neurovisceral (coproporfiria hereditária, porfiria variegata e porfiria hepatoeritropoiética)

2. Miscelânea

Ataxia-telangiectasia, doença de Urbach-Wiethe, síndrome de Tay, síndromes de progéria, síndrome LEOPARD, doença de Cowden, síndrome de Proteus, síndrome de Gorlin, síndrome de Turcot, doença de Degos, síndrome da rotura cromossômica de Nijmegen, síndrome de Ehlers-Danlos, síndrome de Cockayne, doença de Darier, lipomatose encéfalo-crânio-cutânea de Haberland, facomatose pigmento-queratótica, xeroderma pigmentoso, síndrome de ceratite-ictiose-surdez, síndrome de Papillon-Lefèvre, síndrome de Wyburn-Mason, hamartoma lipofibromatoso dos nervos com macrodactilia, síndrome do nevo lentiginoso salpicado, síndrome de Ruggieri-Happle, síndrome do nervo epidérmico, facomatose pigmentovascular, melanose neurocutânea, síndrome de Waardenburg, síndrome de Klippel-Trenaunay-Weber, síndrome de Delleman, síndrome de Bannayan-Riley-Ruvalcaba, síndrome de Rothmund-Thomson, síndrome de Cobb, síndrome de Pascual-Castroviejo tipo II (associação PHACE(S)), síndrome de Parkes-Weber, síndrome de Rendu-Osler-Weber, síndrome de Maffucci, hipomelanose filoide, síndrome de Wyburn-Mason, síndrome de macrocefalia-cutis marmorata telangiectásica congênita, Blue Rubber Bleb nevus syndrome, doença de Chediak-Higashi, síndrome de Griscelli, síndrome de Schimmelpenning-Feuerstein-Mims, síndrome de Gómez-López-Hernández, síndrome CHIME (Zunich), síndrome de Costello, síndrome de Werner, síndrome POEMS

Tabela 11.1.2 – Classificação das facomatoses segundo o tipo de folheto embrionário comprometido[2].

GRUPO 1 – FORMA ECTODÉRMICA PREDOMINANTE
Melanose neurocutânea, *incontinentia pigmenti*, hipomelanose de Ito, xeroderma pigmentoso, síndrome cárdio-fácio-cutânea, síndrome de Cross, doença de Chédiak-Higashi

GRUPO 2 – FORMAS ECTODÉRMICA E MESODÉRMICA PREDOMINANTES
Neurofibromatoses, esclerose tuberosa, ataxia-telangiectasia, síndrome do nevo sebáceo linear de Jadassohn, síndrome de McCune-Albright, síndrome de Gorlin-Goltz (nevomatose basocelular), lipomatose encefalocrâniocutânea de Fishman

GRUPO 3 – FORMA MESODÉRMICA PREDOMINANTE
Síndrome de Sturge-Weber, síndrome de Klippel-Trenaunay-Weber, síndrome de Bannayan-Riley-Ruvalcaba, síndrome de Ullman, síndrome de Rendu-Osler-Weber, síndrome de Mafucci, doença de Wyburn-Mason, síndrome de Cobb, síndrome de Brégeat, lipomatose circunscrita

GRUPO 4 – FORMAS ENDODÉRMICA E ECTODÉRMICA PREDOMINANTES
Síndrome de Peutz-Jehers-Touraine

GRUPO 5 – FORMAS COMBINADAS (MESOECTO-ENDODÉRMICAS)

GRUPO 6 – FORMAS ENDODÉRMICA E MESODÉRMICA PREDOMINANTES
Doença de Von Hippel-Lindau, síndrome de Lhermitte-Duclos-Cowden

Apesar de estar inserida tradicionalmente como síndrome neurocutânea, a doença de von Hippel-Lindau não será abordada neste capítulo por carecer achados tegumentares específicos sugestivos ao clínico, e representar síndrome genética de predisposição a neoplasias e não essencialmente quadro dermatológico como as demais. Apenas as síndromes neurocutâneas de etiologia genética serão abordadas aqui, e as causas adquiridas não serão pormenorizadas (exemplo: síndrome POEMS, hanseníase, dentre outras). Síndromes em que os achados cutâneos são fundamentalmente resultantes de dismorfismos também não serão abordadas neste texto.

As síndromes de neuroictioses serão incluídas nesta abordagem por representarem grupo em evidente crescimento e importância na avaliação genético-clínica de pacientes com diferentes comprometimentos neurológicos (epilepsia, ataxia cerebelar, paraparesia espástica, miopatia, polineuropatia periférica e surdez neurossensorial) associados à ictiose, apesar de não serem tradicionalmente englobadas nas facomatoses clássicas.

Comumente resultam de doenças neurometabólicas hereditárias secundárias a erros inatos do metabolismo, conforme será abordado adiante, e se associam a fenótipos neurológicos complexos comumente de início precoce e outras manifestações sistêmicas (cardíaca, renal e oftalmológica) interpretadas fundamentalmente como benignas em diagnósticos geralmente retrospectivos[4].

SÍNDROMES NEUROCUTÂNEAS

Neurofibromatose tipo 1

A neurofibromatose tipo 1 (NF1), doença de von Recklinghausen ou "forma periférica de neurofibromatose (MIM #162200) representa a facomatose clássica autossômica dominante mais comum em nosso meio, resultante de mutações no gene *NF1* (17q11.2), codificador da proteína neurofibromina, supressora tumoral, inativadora da proteína p21 e envolvida na regulação da atividade do sistema da proteína quinase A e da adenililciclase na via do mTOR. Mais de 250 tipos de mutações distintas já foram descritas, sendo a heterogeneidade genético-clínica sem correlação evidente entre ambos marco da doença. Há ainda variante com expressão fenotípica da síndrome de Noonan, podendo em muitos casos outros familiares manifestarem apenas NF1. Apesar de o padrão dominante ser típico da doença, metade dos casos ocorre por mutações *de novo* na linhagem germinativa paterna, com alta penetrância e expressividade variável. Sua incidência é de 1:2.500-4.000 nativivos.

As manifestações cutâneas da NF1 são muito sugestivas e direcionam o diagnóstico clínico. Os neurofibromas cutâneos podem ocorrer de forma isolada, agrupada ou eventualmente como múltiplas projeções com aspecto de *molluscum pendulum*. Aparecem no início da puberdade e aumentam ao longo da vida, acometendo quase 85% dos pacientes a partir da terceira década de vida. As sardas axilares ou efélides aparecem mais tardiamente, acometendo até 85% dos pacientes, predominantemente adultos jovens, sendo bem menos frequentes no geral que as manchas café com leite, que os nódulos de Lisch e que os neurofibromas. As manchas café com leite surgem durante o primeiro ano de vida, como primeira manifestação da doença, podendo acometer mais de 90% dos casos em alguma fase da doença. Não são lesões patognomônicas da NF1 (Tabela 11.1.3), mas muito sugestivas no contexto neurocutâneo e oftalmológico apropriado. Apresentam coloração castanho--clara com pigmentação uniforme, forma arredondada, bordas planas, ocorrendo em áreas sem fotoexposição, mas poupando face, mucosa oral e palmoplantar.

As manifestações neuro-oncológicas são também fundamentais para a suspeição clínica. Mais de 20% dos

Tabela 11.1.3 – Diagnósticos diferenciais de mancha café com leite[1].

Neurofibromatose tipos 1 e 2
Esclerose tuberosa
Indivíduos hígidos
Síndrome de McCune-Albright
Ataxia-telangiectasia
Outros: síndrome de Russell-Silver, síndrome de Bloom, anemia de Fanconi, doença de Gaucher, síndrome do nevo basocelular, síndrome de Hunter, síndrome de Maffucci, síndrome de múltiplos neuromas mucosos, doença de Chediak-Higashi, síndrome de Watson, síndrome de Wiskott-Aldrich, síndrome de Noonan, síndrome LEOPARD, síndrome de Turcot, Mismatch repair cancer syndrome, síndrome de múltiplas manchas café com leite, síndrome de Bannayan-Riley-Ruvalcaba, fibromatose hialina juvenil, síndrome de Proteus, neoplasia endócrina múltipla tipo 2B

pacientes apresentam algum tipo de comprometimento neurológico na NF1, sendo o grupo oncológico muito frequente. Do quadro neurológico geral não neoplásico, as principais alterações vistas em quase metade dos pacientes envolvem dificuldade de aprendizagem e baixo rendimento escolar, e eventualmente epilepsia e déficit intelectual persistente, em especial nos casos com neoplasia central. Do ponto de vista oncológico, os neurofibromas plexiformes ocorrem em até um terço dos casos, podendo aparecer já no lactente como crescimento subcutâneo mal delimitado, sendo praticamente patognomônicos da doença. No segmento cefálico, predominam em território da divisão oftálmica (V1) do nervo trigêmeo, sendo amplamente associados com ocorrência de displasia da asa maior do esfenoide e com cistos de aracnoide da fossa média do crânio. Comprometem o espaço mastigador profundo, a órbita e o seio cavernoso, em grande parte dos casos. Há risco de malignização para tumor maligno de bainha de nervos periféricos (MPNST) em menos de 5% dos casos, na forma de schwannomas malignos ou neurofibrossarcomas. Neurofibromas malignos ocorrem em cerca de 10% dos casos, com massas volumosas e circunscritas, heterogêneas, podendo apresentar componentes glandulares e rabdomioblásticos em aspecto de *Triton tumors*. Até 15% dos casos cursam com gliomas do nervo óptico, oligossintomáticos, mas muito significativos para diagnóstico da NF1. São fundamentalmente astrocitomas pilocíticos, como anormalidade primária cerebral mais comum da NF1, podendo afetar qualquer ponto da via até o trato óptico, sendo as aferências proximais relacionadas a pior prognóstico. Raramente estenose de aqueduto do mesencéfalo e tumores hipotalâmicos foram descritos. A ocorrência de schwannomas e tumores dos nervos cranianos é bem mais rara que no tipo 2, sendo sua presença sinal para possível síndrome de superposição (*overlap*). Outros gliomas também já foram descritos, incluindo astrocitomas difusos indolentes de baixo ou alto grau em tronco encefálico (bulbo e região periaquedutal do mesencéfalo). Eventualmente tumores do teto mesencefálico regridem espontaneamente, assim como adenomas hipofisários podem apresentar correlação direta. No neuroeixo, os neurofibromas intra ou paraespinhais em qualquer nível da coluna são bastante frequentes, especialmente em adultos, e predominam em nível extradural. Como regra geral, os schwannomas em neuroeixo são raros na NF1, enquanto os neurofibromas são feições próprias da NF1. A ocorrência de levoescoliose em paciente com NF1 deve apontar a pesquisa obrigatória de lesões intrínsecas medulares.

O envolvimento sistêmico é bastante comum na NF1. As manifestações oftalmológicas incluem nódulos de Lisch (hamartomas pigmentados elevados da íris) que aparecem na infância e estão presentes na ampla maioria dos adolescentes. As anormalidades esqueléticas são também comuns, e incluem escoliose, pseudoartrose de ossos longos, afinamento da cortical de ossos longos (destacadamente da tíbia), costelas "em fita", cistos ósseos subperiósticos e sobrecrescimento exagerado monomélico ou digital isolado. Apesar de bastante incomum, a displasia de asa maior do osso esfenoide é muito sugestiva para diagnóstico da NF1. Raramente elevação congênita da escápula e ausência da patela podem ocorrer. Displasia fibromuscular de grandes artérias (principalmente das artérias renais) pode ocorrer, inclusive envolvendo eventualmente artérias cerebrais com fenômeno de síndrome de moyamoya. Neurofibroma ou ganglioneuroma da mucosa colônica são as manifestações gastrointestinais mais frequentes da doença. Do ponto de vista oncológico, a associação com tumores extraneurológicos e cutâneos pode ocorrer na forma de feocromocitomas, carcinoide duodenal, rabdomiossarcomas e leucemia mieloide crônica na infância.

Os critérios diagnósticos para definição da neurofibromatose tipo 1 (NIH, 1988) dependem da presença de 2 ou mais dos seguintes itens: 6 ou mais manchas café com leite com diâmetro maior que 5 mm no pré-púbere ou maior que 15 mm no pós-púbere; 2 ou mais neurofibromas de qualquer tipo ou 1 neurofibroma plexiforme; sardas (*freckling* ou lentígenos) em regiões intertriginosas axilares ou inguinais (sinal de Crowe); glioma de nervo óptico; 2 ou mais nódulos de Lisch; lesão óssea típica da doença (displasia da asa maior do esfenoide ou afilamento da cortical de ossos longos com ou sem pseudoartrose); e 1 parente de primeiro grau com neurofibromatose tipo 1.

Há na neuroimagem vários achados próprios e característicos da NF1, como focos de hipersinal na RM de crânio, não neoplásicos parenquimatosos, podendo corresponder, segundo as diversas literaturas, a hamartomas, heterotopias, neurópilo frouxo, mielinização retardada ou reacional e mielinopatia espongiforme ou vacuolar edematosa transitória. São achados benignos na maioria dos casos, ocorrendo mais em núcleos da base (destacadamente globos pálidos), radiações ópticas, tronco encefálico, esplênio do corpo caloso e centro branco medular do cerebelo, e aumentando em número e tamanho até a adolescência e depois regredindo. São vistos como hipersinal em T2 e, em FLAIR, como lesões brilhantes transitórias ou *unidentified bright objects* (UBOs). Não são vistos efeito de massa ou impregnação pelo contraste. As neoplasias, túberes e nódulos subependimários descritos previamente são também típicos para a doença e representam importantes achados em neuroimagem (Figura 11.1.1).

Neurofibromatose tipo 2

A neurofibromatose tipo 2 ou "forma central de neurofibromatose" (MIM #101000) é uma síndrome neurocutânea clássica autossômica dominante, relacionada a mutações no gene *NF2* (22q12), codificador da proteína merlina ou schwannomina, expressa na maior parte dos tecidos e relacionada com controle de interações intercelulares (inibidora de adesão celular) e com matriz extracelular (associada à plasmalema e ao citoesqueleto, semelhante à actina) e como supressora tumoral. Trata-se de entidade clínica distinta da neurofibromatose tipo 1 tanto por aspectos clínicos quanto genéticos. Sua incidência geral é de 1:25.000-40.000 nativivos. Apesar de o histórico familiar positivo ser importante, metade dos casos ocorre por mutações *de novo*. Há dois tipos clínicos familiares na neurofibromatose tipo 2: a forma de Wishart, com início precoce e múltiplas neoplasias; e a forma de Gardner, com início tardio e com neoplasias limitadas a schwannomas vestibulares. Há íntima relação entre os tipos e a gravidade das mutações gênicas com as manifestações clínicas.

Os critérios diagnósticos para a neurofibromatose tipo 2 (NIH, 1987) para diagnóstico definitivo deve incluir 2 ou mais dos itens: (I) schwannomas vestibulares bilaterais; (II) 1 parente de primeiro grau com neurofibromatose tipo 2 mais 1 schwannoma vestibular ou 2 dos seguintes: meningioma, schwannoma, glioma, opacidade juvenil subcapsular posterior do cristalino, calcificações nos plexos coroides, no córtex cerebelar e na superfície do córtex cerebral; ou (III) 2 dos seguintes critérios: meningiomas múltiplos, 1 schwannoma vestibular, ou outro schwannoma, glioma, neurofibroma, opacidade subcapsular posterior do cristalino ou calcificações cerebrais. Nota-se aqui a importância das diferentes neoplasias do

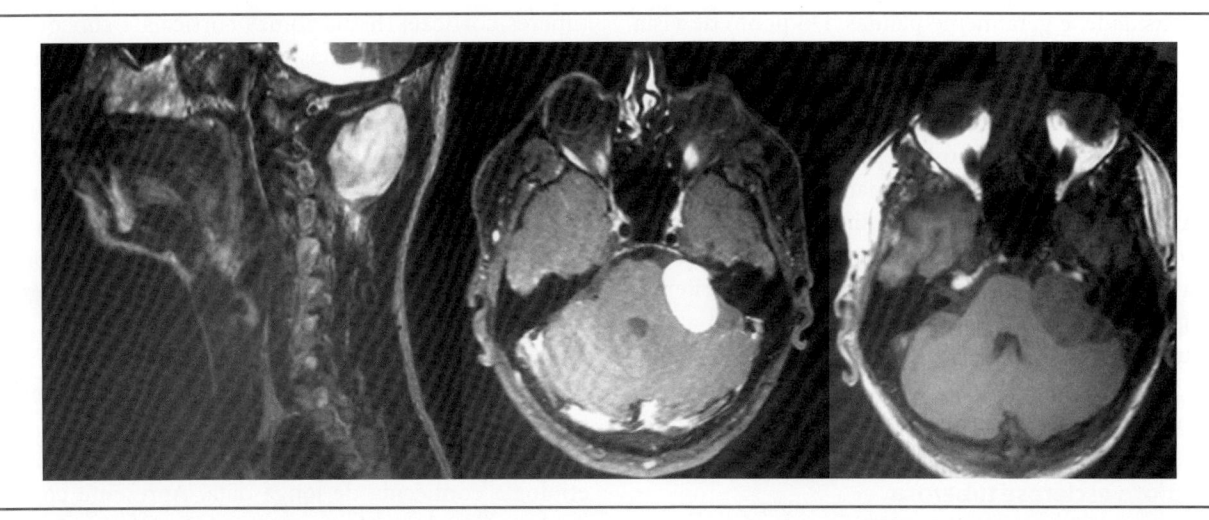

Figura 11.1.1 – Neurofibromatose tipo 1. Paciente do sexo masculino, 21 anos, com quadro de múltiplas manchas café com leite, efélides axilares e nódulos de Lisch desde a infância, sendo visto abaulamento em região cervical posterior e occipital à esquerda, correspondente a neurofibroma plexiforme em T2 e progredindo com baixa de acuidade auditiva com padrão neurossensorial à esquerda e com síndrome vestibular à esquerda, correspondente a neurinoma do acústico à esquerda. Teste genético comprovou mutação no gene *NF1*.

sistema nervoso central para diagnóstico desta condição, sem grande ênfase em achados cutâneos.

A neurofibromatose tipo 2, assim, caracteriza-se por neoplasias provenientes das células de Schwann (schwannomas), de células meníngeas (meningiomas) e de células gliais (micro-hamartomas gliais, ependimomas e outros gliomas). Dentre as neoplasias citadas, predominam os schwannomas, os meningiomas e os ependimomas (Figura 11.1.2). Os neurofibromas são ocasionalmente vistos. Os schwannomas bilaterais do nervo vestibular são diagnósticos, praticamente patognomônicos desta condição, ocorrendo em idade mais precoce que dos esporádicos (entre segunda e terceira décadas), mas sem tendência à malignização e sendo precedidos pelos cutâneos. Seu quadro clínico típico envolve zumbido, perda auditiva com padrão neurossensorial e desequilíbrio ou vertigem com lesão central

no ângulo pontocerebelar mostrando isointensidade em T1, hiperintensidade em T2 e realce uniforme pelo contraste. Podem ocorrem também em topografias cutâneas (65%), plexiformes e múltiplos neurais e radiculares. Os meningiomas são frequentemente múltiplos, sem tendência à malignização e ocorrem em idade mais precoce também. Dos ependimomas, quase 80% são medulares (espinhais) e não apresentam nenhum critério clínico e de neuroimagem para distinção dos esporádicos. Eventualmente hidrossiringomielia pode ser vista associada às neoplasias intra e extramedulares. Neoplasias paraespinhais ocorrem em mais da metade dos pacientes após a adolescência. Menos de 20% dos casos de neurofibromatose tipo 2 recebem diagnóstico antes da idade escolar.

Das manifestações cutâneas, um terço dos pacientes apresenta manchas café com leite, em menor quantida-

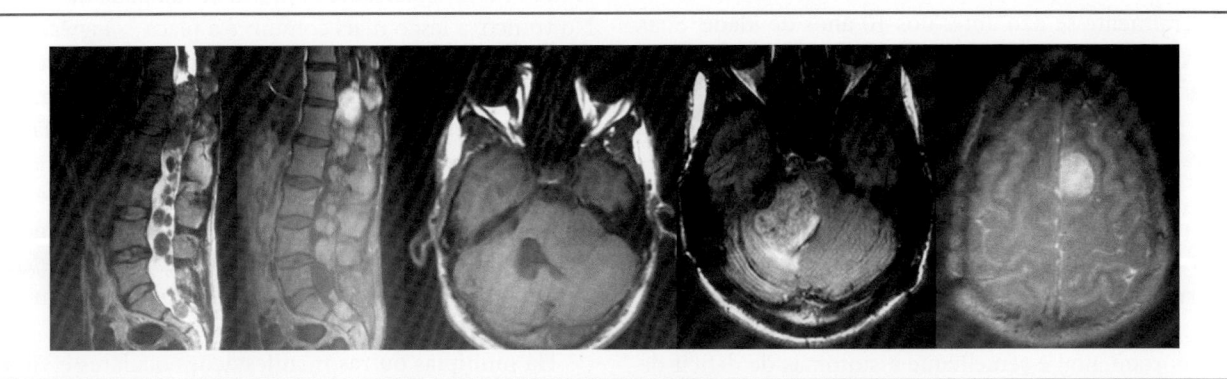

Figura 11.1.2 – Neurofibromatose tipo 2. Paciente do sexo masculino, 30 anos, com quadro de múltiplos schwannomas intrarraquianos em região de cone medular e de cauda equina, schwannomas bilaterais (esquerda e direita) do ângulo pontocerebelar em momentos diferentes da evolução clínica e meningioma de foice cerebral à esquerda. Teste genético comprovou mutação no gene *NF2*.

de, densidade, e geralmente pálidas. Do ponto de vista oftalmológico, os nódulos de Lisch não são habitualmente vistos no tipo 2, enquanto a catarata subcapsular ocorre em mais da metade dos pacientes, configurando importante critério diagnóstico para a doença. Há rara descrição de membrana epirretiniana.

Alguns pacientes cursam com síndrome de superposição entre as neurofibromatoses tipos 1 e 2, denominada tipo 3 ou forma mista, com os mesmos critérios da tipo 2 associada a lesões clínicas vistas para a tipo 1 (cutâneas e neurofibromas). Existe também a forma tipo IV de Riccardi em que o quadro típico da neurofibromatose ocorre, mas sem os nódulos de Lisch.

Complexo esclerose tuberosa

A esclerose tuberosa (ET), doença de Bourneville-Pringle ou epiloia (MIM #191100, #613254) representa facomatose clássica autossômica dominante bastante heterogênea. Apesar da presença de histórico familiar ocorrer em metade dos casos e de existir alta penetrância, a expressividade variável torna o diagnóstico sempre duvidoso em casos com manifestações atenuadas, inespecíficas e atípicas. Isto é comprovado pelo fato de parentes em primeiro grau de pacientes com ET confirmada apresentarem comprometimento clínico ou neurorradiológico mínimo. Sua prevalência estimada é de 1:5.000-10.000 habitantes, tornando esta uma das facomatoses mais comuns no nosso meio. Há dois *loci* gênicos envolvidos, denominados *TSC1* (MIM #191100) no cromossomo 9q34.13 (codificador da proteína hamartina) e relacionado a até 30% dos casos de ET, e *TSC2* (MIM #613254) no cromossomo 16p13.3 (codificador da proteína tuberina, ativadora de GTPases da família Ras e supressora tumoral) relacionado a mais de 70% dos casos de ET, com doença clínica mais grave (apesar de mais incomum em lesões cerebrais) e eventualmente com doença renal policística.

As manifestações neurocutâneas cardinais da doença geralmente se dão antes dos 10 anos de idade. Suas principais manifestações neurológicas são bastante abrangentes. Os achados mais precoces e frequentes são epilepsia e transtorno do espectro do autismo. Como regra geral, quanto mais precoce a manifestação epiléptica, mais grave é a disfunção cognitiva e os distúrbios comportamentais. Dentre as crises epilépticas, destacam-se os espasmos infantis, as crises parciais motoras e as crises generalizadas tônico-clônicas. Em metade dos pacientes, a cognição é preservada. Raramente o quadro comportamental é semelhante a sintomas de déficit de atenção e hiperatividade. Algumas alterações estruturais em neuroimagem e neuropatológicas são bastante sugestivas da ET. Mais de 90% dos pacientes apresentam

túberes corticais (hamartomas corticais e subcorticais glioneurais), hamartomas da substância branca e nódulos gliais subependimários. Por outro lado, o grande marcador neoplásico da ET denominado astrocitoma subependimário de células gigantes (SEGA) ocorre em menos de um quinto dos pacientes, sendo mais comum a partir do adolescente e manifestando-se como massas bem delimitadas na parede do ventrículo lateral próximo ao forame interventricular, raramente sintomáticas (apenas 6%). Em mais de um quarto dos casos, pode ser primeiro sinal da ET, com síndrome de hipertensão intracraniana, hidrocefalia não comunicante e hemorragia aguda de instalações nas primeiras duas décadas, em pacientes com histórico de epilepsia sem etiologia conhecida de longa data. Apresenta componentes múltiplos císticos, nodulares e calcificados. Pequenos nódulos hamartomatosos subependimários são comumente associados ao SEGA e se calcificam. Seu prognóstico é bastante favorável, sem malignização secundária e raramente havendo recidiva. Os estudos de neuroimagem associados (tomografia e ressonância de crânio com contraste) são fundamentais para avaliação e diagnóstico de túberes e neoplasias relacionadas à ET (Figura 11.1.3).

Os achados cutâneos típicos da doença tornam o diagnóstico altamente presuntivo. A tríade clássica de Vogt, composta por epilepsia, déficit cognitivo e adenomas sebáceos, acomete até um terço dos pacientes. Assim, as lesões de face características da ET, denominadas adenomas sebáceos de Pringle, são minúsculos angiofibromas papulonodulares do pré-escolar e do escolar com padrão de distribuição em asa de borboleta, ocorrendo em mais de 90% dos pacientes acima de 4 anos de idade. É também importante lembrar das máculas hipocrômicas em formato de folhas (*ash leaf spots*), muito frequentes já ao nascimento e cuja ocorrência associada com epilepsia no lactente (especialmente se espasmos infantis) deve remeter sempre ao diagnóstico de ET. São máculas tipicamente mais bem visualizadas com uso da lâmpada de Wood. No tronco, a lesão mais comum é a placa "*shagreen*" ou "*peau chagrin*", representativa de fibromas dérmicos irregulares de predomínio lombossacral e eventualmente cervical, levemente elevada, de cerca de 5 cm de diâmetro, com superfície semelhante à casca de laranja e áspera com lixa. Pode eventualmente cursar com mechas de cabelo branco (semelhantes às vistas na síndrome de Waardenburg tipo 1), com lesões cutâneas tipo "*confetti*" e com os característicos fibromas periungueais (tumores de Köenen) em até um terço dos casos.

Há múltiplas outras manifestações oculares e viscerais próprias e características da ET, destacando-se os rabdomiomas cardíacos, os angiomiolipomas renais, a linfangioleiomiomatose pulmonar (em mulheres em

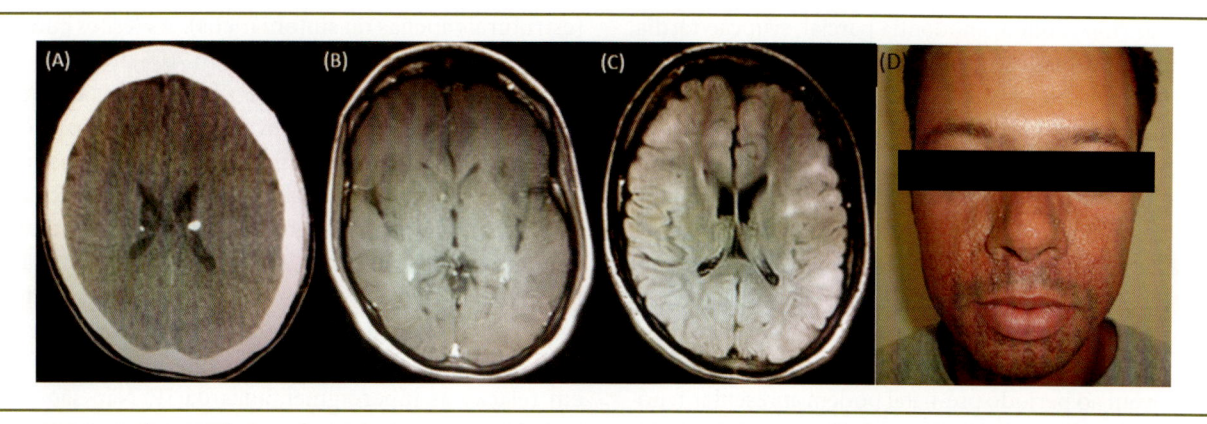

Figura 11.1.3 – Esclerose tuberosa. Paciente do sexo masculino, 17 anos, desde a infância com epilepsia de difícil controle, déficit cognitivo moderado e depressão grave. Fenótipo clássico com fibromas periungueais, placa *shagreen*, angiofibromas de Pringle, angiomiolipomas renais múltiplos, rabdomiomas cardíacos, astrocitomas retinianos, túberes corticais e nódulos subependimários. Raras máculas hipocrômicas no tronco. Presença de nódulo subependimário calcificado adjacente ao ventrículo lateral esquerdo na TC de crânio (A) e adjacente ao corno frontal do ventrículo lateral direito em T1 (B). Presença de múltiplos focos de hipersinal no FLAIR em regiões de transição corticossubcortical, corticais e subcorticais em (C), correspondentes a túberes. Em (D), paciente com típicos angiofibromas faciais de Pringle.

idade fértil menstruando), os hamartomas hepáticos, os pólipos micro-hamartomatosos do reto, os hamartomas nodulares e placas acrômicas retinianos, o astrocitoma retiniano de células gigantes e os pits do esmalte dentário. Raramente o sarcoma de Ewing, a síndrome de Wolff-Parkinson-White e puberdade precoce vêm sendo descritos na ET.

Atualmente os critérios diagnósticos de Roach (*National Tuberous Sclerosis Association*, 2000) são empregados para diagnóstico clinicorradiológico da ET. O diagnóstico definitivo se dá na presença de dois critérios maiores ou um maior com dois menores, enquanto o provável com um critério maior com um menor, e o possível (ou suspeito) com um critério maior isolado. Os critérios maiores envolvem: (I) angiofibromas faciais, (II) fibroma periungueal não traumático, (III) pelo menos 3 máculas hipocrômicas, (IV) placa shagreen, (V) hamartomas nodulares múltiplos da retina, (VI) túber cortical, (VII) nódulo(s) subependimário(s), (VIII) astrocitoma subependimário de células gigantes, (IX) rabdomioma cardíaco, ou (X) angiomiolipoma renal/linfangioleiomiomatose pulmonar. Os critérios menores envolvem: (I) pólipos retais hamartomatosos, (II) cistos ósseos, (III) fibromas gengivais, (IV) hamartomas não renais, (V) placas acrômicas retinianas, (VI) lesões cutâneas tipo "*confetti*", (VII) cistos renais múltiplos, (VIII) linhas de migração radial da substância branca cerebral em neuroimagem e (IX) pequenas depressões (pits) do esmalte dentário.

Incontinentia pigmenti

A incontinência pigmentar (IP), síndrome de Bloch-Sulzberger ou síndrome de Bloch-Siemens representa

síndrome neurocutânea hereditária ligada ao cromossomo X dominante, resultante de mutação do gene *NEMO* (Xq28), codificador da proteína NF-κB. Apesar de se tratar de doença ligada ao X, o comprometimento predominante é do sexo feminino (98% dos casos em nativivos), já que o quadro é fundamentalmente letal para o sexo masculino. Há casos esporádicos também escritos, relacionados a pontos de quebra em Xp11 com translocação autossômica, apesar de este tipo de situação ser bastante questionada atualmente.

Trata-se de condição clínica sistêmica, comprometendo fundamentalmente tegumento, dentes, olhos, sistema esquelético e sistema nervoso central. Na primeira fase de evolução das lesões cutâneas, há padrão vesicobolhoso eritematoso em tronco e em membros, linear, surgindo em até 2 meses, eventualmente já ao nascimento, que em poucas semanas tornam-se hiperpigmentadas, aumentando de tamanho e número, perdendo suas características inflamatórias típicas após 6 meses de vida. Na progressão, surgem placas hiperqueratóticas lineares de aspecto verrucoso, por alguns meses, que desaparecem espontaneamente deixando por muitos anos, de forma residual, traço de hiperpigmentação local persistente, de coloração tênue entre marrom e azul-acinzentada. Esse traço de hiperpigmentação tipicamente se torna quase imperceptível até segunda e terceira décadas de vida. Na idade adulta, mais no jovem, observam-se máculas lineares hipopigmentadas acometendo tronco e membros inferiores, raramente acompanhadas por tumores subungueais indolores tardios ou por lesões lineares verrucosas palmoplantares.

O envolvimento sistêmico não dermatológico é bastante heterogêneo na IP, relacionando anomalias dentárias (hipodontia, anodontia parcial, erupção tardia, dentição impactada e dentes cuneiformes), oftalmológicas (estrabismo, catarata congênita, coloboma, atrofia óptica, microftalmia, esclera azulada, coriorretinite exsudativa, defeitos vasculares retinianos, incluindo retinopatia hiperplásica, e anormalidades pigmentares retinianas), neurológicas (epilepsia, déficit cognitivo variável, ataxia cerebelar, microcefalia, nistagmo, déficits motores focais, AVC isquêmico e alterações de neuroimagem congênitas) e esqueléticas (aqueiria, sindactilia, costelas extranumerárias, hemivértebras). Os poucos homens que sobrevivem ao período pré-natal podem apresentar fenótipo semelhante ao da síndrome de displasia ectodérmica hipoidrótica. A IP apresenta rara associação descrita com neoplasias renais, leucemias agudas, retinoblastoma e rabdomiossarcoma paratesticular, apesar de esses não serem característicos desta condição clínica.

Os achados de neuroimagem são variáveis, sem dados característicos para esta condição, apesar de hidrocefalia comunicante, lesões isquêmicas cerebrais focais, hipoplasia do corpo caloso e leucoencefalopatia periventricular terem sido descritas. Biopsia de pele com infiltrado inflamatório perivascular compostos por eosinófilos[10].

Hipomelanose de Ito

A hipomelanose de Ito (MIM #300337) ou *incontinentia pigmenti achromians* (tipo 1) representa a quarta doença neuroectodérmica mais frequente na prática neurológica. Trata-se de distúrbio fundamentalmente esporádico, apesar de ter sido identificado padrão de herança autossômica dominante em alguns casos. Há múltiplos mecanismos genéticos relacionados com esta forma de facomatose, sendo aberrações cromossômicas próximas ao centrômetro com translocação autossomo-Xq28 (em mosaicismo somático), translocações balanceadas de Xp21.2 (localização do gene *COL5A1*), e genes suspeitos em 9q33-qter e 15q11-q13 e Xp11 os mais relatados na literatura. Há rara descrição desta condição com mosaicismos na trissomia do cromossomo 2. Não há padrão único nem específico do cariótipo. Atualmente continua-se a questionar se representa efetivamente uma doença ou se os sinais observados seriam resultantes apenas de diferentes estados de mosaicismo dos pacientes. Apesar da polêmica envolvendo mecanismos genéticos, o que se sabe é que, em casos sem mosaicismo evidente, o quadro é em geral letal, frequentemente ainda no pré-natal ou com manifestações neurológicas neonatais precoces graves.

Trata-se de síndrome duas vezes mais comum em mulheres do que em homens, e envolve achados cutâneos típicos, dismórficos, oftalmológicos e neurológicos (estruturais apenas ou sintomáticos). As lesões cutâneas surgem no primeiro ano de vida em 70% dos casos e caracterizam-se pela presença de zonas ou faixas lineares hipopigmentadas ou acrômicas nos membros (acompanhando as linhas de Blaschko, respeitando os metâmeros correspondentes e a linha média), e manchas no tronco com margens irregulares, com padrão sugestivo em moteamento ou em redemoinho. Há frequentemente aspecto tigrado em ziguezague. Alguns achados tegumentares são semelhantes ao da IP clássica, assim como padrão "negativo" de placas e máculas hipopigmentadas em relação às hiperpigmentadas da IP. Não são vistas lesões bolhosas ou de aspecto inflamatório.

Cerca de 60% dos casos apresentam algum tipo de envolvimento neurológico. O fenótipo neurológico mais grave envolve os distúrbios da migração neuronal com epilepsia refratária e a hemimegalencefalia. O mais comum são pacientes com déficit cognitivo variável, epilepsia e distúrbios de linguagem, sendo muito comum nas fases iniciais o diagnóstico de transtorno invasivo do desenvolvimento. Comprometimentos musculoesquelético com cifoescoliose, assimetria de membros, polidactilia, sindactilia e clinodactilia, e oftalmológico com catarata, miopia, coloboma de íris e atrofia do nervo óptico são também bastante frequentes. Achados dismórficos são comuns e incluem fácies grosseira (lembrando *coarse facies*), macro ou microcefalia, pregas epicânticas, hipertelorismo, lábios espessos e espaçamento irregular dos dentes.

Estudos de neuroimagem são inespecíficos, apesar de eventualmente hemimegalencefalia, mielinização tardia, polimicrogiria, atrofia cerebral difusa, heterotopias da substância cinzenta, atrofia de corpo caloso e dilatação dos espaços de Virchow-Robin terem sido relacionadas (Figura 11.1.4). A biopsia de pele comprometida evidencia disqueratose e anormalidades pilossebáceas.

Síndrome de Sturge-Weber

A síndrome de Sturge-Weber-Dimitri (SSW) ou angiomatose encefalotrigeminal (ou meningofacial) (MIM #185300) representa facomatose clássica esporádica, relacionada a mutação somática em mosaico, ativadora do gene *GNAQ* (*guanine nucleotide-binding protein q gene*, 9q21.2), codificadora do polipeptídeo Q ligante de guanina nucleotídeos relacionados a receptores transmembrana com domínios ligados a vias de sinalização intracelular da subunidade α da proteína G. Sua incidência estimada é de 1:20.000-50.000 nativivos. Não há evidência de herança genética estabelecida.

Trata-se de doença do desenvolvimento embriofetal clássica envolvendo a angiomatose da face, da coroide

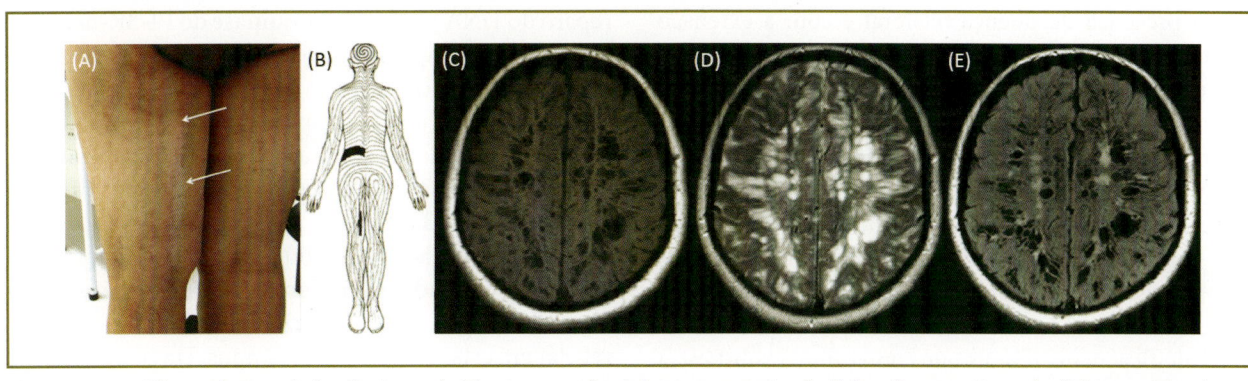

Figura 11.1.4 – Hipomelanose de Ito. Paciente de 52 anos, sexo feminino, com quadro de disfunção executiva e declínio cognitivo de lenta evolução há 10 anos. Negava histórico pessoal relevante, exceto por manchas na pele desde a infância. Exame dermatológico mostrando múltiplas máculas hipocrômicas lineares (setas brancas) (A) seguindo as linhas de Blaschko, destacadamente no tronco e nos membros inferiores (área escurecida) (B). RM de crânio mostrando a presença de dilatação acentuada dos espaços de Virchow-Robin com discretas áreas de gliose associada (C-E).

ocular e das leptomeninges como marco de origem para as principais manifestações neuro-oftalmológicas e cutâneas desta condição. Há na SSW abundantes vasos capilares pequenos dilatados e vênulas restritos à pia-máter de um hemisfério cerebral, destacadamente em regiões posteriores, nos lobos occipitais e parietais, poupando os frontais e estruturas da fossa posterior. Resultam da persistência dos canais sinusoidais primordiais fetais, sem regressão normalmente esperada, originando dilatação facial e meníngea de tais capilares, manifestas na forma de angiomas. Há, do mesmo modo, falha do desenvolvimento das veias ponte corticais na porção posterior, fazendo a drenagem venosa do seio sagital superior passar a ser feita por vasos leptomeníngeos dilatados e desviada das veias da substância branca para o sistema venoso periventricular, causando congestão venosa cortical no período pós-natal com hipoxia e apoptose neuronal. O processo resultante é hemiatrofia cerebral de instalação lenta e calcificações distróficas ipsilaterais.

Suas principais manifestações neurológicas são epilepsia (75-90% dos pacientes), hemiparesia (progressiva em até um terço dos casos), hemianopsia homônima e déficit cognitivo leve a moderado (50% dos pacientes). Os marcos de desenvolvimento neuropsicomotor são normais até o início das crises (focais ou generalizadas), sendo a ocorrência de espasmos infantis no primeiro ano muito prevalente (90% dos pacientes), seguidos na evolução por crises tônicas, atônicas ou mioclônicas, progressivas e comumente refratárias à terapêutica antiepiléptica habitual. Eventualmente há relatos de episódios *stroke-like* recorrentes e de macrocefalia, sem dismorfismos significativos relacionados. Não há anormalidades extraneuro-oftalmológicas típicas para esta condição, apesar do relato de angiomatoses pulmonares

e do aparelho digestivo, de malformações cardíacas e de agenesias renal e uretral.

Suas principais manifestações dermatológicas envolvem o chamado *nevus flammeus* ou angioma em "vinho do porto", marco característico da doença, em uma hemiface, de forma parcial ou total, envolvendo os territórios correspondentes às divisões V1 e V2 trigeminais (Figura 11.1.5). Já se encontra presente ao nascimento com abundante número de capilares e sem alteração com a idade.

Anomalias oftalmológicas ocorrem em quase um terço dos pacientes, envolvendo angiomas de coroide e esclera e glaucoma congênito (25%). Tais achados oftalmológicos de gravidade se correlacionam diretamente

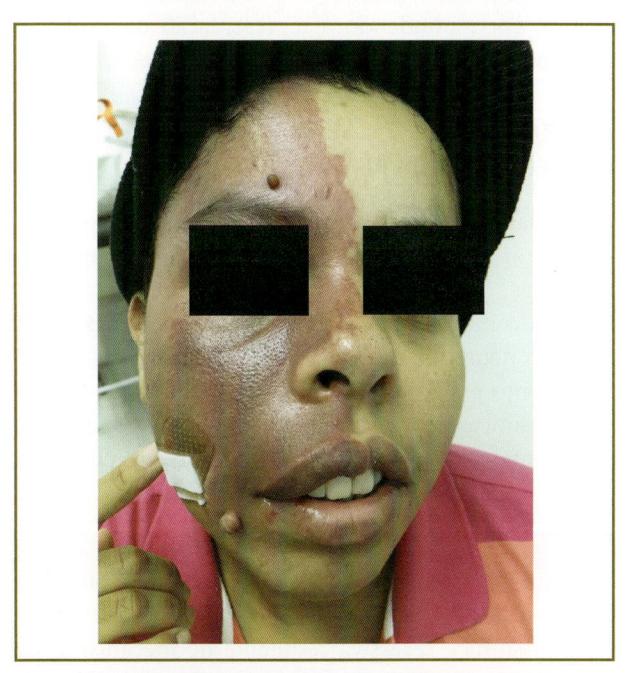

Figura 11.1.5 – Angioma da face envolvendo distribuição do nervo trigêmeo na síndrome de Sturge-Weber.

Imagem autorizada pela paciente.

com a presença de doença bilateral e com a extensão do angioma facial. Descolamento de retina, buftalmia e heterocromia de íris vêm sendo relatados com maior frequência, principalmente nos casos com comprometimento neurológico grave. Avaliação radiológica comprova nos angiomas da coroide o típico espessamento da parede posterior do globo ocular, com impregnação pelo contraste, mais bem visualizados em sequências com supressão de gordura.

Seus achados de neuroimagem tipicamente envolvem calcificações cerebrais que começam na substância branca subcortical e depois nas camadas II e III do córtex parieto-occipital (eventualmente bilaterais em até um terço dos pacientes), resultantes de processo de isquemia crônica por drenagem venosa defeituosa. É bastante comum visualizar hiperplasia ipsilateral do plexo coroide com hipersinal em T2 e FLAIR e hipodensidade adjacente às calcificações na substância branca pericortical. Previamente a radiografia simples de crânio no perfil era comumente utilizada, e é capaz de mostrar calcificações de predomínio posterior com aspecto em duplo contorno ("sinal do trilho de trem") com deformidade do crânio adjacente e espessamento ipsilateral da díploe. Esse achado é geralmente visto a partir do pré-escolar. Estudo de RM de crânio com contraste mostra intenso realce dos capilares meníngeos dilatados em T1, os quais se tornam atenuados com o aumento do número de calcificações. Da mesma forma, ocorre dilatação dos vasos periventriculares e subependimários com pontos de *flow void* nas veias profundas da substância branca, correspondendo à representação da evolução neuropatológica própria da doença.

INTERAÇÃO ENTRE O SISTEMA NERVOSO E ALTERAÇÕES DA PELE

Além das clássicas facomatoses citadas anteriormente, há um grande número de condições neurológicas primárias, metabólicas ou heredodegenerativas que revelam o minucioso processo intrínseco de desenvolvimento neurocutâneo nas diferentes etapas do desenvolvimento pré e pós-natal. Serão destacadas aqui condições clínicas genéticas em que a presença de achados tegumentares típicos fornece guia diagnóstico clínico.

Ataxia-telangiectasia

A ataxia-telangiectasia (AT) ou síndrome de Louis-Bar (MIM #208900) representa doença neurodegenerativa autossômica recessiva resultante de mecanismo de instabilidade cromossômica com radiossensibilidade e predisposição ao câncer por mutação no gene *ATM* (11q22.3), codificador da proteína ATM envolvida no

reparo do DNA por proteína quinase do PI-3K-*like* (fosfatidilinositol-3-quinase). Desta forma, ocorre alteração na ativação dos *checkpoints* nas fases de progressão de fase G1 para S e de G2 da mitose e da síntese de DNA, além de instabilidade cromossômica, de hipersensibilidade a agentes danificadores do DNA e de fosforilação das proteínas p53 e c-Abl.

Sua incidência de 1:40.000-300.000 habitantes, representa a segunda ataxia cerebelar autossômica recessiva mais comum, sendo a principal causa de ataxia cerebelar em crianças abaixo dos 5 anos. Do ponto de vista neurológico, origina ataxia cerebelar progressiva com início geralmente no segundo ano de vida (entre 12 e 18 meses), com dificuldade no equilíbrio postural corporal com quedas frequentes. No pré-escolar, surgem hipotonia progressiva com hiporreflexia, apraxia oculomotora na vertical e horizontal (tipicamente antecedendo o aparecimento das telangiectasias), nistagmo e ataxia cerebelar franca progressiva (de predomínio axial inicialmente). O processo de degeneração cerebelar vermiana com redução marcante das camadas granular e de Purkinje acentua-se na idade escolar. Ainda nesta fase, notam-se disartria grave, disfagia, coreoatetose, distonia, mioclonias e amiotrofia distal, sendo possível já observar certo declínio cognitivo. O comprometimento extrapiramidal não é critério diagnóstico nem deve estar obrigatoriamente presente, apesar de os achados neuropatológicos de perda de células pigmentadas da substância negra mesencefálica, do complexo oculomotor, do hipotálamo e do *locus coeruleus* ser quase global. Eventualmente *facial grimacing* e polineuropatia sensitiva leve sem *pes cavus* podem ser observados.

A AT representa também um dos tipos mais comuns de imunodeficiência primária celular e humoral com manifestações no pré-escolar e no escolar, originando infecções sinopulmonares recorrentes (em geral, mais de 6 eventos por ano, mais que 1 por mês ou 3 ou mais traqueobronquites ou broncopneumonias anuais), elevando o risco de bronquiectasias sequelares. Broncopneumonias ainda representam a principal causa mais comum de óbito nesta população. Os mecanismos de imunodeficiência existentes geram predisposição individual a neoplasias malignas do sistema reticuloendotelial (destacadamente leucemia linfocítica aguda de células T e leucemia prolinfocítica de células T), a gliomas e, nos heterozigotos, para neoplasia maligna de mama feminina (representando até 5% dos óbitos por neoplasia de mama antes dos 45 anos).

Achados tegumentares são bastante amplos na AT. O principal dado clínico no pré-escolar é o de telangiectasias mucocutâneas, predominantes em conjuntiva bulbar, base do nariz, orelhas, pescoço e fossa antecubital (Figura 11.1.6). As telangiectasias oculares ocorrem destacadamente na conjuntiva bulbar cantal temporal, enquanto as cutâneas do plexo venoso subpapilar predominam em regiões zigomáticas, orelhas, pálpebras, dorso de mãos e pés, fossas poplíteas e antecubital, e parede anterior do tórax, principalmente no escolar. Cabelo grisalho precoce, vitiligo, hirsutismo, efélides, hipopigmentação moteada e manchas café com leite também podem ser vistos. Na evolução, ocorre atrofia precoce da pele da face, gerando aspecto envelhecido, pré-senil, e na adolescência escleroatrofia facial com aspecto "em máscara" (esclerodermoide). Desta forma, o achado no pré-escolar de ataxia cerebelar progressiva com telangiectasias mucocutâneas em áreas expostas e infecções sinopulmonares recorrentes deve ser principal complexo de sinais clínicos para suspeição diagnóstica. Granulomas cutâneos não infecciosos também são achados comuns e respondem mal à corticoterapia. Endocrinopatia também é comum na AT, cursando com hipogonadismo, hipodesenvolvimento de caracteres sexuais secundários, puberdade tardia, baixa estatura, atraso de crescimento, e risco aumentado de DM tipo 1 e resistência insulínica.

Estudos de neuroimagem mostram atrofia cortical cerebelar, dilatação do IV ventrículo e proeminência das folhas cerebelares, com maior comprometimento vermiano. Laboratorialmente verifica-se elevação leve a moderada de alfafetoproteína sérica (AFP), tendência à linfopenia (com célula NK elevada e TCD4+ e TCD8+ *naive* reduzidos), déficit imunológico humoral (déficits de IgA secretora e IgE, podendo ter baixos níveis de IgG2 e IgG4) com eventual elevação de IgM. Disfunção hepática laboratorial leve pode ser evidenciada. É frequente cariótipo com achados de translocações em mosaico t [7;14][q11;q32].

Xeroderma pigmentoso

O xeroderma pigmentoso (XP) representa grupo de condições clínicas degenerativas autossômicas recessivas bastante heterogêneas, envolvendo oito formas clínicas principais: sete relacionadas com genes de reparo por excisão de nucleotídeos (denominadas XPA-XPG), e uma variante XP relacionada à replicação do DNA lesado. Trata-se de condições com maior prevalência em japoneses, israelenses, egípcios e mediterrâneos no Norte da África. Sua incidência geral de 1:250 mil nativivos. Histórico de consanguinidade familiar é bastante frequente. Há duas formas clínicas principais relacionadas a fenótipos neurológicos: grupo A ou tipo 1 (mutação do gene *XPA*, 9p22.33, MIM #278700) e grupo D ou tipo 4 (mutação do gene *ERCC2*, 19q13.32, MIM #278730). Os grupos C, E e F são tradicionalmente classificados como variantes não neurológicas, apenas com tendência

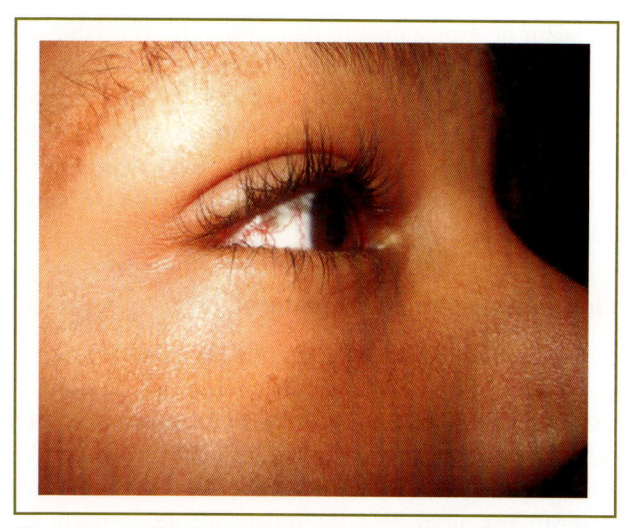

Figura 11.1.6 – Paciente com telangiectasia conjuntival e ataxia de início precoce. Diagnóstico de ataxia-telangiectasia.

ao desenvolvimento de neoplasias cutâneas. Alterações somáticas no XP são quase exclusivamente observadas em pacientes com comprometimento neurológico.

O grupo A ou forma tipo 1 apresenta-se tipicamente com quadro de reação de sensibilidade aguda à fotoexposição solar no lactente, seguida por sardas no pré-escolar, telangiectasias cutâneas, atrofia ou queratose actínica, ocorrendo neoplasias cutâneas mais tardiamente na infância, geralmente no escolar. Mais comumente origina pela sensibilidade à radiação ultravioleta os carcinomas basocelulares e espinocelulares de pele (principalmente em face e cabeça e pescoço) e o melanoma cutâneo, sendo este mais comum ao final da adolescência. Neoplasias do limbo ocular, mais com carcinomas espinocelulares e com epiteliomas, no início da adolescência são também achados tegumentares comuns. Do ponto de vista neurológico, déficit cognitivo progressivo é o achado mais comum, afetando quase 80% dos pacientes. Raramente cursa com o fenótipo grave da síndrome de De Sanctis-Cacchione ou "idiotia xerodérmica" (mutação do gene *ERCC6*, 10q11.23, MIM #278800), com quadro caracterizado por sardas precoces em áreas de fotoexposição, atrofia cutânea, telangiectasias, ceratoacantomas, angiomas, poiquilodermia, nanismo, atraso de desenvolvimento esquelético, hipoplasia gonadal, fotofobia, ceratoconjuntivite, coreoatetose, tetraparesia espástica, ataxia cerebelar, hiporreflexia, déficit cognitivo progressivo, surdez neurossensorial e microcefalia. Puberdade tardia, encurtamento do tendão calcâneo e atrofia palpebral com ectrópio e ceratite de exposição também são achados relatados. Desta forma, achados cutâneos e oculares clássicos do XP ocorrem associados a envolvimento somático e neurológico. Neuroimagem evidencia atrofias cerebral difusa e olivopontocerebelar, além de espessamento da calvária, hidrocefalia ex-vacuum e pneumatização dos seios frontais. O grupo D ou forma tipo 4, contudo, apresenta-se com o mesmo quadro geral do grupo A, mas com ictiose e tricotiodistrofia pronunciados, além de seu quadro neurológico ser mais tardio e no contexto de síndrome de De Sanctis-Cacchione.

Síndrome de Sjögren-Larsson

A síndrome de Sjögren-Larsson (MIM #270200) representa doença neurocutânea metabólica hereditária autossômica recessiva resultante de mutação no gene *ALDH3A2* (*aldehyde dehydrogenase 3 family, member A2 gene*, 17p11.2), codificador da aldeído graxo desidrogenase microssomal (FADH), independente ou parte do complexo álcool graxo: NAD+ oxidorredutase, envolvida em oxidações peroxissomais (ácidos graxos, álcoois graxos, ácido fitânico e éter-glicerolipídeos) e na inativação secundária do LTB4 por ω-oxidação. Seus sinais neurocutâneos típicos resultam de acúmulo e depósito de lipídeos (ictiose e sinais neurológicos difusos) e por deficiência da oxidação dos ácidos graxos (leucodistrofia e hipomielinização). É a principal síndrome componente das chamadas neuroictioses (Tabela 11.1.4).

Ocorreu efeito fundador no Norte da Suécia tornando sua prevalência estimada de 1:10 mil habitantes, cerca de 25 vezes mais frequente que na população geral. Caracteriza-se na infância precoce, quase sempre antes dos 30 meses de idade, por tétrade clínica clássica: ictiose congênita, paraparesia espástica dos membros inferiores (plenamente manifesta nos primeiros 2 anos de vida), degeneração macular específica (*glistening yellow-white deposits*) e déficit cognitivo leve a moderado. Não há fenótipo claro de regressão neurológica, apesar de metade dos pacientes nunca deambular. Disartria pseudobulbar e retração fibrotendínea com amiotrofia distal

Tabela 11.1.4 – Diagnósticos diferenciais de neuroictioses[4,13].

CLÁSSICAS
Síndrome de Sjögren-Larsson, doença de Refsum, síndrome de Tay (IBIDS), síndrome de Rud, síndrome de Conradi-Hünermann-Happle, deficiência de múltiplas sulfatases

ATÍPICAS
Doença de Gaucher tipo 2, netral lipid storage disease (forma de Chanarin-Dorfman), síndrome de ictiose folicular-alopecia-fotofobia, síndrome CEDNIK, síndrome MEDNIK, síndrome de atrogripose-disfunção-renal-colestase, distúrbios congênitos da glicosilação (CDGs tipos If, Im, Iq), síndrome de ceratite-ictiose-surdez (KID), síndrome CHIME/neuroectodermose de Zunich, deficiência de ELOVL4, condrodisplasia punctata rizomélica, deficiência da esteroide 5-α-redutase tipo 3, síndrome de deleção contígua da esteroide sulfatase

são bastante comuns. Raramente o fenótipo é de quadriplegia e excepcionalmente há epilepsia.

Achados somáticos também são encontrados, mas geralmente inespecíficos. Ao nascimento é comum a ocorrência de leve prematuridade. Baixa estatura, cifoescoliose torácica, hipertelorismo, dentes afastados e hipoplasia do esmalte dentário foram descritos também. Há padrão específico de história natural das lesões tegumentares. Ao nascimento, é vista pele seca, áspera, eritematosa e acastanhada, que dá origem a escamas com ictiose e hipoidrose francas já nos 3 primeiros meses de forma generalizada (com predomínio periumbilical e em flexuras), poupando a face, que tardiamente originam pelo prurido intenso crônico e escoriações, liquenificação em pescoço, flexuras e abdome. Eventualmente com ceratodermia e espessamento palmoplantar. O comprometimento oftalmológico patognomônico é manifesto por distrofia macular típica com *glistening yellow-white deposits*, caracterizados por cristais branco-amarelados, cintilantes na área foveal e parafoveal (maculopatia cristalina) e hipopigmentação macular na fundoscopia óptica, manifestos clinicamente por fotofobia e redução da acuidade visual bilateral nos 2 primeiros anos de vida. Opacidades corneanas superficiais são também relatadas nesta condição.

Neuroimagem com RM de crânio evidencia mielinização tardia com déficit persistente leve (hipomielinização central) com espectro-ressonância mostrando pico anormal de lípides por acúmulo de álcoois e aldeídos graxos de cadeia longa. Laboratorialmente observa-se concentração urinária elevada de LTB4 e de álcoois graxos plasmáticos com 16 e 18 carbonos, além de redução de atividade enzimática em fibroblastos em cultura ou leucócitos.

Xantomatose cerebrotendínea

A xantomatose cerebrotendínea (CTX) ou colesterinose cerebral (MIM #213700) representa doença metabólica hereditária autossômica recessiva de acúmulo lipídico por mutação do gene *CYP27A1* (2q33), resultando em deficiência da esterol-27-hidroxilase e originando deficiência na hidroxilação mitocondrial do carbono 27 da 5-β-colestano-3-α-,7-α,12,α-triol na via de biossíntese de ácidos biliares. Do mesmo modo, ocorre *upregulation* da colesterol 7-α-hidroxilase, com elevação de intermediários metabólicos desta levando a depósitos neuroviscerais e cutâneos de colesterol e colestanol. Sua prevalência geral é superior a 1:70 mil habitantes, apesar de ser mais frequente entre judeus sefardim do Marrocos. Acredita-se que sua prevalência real seja bem mais elevada diante do alto índice de ataxias cerebelares precoces e de catarata juvenil sem diagnóstico definitivo em nosso meio.

O quadro clínico da CTX envolve achados dermatológicos, neuro-oftalmológicos e de neuroimagem muitos sugestivos para diagnóstico, apesar do espectro de manifestações ser muito amplo. Não há correlação genotípica-fenotípica clara para CTX. Suas manifestações neuropsiquiátricas envolvem ataxia cerebelar espástica após a puberdade, declínio cognitivo progressivo desde a primeira década (tardiamente síndrome demencial frontal com quadro pseudobulbar) e queixas psiquiátricas gerais (ilusões, alucinações, delírios, depressão). Não raramente é confundida com sintomas de esquizofrenia inicialmente. Polineuropatia periférica e epilepsia também vêm sendo descritas mais frequentemente, assim como palidez do nervo óptico. Contudo, apenas 25% cursam com crises tônico-clônicas generalizadas. Catarata juvenil bilateral é frequentemente a primeira manifestação clínica percebida da doença pelo paciente e pelos familiares, ocorrendo na maioria dos pacientes durante a primeira década de vida. Aterosclerose prematura com doenças cardiovascular (angina instável e infarto agudo do miocárdio) e cerebrovascular representam principais causas de óbito em nosso meio. Osteoporose e tendência a fraturas ósseas são comuns também no adulto. De forma complementar, como manifestações viscerais adicionais, diarreia crônica na infância precoce, icterícia colestática neonatal com hiperbilirrubinemia direta autolimitada e insuficiência pulmonar leve podem ser observadas. Suas manifestações cutâneas são bastante típicas, sendo xantelasmas são pouco habituais. A partir da segunda década de vida, quase 70% dos pacientes começam a desenvolver xantomas em tendões de grupamentos extensores dos dedos, do tríceps braquial, da tuberosidade da tíbia e mais tipicamente do tendão calcâneo, sendo estes mais evidentes e volumosos a partir da terceira década de vida. É muito comum o achado de histórico prévio de paciente com xantomas operados em calcâneos (Figura 11.1.7).

RM de crânio mostra discreta atrofia cortical cerebral e cerebelar, com alterações inespecíficas de sinal pela substância branca de predomínio periventricular e infratentorial (Figura 11.1.7), e o típico achado de hipersinal dos núcleos denteados e da substância branca cerebelar em T2, apesar de atualmente se saber que estes não sejam patognomônicos da CTX. Os xantomas em região de calcâneo podem ser vistos na RM como aumento difuso do tendão com múltiplas áreas de hipersinal em T1 e T2. Laboratorialmente caracteriza-se pela elevação de glicuronídeos e de álcoois biliares 7-α–hidroxilados urinários (encontrados pós-hidroxilações no retículo endoplasmático), elevação plasmática de 7-α-hidroxicolesterol, 7-α-hidroxi-colest-4-en-3-ona, 7α,12α-dihidroxi-colesten-4-en-3-ona e de álcoois-glicuronídeos, e redução dos níveis de ácidos biliares plasmáticos. A elevação do colestanol plasmático em cromatografia gasosa ou em HPLC é diagnóstica desta condição clínica, diante da indisponibilidade de testes genéticos comerciais específicos. O colesterol sérico apresenta concentrações normais, reduzidas ou raramente pouco elevadas. A terapêutica se dá com uso do ácido quenodeoxicólico e com os inibidores da HMG-CoA redutase (estatinas), apesar de não existir evidência até o momento do benefício do uso destes últimos (Federico *et al.*, 2003).

Doença de Refsum

A doença de Refsum, *Heredopathia atáctica polyneuritiformis* ou neuropatia sensitivo-motora hereditária tipo

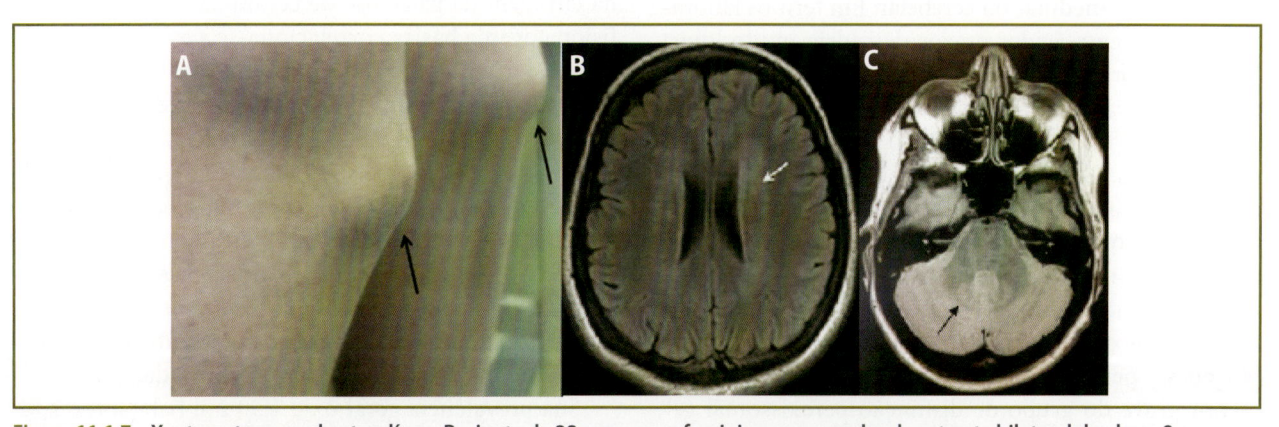

Figura 11.1.7 – Xantomatose cerebrotendínea. Paciente de 33 anos, sexo feminino, com quadro de catarata bilateral desde os 8 anos, epilepsia de difícil controle desde os 5 anos e transtorno ansioso. Desde o final da adolescência evoluindo com aumento volumétrico em região extensora de membros, destacadamente tuberosidades das tíbias (A) RM de crânio sem contraste comprovou hipersinal não confluente em região periventricular em T1 (B) e em núcleos denteados do cerebelo em T2 (C). Dosagem de colestanol sérico mostrou-se 5 vezes (21,9 µg/mL) acima do limite superior da normalidade (4,2 µg/mL) com elevação de outros metabólicos intermediários (7-deidrocolesterol, 8-deidrocolesterol e 8(9)-colesterol).

IV (HMSN IV) (MIM #266500) representa doença metabólica hereditária autossômica recessiva peroxissomal relacionada a defeito na α-oxidação do ácido fitânico (ácido tetrametil-hexadecanoico), principal ácido graxo de cadeia ramificada proveniente da dieta (laticínios e carne derivados de animais herbívoros). Há mais de uma forma clínica e mecanismo genético-bioquímico relacionados à fisiopatogenia da doença: forma clássica ou do adulto (MIM #266500) e forma infantil (MIM #601539).

A forma clássica do adulto da doença de Refsum resulta de mutações no gene *PHYH/PAHX* (10p13), codificador da fitanoil-CoA hidroxilase (envolvida na α-oxidação peroxissomal do ácido fitânico), ou no gene *PEX7* (6q21-q22.2), codificador da peroxina formadora do peroxissomo (envolvido nos distúrbios da biogênese peroxissomal). A forma clássica é comumente confundida no início das manifestações clínicas com diagnósticos de ataxia de Friedreich e de síndrome de Usher. Início típico se dá entre 10 e 20 anos, apesar de até um quarto dos casos ter início no idoso. No escolar e no adolescente, manifesta-se com nictalopia em decorrência de retinose pigmentar, polineuropatia desmielinizante sensitivo-motora crônica, ataxia cerebelar e perda auditiva neurossensorial progressiva eventualmente já com cardiomiopatia, anosmia, arritmias cardíacas, e ictiose associadas. *Pes cavus*, displasia epifisiária múltipla e encurtamento de metacarpos e metatarsos são achados comuns. Não ocorrem dismorfismos, hepatopatia e déficit cognitivo significativo. Raramente acantócitos periféricos e hipertrofia de nervos periféricos podem ser detectados. Muitas de suas formas clínicas, antes tidas como atípicas do adulto, com manifestação de neuropatia axonal sensitivo-motora do adulto com retinopatia se mostraram posteriormente como casos de deficiência da α-metil-CoA racemase. RM de neuroeixo não evidencia atrofia medular ou cerebelar. Em termos laboratoriais, apresenta ácidos graxos de cadeia muito longa (VLCFA) normais, ácidos di e trihidroxicolestanoicos normais, elevação sérica de ácido fitânico, ácido pristânico normal, plasmalogênio sérico normal e peroxissomos normais. Terapêutica sintomática e com restrição de carne bovina e laticínios. Investigação liquórica com hiperproteinorraquia tipicamente sem pleocitose.

A forma infantil da doença de Refsum resulta de mutações principalmente no gene *PEX1* (7q21.2), fazendo parte do espectro *continuum* dos distúrbios da biogênese peroxissomal, fazendo parte do fenótipo menos grave do grupo de disfunção peroxissomal generalizada do espectro de transtornos Zellweger-*like*. Decorre de comprometimento de diferentes *loci* gênicos e peroxinas (*PEX1, PEX2, PEX3, PEX5, PEX6, PEX10, PEX12, PEX13, PEX14, PEX16, PEX19, PEX26*). Apesar da heterogeneidade genética, o perfil clínico e laboratorial é relativamente conservado, com apresentação clínica inicial variável. Caracteriza-se por hipotonia global, achados dismórficos craniofaciais semelhantes aos da síndrome de Zellweger, mas menos pronunciados, eventualmente sem dismorfismos. Inicia-se nos primeiros 6 meses de vida, de forma lentamente progressiva, com déficit cognitivo e motor variáveis, baixa estatura, hepatopatia, surdez neurossensorial, retinose pigmentar e baixa de acuidade visual. Defeitos da migração neuronal e leucoencefalopatia não são habitualmente vistos. Em termos laboratoriais, ocorrem elevação de ácido fitânico, deficiência de plasmalogênio sérico, atividade sérica reduzida da acil-CoA-deidróxiacetona-fosfato aciltransferase, aumento de VLCFA e de ácidos di e trihidróxi-colestanoicos, ácidos fitânico e pristânico normais ou pouco elevados, proteína D-bifuncional reduzida e deficiência de peroxissomos. Hiperoxalúria também pode ser vista. Terapêutica dietética também deve ser empregada.

Doença de Fabry

A doença de Fabry (DF), doença de Anderson-Fabry ou lipidose distópica hereditária (MIM #301500) representa erro inato do catabolismo lisossomal dos glicoesfingolipídeos com padrão de herança ligada ao X recessivo relacionado a mutação no gene *GLA* (Xq22.1), resultando em deficiência da α-galactosidase A (ceramida trihexosidase ou lactosilceramida α-galactosidase), originando acúmulo sistêmico de globotriaosilceramida (Gb3) e de seus glicoesfingolipídeos (galabiosilceramida). Ocorre de forma progressiva depósito lisossomal de globotriaosilceramida nos diferentes tecidos (sistema nervoso central e periférico, endotélio vascular, rins, miocárdio, pele, cristalino) e no plasma por deficiência na clivagem da galactose de ceramida trihexosídeos. A fisiopatogenia básica correlaciona-se a eventos de vaso-oclusão arterial em miocárdio, rins e sistema nervoso, e aos mecanismos de depósito, inclusive do sistema reticuloendotelial. Seu diagnóstico é feito através da constatação da deficiência da α-galactosidase A em plasma, leucócitos ou fibroblastos em cultura, apesar de a dosagem poder ser normal em mulheres heterozigotas e o diagnóstico, portanto, confirmado apenas por teste genético. Seu diagnóstico é fundamental de ser realizado diante da disponibilidade atual de terapêutica de reposição enzimática da α-glicosidase modificada.

Sua prevalência geral é de 1:50 mil habitantes, apesar de se acreditar em subdiagnóstico. Mesmo sendo condição ligada ao X recessivo, muitas mulheres heterozigotas sintomáticas já foram descritas e comumente apresentam sintomas mais brandos e de início tardio. A forma clássica masculina ocorre em pacientes com atividade enzimática inferior a 1%, manifestando-se na adolescência ou na infância tardia com crises periódicas de acroparestesias dolorosas, acompanhadas por angioqueratomas, alterações da sudorese (geralmente hipoidrose), opacidades corneana e lenticular assintomáticas e proteinúria subclínica. Ocorre piora progressiva da função renal até doença renal crônica terminal entre terceira e quinta décadas de vida em casos sem diagnóstico e tratamento apropriados, assim como doença cerebrovascular isquêmica e miocardiopatia são complicações que comumente levam ao óbito.

Do ponto de vista neurológico, as acroparestesias dolorosas episódicas intensas, em queimação, de predomínio distal com irradiação para porções proximais dos membros, surgem na infância tardia ou na adolescência, e são bastante características da DF. Sua duração média é de minutos a dias, sendo comumente desencadeadas por exercício físico, estresse emocional e alterações de temperatura ambientais. Comumente ocorrem episódios concomitantes de dor abdominal ou em flancos, com frequência confundidas no início com cólica nefrética e outras causas de abdome agudo inflamatório, fato este bastante semelhante ao da porfiria aguda intermitente. A progressão de polineuropatia periférica de fibras finas é marco desta doença, mesmo sem que os episódios dolorosos ocorram. O número de eventos de acroparestesias intensas reduz com a idade, assim como a intensidade episódica. Conforme comentado previamente, acidentes vasculares cerebrais isquêmicos acometem quase 13% dos pacientes com DF. Disautonomia (muitas vezes na forma de hipoidrose e de febre de origem indeterminada), síndrome vestibular sem plenitude aural e perda auditiva neurossensorial são frequentes também. Avaliação de neuroimagem típica na DF envolve alterações de sinal na substância branca única ou múltiplas de predomínio periventricular (sugestivas de doença de pequenos vasos), áreas com grandes infartos cerebrais isquêmicos e o típico envolvimento talâmico posterior, descrito como "sinal do pulvinar", o qual excepcionalmente ocorre em mulheres. Não há áreas hemorrágicas de permeio aos territórios isquêmicos, elemento que auxilia no diagnóstico diferencial de outras vasculopatias hereditárias.

O angioqueratoma *corporis diffusum* é alteração dermatológica bastante sugestiva, mas não específica da DF. Ocorre como *clusters* de angioectasias puntiformes, de coloração vermelho-azuladas escuras, nas camadas superficiais da pele, mais comumente planas ou pouco elevadas, sem alteração à digitopressão, e que predominam em região periumbilical, joelhos, quadris, dorso, coxas e penoscrotal. Conjuntivas oculares e mucosa oral podem ser também acometidas. Há importante aumento no número e no tamanho de tais lesões com a idade. Há importante correlação entre angioqueratomas em homens com gravidade da doença sistêmica. Trata-se de marcador importante da forma clássica da doença, sendo muito rara sua ausência nas formas masculinas típicas e podendo ocorrer isoladamente nas formas atípicas tardias e em mulheres heterozigotas.

As manifestações oftalmológicas vistas na DF são bastante típicas. A opacidade corneana típica descrita como córnea *verticillata* ocorre em mais de 70% dos pacientes, sendo marcador da doença tanto em homens quanto em mulheres heterozigotas. Não há comprometimento significativo da acuidade visual. No início, manifesta-se à avaliação como aspecto difuso de névoa na camada subepitelial da córnea, progredindo como faixa em espiral até a periferia, com coloração variando do branco ao dourado. A ceratopatia em redemoinho pode ser em alguns casos o primeiro achado sugestivo da DF em mulheres portadoras. Opacidades lenticulares tipo Fabry também podem ocorrer como depósitos em forma de raio esbranquiçado com material granular fino na cápsula posterior da lente irradiando do centro do cristalino posteriormente para cortical, sendo também vistas opacidades anterior e subcapsular em parte dos casos masculinos clássicos. Há também, nos casos com comprometimento neurovisceral grave, a presença de tortuosidade vascular retiniana importante.

A ocorrência de complicações cardiorrenais é muito comum na DF. Os achados cardíacos mais frequentes envolvem hipertrofia ventricular esquerda progressiva (predominante em septo interventricular e em parede posterior do ventrículo esquerdo), alterações de repolarização do segmento ST, taquiarritmias supraventriculares e insuficiência mitral por infiltração direta. A frequência de infarto agudo do miocárdio também é elevada e contribui diretamente para alta morbimortalidade nas formas clássicas. O comprometimento renal é bastante variado. A presença de glóbulos de lípides birrefringentes tipo "cruz de malta" no sedimento urinário desde adolescência com microalbuminúria e cilindros é marco da doença. Hipertensão arterial sistêmica, esclerose glomerular, vacuolização glomerular e tubular com insuficiência renal progressiva fazem parte da história natural da doença. Vale destacar aqui também a existência de duas formas variantes masculinas atípicas com atividade enzimática residual acima de 1%: (I) variante cardíaca, apresentando-se como hipertrofia ventricular esquerda sem causa conhecida no idoso, insuficiência mitral e/ou cardiomiopatia com proteinúria, sem doença renal crônica; (II) variante renal, apresentando doença renal crônica isolada, sem lesões cutâneas típicas e sem acroparestesias.

Deficiência da biotinidase

A deficiência da biotinidase ou deficiência de múltiplas carboxilases de início tardio (ou juvenil) (MIM #253260) representa doença metabólica hereditária autossômica recessiva por mutação do gene *BTD* (3p25.1), codificador da biotinidase que catalisa a hidrólise da biocitina em biotina e lisina. Desta forma, a menor oferta de biotina livre deixa de ser oferecida como coenzima para quatro carboxilases necessárias para o metabolismo normal, incluindo acetil-CoA carboxilase, piruvato carboxilase, alfametil-crotonil-CoA carboxilase e propionil-CoA carboxilase.

Os sinais neurológicos precoces representam o fenótipo inicial da deficiência da biotinidase, sendo o quadro dominado no primeiro trimestre por atraso do desenvolvimento neuropsicomotor, hipotonia global, crises mioclônicas, epilepsia e tremores em quase 60% dos acometidos, seguidos por ataxia cerebelar predominantemente intermitente, por atrofia óptica por perda auditiva neurossensorial em até 50% dos casos. É bastante importante a ideia de que a maioria dos sinais neurológicos precede o aparecimento de acidose metabólica. A degeneração de células de Purkinje e atrofia da camada granulosa do cerebelo representam a principal base neuropatológica para os sinais de comprometimento neurológico. Quase um quarto dos pacientes apresenta episódios de encefalopatia aguda por descompensação metabólica com letargia, taquidispneia ou episódios de apneia e estridor laríngeo. Ocorre evidente melhora clínica e remissão sintomática com maior oferta de biotina livre na dieta. Baixo ganho de peso, conjuntivite, hepatoesplenomegalia, vômito e diarreia recorrentes e infecções fúngicas recorrentes por linfopenia são bastante frequentes também.

O comprometimento cutâneo se dá geralmente de forma evidente nos primeiros meses com alopecia e *rash* cutâneo com padrão de dermatites seborreica e atópica e com placas eritematosas exsudativas de predomínio periorificial. Alopecia discreta (eventualmente com comprometimento de pálpebras e sobrancelhas) deve ser encarada como chave diagnóstica, já que 70% dos pacientes apresentam hipotonia, crises epilépticas e alopecia antes do diagnóstico clínico-laboratorial.

Há, contudo, diversas formas clínicas de início tardio e incompletas relacionadas à deficiência parcial enzimática. Nestas de início tardio, os principais guias para diagnóstico são fenótipo de ataxia cerebelar intermitente com *rash* cutâneo e alopecia com boa resposta clínica à terapêutica com biotina. Eventualmente formas parciais com início na adolescência com paraparesia espástica, desmielinização medular e baixa de acuidade visual foram descritas.

Atualmente o diagnóstico faz parte da triagem metabólica neonatal expandida. Em termos laboratoriais, é comum ocorrência de acidúria orgânica com cetoacidose metabólica em 80% dos casos, à custa de elevação de ácidos β-hidroxi-isovalérico, β-metilcrotonilglicina, β-hidroxipropionato, metilcitrato e hiperlactatemia tardia (com elevação liquórica concomitante), apesar de hiperamonemia leve ser vista. Acidose metabólica com o perfil de acidúria orgânica típica da deficiência de múltiplas carboxilases não ocorre no início da deficiência da biotinidase. O diagnóstico é confirmado por deficiência da atividade da biotinidase sérica, em fibroblastos em cultura ou leucócitos periféricos.

Doença de Hartnup

A doença de Hartnup, "doença H" ou triptofanúria congênita (MIM #234500) é doença metabólica hereditária autossômica recessiva relacionada ao metabolismo de aminoácidos neutros, resultante de mutações no gene *SLC6A19* (5p15.33), codificador de transportador intestinal e renal de aminoácidos neutros dependentes de sódio e independentes de cloreto. Tal transportador faz alguns aminoácidos serem reabsorvidos pelo epitélio tubular proximal, incluindo hidroxiprolina, glicina, ácidos glutâmico e aspártico, lisina, arginina, ornitina, e 12 aminoácidos neutros. No intestino, a falta de tal transportador leva ao acúmulo de triptofano e à formação de substâncias indólicas, triptamina e ácido indolacético por ação bacteriana, os quais apresentam neurotoxicidade direta. Do mesmo modo, menos de 2% do triptofano que não é absorvido seria transformado em ácido nicotínico e participaria de reações de oxidação por ação da nicotinamida. Ocorre também falta de nicotinamida por inibição direta da triptofano-pirrolase e da quinurenina-formamidase pelo excesso de indol produzido.

Sua incidência geral é de 1:23.000-54.000 nativivos, definitivamente subestimada diante do fato de a maioria dos casos ser assintomática e dependente de exposição dietética, sendo vista boa resposta à oferta proteica e de ácido nicotínico. Inicia na infância tardia e tende a melhorar com a idade. Apresenta quadro clínico fundamentalmente intermitente com sinais precipitados por febre, fotoexposição, diarreia aguda, dieta inadequada, uso de sulfas e estresse emocional. Clinicamente seus marcos neurocutâneos principais são ataxia cerebelar intermitente (episódica) com perfil cutâneo semelhante ao da pelagra com fotossensibilidade. Sintomas psiquiátricos (heteroagressividade, labilidade emocional, sintomas depressivos, despersonalização, tendência suicida, hipomania e ansiedade grave), mialgia, cefaleia recorrente, hiper-reflexia, hipertonia, nistagmo e déficit cognitivo tardio de instalação lenta são bastante frequentes.

Eventualmente pode evoluir com baixa estatura, glossite atrófica e hipopigmentação periférica tardia em áreas pelagroides.

Estudos de neuroimagem são inespecíficos, podendo mostrar hipomielinização, atrofia cortical global e disgenesia do corpo caloso. Em decorrência direta do defeito do transportador descrito, a avaliação bioquímica típica revela hiperaminoacidúria neutra e generalizada (triptofano, alanina, serina, treonina, valina, leucina, isoleucina, fenilalanina, tirosina, histidina, citrulina e monoaminoamidas-dicarboxílicas) com redução da concentração plasmática dos mesmos aminoácidos em cromatografia de aminoácidos no sangue em camada delgada, com indolúria e grandes quantidades de aminoácidos livres nas fezes (excesso de triptofano e compostos indólicos). De forma complementar, podem ser feitos o teste urinário de Obermeyer positivo para indóis e o teste de Millon positivo para tirosina.

Doença de Menkes

A doença de Menkes ou síndrome de *kinky-hair* (cabelos encarapinhados) (MIM #309400) representa doença neurometabólica hereditária ligada ao X recessivo, relacionada ao metabolismo do cobre, resultante de mutação do gene *ATP7A* (Xq21.1), codificador de ATPase tipo T transportadora de cátions e reguladora intracelular do transporte de cobre. Sua incidência geral é de 1:100.000-250.000 nativivos.

A mutação do transportador mantém normal a captação do epitélio intestinal, mas impossibilita a exportação sérica a partir dos enterócitos, diminuindo seu efluxo, redistribuindo-o por compartimento celular através da rede *trans* Golgi e reduzindo o aporte sérico de cobre, com consequente redução de cobre para o sistema nervoso para funcionamento adequado das cuproenzimas (dopamina beta-hidroxilase, tirosina hidroxilase, peptidilglicina-mono-oxigenase alfa-amidante) e para demais tecidos com enzimas dependentes de cobre (ascorbato oxidase, citocromo c oxidase, superóxido dismutase, lisil-oxidase). Os déficits enzimáticos funcionais originam as disfunções sistêmicas (cutâneas e viscerais) e neurológicas próprias desta doença.

Caracteriza-se clinicamente por neurodegeneração progressiva associada a anormalidades cutâneas típicas. Precocemente pode se apresentar no período neonatal com fácies típica com bochechas caídas e rechonchudas, sem expressividade, e fronte proeminente, ossos wormianos do crânio evidentes, alargamento epifisário de costelas e fêmures, *pectus excavatum*, prematuridade, hipoglicemia, restrição de crescimento intrauterino e cabelos encarapinhados curtos (*kinky hair*) com aspecto de *pilli torti* de cabelos e sobrancelhas (torção de 180°

no eixo capilar ou *twisting*) e com coloração acinzentada-esbranquiçada e hipopigmentada. Eventualmente pode manifestar céfalo-hematomas grandes, microcefalia, braquicefalia, ptose palpebral, *trichorrhexis nodosa*, hérnias inguinal ou umbilical, icterícia persistente leve, hipoglicemia e hipotermia. Manifestações neurológicas se iniciam entre 2 e 3 meses de idade com epilepsia e hipotonia, seguidas na evolução por regressão neurológica com perda dos marcos do desenvolvimento neuropsicomotor, déficit cognitivo progressivo e espasticidade com hiper-reflexia global. Ainda no primeiro ano de vida cursa com baixo ganho ponderal, relativa alopecia parieto-occipital, infecções do trato urinário de repetição por divertículos vesicais, flacidez cutânea de predomínio no tronco e no dorso superior, frouxidão ligamentar e eventualmente com diarreia crônica, pólipos gástricos com sangramento gastrointestinal e instabilidade térmica. Pouco mais tardiamente complica-se em termos sistêmicos com osteoporose, esporão em metáfises de ossos longos, baixa estatura, tortuosidade vascular e hemorragia intracraniana (hematomas subdurais e intraparenquimatosos espontâneos ou em traumas leves). Óbito precoce no pré-escolar é a regra geral. Mulheres portadoras manifestam fenótipo geralmente sutil, mas eventualmente com *pilli torti* e hipopigmentação das linhas de Blaschko. Há de modo complementar formas variantes da síndrome do corno occipital e de neuropatia hereditária motora distal ligada ao X.

Laboratorialmente a doença de Menkes clássica apresenta cobre sérico menor que 11 µmol/L (< 70 µg/dL) e ceruloplasmina sérica menor que 200 mg/L, com níveis anormais de catecolaminas e seus metabólitos séricos (alteração nas razões dopamina/norepinefrina e dihidroxifenilacético/dihidroxifenilglicol). Ressonância magnética (RM) de crânio com angio-RM evidenciam atrofia cortical difusa, ventriculomegalia ex-vacuum, hipomielinização e tortuosidades vasculares.

Doença de Urbach-Wiethe

A doença de Urbach-Wiethe, lipoidoproteinose ou *hyalinosis cutis et mucosae* (MIM #247100) representa genodermatose hereditária autossômica recessiva de início na infância, relacionada a mutações no gene *ECM1* (*extracelular matrix protein 1 gene*, 1q21.3), codificador da proteína ECM1, localizada na lâmina densa e parcialmente na lâmina lúcida para ligação a múltiplas proteínas e glicoproteínas relacionadas às ancoragens entre derme e epiderme (laminina 332, perlecan, fibronectina, MMP-9, ácido hialurônico e fibulina). A disfunção da ECM1 leva ao acúmulo de material hialino com glicoproteínas (PAS-positivo, vermelho Congo-negativo) em regiões perivenular em derme e submucosa e perianexial, destacadamente na pele, nas mucosas aerodigestivas e no sistema nervoso, com hiperprodução secundária de colágenos tipos IV e V pelo endotélio, além de produção reduzida de colágenos tipos I e III e degradação defeituosa de esfingolipídeos.

Trata-se de genodermatose com apresentação clínica e de neuroimagem típica, mais comum na África do Sul e em populações de ascendência holandesa e alemã. Caracteriza-se por manifestações sistêmicas importantes com início na infância, destacadamente rouquidão laríngea precoce (raramente já se manifesta com choro fraco neonatal) seguida por múltiplas alterações mucocutâneas, englobando pápulas frisadas nas pálpebras (típicas para esta condição clínica), blefarose moniliforme e espessamento cutâneo difuso com pápulas e placas amareladas e cicatrizes de aspecto acneiforme e varioliformes, progredindo no escolar e no adolescente com espessamento lingual, alopecia e lesões tipo verruciformes em cotovelos e joelhos. Epilepsia do lobo temporal, crises parciais complexas e secundariamente generalizadas, com frequência crises uncinadas e com déficit cognitivo variável representam o principal conjunto de achados neurológicos da doença. Síndrome amnéstica, migrânea crônica sem aura e queixas psiquiátricas (heteroagressividade, delírio persecutório, alucinações auditivas e olfatórias) são comuns. Raramente distonia, crises de ausência e doença cerebrovascular microangiopática hemorrágica vêm sendo descritas.

Estudos de neuroimagem são bastante sugestivos, quase diagnósticos e patognomônicos desta condição. Tomografia computadorizada de crânio mostra calcificações intracranianas bilaterais, simétricas, no lobo temporal mesial anterior, destacadamente no *uncus* do giro para-hipocampal e periamigdaliano em forma de "chifre"

(*horn-shaped*), sem edema perilesional, com hipossinal correspondente em T2 e em FLAIR na mesma topografia (Figura 11.1.8). Há raros relatos de alteração hemorrágica capsulonuclear e de calcificações estriatais simétricas.

Síndrome de Osler-Weber-Rendu

A síndrome de Osler-Weber-Rendu ou telangiectasia hemorrágica hereditária (THH) representa condição clínica autossômica dominante de alta penetrância bastante heterogênea, sendo reconhecidos atualmente 4 tipos clínico genéticos: tipo 1 ou clássica (MIM #187300, mutação do gene *ENG*, 9q34.11, codificador da endoglina), tipo 2 (MIM #600376, mutação do gene *ALK1*, *activin receptor-like kinase*, 12q13.13, codificador do receptor ACVRL1), tipo 3 (MIM %601101, 5q31.3-q32, sem gene específico ainda identificado) e tipo 4 (MIM %610655, 7p14, sem gene específico ainda identificado). A endoglina é uma glicoproteína da plasmalema componente do completo receptor do TGF-β, expresso no endotélio vascular, em fibroblastos e em células do músculo liso, com envolvimento em sinalização celular mediada por diversas moléculas (activinas, BMP-2, BMP-7 e TGF-β) para a organização do citoesqueleto e migração celulares e remodelamento vascular. Da mesma forma, o receptor ACVRL1 encontra-se relacionado também à via de sinalização do TGF-β, mas com mecanismo de sinalização por subdomínios atividade de serina-treonina quinase.

A forma clássica ou THH1 caracteriza-se por paciente com epistaxe anterior recorrente espontânea de início na infância (geralmente escolar), associada a múltiplas telangiectasias mucocutâneas (mucosas nasais, conjuntivais, palato, língua e lábios, tronco, digitais e leitos ungueais), mais evidentes a partir da segunda década. Não há grande diferença clínica entre

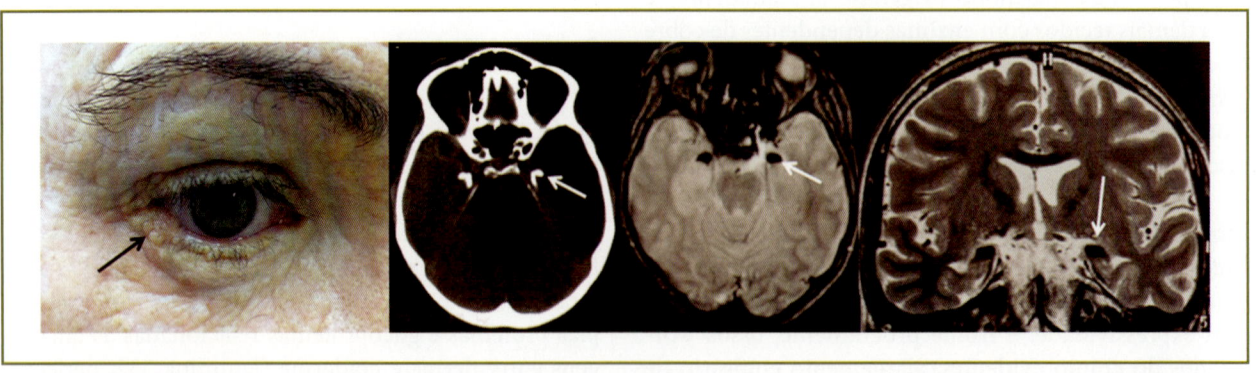

Figura 11.1.8 – Doença de Urbach-Wiethe. Paciente de 34 anos, sexo feminino, com histórico de rouquidão e lesões cutâneas difusas desde a infância (espessamento cutâneo difuso, pele infiltrada e aspecto de múltiplas cicatrizes de predomínio em face, cotovelos e mãos), pápulas amareladas em pálpebras e epilepsia desde a idade escolar com crises uncinadas do lobo temporal, sintomas depressivos, ansiosos e heteroagressividade. TC de crânio sem contraste com calcificações bilaterais em formato de corno (chifre) em região periuncal (setas brancas), com correspondente hipossinal em FLAIR e em T2.

os 4 tipos de THH, mas sim intensa heterogeneidade genético-clínica interfamiliar. Geralmente há histórico familiar significativo envolvido na maior parte dos casos. Manifestações neurológicas são raras na infância e adolescência e caracterizam-se fundamentalmente por complicação cerebrovascular direta pela existência de malformações vasculares cerebrais (eventualmente com hemorragia subaracnóidea, crises epilépticas e déficits focais) (Figura 11.1.9) e espinhais (eventualmente com mielopatias vasculares isquêmicas ou hemorrágicas). Migrânea crônica sem aura é bastante comum também nesta população. Embolia cerebral paradoxal por complicações cardiopulmonares foi relatada, originando episódios de eventos cerebrais isquêmicos recorrentes (ataques isquêmicos transitórios e acidentes vasculares cerebrais).

Geralmente manifestações gastrointestinais hemorrágicas (hematêmese, hematoquezia e eventualmente melena) são tardias, ocorrendo entre quinta e sexta décadas, resultando de angiodisplasia e malformações arteriovenosas do trato gastrointestinal, apesar de telangiectasias serem achados comuns precocemente na história natural da doença. Malformações arteriovenosas são achados relativamente comuns também em outras topografias, como hepática (raramente originando cirrose hepática) e pulmonar (especialmente dos lobos inferiores). Quadros pulmonares são mais comuns na THH tipo 1 e com frequência assintomáticos, mas eventualmente relacionados a dispneia, cianose e baqueteamento digital. O regime de alta pressão pulmonar capilar pode originar *shunt* cardíaco precoce direita-esquerda e raramente insuficiência cardíaca congestiva de alto débito. Aneurismas de múltiplas topografias já foram descritos, assim como fístulas arteriovenosas de vasos celíacos e mesentéricos.

Diante de heterogeneidade clínica tão significativa, vem sendo utilizados critérios diagnósticos específicos de Shovlin para diagnóstico clinicorradiológico da THH (definitiva com pelo menos 3 dentre 4 critérios, e possível com 2 dentre 4 critérios): (I) epistaxe recorrente espontânea, (II) telangiectasias múltiplas em localizações típicas, (III) malformação arteriovenosa neurovisceral comprovada (pulmonar, hepática, cerebral ou medular), e (IV) pelo menos um familiar de primeiro grau com diagnóstico de THH.

Vem sendo descrita recentemente forma alternativa com síndrome de polipose juvenil com telangiectasia hemorrágica hereditária (MIM #175050), associada a mutações do gene *SMAD4* (18q21.2, *mothers against decapentaplegic, Drosophila homolog of, 4 gene*), codificador da proteína SMAD4 moduladora de membros do TGF-β, ligando-se a receptores reguladores por SMADs, formando complexos envolvidos com fatores de transcrição nucleares relacionados a diferenciação e apoptose celulares embrionária e pós-natal. Clinicamente tem início na infância e caracteriza-se por ocorrência de pólipos hamartomatosos no trato gastrointestinal com sangramento retal recorrente e eventualmente insuficiência valvar mitral e osteoartropatia hipertrófica.

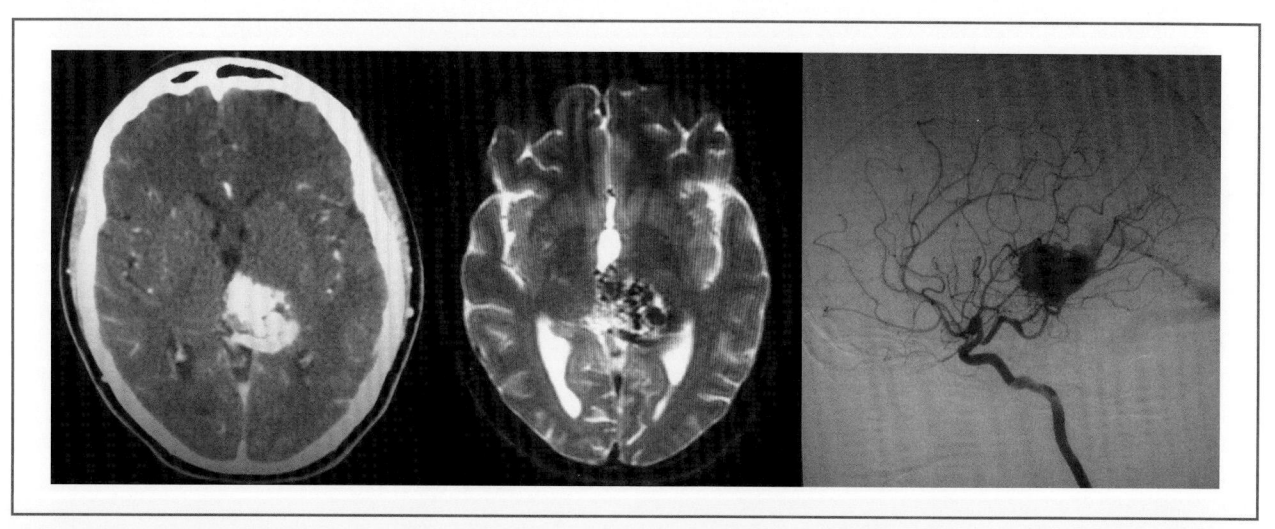

Figura 11.1.9 – Síndrome de Osler-Weber-Rendu. Paciente de 29 anos, sexo feminino, com histórico de epistaxe anterior recorrente desde a infância e telangiectasias mucocutâneas. Procurou avaliação neurológica de urgência por cefaleia holocraniana súbita. Sem déficits neurológicos focais. TC de crânio com contraste e RM de crânio (ponderação em T2) mostrando imagem em transição mesencéfalo-diencefálica, heterogênea, hipointensa em T2, com realce pelo contraste. Aparente imagem de enovelado vascular arteriovenoso, drenando para território das veias cerebral interna e cerebral magna, foi comprovado em angiografia cerebral. Na investigação, evidenciada malformação arteriovenosa em base pulmonar à direita. LCR comprovou hemorragia subaracnóidea persistente à prova dos 3 tubos.

REFERÊNCIAS

1. Nowak CB. The phakomatoses: dermatologic clues to neurologic anomalies. Semin Pediatr Neurol. 2007;14(3):140-9.

2. Assencio-Ferreira VJ, Diament A. Síndromes neurocutâneas (ou facomatoses). In: Diament A, Cypel S, Reed UC. Neurologia Infantil. 5. ed. São Paulo: Editora Atheneu; 2010. p. 653-80.

3. Jentarra G, Snyder SL, Narayanan V. Genetic aspects of neurocutaneous disorders. Semin Pediatr Neurol. 2006;13(1):43-7.

4. Rizzo WB, Jenkens SM, Boucher P. Recognition and diagnosis of neuro-ichthyotic syndromes. Semin Neurol. 2012;32(1):75-84.

5. Ferner RE. Neurofibromatosis 1 and neurofibromatosis 2: a twenty first century perspective. Lancet Neurol. 2007;6(4):340-51.

6. Ferner RE, Huson SM, Thomas N, Moss C, Willshaw H, Evans DG, et al. Guidelines for the diagnosis and management of individuals with neurofibromatosis 1. J Med Genet. 2007;44(2):81-8.

7. Evans D, Sainio M, Baser M. Neurofibromatosis type 2. J Med Genet. 2000;37(12):897-904.

8. Lin DDM, Barker PB. Neuroimaging of phakomatoses. Semin Pediatr Neurol. 2006;13(1):48-62.

9. Yates JRW. Tuberous sclerosis. Eur J Hum Genet. 2006;14:1065-73.

10. Ehrenreich M, Tarlow MM, Godlewska-Janusz E, Schwartz RA. Incontinentia pigmenti (Bloch-Sulzberger syndrome): a systemic disorder. Cutis 2007;79(5):355-62.

11. Donnai D, Read AP, McKeown C, Andrews T. Hypomelanosis of Ito: a manifestation of mosaicism or chimerism. J Med Genet 1988;25(12):809-18.

12. Shirley MD, Tang H, Gallione CJ, Baugher JD, Frelin LP, Cohen B, et al. Sturge-Weber syndrome and port-wine stains caused by somatic mutation in GNAQ. N Engl J Med 2013;368(21):1971-9.

13. Saudubray JM, van den Berghe G, Walter JH. Inborn metabolic diseases: Diagnosis and treatment. 5th ed. Heidelberg: Springer-Verlag; 2012.

14. Chan I, Liu L, Hamada T, Sethuraman G, McGrath JA. The molecular basis of lipoid proteinosis: mutations in extracelular matrix protein 1. Exp Dermatol. 2007;16(11):881-90.

15. Shovlin CL, Guttmacher AE, Buscarini E, Faughnan ME, Hyland RH, Westermann CJ, et al. Diagnostic criteria for hereditary hemorrhagic telangiectasia (Rendu-Osler-Weber syndrome). Am J Med Genet 2000;91(1):66-7.

SEÇÃO XII

COMPLICAÇÕES NEUROLÓGICAS NO PACIENTE CRÍTICO

Alterações neuromusculares na UTI

Polyana Vulcano de Toledo Piza
Felipe de Toledo Piza
José Luiz Pedroso
Gisele Sampaio Silva
Acary Souza Bulle Oliveira

INTRODUÇÃO

As patologias neuromusculares são frequentemente encontradas em pacientes de Unidade de Terapia Intensiva (UTI). Estima-se que mais de 25% dos pacientes críticos sob ventilação mecânica e internados por pelo menos 7 dias desenvolvem alterações neuromusculares[1].

O risco elevado do envolvimento do sistema respiratório e a consequente redução significativa da capacidade vital pulmonar podem acarretar insuficiência ventilatória. O reconhecimento dos sintomas neuromusculares, identificação da causa e a correta linha de tratamento são os temas que iremos abordar nos tópicos que se seguem (Quadro 12.1.1).

QUADRO CLÍNICO

As alterações neuromusculares podem manifestar-se clinicamente por diminuição da força, que pode ser generalizada ou segmentar; proximal ou distal, com flacidez ou espasticidade.

Também podem envolver distúrbios da sensibilidade, em maior ou menor grau em relação ao acometimento motor. Frequentemente alteram o padrão normal dos reflexos profundos, podendo apresentar hiper-reflexia, hiporreflexia ou arreflexia.

Outros sinais e sintomas, como tremores dos membros, fasciculações dos músculos, ataxia da marcha, alteração da fala e da visão, podem acompanhar o quadro clínico.

Uma vez que o sistema neuromuscular envolve uma extensa gama de componentes, seu quadro clínico estará diretamente correlacionado com a localização anatômica envolvida.

As alterações neuromusculares geralmente obedecem a um padrão temporal, com acometimento motor ou sensitivo capaz de agrupá-las em cinco diferentes categorias:

1. Fraqueza generalizada aguda
   - Síndrome de Guillain-Barré
   - Botulismo
   - Miopatia necrotizante
   - Doença de Lyme
   - Desequilíbrio eletrolítico grave
   - Paralisia periódica

2. Fraqueza generalizada subaguda ou crônica
   - Esclerose lateral amiotrófica
   - Neuropatias motoras desmielinizantes
   - Miopatias
   - Neuropatia do paciente crítico
   - Bloqueio neuromuscular prolongado
   - Miastenia *gravis*

3. Fraqueza generalizada lentamente progressiva maior que a diminuição da sensibilidade
   - Polineuropatia desmielinizante

4. Alteração da sensibilidade lentamente progressiva maior que a fraqueza
   - Polineuropatia axonal

5. Alteração da sensibilidade, alteração da força motora, dor e acometimento de um único membro
   - Radiculopatias
   - Plexopatias

Quadro 12.1.1 – Doenças neuromusculares na UTI.

ACOMETIMENTO	ETIOLOGIA
Neurônio motor	Doença do neurônio motor (esclerose lateral amiotrófica)
	Poliomielite e síndromes semelhantes à poliomielite
	Síndrome pós-poliomielite
Nervo periférico e raízes	Síndrome de Guillain-Barré (polirradiculoneurite desmielinizante inflamatória aguda)
	Polirradiculoneurite desmielinizante inflamatória crônica (PDIC)
Junção neuromuscular	Miastenia *gravis*
	– Autoimune adquirida
	– Congênita
	– Neonatal transitória
	Síndrome miastênica de Lambert-Eaton
	Botulismo
Músculo esquelético	Miopatia inflamatória
	Miopatia metabólica
	Rabdomiólise/mioglobinúria
	Hipertermia maligna
	Distrofia muscular
	Miopatia congênita
	Distrofia miotônica
OUTROS	
	Polineuropatia do doente crítico
	Paralisia prolongada
	– Bloqueador neuromuscular não despolarizante
	– Aminoglicosídeo
	– Quinidina
	Paralisia periódica
	– Hipocalêmica
	Primária
	Secundária: diurético, laxante, tireotoxicose
	– Hipercalêmica
	Uso de bloqueador neurmomuscular despolarizante (succinilcolina)
	Miopatia do doente crítico
	Hipertermia maligna (anestésico inalatório halogenado e succinilcolina)

ALTERAÇÕES NEUROMUSCULARES ADQUIRIDAS NA UTI

Discutiremos agora as alterações neuromusculares inerentes a processos desencadeados dentro do contexto do paciente crítico. Duas condições são frequentemente reconhecidas neste contexto: a polineuropatia do paciente crítico (PPC) e a miopatia do paciente crítico (MPC). A PPC é caracterizada por polineuropatia sensitivo--motora axonal, e a MPC por uma miopatia primária. Muitas vezes há coexistência entre as duas e alguns termos podem ser usados para esta associação: síndromes neuromusculares adquiridas na UTI, fraqueza adquirida na UTI, polineuromiopatia da doença crítica, dentre outros. Sua prevalência está em torno de 5% a 20% dos pacientes com sepse grave, e em quase 50% de todos os pacientes que permanecem na UTI por mais de 2 semanas. São as principais causas de falha no desmame da VM, quando afastadas causas cardíacas e pulmonares. A Figura 12.1.1 demonstra os mecanismos fisiopatológicos envolvidos. Essas enfermidades são mais prevalentes do que são reconhecidas e podem resultar em aumento de morbidade, mortalidade e custo do paciente nas unidades críticas.

Neuropatia do paciente crítico e miopatia do paciente crítico

Constituem as alterações neuromusculares adquiridas mais comuns no ambiente de terapia intensiva[2].

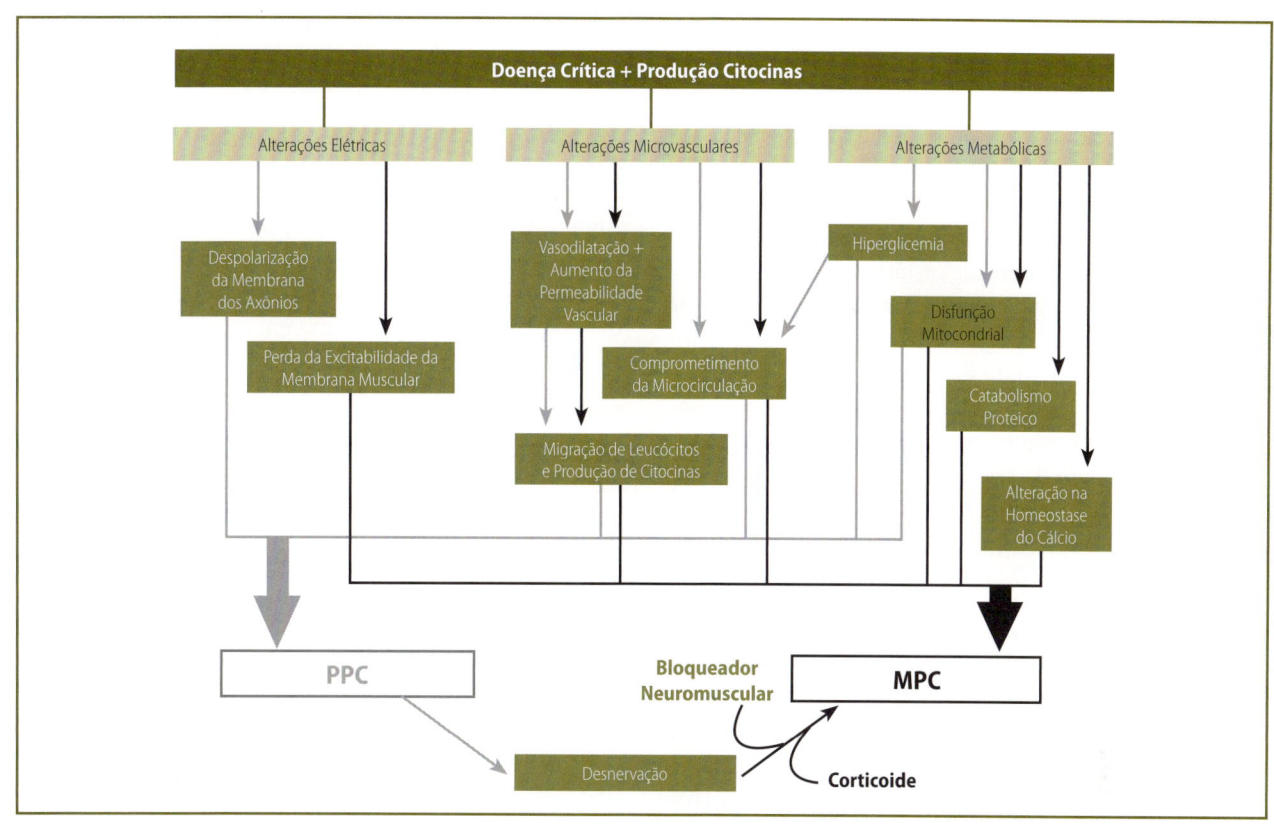

Figura 12.1.1 – Os principais mecanismos propostos para o desenvolvimento da polineuropatia do paciente crítico (PPC) e da miopatia do paciente crítico (MPC).

Quadro clínico

Devemos suspeitar dessa neuropatia quando o paciente apresentar dificuldade no processo de retirada da ventilação mecânica, muitas vezes representada por diminuição dos reflexos tendíneos profundos, hipotonia flácida e difusa nos membros, nos músculos extensores do pescoço e no diafragma.

A tetraparesia flácida de evolução subaguda e acometimento da musculatura proximal também é quadro clínico característico.

Fatores de risco

Dado importante a ser buscado na história pregressa do paciente, refere-se à existência de algumas comorbidades como a asma grave, a insuficiência renal, a hiperglicemia, o hipertireoidismo e a sepse, que são consideradas fatores de risco para o desenvolvimento da neuropatia do paciente crítico.

Diagnóstico diferencial

O principal diagnóstico diferencial que deve ser lembrado para esses pacientes é a rabdomiólise com mioglobinúria, patologia também frequente no ambiente de UTI, que cursa com quadro clínico muitas vezes semelhante.

Diagnóstico

Pacientes internados em Unidade de Terapia Intensiva em decorrência de doenças sistêmicas graves, apresentando as alterações neuromusculares descritas acima no quadro clínico, devem ter a hipótese de neuropatia do paciente crítico suspeitada.

O achado eletromiográfico mais precoce, encontrado dentro de 2 a 5 dias do início da doença crítica, é a redução da amplitude dos potenciais de ação motores (potencial de ação muscular composto – CMAP), ou sensitivos (potencial de ação do nervo sensitivo – SNAP) ou de ambos, com velocidade de condução preservada. A alteração do SNAP é característica da PPC, embora possa de ser difícil a avaliação em pacientes edemaciados. Após a segunda ou terceira semana, podem ser encontrados potenciais de fibrilação e ondas agudas positivas, sugerindo desnervação. A diferenciação entre PPC e MPC é na maioria das vezes difícil e provavelmente desnecessária. A biopsia muscular pode ser indicada em casos específicos e duvidosos.

Tratamento e prognóstico

Diferentes terapias foram tentadas para PPC/MPC sem benefício significativo. Dentre elas, encontram-se intervenções nutricionais com suplementos de aminoácidos, uso de antioxidantes e derivados da testosterona, administração de hormônio do crescimento e imunoglobulina humana.

As medidas de controle ou redução da exposição aos fatores de risco para PPC/MPC são fundamentais e com efetividade comprovada. O tratamento agressivo da sepse, controle da glicemia, uso limitado de bloqueadores neuromusculares e corticoides estão entre as principais. É essencial uma programação eficaz de desmame e de reabilitação precoce, bem como os cuidados no posicionamento do paciente para evitar neuropatias por compressão. A PPC/MPC pode gerar incapacidade prolongada. Alguns estudos têm mostrado associação da PPC/MPC com aumento da mortalidade[2].

Bloqueio neuromuscular prolongado

O bloqueio neuromuscular é usado em associação a medicações anestésicas e sedativas com o objetivo de induzir a paralisia do músculo. É com frequência empregado em procedimentos cirúrgicos, em auxílio à ventilação mecânica, controle de hipertensão intracraniana, dentre outros procedimentos realizados em terapia intensiva.

Os bloqueadores neuromusculares não despolarizantes, as benzilisoquinolinas, como *atracurium* e o *cisatracurium*, atuam como antagonistas competitivos da acetilcolina no sítio do receptor de acetilcolina pós-sináptico[3], promovendo desta forma o bloqueio da junção neuromuscular.

Quadro clínico

Alguns pacientes que receberam bloqueadores neuromusculares, principalmente aqueles com quadro de insuficiência renal associada, apresentam prolongamento do bloqueio neuromuscular e evoluem com diminuição de força generalizada.

Fatores de risco

A insuficiência renal é o fator de risco mais significativamente envolvido com o prolongamento do bloqueio neuromuscular. A hipermagnesemia, a acidose metabólica, o sexo feminino e a utilização concomitante de antibióticos parecem estar correlacionados.

Tratamento e prognóstico

Consiste primordialmente na recuperação do paciente de seu estado geral, assim como na finalização do processo de metabolização hepática e renal da droga.

A reversão farmacológica através da administração de inibidor da colinesterase, pode ser empregada, contudo, parece atuar com efeito parcial e de curta duração.

Os pacientes costumam apresentar melhora progressiva e completa, tempo-dependente.

ALTERAÇÕES NEUROMUSCULARES QUE NECESSITAM DE UTI

Algumas alterações neuromusculares podem apresentar em sua progressão a necessidade de cuidados intensivos, como, por exemplo, o suporte ventilatório e, por esse motivo, são mais bem conduzidas em ambiente de UTI.

Síndrome de Guillain-Barré

A síndrome de Guillain-Barré (SGB) é a causa mais comum de tetraparesia flácida aguda, sendo uma condição potencialmente grave, com índice de mortalidade próximo a 10%, e necessidade iminente de permanência em UTI.

A doença tem curso inflamatório e em geral resulta de uma resposta imunomediada a fatores infecciosos que atingem o organismo. Essa resposta pode acometer as raízes nervosas e os nervos e consequentemente a bainha de mielina, sendo a forma desmielinizante a mais encontrada. Eventualmente o axônio é envolvido, e representa a forma mais grave da doença.

Patógenos de origem infecciosa associados incluem: *Campylobacter jejuni,* citomegalovírus, Epstein-Barr, HIV, hepatites virais, micoplasma e doença de Lyme. Outros possíveis fatores precedentes são: fármacos (macrodantina), sarcoidose, vacinas e doenças linfoproliferativas.

Quadro clínico

Fraqueza muscular de início distal nos membros inferiores, de caráter ascendente, associada à arreflexia.

Paralisia facial ou diparesia facial também pode ser encontrada. Disautonomia e insuficiência respiratória são sinais de alerta que remetem a maior gravidade do quadro, exigindo atenção e suporte intensivo.

Os sintomas atingem o pico em 2 semanas (nadir), com período de estabilidade média de 2 a 4 semanas (platô), e fase de melhora lenta em até 6 meses (convalescença).

Os subtipos da síndrome de Guillain-Barré incluem: polineuropatia desmielinizante inflamatória aguda (PDIA), neuropatia motora axonal aguda (AMAN), neuropatia motora e sensitiva axonal aguda (AMSAN) e a síndrome de Miller-Fisher.

Polineuropatia inflamatória desmielinizante aguda (AIDP)

É a forma mais comum encontrada, correspondendo de 85% a 90% dos casos diagnosticados como SGB. Por esta razão, o termo síndrome de Guillain-Barré é com frequência utilizado como sinônimo de AIDP.

É considerada uma doença autoimune, mediada por anticorpos, deflagrada por infecção viral ou bacteriana prévia.

A eletroneuromiografia mostra diminuição da velocidade de condução nervosa, padrão típico de um processo de desmielinização.

Acredita-se que o alvo imunológico seja a membrana da célula de Schwann ou a própria bainha de mielina, uma vez que grande infiltrado linfocitário é encontrado nos nervos periféricos com a invasão de macrófagos na bainha de mielina e células de Schwann, deixando assim os axônios desmielinizados.

Tardiamente, e secundária à desmielinização, pode ocorrer degeneração axonal. A localização das lesões explica a distribuição dos déficits neurológicos, que podem ser predominantemente proximais, distais ou ambos; podem gerar comprometimento somente sensorial, motor ou sensório-motor; com ou sem comprometimento autonômico.

A insuficiência respiratória e o distúrbio autonômico são as complicações responsáveis pelos piores prognósticos nesses pacientes.

Neuropatia motora axonal aguda (AMAN)

É o subtipo mais comum em crianças, sendo uma forma puramente motora com lesão axonal, sem comprometimento da bainha de mielina.

A lesão axonal é causada tanto por processo degenerativo quanto por um bloqueio de condução reversível nos nódulos de Ranvier, o que explica a rápida recuperação desses pacientes.

A eletroneuromiografia mostra uma diminuição no potencial de ação muscular, sem diminuição significativa na velocidade de condução nervosa.

A recuperação de uma lesão axonal é geralmente mais lenta que a da lesão desmielinizante, entretanto o tempo médio de recuperação é o mesmo, o que é explicado pelo bloqueio de condução nos nódulos de Ranvier.

Neuropatia sensitivo-motora axonal aguda (AMSAN)

Acomete principalmente adultos e tem pouca incidência. Caracteriza-se por envolver raízes e nervos sensitivos e motores com degeneração axonal, apresentando mínima inflamação e desmielinização. Apesar de a AMSAN diferir da AMAN apenas pelo envolvimento sensorial, é geralmente mais grave e tem recuperação mais lenta.

Síndrome de Miller-Fisher

Caracterizada pela tríade clínica oftalmoplegia, ataxia e arreflexia, essa síndrome está descrita como subtipo da

SGB devido à presença de dissociação entre proteína e célula, e pela recuperação total e espontânea, apesar de a fraqueza muscular não ser sua característica principal.

Os pacientes apresentam moderada fraqueza de membros e diminuição da propriocepção, porém não apresentam perda sensitiva. Há frequentemente desmielinização e inflamação do III e VI pares cranianos, gânglios espinhais e nervos periféricos. O prognóstico em geral é bom, com recuperação completa em até 3 meses.

Apesar de esses quatro subtipos da SGB representarem a classificação mais aceita hoje, alguns autores reconhecem ainda uma quinta forma de manifestação da doença, a síndrome sensitiva, de comprometimento exclusivamente sensitivo. Estes autores encontraram nessa categoria evidência neurofisiológica de desmielinização de fibras sensitivas, dissociação albuminocitológica, infecção precedente e total recuperação[4].

Diagnóstico

Os exames laboratoriais e o estudo neurofisiológico são corroborativos e não devem influenciar a conduta inicial, uma vez que a dissociação entre celularidade e proteína no líquor e as alterações eletromiográficas surgem 1 semana após os primeiros sintomas.

A dissociação proteinocitológica (aumento da proteína e celularidade normal), ocorre em 80% dos pacientes na segunda semana. A ENMG usualmente mostra redução da velocidade de condução, dispersão do potencial de ação muscular composto e bloqueio de condução multifocal.

O diagnóstico diferencial inclui: porfiria intermitente aguda, botulismo, compressões medulares, neuropatia do paciente crítico, polimiosite, hipocalemia, causas tóxicas, miastenia *gravis* e síndrome conversiva. Os critérios diagnósticos encontram-se na Tabela 12.1.1.

Tratamento

1. Medidas gerais:
   - Profilaxia de trombose venosa profunda (TVP) e tromboembolismo pulmonar (TEP).
   - Monitorização cardíaca e hemodinâmica (devido ao risco de disautonomia grave).
   - Suporte respiratório com medida da capacidade pulmonar vital forçada (CVF), pressão inspiratória máxima e pressão expiratória máxima periodicamente. CVF menor que 20 mL/kg, pressão inspiratória máxima (PImáx) menor que 30 cmH_2O ou pressão expiratória máxima (PEmáx) menor que 40 cmH_2O alertam para insuficiência respiratória grave iminente.

Tabela 12.1.1 – Critérios diagnósticos da síndrome de Guillain-Barré (SGB).

DADOS REQUERIDOS PARA O DIAGNÓSTICO
Fraqueza progressiva nos membros superiores e inferiores (pode começar com fraqueza apenas nos membros inferiores)
Arreflexia
DADOS QUE APOIAM O DIAGNÓSTICO
Progressão dos sintomas em dias ou até em 4 semanas
Sintomas relativamente simétricos
Sinais e sintomas sensitivos leves
Envolvimento de nervos cranianos (principalmente nervo facial bilateral)
Disfunção autonômica
Dor (presença frequente)
Hiperproteinorraquia
Achados eletroneuromiográficos típicos

A Figura 12.1.2 mostra o manejo respiratório na SGB. Para os pacientes com SGB com indicação de traqueostomia por longa permanência de tubo orotraqueal, recomenda-se que a decisão seja adiada até a segunda semana, quando os parâmetros de função pulmonar devem ser comparados com os valores da admissão. Se não houver melhora significativa nos testes, o procedimento deve ser indicado. Se for constatada uma tendência de melhora, a decisão deve ser adiada para a próxima semana, frente uma nova reavaliação, dando assim a chance de desmame e extubação.

O tratamento específico é baseado na imunoterapia. As opções incluem a imunoglobulina humana intravenosa (IVIG) 0,4 g/kg de peso por 5 dias, ou a plasmaférese, realizada usualmente 5 sessões ao longo de 2 semanas com troca total de 5 volemias. Não há diferenças claras entre IVIG e plasmaférese aplicados nas 2 primeiras semanas de sintomas. Não há indicação para o uso de corticoide via oral ou endovenoso no tratamento da SGB. O diagrama da Figura 12.1.3 mostra a abordagem terapêutica nas diferentes situações da SGB.

Prognóstico

Apesar da variabilidade de recuperação entre os pacientes acometidos, temos a idade avançada como o principal fator de pior prognóstico, também observado nos pacientes com déficit motor suficientemente grave para mantê-los acamados e para os que necessitam de suporte ventilatório.

Por outro lado, pacientes capazes de deambular até o fim da segunda semana tem bom prognóstico. A mortalidade varia de 2,58% a 5%.

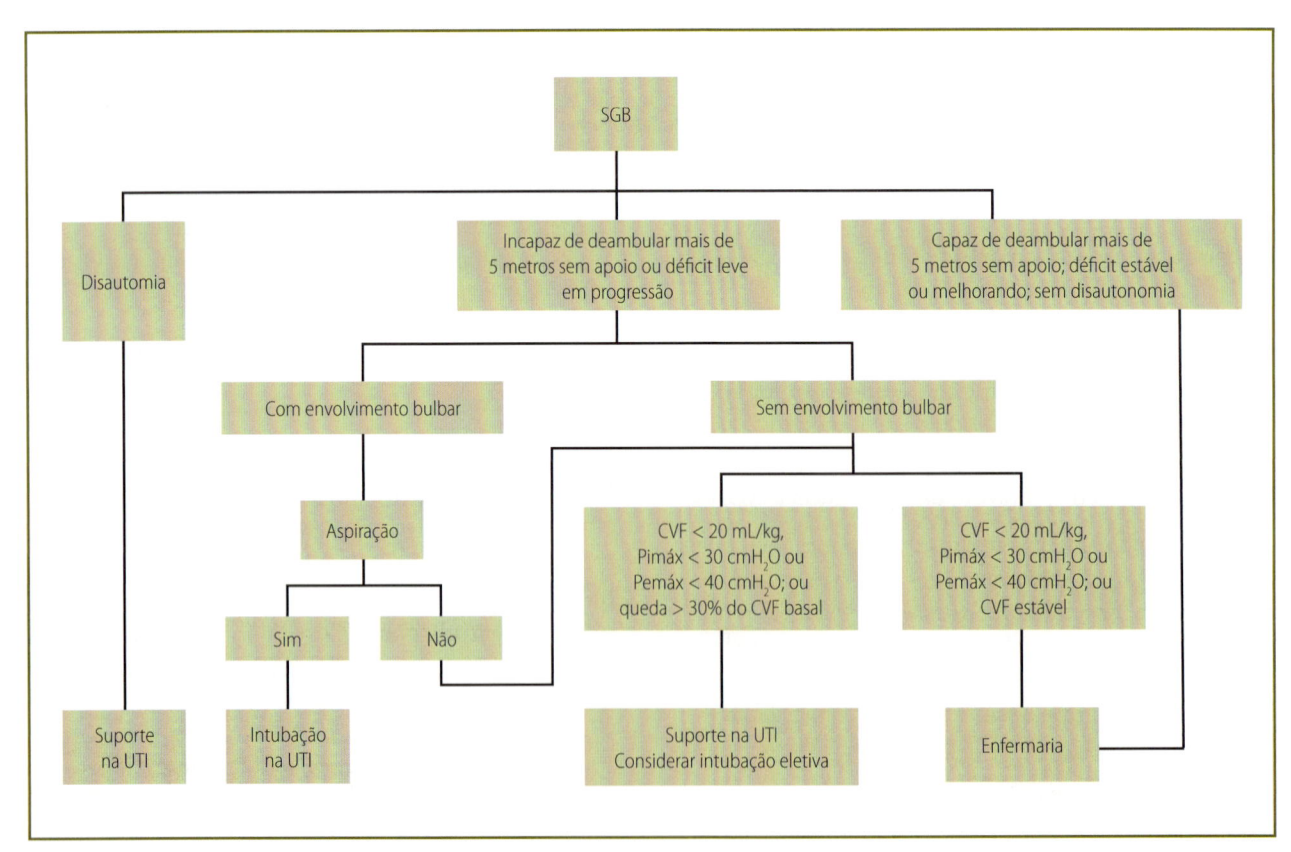

Figura 12.1.2 – Manejo respiratório na síndrome de Guillain-Barré (SGB).

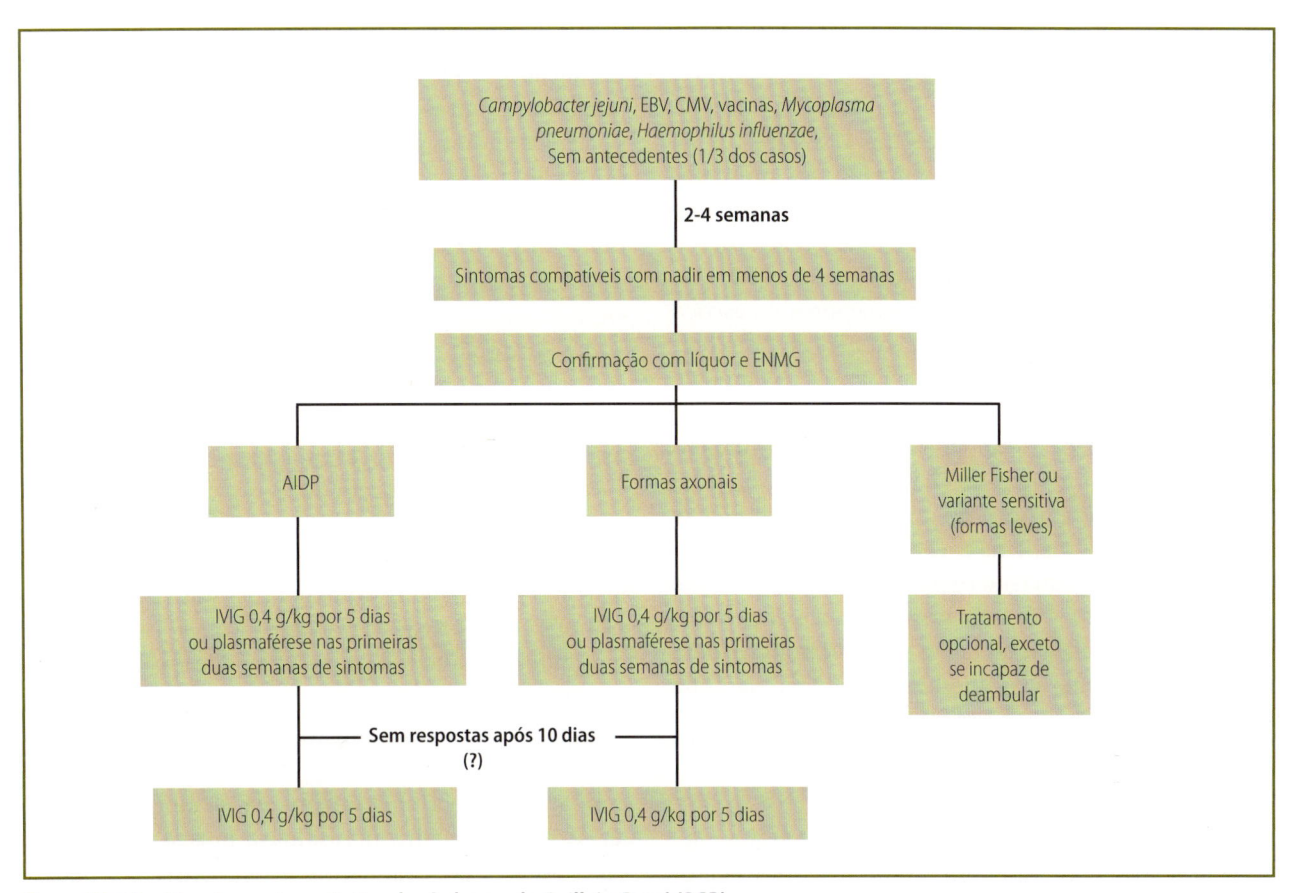

Figura 12.1.3 – Abordagem terapêutica da síndrome de Guillain-Barré (SGB).

Miastenia *gravis*

A miastenia *gravis* (MG) é uma doença autoimune da porção pós-sináptica da junção neuromuscular, caracterizada por fraqueza flutuante que melhora com o repouso e piora com o esforço físico, e que pode ser limitada a grupos musculares específicos, como, por exemplo, os músculos oculares, faciais e bulbares ou, pode ser generalizada[5].

Epidemiologia

A incidência da MG varia de 1 a 9 pacientes por milhão de habitantes, havendo discreto predomínio em mulheres. A idade de início é bimodal, sendo os picos de ocorrência em torno de 20 a 34 anos para as mulheres e 70 a 75 anos para homens. A mortalidade dos pacientes com MG é extremamente baixa, graças aos avanços no suporte de terapia intensiva.

Etiologia

Na maioria dos pacientes, a MG é causada por anticorpos contra receptores de acetilcolina (ACh). Existem também alterações anatômicas bem estabelecidas, tais como aumento do tamanho da junção neuromuscular e diminuição do comprimento da membrana pós-sináptica.

Por tratar-se de doença de caráter autoimune, outras afecções imunomediadas podem coexistir em paciente com diagnóstico de MG, devendo ser rastreadas de forma racional[6]. Setenta por cento dos pacientes com MG têm hiperplasia de timo e aproximadamente 10% tem timoma com potencial para comportamento maligno. Entre outras doenças possivelmente concomitantes, estão a artrite reumatoide, o lúpus eritematoso sistêmico, a síndrome de Sjögren, a colite ulcerativa e a doença de Addison.

Quadro clínico

Frequentemente há queixa de ptose palpebral, visão borrada ou diplopia, particularmente O envolvimento da musculatura ocular externa estará presente em 90% dos casos em algum momento da doença. Uma maneira de aumentar a sensibilidade da detecção deste achado é pedir ao paciente que olhe para cima de forma sustentada ou abra e feche ambos os olhos repetidamente[7].

Os pacientes podem apresentar anormalidades da musculatura bulbar e facial: um terço dos pacientes apresenta disfagia, podendo haver inclusive, emagrecimento associado. Regurgitação nasal de líquidos ou sólidos pode resultar do acometimento dos músculos faríngeos e palatais. Caso haja fraqueza concomitante de língua, disartria e voz anasalada podem sobrevir.

Pode ocorrer o envolvimento apendicular, caracterizado por fraqueza muscular dos membros e pescoço em até 30% dos pacientes, e em apenas 3% destes o predomínio é distal. A sensibilidade e reflexos usualmente são normais.

As anormalidades respiratórias incluem insuficiência respiratória por fraqueza diafragmática e de músculos respiratórios assessórios, configurando a crise miastênica. Uma maneira eficaz de avaliar disfunção respiratória à beira do leito é pedir que o paciente conte em voz alta até 20 após uma inspiração máxima. Caso seja incapaz de realizar tal tarefa sem interromper para respirar novamente, sua capacidade vital forçada pode ser estimada em menos de 1 litro.

Crise miastênica

É definida como fraqueza muscular generalizada, associada a disfunção respiratória que exige ventilação mecânica. É uma complicação potencialmente fatal que ocorre em 15-20% dos pacientes com MG[8].

Um dos diagnósticos diferenciais importantes nas crises miastênicas são as chamadas "crises colinérgicas", geralmente por excesso de medicamentos anticolinesterásicos (neostigmina, piridostigmina). Em ambas as situações o paciente pode apresentar turvação visual, dispneia, aumento de secreções, disartria e fraqueza generalizada.

Diagnóstico

A história e os achados físicos são os dados mais importantes para a suspeita de MG, seguidos pelos exames complementares.

Uma história detalhada dos sintomas de fraqueza muscular e fatigabilidade é fundamental para fazermos uma distinção de queixas vagas de diminuição de força global. É importante também indagar sobre a progressão dos sintomas miastênicos, que usualmente afetam os músculos oculares na fase inicial, mas tendem a generalizar-se dentro de 2 a 3 anos após o diagnóstico.

Laboratorialmente, alguns estudos confirmatórios são essenciais para o diagnóstico de MG.

Estudo eletroneuromiográfico[22]: o teste da estimulação elétrica repetitiva a 3 Hz, realizado durante a eletromiografia, é o teste de escolha para avaliação de pacientes com potencial disfunção da junção neuromuscular. É considerado positivo caso seja registrado um decremento do potencial de ação muscular composto evocado maior que 10% quando feita a comparação entre o primeiro e o quinto estímulo, apresentando 75% de sensibilidade. As conduções sensitiva e motora são normais, enquanto a eletromiografia pode eventualmente demonstrar um padrão miopático concomitante. Caso este exame seja normal e ainda permaneça suspeição diagnóstica, recomenda-se a realização da eletromiografia de fibra única[24], que apresenta uma sensibilidade de 99%, podendo-se excluir MG caso sua análise seja normal.

A quantidade de anticorpo antirreceptor de Ach marcado por alfabungarotoxina (pesquisa de anticorpo antimúsculo estriado) também deve ser solicitada. A sensibilidade deste teste é de 50% na MG ocular e 85% na MG generalizada.

Aproximadamente 50% dos pacientes com MG sem anticorpos antirreceptor de acetilcolina apresentam anticorpos contra uma enzima da membrana muscular, denominada tirosina quinase músculo-específica (anti-MuSK). Em estudo recente, Lavrnic et al. analisaram 17 pacientes com esta condição observando uma maior prevalência de mulheres, envolvimento facial e bulbar predominantes e refratariedade aos anticolinesterásicos

Uma vez confirmado o diagnóstico, deve-se investigar a existência de outras doenças associada à MG. Para tal, recomenda-se realização de tomografia computadorizada de tórax à procura de aumento de volume do timo, hemograma, função renal e hepática, eletrólitos, velocidade de hemossedimentação, provas de função tireóidea e de atividade reumática.

Classificação

Os pacientes com MG podem ser classificados em 4 grupos, de acordo com a Classificação de Osserman e Genkins[11], levando em consideração o padrão de fraqueza como mostra a Tabela 12.1.2.

Tratamento

Manejo clínico da crise miastênica

Trata-se de uma situação de emergência médica em decorrência das graves complicações que pode trazer para o paciente caso não seja rapidamente tratada[12].

Tabela 12.1.2 – Formas clínicas da miastenia *gravis*.

FORMA CLÍNICA	SINTOMAS, SINAIS E REPERCUSSÃO FUNCIONAL
I	Fraqueza ocular (oftalmoparesia). Força normal nos demais músculos
II	Tetraparesia moderada, fraqueza dos músculos do pescoço, semiptose, incapacidade relativa aos esforços, pequenas restrições às atividades de vida diária
III	Fraqueza mais acentuada, sintomas e sinais em músculos de nervos cranianos bulbares, limitação maior às atividades de vida diária
IV	Sintomas subjetivos e sinais objetivos de comprometimento respiratório, porém sem necessidade de assistência respiratória
V	Insuficiência respiratória e necessidade de ventilação mecânica (crise miastênica)

A primeira recomendação é reduzir ou descontinuar a terapia anticolinesterásica, já que em algumas situações a crise colinérgica por excesso de medicamento pode mimetizar uma crise miastênica.

As medicações imunossupressoras, como corticoides, azatioprina e ciclofosfamidas, apresentam tempo de início de ação mais prolongado que a plasmaférese e a imunoglobulina, que devem ser o tratamento de eleição na crise miastênica. Ambas são igualmente eficazes, a imunoglobulina apresenta maior facilidade de administração.

Manutenção

Inicia-se com inibidores da aceticolinesterase em doses progressivas, sendo reservado o uso de imunossupressores em casos selecionados. Deve-se tentar sempre o controle da doença com a menor dose necessária.

- Inibidor da acetilcolinesterase (piridostigmina): inibe transitoriamente o catabolismo da acetilcolina (Ach) pela acetilcolinesterase, aumentando a quantidade e a duração deste neurotransmissor na fenda sináptica.

- Imunossupressores
  - Corticosteroide (predinisona): são agentes imunossupressores que demonstram sua eficácia contra a doença no controle dos sintomas e diminuição de exacerbações. São reservados para os casos refratários à piridostigmina.
  - Azatioprina: é indicada para aqueles pacientes corticoide-resistentes ou com efeitos adversos importantes ou que precisam reduzir a dose da prednisona. Há necessidade de realizar uma adequada monitorização do paciente através de hemograma e provas de função hepática a cada semana até estabilização da dose, e a, a partir daí, 1 vez por mês. Uma queda nos leucócitos totais a 3.000-4.000/mm^3, ou ainda dos linfócitos abaixo de 1.000/mm^3 são indicadores de uma dose adequada[2]. A azatioprina deve ser suspensa se os leucócitos diminuírem até 2.500/mm^3 ou o número absoluto de neutrófilos abaixo de 1.000/mm^3.

- Ciclosporina: essa medicação está reservada para aqueles pacientes com MG generalizada que não responderam adequadamente à corticoterapia, à azatioprina ou à associação dos dois. Trata-se de um imunossupressor de ação mais rápida do que a azatioprina. No entanto, aproximadamente 25% dos pacientes desenvolvem toxicidade renal. Está contraindicada em pacientes acima de 50 anos com hipertensão arterial sistêmica preexistente ou creatinina sérica basal acima de 1 mg/dL do valor normal. Também há necessidade de realizar a monitorização destes pacientes. Ajustes de doses devem ser feitos sempre que houver níveis maiores que 150 ng/mL ou se a creatinina estiver acima de 150% do seu valor inicial.

- Ciclofosfamida: trata-se de um agente alquilante com propriedades imunossupressoras com efeito sobre linfócitos B amplamente utilizados em distúrbios autoimunes. Recomenda-se este imunossupressor apenas nos casos de refratariedade aos medicamentos anteriores. Seu uso é limitado devido aos efeitos adversos, tais como desconforto gastrointestinal, toxicidade medular óssea, alopecia, cistite hemorrágica, teratogenicidade, esterilidade, risco aumentado de infecções oportunistas e neoplasias malignas.

- Imunoglobulina humana: a endovenosa é igualmente eficaz à plasmaférese, mas preferível em relação à esta devido ao menor índice de efeitos adversos. Recomendamos realizar a monitorização da função renal, especialmente em pacientes diabéticos; controle de IgA previamente ao tratamento para avaliação do risco de anafilaxia.

- Plasmaférese

Em casos de exacerbação clínica com risco de vida, a plasmaférese deve ser considerada da mesma forma que a imunoglobulina, caso esta última seja contraindicada ou não estiver disponível.

- Timectomia

É indicada nos pacientes com presença de timoma. No entanto, o papel deste procedimento em pacientes com MG sem a presença de timoma é incerto.

Tratamento em casos especiais

- MG juvenil

Trata-se de uma situação definida pelo surgimento de sinais e sintomas miastênicos de 1 a 18 anos de idade, perfazendo 10% de todos os casos de MG[13]. Alguns casos relatados na literatura podem representar miastenia congênita, particularmente aqueles com anticorpos antirreceptor de acetilcolina negativos. Nesses casos, se houver sintomas incapacitantes, recomenda-se iniciar piridostigmina 1 mg/kg de peso com ajuste gradual de dose conforme sintomas. Para pacientes com doença moderada a grave, utiliza-se prednisona em doses de 1 mg/kg com alternância de dose após 2-4 semanas. Transcorrido esse período, diminuir gradativamente a dose (aproximadamente 1-5 mg a cada 24 semanas, dependendo do peso do paciente) até a suspensão total. Outros imunossupressores são desencorajados nestes pacientes.

- Gravidez

A gravidez não piora o desfecho a longo prazo da MG. Deve-se evitar uso de outros agentes imunossupressores além da prednisona pelos efeitos teratogênicos, embora a plasmaférese e a imunoglobulina tenham se mostrado seguras nestas situações, quando necessárias[14].

A maior preocupação é direcionada à miastenia neonatal transitória[15], resultante da transferência passiva de anticorpos maternos antirreceptor-Ach através da placenta. Existe um risco teórico da passagem destes anticorpos através do leite materno, mas a grande maioria dos bebês não apresenta problemas durante a amamentação.

Prescrição de medicamentos para pacientes com miastenia *gravis*

Deve-se garantir a estabilidade clínica do paciente com o mínimo de medicamento possível. Descontinuidade do corticoide às vezes é possível, diminuindo o risco de problemas de cicatrização e infecção. Dentre as medicações anestésicas, propofol é o agente intravenoso de eleição, não alterando a transmissão neuromuscular. Existem casos raros de complicações neuromusculares em pacientes com MG durante a aplicação de anestésicos regionais. Os relaxantes musculares não despolarizantes devem ser administrados, quando necessário, com apenas um quinto da dose usualmente utilizada, sendo o atracúrio o fármaco de eleição.

Alguns fármacos com utilidade frequente nas Unidades de Terapia Intensiva diminuem a transmissão neuromuscular em pacientes com MG, tais como aminoglicosídeos, procainamida, betabloqueadores, fenitoína, morfina, barbitúricos, lidocaína e gabapentina[16].

BOTULISMO

O botulismo é uma doença da junção neuromuscular causada pela liberação de neurotoxinas proteicas pelo *Clostridium botulinum*. Ocorre principalmente devido à ingestão da toxina pré-formada em alimentos inadequadamente preparados ou enlatados. A doença inicialmente envolve os nervos cranianos, e cursa com diplopia, oftalmoparesia, disartria, disfagia, com posterior progressão caudal. O óbito em geral ocorre devido à paralisia bulbar ou complicações respiratórias. O diagnóstico laboratorial é feito a partir da demonstração da toxina em amostras do sangue. O diagnóstico diferencial inclui: acidente vascular envolvendo o tronco cerebral, MG, intoxicação atropínica, síndrome de Miller-Fisher e doença de Lyme.

Os pacientes com botulismo devem ser monitorados em unidade de terapia intensiva em decorrência do potencial de envolvimento respiratório. O tratamento específico consiste na administração de antitoxina trivalente A, B e E de origem equina (7.500 UI de A, 5.500 UI de B e 8.500 UI de E) por via endovenosa, repetida após 2 horas.

OUTRAS MANIFESTAÇÕES NEUROMUSCULARES NA UTI

Rabdomiólise

A rabdomiólise é causada pela necrose das células musculares esqueléticas, propiciando a liberação de constituintes da célula muscular para a circulação e meio extracelular, com elevação das enzimas musculares e outros metabólitos. As maiores complicações da rabdomiólise incluem a necrose tubular aguda com consequente insuficiência renal, distúrbios hidroeletrolíticos, desidratação e instabilidade hemodinâmica.

A rabdomiólise pode estar relacionada a fenômenos físicos e não físicos, exemplificados no Quadro 12.1.2.

Quadro 12.1.2 – Fenômenos físicos e não físicos como possíveis causas de rabdomiólise.

FENÔMENOS FÍSICOS	FENÔMENOS NÃO FÍSICOS
– Politraumas	– Fármacos (estatinas, lítio, isoniazida, tricíclicos, barbitúricos, anfotericina B, valproato, hidroxizina, fibratos)
– Compressões	
– Esmagamentos	
– Imobilização prolongada	
– Pós-operatório	– Neurolépticos (síndrome neuroléptica maligna)
– Eletrocussão	
– Cardioversão elétrica	– Tóxicas (álcool, ecstasy, cocaína, heroína, LSD, anfetaminas)
– Embolias arteriais	
– Epilepsias	– Infecções (influenza, Coxsackie, adenovírus, herpes, citomegalovírus, varicela-zóster, Epstein-Barr, micoplasma)
– *Delirium tremens*	
– Exercícios físicos extenuantes	
– Hipertermia	
	– Miopatias metabólicas (doença de McArdle)
	– Polimiosite e dermatomiosite
	– Endocrinopatias (hipotireoidismo)

O quadro clínico caracteriza-se por mialgia intensa, associada ou não a fraqueza muscular e coloração avermelhada da urina.

Os exames laboratoriais revelam aumento da CPK, aldolase, mioglobina, aspartatoaminotransferase (TGO), alaninoaminotransferase (TGP) e desidrogenase láctica (DHL). O exame de urina usualmente revela mioglobinúria. Outras alterações laboratoriais incluem: aumento das escórias nitrogenadas (creatinina e ureia), acidose metabólica com *anion gap* elevado, hipercalemia, hipocalcemia e hiperfosfatemia. Com a evolução do quadro, podem surgir sinais de coagulação intravascular disseminada.

O tratamento da rabdomiólise inclui dois pontos principais: tratar a causa de base e corrigir as consequências hemodinâmicas e metabólicas. Deve-se tratar agressivamente a hipovolemia, com expansão volêmica e hidratação vigorosa. A Tabela 12.1.3 evidencia o correto manejo da rabdomiólise na fase aguda e manutenção.

Síndrome compartimental

A síndrome compartimental corresponde ao aumento da pressão intersticial sobre a pressão de perfusão capilar dentro de um compartimento osteofascial fechado, podendo comprometer vasos, músculos e terminações nervosas, com consequente dano tecidual.

Inicialmente o quadro clínico se dá por dor importante e edema, e as manifestações tardias, por ausência de pulsos distais, parestesias de extremidade e hipoestesia.

Tabela 12.1.3 – Manejo da rabdomiólise - fase aguda e de manutenção.

FASE AGUDA
– Estabilização clínica (ABC); acesso venoso calibroso
– Expansão volêmica e hidratação venosa precoce (cristaloides ou solução isotônica; 1.000-1.500 mL/hora nas primeiras horas
– Monitorização cardíaca e do débito urinário (sonda vesical de demora), e avaliação do perfil metabólico completo; considerar cateter venoso central
– Identificar disfunção renal precocemente
– Atentar para a possibilidade de síndrome compartimental: emergência cirúrgica (checar pulsos e membros)
– Alcalinização da urina (bicarbonato de sódio 1-3 mmol/kg/dia por via venosa), para proteção de disfunção renal induzida pela mioglobinúria. Manter pH urinário acima de 6,5
– Considerar uso de manitol 0,5 g/kg; infusões subsequentes 0,1 g/kg/hora
– Manter débito urinário acima de 200 mL/hora
– Considerar hemodiálise em caso de falência renal sem resposta a volume
– Dantrolene (2-3 mg/kg não devendo exceder a 10 mg/kg/dia) ou bromocriptina (Parlodel®, 2,5 mg, 3 vezes ao dia até 20-60 mg dia) em casos de síndrome neuroléptica maligna
– Tratar hipertermia e hipotermia

FASE DE MANUTENÇÃO
– Hidratação venosa (200-300 mL/hora)
– Monitorização dos níveis de CPK
– Evitar fatores desencadeantes, tais como drogas
– Corrigir distúrbios hidroeletrolíticos (hipercalemia, hipocalcemia, hiperfosfatemia)

Em cerca de 45% dos casos a síndrome compartimental é causada por fraturas que envolvem os membros inferiores, contudo, também podem ocorrer em decorrência de lesões vasculares, traumatismos, esmagamentos e lesões por *overuse* da musculatura. Embora métodos para avaliar a pressão intracompartimental possam ser realizados, o diagnóstico é clínico, e pode ser reforçado pelo aumento expressivo da CK e mioglobinúria. O tratamento da síndrome compartimental aguda é cirúrgico, através da fasciotomia, que libera os músculos através da abertura da fáscia no compartimento acometido.

Hipocalemia

A hipocalemia ou hipopotassemia corresponde ao nível sérico de potássio abaixo de 3,5 mEq/L. É uma condição encontrada em cerca de 20% dos pacientes hospitalizados, principalmente no paciente crítico, podendo ser causada por vários fatores, tais como: fármacos (diuréticos), doenças renais, perda gastrointestinal, uso de corticosteroides, hiperaldosteronismo, acidose tubular renal e nefropatias perdedoras de potássio.

Todo paciente internado em UTI que desenvolva fraqueza muscular global deve ter o nível de potássio sérico avaliado. Como os pacientes com hipocalemia podem ter arreflexia, esse distúrbio eletrolítico deve ser considerado no diagnóstico diferencial da síndrome de Guillain-Barré.

Pacientes com hipocalemia persistente e sem correção podem apresentar dificuldade no desmame da ventilação mecânica e tempo de internação prolongada. A reposição pode ser feita por via endovenosa em casos graves (40 mL de KCl a 19,1%, diluída em 250-500 mL de SF a 0,9% ou SG a 5% com infusão de 4 a 6 horas) ou via oral (KCl xarope ou *slow K* comprimido).

Síndrome neuroléptica maligna

A síndrome neuroléptica maligna consiste em uma reação aos neurolépticos, relacionada ao bloqueio dos receptores dopaminérgicos nos núcleos da base. Caracteriza-se por hipertermia, alteração do nível de consciência, hipertonia plástica, disfunção autonômica e aumento expressivo da CK.

O haloperidol é a droga mais frequentemente associada à ocorrência da síndrome, porém outros neurolépticos, mesmo os atípicos, também podem desencadeá-la. O tratamento consiste em hidratação, suporte respiratório e nutricional, e medidas específicas, tais como uso do dantrolene, bromocriptina e amantadina.

Neuropatias por compressão

Pacientes internados na UTI, principalmente quando há alteração do nível de consciência, estão expostos ao desenvolvimento de neuropatias focais por compressão local (por exemplo, nervo ulnar na passagem pelo cotovelo, nervo fibular na passagem pela cabeça da fíbula, nervo radial na passagem pelo sulco espiral) devido ao mau posicionamento, perda de peso e edema principalmente.

Lesões não traumáticas da medula espinhal

Inúmeras situações no contexto de terapia intensiva podem ocasionar lesão medular não traumática, incluindo: mielite transversa, abscesso epidural e infarto medular. O quadro clínico se caracteriza por fraqueza muscular. A presença de alterações esfincterianas, nível sensitivo e reflexos aumentados contribuem para suspeita de lesão medular em vez de alterações nos nervos, músculos ou junção neuromuscular. Exames de ressonância magnética da coluna são essenciais para definição.

REFERÊNCIAS

1. De Jonghe B, Sharshar T, Lefaucheur JP, Authier FJ, Durand-Zaleski I, Boussarsar M, et al.; Groupe de Réflexion et d'Etude des Neuromyopathies en Réanimation. Paresis acquired in the intensive care unit: a prospective multicenter study. JAMA. 2002 Dec 11;288(22):2859-67.
2. Hermans G, De Jonghe B, Bruyninckx F, Van den Berghe G. Clinical review: Critical illness polyneuropathy and myopathy. Crit Care. 2008;12(6):238.
3. Deem S, Lee CM, Curtis JR. Acquired neuromuscular disorders in the intensive care unit. Am J Respir Crit Care Med. 2003 Oct 1;168(7):735-9.
4. Winer JB. Guillain Barré syndrome. Mol Pathol. 2001 Dec;54(6):381-5.
5. Scherer K, Bedlack RS, Simel DL. Does this patient have myasthenia gravis? JAMA. 2005;293:1906-14.
6. Skeie GO, Apostolski S, Evoli A, Gilhus NE, Hart IK, Harms L, et al. Guidelines for the treatment of autoimmune neuromuscular transmission disorders. Eur J Neurol. 2006 Jul;13(7):691-9.
7. Vincent A, Palace J, Hilton-Jones D. Myasthenia gravis. Lancet. 2001;357:2122-8.
8. Meriggioli MN, Sanders DB. Autoimmune myasthenia gravis: emerging clinical and biological heterogeneity. Lancet Neurol. 2009;8:475-90.
9. Oh SJ, Eslami N, Nishihira T, Sarala PK, Kuba T, Elmore RS, et al. Electrophysiological and clinical correlation in myasthenia gravis. Ann Neurol. 1982;12:348-54.
10. Gilchrist JM, Massey JM, Sanders DB. Single fiber EMG and repetitive stimulation of the same muscle in myasthenia gravis. Muscle Nerve. 1994;17:171-5.
11. Osserman KE, Genkins G. Studies in myasthenia gravis: a review of a twenty year experience in over 1200 patients. Mt Sinai J Med. 1971;38:497-537.
12. Thomas CE, Mayer SA, Gungor Y, Swarup R, Webster EA, Chang I, et al. Myasthenic crisis: clinical features, mortality, complications, and risks factors for prolonged intubation. Neurology. 1997 May;48(5):1253-60.
13. Snead OC 3rd, Benton JW, Dwyer D, Morley BJ, Kemp GE, Bradley RJ, et al. Juvenile myasthenia gravis. Neurology. 1980;30:732-9.
14. Batocchi AP, Majolini L, Evoli A, Lino MM, Minisci C, Tonali P. Course and treatment of myasthenia gravis during pregnancy. Neurology. 1999;52:447-52.
15. Plauche WC. Myasthenia gravis in mothers and their newborns. Clin Obstet Gynecol. 1991;34:82-99.
16. Heitmiller RF. Myasthenia gravis: clinical features, pathogenesis, evaluation, and medical management. Semin Thorac Cardiovasc Surg. 1999;11:41-6.

Alterações da consciência na UTI

Polyana Vulcano de Toledo Piza
Gisele Sampaio Silva
Felipe Maia de Toledo Piza

INTRODUÇÃO

A consciência pode apresentar diferentes significados, dependendo do olhar colocado sobre ela, pode revestir-se de conceitos filosóficos, religiosos e científicos. Por esse motivo não conseguimos um conceito homogêneo para defini-la em sua totalidade.

Na medicina, as alterações na consciência são manifestações frequentes no ambiente hospitalar, em particular nas unidades de terapia intensiva (UTI). Podem refletir patologias estruturais neurológicas primárias ou ser efeito de doenças sistêmicas sobre o sistema nervoso central (SNC).

A correta avaliação dessas alterações e a capacidade de distingui-las pode produzir importante contribuição no diagnóstico, tratamento e evolução do paciente acometido.

Considerando o espectro da consciência como compreendendo em seus extremos os estados de vigília, coma e morte cerebral, é possível estabelecer relações anatômicas e fisiopatológicas que contribuam para seu adequado manejo clínico.

Assim, o presente capítulo tem o objetivo de auxiliar o adequado manejo clínico do paciente que apresenta alteração da consciência na UTI.

HISTÓRICO

A consciência sempre foi alvo de interesse e estudo por parte do ser humano. Registros do médico grego Galeno, datados de 130-200 d.C., descreviam a relação entre a injúria causada por ferimento no cérebro e a mente. O filósofo Descartes, na era renascentista, era particular-mente tocado por essa relação, que permeou suas obras literárias por muito tempo[1,2].

No século XX, tivemos ainda o "fluxo da consciência", em uma abordagem psicológica desta, empregada por William James, que influenciou boa parte do pensamento da época[3].

E, embora o próprio Hipócrates tenha reconhecido o efeito das doenças sistêmicas sobre a consciência, em sua conhecida descrição "loucura por conta da bile", a capacidade de correlacionar estruturas anatômicas conhecidas com a fisiopatologia correta dos distúrbios sistêmicos é um conceito estritamente moderno.

EPIDEMIOLOGIA

A alteração do estado de consciência no ambiente hospitalar é uma manifestação neurológica muito frequente.

Estima-se que 30% dos pacientes internados, com idade superior a 60 anos, apresentem pelo menos um quadro de *delirium* durante sua internação.

Pacientes submetidos a cirurgias de grande porte, ou com patologias sistêmicas graves associadas, apresentam porcentagem ainda maior, podendo chegar a 50% dos indivíduos hospitalizados. As estatísticas mais altas, em torno de 70% dos pacientes com pelo menos um episódio de *delirium* durante sua internação, encontram-se nos pacientes críticos das unidades de terapia intensiva[4].

DEFINIÇÃO DE CONSCIÊNCIA

Na prática médica, avaliamos o nível de consciência do paciente levando em consideração dois importantes aspectos de sua estrutura: seu nível de alerta e vigília e seu conteúdo.

Entendemos por nível de alerta e vigília o grau de excitação a que o paciente se encontra, podendo variar entre a irresponsividade, a hipoatividade e a hiperatividade.

Do mesmo modo, avaliamos o conteúdo da consciência através da percepção do indivíduo sobre ele mesmo e sobre o ambiente, envolvendo uma complexa gama de funções cognitivas associadas a pensamento, memória e linguagem.

Assim como o nível e o conteúdo da consciência são conceitos independentes entre si, estão também localizados em regiões anatômicas distintas, como veremos mais adiante.

Esses dois conceitos, de vigilância e conteúdo, muitas vezes tornam-se interdependentes na avaliação clínica do paciente, uma vez que é necessário um grau de alerta e vigília para que seu conteúdo seja analisado.

Ainda dentro da definição de consciência e suas alterações, nos deparamos com diferentes terminologias sem um consenso formal claramente estabelecido. Podemos encontrar, na prática clínica e na literatura, denominações como *"delirium"*, "estado confusional agudo", "confusão mental" e "encefalopatia" usadas como sinônimos.

Para fins didáticos usaremos neste capítulo a definição de *delirium* de acordo com a *The American Psychiatric Association's Diagnostic and Statistical Manual, 4th edition* (DSM-IV)[5], que estabelece quatro critérios para sua caracterização: (I) distúrbio da consciência com reduzida capacidade de concentração, manutenção ou deslocamento da atenção; (II) alteração da cognição ou perturbação da percepção, não explicada por fator preexistente ou curso de demência; (III) a alteração da consciência se desenvolve em um curto período de tempo e tende a flutuar durante o decorrer do dia; (IV) há evidências, a partir dos achados da história, do exame físico e de resultados de exames laboratoriais, de que a alteração possa ser causada por condição médica, efeito medicamentoso ou intoxicação exógena.

Outros achados frequentemente encontrados em pacientes com *delirium* incluem: alucinações, agitação ou embotamento psicomotor, alteração do comportamento e tremores. No entanto, essas manifestações não são obrigatórias para o seu diagnóstico.

ANATOMIA DA CONSCIÊNCIA

O estado de alerta e vigília, aqui colocado como nível de excitação do paciente, é mediado pelo sistema reticular ascendente (SRA), localizado no tronco cerebral, estendendo-se do terço superior da ponte ao tálamo[6].

Trabalhos publicados pelos autores Moruzzi e Magoun, em 1949, mostram que a formação reticular é capaz de ativar o córtex cerebral criando o conceito de sistema reticular ativador ascendente (SRAA)[7].

Esse sistema seria responsável por reger o ritmo normal de sono e vigília através de fibras ascendentes que se projetam no córtex cerebral com ação ativadora. Para isso os autores evidenciaram, em experimento com animal anestesiado, que a estimulação do SRA resultou na excitação comportamental imediata do animal. Por outro lado, quando o SRA do animal foi destruído, nenhuma quantidade de estímulo sobre o tronco cerebral do animal foi capaz de reverter seu estado comatoso, embora suas estruturas corticais e subcorticais estivessem intactas[8].

O conteúdo da consciência, por outro lado, é distribuído difusamente pelo córtex cerebral.

A representação anatômica da linguagem, considerando o hemisfério esquerdo como dominante, está situada nos lobos frontal e temporal esquerdos.

A memória, embora tenha em seu processo de armazenamento diversas estruturas corticais envolvidas, tem no lobo mesial temporal e nos corpos mamilares sua referência.

Processos como pensamento, orientação e atenção também estão difusamente arquitetados no córtex cerebral[7].

Assim, o comprometimento da consciência, seja em seu nível ou conteúdo, pode abranger diferentes estruturas anatômicas do SNC, podendo refletir injúrias neurológicas locais ou sistêmicas.

COMA

Coma, palavra de origem grega que significa sono profundo, é definido como estado de inconsciência e irresponsividade a estímulos externos[9], oriundo necessariamente do prejuízo do SRA ou de ambos os hemisférios cerebrais.

A diferenciação anatômica da etiologia do coma é particularmente importante na definição do diagnóstico do paciente.

Lesões estruturais primárias do SNC costumam causar coma através do envolvimento direto do tronco cerebral por compressão ou deslocamento deste. Assim pode acontecer com os traumas cranioencefálicos, hemorragias intracranianas, tumores e abscessos cerebrais, por exemplo.

Os distúrbios metabólicos sistêmicos, ao contrário, podem ocasionar o coma por envolvimento cortical difuso, em decorrência do prejuízo na conexão entre o SRA, o tálamo e as estruturas corticais e subcorticais.

É importante citarmos neste momento o estado vegetativo persistente. Trata-se de uma condição de estado comatoso, geralmente após sua persistência por 2 a 4 semanas, em que o indivíduo passa a apresentar abertura ocular espontânea mantendo-se inconsciente sobre si e sobre o meio ambiente e também irresponsivo aos estímulos externos[9]. Geralmente configura uma evolução crônica de um estado neurológico progressivo.

ALTERAÇÃO DA CONSCIÊNCIA E AS DOENÇAS SISTÊMICAS

Embora os mecanismos pelos quais as doenças sistêmicas causam alterações na consciência possam ser diversos, podemos dividi-los em três grandes categorias: encefalopatias metabólicas, manifestações neurológicas focais de doenças sistêmicas e doenças neurológicas primárias causadas por doenças sistêmicas.

Encefalopatias metabólicas

A encefalopatia metabólica, injúria causada no encéfalo por alterações do processo metabólico do organismo, é a causa mais frequente de alteração da consciência dentre as doenças sistêmicas[10].

Os principais órgãos envolvidos com o metabolismo são: fígado, rins e tireoide; algumas alterações nessas estruturas podem desencadear distúrbios da consciência.

Ao nos depararmos com um paciente com possível encefalopatia metabólica, devemos formular duas hipóteses: (I) a demanda de um dos substratos utilizados pelo SNC, glicose e oxigênio, pode estar prejudicada; (II) a liberação de alguma substância, pela doença sistêmica, pode estar atravessando a barreira hematoencefálica e sendo tóxica ao SNC.

Na primeira hipótese, estamos diante da encefalopatia hipóxico-isquêmica, que pode causar injúria cerebral irreversível. Na segunda hipótese, frequentemente encontramos a disfunção de um órgão específico, como, por exemplo, na disfunção hepática (encefalopatia hepática) ou na disfunção renal (encefalopatia urêmica).

Encefalopatia hipóxico-isquêmica

O cérebro é altamente seletivo quanto às substâncias que lhe servem de substrato. Todo conteúdo energético usado por ele advém unicamente da glicose, a despeito de outras fontes de energia utilizadas pelo metabolismo corporal, como as gorduras e as proteínas.

A diminuição do aporte de glicose para o SNC é diretamente proporcional à diminuição do seu metabolismo, podendo resultar em encefalopatia e coma.

Da mesma forma, o oxigênio constitui igual seletividade como metabólito energético do SNC, e a sua falta,

denominada hipoxia, pode resultar em morte do tecido neuronal, denominada isquemia.

O grau e a duração da hipoxia irão determinar a severidade e irreversibilidade dos danos proporcionados à integridade neuronal.

O processo desencadeado pela diminuição do aporte de fluxo sanguíneo ao SNC chama-se cascata neuronal isquêmica, e compreende a liberação de aminoácidos excitatórios, o influxo de cálcio intracelular, a perioxidação lipídica e o dano ao citoesqueleto[12].

Diversos mecanismos patológicos são capazes de produzir diminuição do fluxo sanguíneo ao SNC. Dentre eles, podemos citar a parada cardiorrespiratória (PCR), a emergência hipertensiva, o acidente vascular cerebral, entre outros.

A ressonância magnética do crânio pode mostrar alterações típicas de dano cerebral por hipoxia, como restrição à difusão cortical e nos núcleos da base (Figura 12.2.1).

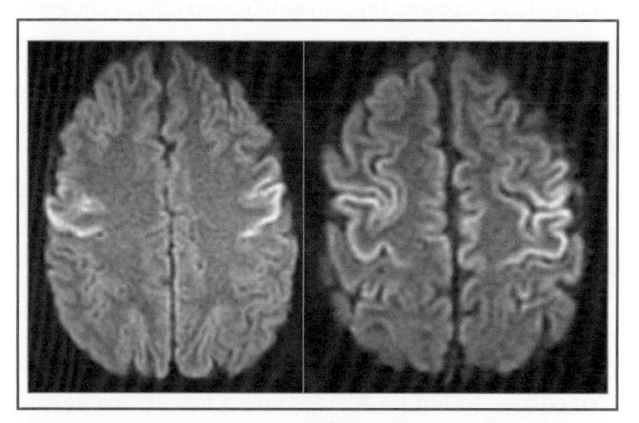

Figura 12.2.1 – Paciente com encefalopatia por anoxia pósparada cardíaca. Nota-se a restrição à difusão no córtex cerebral.

Encefalopatia hepática

A encefalopatia hepática é uma síndrome clínica frequente em portadores de doença hepática crônica, podendo acometer até 70% dos cirróticos no curso da doença[4].

Sua manifestação se dá por sinais e sintomas neurológicos, em portadores de insuficiência hepática, que não podem ser atribuídos a outra causa, sendo seu diagnóstico eminentemente clínico.

A repercussão neurológica caracterizada por alteração da consciência é resultante da não metabolização pelo fígado de substâncias nitrogenadas oriundas do intestino, dentre elas, a principal é a amônia. Considerada o principal agente da intoxicação cerebral, seu acúmulo leva ao aumento de volume dos astrócitos, único marcador morfológico da encefalopatia hepática.

A dificuldade do fígado em metabolizar as substâncias pode ocorrer por desvio do sangue portal pela circulação colateral intra ou extra-hepática, ou pela ausência de capacidade do órgão causada por insuficiência hepatocelular preexistente[4].

Alguns achados do exame físico como: asterix, hálito hepático e distúrbios neuropsiquiátricos podem estar presentes concomitantes ao episódio de alteração da consciência e auxiliar no seu diagnóstico.

Antecedentes de cirrose hepática e encefalopatia hepática prévia, ou a presença de fatores predisponentes como aumento da produção de amônia e possível penetração desta pela barreira hematoencefálica, geralmente ocasionadas por infecção, hemorragia digestiva e uremia. também contribuem para suspeita clínica.

O comprometimento da perfusão hepática por hipovolemia ou paracentese, drogas depressoras do SNC, *shunt* do sistema porta hepático e diminuição da reserva funcional hepática por progressão de hepatocarcinoma são outros exemplos factíveis de gatilho para encefalopatia hepática. A ressonância magnética do crânio em geral mostra acúmulo de manganês nos núcleos da base, caracterizado por hipersinal na sequência T1 (Figura 12.2.2)

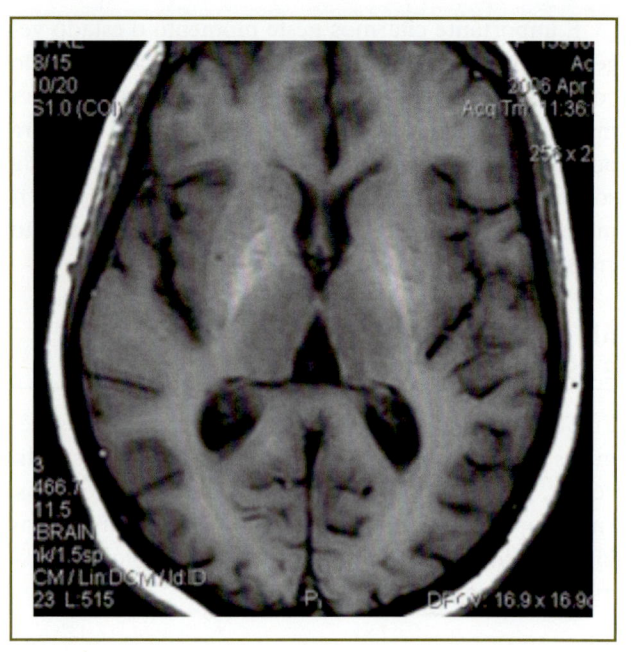

Figura 12.2.2 – Paciente com doença hepática crônica e encefalopatia hepática. Nota-se hipersinal espontâneo nos núcleos da base, caracterizando acúmulo de manganês.

Encefalopatia urêmica

A encefalopatia urêmica é um problema enfrentado por pacientes com insuficiência renal em todas as suas formas: aguda, crônica ou agudizada[11].

Fatores como distúrbios hormonais, acúmulo de metabólitos, desequilíbrio entre neurotransmissores excitatórios e inibitórios e distúrbios do metabolismo intermediário foram postulados como envolvidos na sua fisiopatologia.

As manifestações clínicas são flutuantes em dias ou até mesmo horas e podem incluir: cefaleia, anormalidades visuais, tremor, *flapping*, mioclônus multifocal, coreia, convulsões, estupor e coma.

Além do complexo de sintomas gerais da encefalopatia, podem ser observados ainda sinais motores focais e a síndrome urêmica convulsiva espástica. Mesmo em pacientes com doença renal crônica neurologicamente assintomática, o comprometimento do processamento cognitivo pode ser evidenciado.

Outras encefalopatias metabólicas

A função anormal do sistema endocrinológico do organismo pode apresentar, com menor frequência, alterações da consciência através de mecanismos primários, como mixedema, tireotoxicose, hipocortisolemia, hipercalcemia e hiperparatireoidismo.

As encefalopatias metabólicas também frequentemente acompanham pacientes em sepse, provavelmente o mecanismo envolvido e, ainda não claramente eluci-dado, compreenda as citocinas liberadas durante processo da resposta inflamatória sistêmica[13].

Manifestações neurológicas focais de doenças sistêmicas

Uma variedade de doenças sistêmicas pode causar alterações da consciência. A maioria delas se comporta como encefalopatias difusas e, uma minoria, pode aparecer na forma de manifestações focais do SNC.

Algumas categorias de doenças sistêmicas estão mais frequentemente relacionadas a quadros neurológicos focais, como, por exemplo, as vasculites, as colagenoses, as neoplasias metastáticas e as infecções difusas.

As manifestações neurológicas dependem da localização da lesão. Assim, o lúpus eritematoso sistêmico (LES) pode cursar com distúrbios neuropsiquiátricos, a neurossarcoidose pode apresentar irritação meníngea e comprometimento de pares cranianos isolados, as neoplasias metastáticas podem alojar-se em territórios responsáveis pela linguagem e resultar em afasia, ou cursar com crescimento e compressão do tronco cerebral e produzir disfunção do SRA.

Muitas patologias sistêmicas podem iniciar seu quadro com apresentações neurológicas, como crises epilépticas, processos expansivos, AVCs, hemorragias intracranianas, alterações ósseas da calota craniana, irritação meníngea, dentre outras.

As encefalopatias autoimunes também podem cursar com alterações da consciência. Existem vários anticorpos descritos nesse grupo de doenças. O assunto foi descrito em maiores detalhes no capítulo de Síndromes neurológicas paraneoplásicas.

Manifestações neurológicas primárias causadas por doenças sistêmicas

Algumas doenças neurológicas primárias têm sua etiologia em doenças sistêmicas preexistentes. Pacientes acometidos por AVC, por exemplo, podem ter apresentado isquemia em território arterial decorrente de processo embólico do coração iniciado por fibrilação atrial. Outros pacientes podem apresentar hemorragia intraparenquimatosa cerebral em decorrência de pico hipertensivo.

ABORDAGEM CLÍNICA

Nosso objetivo inicial, ao assistirmos pacientes com alteração do nível ou conteúdo da consciência, deve ser distinguir lesões neurológicas primárias, com tratamentos específicos, daquelas produzidas por doenças sistêmicas que quando tratadas com rapidez são prontamente reversíveis.

Essa abordagem requer anamnese detalhada com familiares ou acompanhantes do paciente, em busca de informações sobre seu histórico, exame físico e neurológico sistemático e exames complementares direcionados ao raciocínio clínico produzido.

Assim, em paciente alerta e vígil que apresente alteração no conteúdo da consciência, devemos direcionar nossa avaliação neurológica na busca de algum dano à função cortical superior. Da mesma forma, paciente com alteração da fala, alteração visuoespacial, comprometimento isolado de nervo craniano sugere comprometimento cortical focal. Por outro lado, paciente com desatenção, alteração da memória recente, distúrbio do comportamento, geralmente sofre de processos difusos envolvendo os dois hemisférios cerebrais.

Em pacientes comatosos, a distinção entre processos sistêmicos metabólicos agudos e lesões primárias com extensão ao tronco cerebral deve ser feita o mais precocemente possível, pois interfere não só na abordagem do paciente, como também no seu prognóstico.

Nesse momento, o exame físico neurológico é de grande valia. Anormalidades da forma e função pupilar, por exemplo, apresentam alto índice preditivo positivo para diferenciação entre causas estruturais e causas metabólicas do coma. Reflexos oculomotores normalmente são preservados em comas de origem metabólica, e alterações do reflexo córneo palpebral unilateral estão presentes em doenças estruturais do tronco cerebral.

Outro dado semiológico importante nesta diferenciação está na simetria das respostas motoras. Em alterações da consciência oriundas de distúrbios sistêmicos, a simetria geralmente está preservada. Em lesões primárias do SNC, em decorrência da independência dos hemisférios cerebrais, essa simetria geralmente é perdida.

Além da anamneses e do exame físico neurológico, podemos nos valer de algumas ferramentas para o auxílio diagnóstico:

Escalas de avaliação clínica

O *Confusion Assessment Method* (CAM) é uma ferramenta que pode ser facilmente aplicada pelo médico na sala de emergência com duração aproximada de 5 minutos para sua execução. Tem por finalidade reforçar o diagnóstico de *delirium* em um paciente com alteração da consciência. Essa escala tem sensibilidade de 94% e sensibilidade de 95% para diagnóstico, e é considerada significativamente melhor para esse fim, quando comparada ao miniexame do estado mental (*Mini Mental Exam*)[14,15,16].

O CAM-ICU é uma modificação do CAM realizada para o uso em pacientes com alteração da consciência em ambiente de terapia intensiva. Inclui a observação de respostas não verbais a perguntas simples e o uso de tarefas de reconhecimento visual e auditivo[14] (Quadro 12.2.1).

Exames de imagem

A tomografia computadorizada (TC), por ser um exame amplamente disponível e rápido de ser realizado, é o exame de escolha em situações emergenciais em que se quer excluir traumatismo, processos expansivos e processos hemorrágicos.

A ressonância magnética (RM) é qualitativamente melhor que a TC para avaliar estruturas anatômicas específicas, por outro lado, não é um exame facilmente disponível para eventos de emergência. É um exame especialmente relevante em pacientes com suspeita de trombose de seio venoso intracraniano como causa do coma, anormalidades de gânglios da base secundárias a doença metabólica, metástases tumorais e patologias da fossa posterior.

A tomografia computadorizada com pósitrons (PET CT) e a ressonância magnética com espectroscopia (SPECT) são exames de imagens funcionais capazes de avaliar, além da imagem estrutural, o metabolismo cerebral para determinados substratos. São exames já incorporados em investigação de doenças degenerativas como as principais demências, mas carecem ainda de maior número de estudos para sua implicação na investigação etiológica dos distúrbios da consciência.

Quadro 12.2.1 – Manual CAM-ICU para Diagnóstico do *Delirium***.**

CARACTERÍSTICA 1: INÍCIO AGUDO OU CURSO FLUTUANTE	AUSENTE	PRESENTE
A. Há evidência de uma alteração aguda no estado mental em relação ao estado basal?		
ou		
B. Este comportamento (anormal) flutuou nas últimas 24 horas, isto é, teve tendência a ir e vir, ou aumentar ou diminuir na sua gravidade, tendo sido evidenciado por flutuações na escala de sedação (p. ex.: RASS), Glasgow, ou avaliação de *delirium* prévio?		

CARACTERÍSTICA 2: FALTA DE ATENÇÃO	AUSENTE	PRESENTE
A. O paciente teve dificuldades em focar a atenção, tal como evidenciado por índices inferiores a 8, quer no componente visual quer no componente auditivo do Teste de Atenção (*Attention Scrrening Examination - ASE*)?		

CARACTERÍSTICA 3: PENSAMENTO DESORGANIZADO	AUSENTE	PRESENTE

Existem sinais de pensamento desorganizado ou incoerente tal como evidenciado por respostas incorretas a 2 ou mais das 4 questões e/ou incapacidade de obedecer aos seguintes comandos:

Questões (alternar conjunto A e conjunto B)

Conjunto A	Conjunto B
1. Uma pedra pode flutuar na água?	1. Uma folha pode flutuar na água?
2. Existem peixem no mar?	2. Existem elefantes no mar?
3. Um quilo pesa mais do que dois quilos?	3. Dois quilos pesa mais do que um quilo?
4. Pode-se usar um martelo para pesar uma agulha?	4. Pode-se usar um martelo para cortar madeira?

CARACTERÍSTICA 4: NÍVEL DE CONSCIÊNCIA ALTERADO	AUSENTE	PRESENTE
O nível de consciência do paciente é outro qualquer que não o alerta*, tal como o vigil[†], letárgico[‡] ou etuporoso[§]? (p. ex.: RASS diferente de "0" na altura da avaliação)		
CAM_ICU Global (Características 1 e 2 e quer característica 3 ou 4)	Sim	Não

* Alerta: completamente ciente do ambiente, e interatua apropriadamente de forma espontânea.

[†] Vigilante: hiperalerta.

[‡] Letárgico: sonolento mas facilmente despertável, não está ciente de alguns elementos do ambiente ou não interage de forma apropriada com o entrevistador; torna-se completamente ciente do ambiente e interage apropriadamente quando estimulado minimamente.

[§] Estuporoso: completamente alheado mesmo quando estimulado vigorosamente; só despertável com estímulos vigorosos e repetidos, e assim que o estímulo cessa, o indivíduo estuporoso volta para o estado anterior de não despertável.

Adaptado de Ely EW, Inouye SK, Bernard GR, Gordon S, Francis J, May L, *et al*.[(14)].

Estudos eletrofisiológicos

O eletroencefalograma (EEG) e o potencial evocado (PE) são os principais exames eletrofisiológicos utilizados na abordagem clínica do paciente com alteração do nível de consciência. O EEG em pacientes com estudos de imagem normais podem contribuir significativamente para o diagnóstico da persistência do estado comatoso. Apresenta alta sensibilidade para o diagnóstico de estado de mal epiléptico não convulsivo, causa importante de coma em Unidades de Terapia Intensiva[(18)].

Algumas encefalopatias metabólicas apresentam traçados peculiares ao EEG, como as ondas trifásicas na encefalopatia hepática e os complexos periódicos ou pseudoperiódicos (PLEEDS) na encefalopatia herpética.

O PE pode ser empregado na avalição de pacientes em coma, principalmente naqueles acometidos por encefalopatia hipóxico-isquêmica, onde a ausência bilateral do componente N20 do PE somatossensitivo ao estímulo do nervo mediano tem valor preditivo de mau prognóstico.

Estudo do líquido cefalorraquidiano (LCR)

A análise do LCR, além da clássica indicação para diagnóstico de possível quadro infeccioso meníngeo como causa do distúrbio de consciência, também é essencial para a investigação de quadros de encefalites, diagnóstico precoce de hemorragia meníngea com exame de imagem normal, evidência de hipertensão intracraniana através da pressão aumentada de saída do líquor no momento da punção, dentre outros.

O LCR deve ser realizado após adquirido exame de imagem do SNC, para evitar que a punção lombar desencadeie, em pacientes com hipertensão intracraniana, a herniação transtentorial.

Exames laboratoriais

Em pacientes com possível distúrbio hidroeletrolíco ou metabólico como causa do coma, os exames laboratoriais são essenciais para confirmação da hipótese diagnóstica. Níveis críticos de sódio sérico podem levar o paciente a estado comatoso, assim como alterações importantes da função hepática e renal podem levar a acúmulo tóxico de substâncias para o SNC e da mesma forma propiciarem o distúrbio do nível de consciência.

É sempre desejável que se estabeleça proporcionalidade entre os achados laboratoriais e o raciocínio clínico inicial, uma vez que pacientes críticos por diversas vezes apresentam alterações laboratoriais em decorrência de seu estado geral, o que pode não justificar, no entanto, suas manifestações neurológicas.

PROGNÓSTICO

É muito frequente na prática clínica sermos questionados pelos familiares dos pacientes, bem como por outros colegas, acerca do prognóstico do paciente em estado comatoso. Este anseio deve ser, na medida do possível, saciado, com o objetivo de se delinear o planejamento terapêutico do paciente, seja para seu próprio conforto, seja para o planejamento da família e cuidadores que deverão assumir diferentes papéis para esse cuidado[9].

Para tanto, o prognóstico só é possível muitas vezes a partir do conhecimento da causa do estado comatoso e da sua previsão de reversibilidade. Sabemos que paciente em estado crítico, na Unidade de Terapia Intensiva, com alteração da consciência por distúrbios metabólicos ou hidroeletrolíticos tem diferente evolução daqueles no mesmo estado em decorrência de encefalopatia hipóxico-isquêmica[17].

Alguns exames complementares, como o PE somatossensitivo, já descrito neste capítulo e alguns achados do exame físico neurológico, como reflexos de tronco cerebral, podem contribuir para essa previsão diagnóstica do quadro evolutivo do paciente.

REFERÊNCIAS

1. Pagel W. Medieval and Renaissance contributions to knowledge of the brain and its functions. In: Perrin MW. The Brain and Its Functions. Wellcome Foundation. Oxford: Blackwell; 1958.
2. Descartes R. De homine figuris et latinitate donatus a Florentio Schuyl. Leiden: Peter Leffen & Frans Moyard; 1662.
3. James W. Principles of Psychology. New York: Henry Holt; 1890.
4. Blei AT, Córdoba J. Hepatic encephalopathy: practice guidelines. Am J Gastroenterol. 2001;96:1968-76.
5. American Psychiatric Association. American Psychiatric Association Diagnostic and Statistical Manual, 5th ed. Washington, DC: APA Press; 2013.
6. Carpenter M. Core Text of Neuroanatomy. 3rd ed. Williams & Wilkins, Baltimore: Lippincott Williams & Wilkins; 1985.
7. Moruzzi G, Magoun HW. Brain stem reticular formation and activation of the EEG. Electroencephalogr Clin Neurophysiol. 1949 Nov;1(4):455-73.
8. Magoun HW. An ascending reticular activating system in the brain stem. AMA Arch Neurol Psychiatry. 1952 Feb;67(2):145-54; discussion 167-71.
9. Chiappa KH, Hill RA. Evaluation and prognostication in coma. Electroencephalogr Clin Neurophysiol. 1998 Feb;106(2):149-55.
10. Kunze K. Metabolic encephalopathies. J Neurol. 2002;249(9):1150-9.
11. Fraser C. Neurologic manifestations of the uremic state. In: Arieff AI, Griggs RC. Metabolic Brain Dysfunction in Systemic Disorders. Boston: Little Brown; 1992.
12. Adams RD, Victor M, Ropper AH. Delirium and other acute confusional states. In: Ropper A, Samuels MA. Adams and Victor's Principles of Neurology, 6th ed. New York: McGraw-Hill Professional; 1997. p. 405.
13. McNicoll L, Pisani MA, Zhang Y, Ely EW, Siegel MD, Inouye SK. Delirium in the intensive care unit: occurrence and clinical course in older patients. J Am Geriatr Soc. 2003 May;51(5):591-8.
14. Ely EW, Inouye SK, Bernard GR, Gordon S, Francis J, May L, et al. Delirium in mechanically ventilated patients: validity and reliability of the confusion assessment method for the intensive care unit (CAM-ICU). JAMA. 2001 Dec 5;286(21):2703-10.
15. Bergeron N, Dubois MJ, Dumont M, Dial S, Skrobik Y. Intensive Care Delirium Screening Checklist: evaluation of a new screening tool. Intensive Care Med. 2001;27:859-64.
16. +Hart RP, Levenson JL, Sessler CN, Best AM, Schwartz SM, Rutherford LE. Validation of a cognitive test for delirium in medical ICU patients. Psychosomatics. 1996;37:533-46.
17. Levy D. Prognosis of metabolic coma. In: Arieff AI, Griggs RC. Metabolic Brain Dysfunction in Systemic Disorders. Boston: Little Brown; 1992.
18. Romano J, Engel GL. Studies of Delirium. I. Electroencephalographic data. Arch Neurol Psychiatr. 1944; 51:356.

Neuroproteção e hipotermia

Polyana Vulcano de Toledo Piza
Gisele Sampaio Silva
Felipe Maia de Toledo Piza

INTRODUÇÃO

O mecanismo de termorregulação no ser humano acontece de forma a manter a temperatura do corpo em torno de 37°C. O sistema nervoso central (SNC) e periférico (SNP) são peças-chaves para o adequado funcionamento desse mecanismo e, por outro lado, são sistemas altamente sensíveis a mudanças nesse controle.

Assim, uma variedade de doenças neurológicas pode produzir alterações na regulação da temperatura, e uma alteração nesse mecanismo pode produzir uma variedade de distúrbios neurológicos ou piorar déficits já existentes. Este capítulo abrange os efeitos deletérios da febre sobre o SNC e o uso clínico e terapêutico da hipotermia com finalidade neuroprotetora.

HISTÓRICO

A hipotermia com fins terapêuticos está presente na medicina desde 1650 a.C. Sua primeira utilidade reconhecida foi a facilitação da cicatrização de úlceras infectadas.

Hipócrates utilizou-a no século IV a.C. para tratar hemorragias e processos inflamatórios relacionados a hiperuricemia. Galeno empregou a técnica para o cuidado da malária e da erisipela. Durante a 2ª Guerra Mundial, os soldados gravemente feridos eram submergidos na neve com a intenção de se obter efeito anestésico.

A hipotermia terapêutica, no entanto, ganhou notoriedade a partir de 1950, com o advento da cirurgia cardíaca. Contudo, resultados pouco satisfatórios aliados a quadros infecciosos pulmonares, calafrios e crises epilépticas de difícil controle retardaram o desenvolvimento e emprego da técnica.

A partir de 2002, com a publicação de dois estudos com alocação aleatória de pacientes, multicêntricos, com rigorosos critérios de inclusão e exclusão, foi evidenciado o benefício da hipotermia para pacientes pós-parada cardiorrespiratória em taquicardia ventricular e fibrilação ventricular revertidas[1].

Desde então, novos trabalhos e diretrizes clínicas vêm sedimentando seu valor terapêutico e propiciando novos caminhos de investigação científica para o seu uso clínico.

Atualmente, os hospitais de excelência, têm em suas unidades de pacientes críticos, protocolos bem estabelecidos de hipotermia terapêutica induzida.

O SISTEMA DE TERMORREGULAÇÃO

A temperatura corporal normal em seres humanos ou normotermia depende da região do corpo, da hora do dia e do metabolismo corporal, segue um ritmo circadiano, apresentando o seu pico mais elevado durante o anoitecer, entre as 18 e 22 horas, e seu menor valor no começo da manhã, entre 2 e 4 horas.

Esse mecanismo é mantido por meio do equilíbrio entre a produção e a dispersão do calor interno. O calor produzido no interior do corpo alcança a superfície corporal por meio de vasos sanguíneos que originam o plexo vascular subcutâneo; todavia, pouco calor se dissipa para a superfície, devido ao efeito isolante proporcionado pela presença do tecido adiposo.

A condução de calor para a pele é comandada pelo nível de constrição das arteríolas e das anastomoses arteriovenosas, controlada pelo sistema nervoso simpático. Quando alcança a superfície, o calor é transmitido do sangue para o exterior em proporções decrescentes, por meio de irradiação, evaporação, convecção e condução, respectivamente.

Os estímulos que alcançam os receptores periféricos são levados ao hipotálamo anterior, local onde são integrados com os sinais dos receptores pré-ópticos para calor, resultando em impulsos eferentes objetivando produzir ou manter o calor, o que acarreta uma vasoconstrição dos vasos da pele, piloereção, síntese de hormônios e tremores musculares; ou perder calor, por meio de estimulação de glândulas sudoríparas e vasodilatação dos vasos cutâneos.

A temperatura central em condições normais, praticamente não se altera, permanecendo constante mesmo quando o organismo está exposto a grandes variações de frio ou calor, em decorrência da efetiva homeostase.

Alguma ruptura nesse equilíbrio fisiológico, chamado homeostasia, ou danos estruturais a qualquer um desses níveis podem levar à perda da capacidade de regulação térmica.

HIPERTERMIA E O SISTEMA NERVOSO CENTRAL

A manutenção do estado febril pode aumentar a quantidade de aminoácidos excitatórios no SNC, propiciar a formação de radicais livres, gerando acidose local. Com o consequente aumento do lactato podem ocorrer despolarizações isquêmicas, assim como diminuição da integridade da barreira hematoencefálica.

Diversos estudos em modelos animais confirmam o efeito deletério da febre ao sistema nervoso central. Em uma metanálise envolvendo 39 estudos incluindo pacientes com diversas doenças neurológicas agudas, a febre foi associada a pior prognóstico nos desfechos mensurados por diversas escalas neurológicas além do tempo de internação (escala de desfecho de Glasgow, índice de Barthel, escala modificada de Rankin, escala canadense de acidente vascular cerebral)

As principais injúrias neurológicas que apresentam piora do desfecho clínico na presença de febre são:

- Acidente vascular cerebral isquêmico (AVCi)
- Hemorragia subaracnódea (HSA)
- Hematoma intraparenquimatoso (HIP)
- Trauma crâniencefálico (TCE)
- Hipoxia pós-parada cardiorrespiratória (PCR)

Febre e AVCi

Alguns trabalhos sugerem que pacientes com AVCi que apresentam temperatura corpórea > 37°C têm a mor-

bimortalidade significativamente aumentada em decorrência da extensão mais rápida da área isquêmica sobre a área de penumbra[4].

Febre e HSA

Em pacientes com HSA, hipertermia na fase inicial do quadro se associa a pior prognóstico funcional e uma maior frequência de vasoespasmo, complicação potencialmente grave da doença, independente do volume da hemorragia ou presença de infecção associada[5].

Febre e HIP

Temperatura corpórea > 37,5°C em pacientes com HIP após 72 horas de evolução da doença constitui, ao lado de idade e necessidade de intubação orotraqueal, um dos fatores independentes de pior prognóstico funcional[6].

Febre e TCE

A ocorrência e a duração da febre em pacientes vítimas de TCE estão associadas a episódios de pressão intracraniana elevada, gravidade dos déficits neurológicos e tempo prolongado de internação em Unidade de Terapia Intensiva[7].

Febre e PCR

Em estudo com mais de 150 pacientes acometidos por PCR, aqueles que apresentaram febre nas primeiras 48 horas obtiveram pior prognóstico funcional em relação aos pacientes com temperatura normal nesta fase aguda. Esse risco aumentado de mau prognóstico ainda foi maior a cada elevação de 0,1°C da temperatura corpórea do paciente[1].

O desfecho desfavorável associado à febre em pacientes pós-PCR está relacionado à ativação imediata da cascata isquêmica levando à depleção de ATP, falha na bomba de Na^+/K^+, despolarização das membranas celulares, acúmulo de cálcio intracelular, liberação de glutamato e ativação de enzimas intracelulares[8].

HIPOTERMIA E O SISTEMA NERVOSO CENTRAL

O declínio da temperatura corpórea para níveis menores que 36°C reduz o metabolismo cerebral e consequentemente a demanda de O_2 pelo sistema nervoso central, promovendo a diminuição do edema cerebral e da pressão intracraniana.

A hipotermia também reduz a formação de radicais livres, diminuindo a excitotoxicidade e promovendo a integridade das membranas lipoproteicas e da barreira hematoencefálica[9].

O USO CLÍNICO DA HIPOTERMIA

A hipotermia terapêutica pode ser classificada em:

- Profunda: temperatura central entre 13°C e 25°C
- Moderada: temperatura central entre 26°C e 32°C
- Leve: temperatura central entre 32°C e 36°C

Quando nos referimos ao uso clínico da hipotermia nas unidades de terapia intensiva, estamos usualmente nos referindo à hipotermia leve (32°C a 36°C).

HIPOTERMIA TERAPÊUTICA NO PACIENTE PÓS-PCR COM RETORNO À CIRCULAÇÃO ESPONTÂNEA

Os sobreviventes de PCR com frequência apresentam lesões neurológicas que se associam a piores desfechos clínicos e óbito.

Durante a PCR, os órgãos vitais deixam de ser perfundidos, e as compressões torácicas efetivas conseguem fornecer um fluxo sanguíneo de até 30% do fluxo habitual. Dessa forma, a diminuição do metabolismo conseguida através do resfriamento corporal contribui para diminuir as repercussões deletérias de uma queda abrupta do aporte de oxigênio e glicose aos tecidos[10].

Dois ensaios clínicos com alocação aleatória de pacientes e controlados, publicados em 2002, apontam para desfechos clínicos favoráveis com o emprego da hipotermia pós-PCR, evidenciando que apenas 6 pacientes precisam ser tratados com hipotermia induzida pós-PCR para salvar uma vida livre de incapacidade [11,12]. Estudo publicado em 2013 comparando manejo de temperatura com alvo em 33°C *versus* 36°C em pacientes pós-PCR não demonstrou diferença de desfechos clínicos, sugerindo que alvos um pouco mais altos de temperatura são aceitáveis nesse grupo de pacientes[13]. Foram critérios de inclusão e exclusão nos estudos de manejo da temperatura pós-PCR:

Critérios de inclusão:

- Pacientes que retornam inconscientes após PCR em taquicardia ventricular ou fibrilação ventricular

Critérios de Exclusão:

- Choque cardiogênico após o retorno da circulação espontânea refratário ou uso de drogas vasoativas
- Coagulopatias
- Gravidez

Não foram contraindicações ao uso da hipotermia terapêutica nos estudos clínicos:

- Uso de terapia trombolítica para infarto agudo do miocárdio (IAM)
- Uso de antiagregantes plaquetários

Estudos realizados em pacientes com TCE não demonstraram melhora de sobrevida ou incapacidade em pacientes tratados com hipotermia terapêutica. No entanto, pacientes com TCE tratados com hipotermia induzida apresentaram menos picos de hipertensão intracraniana. Portanto essa terapêutica tem sido aceita como uma das alternativas no tratamento da hipertensão intracraniana refratária.

Outras doenças neurológicas como AVCi extenso, HIP, HSA e outras injúrias cerebrais ainda permanecem em sua grande parte carentes de estudos que comprovem definitivamente o benefício clínico do tratamento com hipotermia terapêutica. No entanto, pelo menos a prevenção da febre parece ser ferramenta essencial para neuroproteção em qualquer paciente com lesão encefálica aguda.

COMO INDUZIR A HIPOTERMIA TERAPÊUTICA

Diversos métodos podem ser empregados para induzir hipotermia (Figura 12.3.1) e devem ser escolhidos pela equipe médica responsável de acordo com as condições do paciente e da infraestrutura que o está comportando.

Assim, o resfriamento ideal deve ser o que atinja de modo mais rápido e prático a temperatura alvo, com o risco mínimo de efeitos colaterais.

Técnicas utilizadas para realizar e manter o resfriamento corporal

- Bolsas de gelo (*ice packing*)
- Circulação extracorpórea
- Lavagem nasal,
- Lavagem gástrica
- Lavagem vesical
- Lavagem peritoneal
- Cateteres resfriadores
- Infusão de líquido gelado
- Manta com circulação de ar gelado
- Cobertores térmicos (efetivos na manutenção da temperatura alvo)

O resfriamento ideal deve ser o que atinja de modo mais rápido, prático e principalmente seguro, a temperatura alvo.

Bolsas de gelo

A aplicação de bolsas de gelo é um método eficaz na indução da hipotermia e, em média, reduz a temperatura corpórea em 0,9°C por hora de aplicação.

Mantas térmicas

Quatro almofadas são conectadas a uma unidade de resfriamento que circula água gelada e estéril. Essa técnica de resfriamento cobre 40% da superfície corpórea e permite a exposição do tórax do paciente. Com essa técnica, a inserção de um termômetro vesical permite o controle rigoroso da temperatura para os níveis desejados, com ajustes automáticos, sendo assim método extremamente prático e de ampla utilização em unidades de terapia intensiva em todo o mundo.

Infusão de salina gelada

Consiste na infusão de solução fisiológica gelada, de 30 mL por quilo de peso, a 4ºC, por via endovenosa, em 30 minutos. A infusão de salina gelada é eficaz em induzir hipotermia, mas não em mantê-la.

Capacete térmico

Composto por duas camadas de náilon que se ajustam à cabeça, uma sobre a outra, e a mais próxima à pele tem pequenas perfurações, por onde o ar frio penetra em intervalos regulares, resfriando o tecido. O racional dessa técnica é resfriar preferencialmente o encéfalo. É uma técnica viável e de fácil execução, além se ser associada a baixas taxas de complicações. O uso rotineiro dessa técnica na indução de hipotermia nas diversas doenças neurológicas agudas ainda precisa ser apropriadamente testado.

Cateter intravascular

Cateteres intravasculares com propriedade de resfriar o sangue através de circuito interno são opções interessantes na indução de hipotermia em ambiente de terapia intensiva. Permitem a circulação de líquido gelado e troca constante de temperatura com o sangue, reduzindo a temperatura central em cerca de 1,4ºC por hora. Apresentam risco de infecção e trombose, principalmente quando posicionados por períodos prolongados.

MONITORIZAÇÃO DA TEMPERATURA CENTRAL DURANTE RESFRIAMENTO

A medida ideal da temperatura em pacientes com lesões do SNC seria a mensuração da temperatura cerebral, o que é não é factível em alguns pacientes em terapia intensiva. Estudos têm demonstrado não haver importantes diferenças entre as temperaturas da veia jugular, subdural, membrana timpânica, artéria pulmonar e temperatura vesical. A temperatura retal é inferior em qualidade para monitoração da temperatura central, por ter menor correlação com a temperatura encefálica.

A temperatura axilar é contraindicada como parâmetro para decisão de resfriamento ou aquecimento terapêutico do paciente. Atualmente as temperaturas timpâ-

nica e vesical, juntamente com a temperatura esofágica, são as modalidades de monitorização mais utilizadas.

REAQUECIMENTO

O reaquecimento para 36ºC deve ser realizado em não menos do que 8 horas.

Quando a temperatura aumentar para mais de 35ºC, a sedação e a analgesia podem ser descontinuadas.

A fase que se inicia após 24 horas do início da indução do resfriamento em pacientes pós-PCR deve ser lenta, numa velocidade de 0,2ºC/hora a 0,4ºC/hora, durante 12 horas, até que se atinja temperatura entre 35ºC e 37ºC. O reaquecimento pode ser passivo ou ativo. O passivo até uma temperatura central de 35ºC pode levar em torno de 8 horas. Se for feito com a ajuda de manta térmica, esta deve ser retirada quando a temperatura alcançar 35ºC. O importante em ambos os métodos é não ultrapassarmos a velocidade de 0,2ºC/hora a 0,4ºC/hora. Caso sejam utilizados equipamentos comerciais de resfriamento externo ou cateteres endovasculares, programa-se a velocidade do reaquecimento destes.

SÍNDROME PÓS-REAQUECIMENTO

Instabilidade hemodinâmica, com vasodilatação periférica e hipotensão é muito comum na medida em que a temperatura vai aumentando, o que pode exigir o uso de doses altas de vasopressores[13].

Podemos encontrar também hipercalemia, pois o potássio que migrou para dentro da célula durante a hipotermia retorna para o extracelular, o que pode ocorrer de maneira rápida e ser causa de arritmias[13,14].

Por esse motivo, usualmente todas as soluções contendo potássio ou magnésio devem ser interrompidas quando se inicia o reaquecimento do paciente.

COMPLICAÇÕES DA HIPOTERMIA TERAPÊUTICA

A hipotermia induzida, assim como todo tratamento destinado a pacientes potencialmente críticos, é passível de complicações. Faz-se necessário, nesse contexto, estar alerta às principais ocorrências esperadas, para o seu pronto reconhecimento[15].

Complicações esperadas da HT

- Pneumonia
- Sepse
- Arritmias cardíacas
- Prolongamento do intervalo QT e PR
- Disfunção miocárdica
- Morte súbita
- Coagulopatias

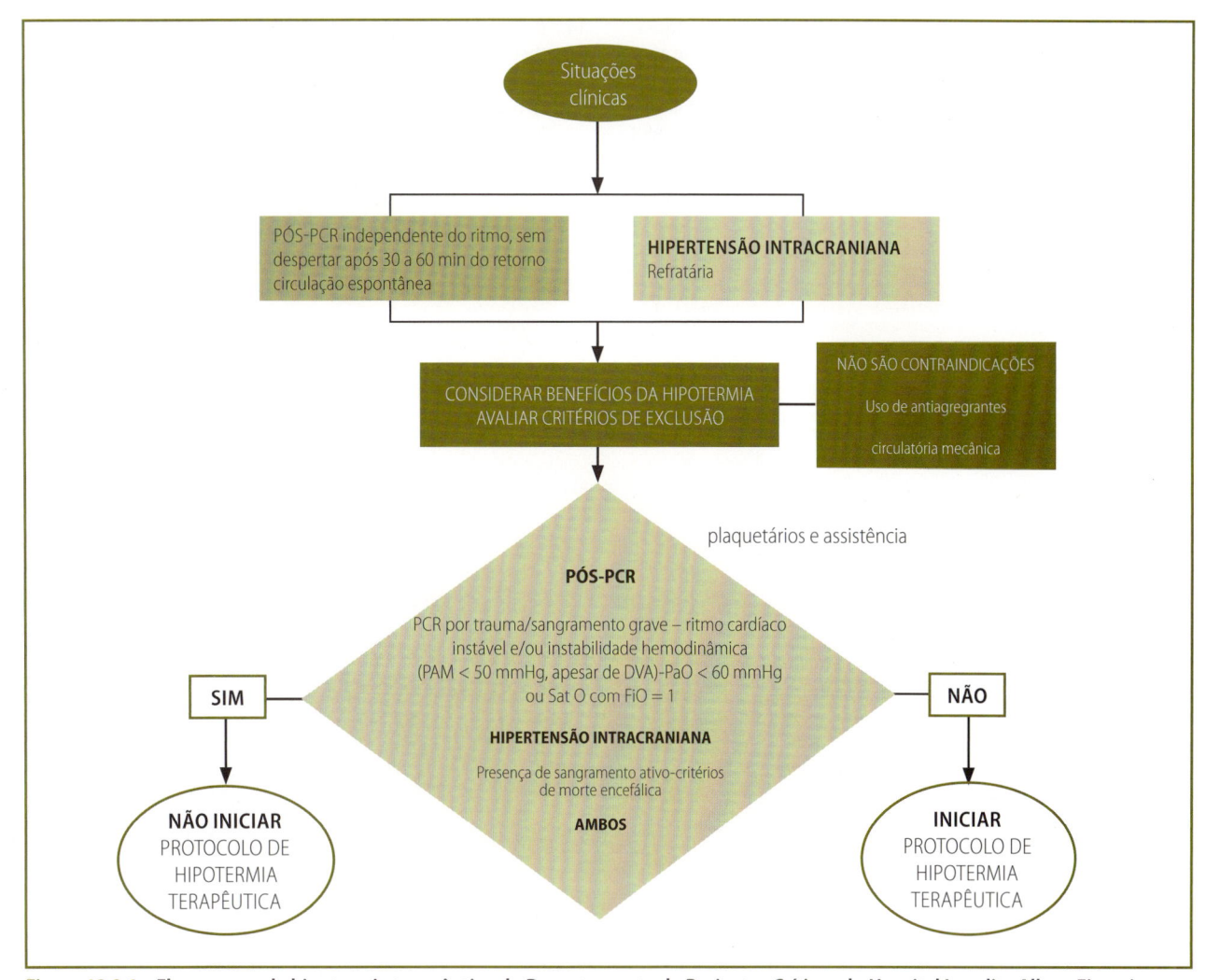

Figura 12.3.1 – Fluxograma de hipotermia terapêutica do Departamento de Pacientes Críticos do Hospital Israelita Albert Einstein.

REFERÊNCIAS

1. Zeiner A, Holzer M, Sterz F, Schörkhuber W, Eisenburger P, Havel C, et al. Hyperthermia after cardiac arrest is associated with an unfavorable neurologic outcome. Archives Intern Med. 2001;161(16):2007-12.

2. Morimoto T, Ginsberg MD, Dietrich WD, Zhao W. Hyperthermia enhances spectrin breakdown in transient focal cerebral ischemia. Brain Res. 1997;746:43-51.

3. Clifton GL, Miller ER, Choi SC, Levin HS, McCauley S, Smith KR Jr, et al. Lack of effect of induction of hypothermia after acute brain injury. N England J Medicine. 2001;344(8):556-63.

4. Hajat C, Hajat S, Sharma P. Effects of poststroke pyrexia on stroke outcome: a meta-analysis of studies in patients. Stroke. 2000;31(2):410-4.

5. Wartenberg KE, Schmidt JM, Claassen J, Temes RE, Frontera JA, Ostapkovich N, et al. Crit Care Med. 2006 Mar;34(3):617-23; quiz 624.

6. Leira R, Dávalos A, Silva Y, Gil-Peralta A, Tejada J, Garcia M, et al. Early neurologic deterioration in intracerebral hemorrhage: predictors and associated factors. Neurology. 2004;63(3):461-7.

7. Stochetti N, Rossi S, Zanier ER, Colombo A, Beretta L, Citerio G. Pyrexia in head-injured patients admitted to intensive care. Intensive Care Med. 2002;28(11):1555-62.

8. Blomqvist P, Wieloch T. Ischemic brain damage in rats following cardiac arrest using a long-term recovery model. J Cereb Blood Flow Metab. 1985 Sep;5(3):420-31.

9. Erecinska M, Thoresen M, Silver IA. Effects of hypothermia on energy metabolism in Mammalian central nervous system. J Cereb Blood Flow Metab. 2003 May;23(5):513-30.

10. Storm C, Steffen I, Schefold JC, Krueger A, Oppert M, Jörres A, et al. Mild therapeutic hypothermia shortens intensive care unit stay of survivors after out-of-hospital cardiac arrest compared to historical controls. Crit Care. 2008;12(3):R78.

11. Bernard SA, Gray TW, Buist MD, Jones BM, Silvester W, Gutteridge G, et al. Treatment of comatose survivors of out-of-hospital cardiac arrest with induced hypothermia. New Engl J Med. 2002;346:557-63.

12. Hypothermia after Cardiac Arrest Study Group. Mild therapeutic hypothermia to improve the neurologic outcome after cardiac arrest. New Engl J Med. 2002;346(8):549-56.

13. Nielsen N, Wetterslev J, Cronberg T, Erlinge D, Gasche Y, Hassager C, et al. Targeted temperature management at 33°C versus 36°C after cardiac arrest. N Engl J Med. 2013;369:2197-206.

14. Bernard S. Hypothermia after cardiac arrest: expanding the therapeutic scope. Crit Care Med. 2009;37(7 Suppl):S227-33.

15. Hammer MD, Krieger DW. Hypothermia for acute ischemic stroke: not just another neuroprotectant. Neurologist. 2003 Nov;9(6):280-9.

ÁLCOOL, DROGAS E O SISTEMA NERVOSO

Complicações neurológicas do álcool

Priscilla Mara Proveti de Lima
Victor Hugo Rocha Marussi
Orlando Graziani Povoas Barsottini
José Luiz Pedroso

INTRODUÇÃO

O alcoolismo é um dos principais problemas de saúde pública em todo o mundo. No Brasil, considerando dados referentes ao ano de 2001[1], tivemos 84.467 internações para o tratamento de problemas relacionados ao uso do álcool, com um custo anual de mais de 60 milhões de reais.

Os efeitos deletérios do álcool podem atingir vários órgãos e tecidos, incluindo o sistema nervoso. As complicações neurológicas decorrentes do abuso do álcool são numerosas, podendo incluir desde intoxicação aguda até efeitos crônicos sobre a cognição, nervos periféricos e músculos.

Essas complicações podem decorrer da neurotoxicidade direta do etanol sobre as células, da combinação do efeito do etanol com deficiências nutricionais, ou do impacto do etanol sobre outros órgãos levando a dano neurológico secundário, como, por exemplo, na encefalopatia hepática[2].

MECANISMO DE AÇÃO DO ÁLCOOL NO SISTEMA NERVOSO

O álcool na forma em que o encontramos nas bebidas é chamado etanol. Sua absorção ocorre principalmente no estômago (70%) e intestino delgado (25%). Ainda na parede gástrica, 10% do álcool absorvido sofre metabolização pela enzima álcool desidrogenase gástrica (ADH), e o restante é metabolizado no fígado em acetaldeído. O processo de absorção e metabolização sofre influência de diversos fatores como sexo, idade e alimentação[3].

O mecanismo pelo qual o álcool ocasiona dano cerebral não está totalmente esclarecido, e diversas hipóteses já foram propostas: dano mitocondrial direto, aumento do estresse oxidativo, alteração da cascata sinalizadora intracelular, alteração sobre receptores de membrana celular, ação gênica, dentre outros.

Quando administrado de forma aguda, o álcool pode inibir a função dos receptores NMDA[4], e estimular a inibição decorrente dos receptores GABAérgicos, principalmente $GABA_a$[5]. Esse efeito sobre os neurotransmissores é responsável pelos efeitos sedativos agudos ocasionados pelo uso da substância, sendo algumas regiões do sistema nervoso mais propícias a esse efeito. No cerebelo, por exemplo, pela atuação direta sobre as células de Purkinje.

A exposição crônica ao álcool ocasiona *upregulation* adaptativo na sensibilidade dos receptores NMDA, o que pode resultar em um aumento da citotoxicidade induzida pelo glutamato[6]. Proporciona também *downregulation* dos receptores $GABA_a$. Esta "sensibilização" é um dos fatores mais importantes no mecanismo subjacente do dano cerebral ocasionado pelo álcool, pois determina aumento do influxo de cálcio intracelular, aumentando o estresse oxidativo mitocondrial e, consequentemente, acarretando dano mitocondrial e apoptose da célula.

INTOXICAÇÃO AGUDA

A intoxicação alcoólica aguda é a principal complicação relacionada ao álcool, sendo responsável por um número considerável das admissões na sala de emergência. Os sintomas decorrem principalmente da ação inibitória sobre o receptor NMDA, e à potencialização dos receptores GABA no sistema nervoso central (SNC).

Sinais precoces de intoxicação incluem euforia, alterações do humor, desinibição social, ataxia, disartria e sintomas disautonômicos, tais como taquicardia, midríase e rubor facial. Alterações metabólicas estão usualmente presentes, e incluem: hipoglicemia, acidose metabólica, hipocalemia, hipomagnesemia[3].

O aparecimento dos sintomas depende de inúmeros fatores, dentre eles a quantidade ingerida, massa corpórea do indivíduo, tolerância, níveis plasmáticos atingidos. Em pacientes não etilistas, sintomas como desinibição, alteração do humor já são observados em níveis plasmáticos de 50 mg/dL de etanol, enquanto em níveis plasmáticos de 100 mg/dL podem aparecer sintomas como ataxia, disartria, nistagmo e lentificação das sácades. À medida que esses níveis aumentam, passam a predominar sinais de depressão do SNC, levando a coma, hiporreflexia, depressão respiratória e hipotensão arterial. A Tabela 13.1.1 correlaciona os níveis plasmáticos de etanol com os sintomas neurológicos presentes[7].

O diagnóstico diferencial para casos mais graves deve incluir trauma cranioencefálico e suas complicações, infecções do sistema nervoso central, distúrbios metabólicos e hidroeletrolítcos.

Tabela 13.1.1 – Níveis plasmáticos de etanol.

NÍVEIS PLASMÁTICOS DE ÁLCOOL (MG%)	SINTOMATOLOGIA RELACIONADA
30	Euforia e excitação
	Alteração leve da atenção
50	Ataxia discreta
	Alterações do humor e comportamento
100	Ataxia pronunciada
	Incoordenação motora
	Diminuição da concentração
200	Piora da ataxia
	Náuseas e vômitos
300	Disartria
	Amnésia
	Hipotermia
400	Depressão respiratória
	Coma
	Morte

Os critérios diagnósticos para intoxicação alcoólica aguda incluem, segundo o DSM IV[7]: (I) ingestão recente de álcool; (II) alterações comportamentais ou psicológicas clinicamente significativas e mal adaptativas (por exemplo, comportamento sexual ou agressivo inadequado, humor instável, prejuízo no julgamento, prejuízo no funcionamento social ou ocupacional) desenvolvidas durante ou logo após a ingestão de álcool; (III) um ou mais dos seguintes sinais, desenvolvidos durante ou logo após o uso de álcool: fala arrastada, incoordenação, marcha instável, nistagmo, comprometimento da atenção ou da memória, estupor ou coma; (IV) os sintomas não se devem a uma condição médica geral nem são mais bem explicados por outro transtorno mental.

O manejo do paciente com intoxicação alcoólica aguda deve ser realizado em um departamento de emergência médica e se baseia no tratamento de suporte. O principal objetivo do médico assistente deverá ser estabilização clínica do paciente, proteção das vias aéreas, hidratação, correção dos distúrbios hidroeletrolíticos e metabólicos presentes, principalmente a hipoglicemia. Infusão de tiamina deve anteceder a correção da hipoglicemia, a fim de evitar encefalopatia de Wernicke, já que o metabolismo da glicose no tecido nervoso utiliza a tiamina como cofator[3]. Doses entre 200 mg e 300 mg via IV ao iniciar a infusão de glicose são indicadas.

Agitação psicomotora pode ser controlada com o uso de neurolépticos como o haloperidol. Contudo, essas drogas devem ser utilizadas com cautela para evitar interação com o álcool, levando à depressão respiratória e necessidade de ventilação invasiva.

Metadoxina é a droga específica utilizada para tratamento da intoxicação alcoólica aguda. Esta parece ser capaz de acelerar o metabolismo do etanol devido a vários mecanismos, incluindo um aumento na atividade da enzima acetaldeído desidrogenase e da eliminação de cetonas. Devem ser administrados 300 mg por via endovenosa, em dose única, reavaliando o paciente na próxima hora. Doses adicionais podem ser aplicadas após 1 hora da primeira infusão, caso haja necessidade.

SÍNDROME DA ABSTINÊNCIA ALCOÓLICA

A síndrome de abstinência alcoólica (SAA) ocorre em indivíduos com exposição prolongada ao álcool, após a cessação do consumo. O surgimento dos sintomas ocorre, principalmente, devido ao *upregulation* dos receptores de glutamato e do *downregulation* dos receptores GABAérgicos, que ocorre, geralmente, após uso prolongado da substância[8]. Pode ser classificada em leve, moderada ou grave, dependendo dos sintomas apresentados (Figura 13.1.1).

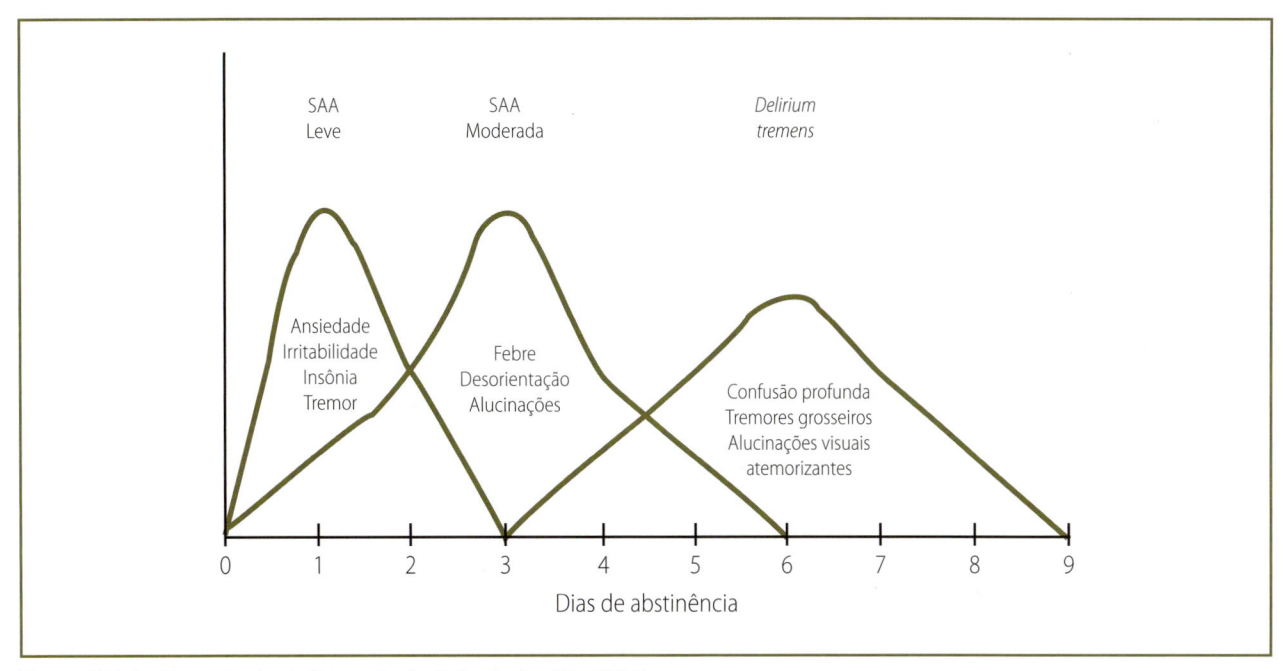

Figura 13.1.1 – Sintomas da síndrome da abstinência alcoólica (SAA).

O tremor é o sintoma mais comum e precoce após a interrupção da ingesta alcoólica, acompanhado de irritabilidade, náuseas. Aparece após 24 a 36 horas. O tremor apresentado é semelhante ao tremor fisiológico, porém mais acentuado. Ocorre de forma generalizada, e com frequência é acompanhado de sinais disautonômicos, como taquicardia, hiper-reflexia, rubor. Esses sinais estão associados ao aumento do nível de catecolaminas no sangue, na urina e no líquido cerebroespinhal[9].

Crise convulsiva é um sintoma precoce da descontinuação da ingesta alcoólica, ocorrendo em sua maioria após 6 a 48 horas. Usualmente, ocorre em indivíduos que fazem ingesta diária de álcool por um período prolongado, contudo pode ocorrer após curtos períodos de ingesta[2]. Crises convulsivas tônico-clônicas generalizadas são as mais comuns, e indivíduos com crises focais devem ser investigados para outra etiologia que não a SAA. Aproximadamente 60% dos indivíduos vão apresentar mais de uma crise durante um período de 12 horas, porém *status* epiléptico é incomum[10].

Delirium tremens representa a forma mais avançada e prolongada da SAA. Caracteriza-se por sintomas de confusão mental, alucinações, agitação psicomotora e hiperatividade simpática, com taquicardia, febre, hipertensão e diaforese. Tipicamente se inicia após 72-96 horas da abstinência, e é mais prevalente em indivíduos com ingesta alcoólica diária importante, história pregressa de abstinência alcoólica com crises convulsivas e presença, na admissão, de alteração da função hepática com elevação dos níveis de alanina aminotransferase e gamaglutamiltransferase, presença de distúrbios hidro-

eletrolíticos, como hipocalemia e hiponatremia, taquicardia (maior que 100 bpm) e ataxia. A mortalidade associada ao *delirium tremens* pode chegar a 15%[7].

O tratamento da SAA depende da gravidade e dos sintomas apresentados. Para guiar a classificação e o tratamento, foi criada uma escada, a *Clinical Withdrawal Assessment Revised* (CIWA-Ar). Trata-se de uma escala com 10 itens, cujo escore final classifica a gravidade da síndrome de abstinência alcoólica e fornece subsídios para o planejamento da intervenção imediata. O objetivo comum a todos os níveis de complexidade inclui orientação do paciente e sua família, reposição vitamínica, melhora dos sintomas clínicos, prevenção de crises mais graves e encaminhamento para centro de reabilitação especializado.

Pacientes com SAA leve podem ser tratados em nível ambulatorial. O paciente e seus familiares devem ser orientados sobre a síndrome de abstinência alcoólica, sintomas e complicações. A reposição vitamínica, incluindo tiamina, é mandatória em todos os níveis de complexidade. Deve ser iniciada a reposição de tiamina por via intramuscular, 300 mg/dia, durante 15 dias, seguida por reposição via oral. O uso de benzodiazepínicos dependerá dos sintomas apresentados pelo paciente. É recomendado o uso de diazepam, 20 mg via oral (VO) por dia, com retirada gradual ao longo de 1 semana[11].

Pacientes com SAA moderada ou grave devem receber tratamento hospitalar. Aqueles com escores mais elevados deverão ser encaminhados a unidades de tratamento intensivo, para melhor suporte terapêutico. Devem receber reposição vitamínica, principalmente tiamina, na mesma dose recomendada para casos leves, 300 mg/dia por via parenteral nos primeiros 15 dias. Distúrbios hidroeletrolíticos e desidratação deverão ser prontamente corrigidos. O uso de benzodiazepínicos pode ser iniciado por via oral em casos moderados, na dose de 40 mg/dia a 60 mg/dia, com escalonamento nas próximas semanas. Em caso de *delirium tremens,* a via endovenosa (EV) é a de preferência. Doses de 5 mg a 10 mg, EV, a cada 5 a 10 minutos, até o paciente apresentar sonolência, seguidas por doses de 10 mg a 20 mg EV de diazepam a cada hora para controle da agitação e delírio. Outras drogas, como propofol, barbitúricos, neurolépticos, podem ser utilizadas para controle da agitação, em casos não responsivos ao uso de benzodiazepínicos.

Crises convulsivas, em sua maioria, são únicas e não necessitam de maiores intervenções. Crises convulsivas de repetição podem exigir uso de benzodiazepínicos para prevenir a recorrência, sendo o diazepam a droga de escolha também. Não há consenso na literatura para a indicação de outras drogas antiepilépticas no tratamento de crises convulsivas da SAA[7]. *Status* epilético decorrente da SAA é raro e deverá ser tratado como emergência neurológica, utilizando os mesmos protocolos para tratamento de *status* epilético de outras etiologias.

ENCEFALOPATIA DE WERNICKE

Encefalopatia de Wernicke é uma síndrome caracterizada por confusão mental, oftalmoplegia, e ataxia de marcha, de instalação aguda ou subaguda ao longo de dias a semanas. Foi inicialmente descrita em 1881 por Carl Wernicke, e é ocasionada pela deficiência da vitamina B1 (tiamina).

A encefalopatia de Wernicke está frequentemente associada ao alcoolismo. Isso resulta de uma combinação de fatores como ingesta inadequada, absorção gastrointestinal reduzida e diminuição de armazenamento hepático[12]. Contudo, outras condições médicas que levam a deficiências nutricionais podem estar relacionadas ao aparecimento do quadro clínico, entre elas a anorexia nervosa, hiperêmese gravídica, cirurgias gastrointestinais, entre outras[13].

O mecanismo pelo qual a deficiência de tiamina determina o aparecimento do quadro clínico apresentado é complexo. A tiamina é um cofator para diversas enzimas importantes no metabolismo energético, incluindo transcetolase, alfacetoglutarato desidrogenase e piruvato desidrogenase[14], sendo o consumo dessa vitamina proporcional à demanda energética do organismo. Devido ao papel da tiamina no metabolismo energético, tem sido proposto que a sua deficiência ocasiona lesão neuronal por inibição do metabolismo nas regiões do cérebro com elevadas exigências metabólicas. Outros

eventos, como ruptura da barreira hematoencefálica, alteração na função dos receptores de NMDA, aumento de espécies reativas de oxigênio também foram implicados na neurotoxicidade induzida por deficiência de tiamina[15].

A tríade clássica da encefalopatia de Wernicke inclui: confusão mental, alterações oculomotoras e ataxia de marcha. Entretanto, essa tríade é observada em apenas um terço dos pacientes, e a maior parte dos pacientes apresentará somente um dos sintomas[16].

A encefalopatia é o sintoma mais comum e é, usualmente, caracterizada por desatenção, desorientação, déficit de memória recente. Uma minoria dos pacientes (menos de 5%) se apresentará com redução do nível de consciência, estupor ou coma[17].

As alterações oculomotoras são representadas pela presença de nistagmo, paresia do músculo reto lateral e paralisia do olhar conjugado. Esses sintomas refletem lesões do oculomotor, abducente e núcleos vestibulares. As alterações oculares ocorrem geralmente em combinação. O nistagmo é o achado mais comum, e geralmente é evocado pelo olhar horizontal para ambos os lados[14]. Nistagmo vertical também pode ocorrer, porém é menos comum. A paresia do músculo reto lateral, quando ocorre, geralmente é bilateral. Oftalmoplegia internuclear e oftalmoplegia completa são raras.

A ataxia envolve principalmente a marcha e ocorre, provavelmente, devido a uma combinação de polineuropatia, envolvimento cerebelar, e disfunção vestibular[18]. O dano cerebelar é observado, na grande maioria, no vérmis anterossuperior, por isso, ataxia apendicular é incomum.

Outros sinais, além da tríade clássica, podem ser encontrados, como hipotensão, hipotermia, neuropatia periférica.

As lesões cerebrais da encefalopatia de Wernicke ocorrem em uma distribuição característica, acometendo preferencialmente e de forma simétrica estruturas do terceiro ventrículo, aqueduto e quarto ventrículo. Os corpos mamilares estão envolvidos em praticamente todos os casos. O tálamo dorsomedial, *locus coeruleus*, substância cinzenta periaquedutal, núcleos motores oculares e núcleos vestibulares são comumente afetados. As lesões ocorrem com menos frequência no colículos, hipocampo e córtex cerebral. Cortes patológicos do cerebelo podem revelar perda seletiva de células de Purkinje nas pontas da folia do vérmis cerebelar anterossuperior[18].

A ressonância magnética (RM) do crânio é mais sensível do que a tomografia na detecção das lesões diencefálicas e lesões periventriculares[19,20]. Os achados típicos incluem áreas de hipersinal nas sequências ponderadas em T2 e hipossinal nas sequências ponderadas em T1 em torno do aqueduto e terceiro ventrículo, no tálamo medial e corpos mamilares (Figura 13.1.2). Imagem ponderada em difusão (DWI) também pode mostrar alterações nessas áreas.

A atrofia corpo mamilar é uma anomalia relativamente específica em pacientes com lesões crônicas de EW[20]. Uma grande redução do volume dos corpos mamilares pode ser identificada por RM em aproximadamente 80% dos pacientes com antecedente de encefalopatia de Wernicke.

O diagnóstico da encefalopatia de Wernicke é feito em pacientes com dois dos quatro critérios seguintes: deficiência nutricional, anormalidades oculomotoras, disfunção cerebelar e alteração da memória ou do estado mental. O diagnóstico diferencial deve incluir acidente vascular cerebral, encefalopatia hipóxico-isquêmica, tumores do terceiro ventrículo, encefalite, alterações metabólicas.

O tratamento da encefalopatia de Wernicke requer a administração parenteral imediata de tiamina. Um esquema recomendado é de 500 mg de tiamina por via intravenosa, administrada durante 30 minutos, 3 vezes por dia, até a estabilização clínica do paciente ou até a melhora das alterações agudas encontradas na RM[21]. A administração de glicose sem tiamina pode precipitar ou agravar a encefalopatia de Wernicke. Assim, tiamina deve ser administrada antes de glicose. Como a absorção gastrointestinal da tiamina é errática em pacientes alcoólatras e desnutridos, a administração oral de tiamina não é confiável para tratamento inicial da encefalopatia.

Administração oral diária de 100 mg de tiamina deve ser continuada após a conclusão do tratamento parenteral e após a alta do hospital até que os pacientes não sejam mais considerados de risco.

O prognóstico da síndrome depende do tempo de aparecimento dos sintomas até a reposição da tiamina. Após administração de tiamina, sinais oculares como paresia ocular podem melhorar dentro de horas a dias[2]. Sintomas como ataxia, nistagmo e confusão mental podem se recuperar em dias ou semanas. Anormalidades de sinal na RM se resolvem com a melhora clínica[20]. Déficits clínicos remanescentes foram observados em cerca de 60% dos pacientes, sendo sintomas como nistagmo e ataxia os mais comumente presentes[21].

SÍNDROME DE KORSAKOFF

A síndrome de Korsakoff é uma entidade também ocasionada pela deficiência de tiamina em alcoólatras. Refere-se a uma condição neurológica crônica que usualmente ocorre após um ou mais episódios de encefalopatia de Wernicke.

Clinicamente, a síndrome de Korsakoff se caracteriza por incapacidade de incorporar novas memórias

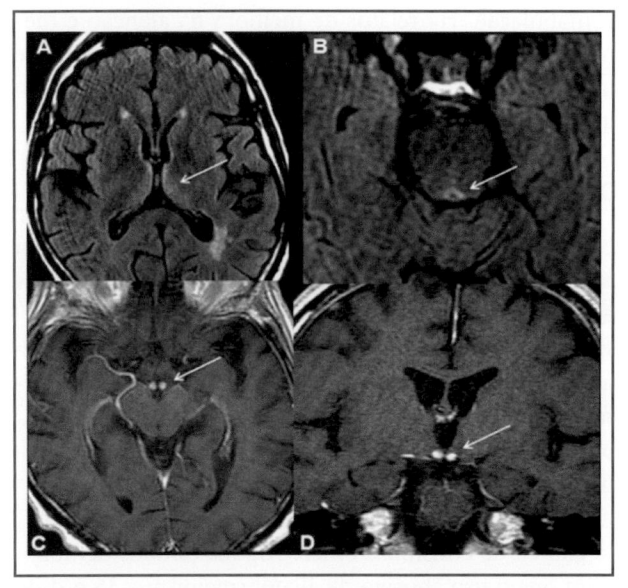

Figura 13.1.2 – **Hipersinal nos tálamos mediais (A), hipersinal periaquedutal (B), e hipersinal nos corpos mamilares (C e D). Alterações encontradas na encefalopatia de Wernicke.**

Créditos: imagens cedidas pelo Dr. Victor Hugo Rocha Marussi, Medimagem, Beneficência Portuguesa de São Paulo.

(déficit de memória anterógrada) e incapacidade de evocar memória já estabelecida, principalmente de fatos recentes (déficit de memória retrógrada). Os pacientes com frequência apresentam apatia, desorientação temporal e espacial. A memória de longo prazo e outras habilidades cognitivas estão razoavelmente preservadas nesses pacientes[22]. A confabulação é uma característica da síndrome e decorre principalmente do fato de a memória anterógrada estar comprometida. Atenção e comportamento social são relativamente preservados. Indivíduos afetados são capazes de manter uma conversa socialmente adequada que pode parecer normal para um espectador desavisado.

O comprometimento da memória se correlaciona melhor com lesões talâmicas bilaterais, principalmente lesões do núcleo talâmico anterior. Entretanto, outras áreas corticais e subcorticais, inclusive hipotálamo, podem se correlacionar aos achados da síndrome. Lesões de corpos mamilares não se correlacionam com o déficit cognitivo observado nesses pacientes, no entanto, a atrofia dos corpos mamilares é um sinal relativamente específico de que o paciente apresentou episódio e encefalopatia de Wernicke anterior, mesmo que subclínico.

O diagnóstico da síndrome de Korsakoff é clínico, e os diagnósticos diferenciais incluem: acidente vascular cerebral, encefalites autoimunes, tumor cerebral, entre outros.

Pacientes com a síndrome de Korsakoff raramente apresentam recuperação do déficit cognitivo. A reposição de tiamina pode melhorar alguns sintomas, como a confabulação. Há relatos de melhora na atenção e memória com o uso de inibidores da acetilcolinesterase e memantina[23,24], mas não há nenhum estudo controlado que suporte seu uso rotineiro.

DEMÊNCIA RELACIONADA AO ÁLCOOL

Cerca de 50% a 70% dos usuários crônicos de álcool apresentam alguma disfunção cognitiva, muitas vezes evidente somente em testes neuropsicológicos mais sensíveis[25]. Os mecanismos pelos quais o álcool ocasiona déficits cognitivos são complexos, e vários fatores já foram relacionados, dentre eles a neurotoxicidade direta pelo álcool, distúrbios hidroeletrolíticos, deficiência nutricional, doença hepática associada.

A demência relacionada ao álcool aparece no contexto clínico de etilismo crônico. Alguns estudos demonstram que o uso abusivo de álcool (maior que 36 g/d de etanol) está associado ao declínio cognitivo de 2 a 6 anos adicional ao ocasionado pelo próprio envelhecimento[26].

A fisiopatologia da disfunção cognitiva ocasionada diretamente pelo etanol, está relacionada à inibição dos receptores GABA, resultando em excitação glutamatérgica e neurotoxicidade. Disso resulta a perda neuronal em região hipocampal e neocórtex cerebral.

Pacientes com demência relacionada ao álcool geralmente apresentam disfunção cognitiva global, sem comprometimento específico de um domínio cognitivo. Os pacientes podem apresentar afasia, apraxia, perda progressiva da memória, disfunção executiva. Esse comprometimento global aparece já em estágios precoces da doença, o que difere de outras causas de demência que geralmente apresentam disfunção em um ou mais domínios cognitivos mais proeminentemente.

Os exames de imagem do crânio podem mostrar atrofia cortical frontal, hipotálamo e cerebelo, com dilatação dos ventrículos laterais e sulcos corticais[25]. A RM pode mostrar também anormalidades de sinal em diversas estruturas subcorticais, incluindo corpo caloso, ponte, hemisférios cerebelares e vérmis cerebelar.

Estudos de espectroscopia também mostraram alteração metabólica, bem como evidência morfológica de recuperação do cérebro que ocorre no prazo de 2 meses de sobriedade. Assim, é importante determinar se pacientes com declínio cognitivo fazem uso abusivo de álcool, já que a abstinência e a reposição nutricional podem evitar ou minimizar uma maior deterioração cognitiva.

DOENÇA DE MARCHIAFAVA-BIGNAMI

A doença Marchiafava-Bignami é uma condição rara, de instalação aguda ou subaguda que usualmente ocorre no contexto do alcoolismo crônico e desnutrição. Clinicamente é marcada por alteração cognitiva, alteração da marcha, espasticidade, disartria. Alguns pacientes podem evoluir com crises convulsivas, coma e morte.

A patologia da síndrome engloba desmielinização e necrose do corpo caloso e substância branca subcortical adjacente, além de alterações da comissura anterior. Em alguns casos, existem lesões associadas de encefalopatia de Wernicke, bem como a perda neuronal e gliose seletiva na terceira camada cortical.

As lesões podem ser identificadas na TC de crânio por áreas de hipodensidade em partes do corpo caloso. A RM do crânio pode mostrar áreas discretas ou confluentes de hipossinal em T1 e hipersinal em T2 no corpo caloso e comissura anterior (Figura 13.1.3). Com o curso crônico da doença pode ocorrer afilamento do corpo caloso.

A abstinência do álcool pode levar a algum grau de melhora das alterações neurológicas e da marcha. Contudo, usualmente, o paciente mantém algum grau de disfunção cognitiva.

SÍNDROME HEPATOCEREBRAL

Síndrome hepatocerebral, também denominada degeneração hepatolenticular adquirida ou pseudo-Wilson é uma desordem neurológica incomum provocada pela hepatopatia crônica, principalmente na presença de *shunt* do sistema venoso porta com o sistema venoso sistêmico.

A fisiopatologia da síndrome decorre, fundamentalmente, do acúmulo de metais pesados e outras substâncias tóxicas nos núcleos da base Isso ocorre devido à disfunção hepatocelular com perda do clearence desses metais pesados e substâncias tóxicas, associado ao *shunt* venoso porto-sistêmico, que possibilitam a essas toxinas atingirem a circulação sistêmica. Como resultado, ocorre depósito de metais pesados, principalmente manganês, nos núcleos da base, tronco cerebral, córtex cerebral. A presença desses metais ocasiona neurotoxicidade e perda neuronal seletiva.

Os sintomas clínicos da síndrome hepatocerebral aparecem após semanas a anos de disfunção hepática e incluem ataxia, parkinsonismo, disfunção cognitiva e sintomas neuropsiquiátricos, como apatia, letargia, sonolência. Outros sintomas extrapiramidais podem ser encontrados, como distonia focal, tremor postural, ataxia, mioclonia, coreoatetose e outros.

A RM do crânio mostra hipersinal na sequência ponderada em T1 no globo pálido bilateral e substância negra. Lesões de substância branca subcortical também podem ser evidenciadas, com RM de crânio apresentando lesões com hipersinal na sequência ponderada em T2. Essas regiões apresentam desmielinização e perda neuronal.

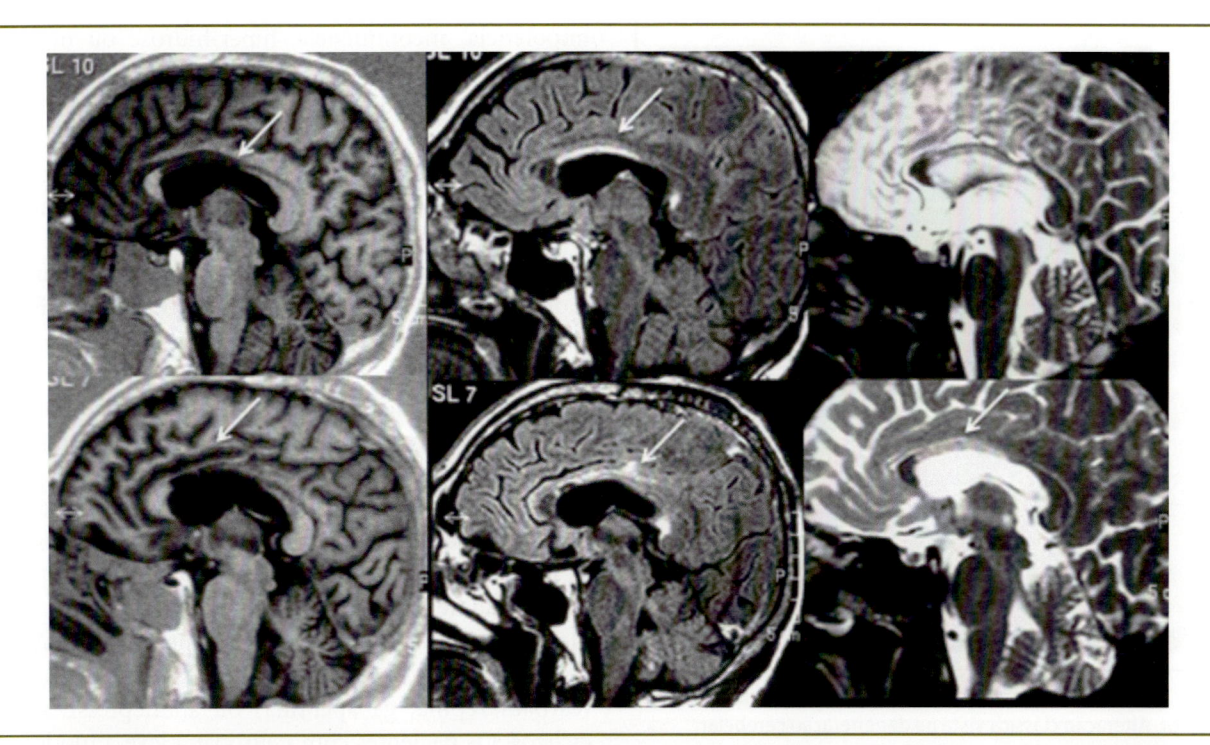

Figura 13.1.3 – Sequências sagitais ponderadas em T1, FLAIR e T2 demonstrando lesão hipointensa em T1 e hiperintensa em T2 e FLAIR comprometendo o tronco do corpo caloso, em um paciente etilista importante com rebaixamento do nível de consciência. Imagens típicas da doença de Marchiafava-Bignami.
Créditos: imagens cedidas pelo Dr. Lázaro Luis Faria do Amaral.

A melhora dos sintomas após transplante hepático é controverso. Alguns pacientes apresentam melhora clínica transitória, com retorno dos sintomas após algum período[27].

DEGENERAÇÃO CEREBELAR ALCOÓLICA

Em alguns pacientes com abuso crônico de álcool, sintomas cerebelares podem se desenvolver devido à degeneração das células de Purkinje do córtex cerebelar. A degeneração cerebelar alcoólica normalmente ocorre depois de 10 ou mais anos de uso excessivo de etanol.

A patogênese para essa condição baseia-se na neurotoxicidade direta induzida pelo etanol, o que ocasiona perda neuronal no córtex cerebelar, especialmente perda das células de Purkinje localizadas no vérmis anterossuperior, sendo os hemisférios cerebelares menos acometidos. Esse padrão de acometimento também é observado em pacientes com acometimento cerebelar secundário à deficiência vitamínica e desnutrição, um padrão idêntico ao encontrado na encefalopatia de Wernicke[28]. A deficiência da tiamina também parece estar envolvida na fisiopatologia da degeneração cerebelar alcoólica.

As características clínicas da degeneração cerebelar alcoólica geralmente se desenvolvem gradualmente ao longo de semanas a meses, mas também podem evoluir ao longo de anos ou apresentar um início mais agudo. Ataxia de marcha é um sinal proeminente, presente tanto em pacientes com encefalopatia de Wernicke quanto em pacientes com degeneração cerebelar pelo álcool. O exame físico usualmente revela ataxia de marcha, com alteração das provas calcanhar-joelho e índex-nariz, sendo os membros inferiores mais acometidos do que os membros superiores. Características incomuns, observadas nesses casos, são tremor postural, diplopia e nistagmo. A função cognitiva geralmente não é comprometida, exceto em pacientes com demência pelo álcool.

O diagnóstico dessa entidade é essencialmente clínico, baseado em particular na história clínica e exame neurológico. Os exames de imagem usualmente mostram atrofia cerebelar predominante no vérmis superior (Figura 13.1.4). Esse achado não se correlaciona diretamente com a clínica do paciente, já que muitos pacientes com atrofia cerebelar são assintomáticos[29,30].

O curso clínico da degeneração cerebelar alcoólica, geralmente, se estabiliza com a abstinência, podendo em alguns casos apresentar discreta melhora. Reposição vitamínica e orientação nutricional são preconizadas pela interposição da sintomatologia. Fisioterapia, bengalas, andadores, cadeiras de rodas são úteis na manutenção da mobilidade.

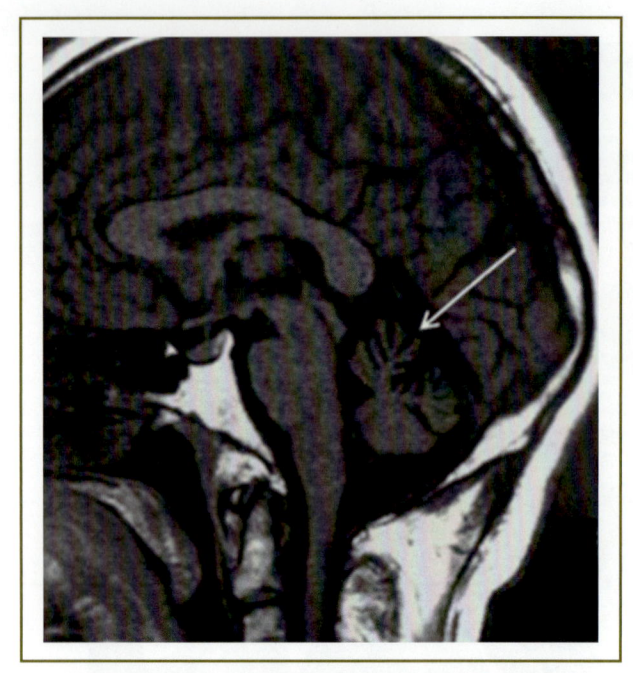

Figura 13.1.4 – Atrofia cerebelar restrita ao vérmis cerebelar superior. Alteração clássica vista na degeneração cerebelar alcoólica.

NEUROPATIA RELACIONADA AO ÁLCOOL

A neuropatia alcoólica é a condição neurológica crônica mais comum relacionada ao abuso de álcool. Essa associação já é reconhecida desde o século XVIII, contudo a etiologia exata de tal condição ainda é motivo de debate. Tanto a própria neurotoxicidade do etanol quanto a presença de deficiência vitamínica, principalmente a tiamina, já foram associadas à neuropatia alcoólica. O processo patológico principal ocasionado pelo etanol é a degeneração axonal, podendo haver também desmielinização secundária à degeneração axonal[31-35].

Os sintomas clínicos surgem, habitualmente, após vários anos de ingestão alcoólica. O paciente queixa-se de parestesias que se iniciam nos pés, com evolução lenta e progressiva para porções mais proximais dos membros inferiores. Os membros superiores, em geral, são acometidos posteriormente. Os reflexos tendinosos estão usualmente diminuídos ou abolidos, principalmente o reflexo aquileu. Fraqueza distal e atrofia são sintomas que aparecem em estágios mais avançados da doença. Ataxia sensorial e alteração da propriocepção podem ocorrer também como sintomas mais tardios, principalmente quando associada a deficiências nutricionais. Alterações cutâneas, como úlceras e hiperpigmentação, alteração dos fâneros e deformidades ósseas (artropatia de Charcot) são frequentemente encontrados. Sinais clínicos de disautonomia como hipotensão ortostática, impotência, incontinência, hiper-hidrose ou hipo-hidrose, não são incomuns.

O exame do líquido cefalorraquidiano é normal ou apresenta aumento discreto de proteína. Contudo, pode ser importante para diagnóstico diferencial com outras causas de polineuropatia, como nas formas autoimunes.

O exame de eletroneuromiografia evidencia uma neuropatia sensitivo-motora do tipo axonal, com amplitudes da condução sensitiva reduzida ou potenciais não detectáveis. Potencial motor pode apresentar redução da amplitude, porém em menor grau. A latência distal, velocidade de condução, latência da onda F são normais ou condizentes com a perda axonal. Reflexo H está ausente em estágios precoces da injúria. Métodos diagnósticos para avaliação de neuropatia de fibras finas como a biopsia de pele podem ser úteis, porém não são usados de forma rotineira[36].

O tratamento inclui a abstinência ao álcool e suplementação vitamínica, especialmente tiamina. A dor neuropática pode ser tratada com anticonvulsivantes (carbamazepina, gabapentina) ou antidepressivos tricíclicos. Os pacientes com neuropatia leve a moderada podem apresentar significativa melhora com essas medidas. Entretanto, em pacientes em estágios mais avançados, a melhora é quase sempre parcial.

Neuropatia alcoólica aguda

Alguns pacientes com abuso crônico de álcool podem apresentar um quadro agudo ou subagudo de polineuropatia que pode, muitas vezes, simular uma síndrome de Guillain-Barré. Contudo, o exame de eletroneuromiografia apresenta padrão axonal típico, não compatível com as formas mais comuns de Guillain-Barré e o líquido cefalorraquidiano não apresenta a dissociação citológico-proteica clássica[37].

Neuropatia compressiva associada ao álcool

As neuropatias axonais em geral ocasionam maior susceptibilidade à neuropatia compressiva. No contexto do alcoolismo, esses eventos são ainda mais marcantes devido ao comportamento social e as imobilizações que um paciente alcoolizado adota. Um exemplo clássico é a neuropatia do radial, também chamada de "paralisia de sábado à noite". Nessa neuropatia ocorre lesão do nervo radial no sulco espiral do úmero. Essa síndrome é conhecida como "paralisia do sábado à noite" em alusão às tradicionais bebedeiras de fim de semana, em que a pessoa alcoolizada dorme sobre o braço apoiado na cadeira. O paciente geralmente acorda após um sono profundo apresentando dificuldade na extensão da mão. Outras neuropatias compressivas encontradas em pacientes alcoolistas são neuropatia ulnar e fibular.

Nos casos de neuropatia compressiva, o exame de eletroneuromiografia pode auxiliar tanto no diagnóstico como na avalição do prognóstico. A presença de bloqueio de condução no sítio da compressão, no intervalo entre 5 a 10 dias, é um sinal favorável e implica uma recuperação ao longo de dias ou semanas.

MIOPATIA ALCOÓLICA

A miopatia ocasionada pelo álcool é reconhecida como uma consequência do abuso de álcool há séculos, contudo somente recentemente foi oficialmente documentada[38]. Essa entidade é relativamente comum em usuários crônicos de álcool, podendo acometer cerca de 60% dos pacientes, como mostram alguns estudos de biopsia em pacientes etilistas[39].

O músculo esquelético pode ser danificado diretamente pelo efeito do etanol, sem que nenhuma deficiência vitamínica seja comprovada. A fisiopatologia do dano muscular ocasionado pelo etanol é variável. O álcool inibe os canais de cálcio do sarcolema, limitando o influxo de cálcio necessário para o funcionamento muscular. Além disso, parece inibir, de forma reversível, a síntese proteica no músculo esquelético e alterar o metabolismo energético do músculo, levando à apoptose celular. Distúrbios eletrolíticos como hipocalemia, que são muitas vezes presentes em pacientes alcoólatras, também podem prejudicar a função do músculo esquelético.

Miopatia alcoólica pode se apresentar como um quadro agudo, que inclusive pode apresentar um componente necrotizante, ou como um processo mais indolente, podendo acometer musculatura esquelética e musculatura cardíaca.

Miopatia alcoólica aguda

A miopatia alcoólica aguda tem amplo espectro clínico, podendo se apresentar de forma assintomática até quadro franco de rabdomiólise levando a injúria renal.

Tipicamente o quadro clínico caracteriza-se por fraqueza, dor, sensibilidade e inchaço dos músculos afetados que se desenvolve no período de horas a dias, após ingesta abusiva de etanol. A musculatura proximal é, muitas vezes, mais severamente envolvida, mas o acometimento pode ser assimétrico ou focal. A musculatura bulbar pode ser afetada, gerando sintomas de disfagia. Insuficiência cardíaca congestiva pode ocorrer[40,41].

Os achados laboratoriais incluem elevação sanguínea moderada a grave de creatinoquinase (CK), hipercalemia e mioglobinúria. Alteração da função renal pode ocorrer em casos mais graves. ECG pode mostrar arritmias cardíacas ou alterações na condução cardíaca. Estudos de eletroneuromiografia podem mostrar o processo miopático, porém não há achados específicos da miopatia alcoólica.

A principal alteração histológica observada é a necrose maciça das fibras musculares, principalmente das fibras tipo I, com frequentes imagens de degeneração cérea de Zencker. Paralelamente, observa-se proliferação mitocondrial.

O tratamento inicial é dirigido a corrigir arritmias cardíacas, insuficiência renal devido à rabdomiólise, distúrbios eletrolíticos. A dor muscular deve melhorar com uso de analgésicos. Abstinência de álcool é geralmente associada à melhora gradual dos sintomas, dentro de alguns meses. Entretanto, muitas vezes, o paciente pode manter fraqueza muscular ou alterações cardíacas.

Miopatia alcoólica crônica

A miopatia alcoólica crônica, que evolui ao longo de semanas a meses, é um distúrbio comum em pacientes etilistas, afetando mais de 50% dos abusadores crônicos de álcool após 3 anos de ingesta[39].

Clinicamente é caracterizada por fraqueza da musculatura proximal, principalmente cintura pélvica e cintura escapular, acompanhada da atrofia dessa musculatura. A dor é menos proeminente do que na miopatia alcoólica aguda, mas podem ocorrer cãibras musculares.

Exames laboratoriais podem também mostrar elevação sérica da creatinoquinase, porém em níveis menores do que na miopatia aguda. Mioglobinúria não ocorre. Cardiomiopatia é um achado comum. Exame de eletroneuromiografia mostra padrão miopático comumente associado a achados compatíveis com polineuropatia axonal.

Histologicamente, o padrão de miopatia alcoólica não é típico. Necrose muscular não é um achado comum. A presença de atrofia de fibras musculares tipo II é o achado mais proeminente, acompanhado de discreta necrose muscular, sem um infiltrado inflamatório proeminente.

Cessação de beber conduz a uma melhoria na maioria dos casos, enquanto os resultados de abuso de álcool contínuo levam à deterioração clínica[42].

ÁLCOOL E ACIDENTE VASCULAR CEREBRAL

Diversos estudos correlacionam o consumo de álcool com o risco de acidente vascular cerebral. Consumo moderado de álcool é relacionado a uma redução do risco relativo total de acidentes vasculares. Contudo, o consumo abusivo de álcool, principalmente de bebidas de baixa temperatura, é um fator de risco importante para acidente vascular cerebral, tanto isquêmico quanto hemorrágico[43].

O mecanismo pelo qual o consumo de álcool pode elevar o risco de acidente vascular cerebral é variável, incluindo alteração na pressão arterial levando à hipertensão arterial, cardiomiopatia alcoólica, alterações na cascata de coagulação, arritmias cardíacas associadas e redução do fluxo cerebral. O risco de acidente vascular hemorrágico aumenta linearmente com as quantidades ingeridas e tempo de alcoolismo. Uma explicação para essa associação inclui alteração na coagulação e fibrinólise, trombocitopenia e alteração da função plaquetária[44].

Ingestão de quantidades moderadas de álcool, principalmente vinho, parece exercer papel protetor. Isso se deve ao fato de que, em pequenas ou moderadas quantidades, o álcool pode elevar os níveis de HDL, diminuir a agregação plaquetária, promover vasodilatação e possuir algum efeito antioxidante[2].

MIELINÓLISE PONTINA

A mielinólise pontina é uma enfermidade desmielinizante do encéfalo, em geral relacionada à correção rápida e indevida do sódio em pacientes com hiponatremia. Porém, vários relatos na literatura têm demonstrado ocorrência de mielinólise pontina em pacientes etilistas crônicos que consomem grande quantidade de álcool, sem evidência de distúrbios hidroeletrolíticos. O quadro clínico se caracteriza por tetraparesia aguda com envolvimento de nervos cranianos, disartria e rebaixamento da consciência. A RM do crânio em geral mostra lesões na ponte (hipersinal em sequências FLAIR e T2, e hipossinal em T1). Lesões extrapontinas, como envolvimento do mesencéfalo podem ocorrer. Pode haver restrição à difusão (Figura 13.1.5). Não há tratamento específico para a mielinólise pontina. O prognóstico é variável, e a presença de sequelas neurológicas graves é comum[45].

REFERÊNCIAS

1. Ministério da Saúde. Secretaria Executiva. Coordenação Nacional de DST e AIDS. A política do Ministério da Saúde para a atenção integral a usuários de álcool e outras drogas. Disponível em: http://bvsms.saude.gov.br/bvs/publicacoes/pns_alcool_drogas.pdf. Acesso em: 10 abr. 2016.
2. Aminoff MJ, Josephson SA. Aminoff's Neurology and General Medicine. 5th ed. Cambridge: Elsevier; 2014.
3. Vonghia L, Leggio L, Ferrulli A, Bertini M, Gasbarrini G, Addolorato G; Alcoholism Treatment Study Group. Acute alcohol intoxication. Eur J Intern Med. 2008 Dec;19(8):561-7.
4. Harper C. The neurotoxicity of alcohol. Hum Exp Toxicol. 2007 Mar;26(3):251-7.
5. Valenzuela CF. Alcohol and neurotransmitter interactions. Alcohol Health & Research World. 1997;21:144-8.
6. Dodd PR, Beckmann AM, Davidson MS, Wilce PA. Glutamate-mediated transmission, alcohol, and alcoholism. Neurochem Int. 2000;37:509-33.
7. Associação Brasileira de Psiquiatria; Sociedade Brasileira de Medicina da Família e Comunidade. Projeto Diretrizes – Associação Médica Brasileira. Abuso e Dependência do Álcool. São Paulo: AMB; 2012.
8. Hawley RJ, Nemeroff CB, Bissette G, Guidotti A, Rawlings R, Linnoila M. Neurochemical correlates of sympathetic activation during severe alcohol withdrawal. Alcohol Clin Exp Res. 1994 Dec;18(6):1312-6.
9. Patkar AA, Gopalakrishnan R, Naik PC, Murray HW, Vergare MJ, Marsden CA. Changes in plasma noradrenaline and serotonina levels and craving during alcohol withdrawal. Alcohol Alcohol. 2003 May-Jun;38(3):224-31.
10. Hillbom M, Pieninkeroinen I, Leone M. Seizures in alcohol-dependent patients: epidemiology, pathophysiology and management. CNS Drugs. 2003;17(14):1013-30.
11. Laranjeira R, Nicastri S, Jerônimo C, Marques AC, Gigliotti A, Campana A. Consenso sobre a síndrome de abstinência do álcool (SAA) e o seu tratamento. J Bras Dep Quim. 2000;1(1):5-16.

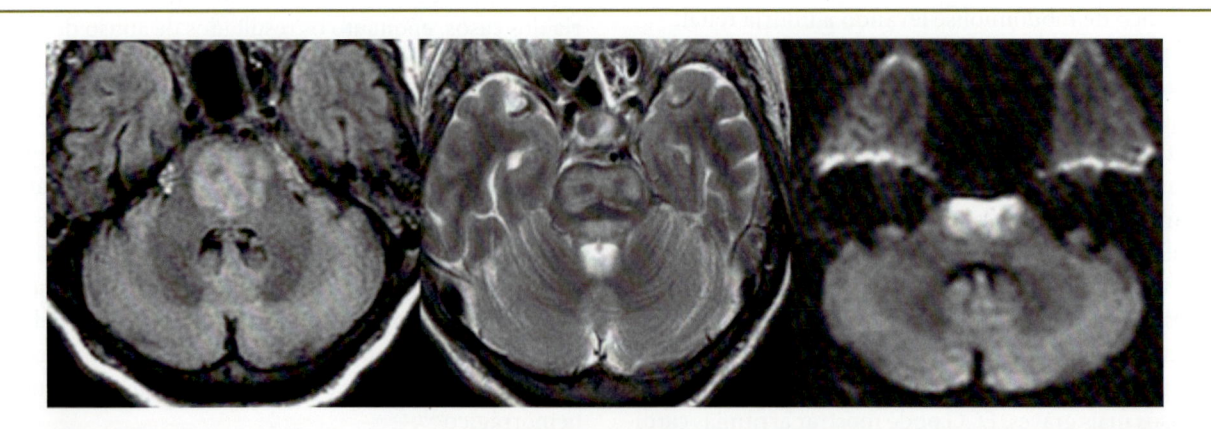

Figura 13.1.5 – Axial FLAIR, axial T2 e difusão demonstrando áreas de hipersinal com restrição à difusão comprometendo a região central da ponte poupando tratos corticoespinhais, caracterizando mielinólise pontina, em paciente etilista importante, sem distúrbios hidroeletrolíticos.

12. Thomson AD, Ryle PR, Shaw GK. Ethanol, thiamine and brain damage. Alcohol Alcohol. 1983;18:27.

13. Lindboe CF, Løberg EM. Wernicke's encephalopathy in non-alcoholics. An autopsy study. J Neurol Sci. 1989 Apr;90(2):125-9.

14. Victor M, Adams RA, Collins GH. The Wernicke-Korsakoff syndrome and related disorders due to alcoholism and malnutrition. Philadelphia: Davis Publications; 1989.

15. Martin PR, Singleton CK, Hiller-Sturmhöfel S. The role of thiamine deficiency in alcoholic brain disease. Alcohol Res Health. 2003;27(2):134-42.

16. Harper CG, Giles M, Finlay-Jones R. Clinical signs in the Wernicke-Korsakoff complex: a retrospective analysis of 131 cases diagnosed at necropsy. J Neurol Neurosurg Psychiatry. 1986 Apr;49(4):341-5.

17. Wallis WE, Willoughby E, Baker P. Coma in the Wernicke-Korsakoff syndrome. Lancet. 1978;2:400.

18. Thomsom AD, Marshall EJ. The natural history and patophysiology os Wernicke's Encephalophaty and Korsakoff's Psychosis. Alcohol Alcohol. 2006;41(2):151-8.

19. Ostertun B, Dewes W, Hanisch E, Harder T. [MR tomography and computer tomography of alcohol-induced brain tissue changes]. Rofo. 1990 Jan;152(1):87-90.

20. Zuccoli G, Pipitone N. Neuroimaging findings in acute Wernicke's encephalopathy: review of the literature. AJR Am J Roentgenol. 2009 Feb;192(2):501-8.

21. Agabio R. Thiamine administration in alcohol-dependent patients. Alcohol Alcohol. 2005 Mar-Apr;40(2):155-6.

22. Eckardt MJ, Martin PR. Clinical assessment of cognition in alcoholism. Alcohol Clin Exp Res. 1986 Mar-Apr;10(2):123-7.

23. Phillips BK, Ingram MV, Grammer GG. Wernicke-Korsakoff syndrome and galantamine. Psychosomatics. 2004 Jul-Aug;45(4):366-8.

24. Cochrane M, Cochrane A, Jauhar P, Ashton E. Acetylcholinesterase inhibitors for the treatment of Wernicke-Korsakoff syndrome – three further cases show response to donepezil. Alcohol Alcohol. 2005 Mar-Apr;40(2):151-4.

25. Vetreno RP, Hall JM, Savage LM. Alcohol-related amnesia and dementia: animal models have revealed the contributions of different etiological factors on neuropathology, neurochemical dysfunction and cognitive impairment. Neurobiol Learn Mem. 2011;96(4):596-608.

26. Sabia S, Elbaz A, Britton A, Bell S, Dugravot A, Shipley M, et al. Alcohol consumption and cognitive decline in early old age. Neurology. 2014 Jan 28;82(4):332-9.

27. Romeiro FG, Américo MF, Yamashiro FS, Caramori CA, Schelp AO, Santos AC, et al. Acquired hepatocerebral degeneration and hepatic encephalopathy: correlations and variety of clinical presentations in overt and subclinical liver disease. Arq Neuropsiquiatr. 2011 Jun;69(3):496-501.

28. Jaatinem P, Rintala J. Mechanisms of etanol-induced degeneration in the developing, mature and aging cerebellum. Cerebellum. 2008;7(3):332-47.

29. Fitzpatrick LE, Jackson M, Crowe SF. Characterization of cerebellar ataxia on chronic alcoholics using the International Cooperative Ataxia Rating Scale (ICARS). Alcohol Clin Exp Res. 2012 Nov;36(11):1942-51.

30. Hillbom M, Muuronen A, Holm L, Hindmarsh T. The clinical versus radiological diagnosis of alcoholic cerebellar degeneration. J Neurol Sci. 1986 Mar;73(1):45-53.

31. Gilman S, Koeppe RA, Adams K, Johnson-Greene D, Junck L, Kluin KJ, et al. Positron emission tomographic studies of cerebral benzodiazepine-receptor binding in chronic alcoholics. Ann Neurol. 1996 Aug;40(2):163-71.

32. Estruch R, Nicolás JM, Villegas E, Junqué A, Urbano-Márquez A. Relationship between ethanol-related diseases and nutritional status in chronically alcoholic men. Alcohol Alcohol. 1993 Sep;28(5):543-50.

33. Lettsom JC. Some remarks on the effects of lignum quassie amarae. Memoirs of the Medical Society of London. 1792;1:128-65.

34. Koike H, Iijima M, Sugiura M, Mori K, Hattori N, Ito H, et al. Alcoholic neuropathy is clinicopathologically distinct from thiamine-deficiency neuropathy. Ann Neurol. 2003 Jul;54(1):19-29.

35. Malatova Z, Cizkova D. Effect os etanol on axonal transporto f cholinerg enzymes in rat sciatic nerve. Alcohol. 2002;26(2):115-20.

36. Vittadini G, Buonocore M, Colli G, Terzi M, Fonte R, Biscaldi G. Alcoholic polyneuropathy: a clinical and epidemiological study. Alcohol Alcohol. 2001 Sep-Oct;36(5):393-400.

37. Rodrigues M, Rocha S, Machado A, Guimaraes A. Is there really an acute alcohol-related axonal polyneuropthaty? J Neuropsychiatry Clin Neurosci. 2011 Fall;23(4):E31.

38. Martin F, Ward K, Slavin G, Levi J, Peters TJ. Alcoholic skeletal myopathy, a clinical and pathological study. Q J Med. 1985 Jun;55(218):233-51.

39. Preedy VR, Adachi J, Ueno Y, Ahmed S, Mantle D, Mullatti N, et al. Alcoholic skeletal muscle myopathy: definitions, features, contribution of neuropathy, impact and diagnosis. Eur J Neurol. 2001 Nov;8(6):677-87.

40. Weber LD, Nashel DJ, Mellow MH. Pharyngeal dysphagia in alcoholic myopathy. Ann Intern Med. 1981 Aug;95(2):189-91.

41. Rubin E. Alcoholic myopathy in heart and skeletal muscle. N Engl J Med. 1979 Jul 5;301(1):28-33.

42. Fernández-Solà J, Nicolás JM, Sacanella E, Robert J, Cofan M, Estruch R, et al. Low-dose ethanol consumption allows strength recovery in chronic alcoholic myopathy. QJM. 2000 Jan;93(1):35-40.

43. Reynolds K, Lewis B, Nolen JL, Kinney GL, Sathya B, He J. Alcohol consumption and risk of stroke: a meta-analysis. JAMA. 2003 Feb 5;289(5):579-88.

44. Patra J, Taylor B, Irving H, Roerecke M, Baliunas D, Mohapatra S, et al. Alcohol consumption and the risk of morbidity and mortality for different stroke types--a systematic review and meta-analysis. BMC Public Health. 2010 May 18;10:258.

45. Germiniani FM, Roriz M, Nabhan SK, Teive HA, Werneck LC. Central pontine and extra-pontine myelinolysis in an alcoholic patient without hydro-electrolyte disturbances: case report. Arq Neuropsiquiatr. 2002;60:1030-3.

Drogas ilícitas e o sistema nervoso

Wladimir Bocca Vieira de Resende Pinto
Paulo Victor Sgobbi de Souza
José Luiz Pedroso

INTRODUÇÃO

Alguns conceitos relativos ao uso de drogas ilícitas são fundamentais e devem ser ressaltados. Drogas psicoativas, segundo a Organização Mundial da Saúde (OMS), são aquelas que alteram comportamento, humor e cognição, acometendo, portanto, o sistema nervoso central. Drogas psicotrópicas são as que atuam no sistema nervoso central alterando comportamento, humor e cognição, com potencial reforçador e podendo levar à dependência

Substâncias com potencial de abuso (ou drogas de abuso) são as que podem desencadear, na autoadministração repetida, os efeitos de dependência, tolerância e eventualmente abstinência, modificando o humor, a percepção ou o funcionamento geral do sistema nervoso central. A dependência de drogas é uma síndrome clínica e comportamental manifesta no desequilíbrio na relação entre o indivíduo dependente e a forma de consumo da droga psicotrópica, vistos através de um ou mais sinais dentre consumo compulsivo, aumento de tolerância, síndrome de abstinência, relevância do consumo, estreitamento cognitivo e referencial, reinstalação de síndrome de dependência, e aumento do consumo para alívio da abstinência. A dependência psíquica, que reflete a adição à droga, representa o evento de dependência manifesta por impulso forte, incontrolável, de uso da droga habitual, experimentando sinais e sintomas clínicos em decorrência da falta desta (fissura ou *craving*), ocorrendo satisfação somática e psíquica com o uso periódico ou contínuo da droga. A dependência física, por sua vez, reflete o fenômeno de sintomas e sinais físicos originados pelo desequilíbrio da falta da droga (abstinência). O uso recreativo representa o uso da droga psicoativa incluindo o tabaco, as bebidas alcoólicas, a cafeína e as drogas psicotrópicas ilícitas. O abuso de uma substância é representado pelo seu uso recreacional mesmo diante dos riscos implicados. O uso nocivo, segundo a OMS, representa substâncias psicoativas causando diferentes danos à saúde. Tolerância se refere à necessidade de aumentar doses para efeito desejado ou para evitar efeitos da abstinência em decorrência da dessensibilização ou do efeito de *down regulation* de receptores-alvo[1].

São diversos os envolvimentos sistêmicos relacionados ao uso de drogas ilícitas e recreativas (depressoras, estimulantes e perturbadoras do sistema nervoso), podendo resultar tanto do efeito de intoxicação e overdose diretamente quanto da suspensão ou abstinência. É muito frequente, nos casos de associação de múltiplas drogas, a eventual ocorrência de abstinência por um agente e intoxicação por outro. As diferentes drogas ilícitas incluem a *marijuana* (*Cannabis*), os agentes sedativos e hipnóticos, as drogas inaladas, os psicoestimulantes, os opioides, os agonistas sintéticos canabinoides, os alucinógenos tradicionais e novos agentes, fenciclidina e as drogas anticolinérgicas[1].

SINAIS NEUROLÓGICOS RELACIONADOS À *MARIJUANA*

A maconha (*marijuana*) é a droga recreativa mais utilizada no mundo, sendo extraída a partir das flores e folhas da planta *Cannabis sativa*, cujo principal componente psicoativo extraído é o Δ9-tetraidrocanabinol (9-THC), altamente lipossolúvel e agonista junto com outros compostos canabinoides exógenos (cânhamo em cápsula, dronabinol, Bhang, consumo alimentar e maconha híbrida) e endógenos (derivados do ácido araquidônico, como a anandamida) de receptores estéreo-específicos pré-sinápticos CB1. Tais efeitos resultam tanto do consumo oral quanto fumado. Dentre outras drogas, o haxixe representa o preparado fumado mais potente da resina da planta (até 20% de 9-THC, comparado aos até 3% da maconha) junto com seu óleo (até 40% de 9-THC) e o Spice/K2. O envolvimento neurológico central é mais difuso envolvendo o córtex pré-frontal e do sistema límbico, o núcleo accumbens, o giro denteado do hipocampo, os núcleos da base (nos segmentos interno e externo do globo pálido), a área tegmentar ventral, a pars reticulata da substância negra e o cerebelo, afetando os mecanismos de liberação pré-sináptica de diversos neurotransmissores, incluindo neuropeptídios opioides, GABA, glutamato, acetilcolina, serotonina, dopamina e noradrenalina.

O quadro de intoxicação aguda se associa com euforia, relaxamento, loquacidade, jocosidade, risos imotivados, despersonalização, bradipsiquismo variável, alteração de memória (fixação), incoordenação motora, injeção conjuntival, hipotermia, midríase, hipertensão sistólica com hipotensão postural, aumento do apetite e taquicardia. Os principais sítios-alvo de alterações agudas são a região frontotemporal (mais no hemisfério direito), o cíngulo anterior e em grau variado o cerebelo. O consumo de altas doses ocasiona ilusões e alucinações visuais ou auditivas, depressão e eventualmente excitação psicótica. Pode dar isoladamente paranoia aguda, confusão mental ou pânico. Desta forma, o quadro psicótico causado pela maconha pode originar a síndrome amotivacional, lembrando em diversos aspectos quadros psicóticos esquizofreniformes. Podem ocorrer na suspensão do uso, principalmente de forma abrupta, síndrome de abstinência-*like* com *jitteriness,* insônia, inquietação, irritabilidade, diaforese, soluços, anorexia e perturbação gastrointestinal, além de alto risco de *craving* (fissura). Não há no quadro agudo ou crônico achados patognomônicos em estudos de neuroimagem, exceto a assimetria de ventrículos laterais comumente vista em paciente com histórico de uso abusivo.

Dentre outras manifestações, é rara a ocorrência de crise epiléptica por *marijuana*, mas tem sido mais relatado o risco de disfunção cognitiva e de esquizofrenia relacionado ao uso (em até 5% dos usuários), disfunção executiva (em até 3% dos usuários), déficits atencionais e de memória de curto prazo em usuários prolongados. Muitos têm sido também os relatos de AVC isquêmico, durante ou pouco após o consumo fumado, em jovens sem fatores de risco cardiovasculares e relacionados ao vasoespasmo cerebral, hipotensão ortostática, vasculite, estenose intracraniana multifocal, síndrome de vasoconstrição cerebral reversível e cardioembolismo. Não há achados específicos ou padrão de neuroimagem sugestivo de AVC isquêmico por *marijuana*[2,3].

SINAIS NEUROLÓGICOS ASSOCIADOS AOS OPIOIDES

Os opioides representam um dos principais grupos de drogas na prática médica, e configuram importante grupo de drogas de abuso, principalmente na forma dos opiáceos. Opiáceos, por sua vez, são derivados do ópio incluídos na classe dos opioides: um amplo número de agentes agonistas, antagonistas e drogas com perfil parcial e misto com ação nos receptores opioides neuronais, todos englobados sob a denominação comum de opioides. Há no sistema nervoso central grande concentração de receptores no núcleo accumbens e na área tegmentar ventral, além dos receptores μ relacionados à analgesia supraespinhal. Acredita-se que exista ativação do sistema de recompensa por ligação direta e liberação de dopamina, e por bloqueio indireto via GABAérgica. Agonistas incluem heroína, morfina, metadona, fentanil, alfentanil, codeína, hidromorfona, oximorfona, meperidina e propoxifeno. Há uma concentração importante de usuários também, conforme a região global envolvida, incluindo hidrocodona e oxicodona nos EUA e desomorfina ("crocodilo") em países do Leste Europeu. Serão abordados neste capítulo os efeitos neurológicos relacionados apenas com os agonistas.

De modo geral, a intoxicação aguda por agonistas origina quadro de disforia, euforia, analgesia intensa, supressão da tosse, miose, náuseas, vômitos, sudorese, prurido, hipotermia e diminuição de libido sexual. Eventuais casos de overdose cursam com depressão respiratória, miose intensa e coma. A heroína e outros opioides administrados via parenteral ou fumados também originam o fenômeno de *rush*, com sensação extática breve seguida por euforia ou relaxamento, assim como mioclonias, síndrome serotoninérgica e raramente crises epilépticas (por diminuição de limiar convulsivo por efeitos diretos da droga, mas inclusive por abstinência) também podem ocorrer. A síndrome de abstinência cursa com sintomas sistêmicos incluindo mialgia, hipertermia, rinorreia, tosse produtiva, sudorese, piloereção, bocejos, náuseas, vômitos, diarreia, taquicardia e cólicas abdominais. Já no neonato, pode originar hipertermia, lacrimejamento, insuficiência respiratória aguda, diarreia, taquicardia, sudorese, mioclonia, *jitteriness* e eventuais crises epilépticas.

A heroína representa importante droga de abuso, sendo fator independente para novas crises convulsivas dentre usuários previamente hígidos, e aumentando risco de diversas comorbidades neurológicas infecciosas adquiridas (tétano, botulismo, aneurismas micóticos, embolização central de endocardite infecciosa, abscessos cerebrais e até paraparesia espástica tropical ou mielopatia associada ao HTLV-I/II). Em termos farmacológicos, há estímulo de receptores μ (analgesia, respiração, euforia e miose), e de receptores κ e δ (analgesia, disforia e psicomiméticos). A isquemia cerebral representa o quadro agudo neurológico complicado mais comum, resultando de diferentes mecanismos: ação em receptores μ com vasoespasmo reversível, vasculite imunomediada e embolia por impurezas da droga intravenosa. Tipicamente acomete de forma sintomática região cápsulo-nuclear em globo pálido, apesar de até 10% dos eventos ocorrerem de forma assintomática ou silenciosa. O padrão de neuroimagem é muito sugestivo, com acometimento microvascular com hipersinal em T2 bilateral, difuso e simétrico, subcortical ou periventricular, porém menos intenso que pela cocaína. Em alguns casos, o comprometimento é mais difuso e crônico, ainda com leucoencefalopatia com hipersinal em T2 comprometendo também hemisférios cerebelares, regiões subcorticais posteriores (parieto-occipital) e braço posterior da cápsula interna, poupando braço anterior. Resulta de mecanismo pós-inalação de degeneração multivacuolar dos oligodendrócitos, originando edema agudo generalizado da substância branca, e nas formas subaguda e crônica, quadro de degeneração espongiforme, principalmente do trato solitário e do trato corticoespinhal. A esse quadro dá-se o nome de encefalopatia espongiforme pelo vapor pela heroína, resultante da técnica de consumo denominada "*chasing the dragon*", em que a apresentação clínica mais comum se dá na forma de abulia rapidamente progressiva, coreia, mioclonias, ataxia cerebelar, tetraparesia e amaurose. Em alguns casos, os eventos cerebrovasculares resultam de mecanismos distintos, como nefropatia pela heroína com hipertensão secundária, insuficiência hepática com discrasias sanguíneas (e hemorragia intraparenquimatosa), embolização central por endocardite, isquemia secundária à hipotensão (e eventual choque) pelas drogas, vasculite e embolização direta. Excepcionalmente polirradiculoneuropatias agudas e plexopatias também vêm sendo relacionadas ao uso da heroína. Não há no uso dos opioides comprovação clara de disfunção cognitiva isolada como resultado da ação destes, porém atrofia cortical global em uso de heroína, oxicodona e hidrocodona por disfunção da neurogênese hipocampal é muito comum.

A meperidina se relaciona mais tipicamente a efeitos adversos neurológicos, incluindo agitação, *delirium*, alucinações, crises epilépticas, tremor, mioclonias, e, na associação com antidepressivos habituais. contribui para síndrome serotoninérgica. Os análogos da meperidina contendo N-metil-4-fenil-1,2,3,6-tetra-hidropiridina (MPTP) cursam classicamente com parkinsonismo grave dopa-responsivo por degeneração irreversível da substância negra mesencefálica[2,3].

SINAIS NEUROLÓGICOS SECUNDÁRIOS AO USO DE PSICOESTIMULANTES

As drogas psicoestimulantes representam um dos grupos mais clássicos de drogas de uso abusivo com potencial de gravidade nas intercorrências clínicas. A cocaína (alcaloide extraído da planta *Erythroxylum coca*) fumada, injetada ou cheirada apresenta relevância social inquestionável e é importante elemento dentro das intoxicações agudas nos serviços de emergência. Contudo, as drogas psicoestimulantes incluem amplo número de substâncias, como MDMA/ecstasy (metileno-dioxi--metanfetamina), metanfetamina, dextroanfetamina, catinona, metcatinona, pemoline, fenilpropanolamina, fentemina e fenmetrazina.

A cocaína representa psicoestimulante potente de meia-vida curta, que se liga em transportador pré-sináptico de dopamina e bloqueia receptação de dopamina, aumentando transmissão de monoaminas. Ocorre também inibição da receptação de noradrenalina e dopamina, e bloqueio de canais de sódio voltagem-dependente. O consumo agudo tóxico origina mais comumente euforia, agitação, aceleração do pensamento, quadros agudos de pânico, psicose aguda, coreia (*crack dancing*), distonia, tiques, estereotipias, tremor, mioclonia por até poucos dias, e crises epilépticas por redução de limiar convulsivo. São muito comuns, portanto, os distúrbios de movimento nessas situações. Excepcionalmente pode ser vista síndrome serotoninérgica, às vezes com início na suspensão, durando por até meses[4]. Além das complicações mais comuns, há risco geral importante, entre usuários, de acidentes vasculares cerebrais isquêmico (mais comumente subcortical de território da artéria cerebral média em uso isolado, e mesencefálico se uso associado de anfetaminas, mas menos prevalente que hemorrágico e que hemorragia subaracnóidea) ou hemorrágico (mais comumente em tálamo e núcleos da base e por hiperperfusão), atrofia cerebral de predomínio frontotemporal no uso crônico, disfunção cognitiva por lesões límbicas, malformações congênitas do sistema nervoso central (incluindo hidrocefalia congênita) e do crânio (incluindo craniostenose complexa em "folha de trevo" ou *cloverleaf*) em uso materno gestacional.

Diversos são os mecanismos de isquemia do parênquima cerebral pela cocaína, incluindo vasculite direta, vasoconstrição, vasoespasmo cerebral, crises hipertensivas com encefalopatia (incluindo encefalopatia posterior reversível), cardioembolismo relacionado à miocardiopatia isquêmica dilatada e efeitos plaquetários trombogênicos com hipercoagulabilidade. Por sua vez, os quadros hemorrágicos cerebrais são mais comuns no uso da cocaína do que com metanfetamina, dextroanfetamina, MDMA e metilfenidato, sendo frequentes os achados de aneurisma sacular ou de malformação arteriovenosa associados. Há também o quadro da encefalopatia fatal pela cocaína, relatada classicamente em grupos de pacientes infectados pelo HIV, cursando com hipersinal difuso em T2/FLAIR, sem restrição na difusão, e acometendo núcleos da base e tálamo. Por sua vez, a exposição pré-natal à cocaína leva à impulsividade e à disfunção executiva por leucoencefalopatia frontal e afilamento cortical pré-frontal dorsolateral[4,5].

As anfetaminas, como a metanfetamina e a dextroanfetamina (produzida a partir da efedrina), são substâncias hidrossolúveis que facilitam a liberação pré-sináptica de dopamina, noradrenalina e serotonina, hipermodulando intensamente o sistema de recompensa. Há também pequeno grau de receptação da dopamina. Enquanto a metanfetamina lesa mais via serotoninérgica e dopaminérgica, a anfetamina ("bolinhas") lesa mais via dopaminérgica. O consumo é mais comum entre caminhoneiros, *clubbers*, porteiros, seguranças, médicos, e pessoas com transtornos alimentares ou que seguem regimes alimentares para emagrecimento. É tipicamente um grupo de drogas com alto potencial de abuso e dependência. São incluídos também como estimulantes neurológicos o metilfenidato e o femproporex. Além de euforia e oscilações do humor, o quadro de intoxicação aguda pode originar alucinações e paranoia, tremor, distonia, coreoatetose, atividade motora estereotipada, movimentos orolinguais, protrusão da língua, bruxismo, comportamento de *punding* (característico nesta intoxicação) e síndrome serotoninérgica eventual, sem parkinsonismo. Não raramente pode originar também *rush* ectático semelhante ao opioide e à cocaína[4,6]. A exposição pré-natal à metanfetamina também leva à disfunção neurológica, principalmente de memória, atenção e visuomotora, resultante principalmente de lesões frontoestriatais.

O Ecstasy (MDMA ou 3,4-metileno-dioxi-metanfetamina), derivado da metanfetamina ("bala", "pastilha"), representa droga psicoestimulante hidrossolúvel altamente emergente em nosso meio. Apresenta característica de perfil semelhante ao da anfetamina e do LSD, podendo originar ampla gama de síndromes clínicas, incluindo hipertermia e crises epilépticas, mimetizando

em alguns casos síndromes neuroléptica maligna e serotoninérgica. Trata-se de anfetamina alucinógena psicoestimulante com ação noradrenérgica e serotoninérgica, através de aumento da liberação monoaminérgica e bloqueio de receptação serotoninérgica a partir da rafe dorsal (em receptores 5-HT1 e T-5-HT2), e noradrenérgica a partir do *locus coeruleus* e, em menor grau, bloqueio da monoamino-oxidase. De modo geral, comporta-se mais como droga serotoninérgica (especialmente nas lesões crônicas) do que dopaminérgica em relação aos demais psicoestimulantes. O quadro de intoxicação aguda neurológica se relaciona mais comumente a ansiedade, hiperalerta, tremores, ataxia cerebelar, rigidez, mioclonias, nistagmo, e eventualmente crise epiléptica, psicose e disfunção cognitiva. O quadro sistêmico inclui hipertermia (eventualmente maligna), diaforese, taquicardia, maior percepção de cores e sons, aumento da compreensão e da autoconfiança, euforia e maior interesse sexual ("pílula do amor"). Não raramente bruxismo, fogachos e trismo podem ser observados após período de 24 horas, e os característicos episódios de *flashbacks* no uso persistente por mais de 2 semanas. Vêm sendo cada vez mais descritos casos de doença cerebrovascular (destacando acidentes vasculares cerebrais isquêmico e hemorrágico), além de atrofia cerebral difusa tardia e microangiopatia difusa. Os eventos cerebrovasculares isquêmicos são mais comuns que os hemorrágicos, e resultam geralmente de mecanismo de vasoespasmo prolongado de predomínio em occipital cortical e globo pálido. O quadro de abstinência é comumente autolimitado, assim como *craving* também está presente[3,5].

Em outras localidades na África Oriental e no Oriente Médio, predomina o uso do Khat, com uso crônico de compostos catinona ou metcatinona, semelhante aos perfis da anfetamina e do Ecstasy, podendo resultar em parkinsonismo sem resposta à levodopa. A metcatinona, alcaloide anfetamina-*like*, resulta quimicamente da oxidação da efedrina e da pseudoefedrina em contato com o permanganato de potássio. Seu quadro clássico inclui bradicinesia, distonia, disartria e instabilidade postural, sem tremor, sem rigidez e sem melhora clínica com uso da levodopa. Neuroimagem revela hipersinal em T1 em globo pálido bilateralmente, mimetizando o padrão das intoxicações por manganês (possivelmente relacionado ao contato prévio no preparo com permanganato)[1,3].

SINAIS NEUROLÓGICOS RELACIONADOS AOS HIPNÓTICOS E SEDATIVOS

De forma oposta à *marijuana* e aos estimulantes, os agentes sedativos e hipnóticos, como barbitúricos, benzodiazepínicos e outros agentes anestésicos, se relacionam ao uso abusivo em grupos mais específicos, incluindo principalmente profissionais da área da saúde e pacientes em uso crônico de tais medicamentos ou de derivados, apesar do uso difundido do flunitrazepam dentro das populações mais carentes. Relacionam-se com efeito GABAérgico por ação em canal iônico complexo GABAa-benzodiazepínico-cloreto com receptores estéreo-específicos afetando de modo indireto via GABAérgico o sistema de recompensa. Basicamente, no quadro agudo do uso de benzodiazepínicos, ocorrem comumente amnésia retrógrada, tonturas, zumbidos, ataxia apendicular, sedação e disfunções cognitivas. Alto consumo ocasiona rebaixamento do nível de consciência e frequentemente depressão respiratória. De modo geral, pode-se dizer que os barbitúricos cursam com maior potencial de abuso e mais depressão ventilatória, deterioração da atenção, amnésia de curto prazo, declínio social e psicológico que os benzodiazepínicos. Quanto à síndrome de abstinência de hipnóticos, o quadro geral remete à abstinência alcoólica, com tremores difusos, crise epiléptica, alucinações, *delirium tremens* e eventualmente sinais de agrypnia excitata. É muito comum para ambos a suspensão da droga seguida por crises epilépticas, eventualmente na forma de *status* epilético. Do mesmo modo, a abstinência neonatal de barbitúrico origina quadro semelhante ao da abstinência por opioide neonatal[3].

SINAIS NEUROLÓGICOS ASSOCIADOS AOS AGENTES ALUCINÓGENOS

Muitos são os agentes alucinógenos relacionados ao uso recreativo, incluindo o ácido lisérgico dietilamida (LSD), derivado de ergot-sintético; as indolalquilaminas dos cogumelos ou *Psylocibe mexicana* (ricos em psilocina); os cactos com mescalina (fenilalquilamina); a *Salvia divinorum* com a salvinorina A, agonista do receptor kappa; e formas sintéticas outras (Fly, Dragon-Fly, Bromo-Dragon-Fly). Seus usos envolvem diferentes classes sociais e grupos étnicos, destacando-se também os hábitos ritualísticos.

Agentes alucinógenos são conhecidos e frequentemente selecionados para uso abusivo por promoverem "viagens" na linguagem popular. Doses habituais das drogas podem ocasionar tontura, tremores, parestesias difusas, alteração de humor, despersonalização, delírios de grandeza e persecutórios, fusão de sentidos, distorções perceptivas, baixa discriminação temporoespacial, alucinações visuais elaboradas, pânico, paranoias e eventualmente as *bad trips* antagonizando o efeito desejado nas "viagens". Altas doses se correlacionam à neurotoxicidade com síndrome serotoninérgica, hipertensão ar-

terial, rebaixamento do nível de consciência, acidentes cerebrovasculares isquêmicos por vasoconstrição direta e eventualmente disfunção cognitiva tardia, *flashbacks* e distúrbio perceptual contínuo pós-alucinogênico. Abstinência não é comumente referida, contrastando com as demais drogas.

A ayahuasca (hoasca ou "chá do Santo Daime"), por sua vez, representa uma combinação de plantas psicoativas submetidas a preparo por ebulição do cipó *Banisteriopsis caapi* com outras plantas (principalmente *Psychotria viridis*, *Solanaceous* e *Diplopterys cabrerana*). É assim uma combinação entre diferentes constituintes alcaloides maiores inibidores da monoamino-oxidase--A (harmina, harmalina) e a dimetiltriptamina. Apesar de bastante complexo e controverso o mecanismo envolvido com as substâncias relacionadas, em última instância há disfunção serotoninérgica pré e pós-sináptica, inibição da biossíntese das aminas biogênicas e inibição de ATPases transmembrana sódio-dependentes. O consumo origina sinais de intoxicação aguda incluindo o efeito alucinógeno ("miração") como visão de animais, divindades, demônios e seres da floresta e da natureza, ilusões visuais, auditivas e olfativas, alterações atencionais e de memória, sensação de rejuvenescimento, ideações intelectivas, hipersugestionabilidade, *insights* pessoais e sinestesias. Há claro mecanismo dose-dependente, predominando os estados visionários, hipertensão, taquicardia, tremores difusos, midríase, ataxia e heteroagressividade, conforme maior dose consumida[3].

SINAIS NEUROLÓGICOS RELACIONADOS ÀS DROGAS INALANTES

Drogas inalantes representam um amplo grupo de substâncias presentes em diferentes produtos químicos com fins recreativos e comerciais legais, incluindo aerossóis, polidores, cola, cola de sapateiro, corretores, removedores de limpeza e de unhas, esmaltes, marcadores de texto, hidrocarbonetos halogenados, alifáticos e aromáticos, butano, propano, tolueno, fluorocarbono, tricloroetileno, óxido nitroso ("gás hilariante"), clorofórmio, éter, thinner, benzina, loló, desodorantes e sprays de amil nitrito. Merece destaque a popular combinação do lança-perfume entre cloreto de etila, éter e clorofórmio, de fácil acesso e consumo entre adolescentes e comumente utilizada em populações moradoras de rua usuárias de cocaína. De modo geral, como regra, a intoxicação aguda lembra muito o quadro da intoxicação aguda por etanol, comentada previamente no Capítulo 13.1 (Complicações Neurológicas do Álcool). Contudo, o consumo de altas doses ocasiona alucinações e crises epilépticas. *Craving* é muito comum no uso de tais drogas, contudo sintomas de abstinência em geral são inexistentes ou raramente presentes e leves.

O tolueno, hidrocarboneto lipossolúvel e de baixo custo, representa importante agente no grupo cursando com achados clínicos e de neuroimagem relevantes em diversos diagnósticos diferenciais. O tolueno é oxidado em ácido benzólico antes de conjugação com glicina para formar hipurato no fígado, com posterior eliminação renal. Classicamente o quadro do tolueno origina a encefalopatia persistente com cerca de 4 a 7 anos de uso abusivo, originando disfunção cognitiva, distúrbios psiquiátricos, disfunção frontal, déficits atencionais e visuoespaciais, ataxia, sinais de liberação piramidal com espasticidade proeminente, parkinsonismo secundário, amaurose, perda auditiva neurossensorial e neuroimagem bastante característica na suspeita: leucoencefalopatia desmielinizante difusa grave, supra e infratentorial, com hipersinal difuso em T2, de predomínio periventricular, centro semioval, cerebelo, ponte e cápsula interna, eventualmente associado a hipossinal em T2 em tálamo e núcleos da base. Não raramente cursa com dilatação dos sistemas ventriculares ex-vacuum, afilamento do corpo caloso e atrofia de predomínio cerebelar e de nervos ópticos[3].

Outros agentes se relacionam com algumas situações clínicas específicas. O consumo da cola e do n-hexano se relaciona aos quadros de polineuropatia axonal sensitivo--motora grave, com tetraparesia parcialmente reversível e estudo de neuroimagem normal. O óxido nitroso das latas de chantili oxida a cobalamina, podendo originar mieloneuropatia semelhante à deficiência de vitamina B12 (degeneração combinada subaguda de medula), sem os clássicos achados de anemia macrocítica e com dosagem sérica de vitamina B12 normal. O tricloroetileno se associa com neuropatia do trigêmeo e eventualmente neuralgia clássica do mesmo território. O amil/butil--nitrato cursa comumente com metemoglobinemia, podendo originar rebaixamento do nível de consciência, arritmia cardíaca e crises epilépticas. O uso pré-natal de diferentes solventes pode também se associar à índrome fetal pelo solvente semelhante à síndrome fetal alcoólica. Em alguns casos, a gasolina e derivados contém tetraetil--chumbo que isoladamente pode cronicamente originar de forma crônica encefalopatia pelo chumbo[5].

SINAIS NEUROLÓGICOS ASSOCIADOS À FENCICLIDINA

A fenciclidina (PCP ou fenilciclohexil-piperidina) representa droga dissociativa do mesmo grupo dos anestésicos metoxetamina, ketamina e dextrometorfano, atuando como antagonista direta do receptor ionotrópico de glutamato tipo NMDA. Relaciona-se diretamente com efeitos alucinógenos e neurotóxicos. Em baixas doses a intoxicação aguda origina euforia, disforia, dormência, perfil esquizofreniforme, alterações da atenção e da percepção. É muito comum o quadro sustentado de síndrome esquizofrênica completa, com sintomas negativos e positivos por dias, persistindo tardiamente com declínio cognitivo no uso crônico. Em altas doses, relaciona-se a efeitos gerais comuns, como agitação psicomotora, taquicardia, hipertensão arterial, hipertermia, insuficiência respiratória aguda e rabdomiólise, e a efeitos neuropsiquiátricos, destacando-se ataxia cerebelar, nistagmo, mioclonias, alucinações, psicose paranoide ou catatônica, crises epilépticas e coma. Nos casos de sinais hipertensivos persistentes, é proeminente o risco elevado para AVC isquêmico ou hemorrágico e para encefalopatia hipertensiva ou PRES (síndrome de encefalopatia posterior reversível). Para a fenciclidina, sintomas de *craving* geralmente são presentes, mas os sintomas de síndrome de abstinência comumente são leves e inespecíficos, com nervosismo e tontura[1,6].

SINAIS NEUROLÓGICOS ASSOCIADOS AO USO DE ANTICOLINÉRGICOS

Os efeitos anticolinérgicos são muito comuns a medicamentos com ação direta no sistema parassimpático de forma seletiva, assim como em casos de ação adversa secundária. Diferentes fontes anticolinérgicas se relacionam às intoxicações agudas e crônicas. Muitas são as diferentes origens de anticolinérgicos, incluindo plantas como o lírio (zabumba), consumido na forma de chá, o triexifenidil, o uso nocivo de atropina e escopolamina (em associações com outras drogas ilícitas e em doses elevadas) e raramente o abuso de drogas anti-histaminérgicas (difenidramina), antidepressivos tricíclicos (amitriptilina) e drogas antiparkinsonianas. O quadro clínico geral agudo é dominado por euforia (alternando com efeito sedativo), e nos casos de overdose significativa com xerostomia, xerodermia, febre, taquicardia, midríase marcante, fotofobia intensa e delírios com alucinações, podendo eventualmente cursar com visões de animais, estrelas e figuras divinas. Nas intoxicações graves, podem ser observadas crises epilépticas, mioclonias, amnésia proeminente e rebaixamento grave do nível de consciência até coma. Sintomas de abstinência relacionados à irritabilidade são raros, assim como *craving* também é muito raro[1]. Apesar de menos comuns em consumo geral, há também os derivados da *Datura stramonium*, popularmente conhecida como Tolguacha, erva do diabo, pepino-do-diabo ou trombeta do diabo, erva medicinal frequentemente utilizado para alívio sintomático em broncoespasmo e como analgésico, composta por alcaloides tropânicos (atropina, escopolamina e hiosciamina), representando importante fonte de hospitalização no consumo fumado dentre os usuários recreativos[1].

REFERÊNCIAS

1. Brust JCM. Neurologic complications of substance abuse. JAIDS J Acq Imm Def Syndr 2002;31(2):S29-S34. Brust JCM. Neurologic complications of illicit drug abuse. Continuum (Minneap Minn) 2014;20(3):642-56.
2. Enevoldson TP. Recreational drugs and their neurological consequences. J Neurol Neurosurg Psychiatry. 2004;75(Suppl III):iii9-iii15.
3. Geibprasert S, Gallucci M, Krings T. Addictive illegal drugs: structural neuroimaging. AJNR Am J Neuroradiol. 2010;31(5):803-8.
4. Burkhard PR. Acute and subacute drug-induced movement disorders. Parkinsonism Relat Disord. 2014;20(Suppl 1):S108-S112.
5. Rojas R, Riascos R, Vargas D, Cuellar H, Borne J. Neuroimaging in drug and substance abuse part I: cocaine, cannabis, and ecstasy. Top Magn Reson Imaging. 2005;16(3):231-8.
6. Goforth HW, Murtaugh R, Fernandez F. Neurologic aspects of drug abuse. Neurol Clin. 2010;28:199-215.

Manifestações neurológicas de fármacos

Paulo Victor Sgobbi de Souza
Wladimir Bocca Vieira de Resende Pinto
Orlando Graziani Povoas Barsottini
José Luiz Pedroso

INTRODUÇÃO

Os diferentes fármacos da prática clínica neurológica ou geral são passíveis de desencadear sintomas isolados ou síndromes clínicas neurológicas específicas. Apesar de parte dos pacientes serem oligossintomáticos, em alguns casos, os efeitos adversos ou a toxicidade medicamentosa originam importante comprometimento neurológico quanto à gravidade clínica, principalmente nos quadros relacionados a distúrbios de movimentos, crises epilépticas e ataxias cerebelares[1]. Há também os sinais e sintomas neurológicos secundários aos efeitos adversos de vacinas e imunobiológicos especiais, contudo estes não serão abordados detalhadamente neste texto. Não será também o enfoque a abordagem dos efeitos ototóxicos e neuro-oftalmológicos das drogas, assim como as doenças neurológicas secundárias a procedimentos neurológicos (incluindo transplantes).

É bastante documentado e conhecido o conjunto de fatores predisponentes aos efeitos adversos associados aos medicamentos para os sistemas nervosos periférico e central. Os principais envolvem a existência de lesão neurológica adquirida e hereditária prévia (em tratamento prévio ou não), alterações adquiridas da permeabilidade da barreira hematoencefálica, doenças sistêmicas com modificação da metabolização hepática ou renal, paciente idoso e fatores farmacogenéticos[2]. Assim, por exemplo, está bem relacionada a existência de efeitos adversos neurológicos ao efavirenz em pacientes com polimorfismos específicos, como CYP2B6*6 (516G>T, 785A>G) no *locus* 19q13.2[3].

Muitos são os mecanismos fisiopatogênicos relacionados ao efeito neurotóxico direto ou indireto das drogas. Diferentes vias intracelulares bioquímicas e alvos moleculares distintos são acometidos pelo efeito neurotóxico, incluindo disfunção mitocondrial cerebral e metabólica geral (incluindo as disfunções dos componentes da cadeia respiratória e da ATP sintase), disfunção de canais iônicos (inibindo potenciais de ação neuronais), distúrbios de neurotransmissores (geralmente por efeitos inibitórios em receptores), excitação direta ou indireta de receptores centrais (e vias metabólicas intracelulares) e excitotoxicidade. Não devem ser esquecidos, contudo, os contextos clínicos relacionados aos efeitos neurológicos centrais secundários às disfunções periféricas ou de outros sistemas orgânicos[2].

Do mesmo modo, não devem ser esquecidos os casos em que as disfunções neurológicas são representadas por achados isolados de exame físico sem um contexto sindrômico proeminente de neuropatia periférica, miopatia, encefalopatia. Assim, destacam-se o achado de clônus (uso de hipnóticos-sedativos e drogas antiepilépticas), alterações na avaliação oculocefálica e vestibulocerebelar sem ataxia cerebelar (geralmente de forma simétrica), tremores sem parkinsonismo ou ataxia cerebelar (potencialmente observados no uso do carbonato de lítio) e disfunções autonômicas na forma de anomalias pupilares uni ou bilaterais[4]. Por outro lado, tais achados devem ser hipervalorizados nas suspeitas de contextos de síndromes neurotóxicas específicas, como a síndrome serotoninérgica e a síndrome neuroléptica maligna.

DISTÚRBIOS CEREBELARES ASSOCIADOS A MEDICAMENTOS

Manifestações cerebelares podem resultar do efeito direto de medicamentos comuns na prática clínica, incluindo drogas antiepilépticas (fenitoína, carbamazepina, lamotrigina, gabapentina, barbitúricos, ácido valproico, topiramato), quimioterápicos antineoplásicos (arabinosídeo C, 5-fluoruracil, procarbazina, vincristina, docetaxel, doxifluridina, ifosfamida, hexametilmelamina), antimicrobianos (piperazina, aminoglicosídeos, isoniazida, metronidazol, nitrofurantoína, claritromicina), carbonato de lítio, drogas antidepressivas (nefazodona), antiarrítmicos (amiodarona, procainamida, aprindina), drogas imunossupressoras (ciclosporina, tacrolimus), omeprazol, antagonistas do receptor H2 da histamina (cimetidina), talidomida, tamoxifeno e estatinas[1,2,5,6]. Uma associação comum na prática clínica entre o inibidor de bomba de prótons omeprazol e os benzodiazepínicos pode resultar, por exemplo, em ataxia cerebelar. Também frequente é a associação entre clozapina e benzodiazepínicos em diferentes contextos clínicos podendo originar ataxia cerebelar como efeito adverso.

Na maioria dos casos de suspeita, a correlação de causa e efeito pode ser facilmente estabelecida. Em outros casos, deve-se estar atento às associações medicamentosas e os efeitos adversos e interações resultantes. A maior parte dos pacientes apresenta melhora clínica importante com a interrupção do uso da droga suspeita, apesar de uma pequena proporção ainda manter ataxia cerebelar residual não progressiva. A maior tendência à reversão se dá nos casos de toxicidade pela fenitoína, enquanto em muitos quadros de uso crônico de neurolépticos a ataxia tende a ser permanente. Raramente os estudos de neuroimagem podem revelar, em estágios tardios da evolução, atrofia cerebelar variável[1,2,5].

NEUROPATIA PERIFÉRICA TÓXICA DE ETIOLOGIA MEDICAMENTOSA

O nervo periférico é alvo comum do efeito medicamentoso e dos principais mecanismos neurotóxicos descritos previamente. Deve ser lembrado aqui também o papel medicamentoso na exacerbação e descompensação de doenças que cursam com neuropatia periférica, destacando a porfiria aguda intermitente. Muitas são as classes das principais drogas associadas às neuropatias periféricas, destacando-se: quimioterápicos antineoplásicos (5-fluorouracil, cisplatina, arabinosídeo C, ifosfamida, suramina, taxanos, misonidazol, hexametilamina, etoposídeo, gemcitabina), antimicrobianos (inibidores da transcriptase reversa análogos dos nucleosídeos, cloranfenicol, dapsona, etambutol, isoniazida, metronida-

zol, nitrofurantoína, sulfonamidas, mefloquina, fluoroquinolonas), amiodarona, estatinas, anti-hipertensivos (hidralazina, enalapril), carbonato de lítio, drogas antiepilépticas (fenitoína, carbamazepina), amitriptilina e miscelânea (alopurinol, colchicina, interferon-α, ouro, tacrolimus, sulfassalazina, D-penicilamina, talidomida, dissulfiram e piridoxina em doses elevadas). Muitos dos efeitos decorrem de efeitos citotóxicos diretos, mas também podem decorrer de mecanismos indiretos, como nos casos de drogas antiepilépticas, como o fenobarbital e a fenitoína, que podem cursar com déficit da vitamina B12[1,2]. Neuropatia de nervos cranianos sob a forma de neuropatias isoladas (principalmente dos nervos oculomotor, óptico ou facial) ou de síndrome de múltiplos nervos cranianos é outro contexto excepcional de neuropatia por drogas. Neste contexto, são destacados também nos casos de neurite óptica anterior ou retrobulbar antimicrobianos (cloranfenicol, etambutol, isoniazida), amiodarona, isotretinoína, cisplatina e interferon-α[1]. Contudo, é rara também a relação de medicamentos com o quadro de síndrome de dor complexa regional, destacadamente na forma tipo 1 (antigamente denominada distrofia simpático-reflexa), destacadamente nos casos de uso de isoniazida, fenobarbital, ciclosporina e ergotamina[2].

As queixas clínicas residem basicamente no tipo de fibra nervosa envolvida na toxicidade, sendo relativamente específico para cada droga um padrão de comprometimento[7]. Há também diferenças quanto às etiologias mais prováveis em relação ao curso clínico. Quadro agudo e subagudo de neuropatia periférica pode ser observado no uso do ouro, tacrolimus e oxaliplatina. Quadro subagudo pode ser observado no uso de antimicrobianos (nitrofurantoína, análogos nucleosídeos da transcriptase reversa, dapsona, metronidazol). Quadro de evolução crônica de neuropatia periférica pode ser observado no uso de drogas cardiovasculares (amiodarona, hidralazina, procainamida, estatina), quimioterápicos antineoplásicos (taxanos, cisplastina, carboplatina, oxaliplatina, bortezomib), antimicrobianos (isoniazida, análogos nucleosídeos da transcriptase reversa, fluoroquinolonas, dapsona, etambutol), talidomida, colchicina, ouro, cloroquina, fenitoína e hipervitaminose por piridoxina[7].

Apesar de o quadro clínico geral ser comumente indistinguível entre medicamentos relacionados, padrões eletroneuromiográficos gerais podem sugerir etiologias medicamentosas mais prováveis. Assim, lentificação de condução sensitiva ou motora pode ser vista no uso da amiodarona, cloroquina, hidroxicloroquina, dissulfiram, ouro, procainamida e tacrolimus. Neuropatia de predomínio motor, sem lentificação de condução, é mais relacionada ao uso de dapsona. Os casos de predomínio sensitivo, sem lentificação de condução, apresentam padrão mais inespecífico e observado em diferentes contextos medicamentosos: bortezomib, leflunomida, antimicrobianos (cloranfenicol, isoniazida, etambutol, análogos nucleosídeos da transcriptase reversa), colchicina, talidomida, estatina, hipervitaminose por piridoxina e quimioterápicos antineoplásicos (ciplastina, carboplatina, taxanos). Padrão sensitivo-motor, sem lentificação de condução, pode ser visto no uso de quimioterápicos antineoplásicos (paclitaxel, vincristina, vimblastina), antimicrobianos (fluoroquinolonas, metronidazol, nitrofurantoína), hidralazina e estatinas. Padrão de mononeuropatia multiplex pode ser observado também no uso de dapsona. Quanto ao padrão de lesão no nervo periférico, as lesões axonais se correlacionam ao uso de antimicrobianos, hidralazina, estatinas, quimioterápicos antineoplásicos, colchicina, fenitoína e leflunomida. Lesões desmielinizantes periféricas são observadas em uso da amiodarona, arabinosídeo C, tacrolimus, cloroquina, ouro e procainamida[7,8].

Disautonomia no contexto de neuropatias periféricas tóxicas medicamentosas pode ocorrer em diferentes contextos, tanto com redução ou aumento direto da atividade simpática periférica ou central quanto por alterações parassimpáticas. Eventualmente pode ser manifestação também de polirradiculoneuropatia decorrente de disfunção por medicamento. A neuropatia periférica autonômica de etiologia medicamentosa é comumente relacionada ao uso de metronidazol, quimioterápicos antineoplásicos (vincristina, cisplatina, paclitaxel) e amiodarona[2]. Algumas interações medicamentosas devem ser alertadas, como associações paroxetina com clozapina, e desipramina ou fluoxetina com venlafaxina.

Síndromes adrenérgicas decorrem diretamente dos efeitos medicamentosos de diferentes drogas simpatomiméticas, incluindo agonistas β-adrenérgicos, inibidores da monoamino-oxidase, derivados da anfetamina, cafeína e eventualmente alguns antidepressivos tricíclicos (destacando-se a imipramina), e de drogas parassimpatolíticas, drogas anticolinérgicas e fenotiazinas (Mathias, 2003). Disfunções com síndrome anticolinérgica decorrem de ampla gama de medicamentos, incluindo agentes antipsicóticos, antiespasmódicos intestinais, antiarrítmicos, atropina, antiasmáticos, antieméticos, anti-histamínico H1, antidepressivos tricíclicos, agentes antiparkinsonianos e agentes anestésicos (inalatórios ou intravenosos)[2].

Apesar de serem bastante semelhantes do ponto de vista sintomático, há várias diferenças que devem ser ressaltadas entre síndromes anticolinérgicas e simpatomiméticas. Apesar de ambas cursarem com quadro de agitação psicomotora, alucinações, estado hipervigil, tendência à hipertermia, taquipneia, taquicardia, hiper-

tensão, midríase e crises epilépticas, há uma tendência na síndrome anticolinérgica de cursar com disartria e rebaixamento do nível de consciência. É também comum na síndrome anticolinérgica o quadro de *flushing*, xerostomia, xerodermia, visão turva e retenção urinária, com eventuais coreoatetose e mioclonias. Na síndrome simpatomimética, há tendência maior à ocorrência de hiper-reflexia e sinais de liberação piramidal global[4].

Síndromes colinérgicas decorrem do uso de drogas simpatolíticas de ação central (clonidina, metildopa, reserpina, barbitúricos e anestésicos) e periférica (guanetidina, propranolol, fenoxibenzamina) e parassimpatomiméticas, incluindo drogas anticolinesterásicas. Síndromes colinérgicas cursam mais comumente com confusão mental, rebaixamento do nível de consciência, miose, bradicardia pós-taquicardia, sialorreia, diarreia (liberação esfincteriana), diaforese, liberação excessiva de lágrimas, câimbra abdominal, broncorreia, broncoconstrição, oscilações em frequência cardíaca, pressão arterial e frequência respiratória, e crises epilépticas[4]. Por se tratar de um grupo muito frequente de drogas de uso na prática neurológica, seja no contexto cardiovascular de origem das doenças neurológicas ou pela doença de base, as complicações disautonômicas representam um dos principais grupos de complicações associadas aos fármacos.

MIOPATIAS TÓXICAS DE ETIOLOGIA MEDICAMENTOSA

As miopatias tóxicas são um grupo em crescente reconhecimento na prática clínica, e incluem grupos necrotizantes, inflamatórios, hipocalêmicos, mitocondriais, lisossomais (anfifílicas) e antimicrotubulares. As doenças musculares comumente se associam a etiologias tóxicas, podendo se manifestar através de mialgia isolada, rabdomiólise (com ou sem lesão renal aguda associada), fraqueza de predomínio proximal ou focal, mioquimia e hipertermia maligna, eventualmente com achado atípico de proliferação mitocondrial subsarcolemal[2]. Não é incomum a associação da miopatia tóxica com comprometimento de outros sistemas neurológicos periféricos, destacando-se as neuropatias periféricas sensitiva e autonômica. Em alguns casos, é bem estabelecido o papel de indução de miopatia inflamatória relacionado a algumas medicações, incluindo drogas antiarrítmicas (amiodarona, procainamida), cimetidina, colchicina, corticosteroides, D-penicilamina, fenobarbital, lamotrigina, fenitoína, interferon-α, antimicrobianos (zidovudina, voriconazol) e estatinas (lovastatina, pravastatina)[2]. Em alguns casos, vem sendo inclusive descrita a existência de autoanticorpos anti-HMG-CoA redutase após o uso de estatinas induzindo miopatia inflamatória medicamentosa. Por outro lado, é estabelecido também o papel indutor indireto de alguns medicamentos na gênese da miopatia em contextos sindrômicos, como ocorre na miopatia mitocondrial da síndrome MELAS em usuários de ácido valproico.

Mialgia proximal focal ou generalizada é achado comum a um grande grupo de diferentes drogas, incluindo antimicrobianos (zidovudina, rifampicina), anti-hipertensivos (betabloqueadores, bloqueadores de canais de cálcio, inibidores da enzima conversora de angiotensina, bloqueadores do receptor de angiotensina), diuréticos, anti-inflamatórios não hormonais (cetorolaco), ouro, ácido all-trans-retinoico, isotretinoína, hipervitaminose E, fibratos, filgrastim, azatioprina, amiodarona, agentes anticolinesterásicos, vincristina e corticosteroides (principalmente na suspensão da droga)[2]. Também já foram relatados efeitos deletérios medicamentosos induzindo miotonia, incluindo efeitos de agonistas β-adrenérgicos (como o fenoterol), relaxantes musculares despolarizantes, vincristina, clofibrato e diuréticos (furosemida, acetazolamida, ácido etacrínico)[2].

Na maioria dos estudos relacionados a miopatias de etiologia medicamentosa, as etiologias mais comuns envolveram corticosteroides, propoxifeno, neurolépticos, zidovudina e drogas indutoras de hipocalemia (principalmente furosemida e propiltiouracil). Outras também estiveram envolvidas, como ácido ε-aminocaproico, cloroquina, fenitoína, organofosfatos, azatioprina e implantes de silicone. Cerca de dois terços dos pacientes tinham creatinoquinase sérica normal e quase 60% tinham atrofia de fibras musculares do tipo 2 na biopsia muscular. Grande variabilidade nos diâmetros das fibras musculares e fibras atróficas anguladas também foi observada com importante frequência. É bastante marcante a tendência da zidovudina e de outros análogos nucleosídeos inibidores da transcriptase reversa em originar padrão semelhante ao das miopatias mitocondriais com perfil histoquímico de proliferação mitocondrial subsarcolemal[2].

DISTÚRBIOS DA JUNÇÃO NEUROMUSCULAR ASSOCIADOS A MEDICAMENTOS

Muitas são as drogas que causam lesões por mecanismo direto ou indireto da placa mioneural, incluindo-se drogas antiepilépticas (fenobarbital e outros barbitúricos, benzodiazepínicos, carbamazepina, etossuximida, gabapentina, fenitoína), agentes anestésicos (halotano, lidocaína, ketamina, metoxiflurano), antimicrobianos (aminoglicosídeos, clindamicina, lincomicina, doxiciclina, fluoroquinolonas, macrolídeos, ampicilina, polimixina B, ritonavir, sulfonamidas e tetraciclina), D-penicilamina, clorpromazina, e drogas com efeitos cardiovascular

(bloqueadores de canais de cálcio, procainamida, quinidina, verapamil, diltiazem, atenolol, metoprolol, labetalol). Em alguns casos, o quadro clínico de junção mioneural remete inicialmente à possibilidade de miopatia, mas nesses casos a eletroneuromiografia com estimulação repetitiva e eventualmente a biopsia muscular permitem a diferenciação dos quadros[1,2].

CRISES EPILÉPTICAS ASSOCIADAS AO EFEITO MEDICAMENTOSO

Cerca de 6% das novas crises epilépticas decorrem do efeito medicamentoso. Na população pediátrica, 5% dos casos em toxicologia clínica se dão por crises epilépticas induzidas por drogas, sendo 75% na população de adolescentes[9]. São diversos os mecanismos relacionados à fisiopatologia das crises epilépticas induzidas por medicamentos, destacando hiperexcitação neuronal secundária, bloqueios anômalos de canais de sódio rápidos (como dos antidepressivos tricíclicos), e inibição anômala dos sistemas GABAérgico $GABA_A$ e $GABA_B$ (como efeito dos antidepressivos tricíclicos no receptor picrotoxina, da abertura dos canais de cloreto e da falta de piridoxina metabolicamente ativa na forma de piridoxal-fosfato pela isoniazida) e do receptor de adenosina (como a teofilina e drogas à base de cafeína). Em sua ampla maioria resultam em eventos tônico-clônicos generalizados, relacionados mais comumente ao idoso com alterações significativas no limiar convulsivo, apesar de crises parciais também serem descritas. Raramente o contexto de crises epilépticas se dá de forma isolada, sem comprometimento direto de outros sistemas neurológicos, especialmente em um contexto de encefalopatia aguda[4].

As crises em grande parte são também sintomáticas agudas secundárias a distúrbios hidroeletrolíticos induzidos pelas drogas, destacando-se a hipernatremia, a hiponatremia, a hipomagnesemia e a hipocalcemia grave. Alguns dos grupos mais implicados incluem bupropiona, teofilina e isoniazida (implicados em diversos relatos de *status* epiléptico), carbonato de lítio, difenidramina, antidepressivos tricíclicos (mais a clomipramina), isotretinoína, tramadol, derivados de anfetaminas, venlafaxina, vincristina, ciclosporina, teofilinas, lidocaína, antipsicóticos (clorpromazina, clozapina), drogas anticolinérgicas e drogas antiepilépticas (fenitoína, carbamazepina). Devem ser lembradas também na prática clínica as alterações de limiar convulsivo, especialmente no contexto de disfunção eletrolítica, com crises generalizadas induzidas por uso de antimicrobianos, em destaque as quinolonas, as cefalosporinas e o imipenem. Em diversas situações clínicas, são destacados também os efeitos da retirada das drogas, como no caso dos benzodiazepínicos[1,4]. Na população pediátrica, destacam-se os antidepressivos (principalmente a bupropiona), drogas simpatomiméticas os agentes anticolinérgicos e anti-histaminérgicos[9].

DISTÚRBIOS DO SONO DE ETIOLOGIA MEDICAMENTOSA

Distúrbios do sono comumente se associam ao efeito secundário de medicamentos. Diferentes efeitos adversos são relacionados, incluindo insônia (incluindo por efeito rebote ou de retirada), parassonias, distúrbios comportamentais do sono, sonolência diurna excessiva, síndrome de pernas inquietas e distúrbios respiratórios do sono[2].

São frequentes os relatos de diferentes drogas associadas à sonolência diurna excessiva, incluindo drogas antiepilépticas (fenitoína, fenobarbital, ácido valproico), antidepressivos tricíclicos, drogas antieméticas (hioscina, perfenazina), anti-histamínicos, anti-hipertensivos (metildopa, reserpina, propranolol, labetalol, metoprolol), agentes antiparkinsonianos (pramipexol, agonistas dopaminérgicos, ropinirol), drogas antipsicóticas (clozapina, haloperidol)[2].

Distúrbios respiratórios do sono se associam mais comumente ao uso de óxido nitroso, reposição de testosterona, agentes hipnóticos e sedativos, anestésicos e anti-hipertensivos com agente central[2]. Enurese noturna se relaciona ao uso de diversas drogas, incluindo alprazolam, drogas antipsicóticas (clozapina, risperidona, pimozida), ácido valproico, inibidores seletivos da receptação da serotonina e raramente quimioterápicos antineoplásicos[2]. Há também correlação de sonambulismo com diferentes drogas, incluindo carbonato de lítio, drogas antipsicóticas típicas e atípicas, inibidores seletivos da receptação da serotonina (paroxetina, reboxetina), bupropiona, zolpidem, hidrato de cloral e benzodiazepínicos[2]. A ocorrência de sonhos vívidos, lúcidos e pesadelos se associa também ao uso de diferentes medicamentos, incluindo inibidores seletivos da receptação da serotonina (fluoxetina, venlafaxina), drogas antipsicóticas (clorpromazina), drogas antiparkinsonianas (amantadina, cabergolina, levodopa), nitrazepam, hipnóticos, ácidos valproicos, donepezila, corticosteroides em altas doses, drogas cardiológicas (bisoprolol, verapamil, digoxina, captopril), antimicrobianos (eritromicina, fluoroquinolonas, ciprofloxacino), naproxeno e oxibutinina[2].

DISTÚRBIOS DE MOVIMENTO ASSOCIADOS A MEDICAMENTOS

Os distúrbios de movimento induzidos por drogas representam uma das manifestações mais comuns de disfunções neurológicas relacionadas a fármacos, ocorrendo em sua maioria de forma isolada, mas podendo também se associar a ataxia cerebelar, a crises epilépticas e às neuropatias periféricas. Podem se associar a sinais das síndromes serotoninérgica, neuroléptica maligna e de parkinsonismo-hiperpirexia. Muitos são os alvos dos mecanismos relativos aos efeitos adversos medicamentosos, incluindo a neurotransmissão em núcleos da base dopaminérgica, serotoninérgica, noradrenérgica e colinérgica. O grupo mais importante em linhas gerais são os antidepressivos inibidores seletivos da receptação da serotonina e tricíclicos, as drogas antiepilépticas e os neurolépticos[1].

As formas de parkinsonismo medicamentoso são muito comuns na prática médica, manifestando-se como síndrome acinético-rígida simétrica e comumente fazem diagnóstico diferencial com outras condições clínicas comuns na prática, como a doença de Parkinson idiopática e os parkinsonismos atípicos. Antecedentes pessoais e contextos epidemiológicos e familiares favorecem o diagnóstico diferencial desta condição em relação às demais etiologias. Há maior tendência no caso do parkinsonismo de ocorrer em faixa etária mais elevada e no sexo feminino. Parkinsonismo induzido por drogas anticolinesterásicas (rivastigmina, galantamina, donepezila), antidepressivos tricíclicos, inibidores da monoamino-oxidase, inibidores seletivos da receptação da serotonina (especialmente em pacientes com lesão estrutural do sistema nervoso central e com lesão funcional ou estrutural da barreira hematoencefálica), bloqueadores dopaminérgicos pós-sinápticos (tiaprida, metoclopramida, sulpirida e outros antipsicóticos típicos (mais comuns na prática clínica) e atípicos (bloqueios secundários por flunarizina e cinarizina), depleção de vesículas dopaminérgicas pré-sinápticas (tetrabenazina, reserpina), inibidores da DOPA descarboxilase (α-metildopa), amiodarona (raramente, mais comum com tremor de ação em membros superiores) e ácido valproico (raramente, mais comum com tremor postural e de ação)[1,10].

Tremores representam grupo também importante de hipercinesias induzidas por drogas, ocorrendo em sua maioria de forma a acentuar o tremor fisiológico, incluindo o carbonato de lítio, ácido valproico, simpatomiméticos (teofilina, broncodilatadores), amiodarona e antidepressivos (inibidores seletivos da receptação da serotonina). Eventualmente o tremor pode mimetizar o tremor parkinsoniano no uso de bloqueadores dopaminérgicos (metoclopramida), bloqueadores do canal de cálcio, ácido valproico, neurolépticos e depletores pré-sinápticos. Tremor tipicamente de origem cerebelar se relaciona ao mesmo grupo de drogas relacionadas às ataxias axiais e apendiculares, incluindo carbonato de lítio, 5-fluoruracil, amiodarona e fenitoína[1,10].

Reações distônicas podem ocorrer em muitos contextos e representam o grupo mais temido na prática clínica devido às inúmeras descrições agudas relacionadas a agentes comuns da prática clínica, como a metoclopramida. A maioria das reações agudas ocorre precocemente à exposição (primeiros minutos a horas, sendo 50% nas primeiras 24 horas) e geralmente em pacientes jovens. Mais comumente a distonia aguda acomete os segmentos cervical (incluindo posturas em retrocollis, antecollis e laterocollis) e cefálico (incluindo distonia oromandibular aguda), sendo frequentemente precedida por mal-estar geral e sintomas ansiosos. Crises oculogíricas, síndrome Pisa e distonia laríngea também podem ocorrer. As reações agudas são desencadeadas comumente por antipsicóticos (bem mais comum nos típicos), anti-histaminérgicos, antimicrobianos (albendazol, foscarnet), gabapentina, metilfenidato, bloqueadores dopaminérgicos (metoclopramida, domperidona), sevoflurano, propofol, rivastigmina e tetrabenazina. Distonia crônica apresenta perfil semelhante ao das coreias e se relaciona ao uso de agentes antiparkinsonianos (agonistas dopaminérgicos, levodopa), tetrabenazina e drogas antiepilépticas (fenitoína, fenobarbital)[1].

Coreias podem ser secundárias ao uso de drogas antiparkinsonianas (inibidores da COMT, levodopa e agonistas dopaminérgicos), bloqueadores dopaminérgicos (metoclopramida), drogas antiepilépticas (fenitoína, lamotrigina), amiodarona, drogas anti-histaminérgicas, antidepressivos tricíclicos, contraceptivos orais e bloqueadores de canal de cálcio[1,10]. Mioclonias, por sua vez, apesar de se relacionarem comumente a fatores metabólicos, são relativamente mais raras que parkinsonismo, tremores e distonia pós-medicamentosa, sendo as causas mais comuns os neurolépticos, as drogas antiepilépticas (fenitoína, carbamazepina, ácido valproico, gabapentina, lamotrigina), carbonato de lítio, amantadina, bloqueadores de canais de cálcio, levodopa, carvedilol, morfina e drogas antidepressivas (tricíclicos, inibidores seletivos da receptação da serotonina, inibidores da monoamino-oxidase). Têm sido bastante relatadas na literatura as mioclonias associadas ao cefepime. Acatisia é comumente descrita no uso medicamentoso precoce de metoclopramida, antidepressivos (mais nos inibidores seletivos da receptação de serotonina), antipsicóticos (clozapina, olanzapina, quetiapina), anti-histaminérgicos, bloqueadores de canais de cálcio, reserpina e carbamazepina. Isoladamente a acatisia é o grupo de distúrbios de movimento mais relacionados aos bloqueadores de receptores dopaminérgicos. Tiques, por outro lado, se associam mais ao efeito de exacerbação medicamentosa, mais comumente por lamotrigina, metilfenidato e sertralina[1].

MIELOPATIAS TÓXICAS DE ETIOLOGIA MEDICAMENTOSA

Em alguns casos, o quadro de mielopatia é representado por síndrome medular incompleta, eventualmente manifesta apenas por achado de dor radicular ou pelo sinal de Lhermitte. O mais comum é o relato de mielopatia com estudos de neuroimagem normal e eventual pleocitose e hiperproteinorraquia leves. Excepcionalmente foram relatados casos de mielite transversa longitudinalmente extensa relacionada ao efeito medicamentoso, sendo todos os relatos relacionados a drogas por via intratecal. Os medicamentos habitualmente relacionados às mielopatias incluem baclofeno intratecal, quimioterápicos antineoplásicos (destacadamente se porvia intratecal), corticosteroides, lidocaína (em anestesias raquianas) e contraste radiológico[2,11].

LEUCOENCEFALOPATIAS TÓXICAS MEDICAMENTOSAS

As leucoencefalopatias tóxicas podem se relacionar a quadros de instalação aguda ou crônica, geralmente incluindo diferentes graus de encefalopatia com comprometimento cognitivo (incluindo déficits atencionais, déficits de memória, função executiva e visuoespaciais) e comportamental (incluindo distúrbios de personalidade, labilidade emocional, sintomas ansiosos, apatia e abulia) com alteração do conteúdo e do nível de consciência. É excepcional o comprometimento da práxis, da linguagem e da percepção nestes contextos. Déficits sensoriais visuais, sensitivos e motores são mais comuns nos casos relacionados a necrose focal da substância branca. É frequente a ocorrência de sinais de toxicidade em outros componentes centrais ou periféricos do sistema nervoso, destacando a neuropatia periférica. Não há nenhuma relação direta entre tipo de droga envolvida e padrões das leucoencefalopatias, apesar de existir clara relação entre grau de comprometimento radiológico e clínico. São exceção clara os casos de radioterapia do segmento craniocervical associado ao uso de drogas tóxicas potencializando os efeitos da lesão da substância branca em grau frequentemente desproporcional ao do comprometimento clínico. Os quadros clínicos leves se associam a alterações de sinal periventriculares nos estudos de neuroimagem, assim como alterações graves do ponto de vista clínico se relacionam a hiperintensidade difusa com focos de necrose eventuais na RM de crânio[12,13].

O grupo de medicamentos relacionados às leuco-encefalopatias tóxicas é bastante extenso e vem sendo amplamente reconhecido através do uso da neuroimagem e de baterias neuropsicológicas em casos com queixas sutis. Destacam-se os agentes quimioterápicos antineoplásicos (metotrexato, carmustina, cisplatina, citarabina, 5-fluorouracil, levamisol, fludarabina), drogas imunomoduladoras (ciclosporina, tacrolimus) e antimicrobianos (anfotericina B). A via de administração das drogas é importante e está diretamente relacionada à origem da leucoencefalopatia. No caso do metotrexato, quando aplicado por via intravenosa, acomete 10% dos pacientes, enquanto aplicado por via intratecal acomete 40% dos pacientes[12].

Vale destacar também a ocorrência da síndrome de encefalopatia posterior reversível (PRES) no contexto de leucoencefalopatia medicamentosa, sendo enumeradas na atualidade diversas medicações relacionadas com a gênese do quadro, mas com especial ênfase nos imunomoduladores (inibidores da calcineurina, ciclosporina, tacrolimus, sirolimus), bevacizumabe, rituximabe, metotrexato, fingolimode e imunoglobulina intravenosa. O quadro clínico nestes casos em nada difere da clássica PRES, incluindo cefaleia e queixas visuais inespecíficas ou campimétricas, progredindo em horas com náuseas, eventualmente vômitos, e progredindo nos casos completos com encefalopatia com alterações do nível de consciência, confusão mental e crises epilépticas. As alterações de neuroimagem nestes casos de PRES em nada diferem das presentes em formas de outras etiologias: predomínio de comprometimento posterior da substância branca em regiões parieto-occipitais, geralmente de forma simétrica, com hipersinal na difusão e hipossinal no mapa ADC na RM de crânio. O acometimento anterior, profundo no tronco encefálico e nos núcleos da base e de outras regiões inclusive infratentoriais também já foi descrito[14].

MENINGITES ASSÉPTICAS TÓXICAS DE ETIOLOGIA MEDICAMENTOSA

O uso de diferentes classes de fármacos da prática cotidiana pode desencadear meningite aguda ou subaguda, mais frequentemente oligossintomática ou com quadro clássico de cefaleia, sinais de irritação meníngea e eventual febre, mialgia e confusão mental. Excepcionalmente foram descritos papiledema e linfadenomegalias. Cursa frequentemente com pleocitose liquórica com perfil polimorfonuclear predominante (superior a 70% de neutrófilos do total da celularidade para anti-inflamatórios não hormonais, antibióticos e imunoglobulina intravenosa) e com alteração laboratorial de outros sistemas (como alterações hepatocelulares). São frequentemente descritas em grupos de pacientes com autoimunidade associada, grupo em que as recorrências também são mais comuns[15]. É necessário na suspeita desse tipo de desencadeante suspender a medicação, mas afastar a existência de agentes infecciosos associados (através de culturas, pesquisa de antígenos e reação em cadeia de polimerase) e de contaminações ou intoxicações relacionadas às drogas.

Muitas são as classes de medicamentos de uso frequente que se relacionam às meningites assépticas, incluindo drogas antiepilépticas (carbamazepina, lamotrigina), antimicrobianos (sulfonamidas, metronidazol, ciprofloxacino, valaciclovir e outras drogas antivirais, pirazinamida, isoniazida, cefalosporinas e penicilinas), anti-inflamatórios não hormonais (ibuprofeno, celecoxib, rofecoxib, diclofenaco, naproxeno, cetoprofeno, piroxicam, salicilatos), corticosteroides (metilprednisolona, hidrocortisona), imunoglobulina intravenosa, anticorpos OKT3 (monoclonais contra receptor T3) e outros (ranitidina, azatioprina, alopurinol, infliximab, sulfassalazina, contrastes radiológicos). A frequência também é aumentada no caso de drogas com aplicação intratecal, como quimioterápicos antineoplásicos (metotrexato, arabinosídeo C), antimicrobianos, baclofeno, esteroides e bupivacaína[2,15].

HIPERTENSÃO INTRACRANIANA DE ETIOLOGIA MEDICAMENTOSA

Hipertensão intracraniana classicamente se correlacionou na prática médica pediátrica à intoxicação por retinol (vitamina A), destacadamente no lactente. Contudo, é bem claro o grande número de medicamentos relacionados ao aumento da pressão intracraniana, incluindo o uso de retinoides, antimicrobianos (anfotericina B, ciprofloxacino, nitrofurantoína, sulfonamidas, ácido nalidíxico, ofloxacino, tetraciclina, doxiciclina), ácido acetilsalicílico, amiodarona, contraceptivos orais, carbonato de lítio, fenitoína, ciclosporina, arabinosídeo C, suplementação hormonal (IGF-1, hormônio do crescimento, gonadotrofinas coriônicas, levotiroxina, implantes de levonorgestrel, leuprorrelina), diversos anti-inflamatórios não hormonais e corticosteroides em doses altas (principalmente na retirada). A ampla maioria dos casos é sintomática e simula quadro de pseudotumor cerebral com síndrome de hipertensão intracraniana clássica documentada clinicamente por sinais e sintomas (incluindo queixas visuais e eventuais auditivas) e punção lombar para coleta de líquido cerebroespinal com manometria sugestiva (conforme a faixa etária envolvida) e estudos de neuroimagem sem documentar lesões expansivas, mas podendo mostrar sinais indiretos de aumento da pressão intracraniana, como ocorre no pseudotumor cerebral (sela túrcica vazia, achatamento do polo posterior do globo ocular, tortuosidade acentuada do nervo óptico)[1,2,16].

SÍNDROMES CONFUSIONAIS AGUDAS E ENCEFALOPATIAS DE ETIOLOGIA MEDICAMENTOSA

Cerca de 14% dos casos de urgência e emergência com indicação de internação hospitalar se relacionam a quadros confusionais agudos pelo efeito medicamentoso[17]. É via final comum a diferentes drogas com ação sobre o sistema nervoso central ou efeitos adversos secundários a clínica de *delirium* ou síndrome confusional aguda. Devem figurar, dentre os diagnósticos diferenciais medicamentosos, o uso de amantadina (muito frequente nos casos de tratamento de discinesias induzidas por antiparkinsonianos), agentes anticolinérgicos (como anti-histamínicos, atropina, escopolamina, agentes antiparkinsonianos agonistas dopaminérgicos, antiespasmódicos, fenotiazinas e antidepressivos tricíclicos), agentes hipoglicemiantes, carbonato de lítio, agentes simpatomiméticos (como a teofilina, a fenilpropanolamina e derivados de anfetamina) e salicilatos. É exemplo muito comum da prática neurológica em relação ao uso dos inibidores da monoamino-oxidase (MAO). Dentre os diferenciais dos quadros confusionais agudos, contudo, no contexto de sintomas psicóticos puros sem alteração do nível de consciência, devem ser incluídas as drogas antiparkinsonianas (com destaque para o biperideno e para o pramipexol), anticolinérgicas e os antagonistas do receptor histaminérgico H2[4].

São diversas as etiologias relacionadas aos quadros de encefalopatia aguda e crônica induzidas por medicamentos. Apesar de o mecanismo fisiopatológico mais diretamente relacionado envolver os efeitos medicamentosos, déficits carenciais ou nutricionais, incluindo a encefalopatia de Wernicke, e efeitos neurológicos secundários a disfunções de outros sistemas também representam um importante grupo de etiologias, como as encefalopatias hepática e urêmica. Drogas relacionadas a efeito indireto sobre o sistema nervoso incluem drogas antiarrítmicas (mecanismo cardiogênico), anti-hipertensivos (mecanismo de hipofluxo cerebral), hipoglicemiantes (incluindo a insulina e as drogas orais) e as drogas formadoras de metemoglobina. Drogas relacionadas aos mecanismos diretos (em sua maioria indutores GABAérgicos, inibidores centrais vias receptores μ e κ e inibidores da excitação central) incluem neurolépticos, antidepressivos (inibidores da monoamino-oxidase, inibidores seletivos da receptação da serotonina, antidepressivos tricíclicos), drogas antiepilépticas (ácido valproico, fenitoína, barbitúricos, benzodiazepínicos, carbamazepina), opioides, drogas anticolinérgi-

cas, agonistas do receptor α2-adrenérgico pré-sináptico, quimioterapia antineoplásica (metotrexato, citarabina, ifosfamida) e anti-histamínicos bloqueadores do receptor H1. Quanto a mecanismos combinados direto e indireto, deve-se atentar para a possibilidade de encefalopatia *Reye-like* no uso de pantotenato de cálcio[1,4]. Dentro da mesma linha de raciocínio das encefalopatias crônicas diretas, estão as drogas relacionadas comumente a efeito sedativo e disfunção cognitiva, incluindo antipsicóticos típicos, drogas anti-histaminérgicas de primeira geração, agentes antiparkinsonianos, miorrelaxantes e benzodiazepínicos[2,17,18].

CEFALEIA INDUZIDA POR MEDICAMENTOS

As cefaleias no contexto medicamentoso sejam elas por abuso de medicamentos ou pelo efeito adverso de drogas são incluídas no Grupo 8 (cefaleia atribuída à substância ou sua retirada) da ICHD-3 versão beta (*International Classification of Headache Disorders*). É fundamental a presença dos elementos de origem da cefaleia relacionada à exposição e melhora com a suspensão do desencadeante, apesar de os mecanismos fisiopatológicos serem distintos da cefaleia por uso excessivo de medicamentos (ergotamina, triptano, opioide e analgésicos comuns) e ocorrerem basicamente à custa de efeitos adversos.

Há um grande número de medicações que se associam de forma direta com cefaleia, incluindo os seguintes grupos: doadores de óxido nítrico (nitroprussiato de sódio, mononitrato de isossorbida, nitroglicerina), antimicrobianos (aciclovir, lopinavir, ritonavir, albendazol, praziquantel, anfotericina B, linezolida, griseofulvina, zidovudina, tetraciclina, quinolonas, sulfametoxazol-trimetoprim, metronidazol), anti-hipertensivos (nifedipino, hidralazina, alfametildopa, metoprolol, propranolol, captopril), anti-inflamatórios não hormonais (indometacina, diclofenaco), cimetidina, ranitidina, etanercepte, adalimumabe, ciclosporina, dissulfiram, nimodipino, interferon 1a/1b e carbonato de lítio. É comum também associação entre ergotamina e sumatriptano e de anticoncepcionais hormonais orais à base de etinilestradiol com piora da enxaqueca[16,17].

REFERÊNCIAS

1. Grosset KA, Grosset DG. Prescribed drugs and neurological complications. J Neurol Neurosurg Psychiatry. 2004;75(Suppl III):iii2-iii8.
2. Jain KK. Drug-induced neurological disorders. 3rd ed. Cambridge (MA): Hogrefe Publishing; 2012.
3. Sánchez Martín A, Cabrera Figueroa S, Cruz Guerrero R, Hurtado LP, Hurlé AD, Carracedo Álvarez A. Impact of pharmacogenetics on CNS side effects related to efavirenz. Pharmacogenomics. 2013;14(10):1167-78.

4. de Paepe P, Lemoyne S, Buylaert W. Disorders of consciousness induced by intoxication. Neurol Clin. 2012;30(1):359-84.

5. Barsottini OGP, Albuquerque MVC, Braga-Neto P, Pedroso JL. Adult onset sporadic ataxias: a diagnostic challenge. Arq Neuropsiquiatr. 2014;72(3):232-40.

6. Manto M, Marmolino D. Cerebellar ataxias. Curr Opin Neurol. 2009;22(4):419-29.

7. Morrison B, Chaudhry V. Medication, toxic, and vitamin-related neuropathies. Continuum Lifelong Learning Neurol. 2012;18(1):139-60.

8. Reis RG, Oliveira ASB. Drogas e Sistema Nervoso Periférico. II – Miopatias tóxicas. Rev Neurocienc. 1999;7(3):115-28.

9. Finkelstein Y, Hutson JR, Freedman SB, Wax P, Brent J. Drug-induced seizures in children and adolescents presenting for emergency care: current and emerging trends. Clin Toxicol. 2013;51:761-6.

10. Ferraz HB, Azevedo Silva SMC. Parkinsonismo secundário e parkinsonismo atípico. In: Bertolucci PHF, Ferraz HB, Félix EPV, Pedroso JL. Guia de Neurologia. Guias de Medicina Ambulatorial e Hospitalar. Barueri: Manole; 2011. pp. 373-7.

11. Jacob A, Weinshenker BG. An approach to the diagnosis of acute transverse myelitis. Semin Liver Dis. 2008;28(1):105-20.

12. Filley CM, Kleinschmidt-DeMasters BK. Toxic leukoencephalopathy. N Engl J Med. 2001;345(6):425-32.

13. Rimkus CM, Andrade CS, Leite CC, McKinney AM, Lucato LT. Toxic leukoencephalopathies, including drug, medication, environmental, and radiation-induced encephalopathic syndromes. Semin Ultrasound CT MRI. 2014;35:97-117.

14. Tormoehlen LM. Toxic leukoencephalopathies. Psychiatr Clin N Am. 2013;36:277-92. Weimer LH, Sachdev N. Update on medication-induced peripheral neuropathy. Curr Neurol Neurosci Rep. 2009;9(1):69-75.

15. Moris G, Garcia-Monco JC. The challenge of drug-induced aseptic meningitis. Arch Intern Med. 1999;159:1185-94.

16. Silberstein SD. Drug-induced headache. Neurol Clin N Am. 1998;16(1):107-23.

17. Young WB. Drug-induced headache. Neurol Clin N Am. 2004;22:173-84.

18. Demler TL. Drug-induced neurologic conditions. US Pharmacist. 2014;39(1):47-52.

SEÇÃO **XIV**

COMPLICAÇÕES NEUROLÓGICAS EM PACIENTES TRANSPLANTADOS

Complicações neurológicas dos transplantes de órgãos

Orlando Graziani Povoas Barsottini

José Luiz Pedroso

INTRODUÇÃO

O transplante de órgãos teve início aproximadamente em meados do século XX, inicialmente com o transplante renal, constituindo-se certamente em um dos grandes avanços da medicina no último século. O conhecimento adquirido com a imunologia durante este período permitiu que estes pacientes tivessem uma grande sobrevida, porém, o uso de drogas imunossupressoras e a longa sobrevida resultaram em um grande número de complicações neurológicas que serão abordadas neste texto. Existem três tipos de transplante de órgãos: os chamados singênicos (entre gêmeos idênticos), alogênicos (entre pacientes geneticamente diferentes) e autólogos (utilizando tecidos do próprio paciente). Cada um destes tipos tem suas especificidades quanto às possíveis complicações neurológicas[1,2].

Dividiremos esta seção em complicações relacionadas a drogas e imunossupressão e complicações específicas relacionadas aos diferentes órgãos.

Complicações específicas dos diferentes transplantes de órgãos

Transplante de medula óssea

O transplante de medula óssea, que teve seu início no fim da década de 1960, pode ser indicado em diversas situações, incluindo anemia aplástica, talassemia major, leucemias agudas, doenças lisossomais, tratamento de linfomas, entre outras indicações. A maioria das complicações neurológicas ocorre em transplantes alogênicos, os quais necessitam um longo tempo de imunossupressão[1,2].

Complicações neurológicas ocorrem em aproximadamente 70% destes pacientes, sendo a causa da morte em até 6% dos pacientes. A complicação mais comum é a encefalopatia metabólica, em geral resultado da falência hepática, distúrbios eletrolíticos, insuficiência renal e complicações pulmonares. Drogas utilizadas para o preparo do paciente para o transplante, como busulfan, metotrexato, ciclofosfamida e adriamicina, além da irradiação de corpo inteiro, podem contribuir para o aparecimento da encefalopatia[3,4].

O risco de complicações infecciosas neste pacientes é maior do que em outras formas de transplante, visto que a imunossupressão é maior e por tempo mais prolongado. Após o transplante, os pacientes continuam granulocitopênicos por até 1 mês, o que os torna muito susceptíveis a infecções bacterianas (especialmente gram-negativas), virais (em especial o vírus herpes simplex) e infecções fúngicas. Após o primeiro mês do transplante, infecções pelo citomegalovírus e pelo *Toxoplasma gondii* são comuns[3-5].

A doença do enxerto *versus* hospedeiro (sigla em inglês GVHD) pode ocorrer em até dois terços dos pacientes com HLA distintos. A reação aguda ocorre em média até 3 meses após o transplante e se caracteriza por diarreia, *rash* cutâneo, disfunção hepática, e normalmente complicações neurológicas não são observadas. Já a forma crônica da GVHD pode ocorre em pacientes que sobrevivem mais de 3 meses ao transplante e se associa a um grande número de complicações neurológicas, como polineuropatia desmielinizante crônica, polimiosite e miastenia *gravis*[6].

Uma leucoencefalopatia relacionada a uso de altas doses de metotrexate, seja endovenoso ou intratecal, associada à irradiação de corpo inteiro, pode ocorrer em pacientes submetidos a transplante de medula óssea. Complicações vasculares como hemorragia cerebral em pacientes com trombocitopenia (em geral plaquetas menores do que 20 mil mm³) e acidentes vasculares isquêmicos, secundários tanto à endocardite infecciosa ou endocardite trombótica não infeciosa não são incomuns. O estado de hipercoagulabilidade, comum nestes pacientes, pode também contribuir para os eventos isquêmicos. Os estudos de necropsia com achados de infartos em pacientes submetidos a transplante de medula óssea oscila entre 4-13 %[3,4,7].

Transplante cardíaco

O transplante cardíaco é utilizado para tratar situações irreversíveis de miocardiopatias dilatadas, restritivas e isquêmicas, bem como complicações graves da doença reumática com envolvimento cardíaco[1,2]. Complicações neurológicas nestes casos são muito comuns, ocorrendo em até 50-60% dos pacientes. O uso da circulação extracorpórea neste pacientes, durante o período do procedimento, está associado a um risco aumentado de fenômenos isquêmicos, seja relacionados a quadros hipóxico-isquêmicos ou quadros de tromboembolismo. Durante o procedimento cirúrgico também existe um risco de lesões do plexo braquial e do nervo frênico. Após o transplante, o pacientes ainda mantém o risco de acidente vascular cerebral, seja por embolia cardíaca, arritmia ou aterosclerose. Síncopes recorrentes também podem ocorrer secundárias a arritmias cardíacas. Infecções pelo toxoplasma são comuns em pacientes com transplante cardíaco, assim como doenças linfoproliferativas pós-transplante, com envolvimento do sistema nervoso central, em especial quando os pacientes são submetidos ao transplante combinado de coração-pulmão[8,9].

Transplante hepático

É utilizado de modo geral para tratar doenças hepáticas crônicas em estado avançado, como, por exemplo, cirrose biliar primária, colangite esclerosante, doenças hepatocelulares secundárias ao álcool ou vírus, síndrome de Budd-Chiari, neoplasias malignas do fígado; insuficiência hepática fulminante (virais e medicamentosas) e ainda doenças metabólicas como a doença de Wilson e deficiência da alfa-1-antitripsina[1,2].

Pacientes com transplante apresentam complicações neurológicas em 20% a 30% em séries clínicas e até em 80% em séries de autopsias[10,11].

Muitas das complicações neurológicas são decorrentes da própria disfunção hepática, e muitos dos pacientes apresentam encefalopatia porto-sistêmica. Os pacientes com doença de Wilson e degeneração hepatocerebral apresentam uma combinação de disartria, demência, espasticidade e movimentos anormais. O transplante hepático é um processo que por si mesmo carrega um grande risco de sangramento e lesões hipóxico-isquêmicos. Durante o procedimento, eventos embólicos, tanto com êmbolos de ar ou embolia artéria-artéria, podem ocorrer. Distúrbios da coagulação, em geral presentes na maioria destes pacientes, aumentam em muito o risco de sangramento cerebral. A mielinólise pontina, quadro clínico caracterizado por comprometimento da consciência, paralisia pseudobulbar e tetraparesia, pode ocorrer em ate 10% dos pacientes transplantados, em especial naqueles com mudanças súbitas nos níveis plasmáticos de sódio. Achados típicos na ressonância magnética de crânio podem auxiliar no diagnóstico[10-12].

Transplante renal

É frequentemente realizado em pacientes com glomerulonefrite membranosa ou membranoproliferativa, diabetes *mellitus* e pacientes com doença hipertensiva renal. Outras possibilidades que poderiam levar à necessidade de realização do transplante são a doença policística renal, lúpus, amiloidose e nefropatia obstrutiva.

O primeiro transplante renal data de 1954, e atualmente é o principal órgão sólido transplantado em todo o mundo. Nos grandes centros, considerando-se pacientes não diabéticos transplantados, a sobrevida de 5 anos pode chegar a 90%[13].

Como já comentado no Capítulo Complicações Neurológicas das Doenças Renais, crises epilépticas são complicações comuns em pacientes transplantados, ocorrendo em até 5-10% dos pacientes, e em geral são indicativos de alterações metabólicas ou estruturais do cérebro. Muitas das complicações podem ser relacionadas à própria doença de base como, por exemplo, a doença policística renal, em que existe o risco de sangramento cerebral pela presença de múltiplos aneurismas e complicações do tratamento da hiponatremia, como a mielinólise pontina. Nos transplantados renais, o uso crônico de imunossupressores aumenta consideravelmente o risco de neoplasias e infecções do SNC. Devemos lembrar-nos das meningites causadas pela *Listeria monocytogenes*, *M. tuberculosis* (Figura 14.1.1), *Cryptococcus neoformans* e *H. capsulatum*[14,16].

Até 3% a 12% das mortes após transplantes estão relacionados a acidente vascular cerebral e, na evolução

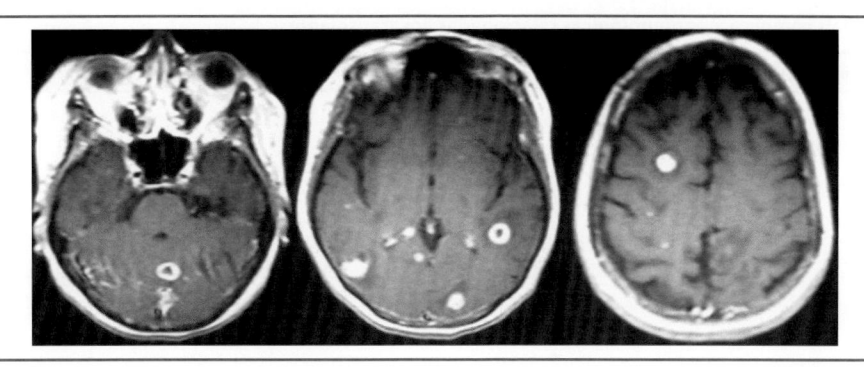

Figura 14.1.1 – Paciente transplantado renal com infecção do sistema nervoso por *Nocardia* (múltiplos pequenos abscessos).

do transplante, até 9,5 % dos pacientes terão um acidente vascular. Estes quadros podem estar relacionados à hipertensão não controlada, diabetes, doença policística renal e presença de aneurisma, elevações de colesterol e triglicérides e deficiência de antitrombina III secundária à proteinúria[14-16].

Pacientes transplantados também podem desenvolver doenças linfoproliferativas, mesmo após muitos anos depois do transplante (Desordem linfoproliferativa pós-transplante – PTLD, do inglês *post-transplantation lymphoproliferative disorder*) (Figura 14.1.2).

Transplante pulmonar

O transplante pulmonar é indicado em várias circunstâncias, incluindo fibrose cística, deficiência da alfa-1-antitripsina, hipertensão pulmonar primária, doença pulmonar intersticial, sarcoidose, esclerodermia e doenças pulmonares obstrutivas crônicas em fases avançadas. Complicações pulmonares podem ocorre em 45-60 % dos pacientes submetidos a transplante de pulmão. Um estudo da *Mayo Clinic Lung Transplant Registry* (1988-2008) mostrou que de 120 pacientes submetidos a transplante pulmonar neste período 95 pacientes apresentaram complicações neurológicos no pós-transplante, e em 46 destes pacientes a complicação foi considerada grave, com necessidade de internação[17,18].

Dessas complicações neurológicas, em geral as mais comuns são a encefalopatia, usualmente de causas "multifatoriais", e crises convulsivas. Outras complicações de causas vasculares, infecciosas e neuromusculares também são comuns. O próprio procedimento cirúrgico do transplante pode estar relacionado a complicações vasculares, como acidente vascular cerebral, lesões cerebrais hipóxico-isquêmicas ou alterações de nervos, como lesões intraoperatórias do nervo frênico, que podem ocorre em 3-7 % dos pacientes[17,18].

Transplante pancreático

Geralmente realizado em paciente com diabetes tipo I associado a grave comprometimento pancreático. Em boa parte dos pacientes é realizado em conjunto com o transplante renal. As complicações neurológicas podem ocorre em até 60% dos pacientes. Muitos dos pacientes submetidos a transplante pancreático e com diabete tipo I grave já apresentam comprometimento importante de nervos periféricos, retinopatia e nefropatia. Em razão do fato que de muitos destes pacientes apresentam comprometimento renal associado, algumas complicações se relacionam com a falência renal[19,20].

O Quadro 14.1.1 mostra as principais complicações neurológicas relacionadas aos transplantes.

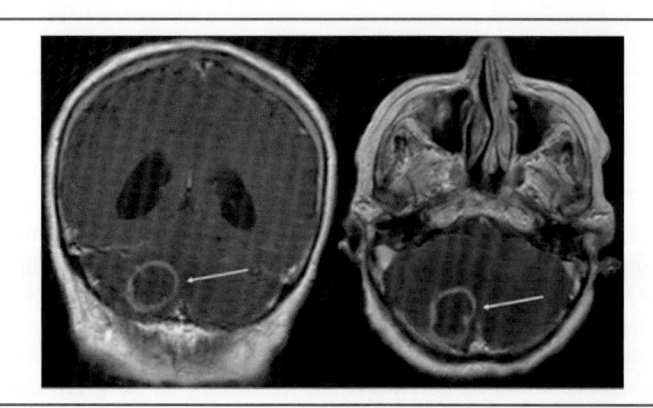

Figura 14.1.2 – Paciente transplantado renal há 3 anos. Apresentou lesão expansiva na fossa posterior, cuja biópsia mostrou tratar-se de desordem linfoproliferativa pós-transplante.

Quadro 14.1.1 – Principais complicações neurológicas relacionadas aos transplantes.

INFECÇÕES DO SISTEMA NERVOSO CENTRAL

Vírus (herpes and vírus JC)

Bactérias (Nocardiose, Listeria monocytogenes e Mycobacterium tuberculosis)

Fungos (Aspergillus, Mucormicose, Criptococcus)

Protozoários (Toxoplasmose)

COMPLICAÇÕES NEUROMUSCULARES

Neuropatia

Miopatia

Desordens da junção neuromuscular

CRISES CONVULSIVAS

Toxicidade aos imunossupressores

Distúrbios metabólicos

Infecções

Acidente vascular cerebral

Tumores

COMPLICAÇÕES VASCULARES

Encefalopatia posterior reversível (PRES)

Acidente vascular cerebral isquêmico

Hemorragia intracerebral

Síndrome de vasoconstrição reversível

DISTÚRBIOS PSIQUIÁTRICOS E COMPORTAMENTAIS

Depressão

Ansiedade

Psicose

Delirium

Abuso de substâncias

DESORDEM LINFOPROLIFERATIVA PÓS-TRANSPLANTE DO SISTEMA NERVOSO CENTRAL (PTLD)

COMPLICAÇÕES NEUROLÓGICAS DOS AGENTES IMUNOSSUPRESSORES

OUTRAS MANIFESTAÇÕES NEUROLÓGICAS

Encefalopatia

Mielinólise pontina

Doença do enxerto versus hospedeiro

Mielopatia

Distúrbios do movimento

Cefaleia

Distúrbios visuais e auditivos

REFERÊNCIAS

1. Patchell RA. Neurological complications of organ transplantation. Ann Neurol. 1994;36(5):688-703.

2. Bashir RM. Neurologic complications of organ transplantation. Curr Treat Options Neurol. 2001;3(6):543-54.

3. Graus F, Saiz A, Sierra J, Arbaiza D, Rovira M, Carreras E, et al. Neurologic complications of autologous and allogeneic bone marrow transplantation in patients with leukemia: a comparative study. Neurology. 1996;46(4):1004-9.

4. Rodriguez TE. Neurologic complications of bone marrow transplantation. Handb Clin Neurol. 2014;121:1295-304.

5. Saiz A, Graus F. Neurological complications of hematopoietic cell transplantation. Semin Neurol. 2004;24(4):427-34.

6. Ferrara JL, Deeg HJ. Graft-versus-host disease. N Engl J Med. 1991 Mar 7;324(10):667-74.

7. Mohrmann RL, Mah V, Vinters HV. Neuropathologic findings after bone marrow transplantation: an autopsy study. Hum Pathol. 1990;21(6):630-9.

8. Malheiros SM, Almeida DR, Massaro AR, Castelo A, Diniz RV, Branco JN, et al. Neurologic complications after heart transplantation. Arq Neuropsiquiatr. 2002 Jun;60(2--A):192-7.

9. Pérez-Miralles F, Sánchez-Manso JC, Almenar-Bonet L, Sevilla-Mantecón T, Martínez-Dolz L, Vílchez-Padilla JJ. Incidence of and risk factors for neurologic complications after heart transplantation. Transplant Proc. 2005;37(9):4067-70.

10. Chavarria L, Cordoba J. Encephalopathy and liver transplantation. Metab Brain Dis. 2013;28(2):285-92.

11. Stein DP, Lederman RJ, Vogt DP, Carey WD, Broughan TA. Neurological complications following liver transplantation. Ann Neurol. 1992;31(6):644-9.

12. Schilsky ML. Liver transplantation for Wilson's disease. Ann N Y Acad Sci. 2014;1315:45-9.

13. Aminoff MJ. Neurologic dysfunction and kidney disease. In: Aminoff MJ, Josephson SA. Aminoff's Neurology and General Medicine. 5th ed. Cambridge: Elsevier; 2014. p. 293.

14. Kasiske BL, Snyder JJ, Gilbertson DT, Wang C. Cancer after kidney transplantation in the United States. Am J Transplant. 2004;4(6):905-13.

15. Penn I, Porat G. Central nervous system lymphomas in organ allograft recipients. Transplantation. 1995 Jan 27;59(2):240-4.

16. Fishman JA, Rubin RH. Infection in organ-transplant recipients. N Engl J Med. 1998;338(24):1741-51.

17. Mateen FJ, Dierkhising RA, Rabinstein AA, van de Beek D, Wijdicks EF. Neurological complications following adult lung transplantation. Am J Transplant. 2010;10(4):908-14.

18. Goldstein LS, Haug MT 3rd, Perl J 2nd, Perl MK, Maurer JR, Arroliga AC, et al. Central nervous system complications after lung transplantation. J Heart Lung Transplant. 1998;17(2):185-91.

19. Sutherland DE, Gores PF, Farney AC, Wahoff DC, Matas AJ, Dunn DL, et al. Evolution of kidney, pancreas, and islet transplantation for patients with diabetes at the University of Minnesota. Am J Surg. 1993;166(5):456-91.

20. Sutherland DE, Gruessner AC, Gruessner RW. Pancreas transplantation: a review. Transplant Proc. 1998;30(5):1940-3.

Complicações relacionadas a drogas e imunossupressão

Wladimir Bocca Vieira de Resende Pinto
Paulo Victor Sgobbi de Souza
José Luiz Pedroso
Orlando Graziani Povoas Barsottini

INTRODUÇÃO

Junto às complicações infecciosas pelo efeito imunossupressor e as complicações inerentes a cada tipo de transplante, as drogas imunossupressoras de uso corrente na prática clínica cursam com alterações neurológicas periféricas e centrais por efeito direto dos mecanismos de ação e interações medicamentosas. Até um terço dos pacientes transplantados com complicações neurológicas as apresentam em decorrência de efeitos adversos relacionados aos imunossupressores, representando com frequência a primeira causa de complicação precoce pós-transplantes[1], cursando mais comumente com crises epilépticas, acidente vascular cerebral, meningoencefalite ou encefalopatia aguda[2]. Vários são os protocolos relacionados à imunossupressão nos diferentes tipos de transplantes, geralmente envolvendo associações de duas ou mais drogas imunossupressoras (o chamado esquema tríplice com agentes antiproliferativo, inibidor da calcineurina e corticosteroides ou alternativas com associação entre anticorpos monoclonais e inibidor da calcineurina[1], fugindo do objetivo deste texto a diferenciação dos diversos esquemas terapêuticos. As diferentes complicações neurológicas por efeito medicamentoso, no caso dos transplantes, incluem drogas envolvidas no estado de imunossupressão peritransplante e manutenção deste, nas terapias de indução, nos casos de resgate de rejeições resistentes a corticoides e episódios agudos e quadros crônicos de rejeição ao enxerto[3,4,5].

As principais drogas imunossupressoras para a maioria dos casos incluem os agentes antiproliferativos, os inibidores da calcineurina e não calcineurina do sinal de proliferação da via do m-TOR, e os corticosteroides. As drogas para terapias de indução e/ou de resgate, por sua vez, incluem os anticorpos monoclonais, os anticorpos policlonais, a ciclofosfamida, o metotrexato, a imunoglobulina intravenosa e o rituximab. Da mesma forma, em alguns casos, a plasmaférese também pode ser utilizada[3,6].

Síndromes neuropsiquiátricas surgem comumente como complicações da terapêutica associada à imunossupressão. Apesar de a ampla maioria das complicações pós-transplante ser relacionada à neuroinfecção oportunística associada à supressão imunológica, serão abordadas aqui apenas as complicações por efeito medicamentoso direto. Três situações clínicas especiais merecem destaque pela sua frequência distinta nos diferentes esquemas terapêuticos, incluindo a síndrome PRES (encefalopatia posterior reversível) (Figura 14.2.1), a síndrome IRIS (síndrome inflamatória de reconstituição imune) e os distúrbios linfoproliferativos pós-transplante[2], e a síndrome PRES será pormenorizada neste texto.

AGENTES ANTIPROLIFERATIVOS

Os agentes antiproliferativos incluem, no caso dos transplantes, basicamente o micofenolato mofetil (Cellcept®) ou de sódio (Myfortic®) e a azatioprina (Imuram®). Os agentes antiproliferativos usados como manutenção (azatioprina) devem ser associados aos corticosteroides e/ou aos inibidores da calcineurina. O uso do micofenolato (no lugar da azatioprina) deve ser considerado quando houver rejeições graves ou persistentes. A azatioprina se converte em 6-mercapto-purina e se incor-

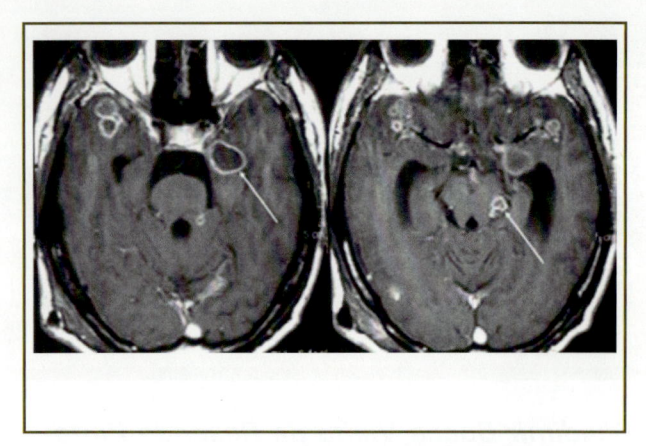

Figura 14.2.1 – Hipersinal na região posterior do cérebro, em um paciente transplantado renal em uso de tacrolimus, com confusão mental, crise convulsiva e alteração visual. Exame de controle foi normal 3 semanas após suspensão da medicação. Diagnóstico de encefalopatia posterior reversível.

pora aos ribonucleotídeos nucleares, inibindo a biossíntese de DNA e de RNA. O micofenolato mofetil, por sua vez, se converte em ácido micofenólico, inibe a enzima inosina-monofosfato-desidrogenase relacionada à biossíntese de novo de purinas, inibindo de modo seletivo a síntese de DNA e proliferação linfocitária[4,6,7].

Em linhas gerais, tanto a azatioprina como o micofenolato se relacionam à hepatotoxicidade, a predisposição a neoplasias e infecções oportunísticas e à mielossupressão, além de pancreatite aguda no caso da azatioprina. A apresentação sódica do micofenolato se caracteriza por apresentação entérica, semelhante à do mofetil, sem sintomas gastrointestinais proeminentes. Além disso, a azatioprina se relaciona a menos efeitos gastrointestinais e infecções herpéticas oportunísticas, e o micofenolato mofetil em uso crônico acarreta risco elevado de reativação da doença de Chagas, inclusive no sistema nervoso central, e menor risco de neoplasias. Especificamente em relação aos efeitos adversos neurológicos, a azatioprina se relaciona a crises epilépticas, o micofenolato mofetil à neuropatia periférica, à cefaleia sem meningite e a risco aumentado para leucoencefalopatia multifocal progressiva (LEMP), geralmente pelo vírus BK, no contexto dos transplantes[4,6,7].

INIBIDORES DA CALCINEURINA

A ciclosporina A (Sandimmum®) e o tacrolimus (Prograf®) são utilizados predominantemente na fase de manutenção da imunossupressão, em associação a agentes antiproliferativos e a corticosteroides. O tacrolimus em geral é escolha mais interessante nos casos de progressão da imunossupressão a partir da ciclosporina, nos casos de rejeição persistente corticorresistente ou grave, em mulheres e crianças, ou em efeitos adversos graves à ciclosporina. A ciclosporina e o tacrolimus apresentam alto potencial de interação medicamentosa de indução ou inibição enzimática hepática associada ao citocromo P450. Resumidamente, atuam sobre proteínas citosólicas relacionadas ao complexo das imunofilinas ligantes da calcineurina, inibindo a biossíntese linfocitária de IL-2. No sistema nervoso, podem atuar de modo adverso sobre a transmissão sináptica excitatória relacionada às vias de memória e neuroplasticidade, além de ter ação cerebelar e nigroestriatal[1].

Tanto a ciclosporina quanto o tacrolimus se associam a diferentes efeitos adversos multissistêmicos. Observa-se em geral menor perfil de efeitos adversos sistêmicos com o tacrolimus em relação à ciclosporina, destacando os efeitos metabólicos (dislipidemia mista, diabetes *mellitus*, nefropatia, hipomagnesemia, hiperuricemia, hipercalemia) e cardiovasculares (hipertensão), e o maior risco de predisposição a neoplasias cutâneas e linfoproliferativas, hipertricose e hiperplasia gengival[2].

Do ponto de vista neurológico de perfil de efeitos adversos, a ciclosporina se relaciona a mialgia e cãibras (geralmente sem fasciculações e com eventual elevação de CK sérica), neuropatia periférica, distrofia simpático-reflexa, encefalopatia tóxica aguda (com eventual déficit motor dimidiado), tremor, coreia, ataxia cerebelar, crises epilépticas, cefaleia sem meningite, episódios de depressão e de mania, alterações do ciclo sono-vigília (mais com insônia), mutismo acinético e a episódios de síndrome PRES clássica (geralmente reversível e relacionada a altos níveis séricos da droga). O tacrolimus se relaciona ao mesmo perfil de efeitos neurológicos da ciclosporina, com efeito dose-dependente, principalmente com síndrome PRES, perda auditiva neurossensorial, desmielinização osmótica central, neuropatia óptica e polineuropatia PDIC-símile (polirradiculoneuropatia desmielinizante inflamatória crônica) e plexopatia braquial, e menos comumente com ataxia cerebelar[7,8]. No contexto de PRES associado aos inibidores da calcineurina, deve-se aventar a possibilidade de troca por inibidores não calcineurina ou micofenolato mofetil[1,2].

INIBIDORES NÃO CALCINEURINA DO SINAL DE PROLIFERAÇÃO

Tanto o inibidor não calcineurina sirolimus (Rapamune®) quanto o everolimus (Certican®) se associam como complexo intracelular à FKBP12, inibindo o sinal de proliferação da via do m-TOR (*mammalian target of rapamycin*), envolvido no crescimento e proliferação de células imunes e da musculatura lisa vascular. Tais inibidores são frequentemente utilizados em associação à ciclosporina na fase de manutenção de imunossupressão. Seus efeitos adversos se relacionam à pior cicatrização tecidual perioperatória, maior risco de infecções bacterianas, a nefropatia (proteinúria, lesão renal aguda), hipertensão, acne, plaquetopenia e pneumonite intersticial. Os dois principais inibidores raramente se associam a efeitos adversos neurológicos centrais e periféricos. O sirolimus se associa raramente com PRES e outros efeitos com perfil semelhante aos inibidores da calcineurina, incluindo síndrome confusional aguda, tremor e cefaleia sem meningite. O everolimus raramente se associa a vertigem, tremor, hipoestesia, paresthesia e sonolência[1,4,6,7].

CORTICOSTEROIDES

Os diferentes tipos de corticosteroides atuam sobre a regulação gênica nuclear na síntese proteica (interleucinas), regulação leucocitária, de fatores de crescimento e de moléculas de adesão celular. Seu uso nos transplantes se dá mais comumente em doses elevadas nos episódios de rejeição aguda ou nas fases iniciais, precocemente, até cerca do sexto mês de terapêutica ou posteriormente. Inúmeros são os seus efeitos adversos sistêmicos, especialmente metabólicos (incluindo osteometabólicos), cardiovasculares, oftalmológicos, neurológicos e neuromusculares. A prednisona e a metilprednisolona se relacionam ao surgimento de distúrbios psiquiátricos agudos ou subagudos (especialmente para mania, depressão e psicose, nos primeiros dias a semanas de uso, e na retirada para psicose), tremor, crises epilépticas, cefaleia pelo corticoide e pseudotumor cerebral, além se relacionarem também à miopatia pelo corticoide (em uso crônico). A miopatia relacionada ao corticoide representa a forma mais comum de miopatia induzida por drogas, relacionando-se especialmente ao uso crônico da prednisona em doses superiores a 10 mg/dia (principalmente em dose superior a 40 mg/dia) e cursando com miopatia proximal de predomínio na cintura pélvica, geralmente indolor, sem comprometimento de músculos inervados pelos nervos cranianos. Há perfil parcialmente responsivo à reabilitação motora e à suspensão da corticoterapia. A biopsia muscular nestes casos costuma revelar atrofia seletiva de fibras do tipo II, geralmente com dosagem sérica de creatinoquinase normal ou pouco elevada[1,4,8].

ANTICORPOS MONOCLONAIS

Os anticorpos monoclonais vêm progressivamente ganhando campo dentro dos esquemas de imunossupressão ligados aos transplantes, e incluem o anticorpo monoclonal murinho citolítico anti-CD3 ou muromonab (Orthoklone® OKT3), os anticorpos monoclonais IgG humanizados anti-IL-2R (basiliximab/Simulect®, daclizumab/Zenapax®) e anticorpos monoclonais anti-CD20 (rituximab/MabThera®). E há também o uso eventual também do alemtuzumab (Campath®) nos casos de transplantes. Em linhas gerais, o basiliximab se associa a menor risco infeccioso pela imunossupressão e o daclizumab a menor risco de rejeição precoce. Ambos vêm sendo progressivamente utilizados na indução em pacientes pré-sensibilizados ou com doença renal preexistente (assim como muromonab)[1].

A ampla maioria dos anticorpos monoclonais se associa, no caso dos transplantes, a baixo índice de efeitos adversos, exceto o muromonab. O muromonab é um anticorpo monoclonal direcionado à porção CD3 do receptor de linfócitos T, bloqueando ativação de tais linfócitos. Cursa em geral com quadro neurotóxico de cefaleia, crises epilépticas, meningite asséptica e eventualmente meningoencefalite. A síndrome de liberação de citocinas ou "tempestade de citocinas" representa o efeito sistêmico mais importante e que pode se associar aos componentes neurológicos descritos, assim como a prevalência de doença linfoproliferativa pós-transplante é maior no grupo de usuários de tal droga, podendo se relacionar também a acometimento neurológico encefálico mais frequente em tais casos[8]. O rituximab, por sua vez, se associa a risco aumentado para LEMP, mialgias, vertigem, síndrome demencial e cefaleia com ou sem meningite asséptica[1].

ANTICORPOS POLICLONAIS

Os principais anticorpos policlonais empregados na prática clínica em transplantes incluem a globulina antitimocitária/ATS e a globulina antilinfocitária. Ambas vêm sendo utilizadas em casos de terapias de resgate ou em fase de indução em pré-sensibilizados, com doença renal preexistente, ou em caso de rejeição aguda celular grave em pacientes hiperimunizados. Seus efeitos adversos mais comuns incluem síndrome *flu-like*, anafilaxia, trombocitopenia, leucopenia e hemólise, sem associação direta com síndromes neurológicas. Os poucos relatos de acometimento central se dão no contexto infeccioso, pelo maior risco de infecções precoces pós-transplante, especialmente no primeiro mês de uso[1].

CICLOFOSFAMIDA

A ciclofosfamida (Genuxal®, Cycram®) representa agente citotóxico linfossupressor envolvido na replicação de DNA comumente envolvido em uma ampla gama de eventos adversos sistêmicos e na ocorrência tardia de neoplasias. No contexto dos transplantes, vem sendo raramente utilizada nas fases de indução e de resgate. Neste contexto, o mais importante é a ocorrência de encefalopatia tóxica aguda transitória após infusão de altas doses do medicamento[6].

METOTREXATO

O metotrexato é um potente inibidor da di-hidrofolato--redutase envolvido na imunidade celular e humoral, com alteração do perfil de citocinas e menor proliferação linfocitária. Do ponto de vista sistêmico, resumidamente, acarreta maior risco de mielossupressão, hepatotoxicidade, e maior risco a infecções oportunísticas. Como efeitos adversos neurológicos importantes relacionados no caso dos transplantes, vêm sendo relatados microangiopatia cerebral necrotizante, cefaleia sem meningite, demência, episódios *stroke-like* transitórios (especialmente no caso de infusão da droga em altas doses, com hemiparesia alternante), perda visual, crises epilépticas, leucoencefalopatia inespecífica e mielite transversa aguda (especialmente se usado via intratecal)[6]. O metotrexato também se relaciona a leucoencefalopatia tóxica progressiva grave, geralmente quando usado em altas doses (independente da via utilizada), cursando com ataxia cerebelar, demência, disartria e epilepsia generalizada. Ocorrem focos de hipersinal na RM de crânio, na sequência FLAIR e no DWI com restrição à difusão na correspondência no mapa ADC em áreas bem delineadas acometendo a substância branca profunda, sem padrão microangiopático. Há geralmente melhora parcial ou completa das anormalidades de neuroimagem em 48-72 horas do evento e baixa recorrência em tratamentos subsequentes. Do mesmo modo, há também a leucoencefalopatia tardia pelo metotrexato ocorrendo meses a anos após terapia, cursando com padrão insidioso ou abrupto de início, geralmente associada a esquemas intratecais ou a altas doses intravenosas, mais intensa pela radioterapia cerebral ou pela combinação intratecal e sistêmica. Evolui com disfunção cognitiva leve a moderada, progredindo para tetraparesia espástica e epilepsia generalizada tardia, podendo apresentar correspondência na RM de crânio com atrofia cerebral global com hipersinal difuso e bilateral na substância branca periventricular nas sequências T2/FLAIR, hidrocefalia variável e eventuais calcificações corticais. Comumente nestes casos a alteração neurorradiológica precede a disfunção clínica, podendo haver realce focal pelo gadolínio em fases precoces[1].

IMUNOGLOBULINA INTRAVENOSA

A imunoglobulina intravenosa (Gammagard®, Gammar--P®, Gamunex®, Octagam®, Flebogamma®, Sandoglobulin® Privigen®, Kiovig®), nas suas diferentes apresentações e preparações, envolve múltiplos mecanismos de ação sobre o sistema imune, resumidamente alterando o perfil de citocinas liberadas (aumentando o perfil anti--inflamatório e reduzindo as inflamatórias), bloqueando os receptores Fc, inibindo a ativação e o depósito de complemento, e reduzindo adesão endotelial e leucocitária. Vem sendo utilizada no caso dos transplantes como terapia de resgate em rejeição aguda grave (por mecanismo autoimune), especialmente junto com a plasmaférese, ou no pré-transplante. Até 15% dos pacientes apresentam algum tipo de efeito adverso neurológico ou sistêmico na aplicação intravenosa, geralmente com perfil precoce de reações não anafilactoides, incluindo mal-estar geral, tontura, hipotensão, hipertensão, dispneia e taquicardia, além de eventual reação anafilática grave precoce nos casos associados à deficiência de IgA. Outras complicações sistêmicas incluem febre, tremores difusos, dor abdominal, infecções adquiridas pela infusão (parvovirose B19, hepatite C), prurido, rubor cutâneo, coagulação intravascular disseminada, trombose venosa profunda, infarto agudo do miocárdio, sepse, anemia hemolítica, neutropenia transitória, pseudo-hiponatremia e artrite de início tardio. Do ponto de vista neurológico, são mais comuns no contexto agudo a cefaleia pós-infusão, enxaqueca sem aura, parestesias difusas, mialgia sem miopatia, acidente vascular cerebral (incluindo o contexto de síndrome de hiperviscosidade), trombose venosa cerebral e meningite asséptica, e tardiamente também foram descritos processos neurodegenerativos tardios e a forma iatrogênica da doença de Creutzfeldt-Jakob[9].

REFERÊNCIAS

1. Anghel D, Tanasescu R, Campeanu A, Lupescu I, Podda G, Bajenaru O. Neurotoxicity of immunosuppressive therapies in organ transplantation. Maedica (Buchar). 2013;8(2):170-5.
2. Pruitt AA, Graus F, Rosenfeld MR. Neurological complications of solid organ transplantation. Neurohospitalist. 2012;3(3):152-66.
3. Bacall F, de Souza Neto JD, Fiorelli AI, Mejia J, Marcondes--Braga FG, Mangini S, et al. II Diretriz Brasileira de Transplante Cardíaco. Arq Bras Cardiol. 2009;94(1 Supl 1):e16-e73.
4. Zivkovic SA, Abdel-Hamid H. Neurologic manifestations of transplant complications. Neurol Clin. 2010;28(1):235-51.
5. Dhar R, Human T. Central nervous system complications after transplantation. Neurol Clin. 2011;29(4):943-72.
6. Pruitt AA, Graus F, Rosenfeld MR. Neurological complications of transplantation. Part I: Hematopoietic cell transplantation. Neurohospitalist. 2013;3(1):24-38.
7. Zivkovic S. Neuroimaging and neurologic complications after organ transplantation. J Neuroimaging. 2007;17(2):110-23.
8. Dougan C, Ormerod I. A neurologist's approach to the immunosuppressed patient. J Neurol Neurosurg Psychiatry. 2004;75(Suppl I):i43-i49.
9. Souza PVS, Pinto WBVR, Oliveira ASB. Clinical applications of immunoglobulin in neuromuscular diseases: focus on inflammatory myopathies. Arq Neuropsiquiatr. 2014;72:966-71.

ÍNDICE REMISSIVO